Das Spital in der Frühen Neuzeit.
Eine Spitallandschaft in Zentraleuropa

Mitteilungen des Instituts
für Österreichische Geschichtsforschung

Ergänzungsband 64

IÖG

2020

Böhlau Verlag Wien Köln Weimar

Das Spital in der Frühen Neuzeit. Eine Spitallandschaft in Zentraleuropa

Martin Scheutz und Alfred Stefan Weiss

Böhlau Verlag Wien Köln Weimar

Gedruckt mit Unterstützung der
Universität Salzburg/Fachbereich Geschichte
Stiftungs- und Förderungsgesellschaft der Paris Lodron Universität Salzburg

UNIVERSITÄT SALZBURG
FACHBEREICH GESCHICHTE

Bibliografische Information der Deutschen Bibliothek:
Die Deutsche Nationalbibliothek verzeichnet diese Publikation in der
Deutschen Nationalbibliografie; detaillierte bibliografische Daten
sind im Internet über https://dnb.de abrufbar.

Umschlagabbildung: Quelle: Tiroler Landesmuseum Ferdinandeum, FB 7122 [A 1].
Umschlaggestaltung: Michael Haderer, Wien
Satz: Bettina Waringer, Wien
Druck und Bindung: Hubert & Co., Göttingen
Printed in the EU

Vandenhoeck & Ruprecht Verlage | www.vandenhoeck-ruprecht-verlage.com

ISBN 978-3-205-20945-4

Inhalt

Vorbemerkung

Der vorliegende Band versucht erstmals einen thematisch breit angelegten Überblick über die diverse Spitallandschaft auf österreichischem Bundesgebiet zu vermitteln, allerdings war es unmöglich, die große Anzahl der österreichischen Spitäler im Detail aufzuarbeiten, deshalb strebten wir eine exemplarische Herangehensweise an. Wir haben zudem auch immer wieder versucht, die deutlich besser erforschte süddeutsche oder Schweizer Spitallandschaft als Vergleich heranzuziehen, die Spitäler von Basel, Regensburg oder Würzburg dienten uns als wichtige Vergleichsgegenstände – dieses Vorgehen birgt Vor-, aber auch Nachteile. Die Probleme einer typologischen Herangehensweise sind uns bewusst, weil dabei die Gefahr besteht, aus wenigen Beispielen einen Typ (etwa „das" Bürgerspital, „das" Bruderhaus) zu konstruieren, der vielleicht nicht den „Durchschnitt" österreichischer Spitäler repräsentiert – trotz dieser Problematik erschien uns diese Herangehensweise als die einzig mögliche Annäherung an das Thema. Der Forschungsstand zu den einzelnen Spitaltypen ist recht unterschiedlich, was sich mitunter auch in der Darstellungsweise bei den spitaltypologischen Kapiteln widerspiegelt und von der Leserin/dem Leser vielleicht als Uneinheitlichkeit wahrgenommen werden wird. Umgekehrt bündelt diese Darstellungsform die Information zum jeweiligen Spitaltypus.

Die zugegeben vielen Quellenzitate aus ungedruckten Archivalien sind im folgenden Buch jeweils kursiv gesetzt, jene aus gedruckten Quellen dagegen unter Anführungszeichen. Nur die Quellenzitate aus dem Band Scheutz–Weiss, Spital als Lebensform – die „Vorarbeit" zum gegenwärtigen Buch – wurden kursiv gesetzt. Bei der Nennung der Spitäler haben wir uns meist an den lokalen Gebrauch gehalten, es kommen daher beispielsweise im Buch „Heilig-Geist-Spitäler", aber auch „Heiliggeist-Spitäler" vor.

Nach längerer Diskussion haben wir uns entschieden, kein Binnen-I oder andere Formen einer gendergerechten Sprache im vorliegenden Buch zu verwenden, sondern wir unternehmen den Versuch, männliche und weibliche Insassen der Spitäler bzw. das männliche und weibliche Personal direkt im Text anzusprechen. Der Begriff „Insassen" ohne geschlechterspezifische Ergänzungen meint in der Regel die männliche und weibliche Belegschaft der Spitäler. Unter dem Begriff „Personal" werden männliche und weibliche Bedienstete der Spitäler verstanden. Noch ein Hinweis: Aus Gründen der Einheitlichkeit versuchen wir im gesamten Band den Begriff „Spital" zu verwenden (und den Begriff „Hospital" eher zu vermeiden). Viel Mühe, Aufwand und auch finanzielle Mittel hat die Recherche der Bilder erfordert, aber wir sind der Meinung, dass erst eine breite Illustrationsstrategie dem Thema auch Tiefe verleiht. Zudem sind Spitäler ein gefährdetes kulturgeschichtliches Gut, das es zu dokumentieren und dessen Baubestand es zu wahren gilt. Die Illustrationen zu diesem Band sollen vor allem die bauliche, architektonische Breite des Typus „Spital" aufzeigen, nicht immer ergibt sich daher ein unmittelbarer Bezug zum Text.

Unser besonderer Dank ergeht in (fast) alphabetischer Reihenfolge an Sandra Bertel (Stadtmuseum Villach), Artur Dirmeier (Spitalarchiv Regensburg), Ursula Gass (Wien

Museum), Christine Gigler (Diözesanarchiv Salzburg), Elke Hammer-Luza (Steiermärkisches Landesarchiv, Graz), Peter Kramml (Stadtarchiv Salzburg), RaimundLočičnik (Stadtarchiv Steyr), Eva Mattes (Wien), Friedel Moll (Stadtarchiv Zwettl), Lukas Morscher (Stadtarchiv Innsbruck), Gernot Obersteiner (Steiermärkisches Landesarchiv), Christine Pauser (Stadtmuseum Tulln), Josef Pauser (Wien), Sarah Pichlkastner (Wien), Gabriele Roithner (Bundesdenkmalamt Wien), Irmtraut Sahmland (Marburg), Elisabeth Schöggl-Ernst (Steiermärkisches Landesarchiv, Graz), Christine Tropper (Kärntner Landesarchiv, Klagenfurt), Christina Vanja (Kassel), Sabine Veits-Falk (Stadtarchiv Salzburg), Carlos Watzka (Graz), Josef Weichenberger (Oberösterreichisches Landesarchiv, Linz), Peter Wiesflecker (Steiermärkisches Landesarchiv, Graz), Birgit Wiedl (St. Pölten), Eva Zankl (Stadtarchiv Waidhofen/Ybbs) und, last but not least, Andrea Sommerlechner und Herwig Weigl (beide Wien). Wir möchten uns bei den Organisatoren verschiedener Tagungen bedanken, auf deren Veranstaltungen wir Teilergebnisse des vorliegenden Buches vorstellen konnten[1]. Zudem ist der Band eine Gemeinschaftsarbeit, wir haben die Bearbeitung nach Kapiteln getrennt[2]. Nicht einzeln benennen können wir die vielen Mitarbeiterinnen und Mitarbeiter der verschiedenen Archive, die Hinweise gaben, Aushebungen durchführten und Hilfestellungen aller Art leisteten. Besonderer Dank für konstruktive Vorschläge gilt einem/einer anonymen Gutachter/in, der/die das Manuskript begutachtet hat und konstruktive Vorschläge gab – die Anregungen dieses Gutachtens sind, soweit uns dies möglich war, in das Buch eingeflossen! Die Korrekturarbeiten von Elisabeth Lobenwein (Salzburg/Klagenfurt) an diesem Band haben wesentlich zur Vereinheitlichung des Bandes beigetragen, zahlreiche Fehler konnten dadurch vermieden werden. Freilich müssen wir für die zweifellos verbleibenden Fehler selbst „gerade stehen“ – das tun wir natürlich. Wir fühlen uns vor allem den im Impressum genanten Subventionsgebern sehr verpflichtet! Dem Direktor des Instituts für Österreichische Geschichtsforschung danken wir für die Aufnahme des Bandes in eine der Reihen des Instituts.

Salzburg–Wien, 11. November 2019

---

[1] Scheutz, Ausdifferenzierungsprozess; ders., „Der blaue Herrgott“; ders., Hôpital; ders., Kindergeneral; ders., Persistenz; ders., Spitalmeister; ders., Spital und Verwaltungsorganisation; ders., Temporäre Krisenbewältigung; Scheutz–Weiss, Ort der Armut; dies., Rosenkranz; dies., Speisepläne; dies., Unbekannte Brüder; dies., Woche; Weiss, Alltag; ders., Bürgerspital; ders., Karitativer Stadtraum; ders., Österreichische Hospitäler; ders., Spitalgeistlicher; ders., St.-Johanns-Spital; ders., Verbotene Sexualität; Weiss–Gigler, „Thrännen“.

[2] Folgende Textpassagen des vorliegenden Buches wurden von Martin Scheutz verfasst: 49–53 (Kap. 1.4), 55–58 (Kap. 2.1–2.3), 111–178 (Kap. 2. 5–2.7), 205–219 (Kap. 2.9.2–2.10), 221–277 (Kap. 3), 279–357 (Kap. 4), 403–454 (Kap. 6.1–6.3), 527–586 (Kap. 8), 597–606 (Kap. 10); folgende Textpassagen stammen von Alfred Stefan Weiß: 15–49 (Kap. 1.1–1.3), 95–110 (Kap. 2.4), 179–205 (Kap. 2.8–2.9.1), 359–402 (Kap. 5), 454–487 (Kap. 6.4–6.5), 489–526 (Kap. 7), 587–595 (Kap. 9).

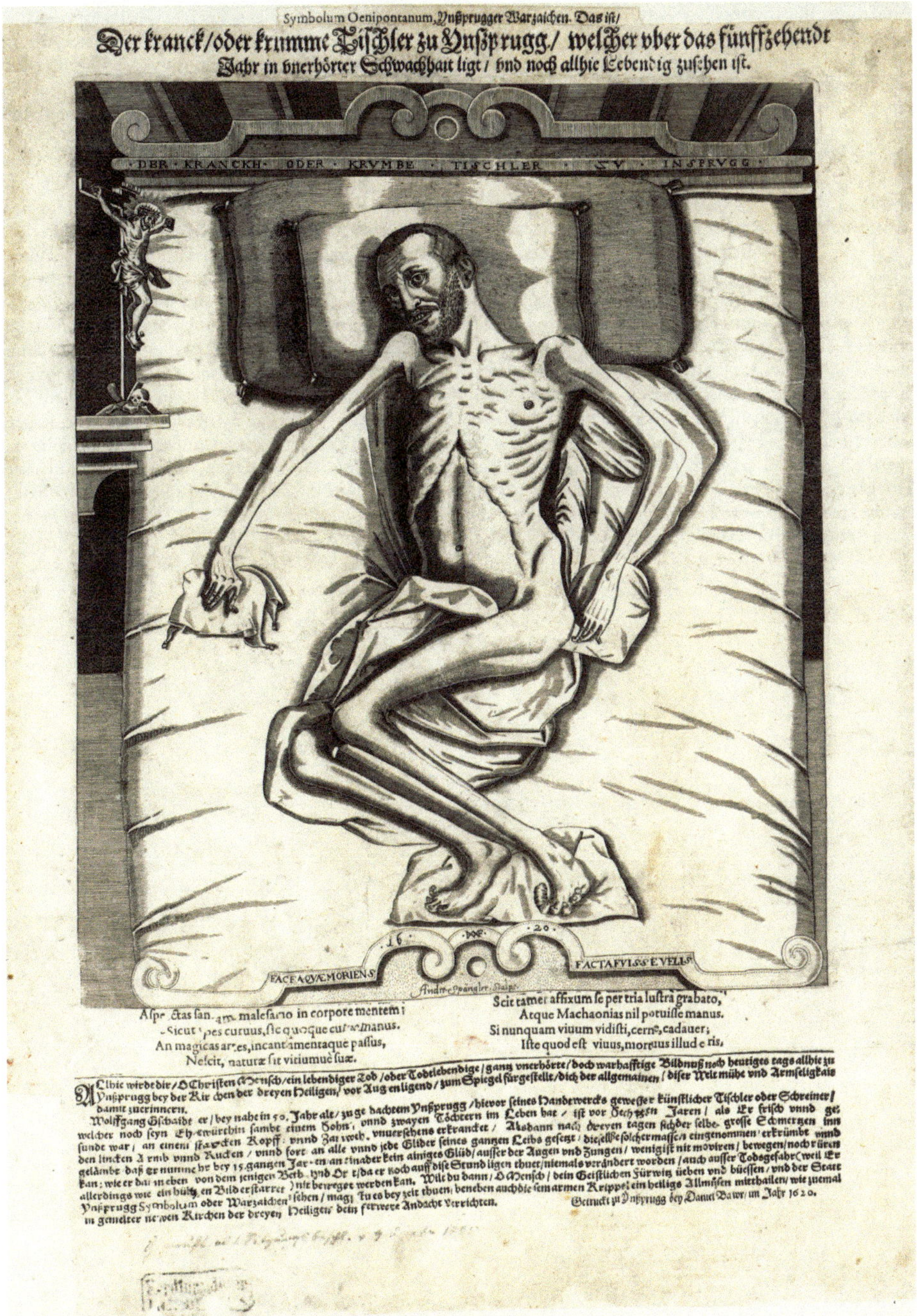
Symbolum Oenipontanum, Ynßprugger Warzaichen. Das ist/
Der kranck/oder krumme Tischler zu Ynßprugg./ welcher vber das fünffzehendt Jahr in vnerhörter Schwachhait ligt/ vnd noch allhie Lebendig zusehen ist.
DER · KRANCKH · ODER · KRUMBE · TISCHLER · ZV · INSPRUGG ·
16 · 20
FACEA QVÆ MORIENS
FACTA FVISS E VELIS
Scit tamen affixum se per tria lustra grabato,
Atque Machaonias nil potuisse manus.
An magicas artes, incantamentaque passus,
Nescit, naturæ sit vitiumuè suæ.
Si nunquam viuum vidisti, cerne, cadauer;
Iste quod est viuus, mortuus illud eris.
Getruckt zu Ynßprugg bey Daniel Bawr/ im Jahr 1620.

Abbildung: Illustriertes Flugblatt (47,3 cm x 29,1 cm), das den beinahe 50-jährigen Tischler Wolfgang Gschaidter im Jahr 1620 abbildet. Gschaidter war um 1604 von akuten Schmerzen geplagt worden und konnte im weiteren Krankheitsverlauf weder Körper noch Glieder bewegen, nur die Zunge und die Augen konnte der gelähmte Tischler kontrollieren. Gschaidter scheint in der neu erbauten Dreifaltigkeitskirche (1619/22, Einsturz 1626), nahe dem Innsbrucker Siechenhaus „ausgestellt" worden zu sein, um Spenden zu lukrieren. Die deutsche Unterschrift lautet: „Alhie wirdt dir / O Christen Mensch / ein lebendiger Tod / oder Todtlebendige / gantz vnerhörte / doch warhafftige Bildnuß noch heutiges tags allhie zu Ynßprugg bey der Kirchen der dreyen Heiligen / vor Augen ligend / zum Spiegel fürgestellt / dich der allgemainen / diser Weltmühe vnd Armseligkait damit zuerinnern. Wolffgang Gschaidter / bey nahe in 50. Jahr alt / zu gedachtem Ynßprugg / hievor seines Handtwercks gewester künstlicher Tischler oder Schreiner / welcher noch seyn Ehewürthin samt einem Sohn, vnnd zwayen Töchtern im Leben hat / ist vor sechtzen Jaren / als Er frisch vnnd gesundt war / an einem starcken Kopff: vnnd Zanweh vnuersehens erkrancket / Alsdann nach dreyen tagen sich derselbe grosse Schmertzen inn den lincken Armb vnnd Rucken / vnnd fort an alle vnnd jede Glider seines gantzen Leibs gesetzt / dieselbe solchermassen eingenommen / erkrümbt vnnd gelämbt / daß er nunmehr bey 15. gantzen Jaren / aneinander kein ainiges Glüd / ausser der Augen vnd Zungen / wenigist nit moviren / bewegen / noch rüren kan: wie er dann eben von dem jenigen Beth und Ort / da er noch auff dise Stund ligen thuet / niemals verändert worden / auch ausser Todsgefahr (weil Er allerdings wie ein hültzen Bild erstarret) nit beweget werden kann. Wilt du dann / O Mensch / dein Geistlichen Fürwitz üeben vnd büessen / vnd der Statt Ynßprugg Symbolum oder Warzaichen sehen / magstu es bey zeit thuen / beneben auch diesem armen Krippel ein heiligs Allmusen mitthailen / wie zuemal in gemelter newen Kirchen der dreyen Heiligen dein fernere Andacht verrichten". Dieses erste illustrierte Flugblatt des Landes Tirols wurde vom Drucker Daniel Paur (dritter Besitzer der 1554 gegründeten Offizin) gedruckt, der Kupferstecher war Andreas Spängler; Harms–Schilling, Sammlung 476 (I.232) (Quelle: Tiroler Landesmuseum Ferdinandeum, FB 7122 [A 1]).

1. Forschungsüberblick und Konzeption des Bandes

1.1. Blickweisen

Gottholf Bagge († 1763), jahrelanger Provisor am Gast- und Krankenhaus in Hamburg, formulierte seine persönlichen Hoffnungen und die Wünsche armer Leute für den anstehenden Lebensabend wohl am treffendsten: „Gut Eßen[,] ein ruhiger Schlaf und Winters warme Stube, das sind alter Leute beste Vertröstungen"[1]. Die Realität bei kaltem Wind und Hunger sah vielfach hingegen deutlich anders aus, denn die „bösen Tage" ließen meist nicht lange auf sich warten. In Österreich (hier inklusive der Südsteiermark und Salzburg in seinen Grenzen [bis 1803], aber ohne Südtirol verstanden)[2] mussten sich bisweilen sogar Ratsbürger um eine Pfründe im Spital bewerben, wenn ihre Ressourcen nicht bis zum Tod hinreichten, ihre Ehefrauen frühzeitig verstorben waren oder sie aufgrund einer Erkrankung nicht mehr in ihrem Haus wohnen konnten. Die einst „großen Herren", die im Rat in vergangenen Zeiten wichtige Entscheidungen getroffen hatten, mussten sich im Spital ein- wie unterordnen und boten damit eine Angriffsfläche für die Bürger, die ihre einstigen Entscheidungen durchaus kritisch aufgenommen hatten. Zorn und Spott entluden sich nunmehr über die neuen Insassen der Anstalt[3]. Armut war nicht nur ein systemimmanenter, struktureller Bestandteil des frühneuzeitlichen Lebens, sondern Armut besaß darüber hinaus eindeutig individuelle Züge[4]. Wir kennen inzwischen aufgrund genauer Durchsicht zahlreicher Spitalarchive und deren einschlägiger Bestände viele Details sowohl über die Häuser (im Sinne einer Typologie) als auch über das Leben der Frauen, Männer und Kinder in diesen von der Obrigkeit genau kontrollierten Mikrowelten. Neben dem geregelten Alltag interessiert nicht nur die Mikrogeschichte der jeweiligen Anstalt, sondern auch mit makrogeschichtlichem Blick das Spital generell im frühneuzeitlichen Österreich, das heißt in den deutschen Erbländern der Habsburgermonarchie, auch wenn dies forschungstechnisch für zwei Historiker kaum zu leisten ist[5].

Das zugegeben drastische Titelbild des vorliegenden Buches, das mehr als deutlich die befürchteten „bösen Tage" manifestiert, zeigt einen abgemagerten schwerkranken Menschen, der um Almosen bittet. Der 1620 in einem illustrierten Flugblatt dargestellte Tischler Wolfgang Gschaidter (S. 13) dürfte vermutlich seit jungen Jahren an einer Querschnittslähmung gelitten haben, sodass er nur mehr Augen und Zunge kontrollieren konnte. Man kann davon ausgehen, dass er in den Sommermonaten beinahe nackt vor den Kirchentüren der Innsbrucker Dreifaltigkeitskirche und damit in unmittelbarer Nähe

1 Vgl. Hatje, Wenn die bösen Tage kommen (Zitat nach ebd. 481).
2 Zur Begrifflichkeit: Was heißt „österreichische" Geschichte?
3 Gramm, Zwettler Bürgerspital 258f.; Scheutz, Bienennester 68.
4 Bräuer, Armut in Mitteleuropa 13.
5 Vgl. Neumaier, Pfründner 15–21; Ulbricht, Mikrogeschichte 27f.; Scheutz, Mikrogeschichte.

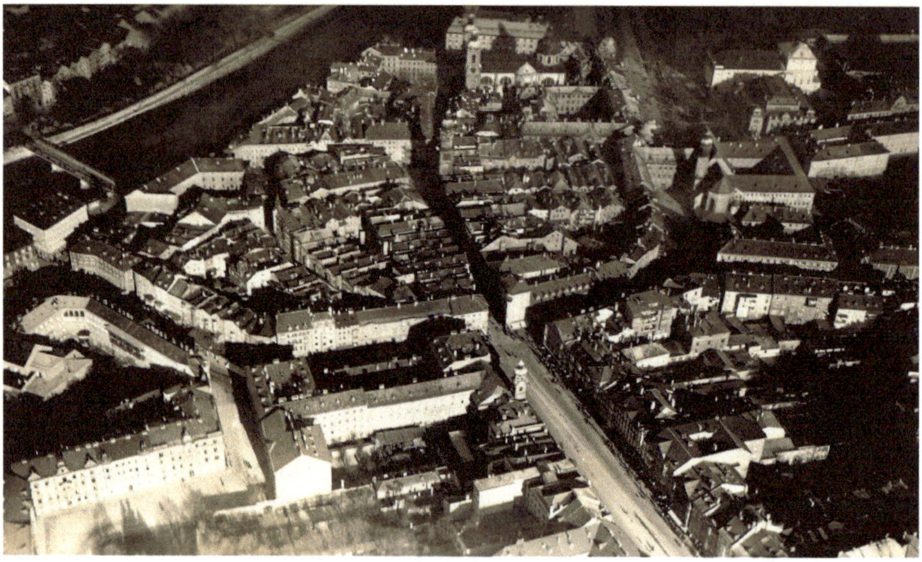

Abb. 1: Innsbruck vom Flugzeug aus gesehen; Blick auf die Altstadt und Maria-Theresien-Straße (bis zur Annasäule). Nördliche Abgrenzung sind der Inn und die Innbrücke, östlich der Dom St. Jakob, südlich die Hofkirche und die Redoutensäle (Stadtsäle) bzw. das Landestheater und westlich der Adolf-Pichler-Platz. Sehr gut zu sehen sind das alte Stadtspital und das Ursulinenkloster, im Hintergrund die Jesuitenkirche (bzw. Dreifaltigkeitskirche) (wohl um 1925–1935) (Hinweis Lukas Morscher, StA Innsbruck); Felmayer, Spitalskirche Innsbruck (Quelle: StA Innsbruck, Ph-25069).

des Seuchenspitals, gebettet auf Tüchern und Pölster, lag, um das Wundliegen zu vermeiden und Spenden zu heischen, nachts und in der kälteren Jahreszeit dürften ihn wohl Decken vor der Kälte geschützt haben. Die Passanten sollten mit dieser Szenerie zur Bußfertigkeit und zur Andacht im Gotteshaus ermahnt werden. Ein Kreuz auf einem Sims über dem Kranken wies noch darauf hin, dass zwar die Hülle des „Todtlebendige[n]", des unbeweglichen Kranken, einst sterben müsse, die Seele hingegen in den Himmel aufsteigen werde[6]. Ebenfalls drastisch zeigt sich, um ein weiteres Beispiel zu benennen, das Krankheitsbild des 38-jährigen Korporals Hannes Georg Werner, der in der ersten Jahreshälfte 1732 einen „Schlagfluss" (Schlaganfall) erlitten hatte, der bei ihm zur „Raserei" führte, sodass sich Chirurg und behandelnder Arzt nicht anders zu helfen wussten, als den Patienten anketten zu lassen. Der aus Schlesien stammende Soldat war verheiratet, lebte seit 15 Jahren in Graz und hatte vier Kinder, die versorgt werden mussten. Obwohl sich sein Gesundheitszustand allmählich besserte, sollte er lebenslänglich im Grazer Armenhaus Versorgung finden. Selbst die auf Krankenpflege spezialisierten Barmherzigen Brüder in Graz waren mit seiner Pflege heillos überfordert gewesen, da er einen Bruder angegriffen und diesem *den habit von dem leib gerissen und gar todt geschlagen haben wurde, wan ihme nicht andere zu hilff komben wären*[7].

---

[6] Harms–Schilling, Sammlung 476f.

[7] StLA, WStA 5, K. 20, Nr. 341, Landessicherheitskommission an Kaiser Karl VI., 1732 Juli 11 (die Verpflegungskosten und der Unterhalt für die Familie betrugen jährlich 100 fl.); vgl. ebd. K. 21, Nr. 382, Sicherheitshofkommission an Kaiser Karl VI., 1736 März 3 (unheilbarer Fall von Tobsucht).

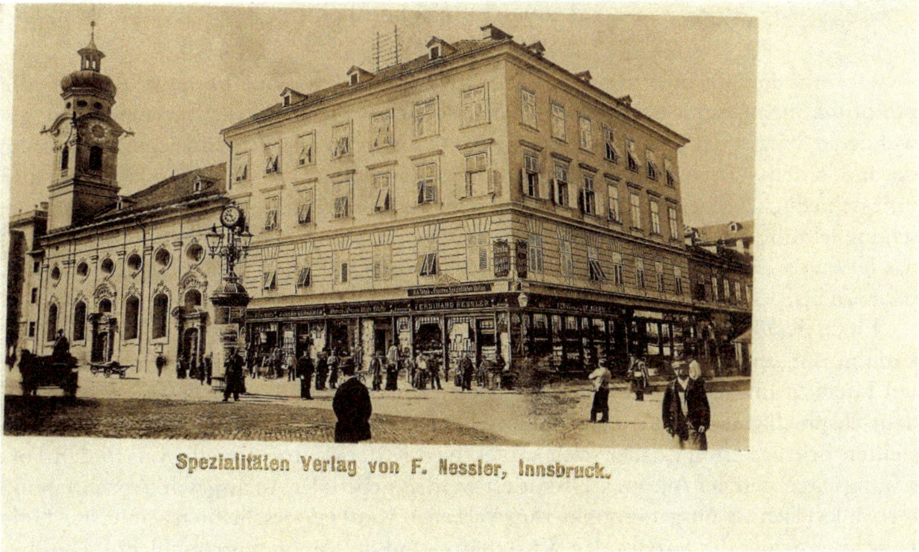

Abb. 2: Innsbruck, Korrespondenzkarte: Links der Kirchturm der Spitalkirche, in der Mitte das Haus Marktgraben Ecke Maria-Theresien-Straße mit einem gut besuchten Geschäft, die Korrespondenzkarte ist unterhalb des Bildes beschriftet mit „Spezialitäten Verlag von F. Nessler, Innsbruck.", vor dem Geschäft steht eine Litfaßsäule mit Uhr und zwei Lampen, vor dem Eingang in die Spitalkirche ein abgestellter Leiterwagen, eine Kutsche, die gerade in die Maria-Theresien-Straße einbiegt (nicht datiert, wohl um 1902/05) (Hinweis Lukas Morscher, StA Innsbruck) (Quelle: StA Innsbruck Ph-7947).

Seit der Spätantike und bis ins 18. Jahrhundert (und darüber hinaus) spielte das christliche Konzept der Barmherzigkeit eine bedeutende Rolle, das etwa der Straßburger Münsterprediger Johannes Geiler von Kaysersberg (1445–1510) intensiv thematisierte und das sich in seinem gesamten Predigtwerk nachweisen lässt. Der „Geringste" auf Erden wird häufig bei ihm mit Christus auf Erden identifiziert, dies verweist auf die menschliche Caritas, die dem Nächsten geleistet wird. Göttliche Barmherzigkeit soll am Ende der Zeiten erfolgen[8]. Geiler vertrat dabei durchaus herkömmliche Ideen, denn unverschuldete Armut (und schwere Erkrankungen) gehörten zu jenen Prüfungen vor Gott, die einerseits mit Geduld und gewisser Demut ertragen werden mussten, und andererseits als göttliche Erwählung galten. Als besonderes Sinnbild für den geduldigen Armen gilt die biblische Figur des armen Lazarus. Die exemplarischen Verhaltensweisen im Umgang mit Armut zeigen sich bei den Heiligenviten des Martin von Tours (Abb. 4, 5, S. 37f.) oder der Elisabeth von Thüringen – diesen heiligmäßigen Menschen stand stellvertretend für alle anderen das Himmelreich offen[9].

---

8 Frank, Heilsame Wortgefechte 232f.; ders., Hospitalreformen; zur Person Voltmer, Wächter 132–156.

9 Voltmer, Konzepte 103f.

1.2. Forschungsüberblick

Obwohl die beiden Autoren noch 2010 zutreffend argumentierten, dass sich „die multifunktionalen, nur begrenzt der Armen-, sondern stärker der Altersversorgung gewidmeten Spitäler der Vormoderne [...] dem trennscharfen und klassifizierenden Zugang der modernen Wissenschaft aufgrund ihrer nahezu hydraartigen Vielgestaltigkeit und unterschiedlichen Zielsetzung“[10] entzogen, so ist es nunmehr aufgrund intensiver Forschungsleistung gelungen, die Vielfalt der Spitäler „einigermaßen“ zu typologisieren[11] und das Leben sowohl des Personals als auch der Insassen im Raum des heutigen Österreich näher zu beleuchten.

Einen detaillierten Forschungsbericht am Beginn dieser Arbeit vorlegen zu wollen, kann nur in sehr beschränktem Maß erfolgen und ist aufgrund der verstreut publizierten Literatur und der divergierenden Schwerpunktsetzung der Forschung nur für den deutschsprachigen Raum in Ansätzen möglich. Die Auswahl der im Folgenden vorgestellten Beiträge erfolgt daher nach subjektiven Kriterien und vor allem nach den Forschungsinteressen der Autoren. Diskutiert werden neben der Anlassgeschichtsschreibung – etwa Jubiläen als Ausgangspunkt zum Verfassen von Hausgeschichten – in erster Linie Forschungsfelder der Sozial-, der Wirtschafts- und der Architekturgeschichte. Darüber hinaus sollen Desiderata benannt und besondere Forschungsleistungen aufgezeigt werden. In den Forschungsüberblick aufgenommen wurden neben Monografien vor allem Sammelbände (speziell von einschlägigen Tagungen) und Aufsätze, die als besonders wichtig erscheinen. Lediglich im Fußnotenteil des Hauptteils werden hingegen Diplomarbeiten, Masterthesen und (ungedruckte) Dissertationen nachgewiesen. Klosterspitäler bleiben generell von der allgemeinen Betrachtung ausgeschlossen, Armenhäuser werden eher marginal thematisiert[12]. Die faszinierende Welt der Reiseliteratur und der Topografien mit ihren interessanten Quellen zu den Spitälern kann in diesem Überblick ebenfalls nicht bearbeitet werden[13].

Spitäler der Vormoderne versorgten neben den Bedürftigen auch zunehmend verarmte Personen. Die Übergänge von der Armut zur Bedürftigkeit und zur Versorgung im Spital verliefen fließend. „Armut ist [...] eine Lebenslage, in der man am Existenzminimum noch ohne fremde Hilfe überlebt. In normalen Zeiten können Arme ihre Subsistenz sicherstellen, bei Verlust der Erwerbstätigkeit, bei besonders hohem oder niedrigem Alter, bei Krankheit oder Invalidität sowie in allgemeinen Krisenzeiten sind sie schnell vom Absinken in die Bedürftigkeit bedroht. Arme versuchen durch Selbsthilfe, nicht bedürftig zu werden. Selbsthilfe ist daher die wichtigste Strategie, Armut zu bekämpfen“[14]. Spitalgeschichte wird häufig unter Armutsgeschichte subsumiert, Spitalinsassen der Frühen Neu-

---

10 Scheutz–Weiss, Ort der Armut 194.

11 Vgl. Kramer, Aspekte 19. Zum Versuch einer Typologie siehe einen Beitrag von Carlos Watzka: Unter Berücksichtigung der Heterogenitäten der Anstalten in der Frühen Neuzeit werden die verschiedenen medizinischen Angebote diskutiert, wobei der Autor resümiert, dass der alte Typus des plurifunktionalen Spitals erst im Verlauf des 19. Jahrhunderts seine endgültige Bedeutung verlor. Die Benennung „Hospital“/Spital ging dabei auf das Krankenhaus über, was verdeutlicht, wie eng beide Haustypen in der öffentlichen Wahrnehmung mit der Gesundheitsversorgung verbunden waren; Watzka, Gesundheitsversorgung.

12 Vgl. dazu insbesondere Bernhardt, Armenhäuser; dies., Stiftungen.

13 Vgl. Weiss, Reiseberichte bes. 743, 750.

14 Dinges, Neues in der Forschung 22. Dinges (33) lehnt die positivistische Anhäufung von Wissen ab und fordert schon am Beginn dieses Jahrtausends Studien ein, die Vergleiche herausfordern.

zeit fanden sich häufig in der Gesellschaft von „Arme[n], Bettler[n], Beutelschneider[n]“[15] wieder. Neben den auch für die Spitalgeschichte wichtigen Schlüsselbegriffen (z. B. Almosen, Altersarmut, Barmherzigkeit, Caritas u. a.) werden von der Armutsforschung auch Forschungsthemen wie Armut und Repräsentation ins Zentrum gerückt[16]. Dennoch erscheinen Armuts- und Spitalforschung als zwar verwandte, aber doch konzeptionell zu trennende Forschungsfelder.

1.2.1. Anlässe der Spitalgeschichtsschreibung – Jubiläen

Bisweilen boten und bieten Hausjubiläen eines noch existierenden Spitals (gegenwärtig meist sog. Seniorenresidenz) oder Regierungsjubiläen (des ein Spital stiftenden Landesherrn), mitunter auch Neubauten von Spitälern Anlässe, um intensiver über die gewundene Geschichte von Anstalten und Institutionen nachzudenken, jahrelang in Archiven zu arbeiten und abschließend – unter Beteiligung der interessierten lokalen Bevölkerung – wissenschaftliche Veranstaltungen abzuhalten und die Ergebnisse in Tagungsbänden zu veröffentlichen.

Die Zentenarfeier des noch gegenwärtig existierenden Seniorenheimes Nonntal in Salzburg nahm das dortige Stadtarchiv im Jahr 1998 zum Anlass einer Hausgeschichte[17]. Wie für andere Orte auch zeigte diese Geschichte von „oben“, dass das Leben im fortgeschrittenen Alter für die meisten Menschen eine Konfrontation mit Armut, Krankheit und Not bedeutete. Nach einer allgemeinen Einführung zum Problem des Alters und des alten Menschen in der Geschichte wurden neben dem Seniorenheim Nonntal auch verwandte Institutionen wie das Salzburger Bürgerspital, das Bruderhaus und weitere Versorgungshäuser zum Teil erstmals intensiver untersucht[18]. Lediglich im zweiten Teil des stark von der damals gängigen Alltagsgeschichte geprägten Buches kamen die „Vereinigten Versorgungsanstalten“ Nonntal und die aktuelle Situation und Perspektiven an der Wende des zweiten Jahrtausends zur Sprache. Der Band, durchaus traditionell angelegt, gehört zu den frühen Bearbeitungen dieser Thematik in Österreich und versteht sich als Beitrag zur städtischen Armutsgeschichte.

Der wenige Jahre später (2004) publizierte Sammelband „Das Hospital am Beginn der Neuzeit“[19] erschien aus Anlass des 500. Geburtstages von Landgraf Philipp dem Großmütigen (reg. 1518–1567) und thematisierte die vom hessischen Landgrafen ab 1533 gestifteten, evangelischen hessischen Hohen Hospitäler in Haina, Merxhausen, Hofheim und Gronau. Neben der Bedeutung der Reformation für diese säkularisierten Stiftungen[20] fand die Rechtsgrundlage, die Verwaltungsgeschichte und die Finanzwirtschaft der Hohen Hospitäler breite Erwähnung, zudem präsentierte der Band auch me-

15 Jütte, Arme, Bettler, Beutelschneider. Siehe auch den großformatigen Ausstellungskatalog „Armut. Perspektiven in Kunst und Gesellschaft“.

16 Zu ergänzen ist diese Aufstellung durch den von Sebastian Schmidt und Jens Aspelmeier herausgegebenen Sammelband „Norm und Praxis der Armenfürsorge in Spätmittelalter und früher Neuzeit“: An dieser Stelle seien einige Beiträge, die nicht an anderer Stelle zitiert werden, herausgegriffen: Wagner, Armenfürsorge; Schmidt, Gemeinsamkeiten; Dross, Normale Praxis. Vgl. Schmidt, Armut und Arme.

17 Hundert Jahre „Versorgungshaus“.

18 Vgl. in Auswahl Weiss–Kramml, Bürgerspital; Kramml, Bruderhaus zu St. Sebastian; zuletzt Kramml, Bruderhaus an der Linzer Gasse.

19 Hospital am Beginn der Neuzeit.

20 Vgl. lediglich Vanja, Stiftung.

dizin- und patientenorientierte Beiträge[21]. Die Krankenversorgung bot auch Grundlage für die Kultur- und Kunstgeschichte[22], zudem wurden die hessischen Hohen Hospitäler breiter in der europäischen Spitalgeschichte verankert[23].

Die Festschrift zum 475. Stiftungsjahr der hessischen Hohen Hospitäler – unter dem programmatischen Titel „An der Wende zur Moderne"[24] 2008 publiziert – untersuchte dann deren Entwicklung vornehmlich im 18. und 19. Jahrhundert. Noch gegenwärtig sind drei der ehemaligen vier Spitäler – Haina bei Marburg, Merxhausen bei Kassel und Hofheim bei Darmstadt (heute Philippshospital bei Riedstadt) – Zentren für Soziale Psychiatrie und dem für die Spitalgeschichtsforschung wichtigen Landeswohlfahrtsverband Hessen unterstellt. Der Fokus lag auf dem Männerspital Haina, dem größten der sog. Samthospitäler und lange Zeit als Sitz des Obervorstehers Verwaltungszentrale. Aber auch das Frauenspital Merxhausen fand breitere Bearbeitung in diesem sozialgeschichtlich ausgelegten Band. Die medizinische Versorgung und Disziplinierung, aber auch die Patientengeschichte und die Krankenpflege standen im Zentrum. Die Spitalmedizin hatte zum Ziel, wie für Haina um 1800 verdeutlicht, „die [medizinische] Situation der Hospitalbewohner zu verbessern, ihre unheilbaren Leiden und Gebrechen erträglicher zu machen und zu lindern"[25]. Die Aufklärungsmedizin und die medizinischen Diskurse des frühen 19. Jahrhunderts lassen sich quellenmäßig gut verfolgen, auch die Medizinalrechnungen der Spitalchirurgen verdeutlichen mit Blick auf die Verschreibungs- und die Diagnosepraxis das Modernisierungspotential der Spitäler[26]. Hinsichtlich der vielschichtigen, zukunftsweisenden Forschungen zur Patientengeschichte seien hier nur drei Aspekte herausgegriffen: Die Suppliken fallsüchtiger Frauen und Männer in Haina und Merxhausen lassen sich als Ego-Dokumente verstehen – eine Quellengattung, die damals noch wenig in den Archiven gesucht und ausgewertet wurde[27]. Sowohl Insassen, etwa die Hospitalitinnen im Frauenspital Merxhausen (1764 bis 1810)[28], als auch das Personal, etwa die männlichen Aufwärter, waren intensiv in die Krankenpflege der Hohen Spitäler eingebunden[29]. Die Aufwärter und Aufwärterinnen lebten zum Teil mit ihren Familien im Spitalverband, hatten überbordende Verpflichtungen abzudienen, weshalb es zu diversen Verfehlungen kommen musste[30]. Aber nicht nur Arme profitierten von der Krankenversorgung, sondern in den Hohen Hospitälern Hessens mussten auch angesehene bürgerliche und adelige, doch geistig verwirrte Frauen und Männer gepflegt und/oder verwahrt werden, da sie sich in ihrer Umgebung nicht mehr zurecht fanden[31].

Ein weiterer für die Spitalgeschichte wesentlicher Band erschien im Jahr 2007 anlässlich des 800. Geburtstages der Königstochter und Landgräfin Elisabeth von Thüringen (1207–1231), deren Grabstätte in Marburg Zielpunkt zahlloser Pilger war; die von der Heiligen

21 U. a. SAHMLAND, Hospital; JÜTTE, Stationäre Krankenversorgung.

22 Dazu der interessante Ansatz von MURKEN, Krankenpflege.

23 Z. B. RIPPMANN, Spitäler in der Schweiz; REINGRABNER, Verhältnis.

24 An der Wende zur Moderne.

25 SAHMLAND, Zwischen Pflege und Heilung (Zitat 37).

26 AUMÜLLER–RUMPF-LEHMANN, Einblicke; vgl. FRIEDRICH, Arzneimittelanwendungen.

27 SCHATTNER, Zwischen „Raserey" und „Feuers Noth".

28 NOLL, Arbeit.

29 AUMÜLLER, Aufwärter.

30 NOLL, Pflege; vgl. VANJA, Aufwärterinnen; DIES., Amtsfrauen. Allgemein zum medizinischen Alltag in der Frühen Neuzeit JÜTTE, Ärzte, Heiler und Patienten. Bereits im Jahr 1978 äußerte sich Kuno Ulshöfer zu diesem Themenkomplex; ULSHÖFER, Spital und Krankenpflege.

31 VANJA, „Trade in Lunacy".

gegründete Anstalt entstand bekanntlich außerhalb der Stadt Marburg[32]. Immer wieder kritisch von der Forschung hinterfragt wird die Bedeutung der Medizin im Spital (im Vergleich zum Krankendienst)[33], weiters fanden die Verwaltungsgeschichte, die Einbindung des Landesfürsten (in die Spitalverwaltung eines wirtschaftlichen Großbetriebes[34]) und die Entwicklungsgeschichte der frühen therapeutischen Einrichtungen hin zum Krankenhaus um 1800 (bis zum Beginn des 20. Jahrhunderts) in Hessen breitere Beachtung[35].

Die institutionelle Neugründung eines Spitals konnte ebenfalls den Anlass zu einer „Hausgeschichte" bieten, wie die Geschichte des Wiener Bürgerspitals im Übergang zu den Versorgungshäusern belegt[36]. Als in Wien im Jahr 1860 das den bürgerlichen Stadtbewohnern gewidmete „Bürgerversorgungshaus" fertiggestellt wurde, legte der Mitarbeiter der Wiener Spitalverwaltung und Konzipist im Bürgerspitalamt, Michael Altmann, auf der Grundlage einer umfangreichen handschriftlichen Hausgeschichte von Josef Holzinger, einen kurzen Überblick zum Wiener Bürgerspital vor. Anlass war die „Eröffnung des neuen Bürger-Versorgungshauses in der Alservorstadt". Hausgeschichten lassen sich – soviel kann resümierend konstatiert werden – als wichtige Beiträge zur Spitalgeschichtsschreibung verstehen, ersetzen aber eingehende historische Forschungen meist nicht.

1.2.2 Sozialgeschichtliche Annäherung an das Thema Spital

Grundlegend für die Spitalgeschichtsschreibung erscheint die von Axel Hof bereits im Jahr 2000 publizierte themenspezifische Bibliografie „Der soziale Ort der Gesundheit"[37], welche sich der Sozialgeschichte des Fürsorge-, Spital-, Medizinal- und Wohlfahrtswesens im Berichtszeitraum 1900 bis 1994 (mit einigen Ausnahmen) verschrieb. Die mit Register versehene, mustergültige Bibliografie umfasst nicht nur Deutschland und seine Bundesländer, sondern auch die Schweiz und Österreich (u. a. auch nicht ortsgebundene Titel). Für das anschließende Vierteljahrhundert kann für die Spitalgeschichte nur im engeren Sinn versucht werden, die wesentlichen neueren Publikationen für das Untersuchungsgebiet und seine Nachbarregionen zu ergänzen. Die Relevanz der Spitalgeschichtsforschung[38] liegt nach einer neueren Synthese sicherlich darin, dass das Spital einen vielschichtigen Zugang[39] zum „Menschsein" in seiner sozialen Verortung in den Quellen zu eröffnen vermag[40]: Das Miteinander der Pfründner im Spital und ihr Alltag – kurz eine Sozialgeschichte des Alters, der Behinderung oder etwa der Krankenversorgung – wird nur über Spitalquellen sichtbar.

---

32 Elisabeth in Marburg 8; vgl. zum Spital in Marburg Atzbach, Elisabeth.

33 Noll, Medizin.

34 Sahmland, Hospital Haina.

35 Vanja, Krankenhaus.

36 Altmann, Bürgerhospital.

37 Hof, Der soziale Ort XXI; vgl. Kramer, Aspekte. Zu den bayerischen Archiven und ihren spezifischen Hospitalbeständen siehe Wild, Archivbestände.

38 Krankenhausgeschichte heute.

39 Die Herausgeber des Bandes der „Deutschen Gesellschaft für Krankenhausgeschichte", Gunnar Stollberg (†), Christina Vanja und Ernst Kraas, stellten die Frage, warum man diese Fächer überhaupt an einer Universität studieren solle. Den engen Konnex zwischen dem ursprünglichen Spital und dem zeitlich jüngeren Krankenhaus untersuchen in Kurzbeiträgen neben anderen Carlos Watzka, Martin Scheutz und Alfred Stefan Weiß, Fritz Dross, Irmtraut Sahmland sowie Christina Vanja: Watzka, Sozialgeschichte; Scheutz–Weiss, Rosenkranz; Dross, Stadt und Hospital/Krankenhaus; Sahmland, Überlegungen; Vanja, Plädoyer.

40 Watzka, Sozialgeschichte 13.

Größere Quellensammlungen zur Spitalgeschichte sind immer noch rar – vor allem mit Blick auf die Frühe Neuzeit; exemplarisch verwiesen sei nur auf drei Sammlungen aus jüngerer Zeit: (1) Einen „dichten" Einblick in die Zeit von 1500 bis 1650 ermöglicht Hans-Georg Bergerhausen für das Bürgerspital Würzburg, der Quellen und Regesten zu den Thematiken Pfründner, Verwaltung, Leben im Spital, Wirtschaft und Finanzen, Bauten und das Dorf Laub vorgelegt hat[41]. Überhaupt ist das Bürgerspital Würzburg durch Editionen breiter erschlossen[42]. Spitalquellen geben aber nicht nur über das jeweilige Haus Auskunft, sondern diese Quellen beleuchten auch jenseits des Spitals das städtische Vermögen, den Stadtrat und dessen Klientelbeziehungen. (2) Eine europaweite Sammlung der „Quellen zur europäischen Spitalgeschichte"[43] präsentierte nicht nur wichtige archivalische Überlieferungen, sondern bietet auch eine wissenschaftliche Interpretation der edierten Stücke. Neben Österreich, Deutschland und der Schweiz interessierten ferner der Grenzraum zwischen Germania und Romania[44], (Ober-)Italien, das heutige Estland, Polen und Tschechien sowie Ungarn. Leider fehlt vor allem ein erweiternder Blick nach Südeuropa. Inhaltlich tangieren die edierten Quellen u. a. den Besitz der Anstalten, die Stellung der Spitäler im kirchlichen Verband, die Stiftermemoria, das Regelwerk der diversen Ordnungen, die „Lebenswelt" der Insassen, Norm und Normverletzung im Haus, den durchaus wichtigen Bereich der medizinischen Betreuung, Räumlichkeiten und Ausstattung der Institutionen etc.[45]. (3) Die Spitallandschaft im Gebiet des heutigen Österreich beleuchten die beiden Verfasser dieser Monografie mit ihrer zweibändigen Edition[46], welche vor allem die inhaltliche Vergleichbarkeit der verschiedenen Spitaltypen (etwa hinsichtlich der Organisationsformen) unterstreicht.

Zu den wohl nachhaltigsten Arbeiten im Forschungsfeld zählt die Habilitationsschrift des Luxemburger Historikers Michel Pauly, der die mittelalterliche Spitallandschaft zwischen Maas und Rhein mit ihren 528 Institutionen behandelt[47]. Auf der Grundlage eines raumgeschichtlichen und komparativen Ansatzes werden die Spitäler zwischen Maas und Rhein vom 6. Jahrhundert bis 1500 in ihrer regionalen Verteilung aufgearbeitet: Die Verortung der für den Stadtraum eminent wichtigen Spitäler im Verkehrsnetz, die Situierung in Dorf und Stadt, aber auch verschiedene Typen (wie Klosterinfirmarien, Armenhäuser oder Spitäler der zweiten und dritten Generation) werden vom Autor minutiös erarbeitet und kartiert. Neben der archivalisch erfolgten Standortuntersuchung fällt vor allem der Begriff der Spitälerlandschaft, also die Vernetzung der Spitäler untereinander, und das kritische Hinterfragen der „Kommunalisierungsthese" Siegfried Reickes auf[48]. Eine Längsschnittuntersuchung über 1.000 Jahre der mittelalterlichen institutionellen Armen-

---

41 Bergerhausen, Quellen V–VII, XVIII. Die mustergültige Arbeit ist zusätzlich noch mit einer CD-ROM ausgestattet, die Pfründnerlisten, die Zahl der im Bürgerspital lebenden und arbeitenden Personen und die Jahresbilanzen verzeichnet sowie das Leitungspersonal benennt; Rezension *MIÖG* 126 (2018) 156–158.

42 Braun, Rechnung; Braun, Urkunden; Schöffler, Urkundenbuch.

43 Quellen zur europäischen Spitalgeschichte.

44 Pauly, Hospitäler im Grenzraum.

45 Quellen zur europäischen Spitalgeschichte 11–28 (aus dem Jahr 2010).

46 Scheutz–Weiss, Spital als Lebensform 1–2 (aus dem Jahr 2015). Zur methodischen Bedeutung dieser Arbeit vgl. 39–49 (Kap. 1.3). Zum Vergleich Pauly, Hospitäler im Grenzraum 133. Als Literaturüberblick zu Österreich im Mittelalter Just–Weigl, Spitäler; Weigl, Städte und Spitäler; für die Frühe Neuzeit Scheutz–Weiss, Spitäler; Weiss, Karitativer Stadtraum; Scheutz, Hôpital; für das 19. Jahrhundert ders., Persistenz.

47 Pauly, Peregrinorum […] receptaculum 421–424.

48 Ebd. 51–73, 293–399, 412–420; ders., Fremdenherberge 101–116.

fürsorge bietet Marie-Luise Windemuth, die in ihrer mitunter schematischen Abhandlung chronologisch-typologisch vom Frühmittelalter bis zum Spital der Leprakranken voranschreitet. Die Ablöse der zuerst geistlich dominierten Häuser durch die bürgerlichen Anstalten im 13. und 14. Jahrhundert im Sinne der Kommunalisierung wird von der Autorin herausgearbeitet[49]. Durch die mittlerweile erschienene Studie des an der Universität Luxemburg tätigen Historikers Martin Uhrmacher konnte, in Fortführung des räumlichen Ansatzes von Michel Pauly, eine einzelne Region und ihre Ausstattung mit Leprosorien vorgestellt werden[50].

Die Spitäler waren Orte des Übergangs und der Begegnung von Diesseits und Jenseits. Die Bürgerspitäler mussten sich geistlich, aber auch ökonomisch auf ein „Rechnen mit der Ewigkeit" einstellen. Am Beispiel des Wiener Bürgerspitals wird dies deutlich. Es gab „längere Zeit im 14. und in der ersten Hälfte des 15. Jahrhunderts [...] in Wien keine andere Institution, die so erfolgreich die bürgerlichen Bedürfnisse für den Umgang mit dem Tod und der Ewigkeit erfüllen konnte. Auf diese Ewigkeit war der Erfolg des Bürgerspitals gebaut: auf ewiges Gedenken und auf die ewigen Stiftungen, die es ermöglichen sollten. Zugleich gab es kaum eine Institution, die das dadurch erworbene Kapital so geschickt als ökonomische Grundlage festigen und erweitern konnte"[51]. Die rechtlich-institutionellen Implikationen der Anstalten kann die Spitalgeschichtsschreibung generell nicht außer Acht lassen, bis heute ist es deshalb unabdingbar, auf das ursprünglich 1932 erschienene, zweibändige Standardwerk des Kirchenrechtlers Siegfried Reicke (1897–1972) zurückzugreifen[52], worin der Autor das Spitalrecht auf normativer Ebene in beeindruckender bibliografischer Tiefenschärfe, mit Blick auch auf die Insassen, aufgearbeitet hat. Zahlreiche Arbeiten seither folgten diesem Ansatz[53]. Von Relevanz sind neben den Ausführungen zum Stiftungsrecht die organisatorischen Unterschiede der katholischen im Gegensatz zu den evangelischen Einrichtungen. Ein von der Rechtshistorikerin Gisela Drossbach herausgegebener Sammelband untersucht vergleichend „Hospitäler in Mittelalter und Früher Neuzeit" im Raum von Frankreich, Deutschland und Italien[54]. Hospitalstatuten erweisen sich für eine komparatistische Spitalforschung als wichtige Quelle, die einerseits verfassungsrelevante Autorität in den Institutionen besaßen, umgekehrt aber die Verfassungswirklichkeit vor Ort nur begrenzt abbildeten[55]. Die Spitäler verdankten ihre Gründung nicht nur der Manifestierung christlicher Caritas, sondern dienten auch der Memoria der Stifter bzw. der Stifterfamilien[56]. Für die Insassen bedeuteten Spitäler aber neben der Krankenpflege und der gesicherten Ernährung auch, dass die Möglichkeit bestand, mit dem erforderlichen liturgischen Aufwand bestattet zu werden. Die Themenstellung Spitalreform und ihre Auswirkungen standen in vielen Städten auf der Agenda des Rates, wie Beispiele aus Mailand, Modena, Paris und Straßburg belegen[57]. Die Er-

---

49 WINDEMUTH, Hospital 75–112.

50 UHRMACHER, Lepra; DERS., Selbstinszenierung. Als wichtige Regionalstudien DRUZYNSKI VON BOETTICHER, Forschungen; DIES.–SCHMIDT, Die repräsentativen Ansprüche; SCHMIDT, Regesten zum Nikolaihospital.

51 POHL-RESL, Rechnen 7. Das Wiener Bürgerspital steht seit mehreren Jahren im Fokus der Forschungen der Frühneuzeithistorikerin Sarah Pichlkastner: DIES., Insassen, Personal.

52 REICKE, Das deutsche Spital I–II. Dieses Buch war die Habilitation des Verfassers.

53 Mit Schwerpunkt auf das 17. Jahrhundert BEGON, De Iure Hospitalium bes. 105–141.

54 Hospitäler in Mittelalter und Früher Neuzeit; DROSSBACH–TOUATI–FRANK, Einführung.

55 DROSSBACH, Hospitalstatuten.

56 FRANK, Seelenheil 215, 223.

57 DERS., Heilsame Wortgefechte 341–354.

folgsbilanz der durchgeführten Spitalreformen (oder gar eine Reform-Rhetorik) lässt sich als „durchwachsen" bezeichnen, denn die Rechtfertigung der Spitalreformen war stets umstritten und abhängig von den lokalen Machtverhältnissen.

Deutlich geprägt erscheint die Spitalgeschichtsforschung von vermehrten Ansätzen einer komparatistischen Geschichte, die verschiedene Spitaltypen vergleicht[58]. Die beiden Mediävisten Neithard Bulst und Karl-Heinz Spieß veröffentlichten 2007 als Herausgeber beispielsweise eine „Sozialgeschichte mittelalterlicher Hospitäler"[59] im Abendland (unter Einschluss von Byzanz). Neben englischen Armenhäusern und den „Zwölf-Brüder-Häusern" fand auch die Thematisierung des kirchlichen Status des Spitals, also der Kirchlichkeit der Spitäler, und die Stellung der Spitalinsassen sowie deren Unterweisung in Glauben und Theologie breitere Erörterung. Der Gottesdienst und der religiös-sakrale Alltag im Haus erscheinen vor diesem Hintergrund als transpersonales Handlungsziel der mitteleuropäischen Spitäler[60]. Ein deutlich wahrnehmbarer Fokus lag auf der lange vernachlässigten[61] Wirtschaftsgeschichte des Spitals, die erst in den letzten beiden Dezennien verstärkt erforscht wurde[62]. Ein weiterer Band, herausgegeben vom Mainzer Landeshistoriker Michael Matheus, thematisiert den Funktions- und Strukturwandel der spätmittelalterlichen Spitäler im europäischen Vergleich[63] – die vermeintliche Zäsur um 1500 vermeidend. Der Transformationsprozess von multifunktionalen Fürsorgeeinrichtungen hin zum modernen Krankenhaus wurde darin, auf europäischer Ebene, verdeutlicht. Armenhäuser als neue Institutionen sozialer Fürsorge im späten Mittelalter (also im Übergang von mittelalterlicher zu neuzeitlicher Armenfürsorge)[64], römische Spitäler und deren Konzentrationsprozess sowie Tiroler Spitäler an Pässen, Wegen sowie in Städten und deren Funktion für Verkehr und Wirtschaft[65] – Tirol als Übergangsregion zwischen der italienischen und der transalpinen Spitallandschaft – wurden etwa herausgearbeitet. Aber auch in den Reichsstädten (Augsburg, Biberach, Göttingen, Köln, Frankfurt/Main, Lübeck, Nürnberg, Regensburg und Straßburg) zeichnete sich eine Spezialisierung der „Krankenanstalten" (z. B. in Köln) ab und machte den Wandlungsprozess am Beginn der

---

58 VANJA, Orte der Verwahrung: Die Ergebnisse einer Tagung in Schaan im Fürstentum Liechtenstein über die innere Organisation von Gefängnissen, Klöstern und Spitälern erschienen im Jahr 2010, darin fragt Christina Vanja vergleichend nach den Orten der Verwahrung. Die Doyenne der deutschen Spitalgeschichte kritisiert einerseits die großen Meistererzählungen und die damit verbundenen Verallgemeinerungen, andererseits verweist sie aber auf die bedeutenden Chancen und die Faszination, welche die soziologischen Konzepte auf die historische Wissenschaft ausgeübt haben und ausüben. Vanja stellt insgesamt zehn Fragen an die Leserschaft, wobei hier besonders die Herkunft und die Lebenswege der Insassen, das Personal und die Insassen, die Ordnung im Haus, die Arbeit(smöglichkeiten) für die männlichen und weiblichen Bewohner und Fragen der Architektur herausgegriffen werden sollen.

59 Sozialgeschichte mittelalterlicher Hospitäler. Im vorliegenden Forschungsüberblick versuchen wir vor allem die für unsere Fragestellung wichtigen Fragestellungen breiter darzustellen.

60 Interessant ist die Schlussthese AUGE, Sakral-religiöse Aspekte, welche den Gottesdienst nicht nur als liturgische Form sieht, sondern darüber hinaus Elemente praktischer Caritas miteinbezieht, ebd. (Zit. 123): „Nach dem, was im vorangegangenen zur sakral-religiösen Bewertung von Spitalinsassen und ihrer Pflege, zum kirchlichen Status des Spitals, zu seiner Organisationsstruktur sowie zum Alltag desselben gesagt wurde, lautet die These dieses Beitrags: Es ist der Gottesdienst im weiteren Sinne".

61 Vgl. die nahezu boshafte Formulierung bei AUGE, Sakral-religiöse Aspekte 78.

62 Siehe dazu weiter unten 30–34 (Kap. 1.2.3).

63 Funktions- und Strukturwandel; darunter auch HENDERSON, Medizin; PAULY, Fremdenherberge.

64 REXROTH, Armenhäuser.

65 SCHNEIDER, Hospitäler im Raum Alt-Tirol 59–99.

Neuzeit deutlich[66]. Der lange in Frankfurt/Oder lehrende Spitalhistoriker Ulrich Knefelkamp, der eine Studie über das berühmte Hl.-Geist-Spital in Nürnberg mit Blick auf Struktur und Alltag verfasst hatte, warf einen kritischen Blick auf die innere Ordnung der Spitäler (Amtleute und Dienstpersonal, Priester, Schulmeister und Schüler, das medizinische Personal sowie die Insassen). Die Spitäler der Reichsstädte und deren breite archivalische Überlieferung ermöglichten Fragen nach dem Alltag, nach Krankheit wie Tod sowie nach der Rolle von Frauen[67].

Im Jahr 2008 erschien in Wien ein weiterer, vergleichender Überblick zum Spitalwesen mit europäischem Fokus, der primär das Ziel verfolgte, größere topografische Einheiten im Zeitraum Mittelalter und Frühe Neuzeit abzudecken. Die aus West- und Zentraleuropa stammenden Autorinnen und Autoren hatten dabei die durchaus schwierige Aufgabe zu erfüllen, (1) die rechtliche und gesellschaftliche Stellung sowie Funktion der Spitäler in ihrem Gebiet zu beschreiben, (2) die Zielgruppen der Fürsorge und davon Ausgeschlossene, Aufnahmekriterien und -modalitäten zu erforschen, (3) die innere Struktur, Räumlichkeiten, Tagesordnungen und Krankenversorgung zu beleuchten und (4) in die Sichtbarkeit, Wahrnehmung, Rezeption und die Öffentlichkeit des vormodernen Spitals einzuführen[68].

Einen Aufsatz, den vermutlich jede Person, die sich mit Spitalgeschichte auseinandersetzt, kennt und der inzwischen mehr als drei Jahrzehnte alt ist, verfasste der Antoniter-Forscher Adalbert Mischlewski zum Thema „Alltag im Spital" am Beginn des 16. Jahrhunderts. Der Verfasser fragte nach den Menschen, nach der Aufnahme in das Haus, der Unterbringung, dem geistlichen Leben, der Verpflegung, der Krankenversorgung und der Beschäftigung sowie nach der Freizeit[69] – klassische sozialgeschichtliche Fragestellungen also. Das Spital der Frühen Neuzeit war aus der Sicht der Altersforschung unabdingbar mit dem Fluch des Alters verbunden[70]. Im Spätmittelalter konnte man den Lebensabend, sofern man eine Pfründe zu erwerben vermochte, außerhalb der Familie verbringen, aber der Einzelne musste sich der Enge des Spitals unterwerfen – der Regelfall war aber sicherlich die Altersversorgung im Familienverband. Eingepfründete Männer und Frauen mit Ansehen und Geld konnten sich größere Freiheiten erkaufen, aber dennoch nicht den klösterlichen und bruderschaftlichen „Geruch" vertreiben, welcher die großen Spitäler auch nach ihrer endgültigen Verbürgerlichung durchwehte[71]. Die „Macht der Barmher-

---

66 Knefelkamp, Pflege 175–194.

67 Der Verfasser orientierte sich in Nürnberg weniger am Leben des Stifters Konrad Groß und den ohnehin bekannten Fakten, sondern versucht die „lebendige" Geschichte des gemeinsamen Hauses, seines weiblichen und männlichen Personals sowie seiner gemischtgeschlechtlichen Insassenschaft vorzustellen; ders., Heilig-Geist-Spital in Nürnberg; weitere Arbeiten nur in Auswahl: Ders., Materielle Kultur; ders., Funktionswandel. Unvollendet hingegen blieb das Projekt von Wendehorst, Juliusspital. Leider erschien nur Band 1, der die Kulturgeschichte des Hauses umfasst.

68 Europäisches Spitalwesen 13. Ergänzende Beiträge finden sich in *MIÖG* 115 (2007) 209–454, u. a. Mänd, Hospitals 234–270; Kappelhof, Hospitäler in den Niederlanden 312–342.

69 Mischlewski, Alltag, bes. 172. Mischlewski schrieb 1987 sogar über die „geschlechtliche Enthaltsamkeit", die er für nicht durchsetzbar hielt, obwohl zu diesem Zeitpunkt für diese sexualitätsgeschichtliche Forschungsfrage noch weitgehend die Forschungsliteratur fehlte

70 Borscheid, Geschichte des Alters 17–51; siehe als Überblick auch Scheutz, Chronos.

71 Borscheid, Geschichte des Alters 124–161, bes. 148. Zum Spital in der Frühen Neuzeit vgl. ebd. 420–433.

zigkeit“ und die „Lebenswelt Spital“[72] war das Leitkonzept der Aufarbeitung des Ravensburger Spitals im Rahmen einer Ausstellung; die Bedeutung der Seelsorge im Haus und die ambivalente Haltung bezüglich der medizinischen Behandlung der männlichen und weiblichen Pfründner wurde darin thematisiert[73]. Die Organisation der „Barmherzigkeit“ und damit die Personalstruktur der Spitäler stand wiederholt im Zentrum neuerer Forschungen: Die Beginen/Schwestern und ihre Sorge um die Kranken, die Bürgerspitäler, die „Seelhäuser und Seelfrauen“ im spätmittelalterlichen Regensburg und die Darstellung der Ethik der Ärzte in der Frühen Neuzeit[74] fanden breitere Beachtung.

Die Konzentration der Spitalforschung der letzten rund 20 Jahre lag einerseits auf den protestantischen Hohen Hospitälern (gestützt auf das umfangreichen Archivmaterial des Landeswohlfahrtsverbandes Hessen in Kassel) und andererseits auf der evangelischen Reichsstadt Regensburg (mit dem bekannten Archiv des Katharinenspitals). In diesem Umfeld entstanden wichtige Werke zur städtischen Armenfürsorge von Silke Kröger[75] und zum Pfründnerwesen von Rudolf Neumaier[76]. Der letztgenannte Autor bot den Themenkreisen Armutsgeschichte, Sterben und Tod, Konfliktregulierung und Liebesbeziehungen unter Insassen viel Raum, um den Alltag der Pfründner zu beleuchten. Dieser wichtige Beitrag zum sich abzeichnenden „inmate turn“ resümiert: Von „einer Einweisung dieser Personen oder gar von gesellschaftlich stigmatisierenden Auswirkungen ihrer Zugehörigkeit zu dieser Stiftung kann bei den Insassen des St. Katharinenspitals keine Rede sein. Wenn hier überhaupt Frauen oder Männer ‚eingewiesen‘ wurden, so handelte es sich in solchen Fällen um behinderte Personen, die nicht selbst für sich sorgen konnten und von ihren Vormündern an das Spital vermittelt wurden. Wie diese Untersuchung gezeigt hat, entstammten die Pfründner einer Bevölkerungsschicht, in der es nicht als Schmach empfunden wurde, im Spital zu leben, sondern, im Gegenteil, als Privileg“[77]. Das Regensburger Katharinenspital, das noch gegenwärtig als Altenheim existiert und auf seinem Gelände neben der Spitalkirche und einem Gasthof auch einer regionalen Brauerei Platz bietet, präsentiert sich zudem für die Spitalgeschichtsforschung als wichtiger Tagungs- und Forschungsort – etwa zum „Leben im Spital“[78].

Als Meilenstein der Spitalgeschichtsschreibung erwies sich die Studie des englischen Historikers John Henderson zur Pest in Florenz, allgemein zur institutionellen Versor-

---

[72] Schmauder, Macht.

[73] ders., Seelsorge 36–42; ders., Medizinische Versorgung. Beate Falk informiert über die Bewohner des Spitals, über den „Machtfaktor Spital“ (Herrschaft und Besitz), ebenso über Lebensräume, Verpflegung und die unvermeidlichen Alltagskonflikte; Falk, Bewohner; dies., Machtfaktor Spital; dies., Lebensraum. Robert Jütte gelingt es auf wenigen Seiten, instruktiv die Entwicklungsstränge vom mittelalterlichen Spital zum modernen Krankenhaus, also die von Foucault postulierte „Geburt der Klinik“, nachzuzeichnen; Jütte, Vom mittelalterlichen Spital 9–14; vgl. ders., Vom Hospital 31–50.

[74] Böhringer, Beginen; Hilz, Seelhäuser; Bergdolt, Kranke und Gelehrte. Zur Bedeutung von Editionen für die Spitalgeschichte Dirmeier, Hospitalanlagen, bes. 63.

[75] Kröger, Armenfürsorge; Rezension *MIÖG* 115 (2007) 437–441.

[76] Neumaier, Pfründner; Rezension *MIÖG* 120 (2012) 218f.

[77] Ebd. 433f.

[78] Leben im Spital: Der Herausgeber Artur Dirmeier beschäftigt sich mit der 800-jährigen Geschichte des bedeutenden Katharinenspitals in Regensburg, wobei zu Beginn des 13. Jahrhunderts die Caritas von Bischof, Domkapitel und Bürgerschaft im Bau einer Spitalanlage an der steinernen Brücke gebündelt wurde; Dirmeier, 800 Jahre St. Katharinenspital 119–139. Hingewiesen im Regensburger Kontext sei beispielsweise auch auf die Ausführungen Edwin Hambergers, der die Stadtratsprotokolle der ehemaligen Salzburgischen Stadt Mühldorf am Inn auswertete, um das Pfründnerwesen im Verlauf der Frühen Neuzeit zu rekonstruieren; Hamberger, Schicksale und Daten.

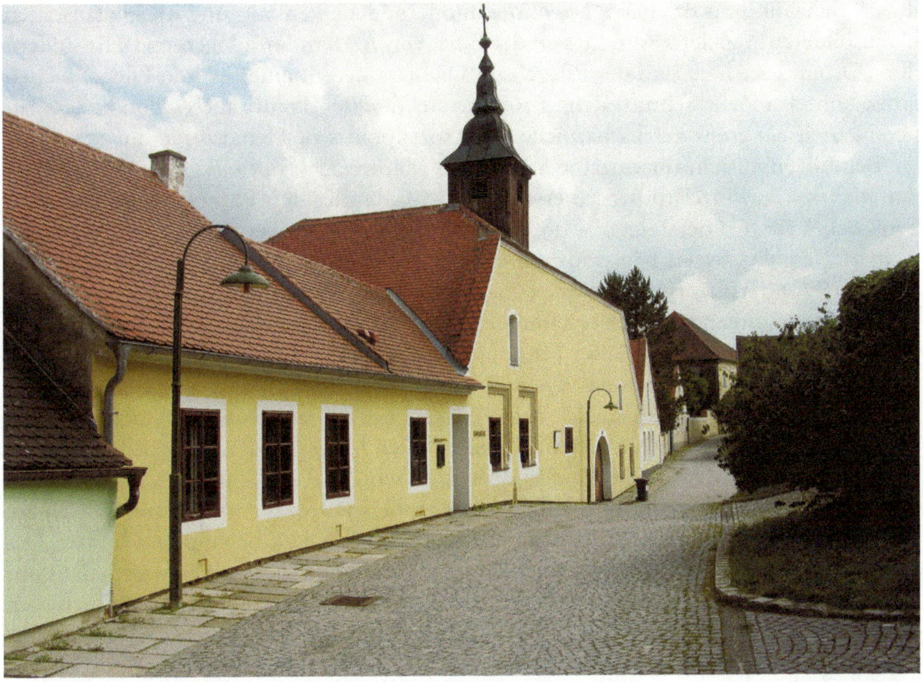

Abb. 3: Drosendorf-Zissersdorf, Bürgerspital (Bürgerspitalgasse 11) als Beispiel eines kleinen Bürgerspitals in einer der kleinen niederösterreichischen Landstädte; dieses Spital wurde neben einer Kapelle samt Familiengruft von Johann Mrakesch von Noskau in seinem Testament vom 9. Februar 1536 für zehn Arme errichtet, noch 1617 lässt sich ein Benefiziat nachweisen. Breite, gestutzte, leicht gewellte Giebelfront aus dem 17. Jahrhundert mit wenigen rechteckigen Fenstern, im Westen aufgesetzter Dachreiter (Restaurierung 1981/82). Die Kapelle zur Heiligen Dreifaltigkeit (erbaut zwischen 1526 und 1586) ist in die Fassade eingebaut (breites Schopfwalmdach) und nur gegen Süden und Osten frei (heute Heimatmuseum); Tietze, Denkmale 163f. (Foto: Martin Scheutz, 2018).

gung der Menschen im Krankheitsfall, und zur seelsorgerischen Pflege in Spitälern[79]. Wie auch von der deutschsprachigen Forschung verschiedentlich schon dargestellt[80], erschien in Florenz zunächst die Heilung der Seele als zentrales Anliegen der Spitäler, danach rangierte erst der Körper. Die Seele war höchstes und unsterbliches Gut, der Körper konnte absterben, der „Geist" musste hingegen für den Himmel gerettet werden, obwohl eine Fürsorge für den Körper nur im eingeschränkten Umfang möglich war[81]. „Der Dienst am Kranken"[82] kann nicht unbedingt als geradliniger Weg zu einer Spitalmedizin angesehen werden; im mittelalterlichen Spitalwesen behielt die Krankenpflege und nicht die Medizin die Oberhand[83]. Renaissance und Aufklärung kannten in Ansätzen medizinische Spezialisierung und beginnende Professionalisierung[84], bevor sich spätestens zu Beginn

79 Als Titel in der Langversion: Henderson, The Renaissance Hospital. Healing the Body and Healing the Soul.

80 Vanja, Offene Fragen 21–23.

81 Henderson, The Renaissance Hospital; in deutscher Ausgabe erschienen im Jahr 2014. Ergänzend Risse, Mending Bodies.

82 Der Dienst am Kranken (so der Titel einer Marburger Tagung von 2007).

83 Jankrift, Moses; Kolling, Sorge.

84 Stein, Augsburger Blatternhäuser; Droste, Hospitalverwaltung.

des 19. Jahrhunderts das heute gewohnte, moderne Krankenhaus und die Heilanstalten herausbildeten[85]. Zuletzt wandte sich der Blick von Ärzten, Soziologen und Historikern den „Orten des Alters und der Pflege“ zu: Diese beiden Themen (Alter, Pflege) weisen große konzeptionelle Schnittmengen auf und stellten die Akteure auch schon in der Frühen Neuzeit vor große gesellschaftliche sowie sozialpolitische Herausforderungen[86].

Bemüht man sich, für einzelne Städte und Märkte auch nur eine rudimentäre Liste der wichtigsten Einzelstudien zu erstellen, so würde dies den Rahmen unseres Vorhabens bei Weitem übersteigen – im Folgenden muss also exemplarisch vorgegangen werden: Vergleichsweise früh widmete sich etwa der Mittelschullehrer Ernst Nowotny (1907–1995) der Erforschung zweier sog. kaiserlicher Hofspitäler in Wien und Aussee (1978/79), die fußend auf den testamentarischen Verfügungen Kaiser Maximilians I. im Jahr 1518 sein Nachfolger, Kaiser Ferdinand I., ab den 1550er Jahren realisieren ließ. In beiden Büchern widmet sich der Autor der Bedeutung der Spitalordnungen, den jeweiligen Bauvorhaben, im Fall Aussee dem vernichtenden Brand von 1543, dem Wiederaufbau und der Phase des Protestantismus, in Wien hingegen den finanziellen Schwierigkeiten und den Missständen in der Herrschaft Wolkersdorf[87]. Spitäler waren wichtige und eigenständige Akteure in Städten, die sich beispielsweise etwa gegenüber einem bischöflichen Stadtherrn und dem Domkapitel erfolgreich zu behaupten wussten. Das 1738 zusammengelegte Elisabeth- und das Katharinenspital in Bamberg waren nicht nur einflussreiche, vom Stadtrat kontrollierte Grundherren in der Stadt, sondern verfügten über große Wirtschafts- und Kapitalkraft – das machte die beiden Spitäler umgekehrt für den Stadtherrn interessant, der sie schrittweise in der Frühen Neuzeit einzog[88]. Meist existierten in größeren Städten mehrere Spitäler, wie die Dresdner Spitalgeschichte vom 13. bis zum 16. Jahrhundert zeigt: Materni-, das Bartholomaei- und Jakobsspital bestanden nebeneinander. Eine neuere Studie wertete nicht nur die eingereichten Supplikationen als Ego-Dokumente aus, sondern untersuchte vergleichend die Jakobsspitalordnungen von 1536 und 1595, um einen reformationsbedingten Wandel der Institutionen nachweisen zu können[89]. Die Zäsur der Reformation wird auch am Beispiel des Tübinger Spitals in der Frühen Neuzeit, welches von Herbert Aderbauer bearbeitet wurde, deutlich[90] – hier pars pro toto für viele vergleichbare Einzelstudien gewählt. Der Tiroler Landesarchivar Heinz Moser erkor ebenfalls den allmählichen Änderungsprozess der Anstalt zum Leitfaden seiner Arbeit. Das Haller Bürgerspital, gegründet im Jahr 1342 und fußend auf einer starken wirtschaftlichen Basis, diente bis ins späte 18. Jahrhundert als Armen- und Versorgungshaus. Im Jahr 1781 schuf Kaiser Joseph II. mit seinen „Directiv-Regeln“ die nötigen Voraussetzungen, um die Anstalt in ein städtisches Krankenhaus umwandeln zu kön-

---

85 Stollberg, Herausbildung; Vanja, Heilanstalten.

86 Zu dieser interdisziplinären Tagung in Bad Radkersburg 2016, Pichlkastner, Zusammenfassung: Erörtert wurden Begrifflichkeiten, Räume, Personen und Tätigkeiten, positiv herausgestrichen wurde der interdisziplinäre Austausch der Forschung, der als einzig tragbarer Ansatz der Zukunft gelten darf. An weiteren Beiträgen seien genannt: Dross, Versorgungsversprechen; Scheutz, Spital und Verwaltungsorganisation; Pichlkastner, Vom Physikus; Vanja, Alte Menschen; Schlenkrich, Weg; Hammer-Luza, Medizinische Versorgung.

87 Nowotny, Wiener Hofspital; ders., Heilig-Geist-Spital; ergänzend Scheutz–Weiss, Spital als Lebensform 83–90, 385–512; dies., Spitalordnung.

88 Reddig, Bürgerspital und Bischofstadt.

89 Stanislaw-Kemenah, Spitäler in Dresden.

90 Aderbauer, Tübinger Spital bes. 383–405. Bereits der Titel spricht „Vom Pfründnerheim zur Armen- und Arbeitsanstalt“.

nen[91]. Eine der ersten EDV-gestützten Studien präsentierte Marcel Mayer für die Stadt St. Gallen im Zeitraum 1750 bis 1798, wobei er die Personendateien des Heiliggeist-Spitals, der Prestenhäuser, des Fremdenspitals und des Zucht- sowie Waisenhauses anhand der Anstaltseintritte quantifizierte. Analysiert wurden die Insassen nach Geschlecht, Alter, Zivilstand, Herkunft, Rechtsstatus, Religionszugehörigkeit, Familienstand, Beruf, Ämter, Dienstverhältnissen, Ehrenämtern, Steuervermögen, Unterstützung aus offener Fürsorge, kriminellem und normwidrigem Verhalten. Von Bedeutung waren ferner die Lebensumstände im Haus[92].

Zu den wichtigen Bucherscheinungen zur österreichischen Spitalgeschichte zählen die soziologischen Ansätze und Geschichtswissenschaft zusammenführenden Bücher des steirischen Soziologen Carlos Watzka: „Vom Hospital zum Krankenhaus"[93] erörtert den Umgang mit psychisch und somatisch Kranken im frühneuzeitlichen Europa am konkreten Beispiel des Krankenhauses der Barmherzigen Brüder in Graz, und der Band „Arme, Kranke, Verrückte" beschäftigt sich zunächst mit rund hundert Spitälern im Herzogtum Steiermark in der Frühen Neuzeit. Watzka schuf damit die fruchtbare Grundlage für weitere archivalische und wissenschaftliche Forschungen, um in einem zweiten Schritt die „psychisch kranken" Patienten in den Anstalten und wiederum im „Hospital" der Barmherzigen Brüder in Graz (1615–ca. 1750) zu entdecken[94]. Watzka wertete erstmals die Vielzahl der vom Grazer Wirtschaftshistoriker Paul Werner Roth (1941–2001) angeregten Mikrostudien zu den steirischen Spitälern aus, die im Regelfall unpubliziert blieben[95].

Einen Sondertyp des Spitals formte das Waisenhaus, das auch in diesem Buch näher untersucht wird[96]. Schlaglichtartig seien einige wenige neuere Studien herausgegriffen, welche die Forschung sehr belebt haben. Thomas Barth legte 2002 seine Studie über den Alltag im protestantischen Waisenhaus in Regensburg vor und fragte nicht nur nach den Erwachsenen und Kindern im Haus, sondern auch nach deren möglicher und gewünschter Erziehung zum Kleinbürger, die nicht ohne Prügelstrafe verlaufen konnte. Behandelt werden ferner der Tagesablauf, die Ernährung, Kleidung, Hygiene, Krankheit und Tod. Fragen der (kindlichen und jugendlichen) Sexualität bleiben – vermutlich aufgrund der Quellenproblematik – jedoch gänzlich ausgeklammert[97]. Der Sammelband „Waisenhäuser in der Frühen Neuzeit"[98] nimmt seinen Ausgangspunkt zwar beim berühmten

---

91 Moser, Hall.

92 Mayer, Hilfsbedürftige. Der Autor schließt im Jahr 1987 aus seinen Quellen: „Weil die Menschen in den Anstalten der Obrigkeit und dem Heimpersonal weitgehend ausgeliefert waren, liessen sie sich verwalten; sie waren nicht in der ganzen Stadt verstreut, sondern in wenigen Häusern konzentriert und damit überschaubar. Vor allem bezüglich der Geistesgestörten, Asozialen und Kriminellen bedeutet das auch, dass die Anstalten, indem sie unzufriedene und unberechenbare Leute kontrollierbar machten, ein Instrument zur Aufrechterhaltung der städtischen Ruhe und Ordnung bildeten". Ebd. 239f. Abgesehen von der nunmehr problematischen Wortwahl, würde wohl die heutige Forschung auf die Bedeutung der „Eigenmacht" der Insassen verweisen, vgl. dazu ausführlicher unter 1.3.

93 Watzka, Hospital.

94 Watzka, Hospital; ders., Arme, Kranke, Verrückte. Auch in theoretischer Hinsicht überzeugen Watzkas Ansätze, es sei besonders auf den Aufsatz von dems., Interdependenz 25–53, verwiesen, wo sich der Autor vornehmlich Erving Goffmans Bedeutung für die Hospitalgeschichte zuwendet.

95 In gedruckter Form: Ebner-Wanker, Leben und Sterben. Ungedruckt etwa: Abendstein, Leobener Bürgerspital; Arlic, Spital Maria am Rain; Gröchenig, Knittelfeld; Kloibhofer, Bürgerspital; Naglis, Elisabethspital; Schweighart, Entwicklung der Spitäler; Weinberger, Radkersburg.

96 Siehe 150–178 in diesem Band. Siehe jetzt vor allem Schloms, Institutionelle Waisenfürsorge.

97 Barth, Alltag.

98 Waisenhäuser in der Frühen Neuzeit.

Francke'schen Waisenhauses in Halle[99], und behandelt aber die Arbeit der „Kinder des Staates"[100] in größerem Umfang, die Fürsorge von Kindern und Jugendlichen in den Hessischen Hohen Hospitälern, den Waisenhausstreit oder den Wert der Kindergesundheit, die im Regelfall den finanziellen Interessen untergeordnet war[101]. Das zweibändige Werk von Thomas Max Safley mit dem Titel „Kinder, Karitas und Kapital"[102] entflechtet die komplexe Geschichte von Fürsorgemaßnahmen in der Stadt Augsburg auf der einen Seite und die Ausnützung von kindlicher Arbeitskraft im dortigen Waisenhaus auf der anderen Seite. Die Verwalter hatten nicht nur auf die ihnen anvertrauten Kinder zu achten, sondern ebenso die steigenden Kosten der Waisenbetreuung im Auge zu behalten, die Waisenhäuser entwickelten sich daher zu „Schulen der Arbeit", zu „Zwischenstationen zur Arbeit".

1.2.3 Wirtschaftsgeschichte der Spitäler

Seit den 1980er Jahren beschäftigt sich die Spitalforschung vermehrt mit dem im Haus zubereiteten Essen und mit den Getränken, den verwendeten Lebensmitteln und Gewürzen – modern ausgedrückt mit gastrosophischen und wirtschaftsgeschichtlichen Erkenntnissen. Die „Küche der Armen" und die Armenspeisungen waren schon zeitgenössisch ein bekanntes Thema, auf zwei Bildern von Pieter Bruegel d. Ä. aus dem Jahr 1563 kontrastiert die Küche der Reichen mit der Küche der Armen. Um einen Vergleich zu ermöglichen, wählte Robert Jütte nicht nur deutsche, sondern weitere europäische Städte der Frühen Neuzeit aus (Bern, Bury, Caen, Köln, Konstanz, Kopenhagen, London und Nürnberg). Die Qualität und Abwechslung in der Armenkost, der Verbrauch an Grundnahrungsmitteln und die Kost in ernährungsphysiologischer Hinsicht in den Spitälern, Zucht- und Arbeitshäusern lässt sich mit Küchenrechnungen und Speiseplänen gut untersuchen. Eine dem bürgerlichen Lebensstand entsprechende Kost in den (Bürger-)Spitälern lässt sich – mit Verweis auf Ulf Dirlmeier (1938–2011)[103] – nachweisen, dagegen eine dem Existenzminimum genügende Versorgung in den Zucht- und Arbeitshäusern[104].

Inzwischen mangelt es nicht mehr an Einzelstudien zur Nahrung im städtischen Spital: Die Armenhäuser in der katholischen Stadt Münster im 16. Jahrhundert (1535–1588) boten neben der Unterbringung insbesondere auch Speckpfründe, Armenbekleidungen und Almosenkörbe; zudem kam es zur tatsächlichen Verteilung von Lebensmitteln, etwa durch testamentarische Verfügungen (pia legata). Die Mehrzahl der unterstützten Personen sowohl in den Armenhäusern wie in der offenen Armenfürsorge

---

99 Müller-Bahlke, Verwaltungsstrukturen; als Überblick: Das Halle'sche Waisenhaus; verwiesen sei außerdem auf Kinder, Krätze, Karitas; insbes. Härter, Waisenfürsorge; Vanja, Waisenhäuser der Aufklärung. Siehe ferner die innovative Studie von Meumann, Findelkinder.

100 In Österreich widmete sich ein Forscherteam – unter Einbeziehung frühneuzeitlicher Findelanstalten und Waisenhäuser – dieser wichtigen Frage vor allem für das 20. Jahrhundert: Frühneuzeitlich dagegen Pawlowsky, Wiener Findelanstalt; Scheutz, Kindergeneral 41–81.

101 Meumann, Unversorgte Kinder; Vanja, Versorgung; Neumann, Waisenhausstreit; Ritzmann, Gesundheit.

102 Safley, Kinder 1 261–297. Die beiden Bände (zunächst in englischer Sprache erschienen, 2005) sind mehr als lesenswert, bes. das Fazit, 2 379–389 („Der Wurm im Apfel").

103 Dirlmeier, Untersuchungen bes. 308, 365.

104 Jütte, Küche der Armen, bes. 43–47; ders., Diets; zuletzt ders., Schmalhans. Als wichtige Folgestudie Thoms, Anstaltskost.

waren Frauen. Der Grund dafür lag – wie auch andernorts – in den schlechten Verdienstmöglichkeiten für Frauen, sodass der weibliche Anteil an der Gesamtheit der versorgten Personen vermutlich drei- bis vier Mal so hoch war[105]. Die Anstaltsverpflegung pendelte zwischen Fasten und Festmahl (1540–1650), wie Barbara Krug-Richter ebenfalls an Münsteraner Beispielen, herausarbeitete. Anhand des Magdalenhospitals und des Leprosoriums Kinderhaus vor Münster zeigt sich, dass die gereichten Nahrungsquantitäten Armut wohl definitiv ausschlossen, die Qualität aber nur an hohen Fest- und Feiertagen an das Essen in bürgerlichen Haushalten erinnerte[106]. Wolfgang Kleinschmidt ermittelte anhand der Rechnungen des Spitals St. Georg der Stadt Speyer (1514–1600) den Konsum der einzelnen Hausbewohner im Verlauf des 16. Jahrhunderts[107]. Detailliert kann der Verbrauch der verschiedenen Fleischsorten, der Fischanteil, der Bedarf an Butter, Eiern und Käse, Brot, Gemüse, Gewürzen und Getränken nachgewiesen werden. Aussagekräftig sind vor allem der Wandel der Nahrungsgewohnheiten, das Aufkommen von Gemüse und Salat sowie das Verschwinden von Rheinfisch im Untersuchungszeitraum. Speiseordnungen, Rechnungs- und Küchenbücher, Mahlzeitenordnungen, Inventare, Haus- und Ratsprotokolle sowie Spitalordnungen bilden für Andreas Kühne die quellenmäßige Grundlage zur Ernährungssituation des St. Katharinenspitals in Regensburg (16.–18. Jahrhundert)[108] – im Jahr 1793 wurde die Pfründnerkost schließlich eingestellt. Auch die Versorgungsstruktur im Haus war wichtig. Die Mühle, die Pfisterei, die Brauerei, die Metzgerei und die Küche produzierten Lebensmittel, auch das notwendige Personal dafür musste angestellt werden. Erst im zweiten Teil reihen sich daran die Ergebnisse zu den Speisen, wie etwa Brei und Suppen, Brot, Fleisch, Fisch, „Mehlspeisen", Milchprodukte, Würz- und Süßungsmittel sowie Getränke. Neu im Essensangebot waren nunmehr das Gemüse und das Obst; Tabak fand in erster Linie Anwendung als Genussmittel, seltener als Heilmittel[109]. Neue Fragestellungen offeriert der zuletzt von Artur Dirmeier herausgegebene Sammelband „Essen und Trinken im Spital"[110]: Neben den sechs Grundsätzen eines gesunden Lebens („sex res non naturales")[111] und ihrer jeweiligen Bedeutung für die gehaltvolle Ernährung erweisen sich die religiösen Hintergründe des Fastens und Essens als essentiell für die Nahrungssituation im Spital[112]. Mark Spoerer erforschte Rechnungsbücher und Speisepläne, um die Entwicklung des Brotpreises, der den Armen stets den Unterhalt erschwerte, zu berechnen[113]. Der Kampf um das tägliche Brot war auch im Spital hart, wie Spitalrechnungen der 1540er Jahre zeigen[114].

105 Klötzer, Kleiden, Speisen, Beherbergen 318–327.

106 Krug-Richter, Fasten und Festmahl 313–323; dies., Alltag und Fest, bes. 85–90.

107 Kleinschmidt, Essen und Trinken.

108 Kühne, Essen und Trinken; Rezension *MIÖG* 115 (2007) 441–444.

109 Kühne, Essen und Trinken; zur Definition der Mehlspeisen vgl. ebd. 217f.; ders., Regensburger Speisepläne 213–229; ders., Verpflegung 111–125.

110 Essen und Trinken im Spital.

111 Vanja, Diätetik.

112 Unterburger, Ursprünge des Fastens; Dittscheid, Speise.

113 Spoerer, Brot und Preise. Der Wichtigkeit von Bier und Wein wird hingegen in den Beiträgen von Gunther Hirschfelder und Markus Frankl nachgespürt; die beiden Autoren des vorliegenden Bandes werteten 29 österreichische Speiseordnungen aus und gaben überdies Kritik an der Ernährungssituation im Spital in qualitativer/quantitativer Hinsicht Raum; Hirschfelder, Regensburger Spitalbrauerei; Frankl, Bedeutung; Scheutz–Weiss, Speisepläne. Ergänzend zu Scheutz und Weiß sei die Projektskizze von Pichlkastner–Matschinegg, Nahrung, herangezogen.

114 Lesen wir in den Rechnungsbüchern des Düsseldorfer Spitals, so wird die Fürsorge für die Kranken und Armen nur als Serie von finanziellen Transaktionen offenbar – der Historiker muss diese für die Nachwelt

Wie Ulf Dirlmeier im Vorwort seiner beeindruckenden Arbeit zu den Einkommensverhältnissen und Lebenshaltungskosten in oberdeutschen Städten des Spätmittelalters erwähnt, verwendete er in den späten 1970er Jahren bereits einen „unentbehrlichen Elektronenrechner"[115]. Mag man heute über diesen Aspekt schmunzeln, so erstaunt doch die Ergebnistiefe der Habilitation. Analysiert werden Zusammenhänge zwischen städtischer Versorgungspolitik und Lebenshaltung der Bevölkerung, ihr Einkommen, der nicht ernährungsbedingte Unterhaltsaufwand (i. e. Wohnen, Kleidung), Verbrauch und Kosten von Nahrungsmitteln und die Gesamtkosten der Lebenshaltung. Inkludiert in diese Betrachtung sind ferner die Beurteilung der städtischen Versorgungspolitik, die quantifizierbaren Angaben über die Sammelverpflegung in Spital- und Almosenordnungen, die Kostenrelationen aufgrund von Abrechnungen anstaltsähnlicher Haushalte, die Einpfründungspreise der Insassen in oberdeutschen Spitälern und die Preise von Spitalpfründen als Hilfsmittel zur Schichtabgrenzung[116].

Der Wirtschaftshistoriker und Archivar Stefan Sonderegger hatte bei seiner Untersuchung der landwirtschaftlichen Entwicklung der spätmittelalterlichen Ostschweiz vor allem die wirtschaftlichen Aktivitäten des Heiliggeist-Spitals St. Gallen als städtischem Akteur im Fokus[117]. Anhand der Quellen dieses Spitals (Pfennigzinsbücher, Rheintaler Schuldbücher) werden die wirtschaftlichen Grundlagen des Hauses untersucht und die Wirtschaftsführung am Beispiel der Getreide- und Weinproduktion sowie der Viehwirtschaft demonstriert. Am Fallbeispiel der Weinbauzone kann gezeigt werden, wie die Weinherstellung durch eine Erweiterung der Produktionsflächen gesteigert werden konnte und welche Konflikte dadurch hervorgerufen wurden. Das Haus musste den Betrieb nach kapitalistisch-wirtschaftlichen Grundsätzen führen, am deutlichsten wurde dies in der Landwirtschaft (vor allem der Weinwirtschaft) offenbar[118].

Wie bereits provokant formuliert, war schon das Spital des Spätmittelalters eine [Haus-]„Wirtschaft mit sozialem Auftrag"[119]. In eine ähnliche Richtung argumentierte einige Jahre zuvor der Historiker Holger R. Stunz, der „Hospitäler im deutschsprachigen Raum im Spätmittelalter als Unternehmen für die caritas"[120] erachtete und Typen wie Phasen der Finanzierung erarbeitete. Der Autor entwickelte Schlüsselkriterien und vier abstrakte Spitaltypen, deren Insassen das Haus materiell mitunterstützen sollten. Laut dem wiederum vierstufigen Phasenmodell (ca. 1200–16. Jahrhundert) mussten die Spitäler schon im 15. Jahrhundert eine beginnende strukturelle Verschuldung hinnehmen, die Fürsorge avancierte in den folgenden Jahrhunderten zum Zuschussbetrieb und war mancherorts von allgemeiner Unterstützung abhängig[121]. Der Archivar Oliver Landolt prüfte die finanziellen und wirtschaftlichen Aspekte der Sozialpolitik spätmittelalterlicher Spitä-

---

deshalb übersetzen. „The account books of the Duesseldorf hospital for the years 1542–1543 show that a significant amount of the hospital master's time was taken up with bringing in the revenues. This included travelling to the estates several times each year: first to negotiate the annuity agreement and then later to collect the crop. This was not an easy job and also required managing trans-border logistics. Finally, the hospital master had to sell the crop, which often resulted in losing a significant part of its original value"; Dross, Daily Bread 51, 64–66.

115 Dirlmeier, Untersuchungen 4.

116 Ebd. 5–8.

117 Sonderegger, Landwirtschaftliche Entwicklung.

118 ders., Heiliggeist-Spital St. Gallen; ders., Wirtschaft mit sozialem Auftrag.

119 ders., Wirtschaft mit sozialem Auftrag 211.

120 Stunz, Hospitäler im deutschsprachigen Raum 137–143.

121 Ebd. 156–159.

ler anhand von Rechnungen, wobei auch er das Profitdenken in der Wirtschaftsführung dieser Häuser herausstreicht. Trotz dieser Anstrengungen gerieten jedoch Spitäler und verwandte Institutionen im Spätmittelalter in eine finanzielle Schieflage. Die Kommunen hatten das Vermögen dieser Häuser vermehrt in Hinsicht territorial- und machtpolitischer Interessen genutzt und den eigentlichen Stiftungszweck vernachlässigt[122].

Der in Siegen als Fachdidaktiker tätige Jens Aspelmeier stellt in seiner Untersuchung die Frage, ob Spitäler – in seinen Beispielen Siegen und Meersburg – am Übergang vom Spätmittelalter zur Frühen Neuzeit, hauptsächlich der Armenversorgung nachkommen bzw. nachkommen konnten. Die Spitalhaushalte galten – wie mehrere Mikrostudien[123] zeigen – in dieser Zeit bekanntermaßen als Sonderkassen, aus denen sich der Stadtrat gerne bediente und denen nur in Ausnahmefällen gelegentliche Zuschüsse erteilt wurden[124]. Erst wenn man „die Funktionen als temporärer Arbeitgeber und städtische Kreditanstalt als Teil öffentlicher Fürsorgepolitik [versteht], dann allerdings erscheinen die Spitäler als *das* zentrale Steuerungsinstrument städtischer und landesherrlicher Armenfürsorge in den kleinen und mittleren Landstädten und dienten somit primär der Armenfürsorge“[125].

Um ein „Großunternehmen“ hingegen handelte es sich beim Wiener Bürgerspital, das um die Mitte des 13. Jahrhunderts gegründet wurde und sich zum größten Teil selbst finanzieren konnte. Laut Sarah Pichlkastner war diese Anstalt ein vielseitiger „Player“, der aufgrund seines bedeutenden Weinbesitzes zu den größten Produzenten im Land unter der Enns zählte. Wichtige Erträge flossen dem Haus auch aus der Bierproduktion zu, vor allem ab der zweiten Hälfte des 17. Jahrhunderts, als sich die Erträge aus dem Weinbau infolge der kleinen Eiszeit deutlich verringerten. Beinahe parallel stiegen jedoch die Zinseinnahmen bei öffentlichen Fonds von veranlagten (Stiftungs-)Kapitalien seit den 1550er Jahren. Scheinen bei dieser Betrachtung die Insassen kaum auf, so liegt dies einerseits an der Quellenlage und andererseits an der Tatsache, dass ziemlich spät – erst im 18. Jahrhundert – punktuelle staatliche Zuschüsse für dieses „Großunternehmen“ notwendig wurden[126].

In der Frühen Neuzeit mit ihrer beginnenden reglementierenden Verwaltungspraxis

---

122 Landolt, Aspekte der Sozialpolitik. Sehr frühe Studien zur Wirtschaftsgeschichte der Spitäler gingen noch nicht im vollen Umfang auf die erwähnte Komplexität dieser Frage(n) ein, sind deswegen aber nicht minder wertvoll. Als Beispiel sei hier nur herausgegriffen Militzer, Markgröninger Heilig-Geist-Spital; Lambacher, Memmingen, bes. 248–265, der in einem Exkurs das Spital „als Vermittler herrschaftlicher, wirtschaftlicher und gesellschaftlicher Stadt-Land-Beziehungen“ skizziert.

123 Bottanová, „Die armen spitaler“: Die junge slowakische Historikerin Andrea Bottanová arbeitete über die Häuser in der niederösterreichischen Stadt Waidhofen/Ybbs und die Archivarin Natalie Lorenz über das Innsbrucker Stadtspital (Abb. 1, 2, 10, S. 16f., 66) zum Heiligen Geist. Bottanová edierte die Spitalrechnung des Waidhofner Bürgerspitals aus dem Jahr 1607 und analysierte überdies den Folgejahrgang, um sich mit der inneren Organisation des Spitals vertraut zu machen. Nicht das Leben im Haus war Alltag, sondern selbstverständlich auch die Wirtschaft und die Landwirtschaft im Jahresablauf. Spitalrechnungen und ergänzend die Ratsprotokolle lassen kaleidoskopartig die Menschen lebendig werden und die Schwierigkeiten ihres Alltags erkennen. Zum anderen, Lorenz, Innsbrucker Stadtspital, bes. 18f.: Natalie Lorenz beschäftigte sich mit den Urbaren des Innsbrucker Stadtspitals aus den Jahren 1536 und 1600, welche die zahlreichen Besitzungen des Hauses auch im Umland auflisten. Der Vergleich der beiden Urbare zeigt eine deutliche Verbesserung in der Verwaltung der ökonomischen Aspekte und die zunehmende Präsenz der Institution in Tirol sowie die erhöhte Anzahl der Ansprüche in jenen Orten, in denen diese bereits zuvor präsent war; als Vergleich Pangerl, Ennser Bürgerspital.

124 Aspelmeier, Norm und Praxis 171f.

125 Ebd. 189.

126 Pichlkastner, Bier, Wein, Kapitalien.

wurde die Abhörung der jährlichen Spitalrechnungen durch den „Spitalholder" zur Regel. Wie Arnd Friedrich anhand der Hohen Hospitäler in Hessen zeigen konnte, wies eine gemeinsame Verwaltung der Samtspitäler (1576) große Vorteile auf, da erst diese tatsächlich an der korrekten Verwaltung und der strengen Ökonomie ausgerichtet war[127]. Die Beamten mussten künftig ihren Pflichten nachkommen und die Räte die Rechnungen „ablesen", d. h. entsprechend kontrollieren, damit sich kein Missbrauch (Gravamina) oder ungewollte Verluste einschleichen konnten. Die Spitalordnungen konnten nur Soll-Normen wiedergeben, erst die Ergebnisse eines Wirtschaftsjahres spiegelten die Realität. Wie mehrfach deutlich wurde, konnte das noch von Martin Luther eingemahnte kanonische Zinsverbot auch für die Spitäler nicht lange aufrechterhalten bleiben, da diese primär oder sekundär monetäre Mittel benötigen, um die Insassen zu versorgen. Die Anstalt trieb damit nach Art einer Bank selbst Schulden ein[128].

1.2.4 Architekturgeschichte der Spitäler

Kunst-, Medizin- und Architekturhistoriker bieten vielfach nur einen konzentrierten Blick auf die Außenfassade, übertreten jedoch selten die Türschwelle, um auch den interessanten, funktionsdifferenzierten Innenraum näher in Augenschein zu nehmen[129]. Emanuel Braun untersuchte in seiner gedruckten Dissertation die Typologie von mittelalterlichen Spitalkirchen in Altbayern, wobei sechs spezielle Typen (der Ein-Raum, die Längsanbindung der Gebäude, die Parallelstellung, der gewinkelte Anschluss, die räumliche Trennung, die Hof- bzw. Kreuzganganlage) herausgearbeitet wurden. Seine Begründung fand dieser Variantenreichtum vor allem im Einfluss der Stifter bzw. der Bauherren, sodass sich die Spitalkirche zu einem Bautypus jenseits vorschriftsmäßiger Bauregeln entwickeln konnte. Einen intensiveren Blick in die Kirche (Ausnahme: Emporen und Obergeschosse) gibt es leider nicht, der Priester und die Spitalbewohner kommen auf der „Kirchenbühne" kaum vor[130]. Die Typenentwicklung ist sicher von Bedeutung, doch sollte die Forschung nicht dabei verweilen[131]. Neben dem Architekten Ulrich Craemer (1919–2009) beschäftigte sich der Kunsthistoriker Dankwart Leistikow (1926–2010) bereits in den 1960er Jahren mit den europäischen Spitalbauten in einem Zeitraum von mehreren Jahrhunderten, die von ihm mit einer großen Auswahl an Fotos als Vorläufer des heutigen Krankenhauses interpretiert wurde[132]. Ausgehend vom vielzitierten Klosterplan von St. Gallen vermittelte er bautypologisch einen ansatzweise europäischen Überblick zum „Hospitalbau" – im Zentrum von Leistikows Bemühen stand vor allem die Absicht, erstmals einen breiteren Überblick über den Bautyp in einer grundrissorientierten Form zu vermitteln. Hospize an Passstraßen, neuzeitliche Spitäler als Palastanlagen, Almshouses und Hofjes (niederländisch: kleiner Hof), aber

127 Friedrich, Visitation und Abhörung.

128 ders., „Geld auf Pension ausgetan"; auf den Vergleich der Harpyie mit der Habsucht, die auf dem bekannten „Philippstein" in der Klosterkirche zu Haina dargestellt ist, kann hier nur verwiesen werden; ebd. 93–97 mit Abb. 1, 95.

129 Eine Ausnahme in dieser Hinsicht bildete der Sammelband Archéologie et architecture hospitalières. Siehe vor allem auch die Einleitung von Touati, Problèmes d'histoire. In diesem Buch werden u. a. die Spitalunterkünfte analysiert.

130 Braun, Spitalkirchen in Altbayern, bes. 17–38, 88–112; ders., Spitalkirchen in Süddeutschland.

131 Als Beispiel für die ältere Forschung: Craemer, Hospital.

132 Leistikow, Hospitalbauten; siehe für die Frage der Leprosorien ders., Bauformen.

auch die Entwicklungslinie hin zum Krankenhaus fanden in seinem immer noch faszinierenden Überblick Platz.

Einen intensiveren Blick auf und in das Spital gewährt die Schweizerin Claudia Hermann, welche in ihrer Architekturgeschichte mittelalterlicher und frühneuzeitlicher Spitalbauten das Luzerner Armenspital näher durchleuchtete und Vergleiche zu eidgenössischen und europäischen Anstalten zog. Erforscht wird das Haus, dessen Standort, die Funktionen der Spitalgebäude (die Institution als Wohnung und als Sakralraum), die Gestalt des Hauses (Wohngebäude, räumliche Möglichkeiten der Institution, Wirtschaftsbauten, Kapelle, Friedhof). Zeigt sich der Leser bisher schon zufrieden und begeistert von der vielfältig demonstrierten architektonischen Annäherung an das Haus, so verortet die Autorin ihre Ergebnisse im Kontrast zu Zürich und Bern sowie zu Einrichtungen nördlich der Alpen im Zeitraum vom 14. bis zum 16. Jahrhundert[133].

Der Mediziner und langjährige Direktor des Kölner Instituts für Geschichte und Ethik der Medizin (1971–1995) Dieter Jetter (geb. 1929), seit den 1980er und 1990er Jahren ein Spezialist der Spital- und Krankenhausforschung[134], publizierte sein wohl bekanntestes Werk 1986 „Das europäische Hospital. Von der Spätantike bis 1800“[135] im DuMont Verlag, der zu dieser Zeit für seine entsprechende Bildausstattung bekannt war. Um 1800 tritt für ihn das Spital zurück und macht eindeutig dem Krankenhaus Platz, woraus sich seine zeitliche Beschränkung erklärt. Mögen die Ergebnisse mittlerweile in mancherlei Fällen überholt sein, so ist die bildliche und auch archivalische Breite seiner architekturhistorischen Arbeit und die Vergleiche, die zwischen einzelnen Bauten (als Beispiel die mögliche Vorbildwirkung des Salzburger Bürgerspital, Abb. 7A–B, S. 60, für Würzburg) gezogen werden, noch immer von besonderem Interesse. Zwei Jahre später erschien im genannten Verlag gleichsam die Fortsetzung dieses Werkes durch Axel Hinrich Murken (geb. 1937)[136]. Auch er verortet die Anfänge der Krankenversorgung in der Renaissance, wobei nach seinem Ansatz „Allgemeine Krankenhäuser“ (Kliniken) eine Erfindung oder eigentlich Entwicklung der Moderne sind. Der Autor verbindet die jeweilige wechselvolle Geschichte der Häuser mit den wesentlichen Bauplänen und gibt einen Einblick in die durchaus komplexe Historie der Krankenhausentwicklung bis Mitte der 1980er Jahre[137]. In den letzten Jahren stehen nicht mehr die großen, europäischen Projekte zur Debatte, dafür werden umso mehr Einzelaspekte näher ausgeleuchtet, am Beispiel Italiens die dortigen Spitäler in der Renaissance, oder am Exempel Wiens das berühmte Hof- oder Kaiserspital[138].

1.2.5 Desiderata künftiger Spitalforschung

Die Spitalgeschichte seit den 1980er Jahren hat ihre Ergebnisse sehr stark im sozialhistorischen Kontext verortet, um eine Basis für weiterführende Fragen zu schaffen. Im Moment stehen dagegen Ernährungs-, Raum-, Geschlechtergeschichte[139], wirtschaftshis-

---

133 Hermann, Luzerner Armenspital.

134 In Auswahl: Jetter, Grundzüge; ders., Die Geschichte des Hospitals 1; ders., Hospitäler in Salzburg.

135 ders., Europäisches Hospital bes. 122.

136 Titel: Vom Armenhospital zum Großklinikum. Die Geschichte des Krankenhauses vom 18. Jahrhundert bis zur Gegenwart.

137 Murken, Armenhospital.

138 Günther, Italian Hospitals; Grün, Hof- oder Kaiserspital.

139 Als Beispiel für weibliche Arbeitsbereiche im Spital sei genannt Vanja, Auf Geheiß der Vögtin.

torische Fragen, Dis/ability History[140] sowie die Insassen generell („inmate turn") verstärkt im Fokus der Forschung. Gelegentlich werden ungelöste Problemstellungen auch einleitend in größeren Sammelwerken zur Debatte gestellt. Christina Vanja erörterte bei einem Wiener Workshop im Mai 2006 diesbezüglich offene Fragen und Perspektiven der Spitalgeschichte in folgenden Bereichen: das Spital als Gotteshaus, das „gesunde" Spital, das Spital als ökonomischer Betrieb, die Architekturgeschichte, die Ordnung des Hauses und die Stellung der Insassen. Die schwierigste Nachfrage gilt noch immer den Spital-Netzwerken, die erst in den letzten Jahren eingehender untersucht wurden[141]. Vanja schlägt außerdem eine stärkere Einbindung der Spitalgeschichte in größere Themenzusammenhänge vor, wie etwa Armut, Familie, Gemeinde, Religion, Territorium etc. Die Diskussion zwischen Forschern unterschiedlicher europäischer Länder und Regionen hält sie für äußerst fruchtbar und eine Erweiterung des Austausches auch auf außereuropäische Kulturkreise zumindest für wünschenswert, um den Forschungsgegenstand „Spital" mit erweitertem Fragehorizont noch intensiver beleuchten zu können[142].

Die Begriffe Spital und Krankenhaus (und deren räumliche Ausformung) stehen nicht nur für Inklusion und Exklusion, sondern auch für Gesundheit, Krankheit und Heilung, für Epistemologie. Die Spitäler dienten darüber hinaus als „Erfahrungsräume"[143]. Zu den wohl meist vergessenen Räumen des mittelalterlichen Spitals und des (vor-)modernen Krankenhauses zählen die Gärten als Orte kranker Menschen, die man bei Spitälern, (heute meist unverzichtbar) bei Kliniken, Kurparks, psychiatrischen Heilanstalten, orthopädischen Einrichtungen, Wasser- und Lungenheilanstalten sowie Nervenheilstätten vorfindet[144]. Diese Gärten wurden traditionell im Rahmen der Diätetik als heilsame Orte betrachtet. Spitäler schmückten sich bevorzugt mit Nutzgärten, welche der Ernährung der Insassen und der Ausstattung einer eventuell vorhandenen Apotheke dienten, zugleich aber auch einen Arbeitsplatz für noch arbeitsfähige Hausbewohner im Freien boten. Ruhebänke, Grünflächen und Spazierwege entstanden im Zeitalter der Aufklärung und dienten zur Erholung für die Patienten der frühen Krankenhäuser.

Die Rechtshistorikerin Gisela Drossbach wies zuletzt auf die Themenfelder Konflikt und Konfliktbewältigung und das Spannungsfeld von Norm und Devianz im mittelalterlichen Spital hin. Drossbach zeigt „klassische" Konfliktsituationen auf: (1) das Zusammenleben von gesunden Pfründnern und armen Kranken, (2) den Platzmangel bzw. die Überbelegung im Haus, (3) die unfreiwillig zu leistende Arbeit und (4) den Konflikt um ein (eventuell vorhandenes) Erbe. Dazu gesellt sich das aus der Zeit heraus zu interpretierende deviante Verhalten der Insassen, wie beispielsweise Fluchen, Schimpfen, Dispute, das Problem von Enthaltsamkeit und Heirat, Selbstverletzung, Suizid und im schlimms-

---

140 Siehe dazu das hervorragende Handbuch Dis/ability History, u. a. den Kurzbeitrag von Vanja, Die Hessischen Hohen Hospitäler.

141 Vgl. dazu die monografischen Arbeiten von Pauly und Scheutz–Weiss.

142 Vanja, Offene Fragen, bes. 39; mit weiterführenden Gedanken dies., Vom Hospital zum betreuten Wohnen 79–100.

143 Siehe dazu den leicht greifbaren Text von Dross, Hospital/Krankenhaus, hier 36: „Die Erfahrungen sind die des Arm-Seins, des Krank-Seins und des Versorgt-Werdens. Hospital und Krankenhaus waren zu keiner Zeit für jedermann beliebig verfügbare Räume, die umstandslos betreten und wieder verlassen werden konnten. Es handelte sich um vergleichsweise gut geschützte Gebäude und organisatorische Einheiten mit reguliertem Ein- und Ausgang und mit durch Hospital- und Krankenordnungen geregelten Verhaltensvorschriften, die außerhalb von Hospital und Krankenhaus keine Gültigkeit besaßen". Zum (Erfahrungs-)Raum dieser Anstalten siehe weiterführend die Beiträge von Weigl, Städte und Spitäler; Weiss, Karitativer Stadtraum; Scheutz, Persistenz.

144 Wichtig dazu Vanja, Gärten.

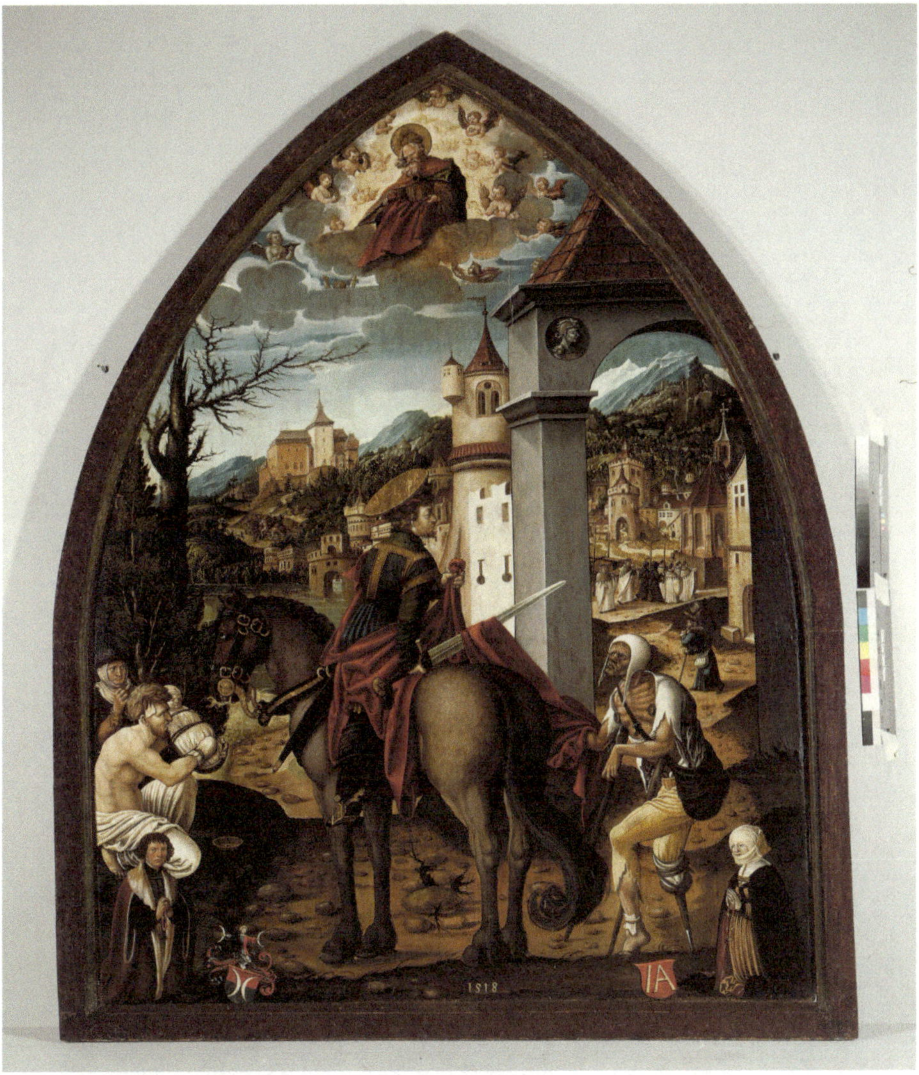

Abb. 4: „Der Heilige Martin und der Bettler“, Bruck/Mur, Bürgerspitalskirche (Steiermark), Mantelteilung des Meisters der Brucker Martinstafel (1518), Tempera auf Fichtenholz. In der Bildtradition nördlich der Alpen wird der Bettler als verkrüppelter Mensch oder Lepröser dargestellt, der Gegensatz von Reichtum und Armut, Gesundheit und Krankheit dadurch betont; Scheutz, Geteilte Mäntel 451f.; Helas, Darstellung 279 (Quelle: Alte Galerie, Graz/Landesmuseum Joanneum GmbH, Inventarnr. Nr. L 19).

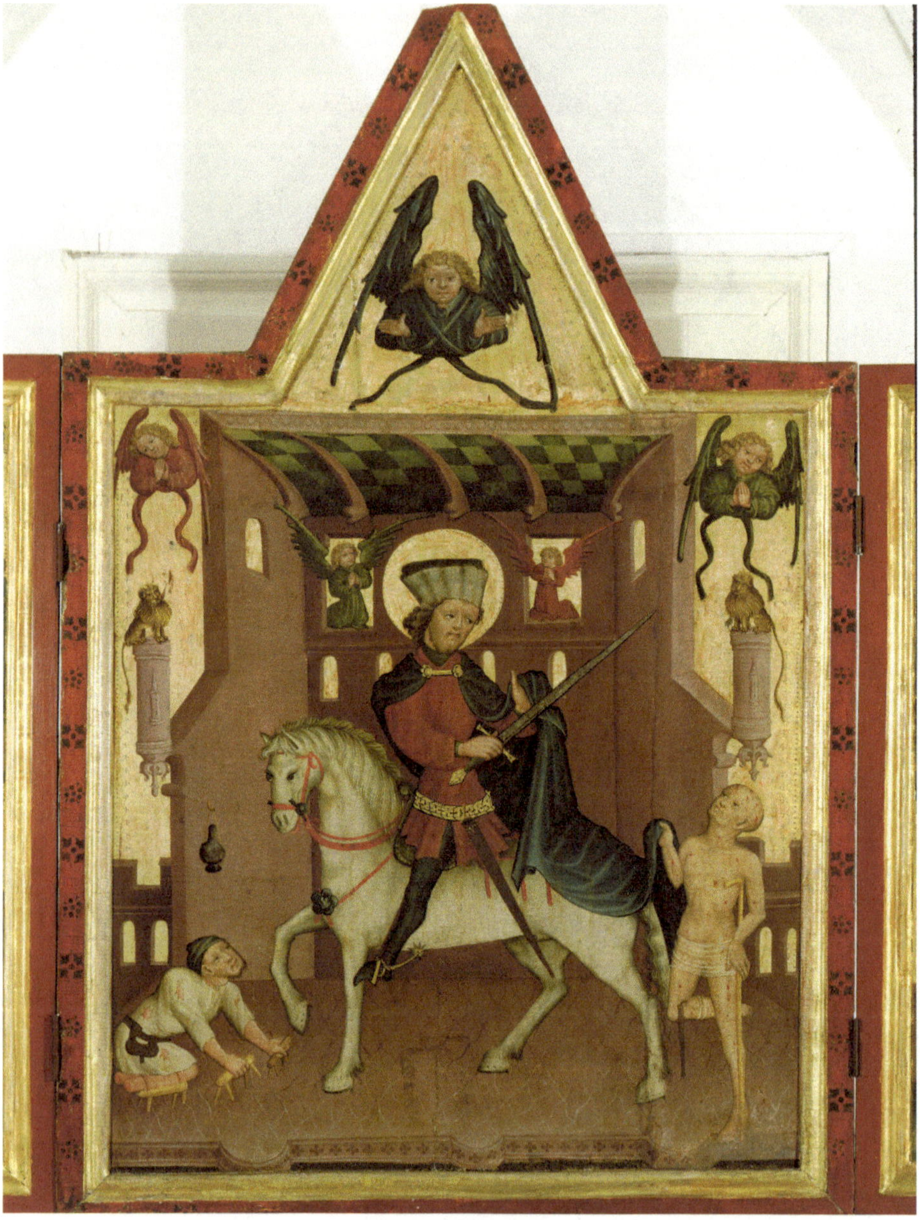

Abb. 5: „Der Heilige Martin und der Bettler“, Altar aus St. Kathrein/Laming (Steiermark, Österreich), um 1440, Flügelretabel, Tempera auf Fichtenholz, Detail. Der Heilige Martin reicht das Mantelstück einem nur notdürftig bekleideten Bettler, der zu seiner Linken steht. Ein zweiter Bettler kriecht zur Rechten. Der linke Bettler ist aufgrund der Knoten und Flecken am ganzen Körper als Lepröser dargestellt, der rechte Fuß ist amputiert und der Stumpf verbunden. Der fehlende Unterschenkel findet sich durch einen in der Kniekehle befestigten Stelzfuß ersetzt, die Wadenmuskulatur des linken Unterschenkels dürfte atropisch gewesen sein. Der Lepröse stützt sich auf einen langen Schulterkrückstock. Im Gegensatz dazu kann der rechte Bettler nur mehr kriechend sein Fortkommen finden, indem er vier schemelförmige Holzkrücken fortbewegt, von denen zwei an die verbundenen Unterschenkelstümpfe geschnallt sind; Biedermann, Katalog 99–101; Danai, Darstellung 72–75; Scheutz, Geteilte Mäntel 449–451 (Quelle: Alte Galerie, Graz/Landesmuseum Joanneum GmbH, Inventarnr. Nr. 316).

ten aller Fälle sogar Mord[145]. Mit der ähnlich gelagerten Problematik der Strafpraxis setzte sich die Medizinhistorikerin Irmtraut Sahmland auseinander. Sie analysiert für das 18. Jahrhundert die Einbettung von Fürsorge in den Komplex Ordnung, Ökonomie und Moral, wobei nach Zucht und Strafe im Spital geforscht wird. Gegenstand der Untersuchung sind – wie so oft – die Hessischen Hohen Hospitäler mit ihrer „Renovierten Ordnung" aus dem Jahr 1728 – nicht die Norm, sondern die Maßnahmen der Praxis interessieren dabei besonders. Sahmland kann belegen, dass die härteste Strafe, der Spitalverweis, sehr wohl verhängt wurde, doch war die Entscheidung mitabhängig von den Prinzipien Moral bzw. Fürsorge. Untersuchungsbasis und Auswertung bilden 22 Fälle von Unzucht und Schwängerung im Spital Merxhausen im langen Zeitraum von rund 80 Jahren (1725–1807), von denen immerhin zwölf zum Verweis aus der Anstalt führten. Acht Frauen mussten unmittelbar ihren gesicherten Wohnplatz aufgeben, vier nach der Geburt, die allerdings nach Verlauf einer gewissen Zeitspanne wieder in das Spital zurückkehren durften. Acht Fälle, bei denen ein Verweis nicht in Frage kam (mental gehandicapte Frauen), mussten intern gelöst werden. Insgesamt blieben nur vier Frauen dem Haus schließlich gänzlich fern. Dies war jedoch ursprünglich nicht für die Entscheidung ausschlaggebend gewesen[146]. Vor allem die Einbindung der Spitalgeschichte in größere Fragestellungen erscheint als zentrales Desiderat der Forschung: Geschlechtergeschichte, Aushandlungspraktiken von Konflikten, Geschichte der Emotionen und die Raumforschung; kulturwissenschaftliche und kulturanthropologische Ansätze, verdeutlicht am Kräftefeld Insassen – Spitalleitung, müssten verstärkt thematisiert werden.

1.3. Methoden und Konzepte

Im Verlauf der Visitation des Bürgerspitals in Knittelfeld im Jahr 1730 durch den steirischen Untersuchungskommissar und österreichischen Regierungsrat Johann Adam Felix von Mainersperg befahl dieser dem Stadtrichter und -schreiber die *aufsuechung*[147] der entsprechenden schriftlichen Dokumente (Stiftung, Ausstattung des Spitals, Insassen etc.). Der Kommissar erhielt schließlich einen Faszikel vorgelegt, für dessen Durcharbeitung er lange Zeit benötigte. Unbewusst spielte der frühneuzeitliche Berichterstatter mit diesem Hinweis bereits auf die Quellenproblematik und den Umfang der archivalischen Bestände an, die auch uns vor allem in der Steiermark, in Kärnten, im Land ob und unter der Enns (Ober- und Niederösterreich) und in Wien erwarteten. Alle österreichischen

145 Drossbach, Konflikt: Um die Konfliktbewältigung im Haus gewährleisten zu können, waren Sanktionen (Einschränkung der Brotrationen, Zahlung von Geldbeträgen, Aussetzung der Pfründe, Schand-, Körperstrafen, Einsitzen in der Keuche oder die Entlassung aus dem Spital) notwendig, welche demonstrieren sollten, wer letztendlich in der Anstalt das Sagen hatte. Eine weiterhin klaffende Forschungslücke verortet Drossbach in der Frage nach Spital und Jurisdiktion, die bei kleineren Konfliktfällen von den Pflegern/Spitalmeistern im Haus abgehandelt wurde, bei schweren Fällen vor dem Rat zur Austragung kam.

146 Sahmland, Fürsorge (Zitat 217): „Das Entscheidungskriterium war vielmehr die Sozialprognose, die sich allerdings bei geistig behinderten Frauen ungünstiger darstellte als bei körperlich behinderten. Allein daraus leitete sich die fortgesetzte Fürsorgeverpflichtung seitens des Hospitals ab"; vgl. Schmidt-Voges, Haus in der Vormoderne 12. Sahmland machte sich auch erstmals Gedanken über Spitäler als mögliche Bezugsquellen für Anatomieleichen im frühen 19. Jahrhundert. Kann auch hier nicht darauf eingegangen werden, so sei auf diese Thematik zumindest verwiesen; Sahmland, Verordnete Körperspenden.

147 StLA, Weltliche Stiftungsakten 39, K. 163, Nr. 4, Visitation des Bürgerspitals in Knittelfeld, undatiert, März 1730; zum Spital in Knittelfeld Scheutz–Weiss, Spital als Lebensform 193–195.

Spitäler eingehend zu behandeln, wäre eine Aufgabe gewesen, für die vermutlich zwei Forscherleben nicht ausreichen würden – doch dies war auch nie das gestellte Arbeitsvorhaben. Es geht vielmehr um die Darstellung einer Spitallandschaft in Zentraleuropa und deren mannigfaltigen Ausprägungen in „Österreich" im besprochenen Sinn sowie um die Alltagsproblematik in den Anstalten.

Um die erwähnte Spitallandschaft im Rahmen der ursprünglich bearbeiteten Archive[148] beispielhaft abbilden zu können, war es methodisch zunächst notwendig und sinnvoll, Bestände aus allen Teilen Österreichs auszuwählen, wobei ein Schwerpunkt im Osten und Süden des Landes unzweifelhaft zu erkennen ist. In Vorarlberg existierten nur die Anstalten in Bregenz, Feldkirch und Bludenz, in Salzburg als ehemaliges geistliches Territorium erweist sich die Bearbeitung der Spitäler als besonders diffiziles Unternehmen, da erstens die einstigen Regionalarchive große Verluste aufweisen und zweitens die wichtigen kirchlichen (Pfarr-)Archive aufgrund der oftmals ungeordneten Bestände nur erschwert zugänglich sind und teils auch noch vor Ort „gelagert" werden. Hinsichtlich des heutigen Bundeslandes Tirol konnte nur stichprobenartig vorgegangen werden. Die weiteren Archive in den Bundesländern Ober- und Niederösterreich, Wien, Burgenland, Steiermark und Kärnten boten allerdings reichhaltige Informationen nicht nur zur Typologie der Anstalten, sondern auch zum Innen- und Außenleben der Häuser[149].

Voraussetzung für dieses Werk war und ist die schon im Jahr 2015 vorgelegte Edition „Spital als Lebensform. Österreichische Spitalordnungen und Spitalinstruktionen der Neuzeit"[150]. Nach einer allgemein gehaltenen Einführung in das Thema folgen, gegliedert in mehrere länderweise angeordnete Sektionen 203 edierte Texte. An Hausordnungen schließen sich – abhängig von der jeweiligen Überlieferungslage – Instruktionen, Inventare und ähnliche normative Texte an. Im ersten Band wird zunächst die Hausgeschichte der betreffenden Spitäler geliefert, im zweiten Band wird ein möglichst umfassender Überblick über die normativen Grundlagen der österreichischen Spitallandschaft geboten. Wurde im Rahmen dieser historischen Aufarbeitung – mehr in theoretischer Hinsicht – nach der Ordnung im Haus gefragt, welche als Ausdruck der Verrechtlichung in der Frühen Neuzeit interpretiert wird, und das erhobene Quellenmaterial auch nach Komplexität und Vergleichsmöglichkeit präsentiert, so wird mit diesem Buch der – hoffentlich – ertragreiche Versuch unternommen, neben den edierten Texten das in insgesamt 26 verschiedenen Archiven zusätzlich gesammelte, zum überwiegenden Teil bisher unbekannte Wissen zu nützen, um nicht nur eine Spitallandschaft (mehr als 60 „Spitalorte" konnten immerhin berücksichtigt werden) zu rekonstruieren[151], sondern darüber hinaus zu zeigen, wie Verantwortliche, Personal und Insassen in den dargestellten Häusern agierten und reagierten. Es soll unser Bemühen sein, methodisch einwandfrei zwischen der Norm und der gelebten Praxis zu unterscheiden. Einleitend wurde eine Spital-Typologie als Erkenntnisinstrument historisch orientierter Forschung erarbeitet, da es ansonsten schwierig gewesen wäre, das überbordende Archivmaterial konzeptionell in den Griff zu bekommen[152].

Haben wir unser Verständnis von Armut in Abgrenzung zu Bedürftigkeit und dem interessanten Aspekt der Individualisierung bereits einleitend positioniert[153], so versteht

148 Ebd. 324–328.
149 Vgl. dazu das detaillierte Inhaltsverzeichnis bei Scheutz–Weiss, Spital als Lebensform.
150 Scheutz–Weiss, Spital als Lebensform.
151 Ebda. 27, 31–40.
152 Zur Typologie am Beispiel der Steiermark: Watzka, Typologie 331–351, bes. 332–334.
153 Dinges, Neues in der Forschung 22; Bräuer, Armut in Mitteleuropa 13.

sich Armut auch als historische Soziologie der Macht. Die Frühe Neuzeit entwickelte gegenüber den als „arm" wahrgenommenen Personen eine Distanzierung der sozialen Eliten und der Mittelschichten, vor allem wenn es sich um die als „fremd" titulierten, nicht persönlich bekannten Armen handelte. Im Klima der Unbarmherzigkeit bevorzugten die Kommunen beinahe „selbstverständlich" die positiv bewerteten sog. wahren Armen bei der Aufnahme in die Spitäler. „Unnütze" Leute hatten schwerlich eine Chance, in den Regelkreislauf der versorgten Armut hochzusteigen und mussten sich als Bettler in den Städten und am Land verdingen. Mittellose Frauen, Männer und Kinder wurden vor allen in den öffentlichen Räumen als überlästige Zumutung empfunden, welche die Obrigkeit versuchte, in „kasernierte Räume"[154] – sprich Spitäler, Zucht- und Arbeitshäuser – abzuschieben und zu verwahren. Allerdings darf nicht verschwiegen werden, dass in erster Linie für bürgerliche Arme das Spital ein (durchaus erwünschter) Aufenthaltsort sein konnte, für den man sich geradezu mit Sorgfalt und großer Mühe bewarb. Zu bedenken bleibt ferner, dass die karitativen Häuser, ob bloß als entsetzlich oder wertvoll für die einzelnen Betroffenen eingestuft, nur einen relativ kleinen Ausschnitt des Gesamtphänomens Armut bewältigen konnten[155].

Bei der Rekonstruierung der Lebensumstände der in den Häusern einst wohnenden Menschen bemühen wir uns, Clifford Geertz' Prinzip der „dichten Beschreibung" anwendend, die Pfründner als Akteure zu „entdecken", die „in selbstgesponnene Bedeutungsgewebe verstrickt" waren. Diese dichte Beschreibung erfolgt nach der Deutung, nach Ablauf des sozialen Diskurses; „und das Deuten besteht darin, das ‚Gesagte' eines solchen Diskurses dem vergänglichen Augenblick zu entreißen"[156]. In unserem Buch beschäftigen wir uns mit „konstruierten Räumen", wobei wir die Gegebenheit des alltagswirklichen Raumes nicht außer Acht lassen. Die interdisziplinäre Raumforschung kann tatsächlich helfen, „‚mehr Raum' zu sehen, auch die Ebenen, Modalitäten oder Konstitutionsprozesse zu erkennen, die nicht aus der Notwendigkeit zum Überleben sichtbar werden. Um die räumlichen Phänomene in ihrer ganzen Vielheit erkennen zu können, müssen wir unsere gewohnten Denkweisen dekonstruieren"[157]. Die Tür des Spitals, eventuell bewacht durch einen Pförtner, markierte dabei eine markante Grenze zwischen Innen und Außen. Damit wird gleichsam der Ein- und Ausgang zu einem symbolischen Code für Grenzziehungen und -überschreitungen im Hinblick auf die Norm zwischen der „Innen- und Außenwelt". Die metaphorischen und tatsächlich vorhandenen Türen waren aber mehr oder minder durchlässig, da häufig zwei oder mehr Schlüssel existierten[158]. Wurden diese den Bewohnern anvertraut, war durch enge Freundschaft und mögliche Bestechung Missbrauch bereits vorprogrammiert. Räumliche Arrangements wirken sich auf das Handeln und das Verhalten von Individuen stark aus, man denke nur an die differierenden Unterbringungsmöglichkeiten im Spital oder an die Sonderwünsche der Frauen und Männer in Hinsicht auf die Raumgestaltung. Nach der Soziologin Martina Löw bedeutet Raum „eine relationale (An-)Ordnung sozialer Güter und Menschen (Lebewesen) an Orten"[159]. Diese sozialen Güter umfassen daher nicht nur „raumfüllende", materielle Körper, sondern daneben die Ordnungen und Statuten sowie Frauen, Männer und Kinder, „indem

[154] Vgl. dazu weiter unten, S. 42.

[155] Watzka, Armut 27–35.

[156] Neumaier, Pfründner 30; siehe auch Geertz, Dichte Beschreibung 9, 30.

[157] Rau, Räume 52–55 (Zitat 55).

[158] Weiss, Karitativer Stadtraum 461.

[159] Löw, Raumsoziologie 224.

sich beispielsweise das Positionieren im Raum von Menschen in egalitären sozialen Positionen [z. B. die Mitglieder des Stadtrats] vollkommen anders gestaltet als von Menschen in hierarchisierten“[160] (z. B. die Insassen des Hauses, Herren- versus Armenpfründner). Raum ist in dieser Interpretation ein Produkt sozialer Prozesse. Dies bedeutet, dass die obersten Verwaltungsorgane, der Spitalmeister und seine Frau, der Meier mit seiner Gattin, die Köchin, ein möglicher Hausknecht und weiteres Spitalpersonal Bestandteil einer Raumkonstruktion sind, die durchaus als charakteristisch für „kasernierte [abgeschlossene] Orte“ gelten können[161]. Diese inhaltliche Reflexion scheint bedeutsam zu sein, denn der Raum versteht sich in den Geistes- und Kulturwissenschaften vielfach auch als Metapher[162].

Betrachtet man die „Raumplatzierung“ der „kasernierten Orte“, so wird rasch klar, dass sich Spitäler und Krankenhäuser als privilegierte Orte der Absonderung, aber auch der Heilung von Menschen, aufgrund ihrer „Marginalisierung“ räumlich isoliert am Rand oder außerhalb von Siedlungen finden konnten, wobei die Peripherie der Stadt keineswegs allein für die Randständigen reserviert war. In der Frühen Neuzeit veränderte sich die topografische Lage der Spitäler insofern, als die üblicherweise meist außerhalb der Stadt gelegenen karitativen Einrichtungen schon zu einem Teil einer Vorstadt geworden waren oder es noch im 16. und im folgenden 17. Jahrhundert wurden. Neben den üblichen Wachstumsprozessen der Ansiedlungen trugen zur Eingliederung in den befestigten Teil der Stadt überdies kriegerische Auseinandersetzungen, Brände und Hochwässer bei. Dies führte zur Aufgabe des ursprünglichen Standplatzes und zum Auffüllen einer möglichen Baulücke in wesentlich besserer Lage. Vor allem die angesehenen Bürgerspitäler wurden in der Regel in das städtische/märktische Zentrum verlegt und erhielten damit ein neues Raumgefüge[163]. Der Lebensraum in der Vorstadt hingegen und damit auch das Leben der meisten Spitalinsassen hatte jedoch auch weiterhin „eine spezielle Note des Prekären und der Armut“[164]. Der private Stifter oder die städtische Gemeinschaft spendeten für den karitativen Zweck ein geeignetes, häufig strategisch gewähltes Grundstück oder ein Objekt, wobei dem Rat oft mehrere Optionen offenstanden. Sollte ein Haus neu errichtet werden, wollten Bürgermeister, Richter und Rat, Kirchenvertreter und Adelige den sozialen Raum kontrollieren und die Anstalt durfte sich nicht zu weit vom Rathaus, der Pfarrkirche oder dem Herrschaftssitz entfernt befinden, wobei nicht nur die Lage von Bedeutung war, sondern bei reichen und vornehmen Orten auch das Aussehen des Gebäudes, welches durch seine Repräsentativität Raumanspruch erheben konnte. Als Beispiel sei auf das ehemalige palastartige Hofspital im Markt Spittal an der Drau erinnert, welches der Herrschaftsinhaber Gabriel von Salamanca in der ersten Hälfte des 16. Jahrhunderts an der Flussbrücke errichten ließ, oder an Häuser, deren Außenwände von Fresken dominiert wurden, so in der Kärntner Stadt Gmünd. Mit der Raumeroberung ging vielfach der „Öffentlichkeitscharakter“ der Spitäler einher, denn zumindest die Spitalkapelle oder -kirche sowie die angeschlossenen Friedhöfe mit ihren Möglichkeiten zur Grablege für wichtige Repräsentanten des Ortes wurden von der städtischen und märk-

160 Hähnel–Unterkircher, Verräumlichung 11–13 (Zitat 13).

161 Angeregt durch ebda. 16.

162 Rössler, Raum 167f.

163 Dross, Hospital/Krankenhaus; Wedell, Marginalität und Raumsemantik 8f.; Weiss, Karitativer Stadtraum 452; Just–Weigl, Spitäler 182f.; Watzka, Hospital 61f. Zur Topografie und baulichen Platzierung von Krankenhäusern siehe Scheutz, Persistenz 473–508; Weiss, Karitativer Stadtraum 449.

164 Watzka, Hospital 62.

tischen Bevölkerung besucht[165]. Die Abläufe im Haus hingegen standen nicht nur unter Beobachtung des Personals und des Rates, sondern darüber hinaus der Bewohner der Stadt/des Marktes, wodurch man von einer „räumlichen Verhaltensnormierung“[166] sprechen kann, welche sich nicht nur im Rathaus findet. Es gelang den Frauen und Männern – vielfach ohne jegliche Aufsicht –, den sozialen Raum für sich zu erobern, wodurch sich Möglichkeiten der Individualität und Kreativität ergaben[167].

Als „raumgreifend“ darf auch die Bereitstellung von Fuhrwerken durch das Spital gelten; dieses Verborgen von Fuhrwerken konnte über die Stadt oder über manche Stadtviertel hinaus weit ins Land greifen. Viele Spitäler besaßen zudem zum Teil weit entfernte Grundherrschaften. Noch im Mittelalter konnte der Einzugsbereich, aus dem die Insassen kamen, sehr weit gefächert sein, verengte sich jedoch nach 1500 auf die bevorzugten einheimischen (bürgerlichen) Armen, wie bereits gezeigt wurde. „Die vor der Tür stehenden Armen, ohnehin wohl die mobilste Gruppe, die in Kontakt mit Spitälern kamen, wird man in vielen Fällen gleich weiter zum Brot bei der Pfarrkirche geschickt haben, wenn man nicht eine Notschlafstelle betrieb“[168]. Eine weitere Fernwirkung ergab sich durch die Aufnahme von Pilgern und durch die Sammeltätigkeit einzelner Frauen und Männer, die nicht nur in die Stadt/den Markt geschickt werden konnten oder als Boten eines bestimmten Spitals großflächig sammelten, z. B. nach Ernteausfällen oder dem Brand des Hauses[169].

Wer durfte sich nun überhaupt Hoffnungen machen, einen der wenigen Plätze im Spital für sich in Anspruch nehmen zu können[170]. Konzeptionell untrennbar verbunden ist damit das Konzept von „Inklusion“ und „Exklusion“. Bei diesem soziologischen Ansatz kann man von Inklusion nur dann sinnvoll sprechen, wenn auch eine Ausschlussmöglichkeit, z. B. die Nichtaufnahme von Frauen, Männern und Kindern in das Spital trotz vorliegender Bittschrift, gegeben war[171]. Menschen „anderer Art“ im Kontext von Spitälern waren beispielsweise Nicht-Bürger oder Fremde, denen der Zutritt in bestimmte Spitäler verwehrt werden konnte, und Normverstöße ergaben sich aus der Nichtakzeptanz bürgerlich-kirchlicher Vorgaben, mit denen meist ein übelbeleumundeter Ruf des jeweiligen Aufnahmewerbers einher ging. Selbstverständlich hatte diese Vorgangsweise auch rechtliche Konsequenzen: Wer nicht im Spital Aufnahme fand, musste bei Verwandten oder Bekannten unterkommen bzw. dem drohte letztendlich ein tristes Leben auf der Straße. Sofern jemand noch (auch eingeschränkt) arbeitsfähig war, konnte er auf diese Weise versuchen, sein Auskommen und eine damit verbundene Bleibe zu finden. Die Exklusionspolitik – seit dem Spätmittelalter nachgewiesen, doch eminent in der Frühen Neuzeit verbreitet – wurde verstärkt zu einem Instrument der Städte, Märkte und der sich entwickelnden Territorial-

165 Weiss, Karitativer Stadtraum 449, 451, 455f.

166 Rau–Schwerhoff, Öffentliche Räume 51.

167 Vanja, Orte der Verwahrung 43; Weiss, Karitativer Stadtraum 461f.; ders., Bürgerspital 137–140.

168 Weigl, Städte und Spitäler 434.

169 Ebda. 429–433.

170 Scheutz–Weiss, Gebet 344–349; vgl. Scheutz, Verwahr- und Versorgungsantalten (und das Themenheft dazu).

171 Um mit Niklas Luhmann zu sprechen: „Die Theorieaufgabe besteht demnach darin, die Differenz von Inklusion und Exklusion in Beziehung zu setzen zu den Erfordernissen der Systembildung und insbesondere zu den Konsequenzen bestimmter Formen der Differenzierung […]. Da Personen als Menschen erkennbar sind, bedarf ihre Exklusion typisch einer Legitimation. Hierfür gibt es mindestens zwei Möglichkeiten: Es handele sich um Menschen anderer Art oder es liege ein gravierender Normvorstoß vor“, Luhmann, Soziologische Aufklärung 241f.; ders., Inklusion und Exklusion 15–45.

staaten, um nicht zu disziplinierende Gruppen aus dem jeweiligen Verband zu verweisen[172]. Erst im Verlauf der Französischen Revolution und vor allem im 19. Jahrhundert wurde im ständisch-hierarchischen Gefüge der Exklusion und der damit verbundenen Marginalisierung ganzer Bevölkerungsschichten durch das Aufkommen von Sozialversicherungssystemen entgegengesteuert[173]. In der Forschung wird darauf hingewiesen, dass das Risiko der Ausschließung am ehesten diejenigen traf, die „prekäre Eigenschaften" aufwiesen, womit sich kein Zustand, sondern ein prozessualer Vorgang beschreiben lässt, der häufig eine Abwärtsspiralwirkung auslöste. Bettler, Arme und Vaganten wurden zwar zur Sicherung der eigenen Heilserwartung gespeist, doch nicht in den sichernden und gesicherten Verband des Hauses aufgenommen[174]. Die beschriebene Exklusion erfolgte als dynamischer Prozess, womit eine kontinuierliche Verbesserung und Verfeinerung der Herrschaftsmöglichkeiten über den Untertanenverband einherging. Die rational-legale Herrschaft legte dabei besonderen Wert auf die Kontrolle der Armen im Spital, sofern sie die Voraussetzung dafür schaffen konnte. Zur Ausschließung gehört auch „die Vorstellung von wenig tüchtigen, benachteiligten, vielleicht vom Schicksal geschlagenen Leuten, die aufgrund ihrer schlechten Ausstattung für nichts zu gebrauchen"[175] waren. Die Macht der frühneuzeitlichen Bilder suggerierte dies bereits: Nahm der „ordentliche" Arme öffentlichkeitswirksam und sauber gekleidet an den vielen Prozessionen teil, so fand sich der (fremde) Bettler zerlumpt, vielfach ausgestoßen vor den Toren der Stadt, um Almosen zu erbitten[176].

Fragt man nach dem Inklusionsprozess im Spital, so musste dieser – genauso wenig wie die Exklusion – nicht unbedingt von Dauer sein. Änderte sich die Sachlage und die damit verbundene „Hospitalfähigkeit" durch Verbesserung der Lebensumstände, z. B. eine Erbschaft, eine Verehelichung, deutliche Verbesserung einer Erkrankung oder Heilung, so konnte dies für die Betroffenen eine Überführung in die offene Armenfürsorge bedeuten oder den Verlust des Heimplatzes mit sich bringen. Erkrankte eine Person schwer und/oder unheilbar, so bedeutete dies vielfach die Abschiebung in ein Sonderspital unter Aufgabe der eigentlichen Pfründe im Bürgerspital[177].

Ein besonderes Problem bleibt bei vielen Spitälern allerdings bestehen: Die Anstalten gaben nach außen hin etwas anderes vor, als sie im Inneren zu „verarbeiten" und bewältigen vermochten. Inklusion und Exklusion waren keineswegs abgekoppelt von den „oft widersprüchlichen Transformationsprozessen", welche die Häuser aus medizinischen, humanitären oder politischen Ursachen stark beeinflussten[178].

Um überhaupt in den Spitalverband inkludiert werden zu können, waren in der Regel Supplikationen[179], also (private) Bittschriften[180], notwendig. „Demütiges" Bitten

---

172 Ders., Soziologische Aufklärung 243–245.

173 Stichweh, Inklusion und Exklusion 18f.

174 Bohn, Inklusion 30f., 35f.

175 Steinert, Schließung und Ausschließung 193–212 (Zitat 193); Raphael, Armut 23–27; Murphy, Rationalisierung 111–130.

176 Raphael, Armut 26.

177 Dross, Hospital/Krankenhaus 4–25.

178 Scheutz, Verwahr- und Versorgungsanstalten 339.

179 „Supplikationen, abgeleitet vom lateinischen Verb supplicare, das mit ‚bitten', ‚anflehen', auch ‚sich demütigen' und ‚vor jemand auf die Knie fallen' übersetzt werden kann, lassen sich in der Regel von einzelnen oder mehreren Betroffenen formulierte Beschwerden, Wünsche und Gesuche an eine hierarchisch übergeordnete Person oder die sie vertretenden Behörden definieren"; Stanislaw-Kemenah, Aufnahme 87, mit weiterer Literatur; dies., Zwischen Anspruch und Wirklichkeit 82; dies., Hand Gottes 226.

180 dies., Hand Gottes 228.

und „grosgnädige“ Ratsentscheidungen stellen sich als ein durchaus alltäglicher Vorgang dar[181], der einen engen Kontakt zwischen dem Stadtrat und der bürgerlichen sowie unterbürgerlichen Einwohnerschaft wob. Generalisierend durfte im Prinzip jeder Untertan seit dem ausgehenden Mittelalter bei den (Ober-)Behörden eine Supplikation, die undatiert zu sein hatte, um den Empfänger nicht symbolisch unter Druck zu setzen, einbringen. Der Stadtrat als Entscheidungsgremium war Bittstellern „zugänglich“, und so durften die Stadt- und Marktbewohner, aber auch „Fremde“ das Recht für sich in Anspruch nehmen, unabhängig von Alter, Stand, Geschlecht, Rechtsstatus und der jeweiligen regionalen Herkunft mündlich (diese Vorgänge wurden üblicherweise in den Stadtratsprotokollen notiert) oder schriftlich (meist durch einen fachkundigen Schreiber vermittelt) beim Stadtrat oder Stadtrichter supplizieren. Manche Forscher sprechen in diesem Zusammenhang von einer „schweigsamen Masse“[182], die sich auf diese Weise in der Frühen Neuzeit in den Quellen verewigte und manifestierte und der mit diesem Mittel der Integrationspraxis seitens des Rates viel von ihrem möglichen Destruktionsverhalten genommen wurde. Grundsätzlich kann zwischen Bitt- und Gnadensuppliken mit unterschiedlicher Zielrichtung unterschieden werden. Um die Aufnahme in das (Bürger)-Spital zu beschleunigen, reichte der Petent üblicherweise eine Bittsupplik ein, die durch schematisierte Demutsformeln, den Appell an Güte, Gerechtigkeit und Gnade der Obrigkeit sowie durch devote Treuebekundungen und den „Transfer“ von Gebeten auffällt. Ursprünglich handelte es sich bei den Bittschriften um eindeutig subjektiv verfasste, ursprünglich sogar mit Adresse und Datum versehene Briefe. Seit dem 13. Jahrhundert sah sich der Petent gezwungen, diese in einer festgeschriebenen Formalisierung vorzulegen, denn nur damit konnten eine Ablehnung des Bittgesuches oder lange Wartezeiten vermieden werden. In diesem Sinne „fehlerhafte“ Supplikationen hatten vielfach die Wirkungslosigkeit zur Folge, auch wenn der Tatbestand präzise und ausführlich formuliert und die daraus resultierenden Bitten schlüssig waren. Die äußere Form einer Bittschrift war somit für den jeweiligen Erfolg in jeder Hinsicht wesentlich[183].

Finden sich für das 16. und 17. Jahrhundert noch überwiegend mündlich vorgetragene Ansuchen, welche zunächst dem Spitalmeister oder einem Ratsmitglied unterbreitet wurden (im Sinne eines „mündlichen Vorbringens“), so begegnen vermehrt im 18. Jahrhundert schriftliche Bitten, die sich nach der „Apertur“ (Öffnung) einer vakant gewordenen Pfründe durchaus in geschlossenen archivalischen Beständen finden lassen[184]. In diesen Schreiben wird eine Notsituation dargelegt, die es den Betroffenen – nach Möglichkeit unterstützt von Leumundgebern, in der Regel angesehene Bürger oder sogar Mitglieder des Rates – erlaubte, nach Hilfe zu heischen. In manchen Fällen, so vor allem bei Witwen und Waisen, bestand sogar ein moralischer Anspruch auf das Willfahren einer Bitte, denn die besondere Verantwortung gehörte traditionell nicht nur zu den Aufgaben des (guten) Herrschers, sondern darüber hinaus auch der Städte und ihrer Vertreter. Mehrere Forscher machen mit Nachdruck darauf aufmerksam, dass bei schriftlichen Supplikationen die Bedeutung des Mediums Schrift, also die Verfügbarkeit über die schreibenden

---

181 Scheutz, Supplikationen 172–179.

182 Ebda. 172f.; Würgler, Voices 11–34.

183 Stanislaw–Kemenah, Aufnahme 88.

184 Scheutz, Supplikationen 174f.; als Beispiele Stanislaw–Kemenah, Aufnahme 90–95 (Dresden); dies., Spitäler in Dresden 331–416; Vanja, Supplikationen; dies., Krankheit im Dorf; dies., Arm und krank (für die Hohen Hospitäler in Hessen); Mak, Alltag 74, Abb. 9 (Klagenfurter Supplikationsübersicht in Auswahl).

Hände anderer, mit zur Veränderung von Bittgesuchen sowohl in stilistischer als auch in inhaltlicher Hinsicht beitrug[185]. Dennoch handelte es sich um „freie Akte" der Bittsteller – wenn auch häufig die Not zu diesem Verhalten zwang. Zählt man die Supplikationen trotz aller Bedenken der modernen Forschung zu den Ego-Dokumenten, dann muss eine Beschränkung des Quellentextes aufgrund seiner üblichen Kürze und der gleichzeitigen Konzentration auf das Anliegen in Kauf genommen werden. Direkte Äußerungen zur eigenen Person erfolgten ausschließlich dann, wenn sie für den Sinn und Gehalt des vermittelten Gesuchs von Nöten waren[186]. Quellenkritisch bleibt zu bemerken, dass in diesen Bittgesuchen die Armut meist übertrieben dargestellt wird, um die Chance des Einzelnen zu erhöhen, tatsächlich einen der raren Plätze im Spital verliehen zu bekommen. Als Einwand gegen allzu unrealistische Darstellungen spricht jedoch die Tatsache, dass die Angaben, z. B. der Verweis auf Krankheiten, auf Brandschäden, Todesfälle etc. in einer Gesellschaft, wo – vor allem in den kleineren Ansiedlungen im österreichischen Raum – jeder jeden kannte, leicht überprüfbar waren. Die Entscheidung des Stadtrates über „Inklusion" und „Exklusion" folgte in der Ratssitzung, in der Schlussfolgerungen aus den Statements des Spitalmeisters und möglicher Leumundszeugen gezogen wurden. Gab es mehrere Petenten für eine freie Stelle im Haus, so mussten Richter, Rat (und Bürgermeister) eine Entscheidung treffen, wer die würdigste Person war, wobei nicht unbedingt die ärmste Person ausgewählt wurde, sondern vielfach das (Rest-)Vermögen der Petenten als „Entscheidungshilfe" herangezogen wurde. Bisweilen verstarben vor allem ältere Frauen und Männer schon während ihrer Anwartschaft auf eine Pfründe[187].

Informierten im frühen 19. Jahrhundert bereits die regelmäßig erscheinenden Tages- oder Wochenzeitungen („Intelligenzblätter") in ihrem Anzeigenteil über freigewordene Pfründen in den jeweiligen Fürsorgeeinrichtungen[188], so musste man in den früheren Jahrhunderten über ein gutes Informationsnetz verfügen, um rechtzeitig über einen freien Wohnplatz in einem Spital Informationen zu erhalten und den zahlreichen Konkurrenten zuvor zu kommen. So erfuhr, um ein Beispiel zu geben, im Sommer 1776 der bürgerliche, 82-jährige *Bildl Drucker* Georg Weinmann über eine Wohnmöglichkeit im Klagenfurter Bürgerspital. Er war in der Nähe von Wien geboren worden und sein früh verstorbener Vater stand im Dienst eines Adeligen. Die Mutter starb schließlich in Graz und hinterließ ihrem Sohn keinen Kreuzer. Mit 15 Jahren nahm der junge Mann daher eine Lehre in einer Buchdruckerei in Graz auf, wo er elf Jahre lebte. Nach Aufenthalten in Wien, in Salzburg, angeblich in Sachsen, kam er erneut nach Wien, nach Agram/Zagreb und schließlich nach Klagenfurt. Dort heiratete er Lucia Kleimayr, die Inhaberin einer Bilderdruckerei, mit der er 49 Jahre zusammenlebte und fünf Kinder hatte. Nach dem Tod seiner Frau verblieb ihm nur eine geringe Erbschaft in der Höhe von 40 fl., auf die seine Söhne verzichteten. Da ihn kein Verwandter in Klagenfurt aufnehmen konnte, zog er kurzfristig zu seinem Sohn

185 „Der Einfluss der Schreiber auf den Text konnte von der rein technischen Übertragung des mündlich vorgetragenen Anliegens in eine (‚hochdeutsche') schriftliche Form und der Modulation des Stils gemäß den Vorschriften oder Musterbriefen bis zur regelrechten Umformung der Argumente und Ziele des Bittstellers nach den Interessen des [bezahlten] Schreibers reichen", Stanislaw-Kemenah, Aufnahme 90; Sokoll, Selbstverständliche Armut 263.

186 Stanislaw-Kemenah, Zwischen Anspruch und Wirklichkeit 84.

187 Scheutz, Supplikationen 177f.; Stanislaw-Kemenah, Aufnahme 89; Weiss, Almosen 106f.; ders., Unglück 208–210.

188 Als Beispiele: *Intelligenzblatt zur Klagenfurter Zeitung* (11. Dezember 1836) 15; KLA, Ständisches Archiv III, Sch. 258, 1836 Nr. 16; 1838 Nrn. 2–3.

Johann Georg nach Staatz in Niederösterreich, wo er bis zu dessen Tod verblieb. Um dem Bettlerschub nach Klagenfurt zu entgehen, bemühte er sich in Kärnten um Aufnahme in das erwähnte Klagenfurter Haus. Bis zur Freiwerdung einer Pfründe erklärte er sich überdies bereit, im Armenhaus zu wohnen, obwohl dies eher unüblich für seinen bürgerlichen Stand war. Die positive Erledigung seiner Bittschrift zog sich ein halbes Jahr in die Länge, sodass schließlich Landeshauptmann Vinzenz Graf Orsini-Rosenberg (1774–1782) für ihn intervenierte, um sein Ansuchen der Vergessenheit des Rates zu entreißen[189].

Die Spitalbewohner lassen sich keineswegs als rechtlose Personen auffassen. Aufgrund der neueren Forschungen interpretiert man das Verhältnis von Insassen und Personal als ein ständig neu zu verhandelndes Kräftefeld, worin die beteiligten Akteure ihre Position „erobern" und bewahren mussten. Der in der Gegenwart jedem Besucher von Verwahr- bzw. Versorgungsanstalten bekannte Gegensatz von betreuendem/bewachendem Personal und versorgten/überwachten Insassen ist erst das Ergebnis einer langfristigen Entwicklung des 19. Jahrhunderts. Für die Zeit davor lässt sich ein Paradoxon bemerken, denn die weiblichen und männlichen Insassen stellten zu einem erheblichen Teil das Personal des Hauses. Gleichsam als Aufenthaltsberechtigung im Spital und gelegentlich gegen eine geringe Gebühr versahen diese u. a. den Dienst des Torwärters, einer Köchin, eines Schreibers etc.[190]. Eine Differenz zwischen Beschäftigten und Verwahrten schließen wir zwar nicht gänzlich aus, doch deckt sich unsere konzeptionelle Herangehensweise nicht mit dem berühmten Model Erwing Goffmans und seinen „Totalen Institutionen"[191]. Angeregt von den Forschungen des im Jahr 2002 verstorbenen Freiburger Soziologen Heinrich Popitz, der für seine Forschungen den Begriff „kasernierte Vergesellschaftung" verwendete, möchten wir hier neuerlich das Abstraktum des „kasernierten Raumes" einführen[192]. In dieser Hinsicht interessant ist auch der von Popitz formulierte Gedanke des „kollektiven Handels", das sich auch in Spitälern nachweisen lässt. „Man greift eine Sache zusammen an: vom gemeinsamen Hauruck, mit dem der berühmte Felsbrocken aus dem Wege geräumt wird, bis zur gemeinsamen sozialen Kampfhandlung"[193]. Das Spital kann man als „kasernierten Raum" verstehen, in dem spezielle Disziplinierungsmechanismen zur Anwendung kamen, die sich in den Hausordnungen und Statuten der jeweiligen Institutionen auch schriftlich belegen lassen. Die Ordnungen boten nicht nur einen möglichen Rahmen für das Aushandeln von Pflichten und Rechten, sie eröffneten darüber hinaus eine gewisse „Ordnungssicherheit"[194]. In den Spitälern wurde – trotz ihrer Verpflichtung

---

189 KLA, Ständisches Archiv, C Akten, Abt. 1, Sch. 260, fol. 425r–430v; Weiss, Unglück 209f.

190 Scheutz, Verwahr- und Versorgungsanstalten 339.

191 Vanja, Orte der Verwahrung 38f. Zu Goffman vgl. das Themenheft „Totale Institutionen" und den Sammelband „Personal und Insassen"; Watzka, Totale Institutionen.

192 Popitz, Prozesse der Machtbildung 6: Gemeint sind damit „Bedingungen, die es den Beteiligten nicht erlauben, einfach auseinanderzulaufen. Konflikte können also nicht damit beantwortet werden, daß man sich trennt, kündigt, austritt, ausscheidet, abreist, umzieht. [...] Ferner handelt es sich um Situationen, in die alle Beteiligten, aus den üblichen Bedingungen weitgehend abgelöst, gleichsam mit leeren Händen hineinkommen"; ders., Phänomene 187; Lüdtke, Einleitung 18; Weiss, Österreichische Hospitäler 217.

193 Popitz, Prozesse der Machtbildung 20.

194 „Ordnungssicher sind die Beteiligten, wenn sie ein sicheres Wissen haben, was sie sind und was andere tun dürfen und tun müssen; wenn sie eine Gewißheit entwickeln können, daß sich alle Beteiligten mit einiger Verläßlichkeit auch wirklich so verhalten, wie es von ihnen erwartet wird; wenn sie damit rechnen können, daß Übertretungen in der Regel bestraft werden; wenn sie voraussehen können, was man tun muß, um Vorteile zu erringen, Anerkennung zu finden. Man muß mit einem Wort wissen, woran man ist", ebd. 35; Bretschneider–Scheutz–Weiss, Machtvolle Bindungen 13f.

zu überbordenden Gebetsleistungen und -diensten – ebenso Macht ausgeübt. Obwohl seitens der Spitalbetreiber die erwähnten expliziten Regeln vorformuliert wurden, kann man nicht von deren strikter Einhaltung ausgehen. Die Insassen waren sich der Grenzen, aber auch der Möglichkeiten ihres sozialen Handelns bewusst und trugen ihren Teil zu den Spannungen und Auseinandersetzungen zwischen den verschiedenen Akteuren im Haus bei.

Das „Kräftefeld", das eine Zweipoligkeit zu vermeiden versucht, und die angedeuteten Machtspiele lassen sich nunmehr folgendermaßen sprachlich fixieren: „Den Herrschenden stehen zwar Beherrschte gegenüber – Herrschende konstituieren sich in der Definition und der Verfügung über Beherrschte. Dennoch mögen sich die Herrschenden ihrerseits in Abhängigkeiten finden. Und auch die Beherrschten sind mehr als passive Adressaten der Regungen der Herrschenden. Vor allem zeigen sich Ungleichheiten und Widersprüche auch zwischen Herrschenden, ebenso zwischen Beherrschten"[195]. Diese These erlaubt einen Blick in die sog. Innenwelt und die Innenräume des Spitals, sie erlaubt bei detailliertem Studium der überlieferten archivalischen Quellen die Eigenmacht der Insassen und ihren persönlichen Umgang mit den obrigkeitlichen Anordnungen ansatzweise zu erkennen. Die Grenzen zwischen „oben" und „unten" waren zwar durchlässig, aber auch von den Pfründnern/Bewohnern des Hauses, welche in der Anstalt eine verantwortliche Position zu erlangen vermochten, erwartete man dennoch Durchsetzungsvermögen bei ihren Mitbewohnern und Loyalität gegenüber der Hausleitung. Zentrale Figuren im Spital waren der Spitalverwalter und der -meister, damit die Respektspersonen, welche das soziale (Um-)Feld des kasernierten Raumes (mit-)überwachten und die mitentschieden, wer in der Versorgungsanstalt Beherbergung und/oder Versorgung finden sollte, wobei bereits der Akt der Aufnahme als disziplinierende Maßnahme interpretiert werden kann. Die mit Leitungsfunktionen betrauten Männer und ihre Ehefrauen waren u. a. verantwortlich dafür, dass das fragile Gebilde der hierarchischen Abgrenzung von eventuellen Herren-, Mittel- und Armenpfründnern Bestand haben konnte[196].

Wer nun mehr oder minder freiwillig in das Spital eintrat, musste seinen gewohnten Lebensrhythmus aufgeben und sich den Bedingungen der engen Spitalwelt mit all ihren Geboten unterwerfen. Das regulierte Zusammenleben von Frauen, Männern, Kindern und Jugendlichen, „Gesunden" und Kranken, Behinderten und psychisch Erkrankten gestaltete sich bisweilen schwierig. Vor allem die Armen wurden im „kasernierten Raum" in ihrer Bewegungsfreiheit stark eingeschränkt und waren – zumindest in größeren Häusern – einer Kontrolle unterworfen[197]. Als eines von vielen Beispielen können die Konflikte im Klagenfurter Bürgerspital herangezogen werden, welche die Hausleitung dazu förmlich zwangen, die „Satz und Ordnung" der Jahre 1756 und 1762 zu erlassen[198]. Die Wiederholung und repetitive Verlesung der Normen darf dabei nicht als ein Scheitern „absolutistischer" Ansprüche gelesen werden, sondern diente dem Gegenteil, obrigkeitlichen

195 Lüdtke, Einleitung 11–13, 18 (Zitat 13); Landwehr, Normdurchsetzung 153, 156f.; ders., Absolutismus 213. Nach Landwehr erweist sich die „Gegenüberstellung von Herrschenden, die Befehle erteilen, und Beherrschten, die Befehle empfangen, […] als unterkomplex, um historischen Verhältnissen gerecht zu werden"; ebda.

196 Weiss, Österreichische Hospitäler 219; ders., Almosen 108; Scheutz–Weiss, Spitäler 215f.; Bräuer, Armsein 43; Watzka, Arme, Kranke, Verrückte 56–58.

197 Weiss, Österreichische Hospitäler 220; ders., Almosen 109; Knefelkamp, „Oratio" 114; ders., Frömmigkeit 76.

198 Weiss, Alltag 416, mit einem weiteren Beispiel aus Klagenfurt.

Befehlen mehr Nachdruck zu verleihen[199], sie gewissermaßen zu implementieren[200]. Seit dem 15. Jahrhundert wurde das obrigkeitliche Gesetz mit seinen verbindlichen Regeln ein wichtiger Bestandteil im gesellschaftlichen Mit- und Gegeneinander[201]. Der Erfolg einer obrigkeitlichen Norm soll jedoch im Folgenden nicht an der buchstabengetreuen Umsetzung gemessen werden, sondern vielmehr an ihrer Wirkung im gesellschaftlichen „Kräftefeld“[202].

1.4 Kleine Quellenkunde der österreichischen Spitalarchive

Wer sich mit der Geschichte österreichischer Spitäler im Überblick beschäftigt, für den ist neben einer tiefschürfenden Auswertung der verstreut erschienenen, mitunter schwer zu bibliografierenden einschlägigen Forschungsliteratur vor allem auch eine intensive Auswertung der Spitalarchivalien grundlegend. Im Folgenden werden größere Quellengattungen, die sich häufig in österreichischen Spitalarchiven finden, kurz und überblicksartig charakterisiert[203]. Konsultiert man kleinere, hier idealtypisch vorgestellte österreichische Stadtarchive, stößt der Archivbenutzer rasch auf einen größeren Bestand an Spital(amts-)rechnungen, auf verschiedene spätmittelalterliche und frühneuzeitliche Urbare und auf Grundbücher des Spitals, worin in Buchform die Abgaben der Spitalgründe und der Überlendgründe (also der weiter entfernten „Nebengründe“) – der Spitalbesitzungen – verzeichnet worden sind. Diese Quellengattungen könnte man neben den fallweise erhaltenen Memorial- und Protokollbüchern der Spitalverwaltung[204] als erwartbaren Kern eines Spitalbestandes in einer österreichischen Kleinstadt benennen[205]. Neben diesen entweder von der städtisch/grundherrschaftlich oder der spitaleigenen Administration generierten Archivalien finden sich in einer Reihe von anderen städtischen Überlieferungskontexten weitere Angaben zum jeweiligen Spital: Die Ratsprotokolle[206] verzeichnen mitunter Aufnahmegesuche von männlichen und weiblichen Petenten im Spital[207], die Spitalmeister erhalten zum Amtsantritt Instruktionen und Inventare listen den materiellen Spitalbesitz im Haus selbst auf. Aus dem Mittelalter und der Neuzeit datieren Urkunden, die verschiedene Geschäfte des Spitals (Schenkungen, Einnahmeverträge von Spitalinsassen, Pfründverträge, Tauschgeschäfte, Grundstücksgeschäfte usw.) dokumentieren. Testamente zählen zwar nicht zu den spitalspezifischen Quellen, enthalten aber immer wieder Hinweise auf Vermögenszuwächse des Spitals und auf die Rolle von Testatoren als Stifter. Zusätzlich finden sich in vielen Archiven eigene Spitalordnungen, mitunter vom Gründer des Spitals erlassen, vom Stadtrat beschlossen oder vom Landesfürsten verfügt. Statuten, verschiedene Regeln (etwa Speisepläne, Gebetsordnungen) und Amtseide legen die Hausordnung, das Aufnahme- und Entlassungsregime des

199 Landwehr, Absolutismus 211f.

200 Ders., Normdurchsetzung 153.

201 Ebda. 162.

202 Von Thiessen, Normenkonkurrenz 247f.

203 Grundlegend Quellen zur europäischen Spitalgeschichte 13–21; Kröger, Armenfürsorge 23–25.

204 Als enorm umfangreiches Beispiel siehe etwa das „capitolo“ der Deputierten des Mailänder Spitals Frank, Heilsame Wortgefechte 78f. oder für Paris 145f.; zu den seriellen Krankenhausprotokollbüchern der Barmherzigen Brüder Watzka, Hospital 192f.

205 Hier etwa am Bestand des Stadtarchives Zwettl gezeigt.

206 Scheutz–Weigl, Ratsprotokolle.

207 Scheutz, Supplikationen.

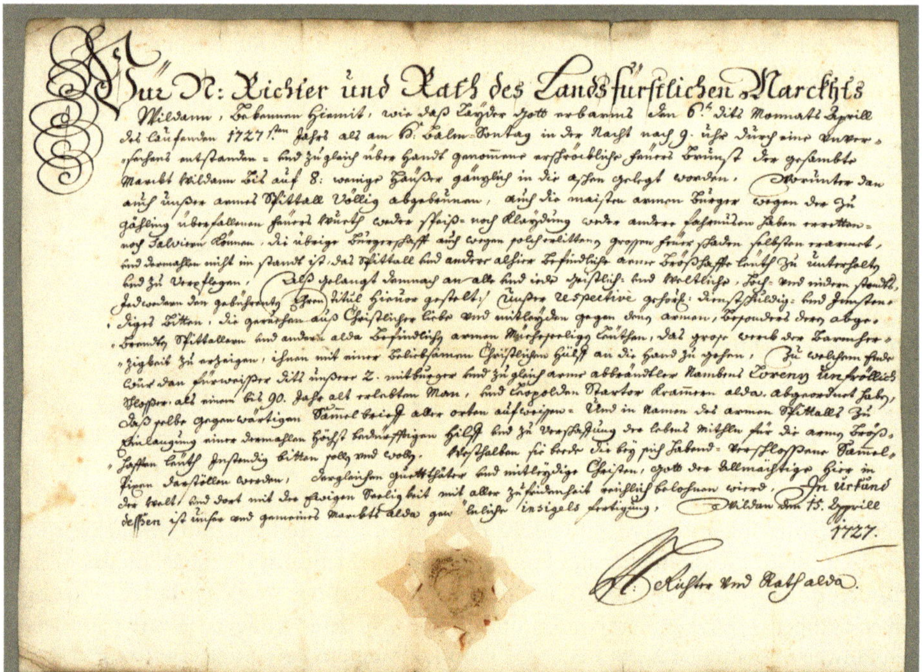

Wir N: Richter und Rath des Landsfürstlichen Marckhts

Spitals, die Regeln für das Personal bzw. die Amtsträger und mitunter auch die Zuteilung von Lebensmitteln im Spital fest. Die schon Zeitgenossen mitunter strittig erscheinende Differenz zwischen spitaleigenem und fremdem Verwaltungsschriftgut zeigt sich vielfach. Die Urbare, die Rechnungs-, die Pfründbücher des Spitals oder etwa die Depositenbücher und die Verzeichnisse von Waisengeldern im Spitalarchiv kontrastieren mit städtischen Grundbüchern, dem Verwaltungsschriftgut der Stadt bzw. der Grundherrschaft oder den städtischen Rechnungen. In städtischen Plänen, Karten, Vogelschauen und Grundrissen sind die städtischen Spitäler selbstverständlich als Teil der städtischen Armen- und Krankenversorgung (und als Zeichen des guten Regierens des Stadtrates) enthalten. Keineswegs sollen die narrativen Quellen zu den österreichischen Spitälern vergessen werden, nicht nur die Ausführungen des Haller Stadtarztes Hippolytus Guarinonius (1571–1654) oder das „Narrenspital“ (1681) des österreichischen Musikers und Literaten Johann Beer (1655–1700), sondern auch die Stadtchroniken oder etwa die zahlreichen Reiseberichte aus der Frühen Neuzeit würden eine breitere und vor allem systematische Auswertung verdienen.

Für das vorliegende Buch dienten vor allem die Spital-, Speiseordnungen, Instruktionen und Inventare, aber auch systematisch die Aktenüberlieferung gewählter Spitalverwaltungen als Grundlage unserer Darstellung[208]. Die ab dem Spätmittelalter verstärkt vorliegenden Spitalordnungen[209] erwiesen sich vor allem in komparatistischer Betrachtung (und erschlossen über einen Index) als außerordentlich aufschlussreiche, wenn auch „nur“ normative Quelle. Der Alltag im Spital für Insassen wie auch Personal, die Modalitäten

208 Als „Quellengrundlage“ diente vor allem auch Scheutz–Weiss, Spital als Lebensform.
209 Ebd. 40–52.

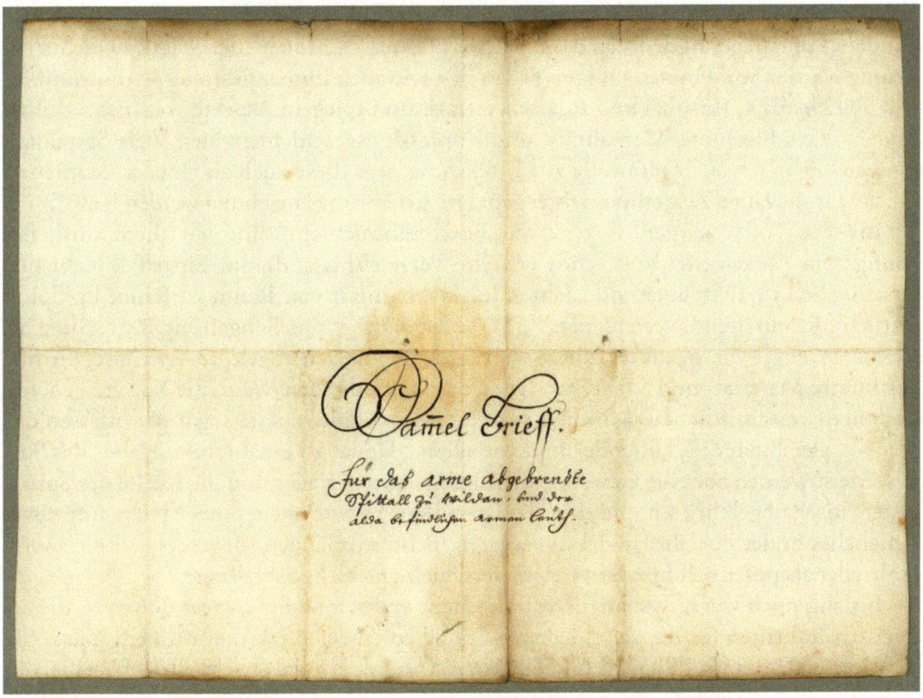
Sammel Brieff.
für das arme abgebrendte Spittall zu Wildan, und der alda befindlichen armen Leüth.

Abb. 6 (S. 50/51): Sammelbrief für das abgebrannte Spital von Wildon (Steiermark), Weiss, „Spittal in gröster gefahr" 195–197; StLA, WStA 43, K. 167, Nr. 2, Wildon, 1727 April 15; Wildon, 1727 April 27: *Wür N., richter und rath des landsfürstlichen marckths Wildann, bekennen hiemit, wie daß, layder Gott erbarms, den 6ten dits monnaths Aprill des laufenden 1727sten jahrs als am heiligen Balmsontag in der nacht nach 9 uhr durch eine unversechens entstanden und zugleich über handt genommene, erschröckliche feüersbrunst der gesambte markt Wildann bis auf 8 wenige häußer gänzlich in die aschen gelegt worden. Worunter dan auch unßer armes spittall völlig abgebrunen, auch die maisten armen burger weder der zu gähling überfallenen feüerswueth weder speiß noch klaydung, weder andere fahrnusen haben erretten noch salviren können, die übrige burgerschafft auch wegen solch erlittenen grossen feüerschaden selbsten erarmet und dermahlen nicht im standt ist, das spittall und andere alhier befindliche arme brößthaffte leüth zu unterhalten und zu verpflegen. Alß gelangt demnach an alle und jede geistlich und weltliche, hoch und nidern standts, jedwedern den gebührenten ehren titul hievor gestelt, unßer respective gehorsames dienstschuldig und innstendiges bitten, die geruehen auß christlicher liebe und mitleyden gegen denen armen, besonders deren abgebrendten spittallern und andern alda befindlichen armen müeheseeligen leüthen, das grose werk der barmherzigkeit zu erzeigen, ihnen mit einer beliebsamen christlichen hülff an die hand zu gehen. Zu welchem ende wür dan fürweisßer dits unßere 2 mitburger und zugleich arme abbrändtler nambens Lorenz Unfröllich, schloßer, als einen bis 90 jahr alt erlebten man, und Leopolden Startor, krammern alda, abgeordnet haben, daß selbe gegenwärtigen sammelbrieff aller orten aufweissen und in namen des armen spittalls zu einlangung einer dermahlen höchst bedürfftigen hilff und zu verschaffung der lebens mithln für die armen brößhafften leüth instendig bitten sollen und wollen. Westhalben sie, beede, die bey sich habend verschloßene sammelpixen darstöllen werden, dergleichen guettthäter und mitleydige christen, Gott, der allmächtige, hier in der welt und dort mit der ewigen seeligkeit mit aller zufriedenheit reichlich belohnen wird. In urkund desßen ist unser und gemeines markts alda gewöhnliche insigels fertigung. Wildon, den 15. Appril 1727.* [L. S.] *N. richter und rath alda.*

der Verwaltung, aber auch die Dienstanweisungen an verschiedene, mit dem Spital verbundene Amtsträger finden sich darin inseriert. Diese „Klassiker" der Spitalgeschichtsforschung wurden wohl in den meisten Fällen in – wie auch immer gearteter – Abstimmung von Spitalleitung, Personal und Insassen verfasst und spiegeln Aspekte von Institutions-, Alltags-, Geschlechter-, Mentalitäts- und Konfessionsgeschichte wider. Viele Spitalordnungen enthalten auch Hinweise zur Ernährung, was diese auch zu einer wesentlichen Quelle für die lange Zeit ethnologisch geprägte Ernährungsforschung werden ließ[210].

Inventare oder zeitgenössisch etwa „Beschreibbüchlein" sind vor allem amtliche, häufig zum Amtsantritt bzw. -ende erstellte Verzeichnisse, die im Einzelfall recht unterschiedlich und vor allem die „fahrende" Habe, meist von Raum zu Raum im Spital textlich fortschreitend, verzeichnen[211]. Diese listenartige Quellengattung liegt häufig als Gesamtinventar vor, mitunter gibt es aber auch thematisch angelegte Inventare, die nur bestimmte Material- und Sachtypen (etwa das Getreide, den Wein, die Vorräte generell im Spital) verschriftlichen. Mitunter verzeichnen Spitalinventare sogar die Insassen der Spitäler, gleichsam die „fahrende" und vor allem adäquat zu ernährende „Habe" des Spitals. Meist werden aber die Gewölbe, die Kammern, der Keller und die Küche des Spitals systematisch abgeschritten und dort die wertvollen Habseligkeiten des Spitals aufgelistet – manches findet sich aber in den Inventaren nicht verzeichnet, so werden beispielsweise Holzteller als potenziell minderwertiges Verschleißgut nicht aufgelistet.

Bislang noch wenig systematisch untersucht erscheinen die Instruktionen[212], die als Dienstvorschriften für die verschiedenen Spitalbediensteten erlassen wurden, sodass die Spitalobrigkeit damit Pflichten und Rechte des Spitalpersonals nachvollziehbar überwachen konnte. Meist zum Amtsantritt ausgestellt, legten die Instruktionen Handlungsfelder zwischen Obrigkeit und Dienstnehmer verbindlich fest, häufig erfolgte die Publikation dieser Textsorte nur amtsintern. In diesen schriftlichen und für niedere, illiterate Bedienstete mündlich vorgetragenen Texten kam es zu einer Verschränkung von Hierarchie und komplexer Strukturen der Institutionen, die sowohl für die Obrigkeit als auch den Dienstnehmer bindend war. Die Instruktionen belegen aber auch, wie fließend in der alltäglichen Arbeitsroutine die Bereiche Eigenwirtschaft, Krankenpflege und Binnenorganisation des Spitals waren.

Als essentielle, ebenfalls noch wenig untersuchte Spitalquellengattung müssen die Spitalrechnungen[213] gelten, die – oft mit einiger zeitlicher Verzögerung von den Amtsträgern vorgelegt – Jahr für Jahr die Ausgaben und Einnahmen des Spitals für die Spitalobrigkeit zumindest „erahnen" lassen. Auf der Grundlage der meist als Gesamtrechnungen vorliegenden Spitalrechnungen wird die rechnerische Planbarkeit des Verwaltungshandelns im Spital deutlich. Nicht immer werden bei vergleichender Betrachtung die wirtschaftlichen Rahmenbedingungen der Spitäler klar, auch weil sich, abhängig vom Spitalmeister, häufig die Modalitäten der pragmatischen Schriftlichkeit und die Buchungstechniken im Spital änderten. Eigen- und Fremdwirtschaft (etwa bei der Aufnahme von Taglöhnern) lassen sich aber in den seit dem 14. Jahrhundert in Österreich vorliegenden Spitalrechnungen gut nachvollziehen.

Die Spitalakten – in der Steiermark beispielsweise „Weltliche Stiftungsakten" genannt

---

210 Siehe dazu die Ausführungen 403–487.

211 Scheutz–Weiss, Spital als Lebensform 58–64.

212 Ebd. 52–57

213 Siehe dazu die Ausführungen 527–586.

– erweisen sich als breite, in ihrer thematischen Vielfalt schwer einzugrenzende und einzuordnende Quellengattung[214]. In diesen meist schlecht erschlossenen Beständen finden sich die vielfältigen Verwaltungsvorgänge um das Spital als Gebäude, als Versorgungsanstalt und als Wirtschaftsbetrieb dokumentiert, aber auch mitunter buchförmig oder als Einzelblätter geführte Standestabellen (Wiener Bürgerspital) und andere Insassen- wie Personalakten[215] wurden in diesen Fonds zusammengeführt. Diese Insassenakten enthalten oft eine Art Aufnahmeformular mit dem Vermerk von Namen, Alter, Herkunftsort, Familienstand, Aufnahmediagnose und fallweise auch Entlassungsdaten oder die Sterbevermerke[216]. Ego-Dokumente von Spitalinsassen oder des Spitalpersonals wären eine höchst aufschlussreiche Quellengattung, aber trotz intensiver Suche konnten diesbezügliche Quellen (abgesehen von vereinzelten Aufnahmegesuchen und Supplikationen) nicht aufgefunden werden.

214 Als Beispiel die Regensburger Akten des Almosenamtes bei Kröger, Armenfürsorge 23–25.

215 Am Beispiel eines Armenhauses, wo die Insassenakten zwischen zehn und hundert Seiten variierten, Lerche, Alltag und Lebenswelt 21; am Beispiel der Barmherzigen Brüder in Feldsberg Jelínek, Konvent.

216 Zur Quellengattung und ihrer Auswertungsmöglichkeit Watzka, Arme, Kranke, Verrückte 99–107.

2. Versuch einer Typologie der im heutigen Österreich befindlichen Spitäler vom Mittelalter bis in die Neuzeit

Die Erforschung einer Geschichte der Spitäler erweist sich als eine „totale Geschichte“[1], indem hier nicht nur Stadt-, Sozial-, Wirtschafts-, Siedlungs-, Mentalitäts-, Institutionen-, Medizin-, Konfessionsgeschichte oder beispielsweise die Raumgeschichte der Vormoderne berührt werden, sondern sich eben alle diese hier nicht erschöpfend aufgeführten wissenschaftlichen Teildisziplinen der Geschichts- und Kulturwissenschaft im Brennspiegel „Spital“ bündeln. Das multifunktionale, institutionalisierte Spital des Mittelalters und der Frühen Neuzeit entzieht sich einer eindeutigen Bewertung, weil es Altersheim, Versorgungsheim, Armen- und Krankenhaus gewesen ist, aber daneben auch chamäleonhafte Züge eines gut funktionierenden Wirtschaftsbetriebes und eines Klosters aufweist. Der Begriff „Spital“ als Bezeichnung für eine Versorgungseinrichtung zeigt, „wie wenig er geeignet ist, die Vielfalt dessen abzudecken, was im Mittelalter dem Bereich sozialer Fürsorge zuzurechnen ist“[2]. Spitäler standen nicht nur im Zentrum der institutionellen Armen-, Alten- und Krankenversorgung, sondern waren auch in der nicht-institutionellen Versorgung wichtige Dienstleister. Weder der genaue Bedeutungsgehalt der Spitäler lässt sich definitorisch gut fassen, noch erlaubt die ungeheure Fülle an verschiedenen Einrichtungen und deren unterschiedlich qualitätsvoll erarbeiteten Hausgeschichten einen guten, systematischen Überblick für größere Räume.

2.1 Typologie der Spitäler – Annäherung an ein komplexes Thema

Im Folgenden soll deshalb eine typologische Annäherung an das Phänomen „Spital“ im Raum des heutigen österreichischen Staatsgebietes erarbeitet werden, wobei die Klosterspitäler aus forschungsorganisatorischen Gründen ausgespart bleiben. Auf der Grundlage einer funktionalen Typenbildung soll versucht werden, eine Skizze des österreichischen Spitalwesens vorzunehmen. Schon seit Langem bemüht sich die Forschung, Spitäler in Typen einzuteilen, weil damit aus forschungspraktischen Gründen leichter Klassifizierungen der Tausenden europäischen Einrichtungen vorgenommen werden können. Der für den deutschsprachigen Raum wichtige Spitalforscher und Kirchenrechtler Siegfried Reicke systematisierte in seinem immer noch beeindruckenden Überblick vom Beginn der 1930er Jahre die Spitäler des Mittelalters vor allem nach rechtlichen Gesichtspunkten, aber auch hinsichtlich der Trägerschaft. Er schied das kirchliche Spital (klösterliche, altstiftische Spitäler, kirchlich-bruderschaftliche Spitäler, nichtritterliche Spitalorden)

---

1 Pauly, Pergerinorum [...] receptaculum 11–13; ders., Hospitäler im Rheintal.

2 Matheus, Einleitung VIII.

von den bürgerlichen Spitälern (subsumiert in Hauptspitäler, Armen- und Seelhäuser, Blatter- und Franzosenhäuser, Leprosenspitäler)[3].

Bei diesem unbefriedigenden Ordnungsversuch blieb es allerdings nicht. Aufgrund seiner langjährigen Forschungspraxis unterteilte der in Frankfurt/Oder lehrende Ulrich Knefelkamp die Spitäler grundlegend einerseits in multifunktionale Spitäler für Alte, Arme, Kranke, Pilger und Reisende und andererseits in Spitäler für ansteckende Kranke wie Leprosorien, Lazarette, Blatterhäuser und Krankenhäuser[4]. Weitere Untertypen lassen sich nach Knefelkamp folgendermaßen klassifizieren, wobei sich die Mischung einer Klassifizierung nach Trägern (1–4) und einer Klassifizierung nach Funktionen (5–6) als insgesamt problematisch erweist: (1) Herbergen und Spitäler der Klöster (Infirmarien), (2) Herbergen und Spitäler der Dome und geistlichen Stifte, (3) Spitäler von geistlichen Bruderschaften und von Spitalorden, (4) städtische Bürgerspitäler, (5) Pilger- und Fremdenspitäler und schließlich (6) Armenspitäler und Seelhäuser. In einer beeindruckenden Aufarbeitung des Spitalwesens zwischen Maas und Rhein systematisierte der Luxemburger Historiker Michel Pauly die Spitäler seines Untersuchungsgebietes nach Adressatenkreis und nach funktioneller Ausrichtung folgendermaßen: (1) Spitäler für Passanten (Elendenherbergen, Abteihospize), (2) Spitäler zur Pflege von Kranken (wie Klosterinfirmarien, Bürgerspitäler), (3) Spitäler zur dauerhaften Aufnahme von Kranken und Nicht-Kranken[5]. Diesen letztlich funktionalen Grundtypen lassen sich dann idealtypisch verschiedene Trägergruppen, Stifter und Topografien zuordnen. Neben den frühmittelalterlichen Abteihospizen (Pilger und Reisende) und den Klosterinfirmarien (kranke Mönche/Nonnen) gab es Elendenherbergen/Fremdenhospize (vorübergehende Betreuung von Reisenden vor den Städten), allgemeine Spitäler in den Städten (Altersversorgung ohne Armenpflege) und private Spitalstiftungen. In der Realität herrschten allerdings Mischtypen vor, die letztlich eine eindeutige Zuordnung zu einem bestimmten Spitaltyp deutlich erschweren. Die an Einzelfällen interessierte Forschung stellt in der Regel mehr oder minder trennscharf exemplifizierend häufig einen bestimmten Spitaltyp in den Mittelpunkt, etwa „das" Leprosorium[6], „das" Pilgerspital[7], „das" Bürgerspital[8], „das" Versorgungshaus[9], „das" Pestspital[10] usw. Häufig werden auch Spitallandschaften, die sich häufig an politischen, geografischen und naturräumlichen Grenzen bzw. an Ländern orientieren, vorgestellt. So steht etwa die Spitallandschaft des „Maas-Mosel-Rhein-Raumes"[11] neben den „Hospitälern in ‚Zentralfrankreich'"[12] und den „Hospitälern im Raum Alt-Tirol"[13]. Anregung in Bereich der Spitaltypologie erhielt die Spitalforschung sicherlich auch von der Architektur- und Kunstgeschichte, wo Klassifizierungen des europäischen Spitals aus stil- und baugeschichtlicher Perspektive vorgenommen wurden[14]. Klosterspitäler wurden

---

3 Reicke, Das deutsche Spital I, II.

4 Knefelkamp, Stadt und Spital 21.

5 Pauly, Pergerinorum [...] receptaculum 413.

6 Uhrmacher, Lepra; an einem Lüneburger Fallbeispiel Druzynski von Boetticher, Forschungen, und Schmidt, Regesten zum Nikolaihospital.

7 Just, Wiener Pilgerhaus.

8 Katzinger, Bürgerspital; Reddig, Bürgerspital und Bischofsstadt.

9 Scheutz, „Der blaue Herrgott".

10 Schlenkrich, Sterbestroh.

11 Pauly, Fremdenherberge.

12 Fray, Hospitäler in „Zentralfrankreich".

13 Schneider, Hospitäler im Raum Alt-Tirol.

14 Jetter, Europäisches Hospital: Der Medizinhistoriker Dieter Jetter gliedert die Spitäler nach Epo-

von Spitälern der Ritterorden, des Hospitalitenordens, den Heilig-Geist-Hospitälern der mittelalterlichen Stadt, den städtischen Pfründhäusern des Spätmittelalters und dem „Hospital der nachmittelalterlichen Zeit“[15] geschieden.

Vor allem die kleineren Spitaltypen wie die Seelhäuser, Bruderhäuser oder die Armenhäuser sind aber deutlich weniger erforscht und daher auch in den Typologien kaum präsent. In der vorliegenden Monografie werden abhängig von den österreichischen Gegebenheiten, dem Kenntnisstand der beiden Autoren und letztlich auch dem regionalen Forschungsstand mehrere funktionale Spitaltypen herausgearbeitet: Bürgerspitäler, Leprosorien, Bruderhäuser, Pestspitäler, Waisenhäuser, Armenhäuser und schließlich als neuer Spitaltyp Krankenhäuser. Spezialinstitutionen (wie Leprosorien, Pestspitäler, Waisenhäuser, Krankenhäuser) stehen neben unterschiedlich ausdifferenzierten Spitaltypen wie Bürgerspitälern, Bruderhäuser und Armenhäuser.

Der tiefere Sinn von Typologien (nach dem griechischen Wort für „Vorbild“), letztlich eine künstliche Klassifizierung eines Idealtyps, liegt im Herausfiltern von wenigen, aber charakteristischen Merkmalen, die als Instrument zur Gewinnung von weiteren Erkenntnissen verwendet werden. Von Anwendern gefundene Beispiele mögen damit rasch einem Idealtyp zugeordnet werden. Die Ansätze einer Typologie sind vielfältig und hängen auch vom Erkenntnisinteresse der forschenden Person ab[16]. Als Kriterienbündel können etwa die mitunter nicht deutlich abgrenzbare Trägerschaft des Spitals, die beaufsichtigenden Verwaltungsebenen (Stadtrat, Landesfürst, Kloster, Bischof etc.), die Standorte (Stadt, Land, Kloster), die Größe der Einrichtungen (Bettenanzahl, Anzahl der Insassen, Anzahl des Personals) und schließlich die Zielgruppe des Spitals (Herrschaftsuntertanen, Klosterangehörige, Bürger, Leprose, Akutkranke etc.) genannt werden. Man könnte die Spitäler der Vormoderne zudem nach Kriterien wie etwa der Art der Versorgung (institutionelle Versorgung, ambulante Versorgung, Naturalverpflegung, Geldversorgung), nach der materiellen Ausstattung des Spitals (gut bzw. schlecht dotiert) und nach der Organisationsform (etwa stark formalisierte Organisation, hierarchisiert, zentralisiert etc.), nach der Form der Betriebsführung (Eigen-, Vieh-, Pachtwirtschaft, Mischformen etc.) und nach den Umweltbeziehungen des Spitals (Eigen- und Fremdpersonal wie Bader, Stadtarzt, angekaufte Dienstleistungen) unterscheiden. Nachdem Idealtypen kaum vorkommen, bleiben diese Typologien zwar in der Forschungspraxis hilfreich, sind aber aufgrund der vielen Mischformen bestenfalls ein Hilfsmittel, wie auch die folgenden Ausführungen zeigen.

2.2 Bürgerspitäler als Regelfall

Wie in der einschlägigen Forschung zu Recht festgehalten wird, ist das sog. Bürgerspital einerseits das „klassische“ und andererseits das in den Quellen am besten doku-

chengrenzen: Hospitäler vor 1500, Hospitäler 1500–1800, besondere Hospitäler 1500–1800 (Hospize und Armenhäuser, Invalidenhäuser für Soldaten und Matrosen, Feldlazarette und Militärspitäler, Hospitäler und Projekte der Marine, Pesthäuser und Quarantäne-Stationen, Tollhäuser und Irrenspitäler) und schließlich in Krankenhäuser (nach 1800). Der Architektur- und Medizinhistoriker Axel Hinrich Murken entwickelte seine Sicht des Spitals vom „Armenhaus zum Großklinikum“ (Murken, Armenhospital): Er spricht vom „Übergang vom Hospital zum Krankenhaus“, von den ersten Großkrankenhäusern (in Paris, Wien, Berlin), vom Krankenhaus im Biedermeier, von der Ära des Pavillonkrankenhaus und vom „Krankenhaus von 1900 bis 1985“.

15 Als älteres Beispiel etwa Craemer, Hospital.

16 Als anregender Beitrag Watzka, Typologie.

mentierte Spital. Das in der Stadt angesiedelte Bürgerspital versteht sich als „die zum Normalfall werdende Spitalstiftung durch Städter und vorwiegend Bürger“[17]. Unter einem Bürgerspital wird grosso modo ein Spital verstanden, das von Bürgern, von bürgerlichen Gemeinschaften oder von anderen Gruppen für ein bürgerliches Klientel gegründet wurde und dessen Leitung vom jeweiligen Rat dominierend gestaltet werden konnte. Das Bürgerspital erscheint dabei als ein „gemeinsames Interessenfeld der Bürger“[18]. Eine allgemein akzeptierte Definition des in seinem Inhalt und bezüglich seines Umfanges umstrittenen Begriffs Bürgerspital gibt es aber ohnedies nicht[19]. Vielfach wird der Spitaltyp Bürgerspital in Gegensatz zu den alten kirchlich-bruderschaftlichen Spitälern gesehen. Die Forschung betont den Prozess der Verbürgerlichung des Spitalwesens allgemein; am Ende dieser Entwicklung stand die Ratsaufsicht der Stadtgemeinde über die städtischen Spitaleinrichtungen[20]. Das Mittelalter kümmerte sich im Gegensatz zur Aufklärung (und seinen Lexikografen wie Johann Heinrich Zedler) noch wenig um eine eindeutige Klärung des Begriffs Spital, doch lässt sich zumindest aus mittelalterlichen Urkunden erschließen, dass das städtische Spital als Ort der Beherbergung, Versorgung und Pflege der Armen und Kranken und der spirituellen Fürsorge angesehen wurde[21]. In der Frühen Neuzeit, in der eine größere Stadt ohne Bürgerspital bei Verlust des Ansehens der jeweiligen Siedlung kaum vorstellbar war, definierte sich allmählich ein „karitativer Stadtraum“ aus, unabhängig davon, ob dieser sich hin von der Peripherie zum Zentrum entwickelte oder weiter an der Peripherie verblieb[22]. Als Beispiel sei an das Bürgerspital in Salzburg, Abb. 7A–B, S. 60, erinnert, das immer in abseitiger Lage verblieb und nie in die Nähe des Rathauses rückte[23].

Das Bürgerspital als „öffentliche gutthätige Anstalt“ (in der Interpretation Johann Georg Krünitz’ 1782)[24] versammelte verarmte Handwerksmeister und ihre Witwen, deren Kinder, aber auch Personen bürgerlicher Abkunft, die aufgrund ihrer körperlichen und mentalen Erkrankungen nicht mehr im Familienverband gepflegt werden konnten. Aber auch Personal aus bürgerlichen Haushalten, Fremde aus nahegelegenen Städten und die ehemaligen nicht mehr arbeitsfähigen Dienstboten fanden im Bürgerspital beschränkte Aufnahme. Ortsfremde mussten sich in der Regel mit der höchsten Summe in eine Pfründe einkaufen. Die inhaltliche Interpretation vieler Bürgerspitäler änderte sich in der Frühen Neuzeit grundlegend. Im Leobener Bürgerspital stammten etwa im 17. Jahrhundert lediglich 19 % der Insassen eindeutig aus bürgerlichen Verhältnissen[25],

---

17 Just–Weigl, Spitäler 153.

18 Weigl, Städte und Spitäler 415.

19 Pauly, Hospitäler im Mittelalter 245; Weigl, Städte und Spitäler 407f.

20 Als Überblick Reicke, Das deutsche Spital I 196–277. Reicke bietet keine Definition, sondern umschreibt das Aufgabenfeld des Bürgerspitals: „So erwuchs dem freien Bürgertum die Aufgabe, wenigstens im engeren Kreise des bürgerlichen Stadtstaates die die Wohlfahrtspflege tragenden Kräfte der Mildtätigkeit und Hilfsbereitschaft organisch zusammenzufassen, eine Aufgabe, die der Kirche in dem grossen Rahmen ihrer umfassenden Organisation im allgemeinen nicht gelungen war.“

21 Vgl. dazu die forschungsanregende Studie von Weigl, Städte und Spitäler 407–412.

22 Vgl. Weiss, Karitativer Stadtraum; Scheutz–Weiss, Ort der Armut 178; Weigl, Städte und Spitäler; Scheutz, Persistenz.

23 Weiss, Bürgerspital 134, 136.

24 Art. „Hospital“ bei Krünitz, Oekonomische Encyklopädie 25 319; zur Frage der Definition vgl. Vanja, Offene Fragen 19–21.

25 Weiss, Karitativer Stadtraum 448; Scheutz–Weiss, Spital als Lebensform 197 (Bürgerspital Leoben); Watzka, Arme, Kranke, Verrückte 93–95; Abendstein, Leobener Bürgerspital 85–104.

das Haus hatte sich – durchaus typisch für die Frühe Neuzeit – in ein unterbürgerliches Versorgungshaus gewandelt.

An der mittelalterlichen Gründung der Bürgerspitäler waren in der Regel verschiedene Gründer (weltliche, geistliche, adelige Stifter, Domkapitel, Bruderschaften, Stadtherr etc.) beteiligt, ohne dass die Hintergründe von Spitalgründungen in Städten immer ganz deutlich werden. Auch die Frage der nach der Gründung sichtbaren Trägerschaft erweist sich bei genauerer Betrachtung als komplex. „Kleriker, Fürsten und Adelige als Stifter oder Förderer übertragen unter notwendiger Beiziehung des Bischofs die kontinuierliche Aufsicht, mit oder ohne Beteiligung der Stifterfamilie, an bürgerliche Gremien, behalten sie ihren Amtsträgern vor oder berühren die Frage gar nicht, Weltliche kooperieren mit Klerikern gegen die Pfarren, ein Kloster behält die Aufsicht und nimmt städtische Funktionäre als Pfleger“[26]. Die über Bestellung der Funktionäre und Erlassung von Spitalordnungen und von Instruktionen gewahrte Spitalhoheit verändert sich im Regelfall nach der Gründung des Spitals deutlich, wobei Konzepte wie die den Klerus entmachtende „Kommunalisierung“, also die Verbürgerlichung der Spitalshoheit, heute zunehmend kritisch gesehen werden. Das Bürgerspital entspricht im Sinne der Organisationssoziologie einem Spitaltyp, der einer bürgerlichen Anspruchsgruppe zu genügen hatte: In der frühneuzeitlichen Steiermark (ca. 1500–1750) erfüllten immerhin 50 Anstalten oder 55 % der Häuser die Anforderungen dieses Typs (bezogen auf Städte und Märkte)[27].

Die meisten der sog. Bürgerspitäler auf dem Boden des heutigen Österreich wurden bei nicht immer klarer Quellenlage erst im 14. Jahrhundert erstmals urkundlich erwähnt bzw. gegründet[28], doch zeichnet sich schon für die zweite Hälfte des 13. Jahrhunderts deren allmählich verdichtete und vermehrte Gründungstätigkeit ab. Die Gründung von Bürgerspitälern hielt dann mit Konjunkturphasen bis ins 16., aber auch noch bis ins 17. Jahrhundert an. Detailuntersuchungen für den gesamten österreichischen Raum stehen bislang aus, aber für das Land unter der Enns lässt sich beispielsweise auf der Grundlage von 42 Nennungen für städtische/märktische Spitäler nachweisen, dass sechs Bürgerspitäler Niederösterreichs (14 %) in der zweiten Hälfte des 13. Jahrhunderts entstanden waren, wobei die Residenzstadt Wien 1253/1257[29] den Anfang machte[30]. Das 14. Jahrhundert zeigte im Bereich des heutigen Niederösterreich eine Welle von 13 Neugründungen (31 %); im 15. Jahrhundert folgten weitere acht (19 %). Im 16. Jahrhundert stieg die Zahl der Neugründungen auf elf an (26 %), im 17. Jahrhundert lassen sich vier neue Spitäler (10 %) feststellen. Mit Blickwinkel auf Niederösterreich könnte man das 14. und auch 16. Jahrhundert – wohl auch vor dem Hintergrund der Reformation und der Auflö-

26 Just–Weigl, Spitäler 154; Sakouschegg, Spitalseinrichtungen 248f.

27 Watzka, Typologie.

28 Just–Weigl, Spitäler 151.

29 Pohl-Resl, Rechnen 15–21.

30 Nowotny, Bürgerspitäler 269 (mit Korrekturen); Richter, Spitalwesen 38–53. Nach einigen Korrekturen stellt sich die Lage für Niederösterreich folgendermaßen dar: 13. Jahrhundert: Wien 1253/57, Klosterneuburg 1283, Ybbs 1287, Laa/Thaya 1295, Zwettl 1295, Eggenburg 1299; 14. Jahrhundert: Korneuburg 1300, Krems 1318, Wiener Neustadt 1321, Tulln 1325, Waidhofen/Ybbs 1328 [! gegenüber Nowotny berichtigt], Bruck/Leitha 1331, Weitra 1340, Langenlois 1340, Mistelbach 1342, Retz 1351, Waidhofen/Thaya 1365, Hainburg 1390, Horn 1395; 15. Jahrhundert: Melk 1412, Perchtoldsdorf 1414, Spitz 1419, Pöchlarn 1435, St. Pölten 1440, Mödling 1443, Hollabrunn 1467, Brunn/Gebirge 1473; 16. Jahrhundert: Neunkirchen 1507, Raabs/Thaya 1511, Herzogenburg 1512, Traismauer 1527, Drosendorf 1536, Baden 1542, Scheibbs 1547, Gmünd 1573, Asparn/Zaya 1577, Wilhelmsburg 1580, Stockerau 1590; 17. Jahrhundert: Marchegg 1628, Poysdorf 1657, Allentsteig 1677, Gars 1688.

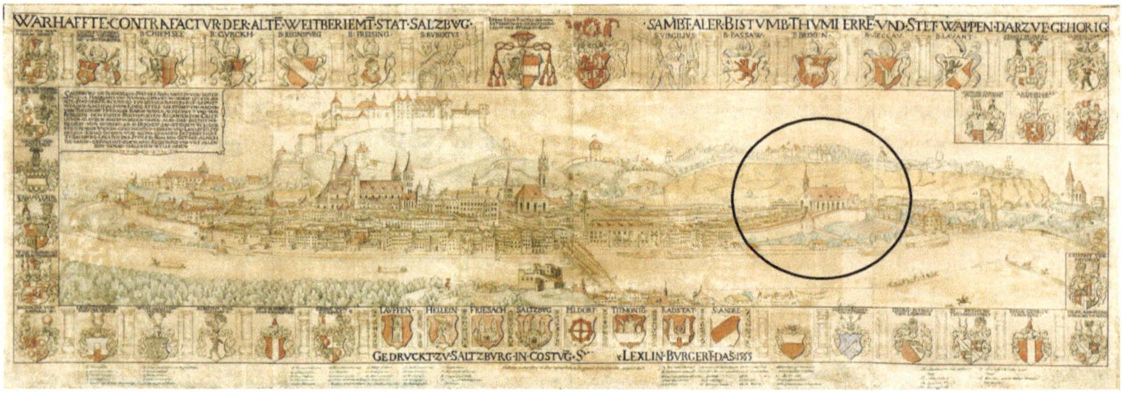

Abb. 7A: Salzburg, Bürgerspital im Jahr 1565; originalgroße Kopie in Bleistift und Aquarell des verschollenen Holzschnittes aus dem Jahr 1856 von Georg Pezolt angefertigt (52,5 x 149,5 cm): Kirche St. Blasius (Nr. 42) mit dem Arkadentrakt des Bürgerspitals (Nr. 43), Ausschnitt aus einer Stadtansicht vom Kapuzinerberg aus; siehe auch https://www.stadt-salzburg.at/historischeratlas/holzschnitt.htm [18. 10. 2018] (Quelle: Salzburg Museum, Inventarnr. 1331/49).

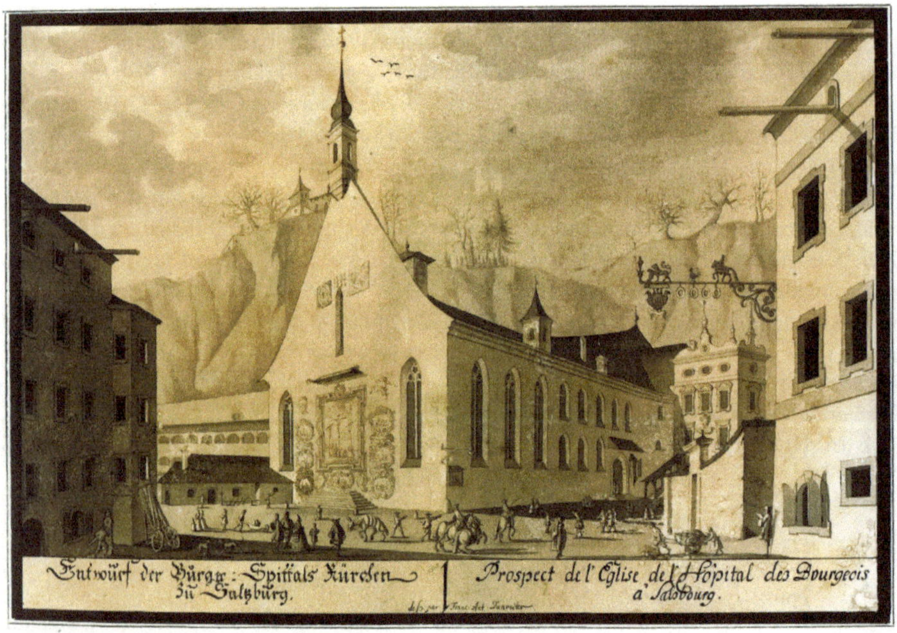

Abb. 7B: Salzburg, Bürgerspital im 18. Jahrhundert (Stich von Franz Anton Danreiter um 1735) (Quelle: Bibliothek St. Peter, Salzburg).

sung von Klöstern – als eine intensive Gründungsphase von Bürgerspitälern ansprechen. Im Land ob der Enns erweisen sich die Spitalgründungen auch im Wesentlichen als im 14. Jahrhundert beheimatete Vorgänge: Sowohl in Steyr, Linz, Freistadt, Enns, Gmunden als auch in Wels scheinen städtische Spitäler in diesem Jahrhundert schon auf[31]. In der Steiermark wiesen im 14. Jahrhundert schon zwölf der 21 steirischen Städte ein Bürgerspital auf[32]. Auch im heutigen Tirol erweisen sich das 14. und 15. Jahrhundert als Entstehungszeit für viele städtische Spitäler[33].

Auf der Grundlage von 51 im österreichischen Städteatlas verzeichneten Stadtplänen kann die topografische Anlage der Bürgerspitäler gut nachvollzogen werden. Ungefähr zwei Drittel der dort erfassten Spitäler wurden ab der zweiten Hälfte des 13. Jahrhunderts bzw. nach 1300 außerhalb der eigentlichen Stadt situiert. Im 15. Jahrhundert hielten sich inner- und außerhalb der Stadt angelegte Bürgerspitalgründungen die Waage. Erst im 16. Jahrhundert, angeleitet vom frühneuzeitlichen Miasmendiskurs, nahmen dann die außerhalb der Stadt vorgenommenen Gründungen von städtischen Spitälern wieder deutlicher zu.

Tabelle 1: Topografische Anlage der Bürgerspitäler
(bezogen auf 51 im Österreichischen Städteatlas verzeichnete Städte)

	vor der Stadt	innerhalb der Stadt	Gesamtzahl
13. Jh.	6[34]	3[35]	9
14. Jh.	22[36]	8[37]	30
15. Jh.	3[38]	3[39]	6
16. Jh.	4[40]	1[41]	5
17. Jh.	–	1[42]	1
Summe	35	16	51

Quelle: ÖStB, Stadtmappen (siehe auch Tabelle 33, 607–613 im Anhang)

[31] Alpi, Freistadt 156f.: Steyr 1302/05 (mit älterem Vorgänger), Linz Anfang 14. Jh., Freistadt 1312, Enns 1319, Eferding vor 1325 (mit Einschränkung ein städtisches Spital), Gmunden 1343, Wels 1351.

[32] Watzka, Arme, Kranke, Verrückte 20; als Vorgängerstudie Vlasaty, Spital 15–48.

[33] Sakouschegg, Spitalseinrichtungen 248.

[34] Position vor der Stadt (13. Jh.): Wien 1253/57, Bruck/Mur 1265, Klosterneuburg 1283, Ybbs 1287, Voitsberg 1287, Zwettl 1295.

[35] Position in der Stadt (13. Jh.): Korneuburg 1260, Laa/Thaya 1295, Eggenburg 1299.

[36] Position vor der Stadt (14. Jh.): Linz Beginn 14. Jh., Steyr 1302, Innsbruck 1307, Lienz 1308, Freistadt 1312, Krems 1318, Enns 1319, Graz 1320, Wiener Neustadt 1321, St. Veit/Glan 1321, Waidhofen/Ybbs 1328, Weitra 1340/41, Rottenmann 1341, Hall/Tirol 1342, Gmunden 1343, Hainburg, 1360, Waidhofen/Thaya 1365, Leoben 1371, Klagenfurt 1381, Hallein 1386, Villach 1394, Völkermarkt 1398.

[37] Position in der Stadt (14. Jh.): Murau 1311, Tulln 1325, Salzburg 1327, Bruck/Leitha 1331, Langenlois 1340, Radstadt 1360, Wolfsberg 1375, Horn 1395.

[38] Position vor der Stadt (15. Jh.): Melk 1412, Pöchlarn 1436, Baden 1498.

[39] Position in der Stadt (15. Jh.): Judenburg 1405, Hartberg 1412, Friesach 1435.

[40] Position vor der Stadt (16. Jh.): Schwaz 1515, Vöcklabruck 1552, Kapfenberg 16. Jh., Kufstein 1591.

[41] Position in der Stadt (16. Jh.): Eisenstadt 1560.

[42] Position in der Stadt: Rust 1614.

Die intensivste Gründungsphase der österreichischen Bürgerspitäler scheint das 14. Jahrhundert gewesen zu sein, wo sich nach schwachem Start im 13. Jahrhundert seit dem Jahrhundertbeginn die Gründungen der städtischen Spitäler häuften, aber auch im 15., 16. und sogar im 17. Jahrhundert gab es noch viele, vor allem kleinere Städte, die städtische Spitäler einrichteten[43]. Die topografische Anlage der Bürgerspitäler (Tabelle 1, S. 61) lässt Anklänge an die Lage der Leprosorien erkennen. Außerhalb der Städte errichtete man rund zwei Drittel der im Österreichischen Städteatlas aufgeführten Bürgerspitäler, bevorzugt an intensiv begangenen Ausfallstraßen, vielfach in der Nähe von Brücken und – damit verbunden – von Flüssen oder Mühlgängen[44]. Öfters hat sich noch der Name der „Spitalbrücke" (wie etwa in Lienz oder Murau) erhalten[45]. Neben der Nähe zum Wasser war auch die Lage an Straßen wichtig, weil Spitäler häufig an derjenigen Stadtseite lagen, die intensiver für Handelstätigkeit benutzt wurde[46]. Nur rund ein Drittel der im österreichischen Städteatlas aufgelisteten städtischen Spitäler befand sich innerhalb des Mauerringes, wobei sich hier häufiger „Gründungen" (i. e. Stiftungen) entlang von städtischen Durchzugsstraßen (etwa Judenburg, Tulln) und/oder in der Nähe von Stadttoren (Hartberg, Horn, Wolfsberg) nachweisen lassen. Mitunter war das Bürgerspital auch direkt an die Stadtmauer (etwa Murau, Rust) angelehnt. Der in der Regel von den „reichsten Bürgerhäusern" bestandene Hauptplatz bzw. die größeren Plätze der Städte dienten dagegen kaum als Orte der Anlage von Bürgerspitälern (etwa Langenlois), mitunter fanden sich die Bürgerspitäler in der Nähe des Hauptplatzes (etwa Eggenburg, Friesach, Radstadt). Manche der ursprünglich vor der Stadt gelegenen Spitäler wurden durch die mit Mauererweiterungen verbundenen Stadterweiterungen in die Stadt integriert. Umgekehrt dienten einige der Spitäler auch als Nukleus für die Vorstadtbildung (Baden, Gmunden, Hall/Tirol mit eigenem „Spitalviertel").

Kriegsgefahr durch die Hussiten im 15. bzw. die Kriege gegen die Osmanen im 16. und 17. Jahrhundert bedrohte die exponierte, suburbane Lage der ostösterreichischen Spitäler immer wieder. In Krems (Abb. 9, S. 65) musste 1426 aufgrund der Hussitengefahr das nicht genau lokalisierbare, vor den Toren der Stadt gelegene Bürgerspital niedergerissen und ins Stadtinnere verlegt werden, was für die Insassen bedeutete, jahrelang in Provisorien leben zu müssen, bevor 1434 das neue Spital, im ehemaligen Judenviertel („Judenschule") situiert, bezogen werden konnte[47]. Auch in Zwettl bedeutete die Auseinandersetzung mit den Hussiten 1427 eine Verlegung des ungeschützt vor der Stadt gelegenen Spitals entweder aufgrund von strategischen Überlegungen oder aufgrund von kriegsbedingten Zerstörungen[48]. Im oberösterreichischen Freistadt errichtete man das in der Hussitenzeit zerstörte Bürgerspital nicht mehr an der nördlichen, sondern dagegen an

43 Siehe die Tabelle 33, 607–613, mit insgesamt 116 Angaben im Anhang: elf Angaben für das 13. Jahrhundert (ab 1253/57) (9 %); 36 Angaben für das 14. Jahrhundert (31 %); 25 Angaben für das 15. Jahrhundert (21 %); 27 Angaben für das 16. Jahrhundert (23 %); 17 Angaben für das 17. Jahrhundert (14 %).

44 Gründung der Spitäler in der Nähe von Brücken nach dem Österreichischen Städteatlas: Wien, Bruck/Mur, Steyr, Lienz, Weitra, Gmunden, Waidhofen/Thaya, Leoben, Kapfenberg, Schwaz. Entlang von Flüssen: Klosterneuburg (entlang des Kierlingbaches), Ybbs (nahe der Donau), Zwettl (Kamp), Hallein (Salzach), Hall/Tirol (Gießen), Lienz (Isel), Pöchlarn (Donau), Vöcklabruck (Vöckla).

45 Hinweis schon bei Maschke, Brücke im Mittelalter 29–31; mit breiter empirischer Basis Pauly, Pergerinorum […] receptaculum 392–397. Die mustergültige Studie von Pauly könnte eine wichtige Anregung für die Untersuchung der mitteleuropäischen Spitäler sein.

46 Pauly, Pergerinorum […] receptaculum 389.

47 Richter, Spitalwesen 44; Jaritz, Leute 24f.

48 Gramm, Zwettler Bürgerspital 238f.

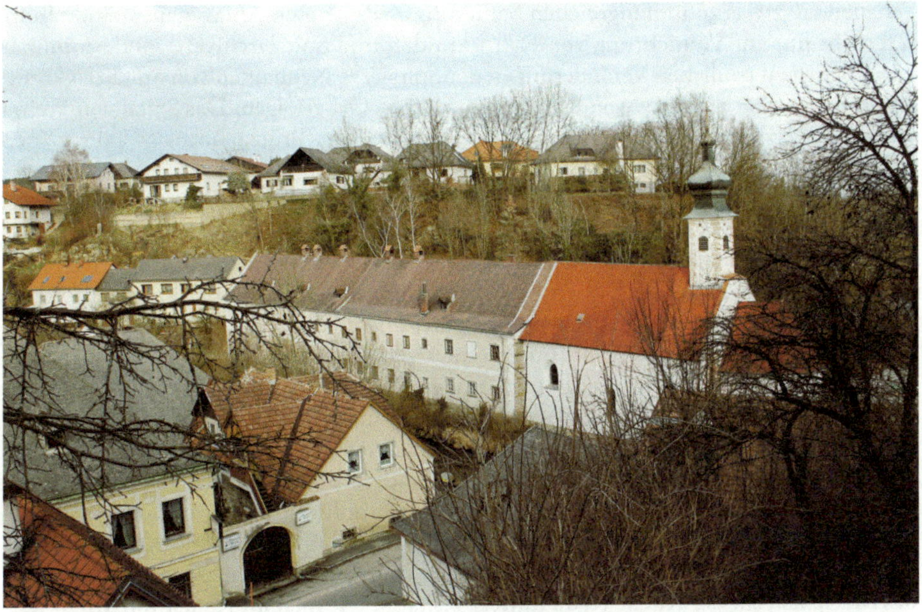

Abb. 8: Weitra, das 1340 vor der Stadt gegründete Bürgerspital wurde 1729/31 barockisiert (Ansicht von der Stadt aus). Der mittelalterliche Schüttkasten und die gotische Spitalkirche blieben aber erhalten (Foto: Martin Scheutz, Dezember 2015).

der südlichen Ausfallstraße (nach Linz)[49]. Das Wiener Bürgerspital wurde im Zuge der Belagerung der Stadt durch die Osmanen devastiert und erlebte im reformationsbedingt verlassenen Klarissenkloster ebenso eine innerstädtische Neugründung wie das im Zuge dieser Auseinandersetzungen zerstörte Wiener Neustädter Spital[50]. Schon die mögliche Bedrohung durch die Osmanen bewirkte selbst in nicht unmittelbar bedrohten Städten wie dem obersteirischen Rottenmann 1478, dass der Stadtrat das vorstädtische Spital prophylaktisch abbrechen ließ und vorübergehend ins Stadtinnere verlegte[51].

Neben dem Krieg erwies sich die Feuersnot als zündender Baumeister neuer Spitäler, so legte 1474 ein Stadtbrand große Teile St. Pöltens nieder und bewirkte einen Neubau[52]. Der Korneuburger Stadtbrand von 1417 verschonte zwar das Spitalgebäude, trug aber indirekt trotzdem zum Untergang des Spitals bei[53]. Das Feuer wütete 1582 in Friesach und zerstörte das dortige Spital, das deshalb vor den Stadttoren erneut aufgebaut wurde[54]. Auch die rebellischen Bauern des Jahres 1626 fügten dem Linzer Bürgerspital schweren

49 Weigl, Städte und Spitäler 420; auch das ursprünglich an der Straße nach Köflach gelegene Spital von Voitsberg wurde 1343 in die Stadt hineinverlegt, siehe Stadtmappe.

50 Für das Bürgerspital Wiener Neustadt Scheutz–Weiss, Spital als Lebensform 273, für Wien (Bürgerspital) ebd. 281.

51 Für das Bürgerspital Rottenmann ebd. 212, für Neumarkt (Steiermark) ebd. 204.

52 Ebd. 267 (Bürgerspital St. Pölten).

53 Richter, Spitalwesen 45.

54 Stadtmappe Friesach; Wadl, Friesachs historische Entwicklung. Als Vergleich Chur, wo das Bürgerspital 1575 nach dem Stadtbrand, die Versorgung der Brandgeschädigten übernahm, Bartlome–Flückiger, Stadtzerstörung 127.

Schaden zu[55], was zu umfangreichen Sanierungsmaßnahmen Anlass gab. Brände führten nicht nur zur Vernichtung von Stifturkunden und Spitalarchiven, sondern immer wieder auch zu baulichen Veränderungen der Spitäler[56]. Neubauten von Spitälern konnten, mussten aber nicht zwingend an einem anderen Ort erfolgen: Das Spital von Weitra (Abb. 8, S. 63) wurde 1729/31 an alter Stelle unweit der Brücke über der Lainsitz neu erbaut.

Der überragende Teil der Bürgerspitalausstattung an Gütern, Einkünften und Rechten erfolgte großteils noch im Mittelalter im Anschluss an die Gründungsphase, wurde aber durch testamentarische Schenkungen und Seelgerätstiftungen auch in der Neuzeit erweitert[57]. Diese Form der Dotierung der Spitäler geriet aber mit der Reformation, die der Werkgerechtigkeit eine klare Absage erteilte, in die Krise. Ein zumindest vorübergehender Einbruch bürgerlicher Stiftungen im 16. Jahrhundert war die Folge[58]. Manche den Klöstern unterstellte Stiftungen und Bruderschaften waren durch die Reformation in Gefahr[59]. Erst im 17. Jahrhundert „sprang" die Stiftungstätigkeit erneut an[60]. Die Auflösung von Klöstern im Zuge der Reformation brachte manchen Bürgerspitälern dagegen einigen Zugewinn an Gütern. Gerade die vom Stadtrat beanspruchten Spitalkirchen waren in vielen Städten und Märkten ein heftig umkämpftes Rückzugsfeld der Ausübung von protestantischen Gottesdiensten in einer ab 1580/1600 stark von der Gegenreformation gekennzeichneten bürgerlichen Lebenswelt. Im Zuge der Gegenreformation wurde das Aufsichtsrecht der Kirche (etwa mittels Visitationen, auch im Konzil von Trient festgelegt) gegenüber dem Stadtrat gestärkt. Spitalordnungen sollten das Leben im Spital regeln sowie Ansprüche und Pflichten für Insassen und Personal sichtbar gemacht werden. Erst im Zeitalter des beginnenden aufgeklärten Absolutismus setzten sich neben landesfürstlichen Visitationen auch Vereinheitlichungen von Anstaltsregeln und Instruktionen für die Spitalbediensteten in den größeren Territorialstaaten stärker durch.

Die Baulichkeit der Bürgerspitäler, also die komplexe Kombination von Wohn-, Wirtschaftstrakten und der sakralen Architektur von Kapelle bzw. Spitalkirche, hat seit Längerem das Interesse der Kunstgeschichte[61] und der Bauforschung[62] gefunden. Die Kunstgeschichte versuchte meist das Bürgerspital als Gesamtkomplex zu sehen und interessierte sich stark für die architektonische Lösung der „wichtigsten Bauaufgaben in Städten und

---

55 Scheutz–Weiss, Spital als Lebensform 251 (Bürgerspital Linz).

56 Als Beispiele ebd. 88 (Hofspital Bad Aussee), 91 (Bürgerspital Bludenz), 111 (Bürgerspital Laufen), 133 (Bürgerspital Tamsweg), 142 (Bürgerspital Bleiburg), 161 (Herrschaftsspital Spittal), 172 (Bürgerspital Eisenerz), 208 (Bürgerspital Radkersburg), 214 (Bürgerspital Rottenmann), 238 (Bürgerspital Schwanenstadt), 239 (Herrschaftsspital Eferding), 242 (Bürgerspital Freistadt), 256 (Bürgerspital Steyr), 259 (Bürgerspital Horn), 265 (Klosterspital Melk).

57 Zu den Legaten an Spitäler in Testamenten Pammer, Glaubensabfall 220–226.

58 Zur Abnahme der Stiftungen am Beispiel der St. Pöltener Testamente Scheiblin, Reformation 20–25; Reingrabner, Reformation 42: Nach 1520 wurden in Horn etwa keine Jahrtage mehr gestiftet, erst ab 1580 finden sich erneut Stiftungen für kirchliche Einrichtungen.

59 Zum Zweck der Erhaltung kirchlichen Guts wurden Visitationen (in Steyr 1544 und 1545) abgehalten, für das Spital in Steyr (etwa über das Urbar) Bodingbauer, Bürgerspital in Steyr 117–121.

60 Steiner–Wutschnig, Bürgerspital 16.

61 Im Jahr 1963 für Deutschland und Frankreich Craemer, Hospital 70–93, im Jahr 1983 für Altbayern Braun, Spitalkirchen in Altbayern 17–38. Für Österreich ist vor allem eine Diplomarbeit aus dem Jahr 1997 Blaschko, Mittelalterliche Spitäler, wichtig. Gute Einbettung bei Birngruber, Bürgerspital.

62 Etwa für 29 Spitäler in Niederösterreich Mühling, Bürgerspitäler, daneben auch verschiedene Arbeiten, die an der Revitalisierung des Bürgerspitalaltbestandes interessiert sind. Als Beispiel siehe etwa Herzog, Bad Leonfelden.

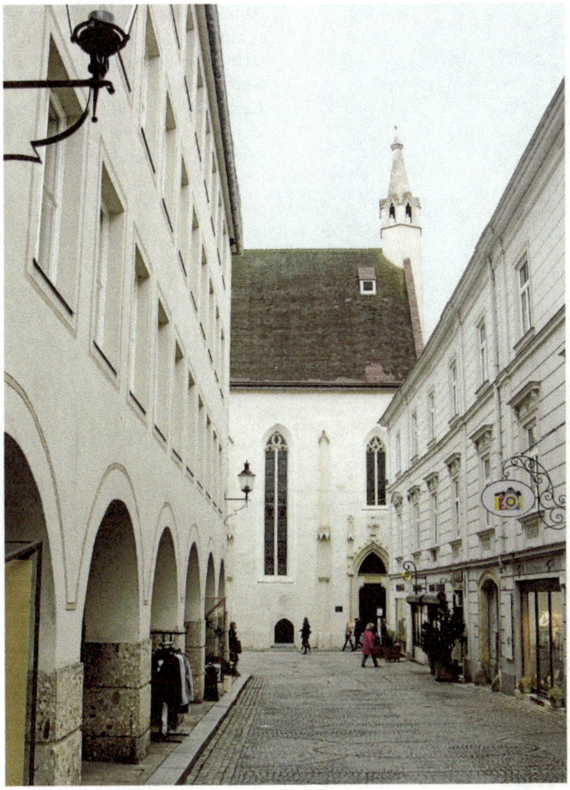

Abb. 9: Krems/Donau, Bürgerspital an der Oberen Landstraße (Patronat Jakobus d. J., Alphäus und Philippus) aus dem 15. Jahrhundert (Foto: Martin Scheutz, November 2015).

stadtähnlichen Siedlungen"[63]. Mehrere bautypologische Modelle wurden entwickelt[64]: (1) Kapellenanschluss in Verlängerung der Längsachse des Wohn- und Wirtschaftstraktes, (2) Winkelanschluss der Kapelle, (3) Parallelanschluss der Kapelle, (4) Spitalanlage mit Arkadenhof, (5) Einraumtypus und schließlich (6) räumlich getrennte Baulösungen des Spitals. Für Niederösterreich klassifizierten Bauhistoriker/Architekten die Bürgerspitäler in fünf Klassen[65]: (1) Hoftyp, (2) linearer Typ, (3) gekoppelter Typ (mit Parallelstellung), (4) kompakter Typ (Einraumtyp) und (5) Zentraltyp. So lassen sich im Land unter der Enns am häufigsten lineare Typen[66] (also Bürgerspital und Kapelle in einer Achse aufgereiht) und der Spital wie Kapelle nebst Wirtschaftsräumen um einen Hof umschließende Hoftyp[67] am häufigsten finden – die Bürgerspitäler von Salzburg oder Wiener Neustadt bildeten etwa Arkadenhöfe aus. Auch Winkelanschlüsse finden sich immer wieder[68]. Der

63 Braun, Spitalkirchen in Altbayern 127.

64 Mühling, Bürgerspitäler 183.

65 Blaschko, Mittelalterliche Spitäler, systematisiert erweiternd: (1) Typ eines Winkelanschlusses, (2) Typ der Parallelstellung, (3) Typ der Hofanlage, (4) Einraumtyp, (5) linearer Typ.

66 Zum linearen Typ Mühling, Bürgerspitäler 165, mit sieben Nennungen: Falkenstein, Hainburg, Mödling, Retz, Spitz/Donau, Strass und Weitra.

67 Ebd. 165, mit Nennungen: Baden, Bruck/Leitha, Eggenburg, Retz, Waidhofen/Ybbs. Beispiele wären auch Linz, siehe Birngruber, Bürgerspital 25.

68 Zum umschließenden Hoftyp (Spital und Wohntrakt mit Hof) Mühling, Bürgerspitäler 165, mit fünf Nennungen: Baden, Bruck/Leitha, Kirchberg am Wagram, St. Pölten, Zwettl. Durch Anbauten veränderten sich viele lineare Typen in Winkelbauten: Horn, Retz, Waidhofen/Ybbs.

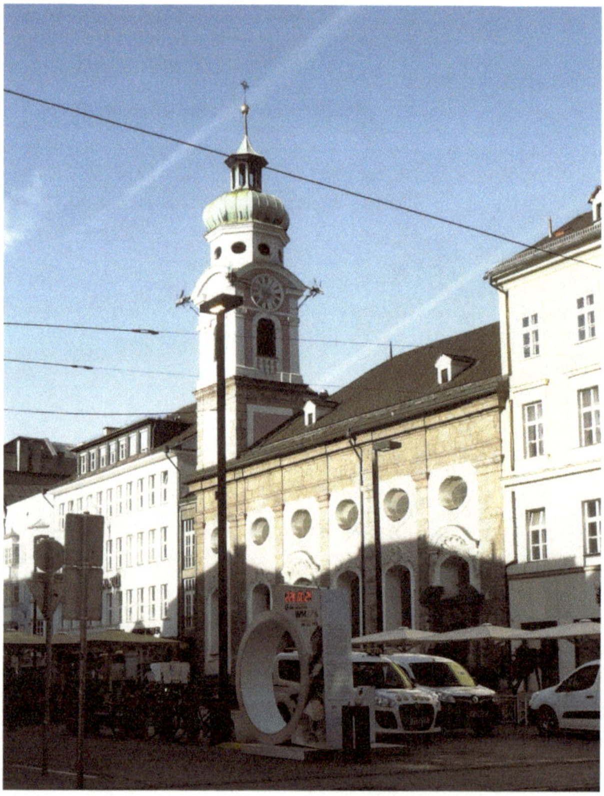

Abb. 10: Innsbruck, Bürgerspitalkirche (seit 1315 bestehend); nach Plänen von Johann Martin Gumpp dem Älteren wurde die Kirche 1700/01 auf dem Platz des gotischen Vorgängerbaues errichtet (Foto: Birgit Wiedl, Sommer 2015).

gekoppelte Typ[69] oder der seltene, erst Ende des 16. Jahrhunderts aufkommende Zentraltyp[70] (als Zentralkuppelbau) waren deutlich seltener. Es gab natürlich auch einige Mischtypen, die Elemente verschiedener Bauweisen integrierten. Auch Einraumtypen, wo es zur Verschmelzung von Kirche und Spital kam, sind eher selten. Sowohl beim gewinkelten als auch beim linearen Anschluss waren in der Regel Spital und Kirche mit direkten Zugängen für die Insassen zu Kirchenschiff und Empore verbunden. Sehr unterschiedlich gestaltet sich auch die Einbindung der Gebäude in Straßenzüge im Gegensatz zur offenen Bauweise.

Neben der beheizbaren, baugeschichtlich von der Klosterarchitektur hergeleiteten Stube für die Pfleglinge (Hallentyp) gab es in den Bürgerspitälern auch Räume für Insassen mit einer höheren Pfründe, mitunter eine eigene Kinder-, Frauen-, Männer-, Waisen- und Gebärendenstube. Die Krankenstube war vom Bereich der anderen Insassen abgetrennt. Neben den Insassen beanspruchte auch Wirtschafts- und Pflegepersonal Raum für Wohn- und Arbeitszwecke (Meierhof, Küche, Vorrats- und Lagerräume). Während die repräsentative Architektur der Kirchen (Hallen-, Saal-, Wandpfeilerbauten) breite Rezeption erfahren hat, ist die nüchterne Bauart der Unterkünfte und die funktionale Aufteilung der Wirtschaftsgebäude in den Bürgerspitälern noch weitgehend unerforscht.

69 Darunter versteht man die Parallelstellung von Kirche und Spital, ebd. 165, mit drei Nennungen: Drosendorf (Abb. 3, S. 27), Eggenburg, Waidhofen/Thaya.

70 Zum Zentraltyp ebd. 165: Kirchberg am Walde (1717/1719 Umbau), Döllersheim, Weitersfeld.

Rein äußerlich präsentierte sich das Bürgerspital meist als „stattliches, aber sonst durch nichts hervorgehobenes bürgerliches Haus“[71] mit ein oder zwei Geschossen. Insgesamt sind die Spitalbauten von einem „Reduktionscharakter“ gekennzeichnet, weil sowohl die Raumauffassung als auch die Ornamentformen zurückhaltend ausgeformt erscheinen. Vor allem die Eigenwirtschaft des Spitals benötigte erheblichen Platz, etwa für die Ackergeräte, Wagen oder Gerätschaften für die Holzbearbeitung. Die Form der Getreidespeicher und anderer „Kästen“, der Meierhöfe, der Weinkeller, der Scheunen, der Ställe, der Holzlade, aber auch der dislozierten Gebäude sind kaum aufgearbeitet; Bauformen wie die Spitalmühlen, die Spitalbadstuben oder die Spitalbrauereien sind bislang ebensowenig wie etwa Infrastrukturbauten wie Wasserleitungen oder Aborte[72] erforscht. Im Blasiusspital von Salzburg wurde etwa vom bestehenden Almkanal[73] ein eigener Bürgerspitalarm abgezweigt. Wie stark sich die Spitäler im Stadtbild der Vormoderne repräsentierten, zeigen die zahlreichen Toponyme im Zusammenhang mit der städtischen Versorgung: Spitalgasse, Spitalbaderhaus, Spitalberg und Spitalbergweg, Spitalbrücke, Spitalbrunnen, Spitalfriedhof, Spitalgraben, Spitalhof, Spitalteich, Spitalbenefiziatenhaus, Spitalschmiedhaus, Spitalkeller, Spitalrondell, Spitaltor, Spitalwald etc.

2.2.1 Das Innenleben der Bürgerspitäler

Der alternde Mensch des Mittelalters und der Frühen Neuzeit arbeitete so lange wie möglich, bevor er sich den Normen der Spitalgemeinschaft, der Hausordnung mit ihrem reglementierten Alltag unterwarf, auch wenn (Bürger-)Spitäler prinzipiell eine Versorgung von der Wiege bis zur Bahre vorsahen[74]. Um ein Beispiel zu benennen, könnte man das 16 Insassen zählende St. Pöltener Bürgerspital, das von zwei jährlich zur Rechnungslegung verpflichteten Spitalmeistern geleitet wurde, profan als Altersheim, Pflegestation und „geistliches Haus“ bezeichnen. Neben dem weltlichen Personal – der Stadtarzt war noch für die medizinische Versorgung zuständig – kümmerte sich ein eigener Geistlicher um das Seelenheil der Bewohner[75]. Trotz ihrer weltlichen Leitung waren die Bürgerspitäler geistlich dominierte Institutionen, in denen vor allem für die Stifter des Hauses und deren Familie gebetet wurde. Weiters wurden Seelenmessen und Jahrtage, feierliche Messen und besondere Mahlzeiten am Sterbetag des Stifters begangen.

Die mit der Gründung der Bürgerspitäler verbundenen Kapellen bzw. Kirchen bedurften der Zustimmung der kirchlichen Obrigkeiten vor Ort, was das Einverständnis von Pfarrer und Diözesanbischof erforderte. Nicht immer friktionsfrei verlief die Herauslösung der Spitalkirche und des Friedhofes aus dem lokalen Pfarrverband, weil damit Einkunftsschmälerungen für die Pfarre verbunden waren. Die Präsentationsrechte für den Spitalkaplan und auch die Kontrolle über die Spitalfinanzen blieben zwischen Stadtrat und Pfarrer/Bischof strittig. Neben dem häufigen Heilig-Geist lassen sich für die Bürgerspitalkirchen folgende männliche und weibliche Heilige als Patrozinien nachweisen: Elisabeth von Thüringen und Maria (Unsere Liebe Frau), gefolgt von Anna und Katharina, firmierten häufig unter den weiblichen Vorbildern. Bei den Patrozinien männlicher

---

71 Braun, Spitalkirchen in Altbayern 38.

72 Weiss, Stilles Örtchen.

73 Blaschko, Mittelalterliche Spitäler 51.

74 Ströbele, Rottenburger Spital 83, 94.

75 Scheutz, Zwietracht 30.

Heiliger stand der mantelspendende Martin (Abb. 4, 5, S. 37f.)[76] im Mittelpunkt der Verehrung, gefolgt von Jakob, Johannes und Stefan[77]. Die eindeutige Bestimmung der Patrozinien von Bürgerspitälern gestaltet sich nicht immer einfach und konnte zudem einer Dynamik unterworfen sein, wie ein Beispiel verdeutlicht. Das ursprünglich vor dem Wiener Tor gelegene, 1321 erstmals erwähnte Spital von Wiener Neustadt wies eine Kapelle mit einem eigenen Altar auf. Der Ritter Heinrich von dem Stein stiftete 1342 für den der Heiligen Elisabeth von Thüringen geweihten Spitalaltar Messen[78]. Wenig später liegt eine Urkunde vor, die zeigt, dass der Stadtrat den Geistlichen des Spitals bestimmte und dass das Spital kirchlich aus dem Frauenkloster herausgelöst wurde. Schon für das 14. Jahrhundert lässt sich neben dem Elisabeth- auch ein Antonius-Altar nachweisen. Im 15. Jahrhundert existierten bereits drei Altäre: Der Antoniusaltar (seit 1407) stand pars pro toto für die Spitalkirche: 1407 spricht man von der „Sankt Antoni und Sankt Elsbethen Pfarrkirche"[79] (später nur mehr von Antonius-Kirche). Ein dritter Altar wird dem Heiligen Erasmus (erstmals 1403 genannt) gewidmet.

In den Städten Europas entstanden während des Hoch- und Spätmittelalters vermutlich Tausende von Spitälern – letztendlich ist man auf bloße Vermutungen angewiesen, da absolute Zahlen fehlen (Leprosorien, Bürgerspitäler, Pestspitäler etc.) –, die (zum Teil in Form von Bürgerspitälern) ihre sozial-karitative Wirksamkeit als Seniorenheime oder Krankenhäuser bis in die Gegenwart entfalten können. Der notwendige Ausbau und die vielfachen Neugründungen in den Städten und auch in den Märkten folgten analog den demografischen Zwängen, der ökonomisch-politischen Entwicklung der Städte und vor allem der sich daraus entwickelnden sozialen Problematik bzw. Dynamik[80]. Die Bürgerspitäler der Vormoderne nahmen Arme, Alte und Kranke auf, „und soll darinnen auch vornemlich auf die einheimische gesehen werden, wie wohl an Theils Orten verstattet wird, daß gegen ein gewisses Geld sich andere einkauffen können"[81]. Die Anzahl der versorgten Armen in den mittelalterlichen Bürgerspitälern sollte jedoch nicht überschätzt werden: Kam Wien im 15. Jahrhundert vermutlich für ca. 200 männliche und weibliche Spitalinsassen im Bürgerspital auf[82], so dürften in den kleineren Städten in Erinnerung an die Zahl der Jünger Jesu nur jeweils zwölf oder in Verdoppelung bzw. Reduktion dieser heiligen Zahl sechs, 24, 36 etc. Frauen und Männer in Bürgerspitälern gelebt haben. Für

---

76 Scheutz, Geteilte Mäntel.

77 Auf der Grundlage von Belegen aus dem österreichischen Städteatlas mit häufigeren Nennungen (Mehrfachnennungen möglich): Heiliger Geist 14 (Graz, Hall/Tirol, Innsbruck, Kufstein, Leoben, Lienz, Linz, Schwaz, Tulln, Villach, Waidhofen/Thaya, Weitra, Wolfsberg, Ybbs); Elisabeth 9 (Enns, Hallein, Langenlois, Leoben, Melk, Murau, St. Veit/Glan, Tulln, Wiener Neustadt); Martin 5 (Bruck/Mur, Eggenburg, St. Veit/Glan, Voitsberg, Zwettl); Unsere Liebe Frau 5 (Freistadt, Horn, Korneuburg, Pöchlarn, Rottenmann); Jakob 3 (Gmunden, Krems, Völkermarkt); Katharina 2 (Radstadt, Waidhofen/Ybbs); Anna 2 (Baden, Bruck/Leitha); je eine Nennung: Andreas (Hallein), Antonius (Steyr), Barbara (Judenburg), Blasius (Salzburg), Klara (Wien, davor Allerheiligen), Margarethe (Tulln), Sebastian (Klagenfurt), Urban (Klosterneuburg); siehe auch Nowotny, Bürgerspitäler 269.

78 Lechner, Wiener Neustädter Bürgerspital 56.

79 Ebd. 57f.

80 Dirmeier, Hospitalanlagen 37f. Neben der traditionellen Fortführung der Häuser überlebten bisweilen auch die spätmittelalterlich-frühneuzeitlichen Ordnungen die Jahrhunderte und hatten einen Hang zur „langen Dauer"; so wurde im obersteirischen Markt Aflenz noch im Jahr 1932 für die Nachfolgeinstitution Altersheim eine abgewandelte Haus- und Verpflegeordnung vorgelegt, um nur ein Beispiel zu nennen, die eine Kenntnis der früheren Normen vermuten lässt; Riegler, Aflenz 142.

81 Art. „Hospital oder Spital", Zedler, Universal-Lexicon 13 Sp. 971.

82 Pohl-Resl, Rechnen 106.

die Steiermark wurde eine Typologie der Spitäler bezüglich der Insassenzahlen aufgestellt. Dort standen sich in der Frühen Neuzeit große (40–60 Insassen, etwa Graz), mittlere (15–40) und kleinere (unter 15 Insassen) Bürgerspitäler gegenüber. Kleine Bürgerspitäler verfügten über durchschnittlich zehn Insassen, während die Bürgerspitäler der Städte im Durchschnitt 19 Insassen verpflegten[83]. Im reichen frühneuzeitlichen Venedig mit seinen zahlreichen städtischen Spitälern wurden 1642 unglaubliche 16 % der Bevölkerung als „Spitalarme" aufgelistet[84], in Göttingen um 1650 1,9 %, in Braunschweig 2,2 %, in Münster 3 %, in Hamburg 3,3 % der Stadtbewohner[85] und im überwiegend ländlich strukturierten Herzogtum Steiermark um 1750 nur 0,2 % der „Landeskinder"[86]. Bürgerspitäler scheinen an vielen Orten das „Flaggschiff" der städtischen Spitalversorgung dargestellt zu haben. Die funktionale Differenzierung der Leprosorien gegenüber den Bürgerspitälern scheint vor allem in den kleinen Städten und Märkten gering gewesen zu sein. So suchten im freisingischen Waidhofen/Ybbs (in Niederösterreich) Ende des 16. Jahrhunderts Supplikanten wiederholt um Aufnahme im Spital oder, im Fall von Nichtgenehmigung, im Siechenhaus an[87]. Eine gewisse Hierarchie Bürgerspital – Siechenhaus scheint sich herausgebildet zu haben, einer Zwettler Supplikantin wurde etwa ein Platz im stärker für Kranke gewidmeten Siechenhaus bewilligt, bis eine Stelle im Zwettler Bürgerspital freiwerden sollte[88].

Die Bürgerspitäler waren in eine komplexe Verwaltungsstruktur des Stadtrates, aber auch kirchlicher Behörden eingebunden. Interne Abläufe wurden nicht nur durch Spitalmeister oder Superintendenten überwacht, sondern auch die Pfarrer vor Ort und die Bischöfe konnten in bestimmten Bereichen (Spitalkirche, Messe, Spitalkaplan) mitentscheiden. Die idealiter jährliche Rechnungslegung des Spitals erlaubte dem Stadtrat einen Überblick über Wirtschaftsführung, über die Verwahrung der Naturalien (Wein, Getreide), über die Vieh- und Weinverkäufe, über die Zinsgelder und etwa die verliehenen Kapitalien. Vor allem zu Zeiten der beginnenden Reformation, mit der Schaffung von Parallelstrukturen zwischen alt- und neukirchlichen Riten geriet das Spital ins Zentrum der Auseinandersetzung. Die Frage etwa, ob die Letzte Ölung verabreicht und der „richtige" Sterberitus im Fall des Ablebens von Insassen angewendet wurde, entzweite das fragile Gleichgewicht zwischen Stadtrat, Spitalmeister, den Insassen und dem Spitalbenefiziaten. Auf die Bürgerspitalkirchen hatte der Stadtrat räumlich häufig guten Zugriff, dort konnten auch erste Gottesdienste der neuen Bewegung abgehalten werden. Die Pfarrkirchen blieben dagegen meist in den Händen der Katholiken, die Spitalkirchen wurden dagegen für den protestantischen Gottesdienst rasch geöffnet[89]. Am Beispiel des Bürgerspitals von Steyr und Waidhofen/Ybbs werden diese Auseinandersetzungen besonders deutlich,

---

83 Aufstellungen bei Watzka, Arme, Kranke, Verrückte 31–33. In die Reihe der größeren Spitäler ließen sich auch Eferding, Salzburg und Wiener Neustadt sowie das Wiener Bürgerspital und das Wiener Kaiserspital einordnen.

84 Jütte, Arme, Bettler, Beutelschneider 171.

85 Hatje, Institutionen 310.

86 Weiss, Hund 177.

87 Richter, Siechenhaus 48: Eine Witwe sucht 1598 gegen Erlag von 10 fl. und Mitnahme des Bettgewandes um Aufnahme im Spital oder im Siechenhaus an; ebd. 46: Hans Springenfels bittet den Waidhofner Rat 1554 um „Gotteswillen" um einen Platz im Siechenhaus oder Bürgerspital. Siehe als neueren Überblick zu Siechenhäusern in Mainfranken Michl–Sonnemann, Siech(en)häuser.

88 Gramm, Zwettler Bürgerspital 250f.

89 Siehe als Beispiel Knittelfeld, wo der Prädikant beim Spital angestellt war, Loserth, Neumarkt, Knittelfeld 118; ein anderes Beispiel Mecenseffy, Freistadt 196.

weil sich in der lateinischen, zwischen 1590 und 1622 geführten Chronik des katholischen Schulmeisters Wolf Lindner immer wieder Hinweise auf Konflikte im Spital finden. So berichtet Lindner polemisch über die konfessionellen Zustände des Jahres 1590 in Waidhofen/Ybbs: „Die Katholiken nämlich hatten die Pfarrkirche inne, die Lutheraner hingegen kamen mit ihrem Pseudopropheten im Spital zusammen“[90]. Die städtischen Auseinandersetzungen zwischen Katholiken und Protestanten schlugen unmittelbar auf die Bürgerspitäler durch. Im Waidhofner Bürgerspital und im städtischen Siechenhaus hatte sich 1602 die Reformation durchgesetzt. „In beiden Wohnsitzen [Bürgerspital, Siechenhaus] waren bis jetzt alle von der Luther-Häresie angesteckt; aber durch das Eingreifen einiger katholischer Ratsherren, voran des Herrn Richters und des Stadtschreibers, wurde auf sie Einfluss genommen und sie wurden beredet, dass sie fast Mann für Mann kommunizierten, ansonst hieß man sie ausziehen. Somit haben sie am 21. und 22. Mai [1602] nacheinander kommuniziert“[91]. Mit der einsetzenden Gegenreformation schwang das Pendel dann in die andere Richtung aus, weil der Stadtrat das evangelische Religionsexerzitium in den dem Rat unterstehenden Bürgerspitalkirchen erst nach erbitterten „Rückzugsgefechten“ (etwa Streitigkeiten um Schlüssel und Zugangsberechtigungen zur Spitalkirche) einstellte[92]. Im Zuge der Gegenreformation wurden die protestantischen Stadträte durch landesfürstlichen Zwang aus den Stadträten eliminiert und durch (re)-katholisierte Räte ersetzt.

Unmittelbar danach versuchten die neuen Stadträte die ehemals protestantischen Stadträume neu zu besetzen, wie das Beispiel des Steyrer Bürgerspitals im Jahr 1605 verdeutlicht. „Am 8. April, Karfreitag, verlangte der Hochwürdigste von Garsten vom Magistrat in Steyr unverzüglich kraft kaiserlicher Vollmacht als oberster Pfarrer für die Spitalkirche jenseits der Brücke in Steyrdorf die Schlüssel und erhielt sie auch. Er war nämlich willens, dort zu den Osterfeiertagen die Gottesdienste zu halten, die vielleicht schon vom Jahre 1550 an oder noch länger unterlassen worden waren. Aber nichts ist schwieriger als ein glücklicher Fortschritt in derlei Dingen, ob sich nun der Teufel dagegen stellt oder sonst ein Zufall dazwischen kommt“[93]. Die erbitterten Auseinandersetzungen um das Bürgerspital im konfessionellen Zeitalter zeigen nicht nur die soziale und konfessionelle, sondern auch die große wirtschaftliche Bedeutung des Spitals für das „bonum commune“[94].

---

90 Moser–Scheutz–Weber, Annalen 149.

91 Ebd. 267.

92 Siehe als Beispiel die Situation in Wels 1597, wo der Rat schließlich die Spitalkirche sowohl für die Katholiken wie auch die Protestanten sperrte, Gurtner, Wels 104.

93 Moser–Scheutz–Weber, Annalen 317. Ebd. 526 (1616): „Am 12. Juni visitierte der Hochwürdigste von Garsten zum ersten Mal eingehend die Pfarrkirche; er soll im Sinne gehabt haben den Taufstein zu entfernen und an einem geeigneteren Platz aufstellen zu lassen. Hierauf begab er sich in die Spitalkirche, die er bei der ersten günstigen Gelegenheit, die sich böte, wieder einzuweihen gewillt war – was auch geschehen ist, wie man später sehen wird. Schon vor langer Zeit hatte ja der hochw[ürdigs]st[e] Abt Johannes Wilhelm für diese Kirche den Steyrern die Schlüssel abgenötigt, doch die große Gelegenheit, bei der er dann dieses Werk selbst zu Ende geführt hätte, konnte er nicht erlangen.“

94 Ebd. 550: Für das Jahr 1617 (9. September): „Das Bürgerspital in der Vorstadt Steyrdorf war einst von der katholischen Königin Elisabeth, der Gemahlin des römischen Kaisers Albrecht, unter großem Kostenaufwand gegründet, erbaut und seiner Bestimmung übergeben worden; aber viele Jahre hindurch nach Einführung der Ausübung der Luther-Sekte in der Stadt war die Hl. Geist-Kirche [des Bürgerspitals] von Prädikanten und ‚reißenden Wölfen‘ entweiht worden, während die Einkünfte vom Rat (man weiß nicht, zu welchen Zwecken) sogar oft gerade gegen die Katholiken ausgegeben wurden. Nun wurde die Kirche vom hochw[ürdig]st[en] Herrn Abt von Garsten, Herrn Anton Spindler, an der Spitze aller seiner anwesenden Profess-Mitbrüder

Gravierende Änderungen im Bürgerspitalwesen zeichnen sich dann vor allem im 18. Jahrhundert ab, als im Zuge der frühneuzeitlichen Herrschaftsverdichtung auch die städtischen Spitäler ins Visier der Zentralbehörden gerieten[95]. Aufgrund der Anweisungen und Visitationen der Bürgerspitäler musste vielerorts die defizitäre Spitalwirtschaft verändert werden, indem die Eigenwirtschaft der Spitäler (Bewirtschaftung der Äcker, Viehwirtschaft, Weinwirtschaft) eingeschränkt und auf Pachtbetrieb umgestellt wurde. Viele Bürgerspitäler verkauften ihre Weingüter, verpachteten Äcker und Wiesen, auch die spitaleigenen Wirtschaftsgebäude wurden veräußert oder verpachtet. Diese Eingriffe des Landesfürsten wirkten sich auch auf die Insassen aus, indem die Naturalverpflegung abgeschafft und dagegen Taggelder eingeführt wurden. Das „Sanitätshauptnormativ" des Jahres 1770 verfügte dann das staatliche Aufsichtsrecht über alle Belange der Wohlfahrtspflege und des Gesundheitswesens. Das Hofdekret vom 16. April 1787 legte überdies die verpflichtende Überwachung aller geistlichen und weltlichen Stiftungen fest, indem „Direktivregeln" für die seit Mitte des 18. Jahrhunderts bestehende Milde Stiftungs-Hofkommission erlassen wurden. Eine funktionale Ausdifferenzierung des alten Bürgerspitals in Richtung der Kranken-, Armen- und Waisenfürsorge sowie die Errichtung von speziellen Einrichtungen für die Altersversorgung wurden unter Joseph II. eingeleitet. Die alten Bürgerspitäler wurden durch die Einrichtung von Krankenzimmern am Ende des 18. und zu Beginn des 19. Jahrhunderts langsam auf den Weg zum modernen Krankenhaus gebracht[96]. Die größte Zäsur für das auch im 19. Jahrhundert noch weiterbestehende Bürgerspitalsystem (alte Bürgerspitäler, Bürgerspitalfonds usw.) stellte dann das Jahr 1939 dar, als die Nationalsozialisten nach dem „Anschluss" österreichweit die alten Bürgerspitäler, aber auch die noch bestehenden Bürgerspitalfonds auflösten und den Gemeinden der „Ostmark" zur Verwaltung übertrugen. Nach dem Ende des Zweiten Weltkrieges wurden in den meisten, aber nicht allen Gemeinden die enteigneten Güter der Bürgerspitäler auf der Grundlage von Fondsreorganisationsgesetzen wieder restituiert[97]. So wurden beispielsweise in Niederösterreich nach den Rückstellungsverfahren erneut Bürgerspitalstiftungsfonds in mehreren Gemeinden (Herzogenburg, Horn, Krems, Waidhofen/Thaya, Weitra, Zwettl) eingerichtet, die sich der Armen- und Altersversorgung der Bürger zu widmen hatten. Pensionisten- und Altersheime wurden auf der Grundlage dieser Geldmittel (oft nach Veräußerung von ehemaligem Bürgerspitalbesitz, etwa Wälder, Grundstücke) errichtet.

2.3 Unbekannte Brüder der Bürgerspitäler? Leprosorien und Sondersiechenhäuser in Österreich

Spitäler sind in mittelalterlichen Städten meist in der Vorstadt angelegt, wie das Beispiel Wien gut belegen kann. Entlang des Wien-Flusses, vor dem mächtigen Kärntner-Tor gelegen, befanden sich das zu Beginn des 13. Jahrhunderts gegründete Heiligen-Geist-Spital (1209) und das eindrucksvolle, 1253/57 gegründete Wiener Bürgerspital sowie das 1327 geschaffene Martinspital vor dem Widmertor. Neben der Stadtmauer als sichtbarem

morgens gegen 8 Uhr unter feierlichsten Zeremonien entsühnt und wieder eingeweiht, wobei die Steyrer vergebens Widerspruch erhoben."

95 Scheutz–Weiss, Spital als Lebensform 49–51.

96 Scheutz–Weiss, Rosenkranz.

97 Mit konziser Darstellung dieses noch kaum erforschten Nachlebens der alten Bürgerspitäler Nowotny, Bürgerspitäler 273f.

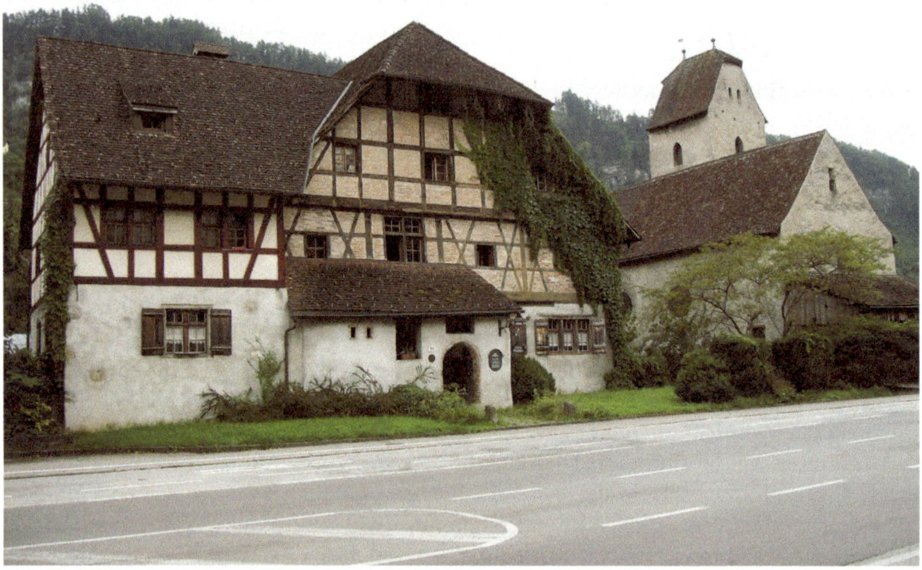

Abb. 11: Feldkirch, das ehemalige Leprosenhaus St. Magdalena (heute Jugendherberge), unmittelbar daneben befindet sich die Kirche zur Heiligen Magdalena (Foto: Alfred Stefan Weiß, Sommer 2014).

Zeichen von Urbanität umgaben die Stadt aber noch weitere, an zentralen Ausfallsstraßen der Stadt etablierte und die Wohltätigkeit der Stadt weithin symbolisierende Spitaleinrichtungen – die an den städtischen Verwaltungsgrenzen gelegenen, für ansteckende Krankheiten gewidmeten Siechenhäuser als Sonderspitäler: das im Nordwesten des Stadtgebietes, entlang der von Klosterneuburg kommenden Donau-Fernstraße gelegene Sondersiechenhaus St. Johannes an der Als (1255 als Kapelle erwähnt, 1298 Hausnennung) und das entlang der südlichen, nach Venedig zielenden Ausfallsstraße gelegene Siechenhaus Klagbaum (Abb. 15, 16, S. 83), das 1267 vom Kanoniker und Arzt Meister Gerhard gestiftet und mit einer dem Heiligen Jakob gewidmeten Kirche versehen wurde[98]. Gegen Osten und damit gegen Ungarn zu, lag ein 1270 erstmals erwähntes und bis ins 14. Jahrhundert dem Heiligen Lazarus geweihtes Spital (seit 1370 mit Markuspatrozinium/St. Marx) – allein der Norden, gegen die stark mäandrierende Donau zu, blieb ausgespart. Nicht untypisch für größere Städte, verfügte Wien über insgesamt drei, gerade noch innerhalb des Burgfrieds gelegene Siechenhäuser, nach Reicke „die eigentümlichste Gattung der Spitäler des Mittelalters“[99]. Annäherung an mittelalterliche Städte bedeutet, dass Händler, Reisende, Stadtbewohner und Bettler neben den zur Prävention und als Herrschaftszeichen angelegten Hochgerichten zuerst die häufig benachbarten Einrichtungen für Unheilbar-Kranke und dann die in den multifunktionalen Bürgerspitälern verwahr-

[98] Weigl–Just, Quellen 281. Dieses Kapitel ist eine leicht überarbeitete Version von Scheutz–Weiss, Unbekannte Brüder.

[99] Reicke, Das deutsche Spital I 310.

ten Armen, Kranken und gebrechlichen Bürger wahrnahmen[100]. Nach einem treffenden Bild waren die größeren mittelalterlichen Städte von konzentrischen Kreisen an urbaner Wohltätigkeit umlagert: Ein erster naher extramuraler Ring widmet sich den Spitälern, ein weiterer, zweiter kreisförmiger Ring bringt dann die Siechenhäuser in Stellung[101]. Leprosorien müssen als „relevante Elemente der historischen Kulturlandschaft"[102] gelten und waren keineswegs Orte der Exklusion von bestimmten Bevölkerungsgruppen, sondern Orte der kommunalen Repräsentation und Selbstinszenierung[103].

Eine überblicksmäßige Behandlung österreichischer Sondersiechenhäuser und Leprosorien stößt rasch auf quellenmäßige Probleme, weil sich sowohl in den Quellen, wo diese Häuser nach ihrer Erstnennung und nach ihrem Typus nur undeutlich abgebildet werden, als auch in der Sekundärliteratur eine unüberschaubare Vielzahl an Begriffen für die Sonderspitäler findet, die allesamt wenig analytische Schärfe aufweisen[104]: Leprosorien, Häuser für Aussätzige[105], Siechenhäuser[106], Sondersiechenhäuser, Bruderhäuser, Armenhäuser und andere Bezeichnungen finden sich, die kaum Aussagen über den geistlichen und/oder bürgerlichen Betreiber, die Klientel und die dort Versorgten zulassen.

Die ältesten österreichischen Leprosorien/Siechenhäuser stammen gemäß eines mangelhaften österreichischen Forschungsstandes[107] aus dem 13. Jahrhundert, wobei vor allem die zentralen, verkehrstechnisch gut gelegenen Städte wie Linz, Salzburg und Wien, aber auch Städte, die wirtschaftlich bedeutsam waren, wie Waidhofen/Ybbs, Siechenhäuser aufwiesen. Auch in der Schweiz legten zuerst die größeren und bedeutenderen Städte zwischen 1200 und 1350 Siechenhäuser an, die kleineren Städte und Märkte folgten ein bis zwei Jahrhunderte danach[108]. Das 3. Laterankonzil von 1179 als Motor der Institutionalisierung von Leprosorien und einer Trennung von Gesunden und Kranken sah eigene Kirchen, Friedhöfe und Seelsorger für diese Einrichtungen vor[109] – man darf in diesen Bestimmungen wohl auch die Ursache der österreichischen Erstnennungswelle ab dem 13. Jahrhundert sehen.

---

100 Am Beispiel von Lüneburg, wo ein repräsentatives Leprosorium angelegt wurde, Schmidt, Arm in Saus und Braus 247–249.

101 Für das mittelalterliche Verdun entworfen von Fray, Hospitäler 411.

102 Michl-Sonnemann, Siech(en)häuser 78.

103 Mit Beispielen aus Trier, Luxemburg, Köln, Lüneburg, Burgdorf, Nürnberg Uhrmacher, Selbstinszenierung 294.

104 Isenmann, Die deutsche Stadt 114.

105 „gegen den aussezigen" StiftsA Herzogenburg, darin StiftsA Dürnstein, 1298 Mai 3 (http://www.monasterium.net/ [18. 10. 2018]).

106 „sichhaus" [1292]: Winner, Lilienfeld 94 (Nr. 182); „siechhaus" [1300 April 25] ebd. 113f. (Nr. 245), 114 (Nr. 246); „sichhaus" [1310 März 25]; ebd. 134 (Nr. 305); „syechhauss" [1312 Februar 2, Herzogenburg], Faigl, Urkunden 43 (Nr. 48); „armlaüten und siehen" [1379], Lampel, Sanct Pölten 215f.

107 Als Überblick für Salzburg Schwarz, Leprosenhäuser; als breitere Einzelfalluntersuchungen Burtscher, Sondersieche; breitere Untersuchungen für Österreich wie etwa Uhrmacher, Lepra, fehlen bislang; Einzelstudien wie Crabus, Kinderhaus im Mittelalter; Sutter, „Arme Sieche"; Dirmeier, Leprosenhaus; Kröger, Armenfürsorge 402–426, ebenso.

108 Müller, Lepra 81.

109 Uhrmacher, Lepra 27f.; als Überblick Keil, Aussatz.

Tabelle 2: Aufkommen der Leprosorien in Frankreich, Österreich und der Schweiz

	vor 1100	1101–1200	1201–1300	1301–1400	1401–1500	nach 1501	Summe
Schweiz	–	2	29	46	39	35	151
Rheinland	–	2	9	18	28	98	155
Erzbistum Sens	3	88	176	128	–	–	395
Bundesgebiet Österreich	–	–	8	24	13	17	62

Quelle: GILOMEN-SCHENKEL, Mittelalterliche Spitäler 117–120; TOUATI, Maladie et société; UHRMACHER, Lepra 98–101, 304; siehe auch Tabelle 34, 614–618 im Anhang.

Im Erzbistum Sens (mit seinen Suffraganbistümern), also im zentralfranzösischen Raum, setzte dagegen schon vor 1100 eine Gründungswelle ein, die im 12. Jahrhundert mit 88 Erstbelegen großflächige Ausmaße und im 13. Jahrhundert mit 176 Einrichtungen einen Höhepunkt erreichte[110]. In der Schweiz gab es nach neueren Erhebungen (Müller) mindestens 172 (oder ungesicherte 227[111]) Siechenhäuser; nach den Untersuchungen von Gilomen-Schenkel und Müller zeigen sich rund ein Fünftel der Leprosorien bereits vor 1300 und rund ein Drittel dann im 14. Jahrhundert belegt[112]. Im Rheinland und in der Schweiz setzten die Gründungswellen rund ein Jahrhundert später als im französischen Vergleichsbeispiel ein. Für den deutschen Raum sind für das 13. Jahrhundert über 100 Leprosorien nachgewiesen, davor gibt es kaum Erwähnungen (etwa Passau 1160, Köln 1180/89, Halberstadt 1195)[113]. Für das Gebiet der Bundesrepublik Deutschland konnten nach aggregierten Schätzungen mehrere hundert Leprosorien im Mittelalter und in der Neuzeit (bis ins 17. Jahrhundert) nachgewiesen werden[114]. Die Erstnennungen von Leprosorien auf dem heutigen österreichischen Bundesgebiet (Tabelle 2) erscheinen im Vergleich mit den genannten Beispielen als verspätet. Nahezu parallel zur Hauptgründungsphase städtischer Spitälern, die ihren Höhepunkt im 14. Jahrhundert erreichte, lässt sich auch nach einem schwachen Beginn eine Welle an Siechenhausgründungen im 13. Jahrhundert nachweisen. Vor allem im 14. Jahrhundert entstanden zahlreiche Siechenhäuser und Leprosorien, ohne dass wir aber über deren Ausgestaltung viel wissen[115]. Am Beginn von Fürsorgeeinrichtungen scheinen oft städtische Spitäler gestanden zu sein, denen dann institutionell später Siechenhäuser folgten. Es gibt aber auch umgekehrte Entwicklungen: So

110 TOUATI, Archives 325–357; DERS., Maladie et société.

111 MÜLLER, Lepra 76 bzw. die Liste 219–264.

112 GILOMEN-SCHENKEL, Mittelalterliche Spitäler.

113 KASPAR–KRUG–BELKER, Wandel 673; zum 13. Jahrhundert REICKE, Das deutsche Spital I 315.

114 KASPAR–KRUG–BELKER, Wandel 674; mit einem breiten, europäischen Überblick zur Entwicklung der Leprosorien LEISTIKOW, Bauformen 107–109. Für Bayern wurden 1995 220 Leprosorien an 190 Orten nachgewiesen (älteste Nennung 1088 Würzburg), KNEFELKAMP, Leprosenhäuser.

115 Als Vergleich zu Leprosorien in Siebenbürgen, die im 15. Jahrhundert offenbar einen Höhepunkt erlebten, VIDA, Lepra 597.

dürfte das Mühldorfer Leprosenhaus – datierend aus dem Jahr 1398[116] als älteste Spitaleinrichtung vor Ort – die Gründung des erstmalig 1477 in den Quellen aufscheinenden Heilig-Geist-Spitals verzögert haben, da es nicht nur infektiöse Patienten, sondern überdies alte, verarmte sowie bedürftige Personen aufnahm[117]. Umgekehrt überlebte das Mühldorfer Bürgerspital – zeitlich gesprochen – das 1812 aufgelöste Leprosenhaus[118].

Meist erfolgen die Nennungen der Siechenhäuser im Kontext von verschiedenartigen Schenkungen und Stiftungen an diverse Empfänger oder im Kontext von Kaufhandlungen einzelner Grundstücke, die an Siechenhäuser angrenzten. Erstmals aus den Passauer Urbaren hören wir um 1260 von einer Hube „in Monte Aput Infirmos in Linz" und von einem Gut „supra Leprosos"[119]. Der Pfarrer von Waidhofen/Ybbs schenkte, ebenfalls nach einem Urbareintrag von 1277, dem dortigen Leprosenhaus einen neben dem Haus gelegenen Acker[120]. Aus einem Urbar der Abtei St. Peter in Salzburg hört man nach 1270 erstmals vom Siechenhaus in Salzburg-Mülln[121]. Ebenfalls in einem Urbar – diesmal aus Passau – findet sich die erste Erwähnung des Siechenhauses von St. Pölten (1324) „prope Leprosos"[122]. Zwei Streitparteien vergleichen sich 1356 bezüglich einer Wiese, die bei den Siechen vor Knittelfeld gelegen ist[123]. Eine Witwe widmet 1393 der Pfarrkirche von Mürzzuschlag einen Beitrag zu einer ewigen Messe von Gütern, die beim Siechenhaus vor der Stadt liegen[124]. Das Siechenhaus als ein räumlicher, vor der Stadt gelegener Orientierungspunkt taucht beispielsweise auch 1389 in Weitra auf, wo eine Wiese verkauft wird, die hinter dem Siechenhaus gelegen ist[125]. Auch in Testamenten finden sich einige Siechenhauserstnennungen[126]. Mitunter hören wir von expliziten Stiftungen für Sondersieche: In Wiener Neustadt lässt sich 1354 die Stiftung einer Frau nachweisen, die sowohl männlichen als auch weiblichen Sondersiechen Geld stiftet, das jeweils am Gründonnerstag verteilt werden soll[127]. Ein Laufener Schiffherr stiftet 1347 neben anderen Legaten dem Siechenhaus Geld[128], eine Halleiner Bürgerin vermacht 1379 den „Sundersichen zu Hällein im Siechenhaus" eine Geldstiftung, von der jährlich Leintücher gekauft und weiters die Siechen bedacht werden sollen[129]. Der Tullner Pfarrer stiftet den Sondersiechen (zu St. Sigmund) 1377 einen Teil von Besitzungen und Burgrechten, sodass die Siechen jeden Montag einen Wiener Pfennig erhalten[130].

---

116 StA Mühldorf a. Inn, Siechen- und Leprosenhaus, Regesten, 1398 März 10 (Pflanzgarten gegen den Siechen).

117 Hamberger, Heiliggeistspital 10.

118 Siehe für die Schweiz Gilomen-Schenkel, Mittelalterliche Spitäler 121: Nur die Hälfte der angeführten 57 Städte besaßen Spital und Leprosorium, bei einigen Städten gab es nur eine Anstalt (Spital, Leprosorium).

119 Katzinger, Fürsorgewesen 12.

120 Friess, Geschichte der Stadt Waidhofen 97 (Nr. 26); Richter, Siechenhaus 40f.

121 Dopsch–Lipburger, Entwicklung 723.

122 Helleiner, Geschichte 10; auch die älteste Erwähnung für das Eferdinger Siechenhaus (1503) stammt aus einem Pfarrurbar, Vogl, Stiftungswesen 329 [Pfarrarchiv Eferding Hs. 1, pag. 12, Pfarrurbar].

123 Vlasaty, Spital 136.

124 Ebd. 155.

125 Pfarrarchiv Weitra, 1389 März 27; Regest Wintermayr, Weitra Nr. B/18 (http://www.monasterium.net/ [18. 10. 2018]).

126 Zum Siechenhaus in Bregenz (1338 im Testament von Graf Hugo von Montfort) Bilgeri, Bregenz 49.

127 Lechner, Wiener Neustädter Bürgerspital 73; Beispiel auch bei Müller, Machtpositionen 467f.

128 Schwarz, Leprosenhäuser 80.

129 Ebd. 86.

130 Richter, Spitalwesen 132.

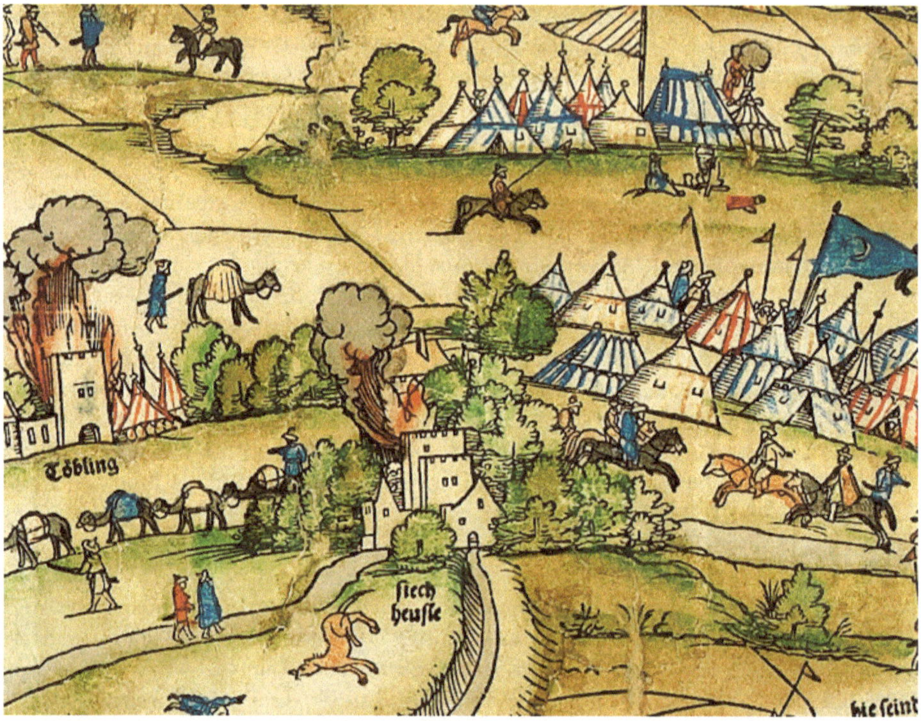

Abb. 12: Wien, Leprosenhaus an der Siechenals, Ausschnitt aus dem Meldemanplan von 1530. Der Meldemanplan wurde ausgehend von der Spitze des Stephansdomes gezeichnet und gibt die Situation nach der Belagerung durch die Osmanen wieder; zum Plan Düriegl, Rundansicht (Quelle: Wien Museum, Inventarnr. 48068).

Während der Beginn der Leprosen- und Siechenhäuser insgesamt weder gut belegt noch systematisch erforscht ist, zeichnet sich das Ende der sich ab der Neuzeit zu Armenhäusern, mitunter zu Pestspitälern und zu Lazaretten wandelnden Siechenhäuser im 17., 18. und 19. Jahrhundert ab[131]. Die Grenzen zwischen dem Spital und dem Siechenhaus begannen sich aber schon im Spätmittelalter zu verwischen, auch „Gesunde" verpfründeten sich in Siechenhäuser, was mitunter zu Problemen führte[132]. Vor dem Hintergrund neuer Krankheiten wandelte sich auch die funktionale Ausrichtung. So schreibt der Wiener Wolfgang Schmelzl (ca. 1500–1557) beispielsweise 1548 über das Siechenhaus St. Marx (Abb. 17, 18, S. 84), dass „hundert vnd neunzig person / Kranck vnd frantzosen vberkhommen / Bey sanct Marx in das Spitl gnommen / gelegen ausserhalb der Stat"[133]. Die im Mittelalter gegründeten Siechenhäuser vermitteln in den frühneuzeitlichen Be-

[131] Kaspar–Krug–Belker, Wandel 675; am Beispiel von Hall/Tirol, wo das 1354 nachgewiesene Siechenhaus 1569 abgebrochen wurde und 1570/71 ein Bruder- oder Lazaretthaus im Südwesten der Stadt errichtet wurde, ÖStB Tirol 1 46f.; ähnlich Knittelfeld (1356 genannt), wo das Siechenhaus 1864 in ein Männer-Krankenhaus (Krankenunterstützungsverein) umgewandelt wurde, ÖStB Stmk 3 75; in Gmunden wurde das 1683 neu errichtete Siechenhaus 1792 erweitert und in ein Krankenhaus umgewandelt, ÖStB OÖ 165.

[132] Reicke, Das deutsche Spital I 324; Burtscher, Sondersieche 57–60.

[133] Pemmer, Siechenhaus; zu St. Marx als Endpunkt des berühmten Wiener Scharlachrennens Opll, Scharlachrennen.

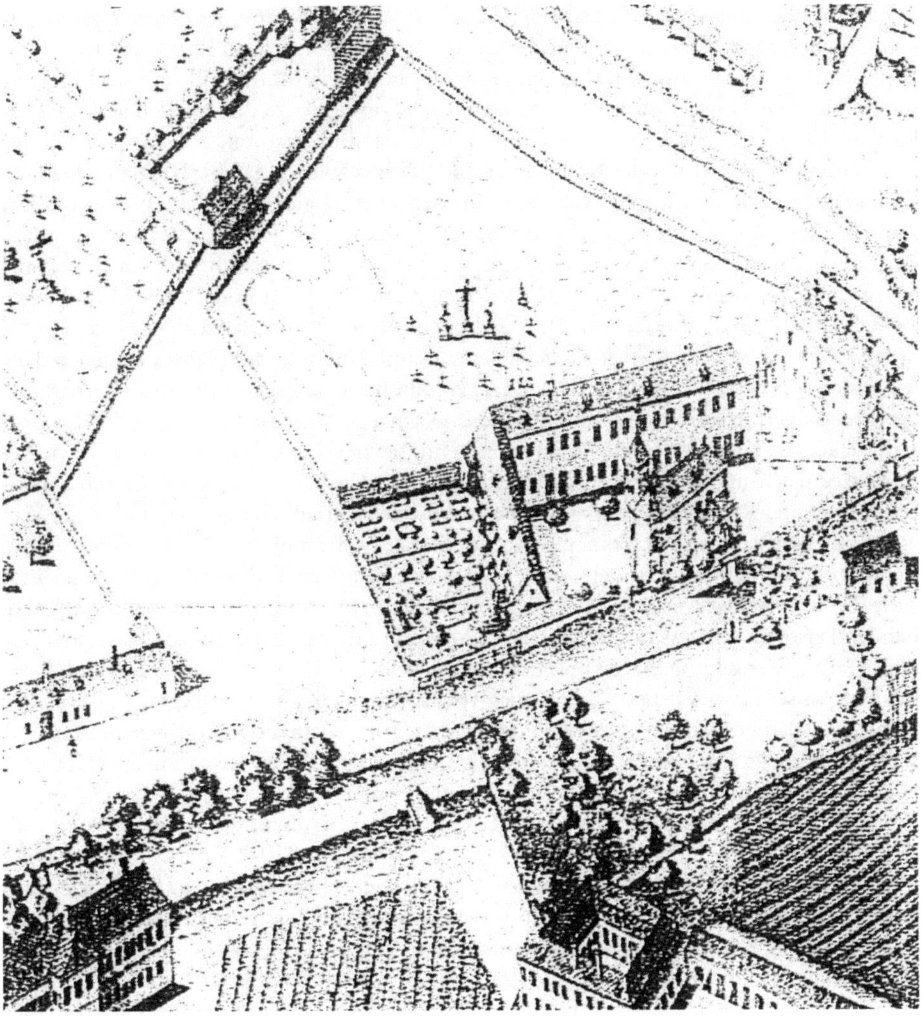

Abb. 13: Wien, Leprosenhaus an der Als (Ausschnitt aus dem Vogelschauplan von Joseph Daniel Huber 1771) (Foto: Privatarchiv der Autoren).

schreibungen oftmals auch den Eindruck von Baufälligkeit: Das 1380 erwähnte Kitzbühler Siechenhaus war 1551 so baufällig, dass es abgebrochen werden musste. Insgesamt vier von sechs Kitzbühler Viertel zahlten zur Neuerrichtung des neuen, sieben Räume umfassenden Siechenhauses jeweils bescheidene 16 fl.[134]. Ab dem Beginn der Neuzeit lassen sich kaum mehr Leprakranke in den Siechenhäusern nachweisen, andere Krankheiten (wie die Syphilis, Pest) bestimmten stärker das epidemische Erscheinungsbild und nachfolgend die funktionale Ausgestaltung der Siechenhäuser. Somit diente das Siechenhaus vielfach als eine Art Wartezimmer für eine Aufnahme in das Bürgerspital, wie das Beispiel des frühneuzeitlichen Zwettl oder Krems gut zeigt[135]. In Salzburg gelangte 1601 eine Frau ins Tamsweger Siechenhaus, weil „ein Bamb ihr den Fueß abgeschoßen"[136]. Das mit höherem Prestige ausgestattete Leobener Bürgerspital und das für sozial niederer rangierende Personen dienende Siechenhaus unterschied sich vor allem durch die nur im Bürgerspital gereichte Nahrung und durch die niedrigen Aufnahmegebühren[137]. Die Vorarlberger Anstalt „im Töbele", auf der Allmende zwischen Nüziders und Bludenz gelegen (1358), die seit dem Jahr 1558 eine vertragliche gemeinsame Nutzung des Hauses zwischen dem Montafon, der Stadt Bludenz und Nüziders vorsah, betreute gegen Ende des 17. Jahrhunderts schon vermehrt Arme und Obdachlose. Nach 1800 nützte die Gemeinde Nüziders schließlich das Gebäude bis 1879 als Altenheim, bevor es an einen Privatmann verkauft und mit Ausnahme der Kapelle abgerissen wurde[138]. Üblicherweise koexistierten Leprosen-/Siechenhaus und Bürgerspital in der Frühmoderne friedlich nebeneinander, die Verantwortlichen strebten nach einer Zusammenarbeit, sofern nicht ohnedies gemeinsame Verwaltungseinheiten gefunden werden mussten. Konnten Todkranke im Bürgerspital nicht mehr verpflegt werden, schob sie die Hausleitung – oft gegen den Willen der sterbenden Personen – in das Leprosenhaus ab. Wassersucht, Probleme mit der Blase oder mit dem Darm, Erkrankungen, die unter den Namen „eckelhaftigkeit" fielen, verbanden die beiden Häuser unwillentlich[139]. Der Weg vom Siechenhaus in das Bürgerspital war mit Sicherheit steiniger, jedoch auch nicht undenkbar. Sofern jemand definitiv gesundete und sich weiterhin als arm erwies, konnte sich die Leprosenanstalt im Ausnahmefall als Wartehalle für das ersehnte Bett im Bürgerspital entpuppen.

Vor allem in Ostösterreich hatten die Auseinandersetzungen mit den Hussiten und den Ungarn im 15. Jahrhundert bzw. mit den Osmanen im 16. und 17. Jahrhundert (1529/1532, 1683) für die Siechenhäuser weitreichende Konsequenzen. Das Retzer und das Kremser Siechenhaus überstanden beispielsweise die Hussiteneinfälle ins nördliche Niederösterreich nicht; das Wiener Neustädter und St. Pöltener Siechenhaus wurden dagegen in den 1520er Jahren aufgrund der Osmanengefahr abgerissen – erst 1639 schritt man auf der finanziellen Basis einer Stiftung einer Bürgermeisterswitwe zur Planung eines Lazaretts (Neubau 1649/50)[140]. Auch das durch die erste osmanische Belagerung Wiens stark in Mitleidenschaft gezogene Wiener Siechenhaus Klagbaum konnte erst 1581 durch adelige Hilfe (Barbara Gräfin von St. Georgen und Pösing) wieder in Betrieb genommen

---

134 Kostenzer, Gesundheitswesen in Kitzbühel 404.

135 Gramm, Zwettler Bürgerspital 250f.; Ottner, Verwalten 131–134.

136 Heitzmann, Bürgerspital 29; zur Einweisung einer taubstummen Frau 1841 nach längerem Schub ins Kufsteiner Leprosenhaus Eisterer, Leprosenhaus 173.

137 Huber-Reismann, Medizinische Versorgung 53f.

138 Bussjäger, Gemeindebuch Nüziders 62–66; Leuprecht, Beiträge; ders., Krankenpflege; Egger, Ausgrenzen 34–36; Wanner, Medizin in Vorarlberg Abb. 29 Nr. 6 u. 7, 31 Nr. 8.

139 Weiss–Kramml, Bürgerspital 67.

140 Lechner, Wiener Neustädter Bürgerspital 73, 142–145, 258f.; Wurmbrand, Wiener Neustädter Bürgerspital 272–274; für St. Pölten (1529) Helleiner, Geschichte 10; siehe ebda. 11: Bürgertestament 1536: „Mein klains gärtlein schaff ich zum siechenhauß, wen mans paut. Wo man es aber nit paut, so schaf ichs zu der pharkirchen".

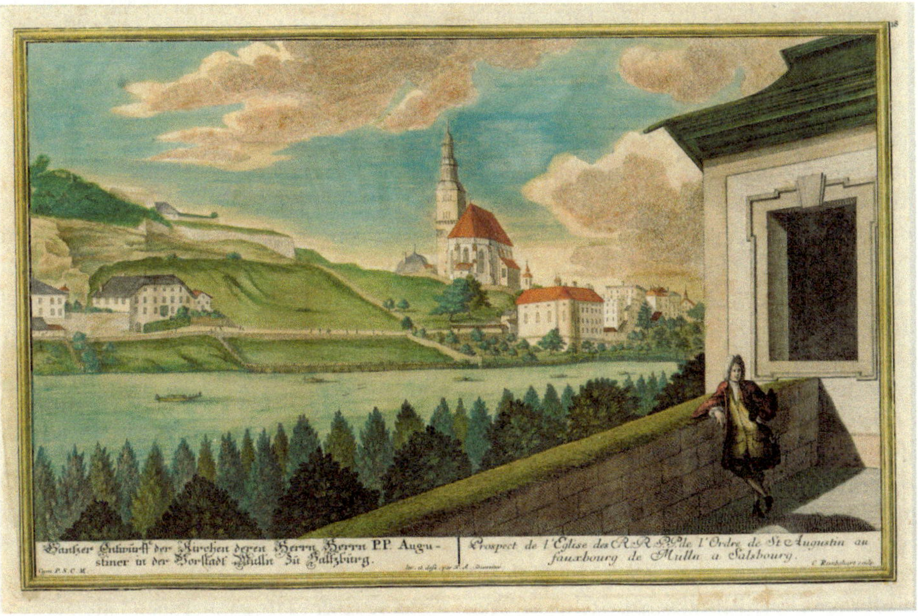

Abb. 14: Salzburg, Ansicht auf die Kirche in Mülln und das davor liegende Siechenhaus Mülln (Stich von Franz Anton Danreiter um 1735) (Quelle: Bibliothek St. Peter, Salzburg).

werden[141]. Die Siechenhäuser mit ihrem Stiftungsvermögen blieben in der Neuzeit weiter bestehen, wandelten sich aber in Einrichtungen für ansteckende Krankheiten, Armenhäuser und mitunter in Krankenhäuser. Das 1602 gegründete Straßfelder Siechenhaus in Linz (Abb. 21, S. 87) wurde etwa 1757 an die Barmherzigen Brüder übergeben[142], andere Siechenhäuser wurden in Akutspitäler umgewandelt. Nach dem endgültigen Verebben der Lepra im mitteleuropäischen Raum verlor beispielsweise auch das Bregenzer Leprosorium seine ursprüngliche Bedeutung. Um 1750 wurde die städtische Anstalt zwar als Arme-Leute-Spital bezeichnet, jedoch wie das Landspital als Isolierstation für Krebskranke, Epileptiker, Syphilitiker etc. genützt, welches umgewandelt in ein Altenheim bis ins 21. Jahrhundert Bestand hatte[143]. Vor allem in josephinischer Zeit schloss man viele Siechenhäuser bzw. fielen diese den josephinischen Strukturreformen im Krankenhauswesen zum Opfer; viele Einrichtungen wurden umgebaut, verkauft oder aufgelöst. Aber auch im 19. Jahrhundert gab es noch zahlreiche Schließungen von Siechenhäusern – so ließ man das Laufener Siechenhaus erst 1860/61 auf. Im frühen 19. Jahrhundert öffnete das Salzburger Leprosenhaus Mülln, das weiterhin eine wesentliche Rolle in der unentgeltlichen Armen- und Krankenversorgung der Residenzstadt spielte, seine Tore zumindest für das interessierte Publikum und Reisende, die über die Anstalt berichten wollten. Auch einige Personen mit körperlichen Besonderheiten wurden in der Stadt damit unfreiwillig bekannt. Das Gebäude in Mülln diente bis ins 21. Jahrhundert als Ort der Barm-

141 Czeike, Wien Lexikon 3 521.

142 Katzinger, Fürsorgewesen 17f.; Abbildung bei Thaler–Steiner, Bau- und Kunstdenkmäler 193, Text 194f.

143 Scheutz–Weiss, Spital als Lebensform 96–100 (Leprosenhaus Bregenz); Burtscher, Sondersieche 68.

herzigkeit, seit dem Jahr 1947 unter dem Namen „Landespflegeanstalt". Im Herbst 2012 wurde die Realität schließlich an die Erzdiözese Salzburg verkauft und die Pflegetätigkeit in den alten Räumlichkeiten mit 31. Dezember 2013 endgültig eingestellt[144].

Auf der Grundlage umfangreicher empirischer Studien für die rheinischen Leprosenhäuser konnte Martin Uhrmacher idealtypisch mehrere Standortfaktoren für die Schaffung von diesbezüglichen Einrichtungen in seinem Untersuchungsgebiet ausmachen[145]. Konstitutiv für die Anlage der in Wohn- und Wirtschaftstrakte separierten Leprosorien erwiesen sich die Lage außerhalb der Siedlung bzw. der Stadtmauer, die bevorzugte Wahl von verkehrsgünstigen[146] städtischen Zufahrtsstraßen (besonders Brücken, Kreuzungen, Flussufer von schiffbaren Flüssen), die Nähe zu Fluss- oder Bachläufen, die Umfriedung des Leprosoriums und seiner Nebengebäude bzw. die Anlage eines tiefen Grabens, die Schaffung einer Kapelle zur geistlichen Betreuung der Insassen, die Anlage spezieller Friedhöfe für Aussätzige und die Nähe zum suburbanen Hochgericht, zum vor der Stadt arbeitenden Abdecker oder zu den vorstädtischen Lagerplätzen (etwa von Holz)[147]. Ein Vergleich dieser Angaben mit den österreichischen Siechenhäusern fördert Vergleichbares zu Tage, wenngleich hier oft Kapellen fehlen (bzw. erst nachträglich eingerichtet werden) oder Umfriedungen nur rudimentär ausgebildet erscheinen. Alle österreichischen Siechenhäuser lagen ebenfalls außerhalb, im Windschatten von ummauerten, urbanen Agglomerationen, weil neben der überwachten Isolierung der Kranken außerhalb der Siedlungen vor allem das Erbetteln von Almosen eine essentielle Einnahmequelle der Siechenhäuser (etwa Abb. 6A–B, S. 50f.) darstellte. Bevorzugt an überregionalen Straßen siedelten sich diese Einrichtungen an, wie etwa das Beispiel des 1313 erwähnten Innsbrucker Leprosenhauses St. Nikolaus zeigt, das nordwestlich der Stadt und jenseits des Inn an der wichtigen Straße von Innsbruck ins Unterinntal lag[148]. Das 1389 erwähnte, östlich der Stadt gelegene Siechenhaus von Weitra befand sich an der überregional wichtigen Straße nach Zwettl[149]. Das südlich der Stadt situierte Freistädter Siechenhaus lag an der Fernhandelsstraße nach Linz. Das östlich der Stadt gelegene Siechenhaus von Tulln hatte seinen Sitz an der Handelsstraße nach Wien oder etwa das nördlich der Stadt gelegene, 1334 erstmals genannte Siechenhaus von Lienz lag entlang der alten Römerstraße „Via Iulia Augusta", die von Süden nach Innsbruck weiterführte[150]; das Villacher Siechenhaus entlang der Handelsverbindung nach Klagenfurt[151]. Die Nähe zu Flüssen spielte eine wichtige, aber offenbar nicht immer entscheidende Rolle. Die Nähe zu Wasser erleichterte die Anlage von Badehäusern, das Waschen der Wäsche und die Entsorgung der Abfälle, barg aber auch das Risiko der Hochwassergefährdung[152]. Jedes Siechenhaus sollte zudem über eine eigene Wasserversorgung in Form eines Brunnens verfügen, weil die kranken

144 Scheutz–Weiss, Spital als Lebensform 124 (Siechenhaus Mülln).

145 Uhrmacher, Lepra 104–112; Kaspar–Krug–Belker, Wandel 672; Belker, Aussätzige 211f.; Müller, Lepra 78f.

146 Jankrift, Hospitäler und Leprosorien 299.

147 Schneider, Sondersiechenhaus 484.

148 ÖStB Tirol 1 110; Unterkircher, Lepra, Almosen.

149 PfA Weitra, 1389 März 27; Regest Wintermayr, Weitra Nr. B/18 (http://www.monasterium.net/ [18. 10. 2018]); ÖStB NÖ 3 253; Stadtmappe Weitra.

150 ÖStB Tirol 1 192; Stadtmappe Lienz.

151 Neumann, Bürgerspital 121; Stadtmappe Villach.

152 Zu in ihren Betten schwimmenden Kranken des Wiener Bürgerspitals Opll, Nachrichten 58f. (zu 1295); zum Hochwasser von 1827, das das Leobener Siechenhaus schwer schädigte, Weiss, Den Kranken zum Heile 37.

und damit „unreinen“ Hausbewohner nicht direkt die öffentlichen Brunnen mitbenutzen sollten[153]. Das Beispiel Leoben zeigt das im 14. Jahrhundert erstmals genannte, südwestlich vor der Stadt gegründete Siechenhaus auf einer Hochterrasse unmittelbar neben der Mur[154], das im 14. Jahrhundert genannte Kitzbühler Siechenhaus stand ebenso in der Nähe von Bächen bzw. Mühlgängen[155] wie das seit 1476/77 nachweisbare, nördlich des Dorfes gelegene Siechenhaus von Schwaz in Tirol (Abb. 22, S. 98), das später offenbar um ein Badehaus erweitert wurde[156]. Das außerhalb des Burgfrieds angelegte, 1562 erstmals erwähnte Siechenhaus in Tamsweg situierte man entlang eines, ab dem 15. Jahrhundert bedeutsamen Wallfahrerweges[157]. Einige Städte besaßen im Mittelalter nur ein Spital, doch lassen sich mitunter als Ausdifferenzierungen zu verstehende Abspaltungen von diesen multifunktionalen Einrichtungen bemerken. So legte man im Salzburger Radstadt im endenden 16. Jahrhundert östlich vor der Stadt ein „Neuhaus“ an, um offenbar das im 14. Jahrhundert gegründete Katharinenspital zu entlasten[158]. Mitunter hören wir von mehreren Siechenhäusern, vielleicht kleinen Leprahütten vor der Stadt, wie das Beispiel von 1398 für Knittelfeld belegt, wo von den „oberen siechen“ und dem „mittleren synhaus“[159] die Rede ist. Auch in Linz gab es ein mittelalterliches „oberes“ Siechenhaus und ein 1602 genanntes „unteres“ (Straßfelder) Siechenhaus[160]. Manche Siechenhäuser lagen in der Nähe der als Herrschaftssymbole und Grenzzeichen dienenden Hochgerichte wie die Beispiele des 1410 erwähnten Siechenhauses Gmunden und des 1379 erwähnten Siechenhauses Hallein verdeutlichen[161]. Der Abstand des Siechenhauses von der Stadt war nicht nur von Straßen, sondern auch von den Burgfriedsgrenzen abhängig, so scheinen manche Siechenhäuser bewusst außerhalb des Burgfrieds angelegt worden zu sein. Die Wiener Siechenhäuser St. Lazar, St. Johannes in der Siechenals (Abb. 12, 13, 19, S. 76f., 86) und Klagbaum lagen exakt an der Schnittstelle von Fernstraßen mit dem Wiener Burgfried[162]. Das westlich der Stadt gelegene, aus dem 14. Jahrhundert stammende Ennser Siechenhaus oder das 1380 erwähnte Kitzbühler Siechenhaus lagen dagegen bewusst außerhalb des Ennser/Kitzbühler Burgfrieds[163], während sich das im 13. Jahrhundert gegründete Waidhofner Siechenhaus oder das Siechenhaus Laufen noch innerhalb des Burgfrieds befand[164]. Vor den Siechenhäusern standen öfters Kreuze, kleine Wegkapellen, Bild- und Opferstöcke, die memorativ an das Leid der Siechen erinnern sollten, aber auch für den Betrieb der Häuser essentielle Spendengelder heischen wollten. Vor dem Lienzer, erstmals 1334 erwähnten Siechenhaus fand sich beispielsweise ein gemauertes, erstmals

153 Weiss, Karitativer Stadtraum 447–472; für Kufstein Erwähnung eines reparaturbedürftigen Ziehbrunnens bei Eisterer, Leprosenhaus 173.

154 Weiss, Den Kranken zum Heile 23–27; ÖStB Stmk 3 139; zur Stadtmorphologie der Stadt (ohne Vorstädte und damit die Spitäler) Joham, Leoben; Stadtmappe Leoben.

155 AT-AES 6.2.U3.CXLVI [Kitzbühel, 1383 Februar 22]; Stadtmappe Kitzbühel; Kostenzer, Gesundheitswesen in Kitzbühel 403–411.

156 ÖStB Tirol 1 223; Stadtmappe Schwaz; für Bozen Schneider, Sondersiechenhaus 486.

157 Heitzmann, Bürgerspital 29.

158 Aufmesser, Gesundheitswesen 327; Stadtmappe Radstadt.

159 Vlasaty, Spital 55.

160 Katzinger, Fürsorgewesen 17f.

161 Greinz, Hallein 111f. (Nr. 58); Schwarz, Leprosenhäuser 82–89; ÖStB OÖ 165; Stadtmappe Gmunden; Stadtmappe Hallein.

162 Perger–Brauneis, Die Mittelalterlichen Kirchen 258–269; wichtig auch die Rekonstruktion von Reichmann, Siechenhauskirchen.

163 Katzinger, Brennpunkt 145; ÖStB OÖ 132; Kostenzer, Gesundheitswesen in Kitzbühel 404.

164 Richter, Siechenhaus 42f.

1390 erwähntes Kreuz und ein 1400 errichteter Bildstock[165]. In einer Burgfriedsbeschreibung aus Melk von 1556 wird etwa das Kreuz beim Siechenhaus als eine markante Ortsbezeichnung angeführt[166].

Nach dem 3. Laterankonzil von 1179 sollten Leprosen- und Siechenhäuser eine Kapelle, einen Friedhof und seelsorgerliche Betreuung der Insassen aufweisen, wenn sich auch diese idealtypischen Bestimmungen wohl nur für größere Städte verwirklichen ließen. Ein Wirtschafts-, ein meist nach Geschlechtern getrennter Wohntrakt und eine mitunter erst nach der Gründung nachweisbare Kapelle können als Basisausstattung eines größeren Siechenhauses gelten[167]. Das am Beginn des 13. Jahrhunderts belegbare St. Gallener Siechenhaus Linsebühl besaß beispielsweise im 16. Jahrhundert bei einer Kapazität von drei bis zehn Aussätzigen (und drei bis neun Personen Personal) ein oberes, dem Dienstpersonal als Wohnstatt dienendes und ein unteres, den Kranken gewidmetes Haus. Linsebühl besaß weiters einen Backofen, eine Sennerei, eine Badstube, Kraut-, Gemüse-, Kräuter- und Obstgarten und daneben Wirtschaftsgebäude[168]. Das Bregenzer Leprosenhaus erhielt im Jahr 1400 durch Abt Heinrich von Mehrerau die Bewilligung zum Bau einer Siechenkapelle[169] und zur Anlage eines eigenen, ausschließlich zur Bestattung der Aussätzigen bestimmten Friedhofs. Das kleine, Maria Magdalena geweihte Kirchlein stand sowohl den Gesunden als auch den Kranken offen, die Kranken mussten eine schmale Tür an der Rückseite der Kapelle als Zugang zur Empore benutzen, sodass Gesunde und Kranke nicht unmittelbar in Kontakt kamen.

Nach einer neueren Übersicht für die meist im 14. Jahrhundert erstmals erwähnten, vermutlich insgesamt 14 Siechenhäuser im Erzstift Salzburg[170] waren die meisten Einrichtungen recht klein, vier bis fünf Insassen als Untergrenze und acht bis zehn als durchschnittliche Obergrenze lassen sich erschließen[171]. Einzig das Salzburger Siechenhaus Mülln (Abb. 14, S. 79) ragte mit 40 bis 50 Insassen deutlich über das durchschnittliche, kleindimensionierte Maß hinaus[172]. Nach einem nicht unproblematischen Versuch der Erstellung einer Relation von institutionalisierten Sondersiechen zur Einwohnerzahl des Landes, kam im Erzstift Salzburg bei insgesamt rund 115 Siechenhaus-Versorgungsplätzen ein Siechenhausplatz durchschnittlich auf 870 Landesbewohner[173]. Auch in anderen Teilen des heutigen Österreich zeigt sich ein ähnliches Bild: In Waidhofen/Ybbs gab es vermutlich ebenfalls nur vier bis fünf Insassen im Spätmittelalter, im 17. Jahrhundert befanden sich 20 Personen im Siechenhaus[174]. Auch andere Siechenhäuser fügen sich ins Bild: Das kleine Kitzbühler Siechenhaus barg nach dem Inventar von 1629 „Fünff alt zerissene Döckhen" und „Sechs gemaine Petstaten"[175].

---

165 Stadtmappe Lienz.

166 Siehe das Regest bei 1556 IV 9: Winner–Herold, Melk Nr. 1913.

167 Reicke, Das deutsche Spital I 316f.; Kaspar–Krug–Belker, Wandel 672.

168 Sutter, Ernährung 25f.; Burtscher, Sondersieche 61f.

169 Siehe zur Bau- und Kunstgeschichte der Vikariatskirche zur hl. Maria Magdalena Frey, Kunstdenkmäler, zum Siechenhaus 307–309; Scheutz–Weiss, Spital als Lebensform 96–100 (Leprosenhaus Bregenz).

170 Schwarz, Leprosenhäuser.

171 Für Kufstein (höchstens zehn Personen, 1845/47 nur mehr fünf Insassen) Eisterer, Leprosenhaus 173.

172 Schwarz, Leprosenhäuser 207; als Beispiel für ein großes norddeutsches Leprosorium (um 1430 45 Insassen, 1477 27 Insassen) das Beispiel Lüneburg Schmidt, „De provende" 233.

173 Schwarz, Leprosenhäuser 210.

174 Vermutlich erschließbar aufgrund von Stiftungssummen: 12 Denar für das Spital und 4 Denar für das Siechenhaus, Richter, Siechenhaus 44.

175 Kostenzer, Gesundheitswesen in Kitzbühel 406.

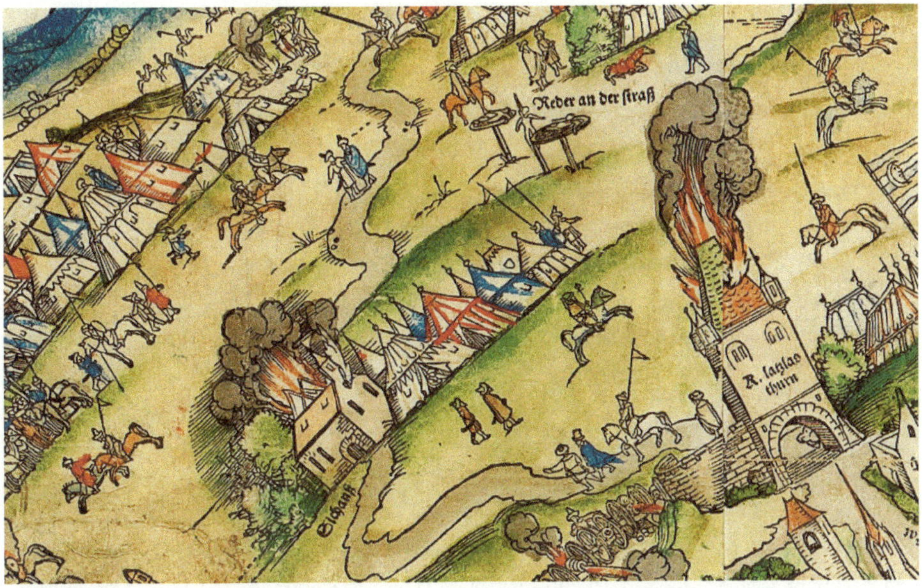

Abb. 15: Wien, Leprosenhaus Klagbaum, Ausschnitt aus dem Meldemanplan von 1530 (Wien Museum, Inventarnr. 48068).

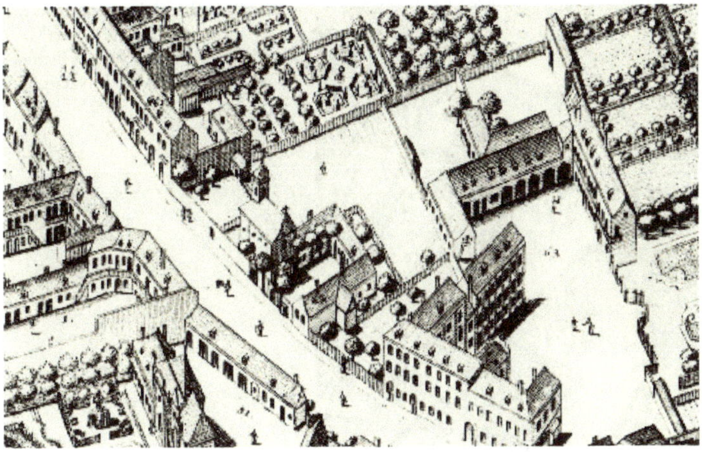

Abb. 16: Wien, Siechenhaus Klagbaum, Ausschnitt aus dem Vogelschauplan von Joseph Daniel Huber 1771 (Foto: Privatarchiv der Autoren).

Siechenhäuser weisen nach ihrer Gründungsintention idealtypisch Räumlichkeiten bzw. räumliche Bausubstrate zur Isolierung der Kranken, zu deren Lebenssicherung (Herberge, Ernährung), zu deren Pflege, zur geistlichen Fürsorge und schließlich oft zur Bestattung auf. Wohnstätten für die Pflege- und Hilfskräfte sowie, meist getrennt nach Geschlechtern, die Insassen standen Wirtschaftsgebäuden (Stall, Scheunen), Brunnen (oder Zisterne) bzw. Quellfassungen, Waschhütten[176] oder „Padkössel"[177], Friedhof und

176 Burtscher, Sondersieche 42.

177 Kostenzer, Gesundheitswesen in Kitzbühel 406.

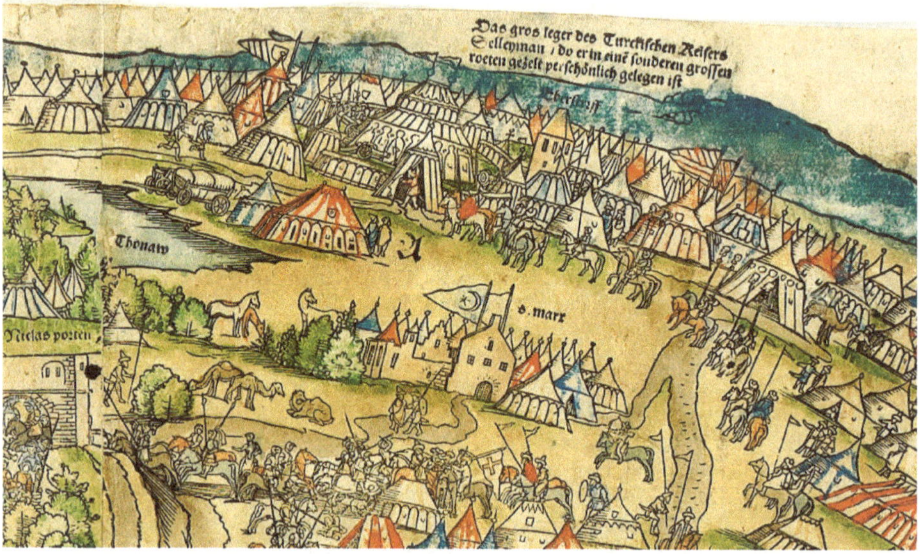

Abb. 17: Wien, Leprosenhaus St. Marx, Ausschnitt aus dem Meldemanplan von 1530. Das Leprosenhaus St. Marx war auch Endpunkt des in Schwechat gestarteten Wiener Scharlachrennens, das zwischen dem 14. Jahrhundert (gesichert ab 1382) und 1534 ausgetragen wurde (Wien Museum, Inventarnr. 48068).

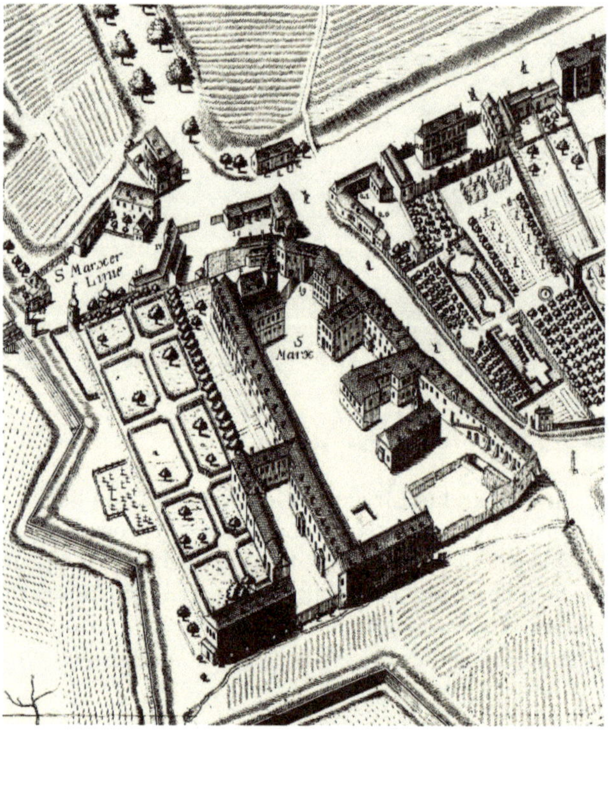

Abb. 18: Wien, Leprosenhaus St. Marx, Ausschnitt aus dem Vogelschauplan von Joseph Daniel Huber 1771 (Foto: Privatarchiv der Autoren).

abschließenden Mauern gegenüber[178]. Daneben gab es auch mitunter Wirtshäuser und Unterkünfte für vagierende Landleprose[179]. Während die Kapellen aus Stein gebaut wurden, zählt das Fachwerk zur häufigsten Bauform der Wirtschafts- und Wohngebäude. Meist datieren schriftliche Beschreibungen der Siechenhäuser aber erst aus der Frühen Neuzeit, als sich die Siechenhäuser vermehrt zu Armenhäusern gewandelt hatten. Das 1584 erstmals erwähnte Leprosenhaus von St. Johann im Pongau war nach einem Bericht vom Ende des 18. Jahrhunderts „ganz gemauert, von 2 kleinen Geschossen“[180]. Ebenfalls aus der Finalphase der Siechenhäuser, Ende des 18. Jahrhunderts, datiert eine andere Beschreibung des 1440 erstmals erwähnten Mittersiller Siechenhauses, das als „halb gemauert, und darauf von holz erbautes haus, zwey Stokwerch hoch, sehr alt, und baufällig“[181] galt. Das große, neuzeitlich mit 40 bis 50 Insassen belegte, nahe der Salzach gelegene Salzburger Leprosenhaus Mülln stellte sich im 18. Jahrhundert als eindrucksvolles Ensemble dar, was sicherlich nicht dem österreichischen Durchschnitt entsprach: „Zur rechten an der Salza, ein 4 niedrige Geschosse hohes, und in den 3 obersten nicht sehr hohe 7 Fenster breites Gebäude, das erst vor wenigen Jahren um das 4te Geschoß erhöhet worden ist. Im Erdgeschosse ist ein schmahler Eingang von der Strasse zwischen 6 Fenstern, und rückwärts und zur Seite ein Obst- und Küchengarten. An das Gebäude ist gegen das Stadtthor ein kleines niederes, nicht über 12 Schritte breites Kirchlein angebaut, das 2 Altäre von Holze hat, wovon der Hochaltar ein schwarzes Crucifix mit einer kleineren als Puppe gekleideten schmerzhaften Mutter von Holze in einem Glaskasten, und der Seitenaltar eine andere gemahlte Muttergottes, Maria zu Dorfen, in einem Glasrahme enthält. Eine kleine Emporkirche hat ein Musikchörchen nebst einer kleinen Orgel. Der Haupteingang in dieses Kirchlein ist von der Strasse. Im Inneren der Kirche zur linken sind 2 Thüren, wovon eine in die Sakristey, die andere in das Leprosenhaus führt“[182]. Das Siechenhaus Mülln verfügte also zu dieser Zeit über vier niedrige Geschosse, eine kleine Kirche mit zwei Altären, einen Obst- und Küchengarten. Die durchschnittliche, in der Regel wohl bescheidene Ausstattung der österreichischen Siechenhäuser lässt sich etwa aus dem Inventar des dem Heiligen Markus gewidmeten Siechenhauses von Wiener Neustadt von 1472 näher erschließen: „am ersten VIII pett, I lideren polster, V haubt, clain und gras; item VI kus [Kissen], clain und gras; item IIII kotzen, clain und gras; item ein rauche deck; item ein kessel mit einem trifus“[183]. Daneben fanden sich noch einige metallene Behältnisse, Gerätschaften für den Hausgebrauch und einige Hühner. Im Vergleich zu den (Bürger-)Spitälern wurden die hierarchisch und nach ihrem Sozialprestige geringer geachteten Siechenhäuser auch deutlich weniger bestiftet[184]. Das 1380 erstmals erwähnte Kitzbühler Siechenhaus verfügt über mehrere frühneuzeitliche Inventare (1580, 1605, 1611, 1619, 1629), die eine sieben Räume umfassende, mit Bad und Stall ausgestattete Einrichtung zeigen. Eine Stube diente als Aufenthaltsraum, eine Küchenkammer als Vorratsraum und in den Schlafkammern standen sieben Betten[185]. Eine eigene Kapelle gab es

---

178 Als Überblick Leistikow, Bauformen 108f.

179 Leistikow, Bauformen 108.

180 Schwarz, Leprosenhäuser 91.

181 Ebd. 113.

182 Hübner, Beschreibung 1 446f.

183 Lechner, Wiener Neustädter Bürgerspital 143.

184 Lediglich eine Kuh stiftete eine Wiener Neustädter Donatorin dem lokalen Siechenhaus 1435, ebd. 143.

185 Kostenzer, Gesundheitswesen in Kitzbühel 404–406.

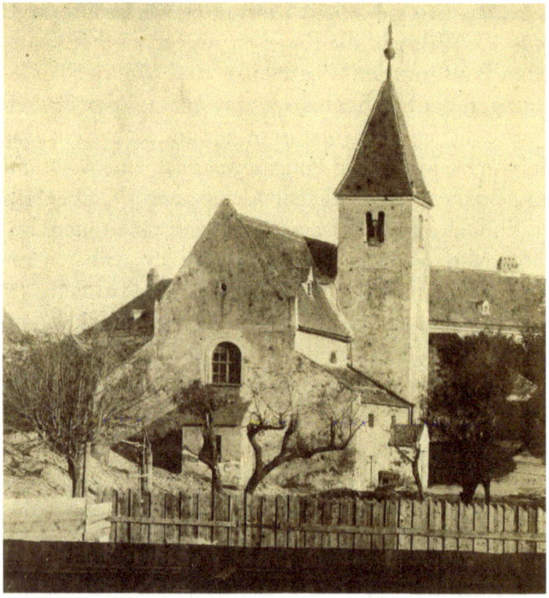

Abb. 19: Wien, Leprosenhaus an der Siechenals, frühe Fotografie der Kirche St. Johann an der Als (Quelle: Wien Museum, Inventarnr 48956).

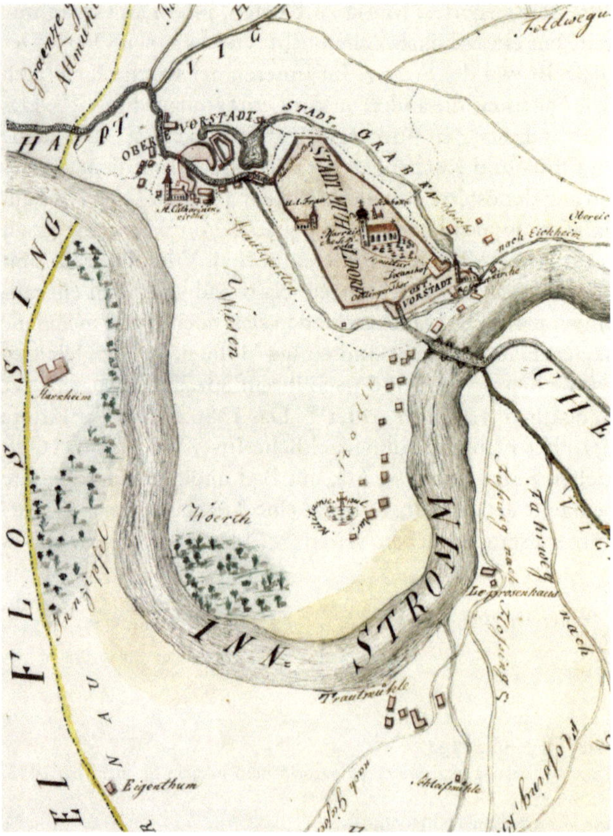

Abb. 20: Mühldorf, Bayern, Leprosenhaus, Topografischer Entwurf 1817 (Foto: StA Mühldorf).

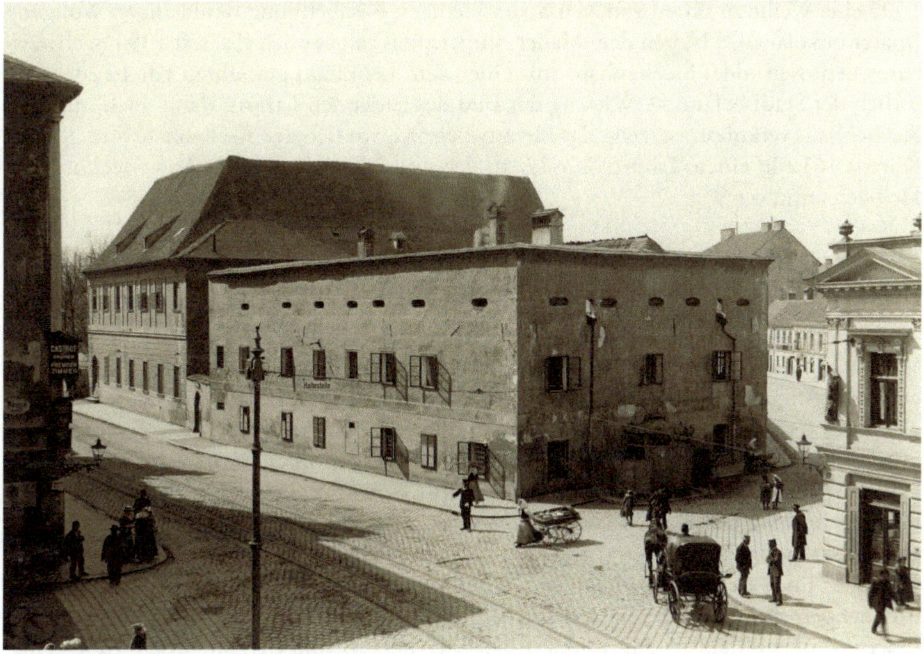

Abb. 21: Linz, Siechenhaus Straßfelden (gegründet 1602) (Linz, Landstraße 74–76); der Linzer Fotograf Alois Schwarz machte diese Aufnahme 1909 (Quelle: Stadtmuseum Linz, Inventarnr. NWA-000307).

im Kitzbühler Siechenhaus nicht, aber vermutlich nach einem Hinweis in der Kirchenpropstrechnung von 1759 einen Hausaltar[186].

Jedes Siechenhaus wies im Idealfall eine eigene Kirche oder wenigstens eine Kapelle auf, aber nur die größeren Siechenhäuser besaßen baulich gesonderte, häufig im Einraumtypus angelegte Kirchen[187], die über keine einheitliche Patrozinienstruktur verfügten[188]: Die drei Wiener Siechenhäuser wiesen in ihren Kapellen als Patrozinien den als Inbegriff des Leprakranken firmierenden Heiligen Lazarus (Wien III, ab 1370 St. Marx), im 1267 gegründeten Klagbaum den Heiligen Jakob (Wien IV) und im Siechenhaus an der „Siechenals" den Heiligen Johannes (1255 erstmals genannt) als Patron auf. Das vor der Stadt gelegene, im 14. Jahrhundert erwähnte Kremser Siechenhaus war dem Heiligen Anton gewidmet[189], die aus dem 14. Jahrhundert stammende Tullner Einrichtung dem Heiligen Sigmund[190] und die Kapelle des 1354 erstmals erwähnten Wiener Neustädter Siechenhauses dagegen dem Heiligen Marx (Markus)[191]. Das vor 1385 genannte Siechenhaus in Freistadt besaß ein Johannes-Patrozinium[192]; in St. Pölten spricht man vom Siechenhaus „zue Unser Frawen [bei] den armen levtten"[193]; das Innsbrucker Leprosenhaus erhielt

186 Ebd. 407.

187 Braun, Spitalkirchen in Altbayern 30.

188 Siehe die Patrozinienübersicht für die Schweiz bei Müller, Lepra 80.

189 Richter, Spitalwesen 78f.

190 Ebd.

191 Lechner, Wiener Neustädter Bürgerspital; Richter, Spitalwesen.

192 Alpi, Freistadt 53.

193 Helleiner, Geschichte 10 (Weihe 1420: Maria); ähnlich Bregenz: „Unsere liebe Frau bei den Feldtsiechen" (daneben auch Leonhard, Jodem und Agatha) Burtscher, Sondersieche 44.

1502 eine Weihe zu Ehren von Maria, der Heiligen Elisabeth und des Heiligen Wolfgang (später Nikolaus)[194]. Neben dem Haller Bürgerspital gab es noch ein, seit 1354 nachweisbares Leprosen- oder Siechenhaus mit einer dem Leonhard geweihten Kirche, das sich östlich der Stadt befand[195]. Wie eng das Bild des leidenden Lazarus dann doch mit dem Siechenhaus verknüpft ist, zeigt das Lienzer Beispiel, wo sich der Siechenhausvater Kaspar Khreds 1612 in einem Lazarus-Fresko an der Außenfassade, das die Auferweckung des Heiligen zeigt, verewigte[196].

2.3.1 Siechenhaus-Ordnungen

Mittelalterliche Gründungsvorgänge von Sondersiechenhäusern sind kaum belegt, die Verwaltung der Leprosenhäuser unterstand häufig dem Rat, der Provisoren als Vorsteher einsetzte. Aufgrund der Kapellen und Kirchen unterlagen die Leprosorien auch dem Kirchenrecht – die Leprosenordnungen spiegeln diesen bruderschaftsgleichen, einem Kloster mitunter ähnlichen Lebenswandel der Leprosen deutlich wider. Meist verfügen wir über keinerlei Quellen über die Gründung der Leprosenhäuser, lediglich die gut dokumentierte Gründung des südlich vor Wien gelegenen Siechenhauses Klagbaum bildet hier eine Ausnahme. Der mit beträchtlichem Vermögen versehene Magister Gerhart, Pfarrer von Wien und Geras, stiftet 1266 ein Siechenhaus mit Kapelle, damit die Siechen „dester mynner gemainschaft haben in der stat mit den gesunten“[197] – wie es in einer deutschen Übersetzung aus dem 15. Jahrhundert heißt. Es liegt sowohl ein gemeinsam für das Siechenhaus als auch für das Wiener Himmelpfortkloster ausgestellter Stiftbrief aus 1267[198] sowie eine auf Latein gefasste, 1266 ausgestellte Hausordnung[199], die im 15. Jahrhundert auf Deutsch in das Wiener Eisenbuch (ein Stadtbuch) eingetragen wurde, vor. Die nach Art einer Bruderschaft betriebenen Siechenhäuser standen – wie das Wiener Beispiel Klagbaum gut verdeutlicht – meist unter der Leitung eines Meisters und einer Meisterin, für Rechtsangelegenheiten ernannte Meister Gerhard einen Vogt, die Wirtschaftsangelegenheiten regelte ein Schaffer. Eine zwischen Kirche und Stadt geteilte Aufsicht zeigt auch das Siechenhaus St. Marx im 13. Jahrhundert, das von einem landesfürstlichen Amtmann als Vogt geleitet wurde, die Spitalkapelle unterstand dem Wiener Pfarrer[200]. Den Siechenhäusern stand organisatorisch ein vom Stadtrat eingesetzter Leiter vor, der meist als Meister (Wien St. Marx, Klagbaum)[201], als Verweser (Siechenhaus Wiener Neustadt)[202], als Siechenhausvater (Lienz, Kitzbühel, Weitra)[203], als „obrist“ (Bozen)[204] oder als Pfleger der Sondersiechen oder Siechenmeister (Bregenz, Linz)[205] bezeichnet wird. Manche die-

---

194 Palme-Comploy, Pfarrkirche St. Nikolaus 103.

195 Stadtmappe Hall/Tirol.

196 Pizzinini, Heiliggeist-Spital 6.

197 Weigl–Just, Quellen 279; zu Siechenhausordnungen Müller, Lepra 99–102.

198 Druck bei Monumenta Boica 29/2 468–480 Nr. 92 (1267).

199 Weigl–Just, Quellen 278–280.

200 Perger–Brauneis, Die Mittelalterlichen Kirchen 261.

201 Richter, Spitalwesen 91f.

202 Für das 15. Jahrhundert Lechner, Wiener Neustädter Bürgerspital 143.

203 Pizzinini, Das Heiliggeist-Spital 5f.; Kostenzer, Gesundheitswesen in Kitzbühel 407.

204 Schneider, Sondersiechenhaus 487.

205 Siehe die Liste bei Katzinger, Fürsorgewesen 31f.; Birklbauer–Katzenschlager, Weitra 153; Burtscher, Sondersieche 46.

ser Siechenväter und -mütter erhielten als Leitungspaar vom Stadtrat und von der Kirchenverwaltung eigene Dienstverträge, wo Kost, Gehalt und Bekleidung für den Amtsverwalter festgelegt wurde[206]. Teilweise findet sich, wie im Fall von Bregenz belegt, eine Siechenmagd, in Feldkirch (Abb. 11, S. 72) lässt sich eine Köchin nachweisen[207]. Die Wiener Siechenhäuser werden in den Quellen häufig vergesellschaftet genannt – meist werden die Insassen als Sieche und nur in lateinischen Texten als „leprosi" bezeichnet. Die Klagbaum-Hausregel von 1266 spricht nur von Frauen als Insassen, ein getrenntes Wohnen der kranken Insassen und der Gesunden (Meister, Knecht und Priester) wird angesprochen. Auf Plänen des 18. Jahrhunderts (Joseph Daniel Huber) lassen sich dann für das Siechenhaus Klagbaum ein Frauen- und ein Männertrakt, getrennt durch die Spitalküche, erschließen[208]. Die bruderschaftlich angelegten Leprosorienordnungen nennen als Handlungsmaxime nicht nur Gehorsam, Messbesuch und Gebet, sondern auch Keuschheit und Armut. Daneben finden sich Verbote, ohne Erlaubnis die Städte oder Tavernen zu besuchen, mit Gesunden zu essen oder Gäste zu empfangen[209].

Die Anzahl der bisher von der Forschung im Untersuchungsraum belegten Ordnungen und die Dichte des häufig kontrastierenden Archivmaterials sind als gering einzustufen und nur selten gelingt es, eine detaillierte Schilderung vergleichbar zum Leben im Bürgerspital zu entwerfen. Viele dieser Siechenhausordnungen thematisieren Bestimmungen im Umgang mit den Gesunden innerhalb und außerhalb des Hauses, erteilen Vorschriften für das religiöse Leben innerhalb des Hauses (Gebetsstunden, Gottesdienst) und geben Anordnungen für das Leben der Gemeinschaft (Tagesablauf, Verbot von Streit, Nachtruhe)[210]. Im Kitzbühler Siechenhaus gaben sich die Siechen selbst unter Beiziehung der Pfleger 1529 eine bruderschaftliche Leprosenordnung („Sundersiechen alts Herkhomen"), die besonders das Almosensammeln betraf[211]. Die Kitzbühler Sondersiechen durften an Sonn- und Feiertagen gemeinschaftlich vor der Kirche Almosen sammeln; ein Mal im Jahr durften die Siechen auf eigene Rechnung durch drei Wochen und drei Tage hindurch sammeln. Fremde Sieche konnten sich im Siechenhaus drei Nächte aufhalten. Wenige Jahre danach, 1546, beschlossen die Kitzbühler „Prueder" eine Erweiterung, wo das Verbot ausgesprochen wurde, mit dem Mund zu betteln, lediglich mit der Klapper durfte gesammelt werden. Mitunter vermitteln Visitationen der Spitaleinrichtungen detailliertere Bilder, verdeutlichen aber auch, wie im Fall der Salzburger Exklave Mühldorf am Inn im Jahr 1673, dass es keine explizite Hausordnung oder Statuten gab, was wiederum den Insassen die Möglichkeit eröffnete, den „sozialen Raum" des Spitals nach ihren Vorstellungen zu gestalten[212]. Interne Streitigkeiten, Missgunst, kleinere Diebstähle und auch ein „Sexskandal" im Jahr 1692 brachten das Mühldorfer Leprosenhaus (Abb. 20, S. 86) in übles Gerede und gleichzeitig in Verruf. Die vermutlich nur mündlich tradierten Regeln galten nicht viel und die Kontrolle der sechs Insassen funktionierte erst nach ihrer

---

206 Am Beispiel eines Kitzbühler Siechenvaters (1580, 1629) Kostenzer, Gesundheitswesen in Kitzbühel 410f.

207 Burtscher, Sondersieche 45.

208 Siehe die Gestalt des Siechenhauses Klagbaum im 18. Jahrhundert am Huber-Plan (1769–1773) von Wien: Blatt 8.1 unter http://teca.bncf.firenze.sbn.it/ImageViewer/servlet/ImageViewer?idr=BNCF0003495768 [18. 10. 2018].

209 Belker, Aussätzige 213–216.

210 Kaspar–Krug–Belker, Wandel 679.

211 Kostenzer, Gesundheitswesen in Kitzbühel 408.

212 Nach Löw, Raumsoziologie 15, gekennzeichnet durch materielle und symbolische Komponenten; Weiss, Karitativer Stadtraum 461f.; zu individuellen Räumen im Spital Vanja, Orte der Verwahrung 43.

Übersiedlung ins Heilig-Geist-Spital im Jahr 1812. Das Leprosenhaus musste verkauft werden, da der Fluss Inn die Realität zu unterspülen drohte[213].

Die in der Hausordnung (für Zell im Pinzgau erst im Jahr 1800 definitiv nachgewiesen) schriftlich manifestierten Vorgaben verlangten von den Bewohnern einen frommen Lebenswandel und zwangen die in der Institution lebenden Frauen und Männer gleichsam zur Dankbarkeitsäußerung in Form von Gebeten[214]. Verlagern wir unseren Blick auf die Städtelandschaft des heutigen Vorarlberg, so konzentrierten sich die Leprosen- und Siechenhäuser in der Nähe der urbanen Siedlungen Bregenz, Feldkirch und Bludenz. Um die ansteckenden Kranken behandeln zu können, errichtete man wahrscheinlich schon im 14. Jahrhundert außerhalb der Stadtmauern, zwischen Feldkirch und Altenstadt, ein Siechenhaus. Sowohl dieses Haus, welches im Jahr 1640 noch zusätzlich durch einen Anbau eine Erweiterung erfuhr, als auch die direkt daneben liegende Kirche zur hl. Maria Magdalena wurden von der Bürgerschaft finanziert. Neben einem Seelsorger, der zumindest ein Mal wöchentlich die Messe las, hatten der Pfleger und ein Hausmeister für die innere Ordnung zu sorgen. Galten zwar Lepra und Pest als die großen Plagen der Stadt, so wurden laut den Satzungen aus dem Jahr 1610 neben den Kranken überdies Pfründner aufgenommen; eventuell lässt sich dies bereits als früher Hinweis lesen, dass die Anstalt kaum mehr mit „sondersiechen“ Patienten belegt war. Dennoch gibt es noch im späten 17. Jahrhundert Belege für die Lepraschau, die meist in St. Gallen oder Lindau erfolgte. Die angestellte Köchin sorgte für das leibliche Wohl, ihr musste zumindest mit Respekt begegnet werden. Geklagt wurde hauptsächlich wegen zu langer Aufenthalte von Fremden im Haus. Nach dem Abklingen der letzten Pestepidemien diente die Anstalt als Zufluchtsort für chronisch kranke Frauen und Männer, bevor das Anwesen mit allem Grund und Zubehör verpachtet wurde, die Siechen mussten in das Bürgerspital der Stadt Feldkirch übersiedeln[215].

Noch vor der Ausverhandlung eines Teilungsvertrages mit den sieben Gerichten im Juli 1614[216], der diesen in der Nähe der bestehenden Einrichtung einen Platz für das neue Landleprosenhaus zuwies – das Begräbnisrecht und die Nutzung der Kapelle blieben aufrecht –, wurde im Sommer 1565 die Ordnung des Bregenzer Siechenhauses verschriftlicht (sieben Paragrafen). Als Verwalter fungierte der Pfleger, welcher die Erkrankten aufnehmen und über die ordentliche Bezahlung der Pfründe verhandeln sollte, das unmittelbare

---

213 Scheutz–Weiss, Spital als Lebensform 114–121 (Spital Mühldorf/Inn); zu den Mühldorfer Sozialfürsorgeeinrichtungen Veits-Falk, Armenfürsorge, bes. 70; Schwarz, Leprosenhäuser 114–127; Angermeier, Mühldorf 54; AT-AES 1.2 Altbestand – Akten 11/77, Generalvisitationen 1671, 1672, 1673, *Visitatio leprosi extra civitatem Mildorff facta*, 1673 Juli 28, fol. 644r (*statuta nulla habent*); StA Mühldorf a. Inn, Abgabe Bayerisches Hauptstaatsarchiv München, Hochstiftsliteralien Salzburg 989, Acta, das Spital-, Bruder- und Leprosenhaus zu Mühldorf betr. 1560–1799, pag. 59–62, 1692 Juli.

214 Scheutz–Weiss, Spital als Lebensform 136–141 (Leprosenhaus Zell/See); AT-AES 1.2 Altbestand – Akten 9/18/8, Zell am See, Leprosenhausverwalter Joseph Prüggl an das Salzburger Konsistorium, 1767 Juni 27.

215 Scheutz–Weiss, Spital als Lebensform 101–103 (Bürgerspital Feldkirch); Albrecht, Vergangenheit 42 (Abb. Hausordnung 1610); Wanner, Medizin in Vorarlberg 30, 32. Im Internet bewirbt man dieses ehemalige Leprosenhaus mit seiner wechselvollen Geschichte gegenwärtig folgendermaßen: „Die Jugendherberge befindet sich in einem mittelalterlichen Gebäude (dem ehemaligen Siechenhaus) 700 Jahre alt, denkmalgeschützt, vor kurzem renoviert und ist eine der schönsten Europas“, https://www.hihostels.com/hostels/feldkirch-levis [18. 10. 2018].

216 ALB, Historische Akten 703 o. Nr., Separation des Leprosenhauses (Kopie der Vertragsurkunde), 1614 Juli 28; Burtscher, Sondersieche 62f.; Scheutz–Weiss, Spital als Lebensform 98f. (Leprosenhaus Bregenz).

Aufsichtsrecht in der Institution jedoch an die Magd delegierte, welche die Normen zu kontrollieren hatte. Neben den üblichen Gebetsleistungen (Vater unser, Ave Maria, Glaubensbekenntnis) sollten die Siechen wie in anderen Spitälern *arbaitten thun*, d. h. die Magd zumindest beim Waschen der Wäsche oder bei Tätigkeiten im Garten unterstützen. Aus hygienischen Gründen mussten sie sich vom öffentlichen Brunnen fern halten und durften auch nicht aus *dem rhor trinken*[217]. Die Magd überwachte den Bewegungsradius der Armen, verwahrte den zugeteilten Wein und den wichtigen Kellerschlüssel. Überdies kochte sie für die Frauen und Männer, von denen kaum mehr als zehn im Haus lebten. Seit 1699 stand den Siechen sogar eine eigens erbaute *weschhütte und badstuben* zur Verfügung, die ihren Lebensstandard verbessert haben dürfte. Um die Leprosen fester an das Haus zu binden, war es ihnen zunächst gestattet, Freunde zu empfangen und mit ihnen Wein zu trinken (§ 4 der Ordnung)[218]. Da sich allerdings die Kranken allzu frei in der Stadt bewegten und auch ihre vorgeschriebene Kleidung nicht trugen, wies sie im September 1615 der Stadtrat barsch zurecht und verbat weitere Besuche und Nächtigungen im Siechenhaus[219].

In der ehemaligen (erz-)bischöflichen Residenzstadt Salzburg, dessen „Sundersiechenhaus" – der Terminus Leprosenhaus ist erst für das Jahr 1782 gesichert – vermutlich schon im späten 12. Jahrhundert existierte (Erstbeleg nach 1270), lebten um 1790 abseits der Stadt im Ortsteil Mülln und beinahe unmittelbar am Fluss Salzach gelegen 47 sieche Personen[220]. Die „Statuta", gültig für das Erzstift Salzburg, erst aus dem Jahr 1619 überliefert und mit 26 Paragrafen relativ umfangreich gestaltet, dienten als strenge Richtschnur für den Siechenmeister, den Hausvater und die *haußkhünnder*[221]. Dem bezahlten Hausvater und seiner Ehegattin oblag die eigentliche Verwaltung und Aufsicht in der Institution. Die ersten sechs Paragrafen weisen auf die spirituelle Dimension der Hausordnung hin: Verfügungen über Gebets- und Gottesdienstverpflichtungen, Aufforderung zur Beichte und Kommunion, aber auch Anordnungen zur Säuberung der Kirche[222]. Zusätzlich finden sich Vorgaben zur Aufnahme von Siechen, zur Vermeidung von Krankheitsübertragungen, weiter – wie auch in den Bürgerspitälern – Verhaltensanleitungen für das friedliche Zusammenleben der Hausinsassen, strenge Heiratsverbote und Anordnungen für die Betreuung der bettlägerigen Patienten durch die Mitbewohner. Behandelt wurden ferner Fragen der Sicherheit und der unerlaubte Ausgang, der den Siechen nicht einmal gestattete, in der Stadt zu essen oder sich einen Trunk zu besorgen. Der Einkauf von *necesaria* war erlaubt, doch musste diese Tätigkeit von Dienstboten übernommen werden. Zur Ernährung äußern sich die Statuten, die in der Stube *in dem angesicht* aushingen, nicht. Ein gesonderter Speiseplan aus dem Jahr 1790 differenzierte sehr genau zwischen Hausvater und -mutter, die am oberen Ende der Ernährungspyramide standen, gefolgt von den Dienstboten. Die Patienten wurden unterteilt in ältere,

---

217 Ebd. 515–518 (Leprosenhaus Bregenz 1565).

218 Ebd. 516 § 4 (Leprosenhaus Bregenz 1565); Volaucnik, Bregenzer Armenfürsorge 249–251; Burtscher, Sondersieche 60–67, 70–75.

219 ALB, Historische Akten 703 o. Nr., Beantwortung einer Supplikation der armen Leprosen im unteren Siechenhaus zu Bregenz (Entwurf), 1615 September.

220 Siehe für die folgenden Ausführungen: Kramml–Veits-Falk, Medizinische Versorgung 123–125; Rosskopf, Lepra; zuletzt Schwarz, Leprosenhäuser 128–200.

221 Die Formulierung „Hauskinder" findet sich auch in anderen Siechenhäusern, Schneider, Sondersiechenhaus 488.

222 Scheutz–Weiss, Spital als Lebensform 578–582 (Leprosenhaus Salzburg-Mülln 1619); dies., Spitalordnung 327–335.

jüngere und schwächere, wobei jede Gruppe nach ihren Bedürfnissen versorgt werden sollte[223].

Die bereits erwähnte Herberge in Zell im Pinzgau dürfte ihre Errichtung um 1570/80 vermutlich einer Wallfahrt verdanken, da eine Kärntnerin bei einer Waldkapelle überraschend Heilung erfahren hatte und als Dank ein Haus zur Übernachtung und zum kurzfristigen Aufenthalt stiftete. Später wurde diese Einrichtung in den Quellen als Leprosen- oder Siechenhaus bezeichnet[224], ohne dass über die Insassen genauere Informationen vorliegen. Gegen Ende des 18. Jahrhunderts hatte der Markt auf jeden Fall größte Probleme, seine Armen zu versorgen (Großbrände in den Jahren 1729 und 1770), sodass der Wunsch nach Aufstockung des Hauses geäußert wurde. 1772/73 wohnten lediglich sechs Personen in der Anstalt, die als „siech" galten und deren Verwandte oder die Gerichtsgemeinde erhebliche Summen für die Versorgung bezahlen mussten[225]. Die Statuten aus dem Kriegsjahr 1800 (24. Februar), welche das Salzburger Konsistorium am 30. April genehmigte, wurden grosso modo von den Insassen eingehalten. Die Leprosenordnung für das Pfleggericht Zell im Pinzgau kannte zwölf Paragrafen, wobei die religiösen Belange auf drei Punkte reduziert wurden. Die weltliche Administration hatte sich endgültig durchgesetzt, Sicherheits- und Vermögensaspekte wurden immer relevanter; die Frage der Ansteckung stand hingegen nicht mehr im Raum. Die Versorgung kranker Bewohner wollte die Hausleitung allerdings im Vorfeld abklären. Im 19. Jahrhundert lebten in dieser Anstalt nur mehr *wahre sieche*, also Menschen mit körperlichen Gebrechen. Frauen und Männer mit Geschlechtskrankheiten und mit mentalen Erkrankungen überstellte man in größer dimensionierte Häuser nach Salzburg und Linz[226]. Die Ordnungen der Siechenhäuser zeigen auch im österreichischen Beispiel eine komplexe Ordnung, in manchen Häusern einen hohen Grad an Mitbestimmung durch die Insassen und eine insgesamt relativ geringe Isolation der Bewohner von Siechenhäusern gegenüber der Außenwelt. Die öffentlich wahrnehmbare Betteltätigkeit muss ein Teil der vormodernen Lebenswelt gewesen sein[227].

Über die Praxis des Alltagslebens und die Insassenstruktur wissen wir bislang wenig, zumal für Österreich bislang keine Siechenhausrechnungen oder Küchenrechnungen detaillierter erarbeitet wurden[228]. Der Weg ins Siechenhaus bedeutete, dass die verdächtige Person in Form einer Siechenschau (Leprosenschau[229]) begutachtet wurde, das Vermögen des Siechen zur Festlegung der „Pfrund" geschätzt und inventarisiert wurde und dann der Eintritt ins Siechenhaus erfolgte, wobei es die Siechen mit und die Armen ohne Pfrund gab[230]. In manchen Siechenhäusern war das Bürgerrecht oder eine längere Ansässigkeit

---

223 Scheutz–Weiss, Spital als Lebensform 578–582 (Leprosenhaus Salzburg-Mülln 1619); AT-AES 1.2 Albestand – Akten 5/45/4, *Verzeichnis der in löblichen leprosen-haus vorkommenden speisen- und eines jeden portion*, ca. 1790; Schwarz, Leprosenhäuser 184f.

224 Lahnsteiner, Unterpinzgau 12; Dürlinger, Pinzgau 286.

225 Scheutz–Weiss, Spital als Lebensform 136–141 (Leprosenhaus Zell/See).

226 Ebd. 137f.; PfA, Zell am See, K. 130, Fasz. Bruder- und Leprosenhaus 1573–1796 I, 1800–1875 II.

227 Auf der Grundlage von insgesamt neun Statuten von rheinischen Leprosorien Uhrmacher, Lepra 118–171, resümierend 170f.

228 Sutter, Ernährung; Krug-Richter, Fasten und Festmahl 97–112.

229 Zur Leprosenschau in Vorarlberger Siechenhäusern, die in Lindau und St. Gallen stattfand, Burtscher, Sondersieche 54, 75; zur Untersuchung ungarischer Leprosen in Wien im 15. Jh. Vida, Lepra 598.

230 Burtscher, Sondersieche 53–60.

Voraussetzung[231], das Einkaufen in das Siechenhaus scheint aber gängige Praxis gewesen zu sein; Auswärtigen blieb das Siechenhaus in der Regel versagt. Neben den eintrittsberechtigenden Attestaten der Krankheit gab es auch Schönbriefe, die behördlich Heilung attestierten. Nach dem Befund deutscher und Schweizer Forschungen scheinen die Siechen zumindest in den größeren Häusern vergleichsweise gut versorgt worden zu sein[232], wenn auch dort Differenzen zwischen armen und reichen Siechen auftraten. So lieh 1564 ein Sondersieche namens Benedikt dem Verweser des Wiener Neustädter Siechenhauses 34 Pfund Pfennig in guter und schlechter Münze und widmete in seinem Testament 1467 den dritten Teil dieser Summe zum Bau eines Sondersiechenhauses[233]. Für das Kitzbühler Siechenhaus ist für 1533 ein Inventar eines Insassen und vielleicht auch Siechenvaters – „Augustin im Siechenhaus" – überliefert, der wenig Bargeld (1 fl. 21 xr.), aber etwa eine Kuh, Gewand, auch eigenes Korn und Hafer sowie Küchengeräte besaß[234]. Wie in vielen Siechenhäusern musste der Mann für seine Bettstatt (Wäsche, Kissen usw.) und seine Kleider selbst aufkommen[235]. Ab dem Spätmittelalter kam es vermehrt zu Pfründeinkäufen von „gesunden" Frauen und Männern, aber auch schon davor wurde – wie das Beispiel Klagbaum aus dem 13. Jahrhundert belegt – Pfründeinkauf erwartet. Auch das Leben im Siechenhaus erscheint von sozialer Ungleichheit geprägt. Der erkrankte reiche Bürger Augustin Haubner erhielt im Jahr 1594 von der Stadt Bregenz das Recht zugesprochen, für sich ein eigenes Siechenhaus errichten zu dürfen, um ihm den Anblick anderer Leproser zu ersparen. Als Gegenleistung floss sein gesamtes Vermögen an die Leprosenpflege. Im Jahr 1611 durfte überdies eine Vermählung in der Bregenzer Siechenkapelle vorgenommen werden, da sich das Brautpaar mit 400 fl. eingekauft hatte[236]. Verfügten die Erkrankten über Vermögen, welches sie nicht rechtzeitig mithilfe der Verwandten zu verbergen versuchten, konnte dies zu einer Statusverbesserung beitragen, aber dennoch nicht verhindern, dass die Leprosen generalisierend als *arme leut oder kinder*[237] tituliert wurden, womit eine gesellschaftliche Erniedrigung und eine beinahe totale Entmündigung verbunden, aber auch der Schutz der Stadt gegeben war.

Die üblichen Bekleidungsvorschriften (langer schwarzer Mantel, breitkrempiger Hut, Tragen eines roten Kreuzes mit einem roten Ring) und das Tragen der „klaffen" (Klapper)[238] zogen nicht nur eine Stigmatisierung nach sich, sondern auch das Recht zu betteln und die Chance als krank sowie arm wahrgenommen zu werden. Nur der wahrhaft arme Spitalbewohner hatte das Recht, eine spezielle Kleidung, eine Art Uniform, tragen zu dürfen, die kirchliche und weltliche Sicherheit bot[239].

Die adäquate Versorgung der Siechen erwies sich für viele Siedlungen als schwer lösbares finanzielles Problem, so erhielt das Wiener Siechenhaus Klagbaum im 13. Jahrhundert die Einkünfte aus den Brotständen am Friedhof der Wiener Pfarrkirche St. Ste-

231 Am Beispiel des Leprosoriums Münster-Kinderhaus Krug-Richter, Fasten und Festmahl 103.

232 Ebd. 313–324; als Vergleich Kühne, Essen und Trinken 289–293.

233 Lechner, Wiener Neustädter Bürgerspital 144.

234 Kostenzer, Gesundheitswesen in Kitzbühel 409f.

235 Burtscher, Sondersieche 51.

236 Ebd. 55; Scheutz–Weiss, Spital als Lebensform 97 (Leprosenhaus Bregenz).

237 Ebd. 515–518 (Bregenz, Leprosenhaus 1565); ebd. 578–581 (Leprosenhaus Salzburg-Mülln 1619).

238 Weigl–Just, Quellen 284; für Bregenz Burtscher, Sondersieche 47, 62f.

239 Scheutz–Weiss, Spitäler 222f. In vielen Ländern Europas mussten die Siechen vor allem bei der Arbeit im Sinne von öffentlichem Betteln lange Mäntel in auffälligen Farben und breitkrempige Hüte tragen, eine Klapper und Becher wie Schalen, um aus Brunnen zu trinken, waren Pflicht, Müller, Lepra 112.

phan[240]. Das lange Ringen um die Errichtung eines Vorarlberger Landleprosenhauses in Bludenz verdeutlicht auch die schwierige Finanzierungslage. Die Stadt Bludenz besaß seit 1359 vor der Stadt ein Leprosenhaus, wo man die vom Aussatz befallenen Personen „im Töbele" auf der Allmende zwischen Nüziders und Bludenz versorgte. Nach längeren Verhandlungen (Bestellung von insgesamt vier Siechenpflegern aus den verschiedenen Gemeinden) schlossen sich 1558 mehrere Dörfer zusammen, um das bestehende Bludenzer Siechenhaus auf dem Töbele auch für die umliegenden Montafoner als *gemein Siechenhaus* für alle Kranke von Nüziders, Bludenz und Montafon zu öffnen[241].

Die Wirtschaft der Siechenhäuser unterscheidet sich eigentlich nicht wesentlich von der Wirtschaftsführung anderer Spitäler. Neben den für den Bestand der Häuser insgesamt kaum ausreichenden Stiftungen, den Schenkungen und den über Opferstock, via Durchreichen und durch Leprosenhaus-Bitter eingebrachten Almosenkollekten versuchten die vielfach von Pflegern oder Siechenmeistern geleiteten Institutionen Gelder aus verschiedenen Bereichen zu lukrieren[242]. Für den Unterhalt der entlang der Straßen gelegenen Siechen- und Leprosenhäuser waren die Opferstöcke, die aufgrund von Streitigkeiten um die Einnahmen mitunter aktenkundig werden, trotzdem von Wichtigkeit. So stritten sich 1736 das Zeller Leprosenhaus und der Zeller Pfarrvikar um die Einkünfte des früher „von dem Leprosenhaus neben offner Strassen" errichteten Opferstockes, der in den 1730er Jahren in eine neu errichtete Kapelle überführt wurde, was die Begehrlichkeit des Vikars erweckte[243]. Die Zustiftungen bezogen sich oftmals auf Geldrenten, Sonderpräbenden und Geldspenden zu bestimmten Anlässen, auf die Beleuchtung der Kapelle und auf Messstiftungen. Die Siechenhäuser versuchten die Hausnotdurft mit der Eigenwirtschaft und mit Verpachtungen von dem Siechenhaus gehörigen Grundstücken abzudecken, weshalb die Siechenhäuser Äcker und Wiesen im Rahmen ihrer finanziellen Möglichkeiten ankauften. Die vom Rat kontrollierte Siechenhausleitung kaufte und verkaufte Häuser und erwarb Äcker, Gärten, Wälder und Wiesen, die verpachtet oder selbst bestellt wurden[244]. Siechenhaus-Urbare lassen die Einnahmen aus Naturalleistungen erkennen, so bezog das „obere" Linzer Siechenhaus 1624 aus dem Grunddienst von drei Untertanen und den Zehentabgaben von weiteren Gütern Einnahmen[245]. Nach Art von Banken verliehen die Siechenhäuser zudem gegen Zinsen Kapital, um die Einnahmen zu steigern, auch Rentenkauf wurde sicherlich von den finanziell potenteren Siechenhäusern betrieben. Die Situation in den kleinen Siechenhäusern stellt sich als armselig dar, wie die im Frühsommer 1767 erfolgte Eingabe des bürgerlichen Bäckermeisters, Bürgermeisters und Leprosenhausverwalters des Marktes Zell im Pinzgau Joseph Prüggl verdeutlicht. Der vermoderte und baufällige obere Stock des Zeller Leprosenhauses konnte die acht Kranken kaum mehr entsprechend beherbergen, die Kranken waren aufgrund fehlender finanzieller Mittel nicht mehr zu versorgen. Das Geld war an andere milde Stiftungen und Kirchen allzu sorglos verliehen worden, sodass nun der Leprosenhausverwalter beim Salzburger Fürsterzbischof Sigmund Graf Schrattenbach (reg. 1753–1771) – allerdings

---

240 Weigl–Just, Quelle 285.

241 VLA, StA Bludenz, 1558 Februar 18 (http://www.monasterium.net/ [28. 07. 2014]).

242 Untersuchungen zur Wirtschaftsgeschichte von Siechenhäusern sind bislang rar, als Ausnahme Crabus, Kinderhaus im Mittelalter 107–137.

243 Schwarz, Leprosenhäuser 106.

244 Katzinger, Fürsorgewesen 14; Richter, Siechenhaus 46–48; Lechner, Wiener Neustädter Bürgerspital 144; zu Urbaren Schneider, Sondersiechenhaus 489f.

245 Katzinger, Fürsorgewesen 16.

erfolglos – um einen finanziellen Beitrag schriftlich ersuchen musste. Im Duktus der Zeit wünschte der Zeller Leprosenhausverwalter dem Landesherrn eine glückselige Regierung und ertragreiche Bergwerke und versprach ferner, dass *auch die armen leprosen* [...] *ihr gebett zum himmel abzuschiken nit unterlassen werden*[246].

Bürgerspitäler und Siechenhäuser galten zumindest ab der Neuzeit als Parallelwelt, weder die Art der Wirtschaftsführung, noch die Insassen lassen sich stringent unterscheiden. Die Ordnungen und Statuten verbanden die beiden Anstalten ohnedies sehr eng: Sie regelten das Hausleben nach christlicher Lehre und nach den städtischen weltlichen Normen[247]. In den untersuchten Fällen – etwa die Siechenhausordnung von Zell am See (1800), Bregenz (1565) und Mülln (bei Salzburg, 1619) – verstand die Hausleitung die Institution gleichsam als kleines, abgeschottetes Dorf, das die „Gebetsmenschen"[248] nicht verlassen sollten, außer sie kamen kirchlichen Verpflichtungen nach[249]. Die zum Teil bürgerlichen Armen und Alten sollten beten und im Haus arbeiten, eventuell durfte man mit Freunden Wein trinken, sofern dies den Hausfrieden nicht störte. Nicht einmal die Spitalkleidung hinderte die Armen und Siechen daran, ihren Radius stetig zu erweitern oder zumindest zu versuchen, den öffentlichen Raum auch für sich zu erobern[250]. Am deutlichsten wird dies um 1800 in der endgültigen Angleichung der Ordnungen: Am 22. Februar 1800 war ein Entwurf der Statuten des Bruderhauses in Zell im Pinzgau – eine sozial niedriger rangierende Variante der Bürgerspitäler in Dörfern und Märkten – vorgelegt worden[251]. Die Statuten des Leprosen- und Bruderhauses unterschieden sich trotz der Spezifika der jeweiligen Häuser nur marginal und wurden von zwei Schreiberhänden hinsichtlich der gesetzten Normen aufeinander abgestimmt. Im 19. Jahrhundert fanden die Siechen- und Leprosenhäuser ihr definitives Ende, die kleindimensionierten Bürgerspitäler mutierten einerseits zu Armenhäusern, die größeren Institutionen konnten in Kranken- und Altenheime umgewandelt werden. Der Pflegecharakter der Parallelwelten blieb dann bis zur ihrer Schließung in der Regel erhalten[252].

2.4 Bruderhäuser als Orte der Versorgung von Dienstboten und Handwerksgesellen

In der oberösterreichischen Stadt Steyr, dessen ehemaliges Siechenhaus im Jahr 1532 erstmalig als Bruderhaus bezeichnet wurde, findet sich noch gegenwärtig an der Straßenseite des Gebäudes eine Inschriftentafel mit der biblischen Devise und zugleich Aufforderung an die Vorübergehenden, Almosen zu spenden. Beide Texte beziehen sich auf den Evangelisten Lukas: „Doch gebt Almosen von dem, was da ist, siehe, so ist's Euch alles rein" (Lk. 11,41). „Verkaufet, was ihr habt, und gebt Almosen. Machet euch Beutel, die

---

246 Scheutz–Weiss, Spital als Lebensform 137f. (Leprosenhaus Zell/See); AT-AES 1.2 Altbestand – Akten 9/18/8, Zell am See, Leprosenhausverwalter Joseph Prüggl an das Salzburger Konsistorium, 1767 Juni 27.

247 Siehe dazu weiter oben; als Vergleich Jankrift, Schlüssel.

248 Behrens, Stifterwillen 288 („bedemen", „bedewomen").

249 Vanja, Offene Fragen 28.

250 Weiss, Karitativer Stadtraum 447–472.

251 Scheutz–Weiss, Spital als Lebensform 593–595 (Zell im Pinzgau, Bruderhaus 1800, Leprosenhaus 1800).

252 dies., Spitäler 185–229.

nicht veralten, einen ‚Schatz, der nimmer abnimmt, im Himmel, da kein Dieb zukommt, und den keine Motten fressen'" (Lk. 12,33)[253]. Die Insassen ihrerseits hatten dafür die Verpflichtung, *ein friedliches, frommes, anständiges Leben zu führen*, wie dies die Ordnung vom 9. Oktober 1799 für das Bruderhaus in Rauris, im Salzburger Gebirgsland gelegen, zumindest auf dem Papier vorsah[254].

Im Staatsgebiet des heutigen Österreich (inklusive des ehemaligen Erzstifts Salzburg, das im Jahr 1803 rechtlich endete) konnten bisher in 36 Städten und Märkten Bruderhäuser nachgewiesen werden, vornehmlich im alpinen Bereich (vgl. dazu die Tabelle 35, S. 618–621, im Anhang). Diese verstanden sich als Einrichtungen für die Unterbringung von – zugegebenermaßen nicht ganz trennscharf – arbeitsunfähigen (bürgerlichen) Dienstboten und Gesellen, denen bisweilen lediglich der Schlafplatz zur Verfügung stand[255]. In größeren Städten, wie z. B. in Salzburg, handelte es sich beim 1496 gegründeten Bruderhaus St. Sebastian in der Linzer Gasse nach dem Bürgerspital um das zweite kommunale Spital der mittelalterlichen Stadt, welches der älteren Gründung an Bedeutung kaum nachstand. Die ursprüngliche Bestimmung, ablesbar aus der überlieferten Hausordnung des Jahres 1512 (parallel zur Ordnung des Bürgerspitals erarbeitet)[256], sah nicht die typischen Bürger als Insassen, sondern bevorzugt Pilger, Elende und Arme vor. Die Situierung am Rand der Stadt bot Reisenden die Chance, noch nach dem Einbruch der Nacht im Haus aufgenommen zu werden[257]. Eine bisweilen definitorische Nähe zum Armenhaus wird in den Quellen zumindest angedeutet, manche Institution konkret sogar als Armenhaus bezeichnet (so z. B. in der Instruktion für den Bruderhaus-Verwalter in Steyr 1689[258]).

Die Institution in Rauris, verwaltet vom Brudermeister und vom Hausknecht, das kurzlebige Spital in Eisenerz (1487–1525) und die Einrichtungen in Schwaz, in Kitzbühel (im Gries[259]) sowie in Schladming (seit 1989 städtisches Museum)[260] wurden ebenfalls als Bruderhäuser, finanziell getragen von Bergwerksbruderschaften[261], benannt, obwohl sie im eigentlichen Sinne Knappschaftsspitäler waren. Erhellend ist diesbezüglich die indirekte „Definition" aus dem Schwazer Bergbuch des Jahres 1556: *Es hat auch die gannz Gsellschafft an dem Perckhwerch ain gmain Haus, darein man die so an Perg geen, es sein dann Lehenheier, Herrnarbeiter oder Pueben. Wann einer kranncкh wiert unnd arm ist, nimbt man in ein dasselb Haus unnd halt in darinnen unzt sein Sach pesser wiert. Es hat auch in demselben Haus ein Haußvatter, der hat Khnecht und Diern, die den Kranncken aufwartten. Dergleichen hat es ain aignen Priester, der bei den Kranckhen altag Meß halt. Der*

---

253 Scheutz–Weiss, Spital als Lebensform 256, 855 Abb. 123 (Steyr, Bruderhaus).

254 Gruber, Raurisertal. Markt 50.

255 Weiss, Providum imperium felix 108. Bisweilen klagten Armen- und Bruderhäuser über zu geringe Belegung. Der Grund lag in der fehlenden Versorgung mit Lebensmitteln; Katzinger, Problem der Armut 37; Kramml, Bruderhaus zu St. Sebastian 116f.

256 Scheutz–Weiss, Spital als Lebensform 566–571 (Bürgerspital Salzburg 1512); als Überblick Kramml, Bruderhaus an der Linzer Gasse.

257 Kramml, Bruderhaus zu St. Sebastian 111–155.

258 Scheutz–Weiss, Spital als Lebensform 858–861, hier 858 [2] (Bruderhaus Steyr 1761).

259 Mutschlechner, Kitzbüheler Bergbaugeschichte 206.

260 Adelwöhrer-Moerisch, Schladminger Bergbau 48.

261 Jeder Arbeiter im Bergwerk hatte pro Monat – unabhängig von seiner Lohnhöhe – einen Beitrag in der Höhe von einem Kreuzer zu leisten. Fischer, Gemeine Gesellschaft 226f.; Mutschlecher, Kitzbüheler Bergbaugeschichte 206; Naupp, Geistlicher Beistand 34; Gruber, Raurisertal 23.

hat bei dem Haus sein Pfrient[262]. In Eisenerz verloren die Knappen die erwähnte Anstalt durch den Aufstand des Jahres 1526 – das Bruderhaus wurde ähnlich wie in Schwaz kurzfristig zum politischen Ort[263] – und das Gebäude wurde künftig in ähnlicher Weise unter Beschlagnahme des gesamten Vermögens der Bruderschaft als Bürgerspital genutzt[264]. Das europaweit bekannte Silberbergbaugebiet in Schwaz verfügte ebenfalls über ein entsprechendes Spital (1734 ca. zwölf bis 15 Personen), das die in den Gruben verletzten und erkrankten Knappen auch längerfristig aufnehmen konnte. Das vermutlich im 15. Jahrhundert gegründete Spital, das sich durch Beiträge der Bruderlade finanzierte, wurde 1556 im „Schwazer Bergbuch" bildlich festgehalten (Abb. 22, S. 98), wovon sich mehrere Codices überliefert haben. Einer davon gibt uns einen Blick frei in die Küche des Bruderhauses, zeigt die Lieferung von Speisen in das Haupthaus, aber auch die „Patienten", die teilweise zu zweit in einem Bett liegen mussten, durchaus typisch für kleine Spitäler, wodurch aber Spannungen zwischen den Männern sehr rasch entstehen konnten[265]. Allerdings existieren darüber hinaus Darstellungen, die an eine andere Schlafpraxis denken lassen: Möglicherweise konnte man die einzelnen Bettstellen so voneinander abteilen, wie es heute noch im historischen Beispiel im burgundischen Beaune nachvollzogen werden kann. Außerdem zeigt die Abbildung nur jeweils eine Person pro Bett[266].

Die Bruderhäuser beherbergten sehr häufig zwölf Pfründner in Erinnerung an die Apostelzahl Jesu; konnte man sich allerdings nur wenige Pfründen leisten, so wohnten sechs Personen im Haus, bei größerem Fondsvermögen 18, 24, 30 usw. Frauen und Männer. Die Realität sah jedoch meist anders aus; so konnte im Jahr 1806 das reiche Bruderhaus St. Blasius in Salzburg bei einem Vermögensstand von 151.760 fl. 51 Arme versorgen, die im Salzburger Gebirgsland gelegenen Anstalten in Bischofshofen nur sieben, in Mauterndorf acht, in Mittersill immerhin 24, in Radstadt zehn, in Altenmarkt ebenfalls zehn, in Saalfelden 25 und in Zell im Pinzgau nur drei Personen „verwahren". Im Salzburger Flachland lebte in Kuchl bloß eine Person, in Hallein 28, in Laufen sechs und in Waging fünf. Die Belegungszahlen der weiteren Einrichtungen sind uns bisher nicht bekannt[267]. Vergleichbar zum Spital wohnten in diesen Institutionen Kinder, junge und alte Frauen sowie Männer (die in der Frühen Neuzeit stets präsenten „armen leuth") zum Teil auf sehr engem Raum unfreiwillig zusammen, wodurch Spannungen vorprogrammiert waren. Das Leben in dieser erzwungenen Gemeinschaft wurde durch mündlich tradierte oder bereits frühe schriftlich fixierte Hausordnungen zu regeln versucht, die jedoch nur die berühmte Norm, allerdings nicht den tatsächlichen Alltag widerspiegeln[268]. Hausvater und -mutter, angestelltes Wirtschaftspersonal (Meierehepaar, Knechte, Mägde etc.) und der Brudermeister in Verbindung mit seiner Gattin als Amtsehepaar[269] bemühten sich, Haus und Haushalt zu managen und das Zusammenleben in der „Familie" möglichst konfliktfrei zu gestalten.

---

262 Bartels–Bingener–Slotta, Schwazer Bergbuch 1 161, 2 359.

263 Fischer, Gemeine Gesellschaft 236f.

264 Watzka, Arme, Kranke, Verrückte 25; Scheutz–Weiss, Spital als Lebensform 172 (Bürgerspital Eisenerz).

265 Egg, Schwaz, hier 127f., 134, 136; zum Gründungsdatum Fischer, Gemeine Gesellschaft 234; Steinegger, Neues 309.

266 Bartels–Bingener–Slotta, Schwazer Bergbuch 1 160; Egg–Kirnbauer, Bruderhaus; Fischer, Gemeine Gesellschaft 224–227.

267 Weiss, Providum imperium felix 98, 103–107.

268 Dazu ausführlich Scheutz–Weiss, Spital als Lebensform 42f.

269 Vanja, Aufwärterinnen 10f.

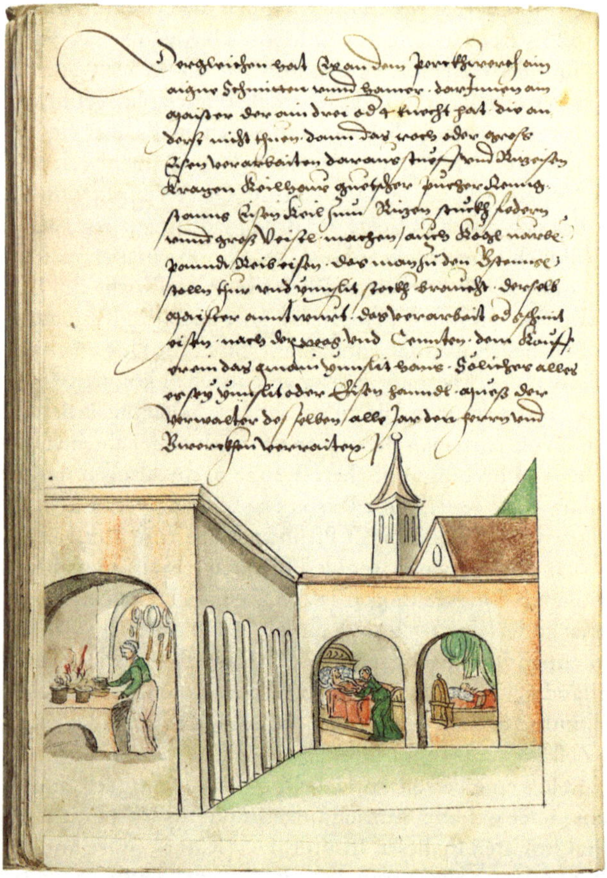

Abb. 22: Bruderhaus Schwaz (aus dem mit Miniaturen versehenen Entwurfsexemplar des Schwazer Bergbuches von 1554, verfasst von einer Gruppe um den Schwazer Bergrichter Sigmund Schönberger) (Foto: Montanhistorisches Dokumentationszentrum beim Deutschen Bergbau-Museum Bochum, 3313 Schwazer Bergbuch).

Das Bruderhaus an sich – gesehen ebenso als landwirtschaftliche Produktionsstätte bis in die Zeit des (späten) 18. Jahrhunderts – wurde durch seine inhomogene Klientel durch tägliche Kleinkonflikte in Mitleidenschaft gezogen. In diesen Häusern sollte als einer der frühmodernen Vorläufer der heutigen Seniorenresidenzen im Idealfall *frieden und eintracht* (so noch der entsprechende Eintrag in der jüngsten Ordnung des Jahres 1860 im heute bayerischen Mühldorf am Inn)[270] herrschen, die üblichen *schwätzereien und zänkereien* charakterisierten hingegen den Alltag. Dazu kamen Missgunst, Misswirtschaft, eine einbahnige Befehlsstruktur und vielfach schlicht menschliche Bosheit, welche die Normen konterkarierten und zum wertlosen und sinnentleerten Papier verkommen ließen, das unbeachtet in der Stube hing und vom Staub überzogen wurde. Um dem Vergessen vorzubeugen, sollte die Ordnung (die „leges") meist viermal pro Jahr verlesen werden, um die „gute Ordnung" wiederherzustellen[271].

270 StA Mühldorf am Inn, A 250, *Hausordnung für die im heilig geist spital untergebrachten armen der stadt Mühldorf*, 1860 Mai 31, § 1. Die Formulierung bezieht sich dabei eindeutig auf frühneuzeitliche Vorbilder.

271 Scheutz–Weiss, Spital als Lebensform 120 (Bruderhaus Mühldorf/Inn), 164 (Generalspitalordnung Steiermark 1731). Siehe auch 35 im Anhang, 618–621.

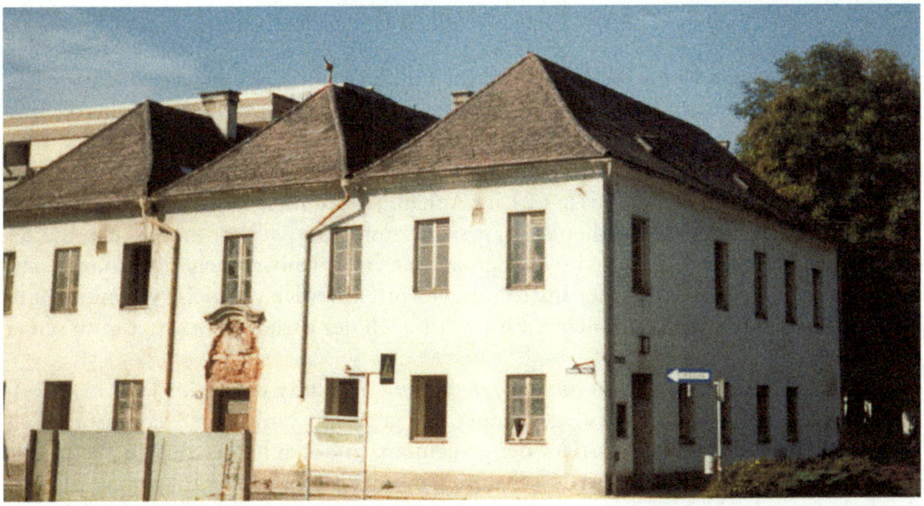

Abb. 23A: Bruderhaus Wels, Linzer Gasse 71 (seit 1791 bürgerliches Krankenhaus), Eingang ins Bruderhaus 1616 samt einem Wappengedenkstein aus dem Jahr 1616 für Ruprecht Trinker und seine Frau Juliana) (Foto: StA Wels, Fotosammlung).

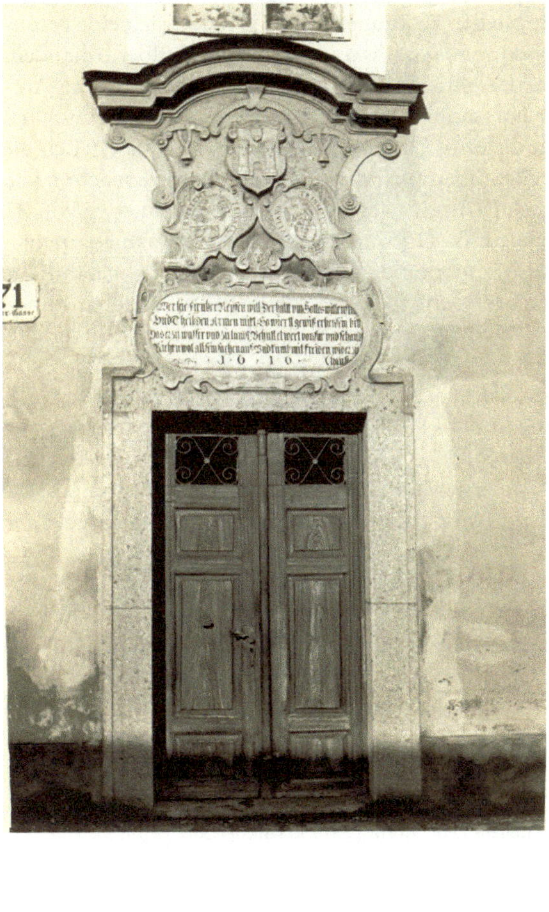

Abb. 23B: Bruderhaus Wels, Linzer Gasse 71, Zustand des Gebäudes vor dem Abriss 1979, Gesamtansicht (Foto: StA Wels, Fotosammlung).

2.4.1 Die Häuslichkeit der Bruderhäuser

Der Wissensstand über Bruderhäuser im Voralpenraum ist als gering einzustufen, lediglich der Salzburger Stadtarchivar Peter F. Kramml und der Linzer Historiker und ehemalige Leiter des Linzer Stadtmuseums Willibald Katzinger forschten vor der Jahrtausendwende intensiver zu den regionalen Bruderhäusern[272]. Über die Gründungsgeschichte der in der Tabelle 35 (618–621 im Anhang) genannten Einrichtungen ist wenig bekannt, da die Archivalien bisher kaum gesichtet und ausgewertet wurden. Um die Interaktionen im Spital, respektive im Bruderhaus, nachvollziehbar machen zu können, soll zuerst ein Blick in das Innere der Institution geworfen werden, teilweise verbunden mit der jeweiligen Gründungsgeschichte. Nur so ist auch der karitative Stadtraum in seiner Komplexität „einsehbar“[273].

Das Salzburger *Bruederhaus und Spital zu Sand Sebastian* wurde im Jahr 1496 aufgrund der „(Zeit-)Läufe und Pest“ gegründet, belegt ab 1512 mit Pilgerstab und Pfeil als Zeichen des hl. Märtyrers Sebastian, der gemeinsam mit dem hl. Rochus als Pestpatron gilt. Neben der Kirche (vollendet 1512) und dem Friedhof (erwähnt 1508) umfasste das Bruderhaus nach 1500 eine zentrale Stube, den Garten, einen Stall und Holzstadel, zwei Wasserstuben ober- und unterhalb der Kirche und einen öffentlichen Schöpfbrunnen, eine „Gastkammer“ sowie die „Armeleutestube“ mit 14 Betten. Bereits im Jahr 1508 wurden benachbarte Objekte in der Linzergasse angekauft. Zwei Häuser wurden eigens abgebrochen, um für die Armen ein Bad herstellen zu können. Seit 1578 lässt sich eine gesonderte Schmierstube im Haus nachweisen, um Syphiliskranke mit Quecksilber behandeln zu können; ob allerdings der berühmte Gelehrte Paracelsus während seiner Salzburg-Aufenthalte im Hause wirkte, wird in der Forschung nach wie vor diskutiert. Nach Abschluss der erwähnten Arbeiten erstellte man die erste Ordnung für das Bruderhaus (1512), die sowohl den Stiftungszweck herausstellte, aber auch den Insassen deutlich machte, wie sie sich im Haus zu verhalten hatten. Die Anzahl der versorgten Personen stieg von 21 (1540) innerhalb weniger Jahre bereits auf 66 (1557), Schwangere wies man ab, mental und körperlich erkrankte Frauen und Männer fanden hingegen Aufnahme, gefährliche Insassen wurden in speziellen „Käfigen“ versperrt (bekannt wurde das sog. Tollhaus Ende des 18. Jahrhunderts, ein *beynahe zu schönes Narrenhaus*[274]). 1611 wurde das Bruderhaus noch zusätzlich um ein „Stöckl“ erweitert, im Jahr 1654 um ein Stockwerk erhöht. Um die Insassen mit den nötigen landwirtschaftlichen Produkten verköstigen zu können, gab es um 1640 ein Meierhaus mit Stube, in dem der Knecht und die Magd wohnten, die folgenden Viehbestand zu betreuen hatten: zehn Melkkühe, ein Kalb, zwei Stiere, zwei Pferde, einen Hahn und 33 Hühner. An weiteren Einrichtungen listete das Inventar Wagenhütte, Fleischbank, mehrere Küchen, einen Krautkeller, Krautgewölbe, Speisgewölbe und Brotkammer auf[275].

Ignaz von Kürsinger (1795–1861), Pfleger von Mittersill, Abgeordneter der Nationalversammlung in Frankfurt 1848 sowie bekannter Salzburger Bergsteiger, schilderte in seiner heute antiquarisch gesuchten Geschichte des Oberpinzgaus den wechselvollen Wer-

---

272 KRAMML, Bruderhaus zu St. Sebastian; DERS., Bruderhaus an der Linzer Gasse; KATZINGER, Fürsorgewesen 32–39.

273 WEISS, Karitativer Stadtraum, bes. 449–460.

274 HÜBNER, Beschreibung 1 330.

275 KRAMML, Bruderhaus zu St. Sebastian 111–113, 118, 129, 132, 138; DERS.–VEITS-FALK, Medizinische Versorgung 131–135; SCHEUTZ–WEISS, Spital als Lebensform 128–130 (Bruderhaus Salzburg).

degang des Landspitals und Bruderhauses in Mittersill (Burk, gegründet 1572 durch die Sebastiani-Bruderschaft). Vier Mal musste die Gerichtsgemeinde ein neues Haus kaufen bzw. anmieten, um die Armen und Bettler in angemessener Form zu betreuen. Die Gemeinderepräsentanten brachten den Grundaspekt, warum ein Bruderhaus unbedingt notwendig wäre, in einem Bericht an das Salzburger Konsistorium auf den Punkt: „Gleichwie nun dieses vorhabende Werkh yberhaupts vnd haubtsächlich dahin abziehlet, daß dennen Armen vnd besonders solchen khrank Presthaften Persohnen, welche die Unterthanen in der Einquatirung niemallens gerne haben, weil sie einer eigenen warth bedürfftig sind, vnd Offt gleichsamb durch eigene Krankhenwarther gehebt und gelegt werden müssen, in ihrer Eissersten nodtstand ihre nöthige Unterhaltung christlich gereicht werden khenne“[276].

Im Dorf Thalgau, ca. 20 Kilometer von der Residenzstadt Salzburg entfernt gelegen, hatte sich für das frühneuzeitliche Bruderhaus im späten 18. Jahrhundert endgültig die Bezeichnung Armenhaus durchgesetzt. Lediglich wenige Insassen fristeten in dem Gebäude, das zur Gänze in Holzbauweise errichtet worden war und sich in schlechtem Erhaltungszustand befand, ihr kümmerliches Dasein. Bereits im Jahr 1715 musste der Bau auf Befehl der erzbischöflichen Sanitätskommission zur Gänze abgebrannt und neu errichtet werden, da die Seuchenkranken der damals grassierenden „Cantagion“ dort versorgt wurden. Die Corporis Christi Bruderschaft sorgte mehr schlecht als recht für den Bestand des Hauses, gestiftete Jahrtage hingegen für das Überleben der Bewohner, da kein spezieller Anstaltsfonds gegründet worden war. Der zweite Bau hatte Bestand bis zum Jahr 1843, wurde nunmehr wegen Baufälligkeit abgetragen und um knapp 5.000 fl. neu hochgezogen. Das Haus, umgewandelt in ein typisches Landaltenheim, musste aufgrund seiner Lage neben der Hauptstraße und der völlig veralteten Einrichtung 1952 endgültig der Spitzhacke und damit der Zukunft weichen[277].

Wirft man überdies einen Blick auf und in die Knappschaftsspitäler, so bietet sich der Silberbergwerksort Schwaz in Tirol als zeitweise führend in der Silberproduktion in Europa (1470–1530) dafür geradezu an. Die Arbeit am Berg und in der Schmelzhütte war extrem schwer, gefährlich und überdies gesundheitsschädlich. Es gab differierende Bergkrankheiten, die zum Teil durch Dünste im Berg, durch die unzureichende Luftzuführung, Abgase in den Hütten und die hohe Luftfeuchtigkeit in den Gruben begünstigt wurden[278]. Der bekannte Arzt Paracelsus legte im Jahr 1567 in Dillingen seine berühmte Schrift „Von der Bergsucht oder Bergkranckheiten drey Bücher“ vor, die „erste gewerbemedizinische Monographie der Weltliteratur“[279]. Mit den Beiträgen aus der Bergwerksbruderlade konnte im 15. Jahrhundert das Bruderhaus am Inn erbaut werden. Der Knappe wurde im Haus gepflegt, bei Arbeitsunfähigkeit erhielt er eine geringe finanzielle Unterstützung zum „haim tragen“ und die nötigen Arzneien; Frauen, die im Bergwerk arbeiteten, waren hingegen von der Versorgung ausgeschlossen, 1546 sollten sie sogar entlassen werden, da genügend junge arbeitslose Männer zur Verfügung standen. Die spezialisierten Knappen wollte man im frühen 16. Jahrhundert an den Bergbauort binden, wodurch sich die bedeutende soziale Maßnahme der Montangewerke erklären lässt. Im

276 Kürsinger, Ober-Pinzgau 60–67 (Zitat 65); Lauth, Gesundheitswesen 130f.; Hübner, Beschreibung 2 593.

277 Haas, Thalgauer Heimatbuch 106; Hübner, Beschreibung 1 239f.

278 Egg, Schwaz 134f.; Fischer, Gemeine Gesellschaft 221f.

279 Rosner, Schrift des Paracelsus 445.

Bruderhaus wohnten neben den Kranken der Hausvater mit Familie, der Kaplan, die Familie des Mesners, die Dienstboten, die Köchin und die Mägde, die Knechte, die Pferdekutscher sowie das Pflegepersonal. Die Lebensgrundlage des Bruderhauses bildeten der beträchtliche Viehbestand, u. a. 15 Milchkühe, Kälber, Jungstiere und die Landwirtschaft mit eigener Alm. Die Bruderhauskapelle, in der die Knappen ihre Gebete zu verrichten hatten, wurde am 27. Oktober 1509 (1517 Kaplanei, Benefizium bis 1631?) eingeweiht und sollte von den Heiligen Daniel, Anna und Barbara beschützt werden[280]. Um die Spendenfreudigkeit für die Kapelle zu erhöhen, bemühte sich die Bergwerksbehörde über den Georgenberger Prälaten Abt Leonhard Müller eine Barbara-Bruderschaft zu errichten (23. März 1516). Ein entsprechender Ablassbrief, der viele Gläubige anziehen sollte, wurde am 10. Jänner 1515 in Rom ausgestellt[281]. Die frühneuzeitliche Kapelle ließ man um 1670 in eine Kirche umgestalten, den Turm erhöhen und das neue Gotteshaus am 26. November 1678 vom Brixener Fürstbischof Paulinus Mayr mit zwei Altären weihen. Im Jahr 1809 brannte die Institution inklusive der Kirche ab und wurde nicht mehr neu aufgebaut. Der idealtypische Blick der Codices in das Bruderhaus aus der Mitte des 16. Jahrhunderts offenbart zwei wesentliche Aufgaben des Spitals: Pflege der Kranken durch Frauen und ordnungsgemäße Speisen der männlichen Insassen – im Codex bildlich dargestellt – sowie die Verehrung Gottes, die man den Franziskanern übertrug[282]. Leider sind diese Illustrationen nur sehr summarisch in ihrer jeweiligen Darstellungsweise und gehen nicht auf uns heute interessant erscheinende Details ein; dies ist umso bedauerlicher, als diese Abbildungen zu den bedeutendsten des Bergbaubuchs zählen (Abb. 22, S. 98)[283].

In der oberösterreichischen Stadt Linz wurde der Ratsbürger Sebastian Murauer 1563 beauftragt, drei „Häusl" samt zwei Stadel in der Vorstadt beim Kreuz auf der Ebelsbergerstraße (heute Landstraße 36) zu kaufen, um ein Bruderhaus einzurichten. Diese Einrichtung galt als Filiale und „Zuhaus" des Bürgerspitals, das zunächst von Spitalmeister Murauer verwaltet wurde. Noch im frühen 17. Jahrhundert zeigte sich das Bruderhaus zur Gänze von den finanziellen Mitteln des Bürgerspitals abhängig und Spitalmeister Jeremias Zechner musste die Stände um ein gesondertes Almosen bitten, da die eigenen Einkünfte unterdotiert waren. Lediglich die Dienerschaft der Bürger und mittellose Nicht-Bürger („Inwohner") sowie arme, kranke Menschen suchten um Aufnahme in diese Anstalt an, wobei man den großen Andrang scheinbar unterschätzt hatte. Da sich im Bruderhaus sogar Soldaten befanden und die Stände die Vergabe ihres Geldes kontrollieren wollten, forderten sie das Recht ein, mit ihren Beauftragten die Institution aufsuchen zu dürfen. Das Bürgerspital und das Bruderhaus brannten mit der gesamten Vorstadt während des Bauernkrieges 1626 vollkommen nieder, der Neubau zögerte sich zunächst hinaus. Mit den Geldern der Emigranten und den Strafgeldern der sog. Rebellen forcierten die Verantwortlichen nach dem Ende der Bauernkriege den Wiederaufbau. Um 1670 genossen die Insassen (zunächst 13, ab 1676 20 Personen) lediglich die Unterkunft und Beheizung, zwei Stiftungen der 1670er und 1680er Jahre (in Summe 3.800 fl.) erlaubten dann jedoch die Aufnahme der Naturalverpflegung. Ende des 17. Jahrhunderts wurde mit zusätzlichem Stiftungskapital (5.000 fl.) das Haus neu errichtet und die Kapa-

---

280 Steinegger, Neues 311, 315, 322; Grass, Studien 160–162.

281 Naupp, Geistlicher Beistand 34; Slotta–Bartels, Meisterwerke bergbaulicher Kunst.

282 Naupp, Geistlicher Beistand 32, 38; Egg–Kirnbauer, Bruderhaus Abb. 1, 9f., Abb. 4, 17f.; Fischer, Gemeine Gesellschaft 225f.

283 Bartels–Bingener–Slotta, Schwazer Bergbuch 2 266.

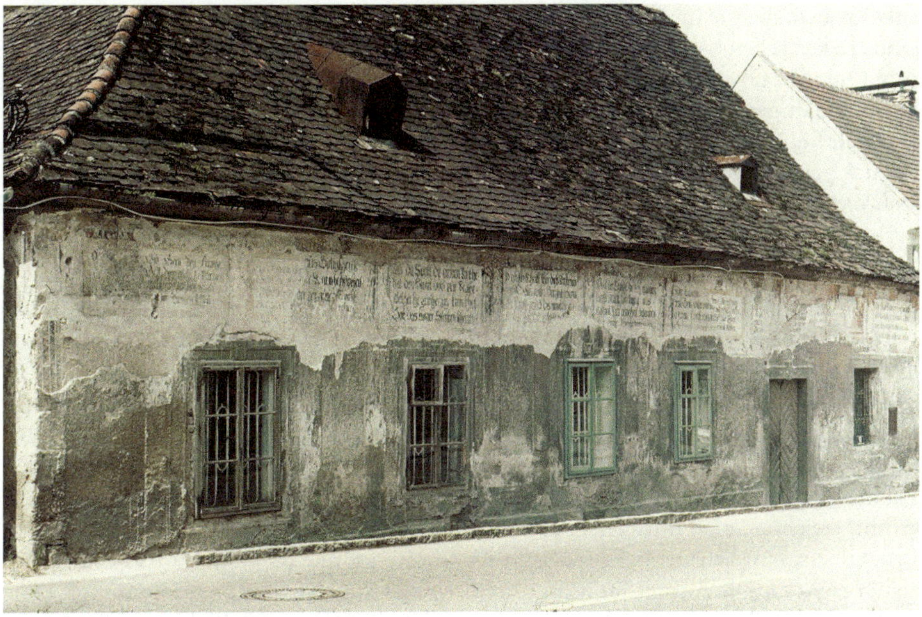

Abb. 24: Enns, einstöckiges Bruderhaus (Kapazität für 18 Personen), gegründet 14./15. Jahrhundert (Dr. Renner-Straße 19, 4470 Enns, heute Autohaus Oellinger) vor dem Abriss am Beginn der 1970er Jahre; Gesamtansicht und Detail (Inschrift: „Wol der hand die ihre gaaben / theilet denen thüchtigen aus / und mit lieb gewohnt zu laaben / dies arme bruederhaus“) (Foto: Hubert Birklbauer aus dem Jahr 1972, Mauthausenerstr. 36, 4470 Enns).

zität an Pfründen im Jahr 1735 durch die Stiftung des reichen Riemers und Ratsbürgers Georg Adam Krauss um zwölf Pfründen erweitert. Die Aufhebung erfolgte schließlich in der Regierungszeit des Reformkaisers Joseph II. im Jahr 1786/87[284].

Das Bruderhaus in Enns (Abb. 24) wurde vermutlich im 16. Jahrhundert gegründet, gesichert ist eine Bauinschrift aus dem Jahr 1561 sowie eine Nachricht aus 1588, die allerdings vom Neubau erzählt. Auch diese Institution war eindeutig vom Bürgerspital abhängig, da die Insassen mit Nahrungsmittel aus dem „Mutterhaus“ mitversorgt werden durften[285]. In Hall/Tirol musste das Heilig-Geist-Spital sogar die Hälfte der jeweiligen Baukosten für das Bruderhaus stellen[286]. Als Vorstand der Ennser Einrichtung fungierte der Bruderamtsverwalter, üblicherweise ein Mitglied des äußeren Rates, der auch die Einkünfte aus Stiftungskapitalien, Steuern, Diensten, Anteilen der kaiserlichen Maut sowie den städtischen Mauteinnahmen zu betreuen hatte. Dazu kamen noch Erträge aus der pfarrlichen Tafelsammlung, den Einkünften der Sammelbüchsen und Abgaben bei Hochzeiten („Hochzeits Pixen“). Aufnahme fanden bevorzugt städtische Pfründner, bevor das Bruderhaus in den Wirren der Napoleonischen Kriege als Verpflegungsmagazin und Notspital requiriert werden musste, danach dürfte es in Privatbesitz übergegangen sein. Das eingeschossige Haus mit Arkadenhof, der in der Mitte einen Schachtbrunnen

[284] Katzinger, Fürsorgewesen 32–46; Mayrhofer–Katzinger, Linz 1 362f.; 2 47.

[285] Ebner, Aufbrüche 184f. In Gmunden wurde die tägliche Suppe ebenfalls im Bürgerspital gereicht; Krackowizer, Stadt Gmunden 1 348.

[286] Moser, Hall 209.

aufwies, beherbergte im 17. Jahrhundert meist 18 Personen und galt trotz seiner Renaissancefresken scheinbar als nicht erhaltenswert und fiel im 20. Jahrhundert der Zerstörung zum Opfer[287]. Ob dabei die Einrichtung der im 16. Jahrhundert verstärkt, speziell für die Dienerschaft gegründeten Bruderhäuser mit dem Protestantismus zusammenhängt – als Beispiele könnten neben Enns z. B. auch in Linz, Wels (Abb. 23A–B, S. 99), Steyr, Vöcklabruck genannt werden –, muss noch näher untersucht werden, sei jedoch als Denkanstoß vermerkt[288].

2.4.2 Normen und Konflikte

Die Bruderhausordnungen unterscheiden sich typologisch kaum von den Normen der Bürgerspitäler, bisweilen dienten sie in den Städten und Märkten gegenseitig auch als Vorlage. Im Markt Zell im Pinzgau (heute der berühmte Salzburger Tourismusort Zell am See) existierte seit dem 16. Jahrhundert ein Bruderhaus im unteren Teil des Ortes in Richtung des Zeller Sees gelegen, ein Gebäude, das in den 1960er Jahren abgerissen wurde. Da dieser Bau durch einen durch den Markt fließenden Bach mehrfach Zerstörungen erfuhr, errichtete man mit Geldern eines Wohltäters außerhalb des Marktes ein zweites Bruderhaus, in welchem ein Ehepaar für die Insassen sorgte (Unterkunft und drei Mahlzeiten täglich). Die Anstalt im Markt bot hingegen nur die Wohnung, Brennholz, Salz und zu den „heiligen Zeiten" Fleisch[289]. Inwieweit alle Nahrungsmittel tatsächlich an die Armen ausgegeben wurden, sei dahingestellt, da Dechant Georg Tauscher im Jahr 1621 aufgrund der unterlassenen Rechnungslegung *aigennüzigkeit* seitens der Brudermeister vermutete, die ihr Amt aufzugeben drohten[290]. Im Bruderhaus standen die Bewohner tatsächlich unter genauerer Beobachtung, wie sich am Fall des Bauers Mathias Pacher zeigen lässt, der im ländlichen Bruderhaus wegen *glaubens verdacht* zwangsverwahrt und *in die geistliche aufsicht* genommen wurde. Der Mann fand in der katholisch geprägten Umwelt vermutlich zu wenig Unterstützung, um aufbegehren zu können, und verstarb in der Institution, wobei das Haus die Kosten für sein Begräbnis im April 1742 zu begleichen hatte, da sich seine Hinterlassenschaft nur auf 13 fl. belief[291]. Die *eingeleibten* hatten nach dem Verständnis der Zeit zu arbeiten (Holz- und Wassertragen, Haus- und Küchenarbeit, Reinigen der Kapelle oder Kirche, Mithilfe im Garten bzw. auf den Feldern, *gemeine Verrichtungen* etc.), Beschäftigungen, die meist wenig Begeisterung hervorriefen und denen man zu entfliehen suchte. Der Verwalter sollte unangemeldet im Haus erscheinen und penibel nachsehen – so noch die Zeller Ordnung des Jahres 1800 –, ob jede Person in der Stube an ihrem angewiesenen Platz war und dort ihrer Arbeit nachging[292]. Das leitende mönchische Prinzip lautete dabei seit dem Mittelalter ora et labora. Besonders deutlich in dieser Hinsicht wird die Ordnung des Salzburger Bruderhauses St. Sebastian aus dem Jahr 1610: *Soll jedwedern persohn in seiner stuben an seinen orth verbleiben, ihrer arbeit darin was zuthuen vermag oder gottseligen gesprächen und dem gebett auswarthen und der unnüzen*

[287] Ebner, Aufbrüche 184f.

[288] Katzinger, Fürsorgewesen 86 Anm. 132; ders., Problem der Armut 31; Ebner, Aufbrüche 185.

[289] Scheutz–Weiss, Spital als Lebensform 139 (Bruderhaus Zell/See).

[290] AT-AES 1.2 Altbestand – Akten 9/11/9, Zell am See, Dechant Georg Tauscher an das Salzburger Konsistorium, Saalfelden, 1621 Juli 28.

[291] PfA Zell am See, K. 130, Fasz. Bruder- und Leprosenhaus 1573–1796 I, Verlassenschaft des Bauers Mathias Pacher, 1742 April 24.

[292] Scheutz–Weiss, Spital als Lebensform 593f., Nr. 38 (Bruderhaus Zell/See 1800).

reden sich allerdings enthalten[293]. Fand der Verwalter in Zell hingegen eine *widersinnige person*, die sich den Normen allzu deutlich und häufig widersetzte, so überlegte man zumindest mit der weltlichen Administration den Ausschluss aus dem Haus[294].

Sollten sich die Bürger in Mühldorf am Inn beim Eintritt in das Bürgerspital der Hausordnung des Jahres 1799 *gerne und mit freuden*[295] unterziehen, so wünschte man sich sechs Jahrzehnte danach eine ähnliche Begeisterung für die Aufnahme in das Bruderhaus, doch die Verantwortlichen wussten sehr wohl, dass die Insassen die Gebetspflichten sowie die Schließ- und Ruhezeiten des Hauses missachteten, dem Alkohol frönten etc.[296]. In der 1563 gegründeten Institution, die dem Bettelrichter Unterkunft bot und wo seit den 1560er Jahren durchreisende Bettler Nahrung fanden, wurden um 1670 noch 23 Personen versorgt, eine Zahl, die sich bis 1800 drastisch reduzierte (um 1790 zwölf Insassen, 1810 lediglich sechs Menschen)[297]. Die Oberaufsicht nahmen zwei Brudermeister bzw. Bruderhausverwalter wahr, die durch den in der Anstalt lebenden Hausmeister zusätzlich unterstützt wurden. Dieser versuchte überdies für eine gerechte Verteilung des durch die Bewohner eingesammelten Almosens zu sorgen. 1673 fehlte noch dezidiert eine Hausordnung, erst im Jahr 1799 kann ein entsprechendes Reglement nachgewiesen werden, welches aufgrund einer hochfürstlichen salzburgischen Visitation entstand[298]. Vermutlich behalf man sich mit mündlichen Anweisungen; es versteht sich jedoch von selbst, dass die Insassen dadurch mehr Möglichkeiten hatten, sich individuelle Kommunikationsräume zu schaffen. Die Hausordnung, der auch Verhaltensregeln für den Hausmeister eingefügt wurden, dürfte vermutlich öffentlich ausgehängt worden sein, musste jedoch lediglich zwei Mal im Jahr (Ende Juni und Ende Dezember) öffentlich verlesen werden. Eine spezielle *kheichen* für Insassen, welche die Armen „domestizieren" sollte, lässt sich allerdings nur im Bürgerspital und nicht etwa im Rathaus nachweisen[299].

Die Salzburger Bruderhausordnung wurde bereits Ende November 1512 verschriftlicht (neun Punkte), wobei der Brudermeister die Aufsichtspflicht über die Armen, die erkrankten Dienstboten und die Wallfahrer dem Untermeister und dessen Gehilfen (Mesnerknecht und Unterknecht) übertrug. Die Disziplinargewalt bei den vielfältigen Verstößen gegen die Norm behielt er sich vor, und die Insassen mussten bisweilen auf ihre Pfründe verzichten, saßen ein bis zwei Tage im *kötterl* (Arrest) oder wurden sogar aus dem Bruderhaus „beurlaubt", da sie die Grenzen der Kommunikation mit den Insassen und dem Personal allzu sehr ausgelotet hatten[300]. Die erste Ordnung und zugleich Instruktion für den Brudermeister blieb knapp 100 Jahre in Kraft, bevor sich durch die Zustiftungen des Salzburger Erzbischofs Wolf Dietrich von Raitenau (reg. 1587–1612) im Jahr 1610 die Notwendigkeit ergab, die Statuten zu überarbeiten und zu erneuern, die wiederum

293 Ebd. 577 [13], Ordnung des Bruderhauses (St. Sebastian) in Salzburg, 1610 August 23.

294 Ebd. 593f., Nr. 38, Ordnung des Bruderhauses in Zell im Pinzgau, 1800 Februar 22.

295 StA Mühldorf a. Inn, A 250; Hausordnung für das Heiligen-Geist-Spital in Mühldorf am Inn 1799, § 13; Scheutz–Weiss, Spital als Lebensform 114 (Bürgerspital Mühldorf/Inn).

296 StA, Mühldorf a. Inn, A 250, Hausordnung für die im Heiligen-Geist-Spital untergebrachten Armen der Stadt Mühldorf, 1860 Mai 31, § 1.

297 Scheutz–Weiss, Spital als Lebensform 119f. (Bürgerspital Mühldorf/Inn); Veits-Falk, Armenfürsorge 70, 76.

298 Scheutz–Weiss, Spital als Lebensform 563–565 Nr. 30 (Bruderhaus Mühldorf/Inn 1799).

299 Ebd. 120f., 565 Nr. 30 [9]; Veits-Falk, Armenfürsorge 76f.

300 AStS, Städtisches Stiftungsarchiv, Buchförmige Archivalie 742, fol. 2r–6r; Scheutz–Weiss, Spital als Lebensform 130; 572–574 (Bruderhaus Salzburg/St. Sebastian 1512); Tettinek, Armen-, Versorgungs- und Heilanstalten 55–58; Kramml, Bruderhaus zu St. Sebastian 115.

mit Zusätzen bis 1850 Bestand hatten. Die *ordnung und gebott* wuchsen auf 15 Paragrafen an und wurden am 23. August 1610 den Insassen erstmals vorgelesen, wobei der religiöse Kanon und die strikten Verhaltensmaßnahmen nunmehr deutlicher betont wurden. Es wurde Treue und Untertänigkeit gegenüber der Person des Verwalters eingefordert, eine *ohnfrau* in den Stuben eingesetzt und das Ausgehverbot in den Abend- und Nachtstunden (im Sommer um 19.00 Uhr, im Winter um 17.00 Uhr) besonders betont. Wer sich nicht daran hielt, wurde tatsächlich ausgesperrt und damit indirekt in die Arme der Wirte getrieben[301].

Konflikte in den Bruderhäusern, etwa mit der Hausleitung, waren häufig, wie die folgenden, isolierten Beispiele verdeutlichen sollen. Um das Jahr 1670 herrschte im Bruderhaus der oberösterreichischen Stadt Linz große Unzufriedenheit unter den Insassen, denn die Bruderwirtin (Hausmeisterin) hatte sich in einer Eingabe an Kaiser Leopold I. beschwert, dass den Armen die Almosen entzogen worden wären. Der Magistrat reagierte verärgert mit einer scharfen Abmahnung der Bruderwirtin. Inwieweit die Klage berechtigt war, sei dahingestellt, da verlässliche Nachrichten überliefert sind, dass das Haus ab dieser Zeit sehr wohl Beiträge aus der Almosenkasse des Landes empfing[302]. Die häufige „Narration" der Hausordnung über Probleme im Haus verwundert deshalb nicht. Im Bruderhaus von St. Johann hatten sich „Unordnung und Unfrieden" eingeschlichen und die Hausordnung musste deshalb im Jahr 1703 erneuert werden. Im engen Raum, der von zehn bis 22 Personen bewohnt wurde und in dem bisweilen die Kommunikation explosiv erfolgen konnte, war es zu Zank und Streit gekommen. Man versuchte, mit einem gewissenhaften Brudermeister, der mindestens ein Mal pro Woche das Haus zu kontrollieren hatte, und Insassen, die im wöchentlichen Rhythmus die Krankenpflege wahrnahmen und das Herdfeuer versorgten, für mehr Ordnung zu sorgen. Ähnlich auch die Problemlage im Markt Bischofshofen, zwei Stunden mit der Postkutsche von St. Johann entfernt[303], dessen Anstalt bereits um 1400 gegründet worden war. Dort wohnten Mitte des 18. Jahrhunderts 15 Pfründner (im Jahr 1802 aufgrund der schlechten Wirtschaftslage nur mehr acht Personen). Das Ansehen des Hauses war gering, da darin neben den Insassen überdies der Totengräber und Nachtwächter des Ortes logierte, der nebenbei als Hausmeister fungierte. Waren Spitalmeister vielfach Angehörige des Rates und gehörten der Honoratiorenschicht an[304], so stammte der Bruderhausvorsteher aus Bischofshofen stets aus den „armen Gewerben" (z. B. Zimmerer, Schneider etc.) und glich sich seiner Klientel an. Der Brudermeister konnte die Armen, die anfänglich nur einen Schlafplatz erhielten, finanziell nicht unterstützen, und daher mussten sie sich das Almosen erbitten, sie kamen den Bauern – wie es zeitgenössisch oft heißt – „mit Betteln über den Hals". Da nicht alle Bewohner gehfähig waren und auf unterschiedliche Art Almosen eingesammelt wurden – inwieweit eine Aufteilung des Geldes funktionierte, sei dahingestellt –, entschloss sich die Hausleitung ab 1803, die Zinsen der Fondsgelder zu nützen, um die Naturalversorgung einzuführen. Die Insassen waren damit nicht mehr auf das problematische „Mitleid der Mitmenschen" angewiesen[305].

---

301 AStS, Städtisches Stiftungsarchiv, Akten (Abschrift 2. Hälfte des 18. Jahrhunderts), 1610 August 23; Scheutz–Weiss, Spital als Lebensform 130f.; ebd. 574–576 (Bruderhaus Salzburg/St. Sebastian 1610); Kramml, Bruderhaus zu St. Sebastian 116, 131f.

302 Katzinger, Fürsorgewesen 36.

303 Hübner, Reise: Stundenzeiger.

304 Scheutz–Weiss, Spitäler 216.

305 Veits-Falk, Armenfürsorge in Bischofshofen 324–326.

Normkonflikte waren an der Tagesordnung, wurden auch ausgetragen und sogar bei Festen thematisiert. Am 8. September 1796 konnte auf Anregung des zuständigen Pfarrers der 300-jährige Bestand des Salzburger Bruderhauses St. Sebastian (Abb. 25A–B, S. 108) feierlich begangen werden. Matthäus Reiter (1750–1828)[306], Verfasser gemäßigt aufgeklärter religiöser Erbauungsliteratur und Stadtkaplan zu St. Andrä in Salzburg, forderte in seiner Predigt die ihm lauschenden Frauen und Männer nicht nur zum Beten, sondern zu einem würdigen Leben und zur Krankenpflege ihrer Leidensgenossen auf. „So würde dies Bruderhaus zugleich selbst ein Gotteshaus werden; denn wo Liebe und Friede ist, da ist Gott“[307]. Gott war bekanntlich fern und es müssen daher die Macht- und Kommunikationsstrukturen im Bruderhaus näher beleuchtet werden. Die „Macht der Barmherzigkeit“[308] folgte einem erprobten Konzept, das sich mit der mittelalterlichen Caritas verband. Die Stadt ließ den Frauen, Männern und Kindern die benötigte Nahrung, Kleidung und Unterkunft zur Verfügung stellen, verlangte allerdings die Aufgabe des persönlichen Lebensstils und schränkte die Bewegungsfreiheit der Insassen außerhalb der Anstalt deutlich ein, so z. B. durch Ausgangsgenehmigungen[309].

Seitens der Spitalleitung war man – meist erfolglos – bemüht, die Kommunikation der Insassen nach außen zu beschneiden (Besuch von Wirtshäusern, Treffen mit Verwandten und Freunden), vor allem durch die andauernden Gebetsverrichtungen trachtete man *schwätzereyen*[310] in der Institution zu vermeiden. Gerade das geschwätzige Wirtshaus wurde dagegen von den Insassen oft aufgesucht, um die Enge des Hauses zu durchbrechen. Allerdings waren sich die Insassen, die bisweilen noch im 16. Jahrhundert in Spitälern als „Hauskinder“ tituliert wurden[311], sehr wohl der Möglichkeiten ihres sozialen Handelns bewusst und trugen zu den Auseinandersetzungen zwischen den verschiedenen Akteuren im Spital mitunter gezielt in die Öffentlichkeit (Bürgermeister, Richter und Rat, Spitalmeisterehepaar, Priester, Meierehepaar, Knechte/Mägde, Spitalvater und -mutter, Insassen etc.)[312].

Die Bruderhäuser beherbergten regelmäßig Bettler, über deren gehäuftes Erscheinen wir zum Beispiel in St. Johann im Salzburger Gebirgsland genauer informiert sind. Im Haus waren sie, abgesehen von der Übermittlung neuer Nachrichten, kaum willkommen und wurden mit Karren, im Winter mit Ziehschlitten, nach Bischofshofen, St. Veit und nahe gelegene Orte in der Umgebung weiter transportiert. Immerhin mussten jährlich 50–100 derartige Fahrten organisiert werden, bei denen der Brudermeister oder noch arbeitsfähige „Bruderhäusler“ zum Einsatz kamen[313]. Bettler galten überdies als Krankheitsboten, so im Jahr 1611 in Hall/Tirol als Verbreiter des Fleckfiebers[314], wo die Patienten zum Teil im Bruderhaus versorgt wurden. Die Aufnahme von Bettlern, Pilgern und „der-

---

306 Roth, Pfarrer der Ainringer Pfarreien 127, 131–135; Weiss, Spitalgeistlicher 223f.; Scheutz–Weiss, Spital als Lebensform 131f. (Bruderhaus Salzburg).

307 Reiter, Gelegenheitsreden 10f., hier 11.

308 Vgl. Schmauder, Macht.

309 Vanja, Offene Fragen 28; Scheutz–Weiss, Spital als Lebensform 35f.

310 Scheutz–Weiss, Spital als Lebensform 563 Nr. 30 [2] (Bruderhaus Mühldorf 1799).

311 Rosskopf, Lepra 213, 229; Weiss, Österreichische Hospitäler 219; Scheutz–Weiss, Spital als Lebensform 123 (Leprosenhaus Salzburg).

312 Weiss, Österreichische Hospitäler 219; vgl. dazu den Theorieteil des vorliegenden Buches S. 39–49.

313 Stadtbuch St. Johann 116.

314 Moser, Hall 139–141; Schretter, Pest in Tirol 402–408.

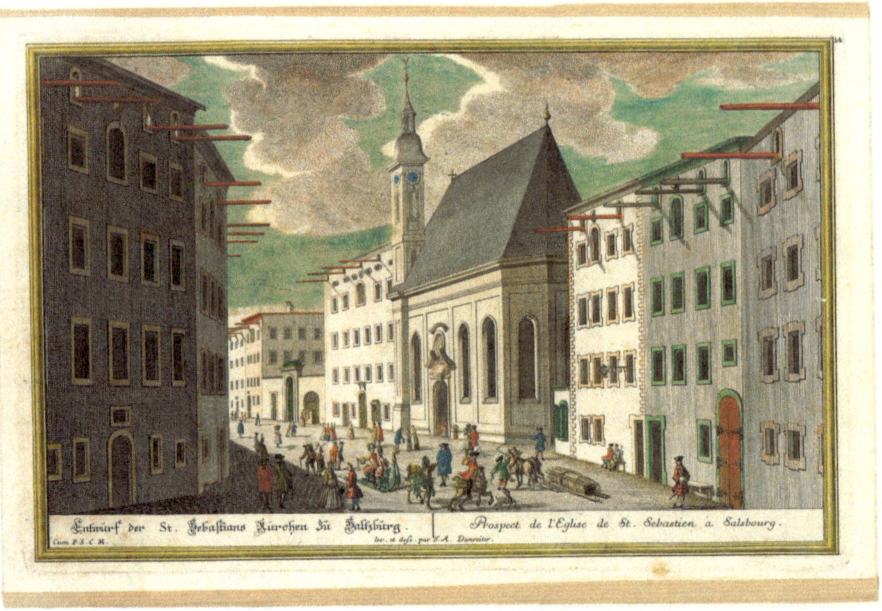

Abb. 25A: Bruderhaus Salzburg, Kirche von St. Sebastian mit dem Bruderhaus in der Linzergasse, Stich von Franz Anton Danreiter um 1735 (Foto: Bibliothek St. Peter, Salzburg).

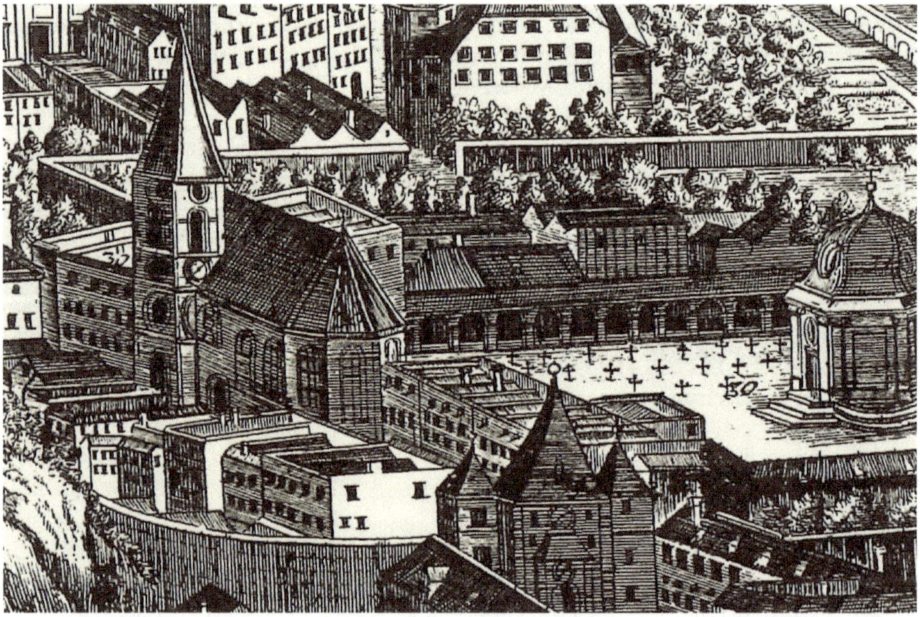

Abb. 25B: Bruderhaus Salzburg, Kirche von St. Sebastian und Sebastiansfriedhof, Detail aus Johann Friedrich Probst, Salzburg vom Kapuzinerberg, um 1710 (Quelle: Salzburg Museum, Grafik Inventarnr. 1042-49).

gleichen Leuten"[315] bildete aber weiterhin einen wesentlichen Punkt der Hausordnung mehrerer Bruderhäuser[316].

Für Konflikte im Bruderhaus sorgte auch die Versorgung durch unterschiedlich hoch dotierte Stiftungen, es sei als Vergleich nur an Herrenpfründner versus „Armenstübler" in den Bürgerspitälern erinnert. Wohnten Ende des 17. Jahrhunderts 20 Insassen im Linzer Bruderhaus, so stiftete der reiche Riemer Georg Adam Krauss im Jahr 1735 immerhin zwölf neue Stiftplätze (8.000 fl. Grundkapital). Die künftigen Pfründner sollten Zweibettzimmer beziehen, um sich im Krankheitsfall gegenseitig unterstützen zu können. Ein Gemeinschaftszimmer für das Gebet und eine Gemeinschaftsküche ergänzten die großzügige Einrichtung, in die sich Frauen und Männer mit einer Summe von 76 fl. einkaufen konnten. Neben der Unterkunft erhielt jeder Arme täglich ein Almosen in der Höhe von 3 xr. Die übliche Gegenleistung bestand in täglichen Gebeten für eine glückliche Sterbestunde des Stifters. Die sog. Krauss-Pfründner hatten eine gemeinschaftsstiftende Kleidung zu tragen, wenn sie zur Messe gingen, um für den Stifter zu beten und waren damit für die städtische Bevölkerung sofort als Insassen des Bruderhauses erkennbar[317].

In der oberösterreichischen Stadt Steyr, wo der Bruderhausverwalter im 16. Jahrhundert auch den 1522 gegründeten Gemeinen Kasten – eine eindeutige protestantische Armenversorgungseinrichtung – mit zu verwalten hatte, wurden die *armen leuth* zwar in der Dienstinstruktion für den Verwalter aus den Jahren 1689 und 1761 erwähnt, fanden aber bei der Abhandlung seiner eigentlichen Tätigkeit keine weitere Erwähnung. Vielmehr stand der *armen hauß nuzen* im Vordergrund, Konflikte mussten daher per normativer Hausordnung geregelt werden[318].

Bruderhäuser erscheinen nach den oben gebotenen, isolierten Befunden als konfliktreiche Kommunikationsräume. Der Gang in die Archive (Landes- und Kommunalarchive, kirchliche Archive) lehrt aber, dass bisher nur die Sicht der Obrigkeit erhoben wurde; detaillierte Studien zu den mehr als 30 österreichischen Bruderhäusern, die eine Nähe zu den zeitgleichen, allerdings auch nicht flächendeckend verbreiteten Armenhäusern aufwiesen, fehlen noch immer und die Forschung interessiert sich bisher kaum dafür. Aus den wenigen erhaltenen Ordnungen und Dienstinstruktionen lässt sich herausfiltern, dass die Hausinsassen nicht bloße Rezipienten waren, welche die vorgegebenen Normen hinnahmen, sondern diese nach ihren Vorstellungen umdeuteten und zu wandeln versuchten. Als klassischer Dauerkonflikt gilt dabei das zähe Ringen um die Verbesserung und Vermehrung der alltäglichen Kost (Speisen und Getränke, wie z. B. Bier und Wein). Auch die Kranken, deren Ausdünstungen und Klagen man tagtäglich aushalten musste und von denen man unbedingt separiert werden wollte, wurden zum Problem der jeweiligen Anstalt. Im Haus wohnte eine inhomogene Klientel, die sich zum Teil weder schätzte noch mochte, die jedoch gezwungen war, das Leben bis zum unausweichlichen Tod miteinander zu teilen – und dies auch noch unfreiwillig. Prinzipiell stritt fast jeder mit jedem oder ging Koalitionen ein, um seinen Einfluss zu sichern. Spitäler, Armen- und Bruderhäuser waren keine friedlichen Orte, in denen alte Menschen gottesfürchtig in stillem Gebet auf den Tod warteten, sie waren vielmehr Kommunikationsräume, in

---

315 Vgl. dazu die ähnlich lautenden Ausführungen zur Stiftung des Bruderhauses in Laufen: Roth, Soziale Einrichtungen 501.

316 Stadtbuch St. Johann 116.

317 Katzinger, Fürsorgewesen 38–46; Mayrhofer–Katzinger, Linz 1 362f.

318 Scheutz–Weiss, Spital als Lebensform 256, 855–861 (Instruktion für den Bruderhaus-Verwalter Steyr 1689; Instruktion für den Bruderhaus-Verwalter Steyr 1761).

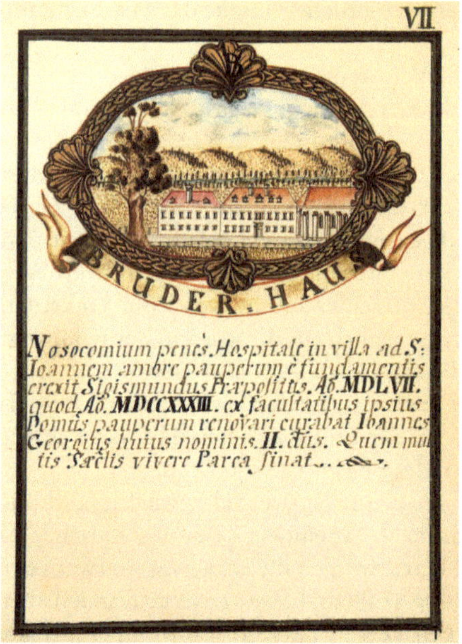

Abb. 26A: St. Florian, Bruderhaus (links), Spital (mittig) und St. Johann-Kirche im Markt Sankt Florian, aus der „Topographia Florianensis" (1743; 24,3 x 18,5 cm) von Johann Evangelist Pachl (1699–1744) [StiftsA St. Florian, Hs. 78]: „Das Krankenhaus neben dem Hospital bei St. Johann im Markt hat Propst Sigismund [1553–1572] aus Liebe zu den Armen 1557 von Grund auf erbaut. 1733 ließ Propst Johann Georg II. [1732–1755] das Armenhaus aus Eigenmitteln erneuern. Das Schicksal möge ihn lange leben lassen" (deutsche Übersetzung nach Rehberger–Wunschheim, Topographia Florianensis 30) (Quelle: Privatarchiv der Autoren).

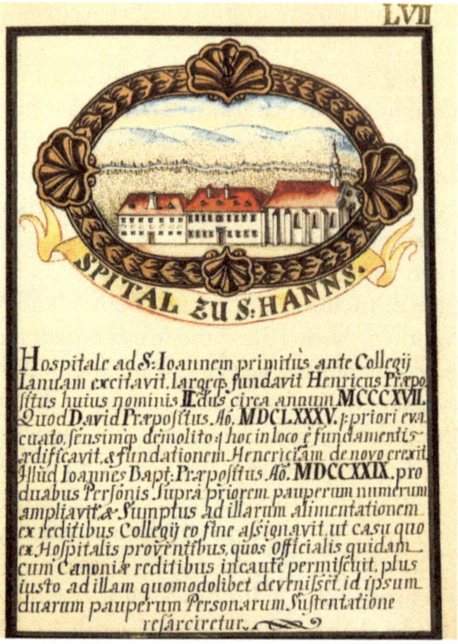

Abb. 26B: St. Florian, Spital (mittig) im Markt Sankt Florian, aus der „Topographia Florianensis" (1743; 24,3 x 18,5 cm) von Johann Evangelist Pachl (1699–1744) [StiftsA St. Florian, Hs. 78]: „Das Spital zum hl. Johannes hat Propst Heinrich II. [1313–1321] um 1317 ursprünglich vor den Toren des Stiftes begründet und reich ausgestattet. Das jetzige Gebäude hat Propst David [1667–1689] 1685 von Grund auf erbaut und die Stiftung Heinrichs von Neuem errichtet. Das frühere Gebäude wurde abgesiedelt und nach und nach abgetragen. 1729 hat Propst Johann Bapt. [1716–1732] die bislang bestehende Anzahl der Armen um zwei Personen erhöht und den nötigen Aufwand aus den Einkünften des Stiftes mit folgender Auflage angewiesen: Sollte ein Verwalter die Einkünfte des Hospitals und den Beitrag des Stiftes fahrlässig vermischen, nämlich so, dass dem Stift zu viel abverlangt wurde, muss die alte Verrechnungsweise in der Versorgung für die zwei Armen wieder hergestellt werden" (deutsche Übersetzung nach Rehberger–Wunschheim, Topographia Florianensis 136) (Quelle: Privatarchiv der Autoren).

denen um geringe Macht gerungen wurde. Man strebte danach, sich beim Brudermeister und seinem Personal einzuschmeicheln oder versuchte in Antithese subversive Macht im Haus auszuüben. Mit Ordnungen reagierten Bürgermeister, Richter und Rat auf die tatsächlichen Verhältnisse in den karitativen Anstalten, denn man wollte zumindest in den größeren Häusern den Insassen nicht das Feld überlassen[319].

319 Zur entsprechenden Analyse in den Hospitälern und Bruderhäusern vgl. den ersten Band von Scheutz–Weiss, Spital als Lebensform 31–52.

2.5 Herrschaftsspitäler – Spitäler adeliger Grundherren

Die deutsche Sprache ist mitunter in ihren grammatikalischen Konstruktionen unpräzise. Die seit dem Spätmittelalter als Quellenbegriff fungierende Bezeichnung „Spital des Adels“[320] kann deshalb in verschiedene Richtungen hin interpretiert werden: als Spital für adelige Mönche einerseits und als adelige Spitalstiftung im Sinne einer Versorgung von Grundholden und von Armen andererseits. Während das Spital für den Adel im Sinne einer standesgemäßen Versorgungsinstitution (etwa als Versorgungsplatz in einer Fürstabtei usw.[321]) schon mehrfach Forschungsinteresse auf sich ziehen konnte, wurden die Gründungen von Spitälern durch Adelige und deren organisatorische, konfessionelle und memoriale Kontexte bislang noch wenig untersucht[322]. Die Stiftungstätigkeit des Adels im Spätmittelalter und in der Frühen Neuzeit war breit gestreut: Neben der Stiftung von Klöstern und Stiften, von Burg- und Schlosskapellen, neben der Ausstattung von Erbbegräbnissen in Stifts-, Kloster-, Stadtkirchen und zunehmend in der eigenen Schlosskirche, neben den testamentarischen Legaten an geistliche Institutionen zählten auch Spitalgründungen zu den wichtigen adeligen Stiftungen, wobei nicht nur die Repräsentation des Adelsgeschlechtes und das Familiengedächtnis, sondern auch ökonomisch-grundherrschaftliche Interessen eine Rolle spielten[323]. Zusätzlich zur liturgischen Memoria und zur Visualisierung von Herrschaft vor Ort kam auch der paternalen Versorgung von Untertanen eine essentielle Rolle zu[324]. Die Stiftungstätigkeit des Adels im Bereich der Spital- und Armenhausstiftung – und hier vor allem im ländlichen, grundherrschaftlichen Raum – ist bislang weitgehend unerforscht, sowohl was das Ausmaß und die Qualität der Stiftungen als auch die bauliche Ausgestaltung der Spitäler betrifft[325].

Die soziale Oberschicht bzw. auch der Adel gründete in den Städten vielfach Spitäler, wie etwa das Beispiel des reichen Nürnberger Patriziers Konrad Groß (ca. 1280–1356) gut zeigt, der als Werk der Barmherzigkeit und zur Vorbereitung auf den eigenen Tod im Zuge von außerordentlich umfangreichen Seelgerätsstiftungen auch das Nürnberger Heilig-Geist-Spital begründete[326] und dort in Form eines Tischgrabes seine letzte Ruhestätte fand. Auch im oberitalienischen Raum spielen die Adelsfamilien im Mittelalter sowohl im städtischen als auch ländlichen Raum eine wichtige Rolle für die Schaffung der dichten oberitalienischen Spitallandschaft. Das Spital galt als Teil der „intraprendenza religiosa“ der großen feudalen Dynastien, die sich beispielsweise in Italien über testamentarische Spitalstiftungen Einfluss auf Territorien sicherten[327]. Im Kontext der Kreuzzüge und von Pilgerfahrten beteiligten sich die großen Adelsfamilien entscheidend am Aufbau eines hochmittelalterlichen Netzes von Spitälern. Obwohl die adeligen Stifter die Leitung

---

320 Zum Begriff SCHREINER, „Adelskloster“ 40–43.

321 Zum mitunter auftretenden Gegensatz von Kloster und adeliger Standesführung DERS., „Spital des Adels“ 497–514.

322 Wichtige Grundlagen etwa: PAULY, Peregrinorum [...] receptaculum 114–127; siehe auch den Tagungsband: Laienadel und Armenfürsorge (darin etwa die Beiträge von Jan-Luc Fray, Michel Pauly, Lindy Grant oder Hannes Lambacher).

323 MACHILEK, Frömmigkeitsformen 167f.

324 Als wichtigste Untersuchung BERNHARDT, Armenhäuser; SPIESS, Liturgische Memoria. Zur schlechten Forschungslage bei Spitalstiftungen des Adels ebd. 112; an einem Beispiel, dem sinzendorfischen Herrschaftsspital (je drei Männer und Frauen) im Markt Gföhl, WINKELBAUER, Robot und Steuer 73f.

325 HATJE, Institutionen 311; an böhmischen Beispielen ŠIMŮNEK, Spitäler 55–57.

326 KNEFELKAMP, Stadt und Spital 23.

327 SOMMERLECHNER, Quellen 165f.

der Spitäler häufig Orden, Klöstern oder dem Bischof überließen, bedeutete die religiös-karitative Gründung von Spitälern auch eine Verdichtung der territorialen Herrschaft seitens der Stifter bzw. der Stiftergruppe, weil an die Gründung des Spitals auch Rechtstitel (wie etwa das Patronats- und Visitationsrecht) geknüpft waren[328].

Vielfach müssen mittelalterliche Spitalgründungen des Adels nördlich der Alpen auch im Kontext der Spitalgründungen der geistlichen Ritterorden gesehen werden, die für den Hoch- und den Niederadel diesbezügliche Vorbilder abgaben[329]. Die älteren Spitalstiftungen standen im Kontext von geistlichen Institutionen, so lässt sich etwa eine Adelsstiftung vor den Pforten der Zisterze Zwettl als ein äußeres Klosterspital verstehen[330]. Parallel zu den bürgerlichen Gründungen in den Städten und zu landesherrlichen Spitälern versuchte auch der Adel nach dem Rückgang der Spitalgründungen durch die geistlichen Ritterorden die entstandene Lücke in der Spitalversorgung durch vermehrte Gründungstätigkeit zu schließen. Nach der Beiziehung des Bischofs übertrugen wiederholt Fürsten und Adelige (entweder als Stifter oder als Förderer) an bürgerliche Gremien die ständige Aufsicht über das Spital, mitunter bestimmten sie bei der Festlegung von Amtsträgern mit, mitunter aber auch nicht[331]. Bezüglich der hinter der Gründung von Spitälern stehenden Motive kann man, generalisierend gesprochen, nicht zwischen kirchlichen, bürgerlichen und adeligen Stiftungen unterscheiden. Die gottgefällige Absicht dominierte und der Wille, Bedürftigen wichtige Hilfe zu leisten[332]. Vielerorts gab es Mischtypen von Bürger- und Herrschaftsspitälern. In der steirischen Stadt Judenburg errichteten die städtischen Adeligen und die Bürger gemeinsam 1270 ein Marienspital, weshalb dort auch sechs „adelige" und sechs bürgerliche Pfründner versorgt werden sollten[333]. Das größte oberösterreichische Spital – das sog. Schifer'sche Erbstift in Eferding – wurde von der rittermäßigen, aus der Klientel der Familie Schaunberger stammenden Familie Schifer vor 1325 als Adelsspital gegründet. Dieses Erbstift blieb auch bestehen, als die Schaunberger 1367 die Stadt Eferding als Stadtherr übernahmen und weiter für das sowohl den Bürgern als auch Herrschaftsuntertanen gewidmete Spital sorgten[334].

2.5.1 Die österreichischen Hofspitäler – der Landesfürst als Spitalstifter und als Vorbild des Adels

Schon im Spätmittelalter gehörte es zu den Repräsentationsstrategien der Landesfürsten eigene Spitäler zu gründen, um damit Memoria und Repräsentation, Versorgung von hofnahen Personen und Caritas im Sinne von guter Herrschaft zu verdeutlichen. Vor dem Wiener Widmertor wurde 1339 das Martinsspital (situiert Ecke Babenbergerstraße/Getreidemarkt) vom Habsburger Otto dem Fröhlichen (1301–1339) vermutlich als letztwillige Verfügung zur Versorgung von Hofbediensteten gestiftet[335]. Das Martinspital – nach Belegen des 15. Jahrhunderts „Herzogsspital" genannt – versorgte 1343 30 Personen (20

---

328 DIES., Spitäler in Nord- und Mittelitalien 125.

329 Mit Beispielen aus Franken für das 14. und für die sechziger Jahre des 15. Jahrhunderts MACHILEK, Frömmigkeitsformen 165f.

330 JUST–WEIGL, Spitäler 151f.

331 Zur Gründungsgeschichte von Spitälern im österreichischen Raum ebd. 152–154.

332 HLAVÁČKOVÁ, Spitalwesen 382.

333 JUST–WEIGL, Spitäler 156, 170.

334 Grundlegend für Eferding GRIENBERGER, Erbstift; WEIGL–JUST, Quellen 286–293.

335 PERGER, St. Martinsspital.

Männer und zehn Frauen) und wurde 1471 von Friedrich III. an den St. Georgs-Ritterorden übergeben. Nach der Zerstörung der vorstädtischen Anlage im Zuge der ersten Belagerung Wiens 1529 gab es dann eine Lücke in der Versorgung von Hofbediensteten. Erst 1537 gründete der Spanier und höfische Zuchtmeister der Edelknaben Diego de Serava († 1546) ein in der Schauflergasse gelegenes und damit nahe an der Hofburg situiertes Hofspital „Zur heiligen Barmherzigkeit" für zwölf Männer und zwölf Frauen[336]. Der Wiener Chronist Wolfgang Schmelzl bezeichnete es 1548 in seinem „Lobspruch" als *new Spital*[337]. Die Gründung eines neuen Hofspitals war schon durch das Testament von Maximilian I. vom 10. Jänner 1519 präfiguriert, der in jedem historisch gewachsenen Land seines deutlich vergrößerten Herrschaftsbereiches ein eigenes Spital, insgesamt neun, gründen wollte: Hofspitäler sollte es nach diesem Letzten Willen in Antwerpen, Augsburg, Aussee, Breisach, Graz, Innsbruck, Laibach/Ljubljana, Linz, St. Veit und Wien geben, zudem ordnete er Stiftungen für die Salzspitäler von Hallstatt und Gmunden an. Eine gegossene Büste des bald darauf in Wels verstorbenen Herrschers sollte in jedem dieser Spitäler aufgestellt werden: *ein Pilt von vnnser Pershon vnd vnnserem Angesicht Conterfehet* [...] *mit einer Kherzen in der handt die ein ewig licht sey vnd das allczeit nach dem Hochamt Sannt Johannis Evangelium gesungen darczue das Licht angezunndt werde*[338]. Wie so häufig ließen sich die weitgespannten Ziele Maximilians I. nicht entsprechend umsetzen, doch bekannte sich sein Nachfolger Ferdinand I. in seinen Testamenten von 1532 und 1543 ausdrücklich zur Vollstreckung dieser testamentarischen Bestimmungen Maximilians[339]. Eine Belebung des Stiftungskomplexes erfuhr das Projekt erst durch das Ableben Annas (1503–1547), der Gattin Ferdinands, die bei der Geburt des fünfzehnten Kindes verstorben war. Nach einem Schreiben Ferdinands an den niederösterreichischen Vizedom Christoph Polt erklärte sich Ferdinand zur Umsetzung eines Teils der vorgeschlagenen Spitalgründungen 1552 bereit: Aussee, Graz, Laibach, Linz, St. Veit und Wien sollten als Hofspitäler begründet bzw. bestiftet werden. Während das Konzept der Ferdinandeischen Hofspitäler in Wien bei der Gründung auf diejenige Diegos de Serava zurückgreifen konnte, gestaltete sich die Suche nach geeigneten Gebäuden als schwierig, auch die Zahl der Spitalstiftungen schwankte anfänglich noch. Ferdinand I. wollte explizit *abkomne klöster oder dergleichen gelegenheiten*[340] als Spitäler verwendet wissen. Schließlich konnten um 1555 insgesamt neun Spitäler gegründet werden, wobei die beiden Salzspitäler Hallstatt und Aussee an schon bestehende Einrichtungen anschließen konnten: Aussee, Breisach, Graz, Hallstatt, Innsbruck, Laibach, St. Veit, Wels und Wien.

Die mit Abstand größte Spitalstiftung Ferdinands stellt das Wiener Hofspital, auch „Kaiserspital" genannt, dar, das von Ferdinand I. nach dem Tod Seravas übernommen wurde. Nach dem Tod der Gattin Ferdinands I. erfolgte eine Ausweitung seiner Kapazität auf 100 Pfründnerplätze, wovon 20 Plätze für Waisenmädchen zum Unterricht und zur Ausbildung gewidmet wurden. Die Einkünfte der niederösterreichischen Grundherrschaft Wolkersdorf wurden deshalb dem Kaiserspital überschrieben, auch ein großflächiger Umbau des Gebäudes in Angriff genommen. Die intensive Einbindung Ferdinands I.

---

336 Zu den österreichischen Hofspitälern Scheutz–Weiss, Spitalordnung 299–349; dies., Spital als Lebensform 83–90 (Hofspitäler).

337 Opll–Rudolf, Spanien und Wien 102.

338 Buchholtz, Geschichte der Regierung Ferdinand des Ersten 1 480; Zimmermann, Testament Maximilians 20–23.

339 Nowotny, Wiener Hofspital 4.

340 Senoner, Hofspital 13.

in seine Wiener Spitalstiftung wird auch daran deutlich, dass der Baumeister Sigismondo de Preda die Neubaupläne, aber auch ein Holzmodell des geplanten Baues 1549 zur Vorlage direkt nach Prag schicken ließ, wo Ferdinand weilte. Eine vierflügelige, freilich nicht vollständig verwirklichte Anlage nach italienischem Vorbild sollte errichtet werden, ein vierseitiger Arkadengang öffnete sich nach diesem Plan zum Hof hin. Die Grundsteinlegung erfolgte nach archäologischem Befund 1550[341]. Noch in seinem Todesjahr 1564 besuchte Ferdinand die Baustelle zwei Mal, allerdings blieb es bei einem L-förmigen Torso, wie auch ein Inventar von 1583 belegt[342]. Noch Mitte des 1550er Jahre wurde eine der Heiligen Katharina geweihte, gotische Kapelle aus dem Komplex des Minoritenklosters herausgelöst und in das architektonisch uneinheitliche Hofspital integriert. Wie eng die Verbindung des Hofspitals zur nahen Hofburg war, wird auch daran baulich deutlich, dass ein Zugang zur Hofburg durch eine hölzerne (und nach 1683/1710 gemauerte) Brücke über die Schauflergasse bestand. Der gesamte Komplex des ehemaligen Wiener Hofspitals wurde 1903 endgültig abgerissen, nachdem das alte Hofspital schon Mitte des 18. Jahrhunderts an den Rennweg übersiedelt war.

Während das Wiener Hofspital in seiner Dimension dem Wiener, seit Mitte des 13. Jahrhunderts bestehenden Bürgerspital Konkurrenz machte, gestaltete sich die Dimension der restlichen Hofspitäler wesentlich bescheidener. Das Grazer Hofspital versorgte nach dem Stiftungsbrief von 1561 40 Männer und Frauen in seinen nahe der ehemaligen Dominikanerkirche (ab 1586 Stadtpfarrkirche) gelegenen Räumlichkeiten[343]. Das im ehemaligen Augustinerkloster in Laibach untergebrachte und für Invalide wie Bergleute aus Idria/Idrija gewidmete Hofspital versorgte in der ersten Hälfte des 17. Jahrhunderts durchschnittlich 30 Männer, sechs Frauen und einige Waisenkinder[344]. Nach dem reformationsbedingten Aussterben der letzten Minoriten in Wels wurde das Kloster 1554 in ein Hofspital umgewandelt, das am Beginn des 17. Jahrhunderts zwölf Insassen beherbergte[345]. Im aufgelassenen Klarissenkloster untergebracht, dürfte das Hofspital St. Veit nur wenige Spitalbewohner versorgt haben[346]. Aufwändiger gestaltete sich die Gründung des Innsbrucker Hofspitals, weil Ferdinand I. dort nach langen Verhandlungen 1555 ein für zwölf arme Männer gewidmetes Haus in der Innsbrucker Silbergasse (Hölzlsche Behausung in der Silbergasse, Universitätsstraße Nr. 4) ankaufen ließ[347]. Alte Bergwerksspitäler wie Hallstatt und Aussee wurden neu bestiftet, wobei sich die Neugründung des Hofspitals Aussee aufgrund des Spitalbrandes von 1543 schwierig gestaltete. In den beiden, baulich durch die Stiftung Ferdinands erweiterten Spitälern sollten Bergleute, Pfannhausarbeiter und Holzknechte Aufnahme finden, die Aufnahmekapazität war aber auch hier begrenzt – im Hofspital Aussee befanden sich im 16. Jahrhundert rund 20 Personen[348].

Die Vorbilder für die ferdinandeischen Herrschaftsspitäler sind bislang noch nicht aufgearbeitet, doch scheinen hierbei südländische Beispiele maßgeblich gewesen zu sein.

---

341 Schulz, Grundsteinfund.

342 Zur Baugeschichte des Wiener Hofspitals, vorwiegend auf der Grundlage von Wienplänen (Wolmut, Suttinger, Steinhausen) Grün, Hof- und Kaiserspital 241–248.

343 Haydinger, Fürsorge 49.

344 Anžič, Socialna politika 50–52.

345 Aspernig, Hofspital in Wels.

346 Zu diesem wissenschaftlich kaum bearbeiteten Hofspital Deuer, Wappen. Auch das Hofspital in Breisach ist bislang nach gegenwärtigem Kenntnisstand nicht aufgearbeitet.

347 Zur Baugeschichte Senoner, Hospital 12–34; Felmayer, Hofspital 1–16.

348 Nowotny, Heilig-Geist-Spital 23.

Die planmäßig und zentralistisch erlassenen Spitalordnungen orientieren sich ebenso wie wohl auch der Bauplan für das Wiener Hofspital explizit an spanischen und italienischen Vorbildern[349]: Die Spitalordnungen von Wien (4. Mai 1551/1. Jänner 1568), von Wels (16. Juli 1554), von Innsbruck (9. Juni 1556), von Laibach (2. August 1559), von Graz (19. November 1561), von Aussee (14. April 1568) sowie von St. Veit an der Glan (1568) sind textlich voneinander abhängig[350]. Einleitend zur grundlegenden Wiener Hofspitalordnung von 1551 erinnert Ferdinand I. unter Betonung der altgläubigen Kirche (Maria/die Schar der Heiligen) textlich nicht nur an Diego de Serava und seine umfangreiche Stiftung, sondern gedachte auch seiner verstorbenen Gattin Anna, *unnserer geliebsten gemachl löblichister gedachtnus, unnsern erben und nach khumen zu trosst unnd hilf unnd den armen khrannckhen, dürfftigen menschen zu ergözlichkeit und guettem*[351]. Die Einrichtung von mehreren Herrschaftsspitälern in einem Territorium durch Ferdinand I. erscheint aber ohne konkrete Vorbilder schwer denkbar. Mögliche Vorbilder könnten etwa die hessischen Hohen Spitäler gewesen sein: Vor dem Hintergrund der Neuordnung des Fürsorgewesens und der Reformation gründete etwa der protestantische Landgraf Philipp der Großmütige von Hessen (reg. 1509/18–1567) erstmals für ein gesamtes Herrschaftsgebiet zwischen 1533 und 1542 Armenspitäler[352]. Diese sog. Hohen Hospitäler entstanden in den ehemaligen Klöstern Haina und Gronau bei Lorch (für Männer), Merxhausen und Hofheim bei Darmstadt (für Frauen). Das 1573 von Bischof Julius Echter gestiftete, eindrucksvolle Juliusspital in Würzburg folgte. Auch interkulturelle Vorbilder könnten herangezogen worden sein. Die osmanischen Sultane stifteten etwa ab dem Spätmittelalter im Rahmen ihrer Herrschaftsrepräsentation nicht nur Moscheen und Medresen, sondern auch Spitäler, die zur Versorgung der Armen und Kranken gewidmet waren[353].

2.5.2 Die Fürsorge des gesamtösterreichischen Adels – die Liechtenstein'schen und Esterházy'schen Grundherrschaftsspitäler im 17./18. Jahrhundert

Der neue gesamtösterreichische Adel des 17. Jahrhunderts[354] war nicht mehr nur in einem Teil der zusammengesetzten Habsburgermonarchie (etwa Böhmen, Mähren, Land unter der Enns oder Krain) begütert und damit nicht mehr nur auf einem Landtag im Herrenstand vertreten, sondern die großen Familien wie etwa die Althann, Liechtenstein oder Schwarzenberg besaßen umfangreiche Güter in mehreren Ländern, die sie planmäßig bewirtschaften mussten, um wirtschaftlich erfolgreich zu sein – auch um sich die ökonomische Basis für eine aufwändige Repräsentation bei Hof erwirtschaften zu können.

---

349 DERS., Wiener Hofspital 9: *Dieweill dise spitaler an underschidlichen orten erstes anfanngs wenig wiertschaft, achteten wir, das inmassen wie die khü. Mt. die welchischen und spanischen spitalordnungen her gen Wienn erfordert, ain hofspitalordnung und instruction daraus aufrichten lassen, das die khü. Mt. dieselb ordnung an jedem ort verständigen personen zu übersehen und nach gelegenheit jedes orts ain verfassung ainer spitalordnung daraus aufzurichten bevelche.*

350 SCHEUTZ–WEISS, Spital als Lebensform 385–399 (Hofspital Wien 1551), 408–416 (Hofspital Wels 1554), 416–419 (Hofspital Innsbruck 1556), 420–427 (Hofspital Laibach 1559), 427–434 (Hofspital Graz 1561), 434–451 (Hofspital Wien 1568), 451–459 (Hofspital Aussee 1568).

351 Ebd. 385 (Hofspital Wien 1551).

352 VANJA, Neuordnung 137–147; DIES., Stiftung der Hohen Hospitäler.

353 TERZIOĞLU, Hofspitäler 39 (Fathepur Sikri), 57–61 (Edirne), 91–94 (alter Palast in Istanbul), 122–183 (Topkapi), 190–193 (Galatasaray).

354 Zur Begrifflichkeit und zur damit verbundenen Implikation WINKELBAUER, Fürst und Fürstendiener 9–46; SCHEUTZ, Elite der hochadeligen Elite 142–150.

Ein Teil der Repräsentationsstrategie des Adels auf der grundherrschaftlichen Ebene war neben dem Seelgerätsgedanken auch der karitativen Fürsorge für die Untertanen der eigenen Grundherrschaft gewidmet. Adelsfamilien mit größeren, oft territorial zusammenhängenden Besitzungen richteten für ihre Untertanen mehrere Spitäler ein, wodurch die jeweilige Adelsfamilie im Sinne einer herrschaftlichen Landnahme auch den umfassenden Zugriff auf ihre Untertanen verdeutlichte. Neue Adelstitel, wie etwa die Verleihung des Fürstenstandes, scheinen zudem die Gründungsbewegung von Spitälern beschleunigt zu haben. Neben dem obligaten Schlossbau und dem Mäzenatentum erschienen den aufstrebenden Adeligen auch andere Bauaufgaben als sinnvolle Visualisierung von ökonomischem und symbolischem Kapital. „Dann mann muß auch geistliche sachen bauen, [...] gott dem allmächtigen zue dienen, undt nicht alles nur zue seinen aygenen spaß, gelegenheit und nutzen anordnen, ein capital auch in der ewigkeit zue haben, so die verdienst geben der erbauung der gotteshеüser, clöster, hospitalien, wordurch die gueten werckh vermehret werden undt der verdinst in der ewigkeit erlanget, so wür alldorten geniessen werden, jeder so viel er werkh gott gefällige gethann hat“[355]. Deshalb finden sich in den als Arbeitsplatzbeschreibungen angelegten Instruktionen an die Herrschaftsverwalter der Liechtenstein'schen Grundherrschaften aus der ersten Hälfte des 17. Jahrhunderts auch für den Jänner bzw. Dezember nicht nur die Kontrolle der Waisen- und Kirchenkassen, sondern auch die Anweisung, die „Spitalraitungen auf[zu]nemmen“[356].

Zu den Aufsteigern, zu den Neufürsten des 17. Jahrhunderts und zu den Gewinnern des Dreißigjährigen Krieges gehörte auch die „gesamtösterreichische“ Familie Liechtenstein, die in Niederösterreich, Böhmen und Mähren große Besitzungen erwarb. Die erfolgreiche Bewirtschaftung des Grundherrschaftskomplexes erlaubte der weitverzweigten Familie eine reiche Bautätigkeit, umfangreiches Mäzenatentum und eine erfolgreiche Präsenz am Wiener Hof. Bezüglich der geistlichen und weltlichen Repräsentation in den Grundherrschaften lassen sich Stiftungen von Messen, von Anniversarien, von Kaplanstellen, von Krankenbetten und Donationen für die Ortsarmen (meist Geld und Lebensmittel) belegen. Als erster wichtiger Spitalgründer innerhalb der Familie betätigte sich der 1599 konvertierte Karl von Liechtenstein (1569–1627), der 1604 als kaiserlicher Botschafter in Rom anlässlich der Erkrankung mehrerer Mitglieder seines Gefolges die Barmherzigen Brüder kennenlernte[357]. Schon im Jahr darauf brachte er die Barmherzigen Brüder nach Feldsberg/Valtice, wo diese das dort bestehende Barbaraspital übernahmen und damit das erste Spital der Brüder nördlich der Alpen begründeten. Weitere Stiftungen anderer Familienmitglieder, sowohl aus der regierenden Hauptlinie als auch aus der Nebenlinie folgten bald[358]. Hartmann I. von Liechtenstein (1613–1686) stiftete am 24. Dezember 1641 ein mit 13 Personen belegtes Pfründnerhaus im niederösterreichischen Mistelbach[359]. Karl Eusebius Fürst von Liechtenstein (1611–1684), zweiter Fürst des Geschlechts, eiferte wenig später diesem Vorbild nach und begründete in Littau/Litovel am 12. Juni 1655 ein für 21 Personen intendiertes Spital[360]. Der dritte Fürst Johann

---

355 So Karl Eusebius von Liechtenstein an seinen Sohn Johann Adam Andreas mit einer Kritik an Schloss Plumenau/Plumlov aus dem Jahr 1681; Haupt, Leidenschaft zum Schönen 285–289, hier 289.

356 Winkelbauer, Gundaker von Liechtenstein als Grundherr 331, siehe auch 334, 342.

357 Watzka–Jelínek, Krankenhäuser in Mitteleuropa 240–243; Jelínek, Konvent 369–394.

358 Siehe hierfür N. N., Ausweis über die sämtliche Stiftungen [gedrucktes Exemplar im Hausarchiv Wien].

359 Siehe den Abdruck des Stiftbriefes des Spitals von Mistelbach in ebd. 26–30.

360 Siehe den Abdruck des Stiftbriefes des Spitals von Littau/Litovel in ebd. 20–21.

Adam von Liechtenstein (1657–1712) schloss sich im Jahr 1711 mit der Gründung des für zwölf Personen bemessenen Spitals in Wranau/Vranov[361] an. Als große Spitalgründerin und Verehrerin des Johann Nepomuk kann Maria Theresia von Savoyen-Carignan (1694–1772, geb. Liechtenstein) gelten, die einen Neffen von Prinz Eugen heiratete und unter anderem die Savoyische Akademie in Wien gründete. Sie stiftete am 5. Jänner 1732 in ihrem Geburtsort im böhmischen Schwarzkosteletz/Kostelec nad Černými lesy auch ein Spital für 24 Personen[362]. Rund dreißig Jahre später folgte 1763 in Kaunitz/Kounice eine weitere Einrichtung für sieben Pfründnerinnen[363]. Auf Veranlassung des achten regierenden Fürsten Franz Josef I. von Liechtenstein (1726–1781) initiierte sein Bruder, der General Karl Borromäus Josef von Liechtenstein (1730–1789), am 29. Juli 1782 die Gründung eines für 20 Personen vorgesehenen Armenhauses im Millonitzer Schlössel bei Butschowitz/Bučovice[364]. Neben diesen Neugründungen bzw. den wesentlichen Neubestiftungen verfügten die Liechtenstein über zahlreiche Herrschaftsspitäler, die sie beim allmählichen agglutinierenden Erwerb ihrer Grundherrschaft von ihren „Vorgängern" übernahmen und weiter mitbetreuten, wie die Grundherrschaftsakten belegen[365].

Am Beispiel der im ungarisch-österreichischen Grenzgebiet angesiedelten Familie Esterházy lässt sich dieser obrigkeitliche Zugriff auf die Dörfer der bäuerlichen Untertanen über Spitäler gut exemplifizieren[366]. Nicht weniger als fünf Herrschaftsspitäler ließ diese Familie ab dem 17. Jahrhundert und verstärkt ab dem 18. Jahrhundert im heute burgenländisch-westungarischen Bereich begründen. Das Spital in Neckenmarkt entstand vor 1640 (Neubau 1738–1741), Lockenhaus um 1668, Eisenstadt 1690 (bis 1711, Neugründung 1723–1759), Forchtenau unter dem Esterházy-Stammsitz Forchtenstein 1759 und Pöttsching 1761. Das unweit der Kirche befindliche Neckenmarkter Spital wurde im 18. Jahrhundert als zweigeschossiger Bau für je sechs Männer und sechs Frauen neu errichtet, wobei der Männer- und Frauentrakt mittig durch die dem Heiligen Antonius geweihte Kirche und die Küche getrennt war. Als repräsentative Ergänzung zum Schlossbau der Esterházy in Eisenstadt ab den 1650er Jahren war auch ein Spital notwendig. Neben der seit 1674 bestehenden Kapelle der hl. Appollonia und Wilgefortis errichtete Fürst Paul I. Esterházy ein Spital für zwölf verarmte Personen, das später um ein Stockwerk erhöht wurde. In unmittelbarer Nähe zu diesem ersten Eisenstädter Spital entstand 1701/05 der Kalvarienberg mit der Kapelle Maria Einsiedeln. Nachdem das Spitalgebäude 1711/12 den Franziskanern übergeben wurde, konnte erst 1723 an anderer Stelle ein neues Spitalgebäude in Eisenstadt für acht Männer und vier Frauen errichtet werden. Fürst Paul II. Anton Esterházy (1711–1762) berief 1759 – ähnlich wie Karl von Liechtenstein – den Orden der Barmherzigen Brüder nach Eisenstadt und übermachte ihnen das bestehende Spital, weshalb das Herrschaftsspital nach Forchtenau weichen musste. Diese Transferie-

361 Ebd. 11. Es scheint kein Stiftbrief für diese Stiftung im Hausarchiv vorzuliegen.

362 Siehe den Stiftsbrief für das Spital in Schwarzkosteletz/Kostelec nad Černými lesy in ebd. 41–46.

363 Siehe den Stiftsbrief für das Spital in Kaunitz/Kounice in ebd. 61–67.

364 Ebd. 78–79.

365 Als sicherlich nicht vollständige Aufstellung: Spital von Úsov/Mährisch Aussee (ca. 1520 bis ca. 1780) wohl 1519 gegründet, siehe ebd. 34, Liechtenstein. The Princely Collections, Vaduz-Vienna, Hausarchiv [HAL], K. H. 2506; weiters Spital zu Litovel/Littau (Mähren, ab ca. 1600 bis ca. 1750), HAL K. H. 2508; Spital in Lanškroun/Landskron (Böhmen, ca. 1630 bis ca. 1790), HAL K. H. 2448; Spital in Ledeč nad Sázavou/Ledetsch (Böhmen, ca. 1700 bis ca. 1730), HAL K. H. 2556. Eine Durchsicht der entsprechenden Kartons im Hausarchiv ergab nur Streufunde.

366 Tobler, Die fürstlich Esterházyschen „Spitäler" 417–425; Scheutz–Weiss, Spital als Lebensform 301–304 (Esterházysche Herrschaftsspitäler).

rungspolitik der Herrschaftsspitäler macht schon deutlich, dass die Esterházy bezüglich der Kranken- und Armenversorgung ihrer Grundholden über die engen Grenzen der jeweiligen Grundherrschaft hinaus dachten und eine arrondierende Versorgungsstrategie auf Ebene des Esterházy'schen Gesamtbesitzes anstrebten. Die ehemaligen Insassen des Eisenstädter Spitals transferierte man 1759 nach Forchtenau, wo sie im Gemeindehaus (dem an die Gemeinde übergebenen Haus des Wiener Tuchhändlers Georg Wagner) Unterschlupf fanden. Fürst Paul II. Anton Esterházy wollte im Forchtenauer Spital (anders als in Eisenstadt) geordnete Verhältnisse walten wissen, damit „in dem neuen Spital die vorhin zu Eisenstadt gewesene Sauerey nicht gestattet, sondern [dort] die saubrigkeit, gute Ordnung, auch fried und einigkeit" Einzug halten sollte[367]. Der Fürst ließ deshalb das Forchtenauer Spital vom fürstlichen Architekten Johann Ferdinand Mödlhammer umbauen[368]. Das Spitalgebäude war als eine rechteckige Vierkantanlage mit zwei Geschoßen konzipiert worden (Ausmaße 20 mal 30 Meter) und verfügte über einen rund sieben Meter langen ebenerdigen Anbau am Ostflügel. Im Hof stand ein Brunnen, vom Hof führten hölzerne Stiegen zu einem vor dem Süd-, Ost- und teilweise auch dem Westtrakt des Gebäudes liegenden Balkon. In jedem Längstrakt befand sich auch ein Klosett. Eine große Männerkammer beherbergte zwölf Männer, eine große „Weiberkammer" zehn und eine kleine Kammer drei Frauen. Daneben gab es nach einem Inventar von ca. 1778 ein Kranken- und ein Tafelzimmer (nach Geschlechtern getrennte Tische), eine Küche, eine Speisevorratskammer, eine Mehl- und eine Krautkammer sowie eine Arrestzelle, ein Hausknecht- und ein Spitalpflegerzimmer[369]. Im Jahr 1779 befanden sich exakt zwölf Männer und zwölf Frauen (Altersdurchschnitt über 60 Jahre) im Forchtenauer Spital, wobei die über Supplikationen an den fürstlichen Grundherrn erfolgte Aufnahme die Versorgungsstrategie verdeutlicht[370]: Im oben genannten Jahr stammten zwölf Personen aus der Grundherrschaft Eisenstadt, vier aus der Herrschaft Lackenbach-Landsee, zwei aus der Herrschaft Lockenhaus und je eine Person aus den Grundherrschaften Kittsee, Schwarzenbach, Güns/Kőszeg und nur drei Personen aus der Grundherrschaft Forchtenstein selbst, sodass man das Forchtensteiner Spital als eine überregionale, auf die gesamte Grundherrschaft der Esterházy bezogene Versorgungseinrichtung bezeichnen kann.

Im Vergleich zum Forchtenauer Spital waren die restlichen grundherrschaftlichen Spitäler der Esterházy deutlich kleiner dimensioniert. Der Esterházy'sche Verwalter von Pöttsching (seit 1735 wieder unter der Herrschaft der Esterházy) Matthias Peyritsch erfuhr 1760, dass *eine alte arme wittib namen Ostermayerin in der grösten winterskälte auf dem gemeinhausboden erfrohren und todter gefunden und eine andere arme elende weibs persohn, so gegen zwey jahr lang contract ware, bey dem Joseph Gämel in einem stallwinckel, weilen sie niemand in ein zimmer zu liegen gestattet, verstorben* war[371]. Der Verwalter veranlasste 1761 die Gemeinde zur Gründung eines Spitals, das unweit der Kirche von Grund auf neu erbaut wurde. Das kleine Pöttschinger Spital (ein großes Zimmer mit vier Betten, ein kleines Zimmer mit zwei Betten) beherbergte in den 1770er Jahren sechs verarmte Untertanen.

---

367 Pöschl, Forchtenstein 35.

368 Schmeller-Kitt–Benesch–Holzschuh-Hofer–Packpfeifer, Kunstdenkmäler 195f. (Abbildung 309). Siehe den Grundriss des Spitals bei Bollwerk Forchtenstein 179f. (Abbildung), dort auch eine genaue Beschreibung des Gebäudes.

369 Scheutz–Weiss, Spital als Lebensform 1078–1080 (Herrschaftsspital Forchtenau/Forchtenstein 1778).

370 Zum Folgenden Prickler, Spital Forchtenau.

371 Scheutz–Weiss, Spital als Lebensform 302 (Esterházysche Herrschaftsspitäler).

Das im 18. Jahrhundert recht bescheidene, für sechs Männer und sechs Frauen ausgelegte Lockenhauser Spital (15 Meter lang und ca. acht Meter breit) *lieget gegen mittag von der kloster kirchen* [Augustiner], *wenn man in dieselbe gehet, links neun klaffter entfernet*[372], umfasste drei Zimmer (ein Männerzimmer mit sechs Betten, ein Frauenzimmer mit fünf Betten und ein Zimmer für die Köchin), eine Küche und eine Speisevorratskammer nebst einem Küchen- und Obstgarten.

2.5.3 Kleine Grundherrschaftsspitäler des Adels – Herrschaft vor Ort

Der Regelfall grundherrschaftlicher, institutioneller Versorgung von Armen, Alten und Kranken waren aber nicht große Hofspitäler, sondern die auf dem grundherrschaftlichen Gebiet eines Adeligen bzw. einer adeligen Familie angesiedelten, meist kleinen Herrschaftsspitäler. Nicht immer haben sich die Stiftungsurkunden der Spitäler erhalten, darin sprechen die Herrschaftsinhaber in der Regel mit Stolz von ihren Spitalstiftungen. Hans Wilhelm von Zelking (1568–1623) leitet etwa die mit 1607 datierte Ordnung des in seinem Patrimonialmarkt Kefermarkt (Mühlviertel) gelegenen Spitals mit der folgenden Narratio ein: Er habe das Spital *auß Gottes befelch und demselbigen zu lob, den armen gebrechlichen leuthen aber zu nuz und gueten,* […] *mit des höchstens zuelaß und gnad im 1606ten jahr von grund und auf ainen grüenen feldanger erbauet*[373]. Mitunter agierten die adeligen Grundherren nicht als Gründer der Herrschaftsspitäler, sondern setzten beim Ankauf einer Grundherrschaft bald auch ein repräsentatives Zeichen der neuen Herrschaft vor Ort, indem sie das alte Spital neu bestifteten oder wesentlich ausbauen ließen. Der neuadelige Aufsteiger und Jurist Johann Joachim Enzmillner, Graf von und zu Windhaag[374] (1600–1678) bestiftete das 1620 von Georg Schütter von Klingenberg gegründete Spital unmittelbar nach dem Ankauf der Grundherrschaft (1639 vom Kloster Waldhausen) im Jahr 1640 neu und ließ das Gebäude auch wesentlich ausbauen[375]. Über dem Eingang ließ er prominent das 1640 gebesserte Familienwappen (mit dem Affen der Familie Prager im Herzschild) anbringen. Vor allem die erste Gattin Enzmillners war eine Wohltäterin des „wohlzugerichte[n]“[376] Barbaraspitals in Münzbach (Abb. 27A–B, S. 120f.). Im 1691 angelegten Stiftbuch beschreibt die Tochter Eva Magdalena, die erste Priorin des Klosters Windhaag, die Spitalgründung ihres Vaters. „Dieses auf Windhaag gehörige Spital hat der Stifter noch im Leben seiner ersten Gemahlin gestiftet und eingerichtet auf 6 Männer und 6 Weiber. Diesen hat er machen lassen gleiche braune tücherne Mäntel mit langen Ärmeln. Beim Tisch hat jedes seinen zinnernen Seitelbecher und dreimal in der Woche Fleisch zu essen gehabt. Zu diesen hat er verordnet eine Herrschafts-Pupillin, welche ihren Hofdienst dort abdienen muss für eine Mayerin“[377]. Enzmillner stiftete dem Spital und den zwölf Bewohnern in seinem Testament zudem 1.000 fl., die zum Ankauf eines Getreidezehents und eines Überlendgrundes verwendet wurden. Die Patres des Klosters in Münzbach mussten zudem am Barbaratag (4. Dezember) und jeweils am Sonntag eine Messe in der Hauskapelle lesen. Bevorzugt sollten im Spital Grundholden

372 Ebd. 302f.
373 Ebd. 730 (Kefermarkt 1607).
374 Oppeker, Joachim Graf von und zu Windhag.
375 N. N., Spitäler und sanitäre Fürsorge.
376 Topographia Windhagiana 9; Oppeker, Geschichte 160–162.
377 N. N., Spitäler und sanitäre Fürsorge 113.

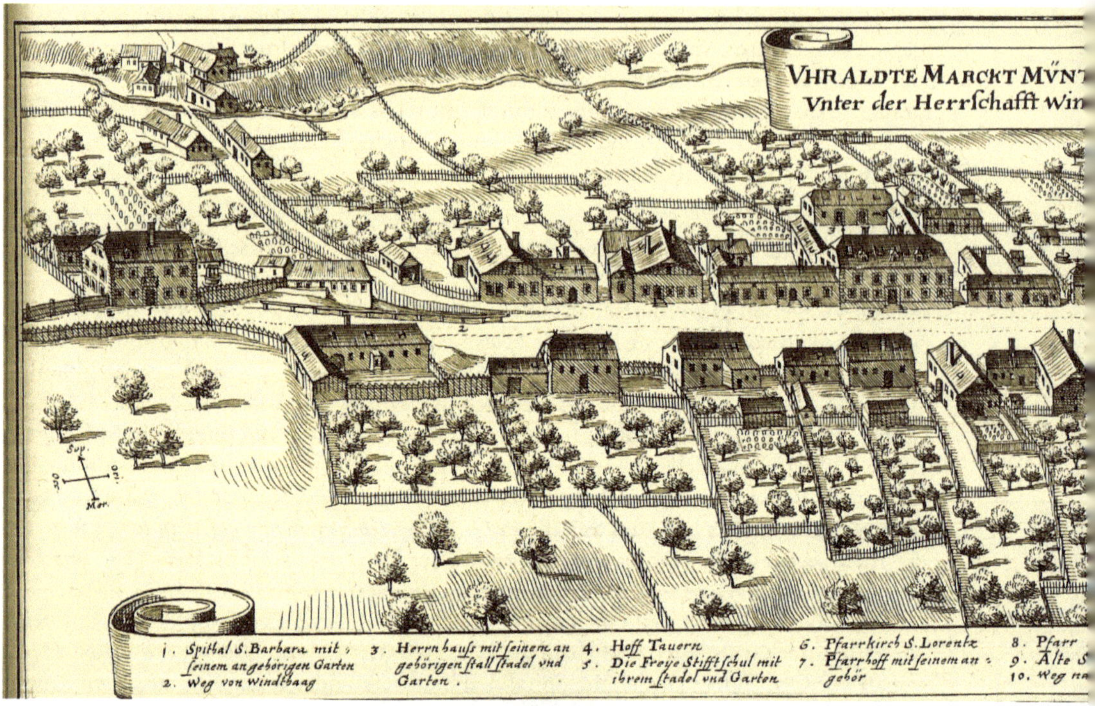

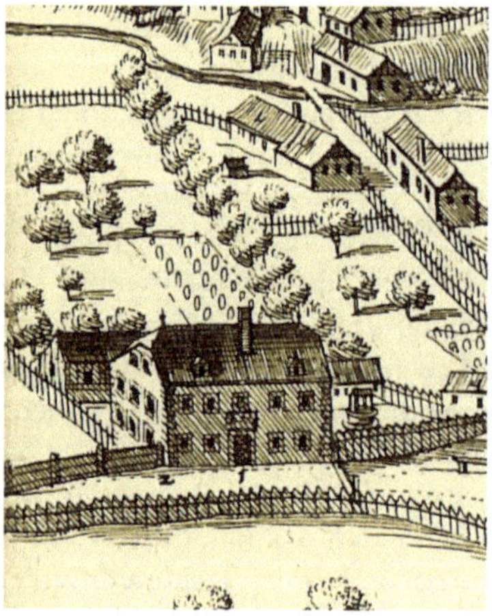

Abb. 27A–B: Herrschaftsspital Münzbach: Das dem Grundherrn Johann Joachim Enzmillner, Graf von und zu Windhaag, unterstehende Dorf Münzbach in der Darstellung der „Topographia Windhagiana" mit dem am Rand des Dorfes befindlichen Barbaraspital (Ausschnitt in Vergrößerung) (Foto: Privatarchiv der Autoren).

aus der Herrschaft des Stifters Aufnahme finden. Die Tochter Enzmillners ordnete zudem an, dass die Spitalinsassen nicht mehr in braunen, sondern in weißtüchernen Mänteln mit langen schwarzen Ärmeln eingekleidet werden sollten. Zudem ließ sie das Spital neu herrichten und mit heute nicht mehr erhaltenen Fresken und dem eigenen Wappen (sowie dem ihres Vaters) zieren.

Die Repräsentation der größeren und finanzstarken Adelsfamilie implizierte unweigerlich auch die planmäßige Ausstattung der Grundherrschaften mit Spitälern, wie das am Beispiel der Familie Starhemberg, im Speziellen an Otto Gundaker Franz Xaver von

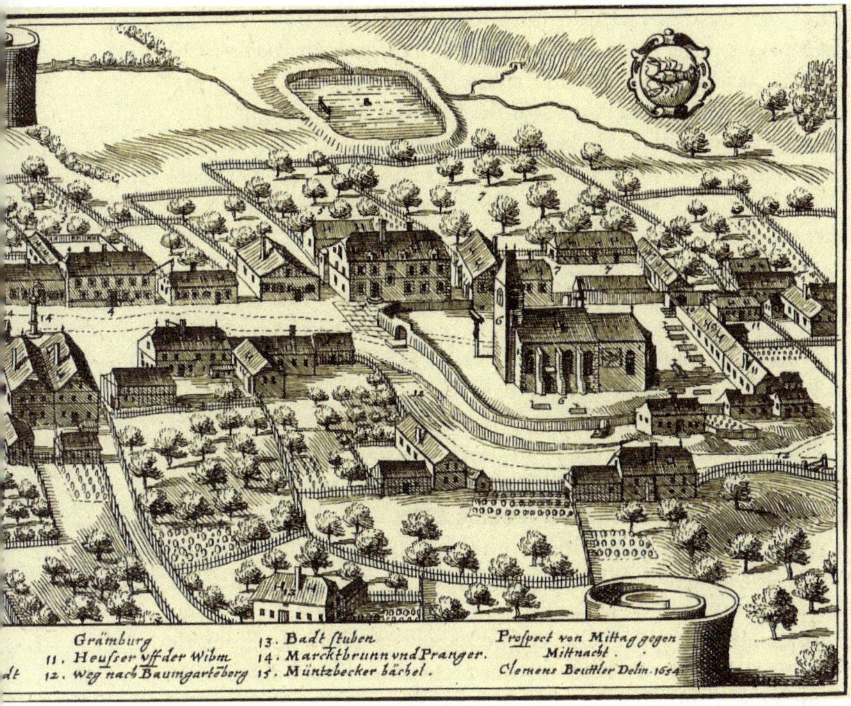

Starhemberg (1720–1760), und seinen Mühlviertler Grundherrschaften deutlich wird. Zentralistisch versuchte der Herrschaftsinhaber die Spitäler zu verwalten. Sowohl die Spitalordnungen bzw. auch die Instruktionen für die Spitalverwalter von Gutau, Perg, Pregarten und Tragwein tragen seine Unterschrift[378]. Alle diese Herrschaftsspitäler (mitunter in Kombination mit einem Bürgerspital) waren insgesamt kleindimensionierte Einrichtungen: Pregarten beherbergte sechs, Gutau sechs bis acht, Tragwein acht und Perg zehn Insassen[379].

Mitunter ging der Herrschaftsinhaber auch einen Verbund mit einem bereits bestehenden Bürgerspital ein, wie sich das am Beispiel des Spitals von Zell bei Zellhof (Mühlviertel) darstellt. Das für rund 15 Personen dimensionierte Spital war nach einem Vertrag von 1602 zwischen Hilleprant Jörger und dem Markt Zell[380] „maistens durch die burger und Herrschaffts unterthanen daselbst gestifft und gebaut worden“[381]. Die Vogtei über das Spital besaß später die Herrschaft Prandegg, zudem vermachte der Herrschaftsinhaber der Grundherrschaft immer wieder Stiftungen, sodass realiter großer Einfluss der Grundherrschaft auf das Spital bestand: Das Spital wurde deshalb in den Quellen um die Mitte des 18. Jahrhunderts als *herrschafft Prandegg- und Zellhoferischen spittall in marckt Zell*[382] bezeichnet. Der Spitalmeister (1602 sind sogar zwei Spitalmeister genannt[383]) wurde

---

378 Scheutz–Weiss, Spital als Lebensform 729f. (Herrschaftsspital Gutau 1755), 738 (Herrschaftsspital Perg 1757), 739–740 (Herrschaftsspital Pregarten 1756), 740f. (Herrschaftsspital Tragwein).

379 Ebd. 236f. (Herrschaftsspital Gutau).

380 Stelzmüller, Spital 210.

381 Ebd. 211.

382 Scheutz–Weiss, Spital als Lebensform 748 (Herrschaftsspital Zellhof 1756).

383 Ebd. 212 (Bürgerspital Rottenmann).

jeweils beim Pantaiding des Marktes (zu Lichtmess) im Kontext der Marktrichterwahl vom Richter und Rat des Marktes unter Konsens der Bürgerschaft gewählt (nach 1790 fungierte über längere Zeit der Marktrichter als Spitalmeister). Während im Vertrag von 1602 dem Spitalmeister noch das Recht eingeräumt wurde, Insassen selbst ins Spital aufzunehmen, statuierte die Grundherrschaft 1756 dagegen ihr alleiniges Recht auf Vergabe der Plätze im Spital. Als Zeichen der „Verherrschaftlichung“ des ehemaligen Bürgerbesitzes unterzeichnete auch Norbert Anton Oswald Graf von Salburg († 1765) als Grundherr die Spitalordnung des Jahres 1756.

In vereinzelten Fällen ließen im Mannesstamm aussterbende Familien ihren Wohnsitz nicht etwa in ein Kloster umwandeln, sondern bestifteten mit diesem Besitz ein Armenspital, wie dies im Fall des Renaissanceschlosses Sauerbrunn des Verordneten der steirischen Landschaft und Kriegsrates Franz von Teuffenbach (1516–1578) belegt ist. Nach seinem Tod am 22. Jänner 1578 bestattete man Teuffenbach in der Pfarrkirche von Pöls. Elf Jahre zuvor hatte er für den Fall, dass seine Familie im Mannesstamm aussterben sollte, testamentarisch verfügt, dass sein Wohn-, Grund- und Untertanenbesitz zu einem Armenspital umgewidmet werden sollte. Nach dem Tod seiner beiden Söhne Offo und Karl trat 1612 dieser Anlassfall ein und es wurde das Testament des Vaters nunmehr vollzogen. Mit dem Schloss war eine Meierei und eine Grundherrschaft verbunden, deren Erträge für eine langfristige Versorgung der Armen hinreichten[384]. Zunächst wohnten 18 Arme beengt in einem Raum zusammen, 1684 waren es bereits 24, 1719 schon 31 Frauen und Männer[385]. Sauerbrunn besaß anfänglich keine eigene Kapelle, weshalb der Spitalinspektor Hans Adam Graf Saurau 1684 beim Bischof vom Seckau um Erlaubnis für den Bau eines Gottesraumes im Schloss ansuchte. Unter Mitarbeit der Spitalinsassen wurde eine Kapelle gebaut und der Unbefleckten Empfängnis geweiht[386].

Auch das kleine herrschaftliche, etwas abseits gelegene Spital im weststeirischen Ligist wurde im Jahr 1642 von Karl Graf Saurau (†1648) im Kontext eines Testaments gestiftet[387] und beherbergte um 1770 acht Frauen, die zur Arbeit verpflichtet waren. Ursprünglich war das Spital für *acht recht arme leuth oder persohnen* vorgesehen, die künftig vom Schloss Ligist *mit allen nothwendigkeiten von kleydung, speissen, holz, und winters-zeit ihren teckhen, wie es auf solche arme leuth gehörig*, versorgt wurden[388]. Der rund 20 Kilometer von Graz entfernte Markt Ligist zählte Ende des 18. Jahrhunderts kaum 50 Häuser sowie das Schloss der Grafen Saurau, ein Eisenhammerwerk, eine Sensenschmiede und eben auch ein kleines Herrschaftsspital.

Auch der kaiserliche Kämmerer und Geheime Rat Graf Johann Ferdinand von Enkevoirt († 1692)[389] stiftete 1666 das herrschaftliche Armenspital von Straß im Straßertal. Enkevoirt widmete sein für sechs alte Männer und sechs alte Frauen eingerichtetes, bescheidenes Herrschaftsarmenspital vor allem seinen Untertanen. Die Spitalkapelle (Altarblatt hl. Johannes der Täufer) als zweijochiger Bau steht in direkter Verbindung zum langgestreckten, eingeschossigen Spitaltrakt.

384 Brunner, Pöls 210f., 107; ders., Armut 255.

385 Zu den Belegzahlen Watzka, Arme, Kranke, Verrückte 33.

386 Brunner, Pöls 211.

387 Klug, Wirtschaft 84f.; Wichner, Heilwesen 65.

388 Scheutz–Weiss, Spital als Lebensform 202 (Herrschaftsspital Ligist).

389 Ebd. 270f. (Herrschaftsspital Straß).

2.5.4 Kreuzförmige Spitalanlagen des niederösterreichischen Adels – Verbindungen von Erbbegräbnis und Herrschaftsspital in der Frühen Neuzeit

Ein Spezifikum innerhalb der österreichischen Spitallandschaft stellen die über einen kreuzförmigen Grundriss angelegten Herrschaftsspitäler im nördlichen Niederösterreich dar, wobei einige der Stifterfamilien unter den Spitalkirchen auch ihre Erbbegräbnisse, d. h. die Grüfte, anlegen ließen. Die als Zentralbauten angelegten Spitäler scheinen im Sinne von Statuskonkurrenz und regionaler Repräsentationsstrategie ein Spezifikum der im nördlichen Niederösterreich ansässigen und durch verschiedenste Bande verknüpften Adelsfamilien Kollonitz, Kuefstein, Lamberg und St. Julien gewesen zu sein. Die Präsentation konfessioneller Rechtgläubigkeit in Zeiten der einsetzenden katholischen Konfessionalisierung (etwa Reformationskommissionen ab 1652) spielte für die Errichtung dieser Bauten eine ebenso wichtige Rolle wie die paternalistisch-karitative Haltung der Grundherren.

Unmittelbar neben dem Kuefstein'schen Schloss Greillenstein, nur rund einige hundert Meter westlich, findet sich der kleine Markt Röhrenbach (Abb. 28, S. 124), wo die Familie Kuefstein schon im 16. Jahrhundert ein grundherrschaftliches, nachweislich 1592 abgebildetes Spital anlegen ließ, ohne dass die näheren Umstände dieser Gründung archivalisch greifbar würden[390]. Ein das Ensemble überragender mittiger Vierungsturm mit welscher Laternenhaube und davon ausgehend kreuzförmig vier eingeschossige Flügel bilden den Grundriss des Spitals. Die gesamte Anlage des Spitals samt Kirche (und Gruft) ist zudem von einer quadratischen Mauer umgeben. Im 17. Jahrhundert kam es durch Entfernung einer Decke zur Umwandlung des ursprünglichen Südflügels in ein Kapellenlanghaus. Unter Hans Georg IV. Kuefstein (1645–1699) – vermutlich nach 1645, als die Familie Kuefstein das Erbbegräbnis in Maria Laach am Jauerling verloren hatte – wurde die Spitalanlage um eine Gruftanlage erweitert. Nach dem Tod von Hans Georg wurden wöchentlich vier Messen gelesen, zwei Messen galten den in der Gruft Ruhenden, je eine war Maria und der Heiligen Anna dediziert[391]. Insgesamt sechs der blau gewandeten Spitalinsassen, drei Männer und drei Frauen, bewachten mit ihren Gebeten die Gruft des Grundherrn[392]. Weitere Baumaßnahmen erfolgten unter der Regierung von Hans Leopold von Kuefstein (1676–1746), wie die Weihedaten 1708, 1723 und eine auf der Fassade befindliche Datierung mit 1737 belegen. Die Fassade wird aufgrund stilistischer Kriterien Joseph Munggenast zugeschrieben, die Familie Kuefstein konnte auch auf andere herausragende, im Umfeld der Barockisierung von Stift Altenburg tätige Künstler zugreifen. Paul Troger signierte etwa 1737 die Deckenmalereien im Chor der Gruftkirche von Röhrenbach[393].

Schon 1592 wird in Döllersheim (Abb. 29, 30, 35, S. 124f., 129) zumindest ein Bürgerspital genannt[394], ein Neubau erfolgte erst durch eine testamentarische Stiftung von Johann Franz von Lamberg († 1666), der am 2. Jänner 1660 für zwölf verarmte Untertanen seines grundherrschaftlichen Marktes ein neues Herrschaftsspital errichten ließ. Seine

390 Bleicher, Gruftkirche 386 (nach der ältesten bildlichen Ansicht aus dem Schloss Greillenstein).

391 Zum Vertrag vom 1. Juni 1699 zwischen dem Abt von Altenburg und der Familie Kuefstein: Kuefstein, Studien zur Familiengeschichte 4 42.

392 Siehe die Spitalordnung des Göllersdorfer Spitals von Hans Leopold von Kuefstein bei Reil, Wanderer 120–122.

393 Gamerith, Freskenzyklus.

394 Wiedemann, Geschichte 2 623.

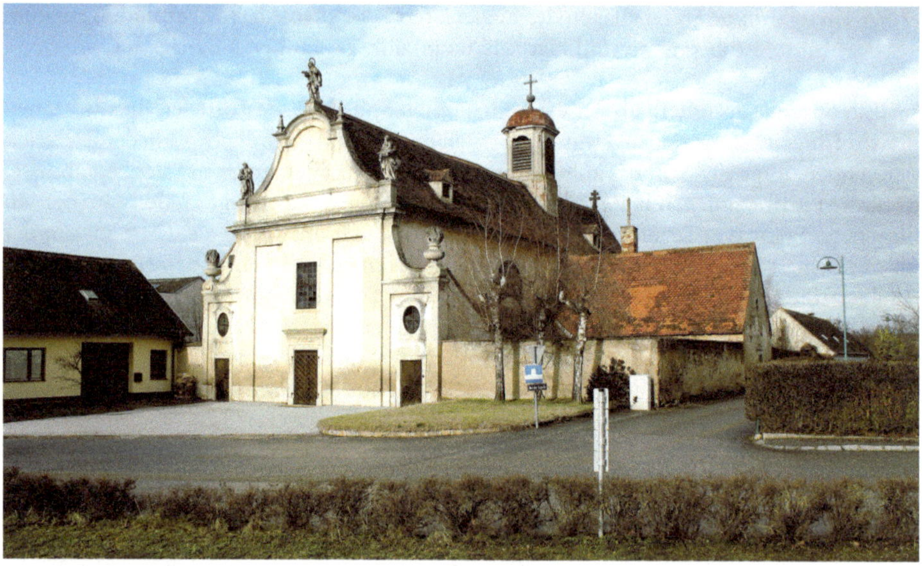

Abb. 28: Herrschaftsspital Röhrenbach/NÖ: Das kreuzförmig angelegte Herrschaftsspital bzw. die Kuefstein'sche Gruftkirche Röhrenbach im heutigen, stark restaurierungsbedürftigen Zustand (Foto: Martin Scheutz, Dezember 2015).

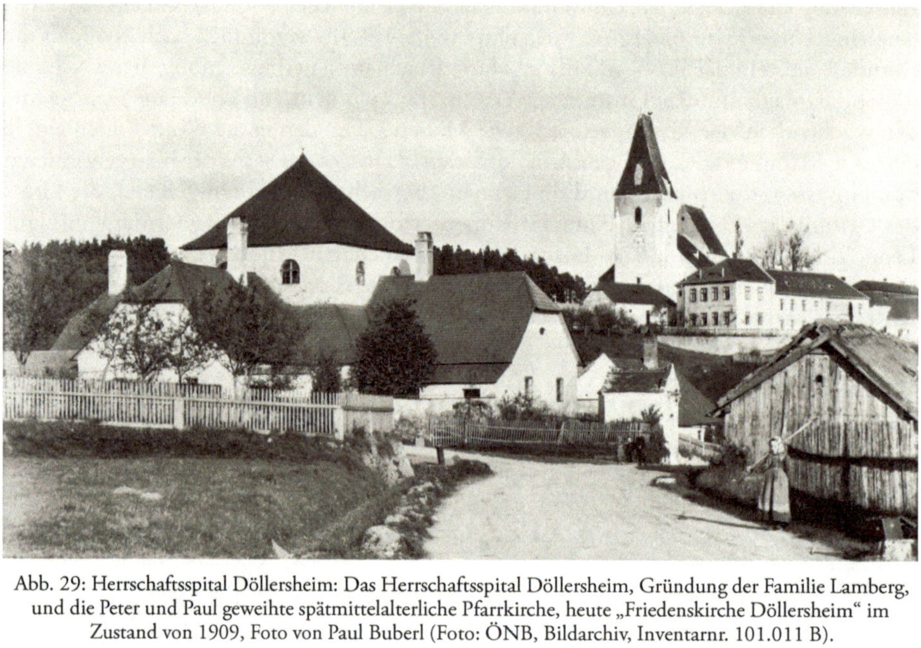

Abb. 29: Herrschaftsspital Döllersheim: Das Herrschaftsspital Döllersheim, Gründung der Familie Lamberg, und die Peter und Paul geweihte spätmittelalterliche Pfarrkirche, heute „Friedenskirche Döllersheim" im Zustand von 1909, Foto von Paul Buberl (Foto: ÖNB, Bildarchiv, Inventarnr. 101.011 B).

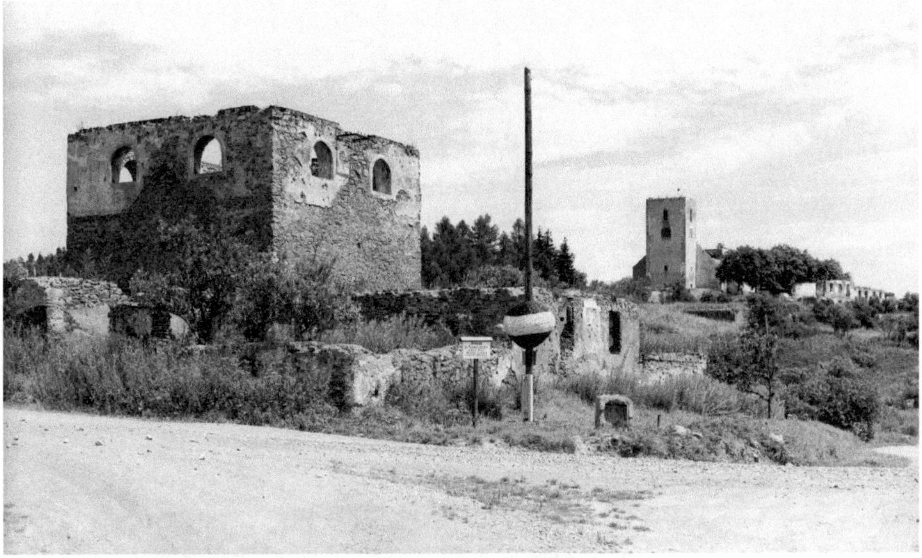

Abb. 30: Herrschaftsspital Döllersheim: Das zerstörte Herrschaftsspital Döllersheim im Zustand des Jahres 1958 (Truppenübungsplatz) (Foto: ÖNB, Bildarchiv, Inventarnr. 275.240 C).

Witwe Maria Constantia (geb. Questenberg) ließ den Bau vollenden. Der Döllersheimer Baumeister Georg Wolff errichtete nach 1660 – Abschlussrechnung 1665 über ein Altarbild[395] und Messlizenzerteilung 1667[396] – eine streng orthogonale Anlage, die nach außen von einer quadratischen Umfassungsmauer abgeschlossen wurde. Im Zentrum der Anlage, beleuchtet von jeweils zwei hochgelegenen Rundbogenfenstern befindet sich eine turmartig erhöhte, zweigeschossige Kapelle[397]. Im Geviert um die zentrale, zu Ehre der Maria-Hilf geweihten Kapelle sind durch einen umlaufenden, ebenerdigen und mit Schindelpultdächern gedeckten Gang die vier, jeweils genau in zwei Zimmer unterteilten und eingeschossigen Spitalflügel in Form eines griechischen Kreuzes rechtwinkelig angeordnet. Aus jedem Zimmer führen flachbogige Türen in den umlaufenden Gang, der wiederum eine Türe zur Kapelle aufweist. Im Anschluss an die Spitalflügel befindet sich zu jedem Flügel jeweils ein kleiner Garten innerhalb der Umfassungsmauer[398].

In Weitersfeld (Abb. 31, S. 126) befindet sich ein von Adam Maximilian von St. Julien gestiftetes und zwischen 1669 und 1673 errichtetes Herrschaftsspital, das baulich den vorgenannten Beispielen folgt[399]. Das für zwölf Insassen ausgelegte Spital ist an einer Weggabelung, auf leicht abschüssigem Gelände in der Nähe der herrschaftlichen Schäferei errichtet. Auch im Weitersfelder Beispiel überragt ein rechteckiger, mittig gesetzter und mit Rundbogenfenstern beleuchteter Kapellenturm das viereckige Gebäude mit seinem

395 Buberl, Zwettl 26.

396 Plesser, Topographie der verödeten Kirchen 458; kurze Zusammenfassung bei Müllner, Entweihte Heimat 212f.

397 Huber, Kunstdenkmäler 55f.

398 Zur weiteren Geschichte des Spitals Plesser, Topographie der verödeten Kirchen 458: Entweihung 1786, 1804 Brand des Spitals und Neubau unter Auflassung der Kapelle (an deren Stelle Wohnräume).

399 Damm, Weitersfeld 29–31, 199–203 (Grundriss nach Umbau 202).

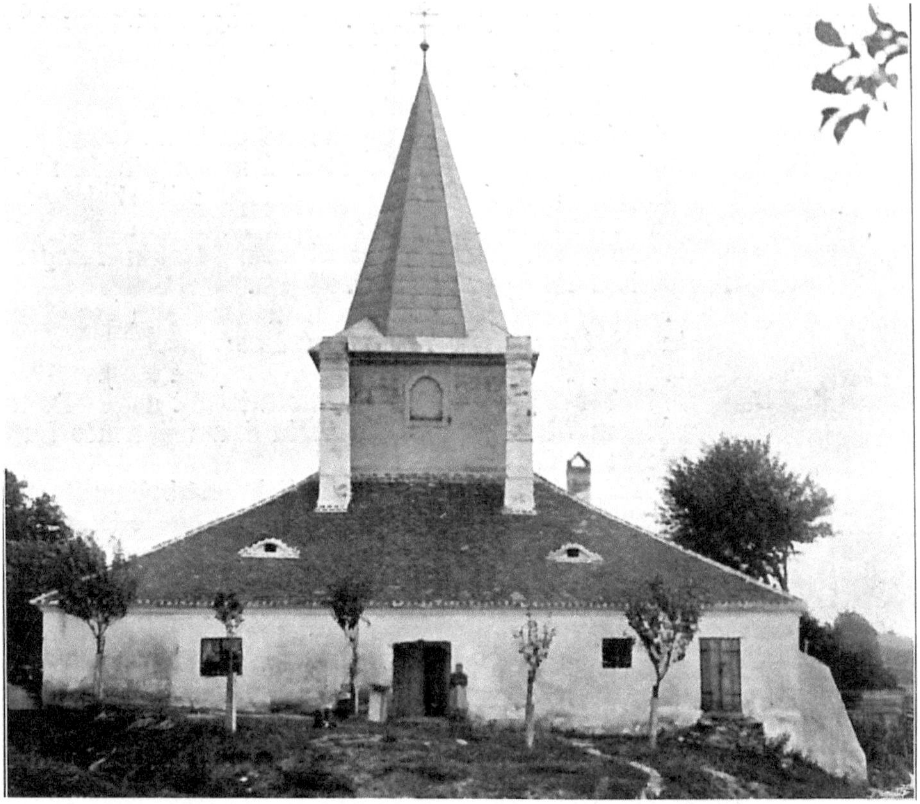

Abb. 31: Herrschaftsspital Weitersfeld, um 1910 nach einem Bild aus Hoernes–Krahuletz, Eggenburg und Geras 256 (Foto: Privatarchiv der Autoren).

Zeltdach. Die direkt an die Kapelle gebauten Spitaltrakte (mit einer Seitenlänge von 19,5 Metern) schließen sich viereckig und ebenerdig um den Kapellenturm. Ein einheitliches Dach verbindet die vier, mit Tonnengewölben versehenen Spitaltrakte mit dem Turm der Kapelle, mehrere Rauchfänge lassen Rückschlüsse auf Ofenstellen zu.

Das durch eine aufwändige, sekundär verwendete Zwillingswendeltreppe hervorstechende Spital in Kirchberg am Walde (Abb. 32, 33, S. 127) geht auf eine Gründung des Herrschaftsbesitzers Graf Hans Leopold von Kuefstein und seiner Gemahlin Maria Franziska, geborene Gräfin Kollonitz – zwischen 1715 und 1719 für sechs alte Herrschaftsuntertanen (drei Männer und drei Frauen) gegründet – zurück[400]. Ein älteres in Kirchberg bis 1719 bestehendes Spital, untergebracht in zwei Häusern, wurde durch diese Stiftung ersetzt – Hans Leopold baute ja auch an seiner Gruftkirche in Röhrenbach intensiv um[401]. In Form eines griechischen Kreuzes – ähnlich wie der Kreuzbau in Döllersheim – nahm ein wuchtiger, quadratischer Mittelturm den Allen Heiligen gewidmeten Altarraum auf, während der Nordflügel das zweijochige Schiff der Spitalkirche darstellte und die übri-

[400] Siehe den Grundriss bei Zinsler, Bürgerspitalsgebäude 141; Berndl-Forstner, Kirchberg am Walde 12.

[401] Bleicher, Gruftkirche 392. Hans Leopold ließ auch in Namiest ein Spital für zwölf Untertanen errichten. Seine Mutter stiftete in Litschau und Pottenbrunn ein Spital, Gamerith, Freskenzyklus 4.

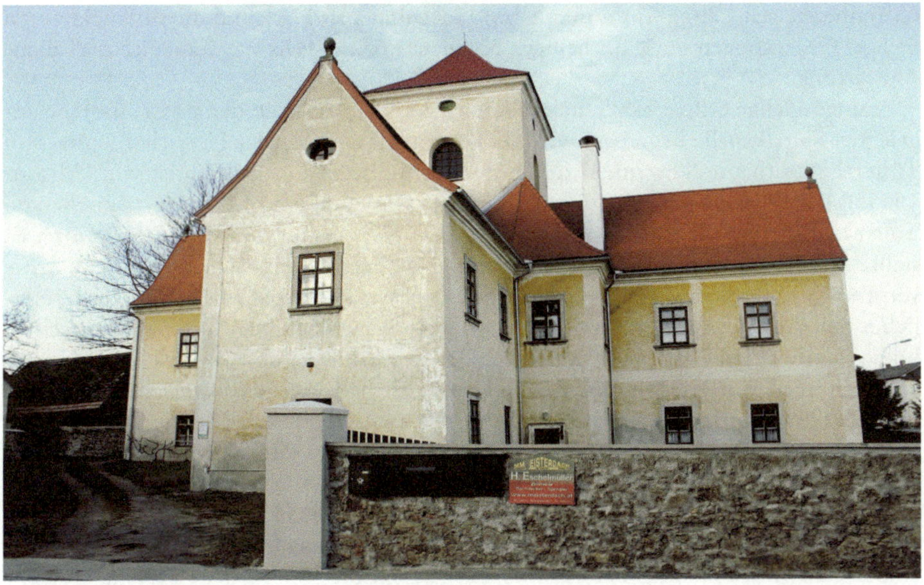

Abb. 32: Herrschaftsspital Kirchberg am Walde im heutigen Zustand (Foto: Martin Scheutz, Dezember 2015).

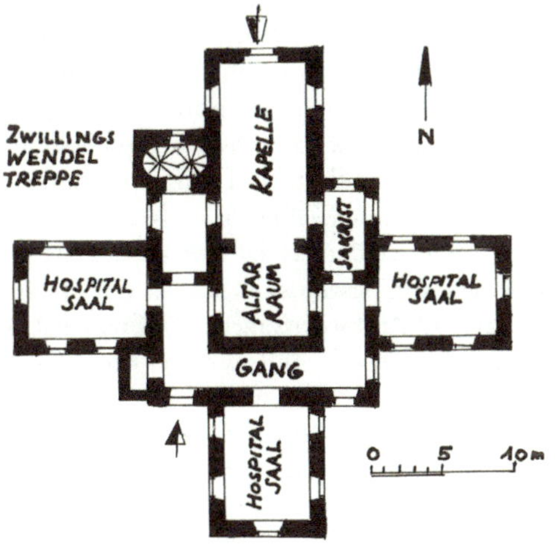

Abb. 33: Herrschaftsspital Kirchberg am Walde, kreuzförmiger Grundriss (Foto: Zinsler, Bürgerspitalsgebäude 141, Entwurf/Ausführung Erich Zinsler, Horn, mit freundlicher Genehmigung der Autoren).

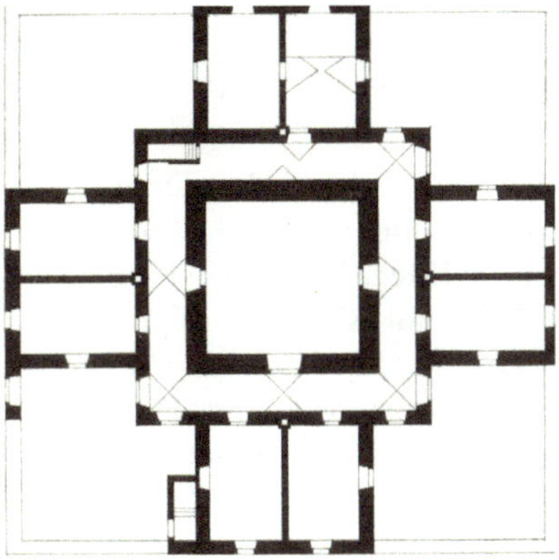

Abb. 34: Herrschaftsarchiv Döllersheim, kreuzförmiger Grundriss (Foto: BDA, Wien, Planarchiv).

gen drei Flügel zur Aufnahme der Spitalinsassen dienten. Ein zentraler Gang erschloss die drei Spitaltrakte, die damit auch über Zugang zum Altarraum der Spitalkapelle verfügten[402]. Diese repräsentative, nahe dem Schloss Kirchberg gelegene Anlage des neuen

402 Zotti, Abgekommene Kirchen 61–63.

Grundherrn (seit 1707) erfuhr durch den Hochaltar von 1719 und durch Stuckfiguren heiliger Ordensfrauen sowie des heiligen Nikolaus und des Felix von Cantalice zusätzliche Aufwertung.

Einige adelige Stifter von Spitälern ließen sich dann auch in der als Gruftkirche angelegten Spitalkapelle begraben, wie dies testamentarisch für das Herrschaftsspital von Tüffer/Laško (heute Slowenien) durch den Grundherrn Johann Baptist von Valvasor 1581[403] belegt ist. Der Erblasser wollte ebenso wie seine Frau in der Spitalkirche von Tüffer begraben werden und wünschte sich ein *eheliches epitaphium, wie sich gebürth*. Er stellte 200 Pfund Herrengült zur Verfügung, mit denen 18 bis 20 herrschaftliche Arme verpflegt und wöchentlich drei Messen gelesen werden sollten. Ein besoldeter bürgerlicher Spitalmeister war für die ordnungsgemäße Abwicklung der Stiftung vorgesehen. Diese Kombination von Spitalkapelle und adeligem Erbbegräbnis lässt sich besonders gut an einem niederösterreichischen Beispiel verdeutlichen. Am nordwestlichen Rand des Marktes Göllersdorf in Sichtweite zum Schönborn'schen Schloss Göllersdorf wurde 1618 vom kaiserlichen Feldzeugmeister Hans Christoph II. von Puchheim (1578–1619) ein grundherrschaftliches Spital „für arme leuth“[404] gestiftet (Abb. 35, 36, S. 129f.). Dieser ursprünglich einstöckige Spitalkomplex erfuhr durch die testamentarische Zustiftung einer vom Spital baulich abgesetzten Loretokapelle durch Maria Judith von Puchheim 1694 eine kirchliche Erweiterung. Zur Ausführung gelangte die Stiftung der Casa Santa Kapelle aber erst nach dem 1710 erfolgten Verkauf der Grundherrschaft Göllersdorf durch die neuen Eigentümer, die Familie Schönborn, im Jahr 1715. Die beiden getrennten Gebäudeteile Spital und Loretokapelle wurden ab 1725 durch eine achteckige, als barocker Zentralbau ausgeführte Gruftkapelle, gestiftet vom neuen Eigentümer und langjährigen Reichsvizekanzler Friedrich Karl von Schönborn (1674–1746), verbunden. Der ausführende Architekt Johann Lucas von Hildebrandt stellte aus den getrennten Baukörpern Spital und Loretokapelle durch den axialen Einbau einer Gruftkirche ein geschlossenes Gruftkirchenensemble her. Die ehemalige Loretokapelle mutierte nun zum Chor und Altarraum der mit einem Glockenturm versehenen Gruft- und Wallfahrtskirche, welche die römische Kirche S. Maria di Loreto nachahmte. Nachdem der Reichsvizekanzler 1724 bei der Wahl zum Würzburger Fürstbischof gescheitert war, beschloss er, sich in Göllersdorf eine Gruftkapelle errichten zu lassen und reagierte auf Aufforderungen, sich finanziell an der Würzburger Schönbornkapelle zu beteiligen, abweisend. „[U]nd dieses onverholen bekennen muß, daß endlich, wo man mich nicht lebendig haben wollen, ich tod zu sein auch kein sonderes verlangen zu tragen haben kann“[405]. Nach seiner Wahl zum Würzburger Bischof 1729 ließ sich Friedrich Karl von Schönborn dann doch noch standesgemäß in der Schönbornkapelle seines Würzburger Domes begraben, seine Eingeweide fanden aber ihre letzte Ruhestätte in Göllersdorf. Das für zwölf Männer und Frauen ausgelegte Spital der Grundherrschaft Göllersdorf (Stiftbrief 1726) wurde durch den Umbau von Hildebrandt in einen zweigeschossigen und zwölfachsigen Bau umgeformt, der sich axial

403 Scheutz–Weiss, Spital als Lebensform 224 (Herrschaftsspital Tüffer/Laško).

404 Wissgrill, Schauplatz 173: „nach deme Ich auch bey meiner Herrschafft Göllerstorf für arme Leuth ain Spittal aufgerichtet und dieses Aintausent Sechshundert achtzehendte Jahr zu pauen angefangen, also soll dasselbige auch vollents, da es in meinem Leben nit Beschäh, aufgebaut und hinfüro alzeit daselbst erhalten werden“.

405 Mayrhofer, Loreto- und Gruftkapelle 48. Immerhin drei Darstellungen in der Schönborn'schen Schloss- und Gartenserie widmen sich dem Göllerdorfer Spitalensemble: Kleiner–Gutwein, Gräflich Schönbornsche Schlösser.

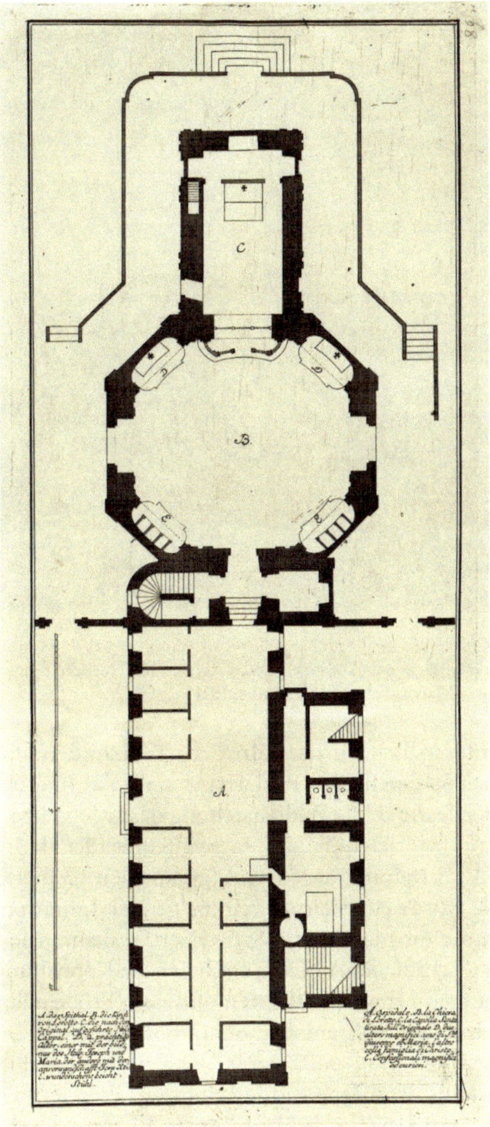

Abb. 35: Herrschaftsspital Göllersdorf, Schönborn'sche Gruft- und Spitalkapelle von Johann Lucas von Hildebrandt, Grundriss, Kupferstich von Johann Balthasar Gutwein, um 1740; Wien, Stadt- und Landesbibliothek (Foto: Institut für Kunstgeschichte der Universität Wien).

an das Gruftensemble anschließt. An den Spitalbau, der eine durch Stufen hergestellte Verbindung zur Gruftkirche für die Spitalinsassen aufwies, schließt sich ein dreigeschossiger Wirtschaftstrakt im Süden an[406].

Die in einer architekturgeschichtlichen Annäherung vorgestellten Herrschaftsspitäler des nördlichen Niederösterreich waren insgesamt kleindimensioniert und sind (mit Ausnahme von Göllersdorf) einem kreuzförmigen Spitaltyp zuordenbar. Im Spital von Kirchberg am Walde und in Röhrenbach konnten sechs Personen, in Döllersheim und Weitersfeld zwölf und im überdurchschnittlich großen Gruftensemble von Göllersdorf insgesamt 24 Personen versorgt werden. Während Döllersheim, Weitersfeld und Göllersheim kleine zellenartige Zimmer aufwiesen, waren dagegen die Spitalräumlichkeiten von Kirchberg am Walde und Röhrenbach saalartig angelegt. Der zentrale Turm in der Mitte der Spitäler machte eine Erschließung von Kapelle und Spitalräumlichkeiten durch einen um den Turm führenden zentralen Gang im Sinne eines Umganges erforderlich. Sowohl Döllersheim als auch Röhrenbach wiesen Einzäunungen auf, die das Spitalgelände begrenzten. Während über die kirchliche Ausgestaltung von Döllersheim (Patrozinium Mariahilf, Statuen Peter und Paul[407]) und Weitersfeld wenig bekannt ist, zeigen sich die Sakralbauten von Kirchberg am Walde, Röhrenbach und Göllersdorf reich

406 Mayrhofer, Loreto- und Gruftkapelle 79f. Hildebrandt erbaute 1709/10 auch für Alois Thomas Raimund Graf Harrach im nordböhmischen Ober-Branna/Horní Branná ein ebenerdiges, durch eine zylindrische, zweistöckige Eingangskapelle akzentuiertes Grundherrschaftsspital, das ansonsten keinen Schmuck und keine Gliederung ausweist; Rizzi, Johann Lucas von Hildebrandt 81f. (Abb. 72–74, Grundriss Abb. 73 aus dem Harracharchiv Wien).

407 Buberl, Zwettl 26.

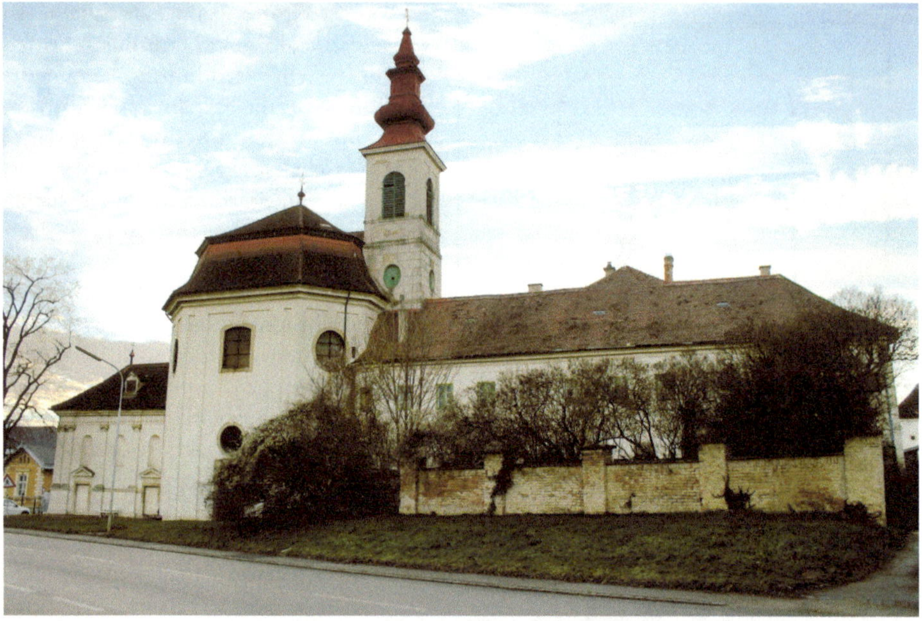

Abb. 36: Herrschaftsspital Göllersdorf, Schönborn'sche Gruft- und Spitalkapelle von Johann Lucas von Hildebrandt, das ab 1725 errichtete Gruftkirchenensemble Göllersdorf (Loretokapelle, Gruftkirche, Herrschaftsspital), gegenwärtiger Zustand (Foto: Martin Scheutz, Dezember 2015).

ausgeschmückt. Besonders die beiden Gruftkapellen wurden künstlerisch besonders akzentuiert. Das Hauptfresko der Röhrenbacher Kapelle von Paul Troger stellt das Jüngste Gericht dar, damit das Thema der Gruftkapelle durch die Bilddarstellung des „Menschensohnes in seiner Herrlichkeit" (Mt 5,31) kommentierend[408]. Die Gerechten werden darin von den Verdammten getrennt bzw. die Auferstehung der Gerechten aus den Gräbern dargestellt. Die Göllersdorfer Gruftkapelle wurde einerseits durch die genaue Imitation der Loretokapelle und andererseits durch die Ausmalung des Schweizer Freskanten Johann Rudolf Byß mit einem Marienzyklus geschmückt. Auffällig erscheint die Koppelung von baulich und gestalterisch aufwändig ausgeführten Spitalbauten und dem Erbbegräbnis von adeligen Familien (Kuefstein im Fall von Röhrenbach, Schönborn im Fall von Göllersdorf). Diese Gruftanlagen befanden sich in unmittelbarer Nähe zu den jeweiligen Schlössern (Göllersdorf und Greillenstein). Paul Troger zitierte mit der Freskierung die Auftraggeber Hans Leopold von Kuefstein (1676–1745) und seine Ehefrau Maria Franziska von Kollonitz (1686–1746) bildlich neben dem Allianzwappen als ein aus dem Sarkophag auferstehendes Ehepaar.

Vorbilder für diesen Typ eines frühneuzeitlichen Spitals mit kreuzförmigen Grundriss und Umgang finden sich in Italien, wo dem Beispiel des 1286 gestifteten Spitals von Santa Maria Nuova in Florenz vor allem im 15. und 16. Jahrhundert zahlreiche kreuzförmige Spitalbauten folgten: etwa das in den 1440er Jahren erbaute Spital Santa Maria Della Scala in Siena, das zwischen 1450 und 1472 erbaute Ospedale Maggiore in Mailand, das zwischen 1504 und 1514 erbaute Hospital de la Santa Cruz und das 1575 er-

408 Gamerith, Freskenzyklus 12–26.

richtete Johannesspital in Valetta[409]. Auch der einflussreiche Ulmer Architekturtheoretiker und Stadtbaumeister Joseph Furttenbach (1591–1667)[410] stellte in seiner 1628 in Ulm erschienenen „Architectura Civilis" unter Verweis auf die hervorragende „Italianische Manier" der Spitalbaukunst einen kreuzförmigen Spitaltyp vor. Dieser kreuzförmige Idealtyp eines allgemeinen, nach Männern und Frauen getrennten Spitals verfügt über vier Eingänge mit am Gang gelegenen Bettenzeilen (116 „Bettladen / oder kleine Bettstatten") und einen mittig gesetzten Altar: Der „Altar [stand] in der mitten deß Gebäws / dahin angesehen / das / wann der Seelsorger den Gottsdienst verricht / ihne alßdann alle Krancke Personen sehen / und vernemmen könden"[411]. In der Hofmitte des Furttenbach'schen Idealspitals finden sich je eine Küche für Männer und Frauen sowie zwei Gartenanlagen. Nur wenige Jahre später ließ Furttenbach die „Architectura universalis"[412] (1635) folgen, wo sich unter dem Titel „Das grosse Latzaretto" auch ein Idealtyp eines kreuzförmigen, in diesem Fall von einem Bach umgebenen Pestspitals befindet. Die Bettentrakte sind in vier kreuzförmigen Flügeln untergebracht, wobei in der Mitte des Kreuzes nicht der Altar, sondern das Treppenhaus zu den anderen Stockwerken dieses Akutspitals platziert wurde[413]. Als wahrscheinlichsten Vermittlungsweg für die genannten Waldviertler Spitäler firmieren entweder fahrende italienische Bauleute oder das um die Kavalierstour erweiterte Erfahrungswissen der Adeligen, das diesen Bautyp aus Italien/Spanien nach Norden transferierte, wo dann diese Bauidee unter den adeligen Familien im nördlichen Niederösterreich zirkulierte.

2.5.5 Spezifika der Grundherrschaftsspitäler

Herrschaftsspitäler unterstanden dem jeweiligen Grundherrn und waren damit Teil eines zentral geführten Wirtschafts-, Rechts- und Herrschaftsverbandes, die Aufsichts- und Visitationsrechte standen dem jeweiligen Grundherrn zu. Anders als die Spitalmeister der Bürgerspitäler, die häufig dem Rat oder dem sozialen Umfeld der Ratsobrigkeit entstammten, waren die Spitalmeister entweder vom Grundherrn direkt eingesetzt (und damit Bedienstete der Grundherrschaft) oder im Falle von nicht-landesfürstlicher Märkten (sog. Patrimonialmärkten und -städten) dem Rat und dem Grundherrn unterstellt[414]. Die nach der Rhetorik der Zeit fußfallenden und demütigen Bitten um Aufnahme ins

409 Pevsner, A History of Building Types 142–145. Argumentation nach Bleicher, Gruftkirche 396.

410 Furttenbach, Lebenslauff.

411 ders., Architectura Civilis 70 (Tafel Nr. 38).

412 ders., Architectura Universalis Kupfertafel Nr. 26.

413 Bleicher, Gruftkirche 396, führt noch eine andere, eher unwahrscheinliche Herleitung der Waldviertler Spitalbauten an: Stilistisch könnten die angeführten kreuzförmigen Spitaltypen aber auch ältere Bautraditionen wie etwa die seit der Romanik verbreiteten Chorturmkirchen, die sich in den Bezirken von Zwettl und Gmünd häufig finden, zum Vorbild gehabt haben, siehe Živković, Entwicklung 263 (Karte), 275 (Chorturmkirchen im Waldviertel). Vgl. Huber, Kunstdenkmäler 56, für das Bürgerspital Döllersheim: „Durch das streng eingehaltene Zentralbausystem stellt das Döllersheimer Bürgerspital einerseits ein Nachwirken reformatorischer Bedeutungsschichten dar, ander[er]seits wird auf einer relativ frühen Stufe hochbarocke räumliche Konzeption realisiert".

414 So wurde etwa dem Münzbacher, der Grundherrschaft Windhaag unterstellten Spitalmeister befohlen, dass er *in allen, was ihnnen bei diser instruction in ainen oder andern puncten auf etwann beschechenten zuefahl zu schwer füerkhomen wurde, auf mehrermelte herrschaft Wündthaag angewüssen, alda ihnen alsdan alle gebüehrente hilff und beystandt gelaistet werden sollte;* Scheutz–Weiss, Spital als Lebensform 737 [24] (Münzbach 1656/1755). Zu Spitalmeistern Scheutz, Spitalmeister 339–360.

Spital mussten deshalb direkt an den adeligen Spitalinhaber gerichtet werden, auch die Gewährung neuer Kleider oder baulicher Verbesserungen waren letztlich vom adeligen Haupt der Grundherrschaft abhängig.

Anders als die häufig recht gut bestifteten Bürgerspitäler waren die Herrschaftsspitäler mitunter deutlich schlechter materiell mit Eigengütern und auch Legaten ausgestattet. Die Grundherren mussten deshalb finanzielle Abgänge des Spitals aus dem Gesamtbudget der Grundherrschaft ausgleichen, zudem wurde das Herrschaftsspital mit Lebensmitteln aus den Beständen der Herrschaft versorgt[415]. Gelegentlich scheint auch ein bereits bestehendes Gebäude in ein Spital bzw. Armenhaus umgewandelt worden zu sein[416]. Lediglich die großen gesamtösterreichischen Adelsfamilien konnten ihre Herrschaftsspitäler deutlich besser als lokale Adelige ausstatten. So stiftete etwa Karl Eusebius von Liechtenstein 1655 für sein mährisches Spital in Littau/Litovel 15.000 Taler, „bis Wir diesem Spital ein Gütl od. Dorf um diese Summa erkaufen können"[417]. Das 1641 gestiftete Herrschaftsspital von Mistelbach erhielt vier Viertel Weingärten sowie einige Äcker und Wiesen mit Zehentrechten, im Jahr 1665 wurde noch eine Mühle „nachgestiftet"[418]. Das fürstlich-esterházysche Spital Neckenmarkt verfügte als Eigenausstattung über eine zweigängige, oberschlächtige Mühle[419], die an einen Müller gegen Naturalpacht in Bestand vergeben wurde, sodass der Müller für die zwölf Spitalinsassen täglich 24 Pfund Brot ausbacken musste. Andere Herrschaftsspitäler waren dagegen kümmerlich ausgestattet. Das heute in Slowenien gelegene Herrschaftsspital von Tüffer/Laško scheint so dürftig mit Eigengütern versehen worden zu sein, dass das Herrschaftsspital unter dem Inhaber Joseph Graf Moscon im 18. Jahrhundert allmählich verfiel: *Zu disſen spitall gehört auch ein äkherl, daſs man krauth undt rueben anpauen kann*[420].

Bezüglich der Insassen verengten die Grundherren die Gruppe der Anspruchsberechtigten im Regelfall nur auf die unmittelbar innerhalb der Grundherrschaft wohnenden Grundholden[421]. Dahinter stand eine paternalistische Grundhaltung, die den Zugriff des Grundherrn von der Wiege bis zum Grab vorsah. Konkret wurden Spitalstiftungen etwa für „Sieben Arme Dieser" Herrschaft „unterthänige Weibs Personen" errichtet[422]. Letztlich entschied der Grundherr bzw. mittelbar der Verwalter vor Ort über die Aufnahme von Petenten ins Spital, wie zahlreiche Supplikationen belegen[423]. Die Spitalinsassen wur-

---

415 Ebd. 1067 (Herrschaftsspital Eisenstadt vor 1759): *zu unterhaltung diſser spittaller alle obspecificirte naturalien, beschribener masſen, von der herrschaft Eyſsenstadt richtig und ohne abgang überlifern lasſen* [...].

416 N. N., Ausweis über die sämtliche Stiftungen 78f.

417 Ebd. 21.

418 Ebd. 26 (Äcker etc.), 30 (Mühle 1665).

419 Tobler, Die fürstlich Esterházyschen „Spitäler" 419.

420 Scheutz–Weiss, Spital als Lebensform 717 (Herrschaftsspital Tüffer/Laško 1728); siehe auch ebd. 225.

421 Als Beispiel ebd. 740 [3] (Herrschaftsspital Pregarten 1756): *drittens der aufnahm derenselben* [Spitalinsassen] *der herrschafft Haus allein gebühret, also solle es auch in ihrer freüen willkühr stehen, dise oder aus denen pregattnerischen alt erlebten und unvermöglichen burgern oder derley eigenen unterthannen oder auch aus denen jenigen, welche zu aufnahm des spittals einige mittl hinein zu bringen hetten, zu erwöhlen.* Am Beispiel des Liechtenstein'schen Spitals von Schwarzkosteletz/Kostelec nad Černými lesy: N. N., Ausweis über die sämtliche Stiftungen 41: „Die Zahl der Vier und zwanzig Armen Unseren Unterthanen solle in zwölf Mann- und zwölf Weibs-Personen – Nembl. so lang diese drey, als Kosteletzer, Aurzynioweser [!], und Schkworezer [!] Herrschaften, unter einer Obrigkeit stehen würden, allezeit von der Kosteletzer Herrschaft an unterthänigen Sechs Mann, und Sechs Weiber ausgesetzt werden."

422 Am Beispiel des Spitals von Kaunitz/Kounice: N. N., Ausweis über die sämtliche Stiftungen 62.

423 Als Beispiel etwa: Liechtenstein. The Princely Collections, Vaduz-Vienna, Hausarchiv [HAL], K. H 2508 Spital zu Littau/Litovel, Supplikation von Dorothea Schullin, undatiert (18. Jh.): *Durchlauchtigster*

den in gewisser Weise pars pro toto als Besitz des Inhabers der Grundherrschaft wahrgenommen. So sprach man etwa die Insassen der Esterházy'schen Herrschaftsspitäler in den Spitalordnungen explizit als *fürstliche spitaller*[424] an.

Anders als in Bürgerspitälern, wo die Spitalinsassen in der Regel nur beim Hausbetrieb oder bei der Ernte auf den Eigengründen mithelfen mussten, sahen sich Insassen von Grundherrschaftsspitälern auch zur Arbeit für den Grundherrn verpflichtet. Augenfällig wird dies etwa am Beispiel des in der Nähe des herrschaftlichen Schlosses gelegenen Herrschaftsspitals von Ligist. *In dem schloss, so offt man sye begehret, die herrschaftlichen zimmer, säll und plaz zu khören und zu sauberen; den äschen von denen öfen zu nehmen und zu der leinwath sechten und der wäsch zusammen zu tragen*[425]. Zudem waren die Ligister Spitalbewohner verpflichtet, in der grundherrschaftlichen Meierei mitzuarbeiten, beim Aufschütten von Stroh in den Ställen zu helfen und ähnliches mehr. Damit die Spitalbewohner sich nach Ansicht der Obrigkeit *nicht auf den müssigang gewöhnen*, hatten sie auch im Alter tätig ihren Unterhalt mitzufinanzieren: *alß die ruben eintragen und abschneiden; die sträh und daß laub umb den schlosß zusammen rechnen, wie auch die Schlossbüchl-wiesen abrechnen; den türckhischen waiz außhepeln unnd eintragen; die garthen sachen einarbeiten und eintragen; die nussen bey den abbäissen zusammen klauben und eintragen*[426]. Die Gemeinnützigkeit der Arbeiten der Bewohner von Herrschaftsspitälern wird mehrmals betont, wie am Beispiel des Herrschaftsspitals in Straß 1667 ersichtlich. *Nach vollendem gebett soll jede persohn ein stundtlang vor die khürchen, herrschafft oder ihr armes hauß nach erforderung der notturfft arbeithen*[427].

Sowohl Stiftbriefe als auch Spitalordnungen erwähnen den Seelgerätsgedanken bei der Gründung explizit. Bei den von Ferdinand I. gegründeten österreichischen Hofspitälern stand neben der Person des gründenden Landesfürsten dessen 1547 verstorbene Gattin Anna im Zentrum, wie die zentralistisch erlassenen Spitalordnungen verdeutlichen[428]. Viele Spitalordnungen nehmen einleitend auf den Stifterwillen Bezug. Deutlich zeigt sich dies bei der Gebetsordnung des Herrschaftsspitals von Forchtenau 1759, wo auf die *intention seiner hochfürstlichen durchläucht Pauli Esterhazy glorreichen gedächtnüß*[429] textlich erinnert wird. Besonders eindringlich wird der memorative Charakter auch bei Herrschaftsspitälern, die gleichzeitig als eine Art Erbbegräbnis der adeligen Stifterfamilie dienten. Hartmann I. von Liechtenstein bestiftete 1641 das Spital in Mistelbach neu, auch mit dem Argument, dass dieses Spital nicht allein zur Ehre Gottes begründet worden war, sondern „von unserem Vorfahrer hochseligsten Angedenkens Herrn von Lichtenstein, deren Sechs samt ihren Frauen Gemahlinnen in der Spitalkirche im vorderen

---

hertzog, gnädigster fürst undt herr herr. Euer hochfürstliche durchlaucht ich, arm müheseelig und schon erlebtes weib, welche ich mit keinerley arbeyth nicht mehr forthzukommen vermag, umb die große barmhertzigkeith Gottes fueßfallend demüttigst bitte, sich auß angebohrner mildigkeith meiner zu erbarmen undt mich in dero Littauer hospithall auf- und anzunehmen, gnädigen befelch zu ertheylen, vor welch an mier stiefftendes werkch der barmhertzigkeith Gott, der allerhöchste, ein reicher vergelter, ich aber auch hiengegen vor euer hochfürstliche durchlaucht langwürrige regierung Gott zu bietten bey meinen inbrünstigen gebeth niemahlen auslassen wiel.

424 Scheutz–Weiss, Spital als Lebensform 1075 (Herrschaftsspital Forchtenau 1759).

425 Ebd. 699 (Ligist 1770).

426 Ebd. 699 (Ligist 1770).

427 Ebd. 894 (Straß 1667).

428 Ebd. 385, 390 (Wien 1551), 412, 415 (Wels 1554), 426 (Laibach 1559), 430 (Graz 1561), 434, 441, 450 (Wien 1568), 484 (Wien 1632), 495 (Hallstatt 1555).

429 Ebd. 1072 (Herrschaftsspital Forchtenau 1759).

Altar"[430] kniend gemalt dargestellt wurden. Deutlich wird der memorative Charakter der adeligen Spitalstiftungen auch durch die Auferlegung von umfangreichen Gebetspflichten für die Insassen[431]. Die acht Spitalbewohnerinnen des Saurau'schen Herrschaftsspitals in Ligist waren *schuldig täglich für die lebende und verstorbene gräflich saurauische familia einen rosenkranz zu betten und alle Quatember miteinander zu beichten und zu communiciren. Ingleichen die pfarr kürchen und daß chor, so offt es nöthig, außzukhören*[432]. Die Spitalbewohnerinnen hatten zudem regelmäßig an den Seelenmessen für die verstorbenen, sich fast in den Reigen der Heiligen einordnenden Stifter bzw. „Guttäter" teilzunehmen[433]. Im Esterházy'schen Herrschaftsspital Eisenstadt hatten täglich drei Rosenkränze gebetet zu werden: den ersten am Morgen für die Seele des Gründers Paul Esterházy (1635–1713), den zweiten am Nachmittag *für das hochfürstlich eszterházysche hauß und andere gutthätter* und den dritten Rosenkranz für die armen Seelen im Fegefeuer am Abend[434]. Aber nicht nur die verstorbenen Mitglieder des Esterházy'schen Fürstenhauses wurden mit Gebeten bedacht, sondern auch die lebenden. Mitte des 18. Jahrhunderts gingen die Eisenstädter Spitalinsassen, geschlechtlich getrennt, in Zweierreihen in die Kirche, wo sie täglich *3 vater unser und 3 ave Maria samt den psalm: de profundis betten vor den gnädigsten fürst und fürstin, also zwar das sie beyde hohe nahmen dabey aussprechen und um vergebung dieser hohen persohnen ihrer sünden solches gebett aufopferen*[435].

2.5.6 Repräsentation, Memoria und Konfessionalisierung – ein Fazit

Die bislang kaum erforschten österreichischen Herrschaftsspitäler waren Teil der adeligen Familienmemoria und zeigen die adelige Stifterfamilie repräsentativ als um das Wohl der Untertanen besorgte Patrone ihrer Grundherrschaft. Noch die Wiener Krankenhausstiftungen des 19. Jahrhunderts (etwa das Kaiser-Franz-Josef-Spital, die Rudolfstiftung) atmen diese Grundhaltung. Diese Herrschaftsspitäler lassen sich als eine Art Wechselstube verstehen, wo Adelsfamilien ökonomisches in symbolisches Kapital konver-

---

430 N. N., Ausweis über die sämtliche Stiftungen 26.

431 Damm, Weitersfeld 283–286.

432 Scheutz–Weiss, Spital als Lebensform 699 (Herrschaftsspital Ligist 1770).

433 Ebd. 894 (Herrschaftsspital Straß 1669): Aufforderung für den Kaplan: *alle Mittwoch ein seelmeß am h(eiligen) grab zu lösen vor die stüffter und wohlthätter.* Ebd. 729 [2] (Herrschaftsspital Gutau 1756): *andertens täglich 1 rosenkranz und die lauretan(ische) litaney fur die gutthatten öffent(lich) mit einander betten.* Reil, Wanderer 121 (Spitalordnung für Röhrenbach 18. Jh.): „Andertes. Rosenkranz und Litanei von unserer lieben Frauen müssen die Spitäler vorbethen öffentlich und laut in ihren Kapellen, mit vorhergegebenen Zeichen der Glocken, als: am Sonntag vor die lebende regierende Herrschaft, Erchtag (Dienstag) zu Ehren der heiligen Mutter Anna, Freitag vor die Abgestorbenen, in den Kruften im Spital ruhenden Herrschaften, und Samstag einen zu Ehren der unbefleckten Jungfrau und Mutter Gottes Maria". Zum Beten des Ave Maria und des 129. Psalms im Spital von Schwarzkosteletz/Kostelec nad Černými lesy „so wohl Lebendig, als verstorbene Unsern Herzogl: Hauses v. Savoye und Liechtenstein", siehe N. N., Ausweis über die sämtliche Stiftungen 43.

434 Scheutz–Weiss, Spital als Lebensform 1066 (Herrschaftsspital Eisenstadt vor 1759); ähnlich ebd. 1070 (Herrschaftsspital Eisenstadt 1759).

435 Ebd. 1070 [2] (Herrschaftsspital Eisenstadt 1759); ebd. 1073 [4] (Herrschaftsspital Forchtenau 1759): *Betten diese an allen Frauentägen und dero vortägen wie auch an allen Samstägen das gantze jahr zu hauß abends um 6 uhr mit lautter stimme das salve regina, die lauretanische litaney samt den schutzgebettern und 5 vater unser und ave Maria mit einen glauben um vergebung der sünden vor den gnädigsten regirenden fürst und fürstin und dero hohe familia aufzuopfern.* Ebd. 1085 (Herrschaftsspital Neckenmarkt 1776): *Nachmittag um 1 uhr müssen alle wider in die kapellen zusamm kommen und drey rosenkrantz betten: den ersten für den gnädigsten fürsten, den anderten für alle gutthäter und den dritten für die arme seelen im fegfeüer.*

tierten, wenn auch die Größe und Ausgestaltung dieser Herrschaftsspitäler beträchtlich differierten. Große und finanzstarke Adelsfamilien wie die Esterházy, die Liechtenstein, die Schönborn und die Starhemberg konnten gestützt auf ertragreiche Grundherrschaftskomplexe auch baulich eindrucksvolle Spitäler umsetzen. Manche der adeligen Spitalstifter kombinierten die Spitalstiftung mit einem Erbbegräbnis, sodass die Spitalinsassen gleichsam als institutionalisierte Trauergemeinde für das Wohl der Stifterfamilie zu beten hatten. Kleinere Adelsfamilien scheinen dagegen die oft schon von früheren Inhabern übernommenen, meist kleinen Spitäler zumindest weiterfinanziert zu haben. Ein eigener baulicher Typus von Herrschaftsspitälern entstand mit den kreuzförmig angelegten Herrschaftsspitälern im nördlichen Niederösterreich (Döllersheim, Kirchberg am Walde, Röhrenbach, Weitersfeld), wo ein zentraler Vierungsturm in der Mitte die Kapelle barg und die anschließenden Wohnräume der Spitalinsassen direkten Zugang zum Kapellenbereich aufwiesen. Es wird weiterer Forschungen bedürfen, um zu zeigen, ob sich Herrschaftsspitäler lediglich durch die „Klientel" (also Herrschaftsuntertanen, Herrschaftsbedienstete) von der restlichen Spitallandschaft unterschieden oder nicht.

Gerade in Zeiten der Reformation und der Gegenreformation offenbaren die Herrschaftsspitäler auch einen deutlich wahrnehmbaren konfessionalisierenden Aspekt. Schon Ferdinand I. verstand seine Hofspitäler als Teil der altgläubigen Kirchengemeinschaft, indem er den Spitalkaplänen nachdrücklich befahl, den sterbenden Spitalinsassen die Letzte Ölung zu verabreichen und die seelsorgerische Tätigkeit *nach dem verstanndt der heilligen lerrer unnd cristlichen khirchen auß*[zu]*legen*[436]. Umfangreiche Gebetsprogramme mit täglichen Rosenkränzen, häufigen Messbesuchen, regelmäßigen Beichtvorgängen und laut dargebrachten Gebeten für die Stifterfamilie ließen die Herrschaftsspitäler als Ort der verdichteten katholischen, von romanischen Vorbildern geprägten Konfessionalisierung erscheinen.

2.6 Pestspitäler in Österreich: Temporäre Krisenbewältigung und Versuch der Einrichtung von Akutspitälern

Die in Österreich erst im 16. Jahrhundert vermehrt aufkommenden Pestspitäler – Lazarette, Pesthäuser, Pestilenzhaus, Pesthof[437], Pestinhof[438], im Westen Österreichs häufiger auch Brechenhäuser, „Brestenhäuser", „Prechhaus" oder „Bruderhaus"[439] genannt – gehören ähnlich den Ende des 15. Jahrhunderts im Heiligen Römischen Reich auftretenden Blatter- bzw. Franzosenhäusern, die zur Behandlung der Syphiliskranken dienten, und den mittelalterlichen Leprosorien zu den spezialisierten Spitaleinrichtungen[440]. „Lazareth, heisset ein Gebäude, worinnen die krancken, welche aus Armuth sich nicht selbst versorgen können, oder mit ansteckenden Kranckheiten behafftet sind, verpfleget und mit dienlichen Artzeney-Mitteln versehen werden. Es wird solches ordentlich von dem Magistrate des Ortes erhalten, und werden dazu ordentliche Medici und Chirurgi bestellet, welche

---

436 Ebd. 390 (Wien 1551), 412 (Wels 1554), 422f. (Laibach 1559), 440f. (Wien 1568), 458f. (Aussee 1568).

437 Schlenkrich, Gevatter Tod 215.

438 Kröger, Armenfürsorge 514.

439 Belege für Westösterreich bei Schretter, Pest in Tirol 158.

440 Reicke, Das deutsche Spital I 308–310; zur Syphilis (mit der Implikation der Schließung der „Frauenhäuser") Eder, Eros 364–399.

die darinnen befindliche krancke besuchen, und nach Beschaffenheit ihrer Kranckheiten curiren müssen"[441]. Die Isolierung ansteckender Kranker und die Versorgung kranker Armut – *die arme leüth in kleinen läzäreth*[442] (1667 für Graz) – im Sinne eines Sozialasyls erscheint nach dieser Definition als konstitutiv für das Lazarett[443]. Der Begriff des Lazaretts stand im Mittelalter für die Behandlung von Aussätzigen (Lazarus), das deutsche Substantiv wurde als Lehnwort aus dem Italienischen erst im 16. Jahrhundert gebräuchlich und bezeichnete zunächst ein Pestspital mit Isolierfunktion. Die frühneuzeitliche Bedeutung von Lazarett implizierte neben Spital und Krankenhaus begrifflich auch ein Spital für Soldaten, wie etwa das Krünitzsche Wörterbuch („Kriegs- oder Feld-Lazareth") ausweist. Vor allem im 19. Jahrhundert setzte sich die militärische Konnotation durch, als man Lazarette vorwiegend als Orte der chirurgischen, aber auch ärztlichen Eingriffe für Verwundete und Verletzte wahrnahm[444].

Die Gründungsphase der europäischen Lazarette lässt sich zeitlich mit der zweiten Hälfte des 15. Jahrhunderts und räumlich mit den norditalienischen und südfranzösischen Städten[445] eingrenzen. Die von Reise- und Handelstätigkeit besonders geprägte Lagunenstadt Venedig (Adaptierung des Klosters „Nazaretho veccio"/1403 bzw. „Nazaretho nuovo"/1468) und Marseille als Fernhändlerstädte gelten als die Geburtsstätten eines modernen, mit der Pest verbundenen Quarantänewesens, das von differenzierten, seuchenhygienischen Ämtern unterstützt wurde[446]. Zwischen 1450 und 1470 folgten andere italienische Städte wie etwa Ferrara (1436 Adaptation altes Spital), Florenz (1448), Mailand (1450), Mantua (1450) und Genua (1467) mit der Errichtung eigener Pestspitäler oder aber mit der raschen Adaptation bestehender Einrichtungen zu Seuchenstationen. Nördlich der Alpen scheint nach einem Süd-Nord-Gefälle in der Pestbekämpfung[447] das St. Sebastians-Lazarett in Nürnberg (1490, Baubeginn 1498 und Fertigstellung 1528), die älteste diesbezügliche Einrichtung im Heiligen Römischen Reich gewesen zu sein[448]. Ein regelrechter Gründungsboom an Quarantänestationen folgte dort erst im 16. Jahrhundert, als sich viele Städte entschlossen, außerhalb der Stadtmauern eigene Häuser zur Behandlung, aber auch zur Isolierung von Pestkranken bzw. -verdächtigen zu errichten. Die über intensive Handelsbeziehungen mit Italien verfügende Reichsstadt Augsburg richtete 1521 ein Pestspital ein, Frankfurt/Main gründete 1518 bzw. Ulm 1534 nahezu zeitgleich ein derartiges Spital. In Würzburg wandelte man das Leprosorium 1542 in ein Pestilenzhaus um[449]. Vielfach scheint die Stadtbevölkerung den Pestspitälern kritisch gegenüber

---

441 Art. „Lazareth", Zedler, Universal-Lexicon 16 Sp. 1241; zur Geschichte der Lazarette unverzichtbar Schlenkrich, Sterbestroh.

442 Scheutz–Weiss, Spital als Lebensform 679 (Kleines Lazarett Graz 1667). Ähnlich für das Lazarett in Steyr: *zu erhaltung der in solchen armen hauß verhandenen armen leuthen*, ebd. 861 (Lazarett Steyr 1689).

443 Schlenkrich, Sterbestroh 19–22.

444 Dross, Lazarett Sp. 670.

445 Carmichael, Plague and the Poor 120. Kurze Zusammenstellung bei Fissneider, Pestbekämpfung 59–88; Ulbricht, Pesthospitäler.

446 Zum „Nazaretto" Rodenwaldt, Pest in Venedig 14f.

447 Dinges, Süd-Nord-Gefälle 28f.: Aachen (14. Jh.), Braunschweig 1473, Münster 1475, 1519, Frankfurt/Main 1494 (Neubauten 1516, 1670), Celle 1495, Nürnberg 1498, Überlingen 1498, Ulm 1520, Augsburg vor 1521, Mainz 1526, Köln 1527, Hamburg 1527, Straßburg 1541, Würzburg 1542, Freiburg 1554, Stuttgart 1560, Zürich 1564, Lüneburg 1565, Dresden 1568, St. Gallen 1575, Regensburg vor 1600 etc. Als Überblick (mit detaillierteren Grundrissen) Jetter, Europäisches Hospital 182–193.

448 Jetter, Geschichte des Hospitals 1 43.

449 Ulbricht, Pesthospitäler 102f.

gestanden zu sein, was sich auch in einer im Vergleich zu Italien späten Gründungswelle von Pestspitälern ausdrückt[450]. In England folgte eine diesbezügliche erste Gründungsphase in den Städten in den 1530er Jahren mit einer späten Kulminationsphase um 1664. Die Bauplätze glichen sich europaweit: An unbebauten Orten, jenseits des Mauerrings der Städte und umgeben von frischer Luft und fließendem Gewässer legte man die Pesthäuser bevorzugt an. Diese Lage entsprach der gängigen Miasmenkonzeption, die eine Übertragung der Krankheit durch Ausdünstung von Mensch und Tier, Dämpfen aus stehendem Wasser durch Miasmen bzw. durch direkten Kontakt zu Infizierten („Kontagion") annahm. Insgesamt lässt sich bemerken, dass vor allem größere Städte – etwa Wien – in eigene Pestspitäler investieren konnten, während kleinere Städte notdürftig und in großer Eile während der Pestzeiten Gebäude adaptierten, die nach Abebben der Pestwellen anderweitig genutzt wurden.

2.6.1 Österreichische Pest-, Brechenhäuser und Lazarette

Den frühneuzeitlichen Zeitgenossen wie dem Wiener Pestarzt Johann Wilhelm Mannagetta (1588–1666) war weitgehend klar, was ein zur Bekämpfung der Pest eingerichtetes Lazarett als „ein gemein / und offentliches Hauß oder Gebäu" darstellen sollte. „Dieses nun soll. Erstlich ausser der Stadt auff dem Feld / (jedoch nicht an der Landstraß) in welchen auff etlich Schritt keine Häuser seyn / und an einem lufftigen Ort / und nit in einem Thal / doch wo müglich an einen fliessenden Wasser gebauet seyn. Zum andern / sollen die Fenster desselben von der Stadt abgewendet seyn (damit die Inwohner deß vergifften bösen Luffts nicht theilhafftig werden) und nicht gegen Mittag oder Abend / sondern wo möglich gegen Mitternacht oder Auffgang der Sonnen stehen / und öffters auff- und zugemacht werden"[451]. Ein Garten im Pestspital war zudem konstitutiv und auch die baulich-strukturelle Dreiteilung des Haues in Trakte für männliche und weibliche Pestkranke, für Genesende und für das Personal (Lazarettvater, Priester, Wundarzt, Krankenwärter) wurde vorgeschlagen. Schon der idealtypische Plan des Ulmer Baumeisters Joseph von Furttenbach d. Ä. (1591–1667) von 1634 für das dortige (vermutlich tatsächlich gebaute) Pestspital sah diese Trennung von Kranken, Rekonvaleszenten und dem Personal für die Kranken vor und forderte vor allem große, gut durchlüftete Räume mit Fenstern, die mit Ventilationslöchern ausgestattet sein sollten[452].

Der Forschungsstand, die Pestspitäler für das heutige Österreich betreffend, lässt sich insgesamt als ungenügend beschreiben, lediglich für die Wiener Pestspitäler der Frühen Neuzeit[453] bzw. für den Pestzug 1611/12 in Tirol[454] liegen breitere, thematisch einschlägige Aufarbeitungen vor. Eine Abgrenzung zwischen den Leprosorien/Siechenhäusern

---

450 Bulst, Vier Jahrhunderte Pest 261.

451 Mannagetta [de Sorbait], Pest=Ordnung 116 (Kapitel: „Wie das Lazareth oder Pesthauß beschaffen / auch mit aller Notdurfft zu Unterhaltung der Krancken versehen seyn solle"). Wie stark die Stadtregierungen in die Standortwahl der Pestspitäler eingriffen, wird an einem Beispiel aus Venedig (1533) deutlich, Bianchi, Health and Welfare Institutions 236f.

452 Kinzelbach, Gesundbleiben 381–384.

453 Werfring, Pestlazarette; für Böhmen Schlenkrich, Gevatter Tod 214–269; dies., Pestlazarette in frühneuzeitlichen Städten. Am Fallbeispiel einer Stadt mit drei Pestspitälern Winzer, Pestkrankenhäuser. Die großen Forschungslücken zu Pestspitälern (Erhebungsstand um das Jahr 2000) werden auch bei Konsultation von Hof, Der soziale Ort, deutlich.

454 Schretter, Pest in Tirol.

und den eigentlichen, meist von den größeren Städten und Märkten nur während der Pestepidemien in vollem Umfang betriebenen Pestspitälern (oder den Ventulierhütten) fällt mitunter schwer, auch weil sich in der wenig trennscharfen und häufig regionalgeschichtlich orientierten Sekundärliteratur immer wieder Hinweise auf eine zeitweise Nutzung eines Siechenhauses als Pestspital finden[455]. Häufig unterscheidet die regionalgeschichtliche Literatur zudem kaum zwischen Kontumazhäusern (also Quarantänehäusern) und Pestspitälern. Mitunter brannte man hölzernen Pesthäuser oder zumindest das „verpestet" Mobiliar auch nach dem Abebben der Pest nieder, um Ansteckungsgefahr zu vermeiden[456], was die Sichtbarkeit dieser Einrichtungen in den Quellen erschwert. Viele der Pestspitäler wurden in pestfreien Zeiten als multifunktionale Versorgungseinrichtungen (etwa zur Behandlung von Syphiliskranken, als Gebäranstalt für arme Frauen) verwendet. Eine Instruktion für den Wiener Lazarettvater spricht beispielsweise von der Sorge des Amtsinhabers für *die unsinigen und welche im kopf verwürt sein*[457]. Das kleine Lazarett in Graz wandelte sich nach dem Ende der Pestzüge zu einer Versorgungsanstalt für zwölf[458] und später 18 Frauen (1755)[459]. Andere Pestspitäler fanden bald neue Nutzungen, wie das idealtypisch bei der Berliner Charité, die aus dem Großen Lazarett hervorging, oder dem Wiener Militärhauptspital (Vorgänger Pesthaus) deutlich wird[460].

Im Bereich des heutigen Österreich scheinen die Pestspitäler eine Einrichtung des 16. Jahrhunderts gewesen zu sein, wobei vor allem neuzeitliche regionale und überregionale Pestepidemien (etwa 1521, 1541, 1563, 1586/88, 1611/1612[461], 1653–1658, 1679/80[462], 1713/14[463]) wichtige Anschubereignisse für die Etablierung von Akutspitälern und Separationseinrichtungen in den größeren Städten und Märkten gewesen sein dürften. Die mittelalterlichen Pestzüge führten dagegen zu keiner institutionellen Ausdifferenzierung von Spitälern[464]. Vor allem die Pestwelle der 1540er Jahre dürfte in Übernahme italienischer Vorbilder den Anstoß für die Errichtung eigenständiger Einrichtungen geboten haben. So wurde 1540 in der Wiener Vorstadt das 1529 zerstörte Leprosenhaus nunmehr als Lazarett „St. Johann in der Siechenals" (mit anschließendem Pestfriedhof) neu gegründet[465]. Im „Lobspruch auf Wien" des Schulmeisters Wolfgang Schmelzl von 1547 wird das Lazarett schon als städtische Errungenschaft gepriesen: „Nachmals das niemd an jm ein grawen [Pestinfektion] / Gewinnen mŭg, werd inficiert, / Wirt er gehn sanct Johans gefürt, / Vor dem Schottentor gelegen, / Gar fleysig lest man

455 Siehe etwa am Beispiel des Unteren/Äußeren oder Straßfelder Siechenhauses in Linz (1757 an die Barmherzigen Brüder übergeben) Wolkerstorfer, Aufnahmeprotokolle, hier 167; für Hall/Tirol Moser, Hall 114.

456 Watzka, Arme, Kranke, Verrückte 10, 60 (Frohnleiten); Schretter, Pest in Tirol 64.

457 Scheutz–Weiss, Spital als Lebensform 976 [4] (Lazarett Wien 1658).

458 Ebd. 681 (Kleines Lazarett Graz s. d.): *12 armen weiber*.

459 Haydinger, Fürsorge 67.

460 Jetter, Europäisches Hospital 183; mit Beispielen für Nachnutzungen Ohngemach, Spitäler 260. Einige Spitäler (etwa Heilig-Geist-Spital Mühldorf) wurden im Zuge der Koalitionskriege zu Lazaretten umfunktioniert, Scheutz–Weiss, Spital als Lebensform 119.

461 Schretter, Pest in Tirol.

462 Mit einem Versuch, die Verbreitungsgeschichte der Pest zu fassen, Olbort, Pest.

463 Gugitz, Wiener Pestepidemie 87–91.

464 Schon Dieter Jetter verweist 1986 auf die unzähligen Leprosorien und die nach seiner Darstellung deutlich weiter vor der Stadt (als Leprosorien) gelegenen, nur rund 100 Pesthäuser in Europa Jetter, Europäisches Hospital 182.

465 Werfring, Pestlazarette 88–94. Siehe Tabelle 36 im Anhang, 621f., mit einer Übersicht der österreichischen Pestspitäler.

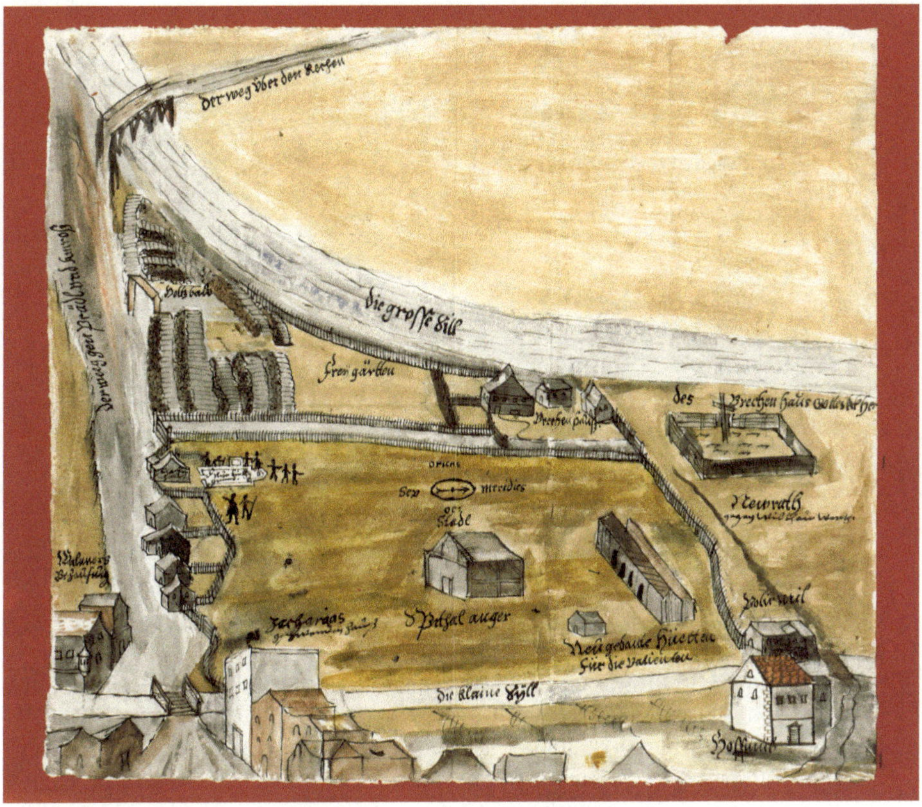

Abb. 37: Lazarett Innsbruck („Brechenhaus“) mit dem Pestfriedhof und den neuerbauten Pesthütten zwischen der großen und der kleinen Sill (daneben Hofmühl) (Quelle: TLA, Geheimer Rat (Hofregistratur), Leop. Littera D/T, Nr. 130 (2. Teil), Karton 116).

jr do pflegen“[466]. Langsam wuchs sich dieses vor dem Wiener Schottentor gelegene Pestspital nach 1683 zu einem großen Separationsspital aus. Eine nahe gelegene, aus dem 16. Jahrhundert rührende Stiftung einer Bäckerfamilie („Bäckenhäusel“) wurde für die Pest 1691, 1693, 1695 und 1699 als Pestspital mit Pestkranken belegt – im Jahr 1708 erweiterte man das Bäckenhäusel um ein Stockwerk und verdoppelte dadurch die Kapazität[467]. Unmittelbar daran schloss sich der 1657 gegründete Kontumazhof des Bürgerspitals an; im großen und kleinen Kontumazhof standen insgesamt 124 Zimmer zu Quarantänezwecken zur Verfügung. Schon Zeitgenossen und Normgeber sahen diesen aus Quarantänestationen und Lazarett bestehenden vorstädtischen Raum als eine Einheit, wie das Wiener Infektionspatent von 1691 belegt. So „seynd gleich Anfangs das Lazareth / wie auch die vier Contumaz=Höff mit allen erforderlichen Notdurfften bestens versehen / die ohne diß mit dem Wart=Geld bestellten Infections-Bedienstete auff allen Fall vermehrt / und das so genannte Böckenhäusel etwelche Zeit zu einem Prob=Hauß eingerichtet

466 Wolfgang Schmelzl, Ein Lobspruch der Hochlöblichen weitberümbten Khuniglichen Stat Wienn“, Zitat nach Werfring, Pestlazarette 100.

467 Scheutz–Weiss, Spital als Lebensform 285 (Bürgerspital Wien), Werfring, Pestlazarette 139–150.

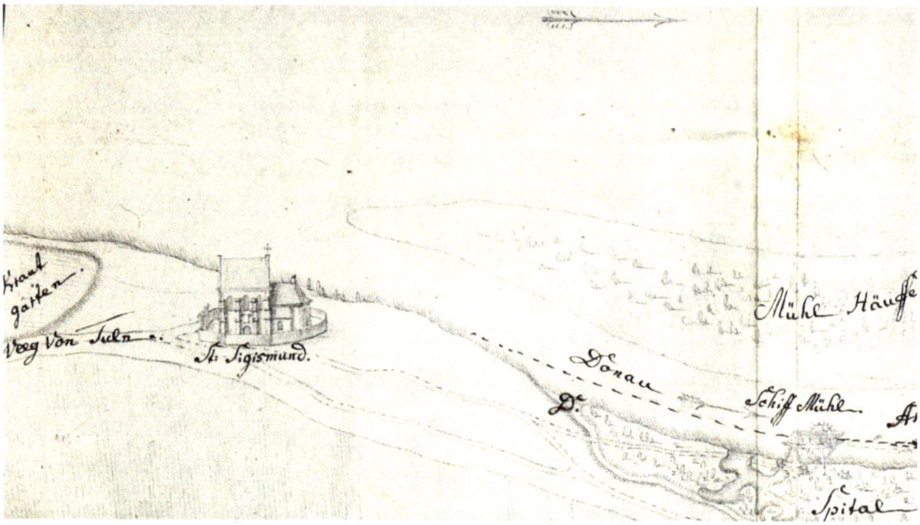

Abb. 38: Lazarett Tulln, die an der Donau gelegene Lazarettkirche St. Sigmund, undatierter, frühneuzeitlicher Plan (Quelle: Stadtmuseum Tulln, Foto: Martin Scheutz, 2016).

worden“[468]. Viele der Pestspitäler wiesen dagegen bescheidene Anfänge und Karrieren auf. So wurden in Salzburg auf dem Gelände des Bruderhauses (auf der Schanz beim späteren St. Sebastians- und Linzertor) 1541 zur Separation hölzerne Lazaretthäuser errichtet, erst 1597 verlegte Wolf Dietrich das Pestspital (neben einem Kontumazhaus) vor die Stadt[469]. Das Innsbrucker, zwischen der Sill und dem Sillkanal gelegene Brestenhaus (nebst Pestfriedhof) begründete der Stadtrat 1541[470] und erweiterte die kleine Anlage im Zuge der Tiroler Pest 1611 um einige „neugebaute hüetten für die patienten“[471] (Abb. 37, S. 139). Während der Pestepidemie des Jahres 1611/12 wurde vom Stadtrat zudem eine Kirche zu Ehren der sog. Pestheiligen, St. Sebastian, Pirmin und Rochus beim Prestenhaus gelobt und 1612/13 auch der Bau umgesetzt, was diesem Stadtteil in der Folge den Namen „Dreiheiligen“ einbrachte. Nach dem Erlöschen der Pestwellen geriet das Innsbrucker Pestspital regelmäßig in Verfall, wie die Rechnungen mit Reparaturbelegen beim neuerlichen Aufflackern der Pest in Innsbruck (1569/70, 1583, 1600) dokumentieren.

Auch in anderen Städten war das Auftreten der Pest unmittelbarer Anlass für die Einrichtung von Lazaretten[472], wenn auch am Beginn von Pestspitälern häufig Adaptationen bestehender Häuser standen[473]. Zu Pestzeiten nutzte man etwa in Steyr ein Haus außerhalb der Stadt, das 1569 von Benedikt Aettl und Ulrich Lichtenberger gestiftet und seit 1571 verwendet wurde. Seit 1607 wurde das „arme Lazaretthaus bei der Steyr“ erwähnt, zudem stellte man für kranke Soldaten eine Hütte beim Lazarett an der Steyr auf[474]. In

468 Beschreibung deren sich Anno 1691. in der Stadt Wien 554; Werfring, Pestlazarette 141. Zum Zusammenhang Probierhaus und Pestlazarett Schlenkrich, Pestlazarette in frühneuzeitlichen Städten 365f.

469 Kramml–Veits-Falk, Medizinische Versorgung 135.

470 Sakouschegg, Spitalseinrichtungen 62–65.

471 Schretter, Pest in Tirol 157 (und färbige Planansicht vor dem Titelbild).

472 Am Beispiel von Schwechat (zuletzt 1713) ÖStB NÖ 3 112.

473 Zur Einrichtung von jüdischen Pestspitälern („Contumaciae Haus“ 1655 auf der Taborwiese in der Judenstadt) Werfring, Pestlazarette 155–160.

474 ÖStB OÖ 292; Ofner, Sanitätswesen.

Wels gründete der Bürger Christoph Hinterhofer 1615 ein Lazarett, das später mit dem seit 1524 bestehenden Welser Bruderhaus vereint wurde[475]. Temporäre Lösung, vorübergehende Aneignungen von Häusern bzw. schnell errichtete provisorische Hütten waren nicht selten, wie etwa das Beispiel von Judenburg zeigt, wo sich zwischen 1619 und 1694 ein „Lazaretheißl" beim Kreuz im Oberweggraben nachweisen lässt[476]. Das 1561 in Wiener Neustadt geschaffene Lazarett für Infektionskranke wurde 1649/50 in der Vorstadt (Lichtenwörther Weg) neu begründet und mit einem eigenen Pestfriedhof ausgestattet[477]. Häufig belegen nur Toponyme die Existenz der in der Nähe von Flüssen oder Wäldern angelegten Pestspitäler oder auch Kontumazhäuser (etwa „Lazarethgarten"[478] in Neunkirchen/NÖ; 1715 Oberwölz „Lacaret und Separationsheiser by gewester Pest beim Pulverwald nahe dem Wölzbach"[479]). Kriege und die dadurch bedingten Migrationsströme erwiesen sich als Anlass für die Einrichtung von Lazaretten für Einheimische wie Reisende[480], wie das Beispiel Horn für den Dreißigjährigen Krieg verdeutlicht[481]. Einige der vor dem Mauerring gelegenen Lazarette wurden im östlichen Niederösterreich zudem infolge der Osmanenkriege (1529, 1532, 1683) zerstört, so musste man in Tulln das 1634/39 errichtete Lazarett nach dem Osmanenkrieg 1688 neu begründen[482] (Abb. 38, 39, S. 140, 144). Die überregionalen Pestzüge 1679/80 und 1713/14[483] zeigten für Städte und Märkte bald erneut die Notwendigkeit von eigenen Pestlazaretten auf. Vielfach nur temporäre Einrichtungen wurden eingerichtet wie etwa in Kindberg, wo 1679/80 eine „Contumaz-Anstalt für Cavaliere" und ein Lazarett etabliert wurden[484]. Vor allem der deutliche Anstieg von Todesraten erhöhte den Druck auf die regierenden Stadträte, vor der Stadt eine Pestversorgung einzurichten wie etwa in Murau (1715 Lazarett „bey Grünfels unterm Teucht" und zwei Kontumazhütten[485]). Immer wieder verwendeten Stadtregierungen die während der seuchenfreien Jahre wenig genutzten und in schlechtem Bauzustand befindlichen Lazarette zur Behandlung anderer ansteckender Krankheiten. Die Stadt Linz kaufte etwa 1645 ein eigenes, vorstädtisches Haus (Spindlerhof, Lederergasse) als Pestspital, das in seuchenfreier Zeit als Spital für Syphiliskranke Verwendung fand[486].

---

475 ÖStB OÖ 335.

476 ÖStB Stmk 3 20. Am Beispiel der Nutzung von Ziegelöfen für Pestkranke bzw. Pestverdächtige Schilling, Ziegelöfen 33–46.

477 ÖStB NÖ 3 285; Wurmbrand, Wiener Neustädter Bürgerspital 272–274.

478 Über das Lazarett in Neunkirchen weiß man offenbar wenig, nur die Flurbezeichnung „Lazarethgarten" (1765 nachweisbar) deutet auf ein ehemaliges Lazarett hin, ÖStB NÖ 2 317.

479 ÖStB Stmk 4 113. Vgl. auch für Kitzbühel, wo im Zuge der Schadensmeldung der Mühlbäche von einem „Lasaret-Hauß" (1634) die Rede ist, Kostenzer, Gesundheitswesen in Kitzbühel 400.

480 So kam es in Ried im Innkreis 1636 zur Errichtung eines Lazaretts für Reisende, Pilger und Soldaten, das von einem eigenen, aus der Jakobszeche hervorgegangenen Lazarettamt verwaltet wurde, ÖStB OÖ 249; Sturmberger, Hospital 238.

481 ÖStB NÖ 2 110 (Horn). Im Jahr 1653 legte man in Waidhofen/Thaya ein Pestlazarett für Reisende an, ÖStB NÖ 3 213. Vor der Stadt wurde in Schärding 1649 aufgrund der Pest ein Lazarett „Am Sand" (das sog. Alte Krankenhaus) errichtet, ÖStB OÖ 262. Das erste Lazarett in Leoben (Beginn 17. Jahrhundert) befand sich im Winkelfeld (jenseits der Murschleife) im Nordosten der Stadt, Huber-Reismann, Medizinische Versorgung 121.

482 ÖStB NÖ 3 194. Auch das 1683 von den Tataren und Osmanen verwüstete Mödlinger Lazarett wurde 1691 wieder neu errichtet ÖStB NÖ 2 300.

483 Auf einer Wiese vor der Stadt (Burgwiese) errichtete die Donaustadt Ybbs 1713 ein eigenes Kontumazhaus, ÖStB NÖ 3 356.

484 ÖStB Stmk 3 58.

485 ÖStB Stmk 4 44. In Mistelbach legte man 1679 und 1713/15 auf dem Kirchenberg Lazarette an, ÖStB NÖ 2 283.

486 ÖStB OÖ 225; Kreczi, Linz 143.

Hinter den Gründungen von Pestspitälern steckte meist unklar konturiert der Stadtrat, aber mitunter lassen sich auch konkrete Stifter bzw. Stiftergruppen nachweisen[487]. Für die Tiroler Brechenhäuser lässt sich zeigen, dass diese sowohl mit landesfürstlichen wie städtischen Mitteln errichtet wurden (etwa in Innsbruck), die Bestellung des Pesthauspersonals erfolgte durch Beamte der oberösterreichischen Regierung[488]. In Wiener Neustadt stiftete 1639 sowohl die Witwe des Bürgermeisters 700 fl. als auch der Bischof Johann Thuanus 500 fl. für die Erbauung des städtischen Pestspitals[489]. In Salzburg trat dagegen Erzbischof Paris Lodron 1636 als Stifter auf. Repräsentative Einweihungen dieser neuen Spitäler folgten: Bei der Neueröffnung des Wiener Neustädter Lazaretts am 17. Mai 1649 beteiligten sich unter der Führung des Wiener Neustädter Bischofs 4.000 Personen am Prozessionszug[490].

Die konkrete bauliche Ausgestaltung der österreichischen Pestspitäler ist bislang kaum erforscht. Am Beginn des 17. Jahrhunderts beschrieb man das Innsbrucker Brechenhaus wenig schmeichelhaft als „altes, enges, hilzenes, unsauberes, dem gesundten Lufft ybel erpauttes“[491], mit Schindeln gedecktes Haus, das im Inneren „zwei Stuben und einige Kammern“ aufwies. Das zumindest teilweise aus Holz errichtete Tullner Lazarett wies nach dem vom Stadtrat begutachteten Entwurf aus 1635 „2 gross und 4 glaine stibel, samt cammer für haus und khuchel“ auf[492]. Nach einer Beschreibung aus 1831 stellt sich das einstöckige Pestspital von Bruck/Mur folgendermaßen dar: „Eben sind 3 Zimmer nebst Küche, ein Lokale zu einer Todtenkammer, und die vormalige Kapelle. Im ersten Stocke 4 Zimmer, 1 Kammer und Küche und unter dem Dache einen Boden zum Wäschetrocknen in sich faßt. In sämtlichen Zimmern sind mit Einnehmung eines Spitalverwalters, Hausknechtes, Krankenwärter und wundärztlichen Gehilfen zur augenblicklichen Hilfeleistung 30–32 Betten unterzubringen“[493]. Manche der Stadtregierungen orientierten sich an Pestspitälern anderer Städte, so errichtete die ehemalige Residenzstadt Wiener Neustadt das 1649 eingeweihte Lazarett nach dem baulichen Vorbild des Pestspitals in Bruck/Mur.

Vor allem größere Städte (bzw. auch Residenzstädte) wie Graz, Salzburg oder Wien konnten sich repräsentative Bauten leisten. Das 1636 gegründete Salzburger Rochusspital stellt sich als ein vermutlich von Santonino Solari entworfener, eindrucksvoller Vierflügelbau (mit einem oktogonalen Anschluss für die Rochuskapelle) dar. Der seit 1613 nachweisbare Pestfriedhof befand sich in unmittelbarer Nähe – 1754 trug man nach der letzten Pestwelle 1709/10 Teile des Baues ab und führte dort ein Zucht- und Arbeitshaus auf[494]. Das repräsentative Wiener Pestspital manifestierte sich nach einer Ausbauphase in der zweiten Hälfte des 17. Jahrhunderts als langgestreckter, von einem Zaun umgebener

---

487 Am Beispiel von Münster, wo es insgesamt im 15. und 16. Jh. vier „Elenden“ gab, wird das Zusammenspiel von Rat, Pfarren und privaten Stiftern deutlich, Hatje, Institutionen 331.

488 Sakouschegg, Spitalseinrichtungen 253.

489 Wurmbrand, Wiener Neustädter Bürgerspital 273.

490 Ebd. 273.

491 Schretter, Pest in Tirol 158.

492 Ramharter, Profile [Fontes Iuris] 263f; zum Holz ebd. 267f.

493 Schweighart, Entwicklung der Spitäler 96; allgemein Hundsbichler, Reise.

494 Ozlberger, Stiftungen 4–12; zu diesem Pestspital (heute Teil der Stiegl-Brauerei) Weiss–Nefzger, Lazarett Sankt Rochus 253; Beneder–Weiss, „Abstine aut sustine!“ 196f.; Kramml–Veits-Falk, Medizinische Versorgung 117–135; Hinweis auf ein früheres Kontumazhaus (1597) in der Riedenburg Nr. 11 bei Wattek, Pest in Salzburg 196.

Zweiflügelbau, der im Unter- und Obergeschoß über Krankensäle, über Zimmer für das Lazarettpersonal und über Wirtschaftsräume (Küche, Vorratsräume) verfügte. Eine Leichenkammer war für Pestspitäler obligatorisch. Das an der Als gelegene Wiener Lazarett wies Männer-, Frauen- und Kinderstuben („Schutzengelstube") auf, die nach männlichen (Lazarus, Martin, Rochus, Sebastian, Thomas) und weiblichen (Anna, Barbara, Katharina, Rosalia) Heiligen benannt wurden. Nach der Beschreibung von Abraham a Sancta Clara lag das Lazarett „ausser der Statt / gegen Nidergang der Sonnen / bey einem rinnenden Wasser mit Namen Alsterbach / und ist also bequemblich gebaut / das der Lufft / und durchstreichende Wind selbes aller Seyten reinigen kann"[495].

Es erscheint schwer möglich, verlässliche Angaben zur Kapazität der Pestspitäler zu machen, zumal Zahlen in Pestzeiten aufgrund der hohen Patienten-Umschlagzahlen nur wenig über die Bettenkapazität der Pestspitäler verraten. Das große Pestlazarett der Stadt Wien besaß 1670 rund 250 Betten[496], die kleineren österreichischen Mittelstädte verfügten dagegen über geringere Kapazitäten: Für das Lazarett in Steyr lassen sich Mitte des 18. Jahrhunderts 20 Betten[497], für Wiener Neustadt 1660 55 Betten[498], in Bruck/Mur für das 17. Jahrhundert 32 Betten[499] nachweisen.

Auch in den Pestspitälern galten wie in anderen Spitälern klösterliche Tagesroutinen, in denen das Gebet eine große Rolle spielte. Viele der Pestspitäler[500] verfügten über eine kleine Kapelle, die mitunter ein eindeutiges Pestpatrozinium wie Rochus[501] (Salzburg) oder Borromäus[502] (Bruck/Mur) oder ein typisches Krankenpatrozinium wie Elisabeth[503] (Kleines Lazarett in Graz) aufwiesen. In Tulln wurde das 1529 zerstörte Leprosenhaus 1575 wiederhergestellt und nahe der Kapelle Sankt Sigmund (aber offenbar getrennt vom Kirchenbau) errichtet[504]. Das seit 1607 nachweisbare Lazarett in Steyr führte das Patrozinium des Familienpatrons Josef[505]: das *arme hauß mit einer capellen* war *dem heyligen nöhrvatter Josepho dedicirt*[506].

Neben den Pestspitälern lassen sich auch Einrichtungen zur Isolierung von Pestverdächtigen in vielen Städten und Märkten verfolgen. Diese „Kontumazhöfe" sollten Verdächtige aus infizierten Wohnhäusern von der gesunden Bevölkerung absondern. Weil die Anzahl der Pestverdächtigen sehr groß war, adaptierten die Stadträte in der Regel verschiedene Gebäude in den Vorstädten[507]. Am Beispiel von Wien lässt sich zeigen, dass man vor dem Schottentor im Laufe der Frühen Neuzeit einen eigenen Pestbezirk einrichtete. In unmittelbarer Nähe zum Pestlazarett siedelte die Wiener Stadtregierung einen um drei Höfe gruppierten Kontumazhof als Quarantäneeinrichtung ein, der im Fall der Pestepidemie 1679 bald schon als Lazarett (Neues Lazarett) genutzt werden musste. Mit

495 Abraham a Sancta Clara, Merks Wien, Zitat nach Werfring, Pestlazarette 129.

496 Ebd. 111.

497 Scheutz–Weiss, Spital als Lebensform 257 (Lazarett Steyr).

498 Wurmbrand, Wiener Neustädter Bürgerspital 274.

499 Schweighart, Entwicklung der Spitäler 96.

500 Das Innsbrucker Pestspital verfügte 1611 über keine Kapelle, Schretter, Pest in Tirol 157.

501 Weiss–Nefzger, Lazarett Sankt Rochus 253.

502 Schweighart, Entwicklung der Spitäler 95.

503 Haydinger, Fürsorge 65; Pirchegger, Häuser- und Gassenbuch 770; Huber-Reismann, Krankheit 342.

504 Ramharter, Profile 247–249 (Abb. aus 1723 auf S. 249).

505 Bacher, Steyrdorf 161–163 (mit Abbildung); Rolleder, Heimatkunde 194.

506 Scheutz–Weiss, Spital als Lebensform 863 (Lazarett Steyr 1761).

507 Als Vergleich mit norddeutschen Beispielen Hatje, Institutionen 331f.

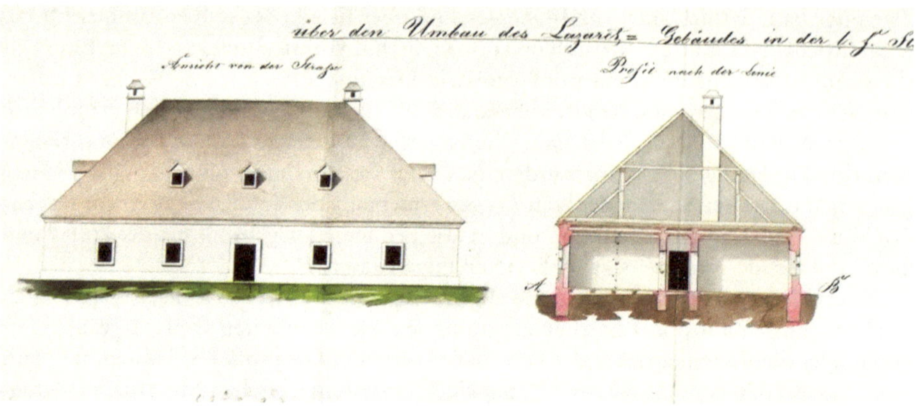

Abb. 39: Lazarett Tulln, Umbaupläne des alten Lazaretts an der Langenlebarnstraße (Situierung des alten Lazaretts: Nördlich der Straße Sigmund-Kirche, südlich der Straße das eigentliche Lazarett aus dem 19. Jh., freundlicher Hinweis von Christine Pauser, Tulln, Stadtmuseum) (Quelle: Stadtmuseum Tulln, Inventarnr. 1873, [aber Aufbewahrung im StA Tulln], Foto: Martin Scheutz, 2016).

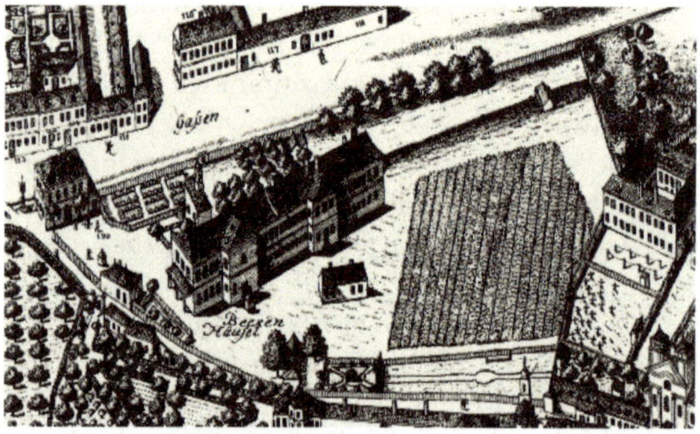

Abb. 40: Bäckenhäusel Wien, Ausschnitt aus dem Vogelschauplan von Joseph Daniel Huber 1771 (Foto: Privatarchiv der Autoren).

dem Fortschreiten der Seuche wurden in größeren Städten auch zusätzliche Gebäude – in Wien etwa 1713 das in der Leopoldstadt gelegene, 1671/1673 gegründete Zucht- und Arbeitshaus – adaptiert[508].

Zur Isolierung von pestverdächtigen Personen wurden eigene Einrichtungen geschaffen, in Wien etwa 1657 der sog. Kontumazhof, daneben dienten auch noch die Inseln der Donau oder die Donauauen (etwa die zumindest 1713 genutzte „Spittelau" oder die Klosterneuburger Au) als Isolierungsorte für verdächtige Personen[509]. Anders als die dauerhaft gebauten Pestlazarette hinterließen die Kontumazeinrichtungen meist undeutlichere bauliche, aber auch quellenmäßige Spuren. Gesunde Bewohner eines Hauses, in dem ein Pestfall auftrat und das der Quarantäne anheimfiel und versperrt wurde, siedelte man in hölzerne Baracken – sog. Ventulierhütten („ventus"/Wind) – an, die man häufig in der Nähe der Brechenhäuser errichtete. Vor allem über Rechnungen lassen sich Aus-

[508] Zur Funktion der Lazarette als „Heilanstalt" und ihrem Bedeutungswandel (Soldatenkrankenhaus, Lues-Heilstätte, Strafanstalt usw.) als Sozialasyl oder als Gebäranstalt in pestfreien Zeiten und deren funktionale Ausdifferenzierung in Richtung Krankenhaus siehe Schlenkrich, Sterbestroh 19–22, 120–129, 175–180.

[509] Werfring, Pestlazarette 193–240; vgl. das Regensburger Pestspital am Unteren Wöhrd Kröger, Armenfürsorge 531f.

gaben für Bretter und Balken, für Decken und Strohsäcke belegen, die zur Errichtung der langgestreckten, hölzernen, jeweils mit eigenem Eingang versehenen Hütten dienten[510]. Diese Hütten verfielen bald nach Versiegen der Pest wiederum oder wurden danach abgetragen. Konstitutiver Bestandteil von Pestspitälern stellten die mit tiefen Totengruben ausgestatteten Pestfriedhöfe (Lazarett-Gottesacker, Pestanger)[511] dar, welche man aufgrund der vermuteten Pestdämpfe der verwesenden Leichen mit Lehmerde und Kalk bestreute, zudem sollte zur Vertreibung der giftigen Dämpfe Feuer am Friedhof brennen. Der Innsbrucker Pestfriedhof lag 1611/12 etwa beim Brechenhaus und war ein mit einer hohen, geschlossenen Bretterwand versehener Platz, in dessen Mitte ein Kreuz aufragte[512].

2.6.2 Die Organisation der Pestspitäler

An der erfolgreichen Bekämpfung der Pest wurden Stadtregierungen gemessen, deshalb versuchten die städtischen Leitungen bzw. die Obrigkeiten vor Ort eine ausreichende Anzahl an Heilkundigen wie Ärzten, handwerklich ausgebildeten Chirurgen und Badern aufzunehmen, um die Epidemien einzudämmen, aber auch die Kranken zu überwachen. Viele Städträte richteten nach venezianischem Vorbild („Magistro della sanità") im Pestfall einen Gesundheitsrat ein (in Innsbruck 1611/12 „Provisores sanitatis", darin auch Vertreter der OÖ. Landesregierung[513]), der Vorsorge und Abwehrmaßnahmen gegen die Pest einleiten musste („collegia sanitatis")[514]. Im Regelfall rekrutierten die städtischen Sanitätsbehörden – mitunter zwangsweise – einen in der Stadt tätigen akademischen Arzt als Pestarzt (in Wien seit 1540 „Magister sanitatis", Magister sanitatis intra/extra urbem), der als ärztlicher Vorgesetzter dem übrigen Sanitätspersonal vorstand und Direktiven zur Eindämmung der Pest ausarbeitete[515]. Eigene Infektionsbeschauer und Wundärzte visitierten die Pestverdächtigen in den Häusern und bewirkten im Verdachtsfall entweder eine Einweisung ins Pestlazarett oder das amtliche Versperren des Hauses durch Pestzeichen (etwa applizierte Kreuze). Im Lazarett selbst besaßen ein in der Regel sehr gut bezahlter Lazarettchirurg/Infektionschirurg[516] bzw. ein Bader/Barbier die medizinische Aufsicht über das Separationsspital[517]. Sowohl in Salzburg als auch in Innsbruck loste/würfelte man unter den in der Stadt ansässigen Wundärzten (häufig als Totenlasser[518] bezeichnet) um diese in Pestzeiten gefährliche Position[519]. Der Pestchirurg (in Wien 50 bis 75 fl. im Monat) hatte sich dagegen ausschließlich um die Pestkranken und deren eiternde Wunde zu kümmern. Zusätzlich gab es in manchen Pestspitälern eigene Apotheker bzw. der städtische Apotheker versorgte das Pestlazarett mit. Auch in Pestspitälern kam dem Lazarett-

510 Schretter, Pest in Tirol 169–173.

511 Am Beispiel von Schwaz: Brechenhaus 1512 (auf der rechten Lahnbachseite am Gries) und seit 1528 ein Pestfriedhof ebd. 59; für Rattenberg Sakouschegg, Spitalseinrichtungen 121.

512 Schretter, Pest in Tirol 176–180.

513 Schretter, Pest in Tirol 151–157; vgl. Winzer, Pestkrankenhäuser 257–266.

514 Rödel, Obrigkeit und Pest 197f.

515 Werfring, Pestlazarette 244–276.

516 Ebd. 293–345.

517 Zum Personal von Lazaretten Schlenkrich, Pestlazarette in frühneuzeitlichen Städten 355–359; dies., Gevatter Tod 235–242.

518 Schretter, Pest in Tirol 185–193; zum Totenlasser im Kremser Bürgerspital Ottner, Verwalten 165–183.

519 Schretter, Pest in Tirol 187; Werfring, Pestlazarette 297f.

geistlichen ein hoher Stellenwert zu, weil der Seelsorger einerseits das Gebetsregime des Hauses verantwortete, andererseits Trost spendete, die Beichte Sterbender abnahm, die Letzte Ölung erteilte und die Leichen einsegnete.

Die eigentliche organisatorische Leitung des Lazaretts (Tabelle 3, S. 147f.) im Sinne der *ganze*[n] *verwesung des lazareths*[520] oblag dem im Haus wohnenden Lazarettvater[521] und seiner für die innerhäuslichen Belange zuständigen Ehefrau, der Lazarettmutter (in Tirol als Brudermeister[522] bezeichnet). Die *guete obsicht* über das *haußwesen, unnd waß demselben anhengig sein*[523], gehörte zu seinen Dienstverpflichtungen, weiters die *guete sauberkheit* des Hauses, die entsprechende Wartung der Kranken durch die Dienstboten, die saubere und den Kranken entsprechende Herstellung von warmen Speisen (*die gewöhnliche kost und brod*[524]) und das regelmäßige Wechseln der Verbände, die Kontrolle der Ärzte und des Pesthausgeistlichen. Seine Tätigkeitsfelder waren weitgespannt: Das leibliche Wohl der Patienten, die Lebensmittelverteilung, die Wahrung hygienischer Vorschriften, die über Tagzettel erfolgte Buchführung und Anforderung von Speisen und Ausstattung (Tagzettelschreiber), die Entseuchung der ins Lazarett gebrachten Kleider und Effekten, die Verwahrung von Gegenständen Verblichener usw. zählten zu seinen Agenden. Aus eigenem Antritt durfte der Lazarettverwalter weder Patienten aufnehmen noch Unterhalt an fremde Personen verabreichen, damit *das armme hauß mit mehrern außgaben nit beladen*[525]. Zudem waren rechtzeitig die Jahresrechnungen zu legen. Der Wiener Lazarettverwalter erhielt 1658 als Lohn für seine Tätigkeit jährlich 30 fl. sowie gratis Kost wie Wohnung[526]; der Steyrer Lazarettverwalter versah dagegen die Verwaltung des Hauses als bürgerliches Ehrenamt unentgeltlich, nicht ohne dass der Stadtrat von Steyr darauf hinwies, dass der Amtsinhaber sich *hierdurch bey Gott einem grosßen verdienst*[527] machen werde. Zudem besaß der Lazarettvater die Befehlsgewalt über das in Pestzeiten recht zahlreiche Personal, das er aber nicht ohne Zustimmung der Stadtregierung aufnehmen durfte[528]: Ausspeiser, Bindknechte, Hausknechte, Hebamme, Kindsmagd, Köchin, Schreiber, Siechdirnen, -knechte, Torsteher, Wäscher, Zuträger usw. Regelmäßig sollte ein Inventar den Besitzstand des Lazaretts an Bettgewand, Hausrat und Wirtschaftsgütern dokumentieren. Ebenso wie in den Bürgerspitälern gab es in Pestlazaretten auch die aus dem Kreis der Insassen rekrutierten Stubenväter und -mütter, die eine Zwischenstellung zwischen Personal und Patienten darstellten und den jeweiligen Stuben verantwortlich vorstanden. Am traurigen Ende des Lazaretts stand mitunter der Tod, der sich in den Rechnungen mit Funktionsträgern wie Totengräber[529] und Leichenträgern niederschlug (idealisierte Darstellung Abb. 41, S. 147).

Tabelle 3: Funktionsträger in österreichischen Pestlazaretten

520 Scheutz–Weiss, Spital als Lebensform 976 [1] (Lazarett Wien 1658).

521 Werfring, Pestlazarette 366–371; Haydinger, Fürsorge 67. Siehe die Ordnungen für Lazarettväter bei Scheutz–Weiss, Spital als Lebensform 976–978 (Lazarett Wien 1658), 861–863 (Lazarett Steyr 1689, 1761). Im Folgenden wird auf diese Ordnungen Bezug genommen.

522 Schretter, Pest in Tirol 160–162; vgl. für Regensburg Kröger, Armenfürsorge 528–531.

523 Scheutz–Weiss, Spital als Lebensform 976 [2] (Lazarett Wien 1658).

524 Ebd. 861 [2] (Lazarett Steyr 1689).

525 Ebd. 861 [3] (Lazarett Steyr 1689).

526 Ebd. 527 (Lazarett Wien 1658).

527 Ebd. 862 [5] (Lazarett Steyr 1689).

528 Siehe die Rechnungen bei Werfring, Pestlazarette 480–508.

529 Ebd. 346–353.

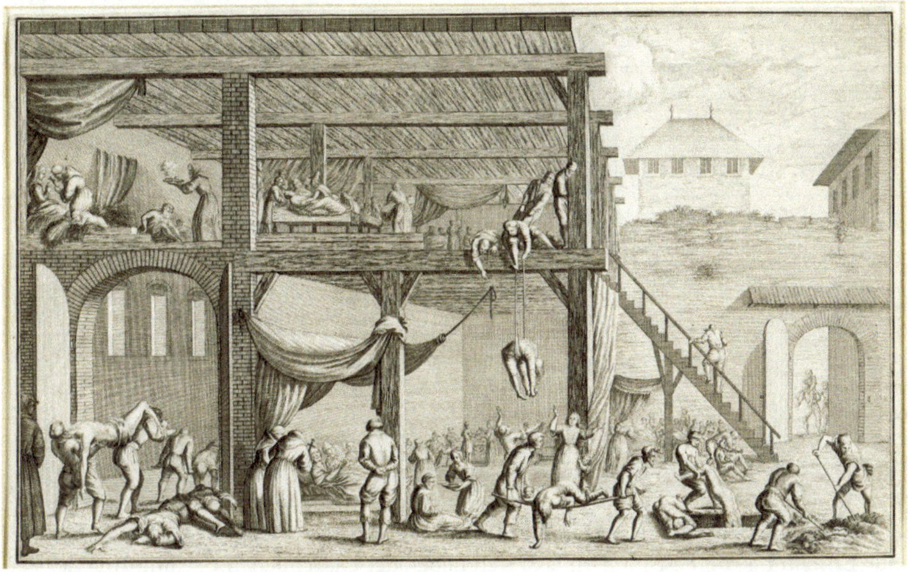

Abb. 41: Idealisiertes Pestspital/Lazarett in der Sicht des Theateringenieurs, Szenografen und Bühnenmaschinisten Ludovico Ottavio Burnacini (1636–1707) aus dem Jahr 1679 (Kupferstich nach einer Zeichnung) (Foto: Wien Museum, Inventarnr. 20891).

Ort (Zeit)	Dienstbezeichnung	Tätigkeitsprofil
Innsbruck (1611) Wien (1713/14) Wien (1713/14) Wien (1713/14)	Bader Chirurg im Lazarett/Barbier Bindknecht Apotheker/Pflasterstreicher	medizinisch-chirurgische Versorgung, Anwendung von Medikationen, Herstellung von Medikamenten
Innsbruck (1611) Wien (1713/14) Wien (1713/14)	Totenläßl Infektionsbeschauer (im Haus der Infizierten) Totenbeschauer	Krankenvisitation, amtliche Totenbeschau, Behandlung der Infizierten
Wien (1713/14)	Pestgeistlicher	geistliche Betreuung
Innsbruck (1611) Wien (1658)	Brudermeister und seine Frau Lazarettvater und -mutter	Versorgung des Hauses und Gesamtverantwortung über das Haus
Innsbruck (1611) Wien (1713/14)	Köchin Köchin	Herstellung warmer Speisen
Innsbruck (1611) Wien (1713/14)	Wäscherin Wäscherin	Versorgung der Wäsche
Innsbruck (1611) Wien (1713/14)	Warterinnen Krankenwärterinnen, Siechknecht und -dirn	Versorgung von Männern und Frauen (Pflege, Säuberung der Zimmer etc.)

Innsbruck (1611) Wien (1713/14)	Zutrager Zutrager	Versorgung der Kranken mit Essen, Hilfsarbeiten
Innsbruck (1611) Wien (1713/14) Wien (1713/14)	Hebamme Pest-Hebamme Säugamme, Kindermüter und -mädchen	Geburtshilfe im Lazarett und in den Häusern der Versperrten
Innsbruck (1611)	Leichenträger	Transport der Leichen in der Nacht
Innsbruck (1611) Wien (1713/14)	Totengräber Totengräber	Leichenbeisetzung am Pestfriedhof

Quelle: Schretter, Pest in Tirol; Werfring, Pestlazarette

2.6.3 Die Insassen der Pestspitäler – eine Leerstelle

Die besonders auf die Versorgung des mittellosen Dienstpersonals und der Armut zielende Errichtung von Pestspitälern lässt sich neben der tatsächlichen Bekämpfung der Pest auch als symbolisches Agieren des Rates zur Wiederherstellung von „guter policey" interpretieren. Forschungsgeschichtlich blieben die Insassen der österreichischen Pestspitäler (Geschlechterverhältnis, Herkunft, Alter, Aufenthaltsdauer, Überlebensstatistik) bislang unterbelichtet, vor allem die soziale Rekrutierung der Insassen wurde noch kaum aufgearbeitet. Während reichere Pestkranke eher in ihren Häusern verblieben – Hospitalisationszwang bestand nicht –, scheinen vor allem die Handwerker und die ärmere Bevölkerung wie Dienstboten, Bettler und Soldaten die Pestlazarette der Frühen Neuzeit bevölkert zu haben[530]. Am Beispiel eines Wochenspeiseplanes von 1713/14 aus dem Wiener Lazarett wird ein zwischen Schwachen und Genesenden unterscheidendes Dreimahlzeit-System deutlich. Diese in schwierigen Zeiten gesicherte Ernährung sah außer an den Fasttagen Freitag und Samstag täglich Rindfleisch vor[531]. Die benötigten Lebensmittel, Medikamente, Kleidung, aber auch das Holz zum Räuchern wurden von der Stadt gestellt. Die medizinische Behandlung der Patienten beinhaltete Abführ- und Brechmittel, Schwitzkuren, Schröpfen und Aderlass oder etwa das Behandeln der Pestbeulen mit Holunderblättern, Senfmehl, Salben oder Sauerteig, zudem schnitten die Chirurgen die Pestbeulen nach der „Zeitigung" auf[532].

Die Pestlazarette spielten vor allem in größeren Städten eine eminente Rolle, wenn auch die Kapazitäten angesichts der großen Menge an Infizierten bei schweren Pestwellen bald erschöpft waren. So verstarben bei der Augsburger Pestwelle von 1563/64 950 Menschen an der Pest, davon 446 im Augsburger Pestlazarett[533]. Die Todesraten in diesen Pesteinrichtungen lagen zwar hoch, aber eröffneten durchaus Überlebenschancen. Im Ulmer Pestspital herrschte 1635 eine Todesrate von 45 %, in Nürnberg 1562/63 sogar rund 48 %. Vor allem für arme Menschen erwiesen sich die Pestspitäler als Orte, wo eine vergleichsweise gute Ver-

---

530 Rödel, Obrigkeit und Pest 201; Schlenkrich, Pestlazarette in frühneuzeitlichen Städten 360–365; Kröger, Armenfürsorge 526f.

531 Werfring, Pestlazarette 117.

532 Kröger, Armenfürsorge 538; Werfring, Pestlazarette 303–328.

533 Ulbricht, Pesthospitäler 120–123.

sorgung mit Lebensmitteln und Medizin gewährleistet werden konnte. Umgekehrt standen die Patienten der Pestspitäler unter scharfer Beobachtung und durften nach der Beschau durch die Infektionschirurgen das häufig von Soldaten bewachte, ummauerte Gelände nicht mehr verlassen bzw. durchliefen im Genesungsfall den internen Verwaltungsablauf, der eine anschließende Überstellung ins Kontumazhaus vorsah.

Die überlieferten Hausordnungen der österreichischen Spitäler zeigen im Regelfall nur die Hausroutine außerhalb der als Krisensituation wahrgenommenen und meist nur über Rechnungen dokumentierten Pestzeiten. Jenseits des Pestbetriebes ähnelte der Alltag der Pestlazarette verblüffend den Hausroutinen anderer Spitäler und Bruderhäuser. Der idealtypische Tag begann mit einem kniend vor dem Hausaltar dargebrachten Gebet für die Wohltäter und fand seine Fortsetzung in der Beschäftigung mit *allerley ringe*[r] *arbeith*[534] und dem täglichen Abarbeiten von umfangreichen Betprogrammen[535] (etwa Litaneien für die Heilige Dreifaltigkeit, Rosenkränze). Monatliche Beichte, die Einhaltung von Sonn- und Feiertagen, das Vorlesen des Evangeliums und dessen Auslegungen, das Erbetteln von Almosen durch die Insassen des als Armeninstituts angelegten Lazaretts gehörten zur normativ verankerten Hausroutine. Ein Ausgang war den Insassen nur mit Erlaubnis der Lazarettverwaltung und auch da nur *baarweis*[536] erlaubt, zumal etwa das Grazer Lazarett mit dem Ave-Maria-Läuten verschlossen wurde.

Die Bekämpfung der Pest war in ein obrigkeitliches Maßnahmenpacket[537], bestehend aus Nachrichtenwesen, Vorsorge- und Kontrollmaßnahmen (etwa Einlaßverbot, Torwache), Personalmaßnahmen (Ärzte, Chirurgen, Totengräber), Sequestrierung der Kranken, Schutzmaßnahmen (Desinfektion, Zerstörung der Häuser), kirchliche Maßnahmen (Prozessionen, Stiftungen), organisatorische Maßnahmen (etwa Verlagerung von Märkten) und Hygienemaßnahmen (Straßenreinigung, Müllbeseitigung) eingebettet. Die nur in einigen Städten dauerhaft errichteten Pestspitäler und die stationären Quarantäneeinrichtungen (Kontumazhöfe) waren ein wichtiger Teil der obrigkeitlichen Policeymaßnahmen zur Eindämmung der Epidemie. In den heute österreichischen Ländern scheinen sich bei vorsichtiger Interpretation des mangelhaften Forschungsstandes dauerhaftere Brechenhäuser bzw. Pestspitäler ab den 1540er Jahren, mit einer räumlichen Präferenz in Tirol (etwa Schwaz 1512, Wien 1540, Innsbruck 1541, Rattenberg 1543), als obrigkeitliche Maßnahme zur Pestbekämpfung durchgesetzt zu haben. Das 17. Jahrhundert, ab den 1630er Jahren (etwa Graz 1617, Bruck/Mur 1634, Salzburg 1636, Linz 1645, Wiener Neustadt 1649/50), scheint eine weitere Verdichtung von einschlägigen Gründungen mit sich gebracht zu haben. Außerhalb der Städte gelegen, ähnlich wie Leprosorien meist an Wasserläufen situiert, waren die Pestlazarette mit Mauern umgeben, wiesen einen Pestfriedhof auf und verfügten mitunter über eine Kapelle. Pestspitäler und die dazugehörigen Probierhäuser und Kontumazhöfe waren in Pestzeiten personell durch Pestchirurgen, Siechknechte, Totenlasser, Zuträger und Totengräber im Vergleich zu anderen Spitälern äußerst gut ausgestattet. Vor allem für die armen Stadtbewohner wie Dienstboten und Handwerker stellten diese Lazarette eine gute medizinische Versorgung und eine gesicherte Nahrungsgrundlage für Kranke in Krisenzeiten dar. Jenseits der Pestzeiten wur-

---

534 Scheutz–Weiss, Spital als Lebensform 680 [3] (Kleines Lazarett Graz 1667).

535 Ebd. 681f. (Gebetsordnung Kleines Lazarett Graz 18. Jh.); Haydinger, Fürsorge 74–77.

536 Ebd. 684 [8] (Kleines Lazarett Graz 1753); Haydinger, Fürsorge 71–73.

537 Ausführlicher dazu Bulst, Krankheit und Gesellschaft 30f.; als Fallstudie für Basel Hatje, Leben und Sterben; als neuere Untersuchung im Überblick Schlenkrich, Gevatter Tod.

den die Pestlazarette dagegen als multifunktionale Armenanstalten zur Versorgung von Personen mit psychischen und physischen Gebrechen verwendet und ähnelten in ihren Hausroutinen anderen frühneuzeitlichen Spitälern.

2.7 Waisenhäuser in Österreich – langsame Ausdifferenzierung einer Versorgungseinrichtung

Mittlerweile ist es mit Markus Meumann zu einem beliebten Topos geworden, das Zeitalter zwischen 1650 und 1750 als „Jahrhundert der Waisenhäuser"[538] zu titulieren, wenn auch diese Formulierung – so viel sei vorausgeschickt – auf die deutschen Erbländer der Habsburgermonarchie nur begrenzt zutrifft. Meumann schloss damit an eine griffige Formulierung von Volker Hunecke an, der das Jahrhundert zwischen 1750 und 1850 als „Jahrhundert des Findelhauses"[539] apostrophiert hatte. Den Waisen, im historischen Kontext meist ehelich geborene Kinder, gilt seit der Antike besonderer Schutz, wenn die Bibel von Gott als dem „Vater der Waisen und Helfer der Witwen" (Ps. 68,6) spricht und deren Unterdrückung von den Propheten in scharfen Worten unter Kritik gestellt wird (Jes. 1,17; Jer. 5,28)[540]. Die Erziehung der Waisen galt in spätantiker Zeit als Aufgabe des Bischofs, der sie auf Kosten der Gemeinde aufziehen und die Mädchen einem christlichen Mann zur Ehe geben sollte; Knaben sollten ein Handwerk erlernen. Auch im byzantinischen Reich wurden Waisenhäuser (Orphanotrophien) eingerichtet. Häufig fanden sich darin auch Findelhäuser integriert; auch Spitäler und Klöster kümmerten sich um Waisenkinder. Ab dem Hochmittelalter differenzierten sich in den Städten allmählich neben den städtischen und kirchlichen Spitälern eigene Spezialinstitutionen aus. Für Barcelona lässt sich ab 1370 ein „procurator dels infans orfans" nachweisen, der hungrige Waisenkinder in die Spitäler aufnehmen und die zweckgewidmeten Stiftungseinnahmen vermehren sollte[541]. Im Spätmittelalter finden sich selten Erwähnungen von selbstständigen Kinder- bzw. Waisenhäusern: Memmingen 1365, Nürnberg vor 1359, Augsburg um die Mitte des 15. Jahrhunderts sind als Vorreiter zu werten. Verschiedentlich lassen sich zweckgerichtete Almosensammlungen nachweisen, die mitunter auch armen Schülern gewidmet waren, die den Priestern bei der Messe dienten. Am Beginn der Neuzeit legten vor allem große Städte Westeuropas Waisenhäuser an, deren Ursprung in den ab dem Spätmittelalter gegründeten Findelhäusern[542] zu suchen ist. So gründete man in Straßburg 1481 (Erstnennung), Lübeck 1546, Augsburg 1572, Münster 1592, Hamburg 1604 und München 1625 derartige Einrichtungen[543]. Die Welle von Waisenhausgründungen

538 So einleitend in seinem zur Standardliteratur gewordenen Kapitel über Waisenhäuser Meumann, Findelkinder 259; als Überblick Brandes, Waisenhaus. Der Text basiert im Folgenden auf einer gekürzten Version von Scheutz, Kindergeneral.

539 Hunecke, Findelkinder 14–21.

540 Siehe den breiten Überblick bei Benedict, Waisenhäuser 379f.

541 Lindgren, Verwaltung 200; siehe auch dies., Waisenhaus Sp. 1934–1936; am Beispiel Italiens Gavitt, Charity 61–105; zum Waisenhaus in Konstantinopel Miller, Orphans 176–246.

542 Gestrich, Findelhäuser; Pawlowsky, Mutter ledig.

543 Sehr hilfreich ist die in Details revisionsbedürftige Chronologie der Waisenhausgründungen im Heiligen Römischen Reich deutscher Nation (bis 1800) bei Kroel, Entwicklung 118–123, zur Entwicklung der Institution bis ins 20. Jahrhundert 14–41; beeindruckend ist auch die Zusammenstellung bei Mummenhoff, Das Findel- und Waisenhaus zu Nürnberg 61–99. Jetzt allerdings siehe vor allem die datenbankgestützte Zusammenstellung bei Schloms, Institutionelle Waisenfürsorge.

erfasste gleichermaßen – anders als die deutlicher auf den römisch-katholischen Bereich Europas konzentrierten Findelhäuser – kleine und große katholische und protestantische Territorien; die Trägerschaft der Häuser übernahmen meist Städte oder Landstände, aber auch Privatinitiativen, Bruderschaften und Universitäten. Das 17. Jahrhundert sah eine deutliche Beschleunigung und in manchen Reichsstädten eine verschärfte konfessionelle Differenzierung: Das protestantische, 1666 gegründete Waisenhaus von Regensburg erfuhr 1731 eine katholische Ergänzung[544], Augsburg erhielt 1737 auch ein katholisches Waisenhaus; in Bremen erhielten das reformierte „blaue" (1602) und das „rote" (1684) Waisenhaus im Jahr 1692 ein lutherisches Pendant im Petri-Waisenhaus[545]. Das multikonfessionelle Amsterdam zeigt ein reformiertes Waisenhaus (1657), zwei katholische (1629 Mädchen, 1672 Buben), menonitische (1672, 1675, 1677), lutherische (1678), französisch reformierte (1631) und englisch-presbyterianische Waisenhäuser[546]. Das Heilige Römische Reich wies gesamt gesehen rund 264 Waisenhäuser in der Frühen Neuzeit auf, zwischen 1771 und 1785 bestanden rund 210 Waisenhäuser gleichzeitig in diesem Territorium[547]. Rund drei Viertel der bislang bekannten Einrichtungen erwies sich als monofunktional, 15 % bi- und 12 % multifunktional (also gleichzeitig Arbeits-, Armen-, Zucht-, Kranken- und/oder Irrenhaus)[548]. Nach einer ersten Gründungswelle ab 1663/67 zeigt sich zwischen 1771 und 1785 im Heiligen Römischen Reich ein Höhepunkt mit rund 210 Waisenhauseinrichtungen, der Waisenhausstreit – also pointiert gesprochen die Opposition von Waisenhauskrätze (eine Hauterkrankung) versus Pflegefamilien – veränderte die Waisenhauslandschaft nachhaltig.

Als richtungsweisend und als Mit-Auslöser einer Welle von Waisenhausgründungen kann die pietistisch inspirierte Gründung eines Waisenhauses in Glaucha vor Halle 1698 durch August Hermann Francke (1663–1727) gelten, weil Francke neue pädagogische Ansätze verfolgte und weniger die Wirtschaft des Hauses als die schulische Ausbildung in den Vordergrund rückte[549]. Glaucha vor Halle liest sich in weiterer Folge zunehmend als ein Konglomerat von verschiedenen Waisen-, Armen- und Latein-Schulen, verknüpft mit einer Druckerei, einem Verlag, einer Bibelanstalt und einer Buchhandlung[550], das in ein umfassendes pietistisches Patronage- und Kommunikationsnetzwerk eingebunden war. Im Sterbejahr von August Hermann Francke standen 2.000 Schüler und Studenten 134 Waisenkindern gegenüber, das Waisenhaus trat also hinter die Schule zurück. Die Francke'sche Stiftung initiierte im Sinne der „Segens-volle[n] Fußstapfen" (Druck 1709) eine neue Welle von Waisenhausgründungen: Darmstadt 1698, Königsberg 1701, Stuttgart 1710, Potsdam 1711, Stettin 1730, Göttingen 1745; das Große Militärwaisenhaus für Knaben[551] 1724 und das Kleine Militärwaisenhaus für Mädchen in Potsdam 1727 – um nur einige Beispiele zu nennen[552]. Von den rund 220 Waisenhausgründungen im Alten Reich zwischen 1695 und 1806 orientierte sich rund ein Viertel am Vorbild Franckes

544 Hausberger, Waisenhäuser 31–37; Barth, Alltag.

545 Mummendorf, Findel- und Waisenhaus zu Nürnberg 82.

546 Jacobi, Charity 61f.

547 Schloms, Die institutionelle Waisenfürsorge 35.

548 Ebd. 23–25.

549 Als Überblick Sträter, Waisenhaus.

550 Als Beispiel eines österreichischen Waisenhauses im Verband mit einer Buchhandlung Weiss, Waisenhaus 524, wo um 1775 eine sog. „Waisenhausdruckerei und -buchhandlung" eingeführt wurde.

551 Kroener, Bellona 231–252.

552 Fasshauer, Ausstrahlung 88–99; siehe die Grafik bei Barth, Alltag 9, 155.

in Halle (auch durch die Vermittlung von Pädagogen, die in Halle ausgebildet worden waren). Aber auch international strahlte das Beispiel Halle weit in die Kolonien, nach England und Schweden aus[553]. Andererseits ist aber auch festzuhalten, dass das Gros der Waisenhäuser im 18. Jahrhundert unabhängig von Halle entstand und stärker merkantilen und populationistisch-militärischen als pädagogischen Interessen folgte. Die durchschnittliche Bestandsdauer der Waisenhäuser lag bei rund 50 Jahren, rund je ein Drittel hatte seinen Ursprung in einer landesfürstlichen bzw. privaten Stiftung, 22 % blickten auf städtische und nur 7 % auf kirchliche Fundatoren zurück[554]. Evangelische Waisenhäuser überwogen im Heiligen Römischen Reich eindeutig, katholische Territorien scheinen verstärkt auf Spitäler und Klöster als einschlägige Versorgungseinrichtungen gesetzt zu haben[555].

Die Forschungen zu den frühneuzeitlichen Waisenhäusern stellten neben den mehr oder minder gut erforschten und in neuere Forschungskontexte eingebetteten Hausgeschichten bislang vielfach Fragen nach der Armenversorgung[556], nach der Sozialdisziplinierung[557], nach „Totalen Institutionen"[558], nach der reformierten, katholischen, lutherischen und jüdischen Konfessionalisierung[559], nach der verstärkt das „ganze Waisenhaus" ökonomisch in den Blick nehmenden Wirtschaftsgeschichte[560], nach der Medizin-[561], Architektur-[562], Bildungs-[563] und zuletzt auch Globalgeschichte[564]. Strittig erscheint die Frage nach der Schließung der Waisenhäuser in der zweiten Hälfte des 18. Jahrhunderts. Vor allem der in den 1760er/1770er Jahren ausbrechende „Waisenhausstreit"[565], in dem einerseits Kritik an der hohen Mortalitätsrate und den hygienischen Verhältnissen (etwa der allgegenwärtigen Krätze) im Waisenhaus und andererseits an der Pädagogik wie der Organisation der Waisenhäuser geübt wurde, führte in vielen Territorien des Heiligen Römischen Reiches zur Schließung von Waisenhäusern und/oder zur Umstellung auf ein dezentrales Pflegeelternsystem. Als klassisch könnte man die Frage nach der Sozialdisziplinierung der Kinder in den Waisenhäusern bezeichnen[566]: Die exakt geregelte Vermittlung von Bildung, die Regulierung des Tagesablaufes, die Normierung von Religion und Frömmigkeit und die Codierung der Insassen über die Anstaltskleidung gelten als die

---

553 Birkenmeier, Ausstrahlung 101–111.

554 Schloms, Die institutionelle Waisenfürsorge 42–45 (Grafik S. 44).

555 Ebd. 29–33.

556 Als hervorragendes Beispiel einer „histoire totale" der Armenversorgung Kröger, Armenfürsorge; Feldbauer, Kinderelend 15–66.

557 Stekl, Zucht- und Arbeitshäuser; Stier, Fürsorge; zum „Zwangswohnen" Zadach-Buchmeier, Anstalten 637–743.

558 Bull, Children 34–48.

559 Z. B. Küppers-Braun, Erzieh- und Exulantenkinder 173–193; als Beispiel das Waisenhaus in der Pietismusforschung: Kinder, Krätze, Karitas.

560 Safley, Kinder; zum eindeutigen Zusammenhang zwischen Getreidepreis, Kriegsereignissen und ausgesetzten Kindern Harrington, Child 277–300.

561 Ritzmann, Sorgenkinder 235–276; zum Einfluss der Wasserversorgung auf die Gesundheit der Frankfurter Waisenkinder (Waisenhaus seit 1679) Bauer, Bauch 61.

562 Siehe den Katalog zur Baugeschichte Raabe–Müller-Bahlke, Waisenhaus.

563 Zur Bildungsgeschichte z. B. Röper, Kind; zur Bildungssozialgeschichte etwa Oberschelp, Waisenhaus; siehe auch den Katalog: Bücherwelten.

564 Etwa zum pädagogischen Export Liebau, Halle 31–57.

565 Neumann, Waisenhausstreit 155–167; Jacobs, Waisenhausstreit; Röper, Kind 140–160; Bull, Children 43f.

566 Felhofer, Produktion 100–110.

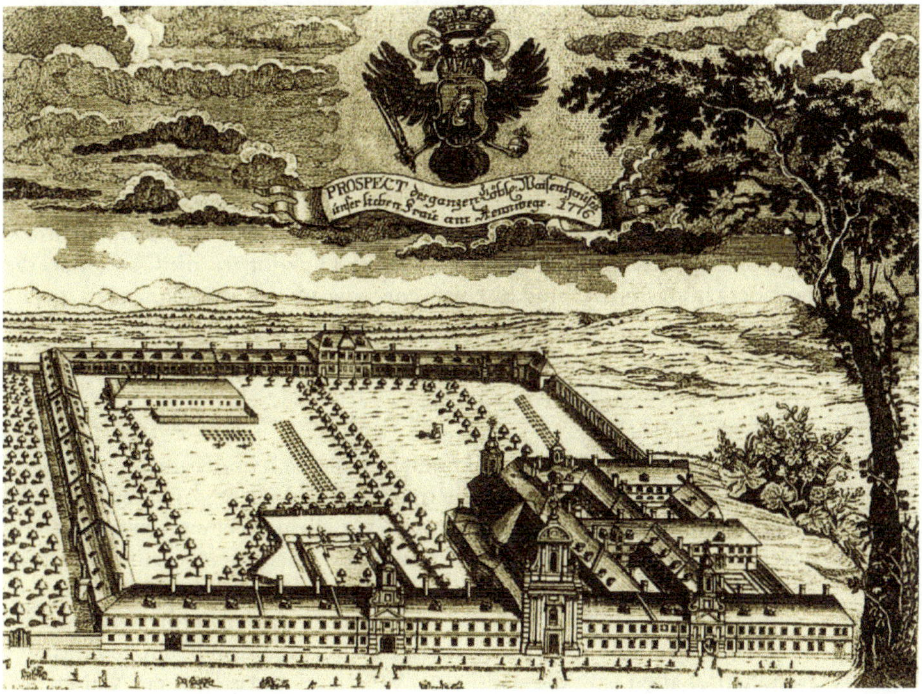

Abb. 42: Ansicht des Wiener Waisenhauses am Rennweg aus: Vollkommener Bericht 1774; Datierung des Stiches von Philipp Gütl auf 1766/67; zur Datierung HAIDEN, „Waisenhauskirche“, 4. Im Hof des Waisenhauses sieht man deutlich die Schanze, die von den Waisenknaben unter dem Dirigat von Ignaz Parhamer „bespielt“ werden musste (Quelle: Privatarchiv der Autoren).

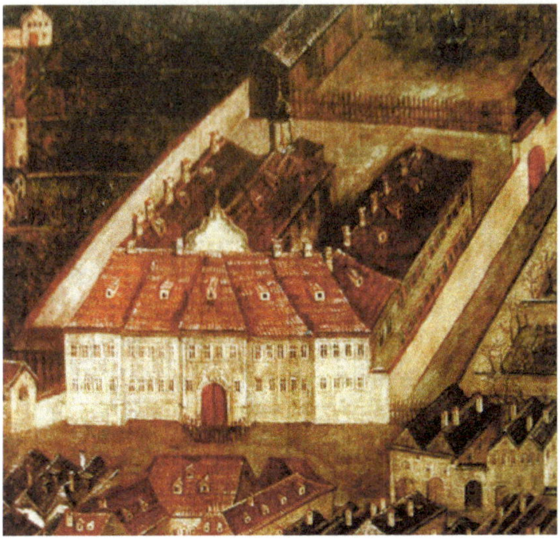

Abb. 43: Pruner-Stift aus dem großen Linzer Stadtgemälde 1741/42 im alten Linzer Rathaus (Foto: Archiv der Stadt Linz).

wichtigsten Merkmale der repressiven Waisenhäuser und zeigen zugleich das gängige Forschungsinteresse. Auch die Finanzierung der Waisenhäuser stellt eine essentielle, bislang aber nicht systematisch bearbeitete Forschungsfrage dar. Die Insassen selbst blieben in der bisherigen Historiografie im statisch gedachten Dreieck von Staat/Stadt, Hausleitung und Zöglingen seltsam blass, was auch mit der Quellenüberlieferung zusammenhängt. Diskurs-, Pädagogikgeschichte, kulturwissenschaftliche Fragen der Aushandlung einer Zielsetzung von Waisenhäusern und der Gender-Aspekt der Waisenhäuser sind wenig vergleichend erforscht. Auch stadtgeschichtliche Fragestellungen (etwa die topografische Einbettung der Waisenhäuser, die soziale Verortung der Funktionäre, die Ökonomie, die Stadt-Umland-Beziehungen usw.) sind bislang wenig abgearbeitet worden.

2.7.1 Die Versorgung der Waisenkinder in den österreichischen Erbländern der Frühen Neuzeit

Die Versorgung von Waisenkindern funktionierte lange Zeit über Familiennetzwerke. In der Frühen Neuzeit begannen die Grundherrschaften und die Stadtverwaltungen die Verwahrung der Waisen zu überwachen. Sie waren vor allem an einem geregelten Vermögenstransfer und an der Versorgung der elternlosen Kinder interessiert. Die Grundherrschaften und die Waisenämter der Städte kümmerten sich um die Vormundschaft vater- und mutterloser Kinder, bestellten Vormünder und veranlagten die Waisengelder zu wertgesicherten Zinssätzen in Waisenbüchern, eine bislang kaum benutzte Quelle[567]. Weil die Grundherrschaften bzw. die städtischen Waisenämter das Erbe der Waisen verwalten mussten, nahmen ihre Tätigkeiten bankähnlichen Charakter an, wie die Waisen- und Depositenamtsbücher und die Waisenprotokolle belegen. Die Waisenämter legten die Gelder etwa beim Wiener Stadtbanco an[568]. Der Vormund (Gerhabe) als Vertreter des Waisenkindes gegenüber der Grundherrschaft bzw. der Stadt musste zu seiner Entlastung regelmäßig Rechnungen legen. Neben den Einzelvormündern lassen sich auch Berufs-, Amts- und Sammelvormundschaften nachweisen. Die Versorgung von Waisen durch Klöster spielte eine gewisse, bislang jedoch nicht systematisch erforschte Rolle[569].

Die Waisenkinder wurden meist im Kontext der Armen-, Alten- und Krankenversorgung wahrgenommen und deshalb auch in den städtischen und ländlichen Spitälern und Bruderhäusern[570] versorgt, allerdings war die Versorgung in Pflegefamilien aufgrund der geringen Kapazität der Spitäler die häufiger gewählte Option. Nach einer hier vergleichend herangezogenen Enquête des Straßburger Rates in süddeutschen und Schweizer Städten 1531 versorgte etwa das Spital in Konstanz 60 Insassen, darunter auch Syphilitiker; daneben verfügte das Spital über eine Stube für 40 Waisenkinder, die von zwei (!) Mägden betreut wurden[571]. Als Teil der Repräsentation und Karitas der Herrschaft erlangte die Versorgung der Waisen durch den Landesfürsten im 16. Jahrhundert allmählich größere Bedeutung. Das 1537 gegründete Kaiserspital (Hofspital) in Wien, unmittelbar neben der Wiener Hofburg gelegen und für 100 Insassen ausgelegt, war nicht nur für alte

---

567 Als Überblick etwa Ogris, Waisen; als Beispiel Kietaibl, Waisenbücher.

568 Feigl, Grundherrschaft 50–52, 228.

569 Schneider, Kloster 207–229; für das 19. Jahrhundert Jonach, Kostfreyllen 137.

570 Am Beispiel des Schladminger Bruderhauses und der Bruderlade Stipperger, Knappenfürsorge o. S., siehe vorne 95–110.

571 Simon-Muscheid, Spitäler in Oberdeutschland 246.

und „erarmte" Hofbedienstete zuständig, sondern widmete sich auch den Waisenkindern. In die Hofspitalordnung von 1551 wurde auch eine Instruktion für eine „Zuchtmeisterin" von 20 „maidlein" inseriert. Die dort aufgenommenen Waisenmädchen sollten bei ihrer Aufnahme ungefähr fünf oder sechs Jahre alt sein. Konnten die Waisenmädchen nicht zu gut beleumundeten Personen in den Gesindedienst gestellt werden, blieben sie bis zur Großjährigkeit im Spital; dann wurden sie entweder an ein Kloster abgegeben oder „mit erlicher heürat oder erlichen diennsten" versehen[572]. Zum Vergleich: Zwischen 1533 und 1542 gründete der hessische Landgraf Philipp der Großmütige die vier Hohen Hospitäler, deren Dotation aus dem Bestand der aufgelösten Klosterkonvente stammte. Anfänglich war nicht an die Aufnahme von Waisenkindern in die Hohen Spitäler gedacht worden, aber die Nöte unversorgter Kinder bewirkten schon 1577 die Aufnahme von der „Fundling und dergleichen arme vatterlose Kinder"[573].

In den vielen österreichischen Kleinstädten der Frühen Neuzeit befand sich neben dem Siechen- und dem Bruderhaus idealiter auch ein multifunktionales Bürgerspital, das den Alten, den Findelkindern wie auch den psychisch und physisch Kranken gewidmet war[574]. Im Grazer Bürgerspital lebten im 18. Jahrhundert Waisenkinder, Blinde, Taube und psychisch Kranke in unmittelbarer Nachbarschaft, und keine dieser Gruppen wurde speziell betreut[575]. Für das Leobener Bürgerspital sind Aufnahmeakten aus der Zeit zwischen 1549 und 1700 erhalten. Neben Armen und Alten bildeten dort die Waisen die drittgrößte Gruppe[576]. Auch in der Zeit nach den Osmanenkriegen scheint das Problem der Waisenkinder in Ostösterreich besonders drängend gewesen zu sein. So nahm das Badener Bürgerspital 1685 aus diesem Grund Waisenkinder auf[577]. Im Kärntner Ort Bleiburg stiftete der Gmünder Stadtpfarrer Johannes Erasmus Kumesch 1762 ein Vermögen von 53.000 fl. zur Errichtung eines neuen, für 30 Insassen ausgelegten Bürgerspitals. Der Bauplan des neu erbauten Bleiburger Bürgerspitals zeigt nicht nur kleine Kammern für die Armen, sondern auch eigene Räume für Waisenkinder und für Bettler[578]. In vielen Spitalordnungen werden Waisen nicht explizit genannt, aber immer wieder ist unspezifisch von „Kindern" die Rede. Die Spitalordnung des Armenhauses von Klagenfurt erwähnt beispielsweise 1756, dass alle Insassen des Armenhauses zu bestimmten Zeiten beichten müssen, mit Ausnahme der „Einfältigen" und der „Kinder"[579]. Viele der Bürgerspitäler galten aufgrund der Vielfalt an Versorgungsaufgaben als „zimblich belegt, und überheyffet"[580], was die Chancen von Waisenkindern schmälerte, aufgenommen zu werden.

Die deutschen Erbländer waren bezüglich der Waisenhausgründungen Spätstarter, wofür sich vermutlich ein Bündel an Erklärungen finden lässt, etwa die schwache Finanzkraft der Städte, die Osmanengefahr, die hohe Steuerbelastung und konfessionelle

572 Scheutz–Weiss, Spitalordnung 314.

573 Vanja, Versorgung 23–40.

574 Als Überblick zur Insassengruppe siehe Ohngemach, Spitäler 276–281.

575 Steiner–Wutschnig, Bürgerspital 13f.

576 Watzka, Arme, Kranke, Verrückte 95. Als Beispiel siehe auch das Bürgerspital von Wiener Neustadt, wo 1743 bei 24 Erwachsenen 13 Kinder Aufnahme fanden (davon sechs Kinder zwischen 13 und 15 Jahre alt), Wurmbrand, Wiener Neustädter Bürgerspital 283, 298.

577 Maurer, Bürgerspital 56, ähnlich 69.

578 Scheutz–Weiss, Spital als Lebensform 597 („Kumesch"-Plan Bürgerspital Bleiburg 1766).

579 Ordnung des Armenhauses in Klagenfurt vom 1. Oktober 1756, § 3, ebd. 627 [3] (Armenhaus Klagenfurt 1756); auch bei Olexinski, Armen- und Krankenpflege 116–121, bes. 117.

580 Altenstrasser, Waisenfürsorge 172.

Gründe. Speziellen Waisenhäusern begegnet man im Bereich des heutigen Österreich zuerst in Residenzstädten, also in größeren Städten. In Wien richtete die Stadtregierung im aufgelassenen Büßerinnenkloster[581] 1572 ein Waisenhaus für Mädchen ein, das in den 1620er Jahren schließlich in das Bürgerspital integriert wurde. Als spezielle Waiseninstitution wurde 1663 vom adeligen Wohltäter, dem oberungarischen Gewerken und Hofkammerrat Johann Konrad Richthausen Freiherr von Chaos (1603–1663) in der Kärntnerstraße das Chaos'sche Stiftungshaus errichtet, wo unter der Obhut des Bürgerspitals drei Witwen und mehrere Dienstboten die Versorgung von anfänglich 30 Waisenknaben zu übernehmen hatten. Aus der Sommerresidenz des Chaos'schen Stiftungshauses entwickelte sich später eine Ingenieursschule auf der Laimgrube (die heutige Stiftskaserne)[582]. Eine für das Herzogtum Steiermark von der Regierung angelegte Aufstellung der steirischen Armenanstalten listet für das Jahr 1754 99 Spitäler, Bruder- und Siechenhäuser, weiters zwei Krankenhäuser, je ein Zucht- und Arbeitshaus, eine Militärinvalidenanstalt und ein Armenhaus auf. In der Aufstellung finden sich um die Mitte des 18. Jahrhunderts nur zwei Waisenhäuser für die gesamte Steiermark, eines in Bruck/Mur und eines in Graz[583]. Der Prior der Grazer Barmherzigen Brüder, Gregorius Zappel (reg. 1642–1659), ließ deshalb die Mitte des 17. Jahrhunderts vermehrt in Graz anzutreffenden Waisenkinder zuerst im kleinen „Pilgramb Zümer" des Grazer Bürgerspitals zum Heiligen Geist versorgen. 1655 wurde ein Grundstück angekauft, auf dem bis 1658 ein für ca. 40 Knaben ausgelegtes Waisenhaus (im Bereich Mariahilferstraße 24/26) errichtet wurde[584]. Das alte, baufällige Grazer Waisenhaus wurde schon 1696 geschlossen und auf der Grundlage einer 1679 getätigten Stiftung des Grazer Wechslers, Kaufmanns und Tuchhändlers Matthias Schäffer von Schäffenburg († 1679)[585] neu gegründet (1727 Erweiterung, 1751 Anbau), wobei 1727 24 Knaben, 20 Mädchen und sechs Studenten versorgt wurden. Das Grazer Waisenhaus wurde 1775 in eine Kaserne umgewandelt, die Waisenkinder in ein Haus in der Färbergasse abgesiedelt; 1785 wurde das Grazer Waisenhaus aufgelöst. Der Salzburger Erzbischof Max Gandolf (reg. 1668–1687), unter anderem durch die blutigen Zauberer-Jackl-Prozesse (1677–1681) gegen eine angebliche Bettlerkinder-Bande bekannt, gründete am Beginn der 1680er Jahre im Salzburger Vorort Nonntal ein für 16 Knaben ausgerichtetes Waisenhaus, das unter der Leitung eines Tuchmachers und Wollfabrikanten stand (Instruktion aus 1683)[586].

Einer weltlichen Stiftung entsprang dagegen das 1698 vom bürgerlichen Dr. Johann Jakob Wels für zwölf Knaben gestiftete und 1706 in Bruck/Mur gegründete (und 1769 aufgehobene) Waisenhaus (heute Heberplatz 2)[587]. In Linz stiftete der kalvinistische Schneider Heinrich Keller (1636–1716), der infolge seiner Begegnung mit Königin Christine von Schweden in Rom konvertierte, in seinem Testament ein Waisenhaus

---

581 Czeike, Wien Lexikon 1 529f.

582 Weiss, Geschichte der öffentlichen Anstalten 142–148; Czeike, Kärntner Straße 73–76; Körbl, Hofkammer 70, 117 und 423f.

583 Siehe die Auswertung dieser Aufstellung bei Valentinitsch, Armenfürsorge 97.

584 Haydinger, Fürsorge 98–144; Altenstrasser, Waisenfürsorge 144–212; Huber-Reismann, Krankheit 348–350. Zur Rolle der Barmherzigen Brüder für die Krankenhausgeschichte am Grazer Beispiel Watzka, Hospital 108–329.

585 Zur Biografie von Matthias Schäffer vgl. Valentinitsch, Großunternehmer 149–152, 161–162.

586 Weiss, Providum imperium felix 113f.; ders., Waisenhaus 524f.; Tettinek, Armen-, Versorgungs- und Heilanstalten 155–177.

587 Schweighardt, Entwicklung der Spitäler 77–88.

(Gründungskapital 22.000 fl.), sodass 1717 im aufgekauften Fürstenberg'schen Haus (samt Kapelle) an der Linzer Landstraße acht „Alumni" und ein „Instruktor" aufgenommen werden konnten[588]. Bis zur Aufhebung 1788 brachte man infolge größerer Zustiftungen insgesamt 35 Zöglinge und zwei Schulmeister unter. Nur wenige Jahre nach der Keller'schen Stiftung gründete, ebenfalls in Linz, der Bürgermeister und Kaufmann Johann Adam Pruner (1672–1734) das 1740 fertig gestellte „Prunerstift" (Aufhebung 1786) (Fabrikstraße 10), das neben der Versorgung von je 27 männlichen und weiblichen Bürgerpfründnern auch zum Unterhalt von 27 Waisenknaben gedacht war (Abb. 43, S. 153)[589]. Vermutlich inspiriert durch das Linzer Vorbild von Heinrich Keller, stiftete der Lambacher Abt Maximilian Pagl (1668–1725) 1725 ein für sieben Knaben ausgelegtes Waisenhaus unmittelbar neben der Dreifaltigkeitskirche in Stadl-Paura, das unter Joseph II. aufgelöst wurde (Abb. 45A–B, S. 162)[590]. Bischof Sigmund von Kollonitz (reg. 1716–1751) gründete 1723 das ursprünglich im Wiener Vorort Gumpendorf angesiedelte Johannesspital, das 1727 auf der Landstraße nach Umbau eines Gartenpalais neu eröffnet wurde und auch 24 Waisenmädchen aufnahm[591]. Nur wenige Kilometer von Lambach entfernt, entstand 1755 unter der Leitung des Salzoberamtes in Gmunden eine Waisenhausstiftung (Freysche Stiftung)[592]; wenige Jahre später stiftete 1758 in Krems Theresia Wagner ein Waisenhaus[593]. Der bürgerliche Händler Matthias Schiemer aus Hallein gründete 1758 testamentarisch ein Waisenhaus für 13 Knaben[594]. – Kein Zweifel, die Gründung von großen, landesfürstlichen oder städtischen Waisenhäusern lag – angesichts so vieler lokaler Initiativen – Mitte des 18. Jahrhunderts in der Luft. Die städtisch-bürgerlichen, aus der Kaufmannsschicht stammenden Philanthropen fungierten hierbei als Wegbereiter.

2.7.2 Zucht- und Arbeitshäuser

Die ersten österreichischen Zucht- und Arbeitshäuser entsprangen der zweiten Gründungswelle dieser europäischen, typisch frühneuzeitlichen Institution: 1671/73 entstand in der nach dem erzwungenen Abzug der Juden entleerten Leopoldstadt das Wiener Zucht- und Arbeitshaus. Weitere unter dem Aspekt der Sozialdisziplinierung und des Merkantilismus getätigte Gründungen erfolgten in der Regierungszeit Karls VI. und Maria Theresias: Das Innsbrucker Zucht- und Arbeitshaus ging 1725 voran, Graz folgte 1734, Klagenfurt 1754, Salzburg 1755 und Linz 1777[595]. Das kameralistische Allheilmittel der Arbeit – meist Textilproduktion – hatte nicht-sesshafte Personen zwangsweise zu integrieren; zudem waren die Zucht- und Arbeitshäuser Orte eines gewandelten, auf

---

588 Kreczi, Linz 124; zum Keller'schen Waisenhaus Katzinger, Fürsorgewesen 53–82.

589 Gaisberger, Geschichte 50f.; Kammesberger, Einrichtungen 100–108; Plass, Stiftung; eine konzise Darstellung bei Mayrhofer–Katzinger, Linz 1 363–366.

590 Zur Grundsteinlegung Eilenstein, Pagl 177; Grüner, Waisenknabenstiftung 125–144; Hainisch, Kunstdenkmäler 442–480, bes. 479f. (Abbildung auf Seite 444).

591 Im Jahr 1780 war das Wiener Johannesspital (Invalidenstraße 1–11, Wien III) mit 249 Männern, 248 Frauen, 50 Knaben und 74 Mädchen belegt, Weiss, Geschichte der öffentlichen Anstalten 164–167; zum späteren Invalidenhaus Czeike, Wien Lexikon 3 319.

592 ÖstB OÖ 165.

593 Kerschbaumer, Herzogshof 266; Köck, Schlüsselamt 136; ÖStB NÖ 2 164.

594 Weiss, Providum imperium felix 113; Tettinek, Armen-, Versorgungs- und Heilanstalten 187. Ein Waisenhaus für drei Waisenmädchen bestand ab 1755 (Stifterin Polyxena von Hochburg) auch in Wiener Neustadt Wurmbrand, Wiener Neustädter Bürgerspital 386f.

595 Strafe, Disziplin und Besserung; siehe für Graz Hammer-Luza, Im Arrest.

Besserung abstellenden Strafsystems[596]. In diesen Anstalten einer gegen „Müßiggang" und Bettel gerichteten Sozialpolitik sollten nicht nur Straftäter und Bettler „korrigiert" und „gebessert", sondern auch arme Kinder und Kostgeldkinder durch den anstaltsinternen Schulunterricht und die Arbeitserziehung „erzogen" werden[597]. Zucht- und Arbeitshäuser und die oft darin integrierten Waisenhäuser wurden von den Zeitgenossen als komplementär verstanden[598]. Die Innsbrucker Zuchthaus- und Arbeitshausordnung von 1769 benennt dieses Verhältnis explizit: „Ob zwar der Zeit die Umstände annoch nicht gestatten, daß nebst dem Zucht= und Arbeitshause ein förmliches Waisenhaus bestehen möge, so werden doch auch Kinder beyderley Geschlechts, wenn selbe 7 Jahre complet alt sind, in das Haus eingenommen"[599].

Bis zum Waisenhausstreit der 1770er Jahre lebten in diesen Häusern elternlose Kinder (also Voll- und Halbwaise) neben den zur Korrektion eingewiesenen Kindern und Jugendlichen, männliche und weibliche „Arme" hausten neben „Züchtlingen"[600]. Sexuelle Übergriffe unter den Insassen und durch das Personal, Gewalt, Ausbruchsversuche oder auch Misswirtschaft des schlecht bezahlten Personals waren in derartigen Anstalten an der Tagesordnung. Nur langsam wurde die Mehrfachfunktion der österreichischen Zucht- und Arbeitshäuser des 18. Jahrhunderts reduziert; aus den prinzipiell an Ertrag interessierten, jedoch ökonomisch gescheiterten Fabriken wurden Strafvollzugsanstalten. Das Innsbrucker Zuchthaus diente ab seiner Gründung 1725, wenn auch räumlich getrennt, als Waisen- und Arbeitshaus sowie Kriminalgefängnis für das ganze Land Tirol. Erst 1785 wurde das Militärspital aus dem Gebäude abgesiedelt und man brachte die Waisen in einem eigenen Heim unter[601]. Die institutionelle Differenzierung zwischen Strafgefangenen- und Arbeitshaus wurde gegen Ende des 18. Jahrhunderts meist vollzogen, das Waisenhaus aber war zu diesem Zeitpunkt schon aus dem Arbeits- und Zuchthauskomplex herausgebrochen worden.

Am Beginn der Waisenhäuser stand in der Vorstellung Maria Theresias ein Spinn- und Arbeitshaus für Kinder. Das Klagenfurter Waisenhaus ging aus der Gründung einer Tuchfabrik durch den Niederländer Johann van Thys[602] hervor (Abb. 46, 47, S. 166f). Die Gründung des Wiener Waisenhauses erfolgte im Rahmen der Spinnerei des Johann Michael Kienmayer; zwischen 1742 und 1745 wurde das Kienmayer'sche Waisenhaus errichtet und erst danach von Maria Theresia erworben, in eine staatliche Einrichtung umgewandelt und in zwei Phasen ausgebaut (1759–1763, 1767–1771)[603]. Für das Linzer Waisenhaus adaptierte man dagegen mit dem Lamberg'schen Freihaus ein altes Gebäude[604]. In Graz setzte das theresianische Waisenhaus baulich am „jüngeren" Gra-

596 Hilfreich immer noch die Ordnungen bei: Zähmen 137–194.

597 Am Beispiel des Zucht- und Waisenhauses Pforzheim (gegründet 1718) Stier, Fürsorge 50–69; Spitäler, Zucht- und Waisenhäuser sollten dem Bettel Abhilfe schaffen: Nachrichtliche Erinnerung.

598 Altenstrasser, Waisenfürsorge 191: In der Generalinstruktion vom 7. September 1658 für das Grazer Waisenhaus heißt es: „für die armen Wasen [!] und verlassenen Khinder umb deren bessere Zucht und Undterhaltung willen nit allein ein Weißenhauß alhie, sondern zugleich auch alß ein Zuchthauß aufgerichtet werden khändte".

599 Strafe, Disziplin und Besserung 259 (Editionsteil: Innsbrucker Zuchthausordnung 1769).

600 Siehe die Fallstudie von Bretschneider, Gefangene Gesellschaft 103–127.

601 Stekl, Zucht- und Arbeitshäuser 67f.

602 Webernig, Waisenhaus 438.

603 Hajós–Heinz–Oettinger, Kunstdenkmäler 284–313; zur Gründungsgeschichte Webernig, Waisenhaus.

604 Katzinger, Waisenhaus 82; Thaler–Steiner, Bau- und Kunstdenkmäler 223f.

zer Waisenhaus an, das sukzessive 1727 bis 1729 durch Joseph Carlone aus Mitteln der Armenkassa zum Geviert ausgebaut wurde (Absiedlung der Waisen 1775 in das Molkische Haus in der Färbergasse)[605]. Viele dieser Gebäude verloren auch nach der Aufhebung durch Joseph II. in den 1780er Jahren ihren „militärischen" Fabrikcharakter nicht, sondern wurden – baulich nur wenig verändert – in Kasernen umgewandelt (Graz: 1776 Waisenhauskaserne für Grenadiere, Klagenfurt: nach 1784 „Waisenhauskaserne", Wien: 1797 Artilleriekaserne). Die privaten Waisenhausstiftungen konnten sich dagegen oft gut ausgestattete neue Häuser leisten, das Pruner'sche Stift in Linz[606] oder die Waisenknabenstiftung in Lambach waren in repräsentativen Neubauten untergebracht, deren architektonische und geistige Mitte jeweils die Kirchen mit einer ausgeprägten Dreifaltigkeitsikonografie bildete.

2.7.3 Theresianische Gründungen

Mit dem Regierungsantritt von Maria Theresia lässt sich eine Zäsur in der Haltung des Staates gegenüber den Waisenkindern und den -häusern feststellen. Der Diskurs des Merkantilismus und der Populationistik forderte einen effektiven Beitrag zur Arbeitserziehung der Untertanen. Damit avancierten Waisenhäuser zu einem „Experimentierfeld für soziale Kontrolle innerhalb der frühneuzeitlichen Stadtgesellschaft"[607]. In den ehemaligen Residenzstädten bzw. „Hauptstädten" der österreichischen Länder entstanden in rascher Folge Waisenhäuser. In Wien differenzierte sich aus dem Zucht- und Arbeitshaus das 1742 am Rennweg gegründete Waisenhaus (Abb. 42, S. 153) aus[608]. Bei einer Visitation des Wiener Zucht- und Arbeitshauses in der Karwoche des Jahres 1742 fand der Domherr Franz Xaver Marxer (1703–1775) in einem Raum des Zuchthauses 20 verwahrloste Waisenmädchen vor. Auf sein Betreiben richtete der Webfabrikant Johann Michael Kienmayer (1694–1782) in seiner Fabrik am Rennweg ein Quartier für diese Waisenkinder ein, 1743 wurde eine erste Kapelle errichtet[609]. Die nun getrennt von Erwachsenen erzogenen Waisen am Rennweg und das der Wiener Armenkassa unterstehende Arbeitshaus (Kaiser)-Ebersdorf wurden rasch Gegenstand von Zustiftungen, sodass bald 50 Waisenknaben am Rennweg aufgenommen werden konnten. Kienmayer und Marxer wurden als Direktoren eingesetzt, doch sowohl der Domherr als auch der Fabrikant kümmerten sich aufgrund ihrer Arbeitsüberlastung wenig um das Haus. Kaiserin Maria Theresia selbst nahm das Haus am Rennweg 1745 in Augenschein und übergab Ebersdorf dem Domherrn Marxer. Bald häuften sich Klagen. Eine daraufhin eingesetzte Kommission stellte 1751 schlechte hygienische Verhältnisse, zu wenige Betten und eine ungenügende finanzielle Dotation des Hauses in Ebersdorf und der Einrichtung am Rennweg fest. Für 300 Kinder stand nur ein (!) Lehrer zur Verfügung. Erst unter der Superintendanz (1759–1786) des strengen, vielseitigen und äußerst gut vernetzten Jesuiten Ignaz Parhamer (1715–1785) stieg das Wiener Waisenhaus am Rennweg zu einer aufklärerischen Muster-

605 Haydinger, Fürsorge 114; zum Gebäude Bouvier, Kunstdenkmäler 160–162.

606 Thaler-Steiner, Bau- und Kunstdenkmäler 69–74.

607 Jütte, Disziplinierungsmechanismen 112; Stier, Fürsorge 69–78; als Beispiel das 1759 gegründete Homburger Waisenhaus Konersmann, Extraposition 279f.

608 Die komplexe Baugeschichte ist anschaulich in der Grafik von Haiden, Waisenhauskirche 9 (Abbildungsteil, Abb. 10), färbig dargestellt.

609 Weiss, Geschichte der öffentlichen Anstalten 176–182; Milelitsch, Waisenhaus; Pemmer, Waisenhaus 33–38.

anstalt in Wien auf, wenn es auch an Kritik (etwa Friedrich Nicolai) – vor allem aus dem protestantischen Ausland – nicht fehlte. Maria Theresia kaufte 1761 unterstützend den gesamten Kienmayer'schen Komplex auf und überließ ihn dem Waisenhaus. Die 1763 fertiggestellte Waisenhauskapelle wurde schon 1768 durch die von Baumeister Matthias Gerl errichtete Waisenhauskirche ersetzt[610]. Umfangreiche Baumaßnahmen begannen, als nach der Zusammenlegung mit der Chaos'schen Waisenhausstiftung zwischen 1767 und 1771 ein Trakt angebaut wurde. Im Jahr 1768 konnte Parhamer die neue Waisenhauskirche unter anderem mit der Waisenhausmesse des jungen Wolfgang Amadé Mozart eröffnen. Joseph II. hob das Waisenhaus 1785 auf und verlegte die Zöglinge in das sog. Spanische Spital in der heutigen Boltzmanngasse („Waisenhaus auf dem Alsergrund"), wo das Waisenhaus bis zur Gründung der insgesamt sechs städtischen Waisenhäuser ab den 1860er Jahren blieb[611].

Als deklariertes Vorbild für die Waisenhäuser in Linz (1766) und Graz (in Fortführung des Schäffenburger Waisenhauses von 1696) diente das zu Beginn der 1760er Jahre in der Villacher Vorstadt gegründete Klagenfurter Waisenhaus; ein ziviles Waisenhaus bestand ab 1750 (Zusammenlegung von Militär- und Zivilwaisenhaus 1776)[612]. Der Niederländer Johann van Thys (1715–1774) erhielt den Auftrag, in Klagenfurt eine Tuchfabrik zur Verarbeitung von Flachs zu errichten. Die 1768 fertiggestellte Militärwaisenanstalt nahm Waisen auf, die in der Tuchfabrik arbeiten mussten. Ähnlich dem Wiener Waisenhaus wurde der Fabrikant van Thys bis zu seinem Tod 1774 als Direktor des Waisenhauses eingesetzt. Erst danach erhielt das mit 450 bis 500 Kindern belegte Haus mit dem Hauptmann von Ferrari eine „militärische" Führung. Nach der Aufhebung des Waisenhauses 1784 wurde das Klagenfurter Waisenhaus, ähnlich dem Wiener Vorbild, dem Militär als Kaserne zur Verfügung gestellt.

In Linz forderte Maria Theresia die oberösterreichischen Landstände 1761 auf, ein Waisenhaus zu errichten[613]. Die Regierung kaufte schließlich 1765 das große Lamberg'sche Freihaus (Ledergasse) und richtete dort nach dem deklarierten Vorbild von Klagenfurt ein „Kinder-, Spinn- und Arbeitshaus" ein, in dem eine enge Verbindung von Textilfabrik und Waisenhaus hergestellt wurde[614]. Das 1766 eröffnete Haus war als gemischtes Militär- und Zivilwaisenhaus eingerichtet, das seinen Beleghöchststand 1780 mit 78 Kindern erreichte – bescheidene Ausmaße im Vergleich zu Graz mit 200 oder Klagenfurt mit rund 450 Kindern. Entscheidend blieb die Nähe des Linzer Waisenhauses zur Linzer Wollzeugfabrik. Der Garten des Hauses wurde – wie in Wien – für Maulbeerplantagen und damit zur Seidenraupenzucht verwendet. Das Aufhebungsdekret von 1786 verwandelte das Haus in ein Militärmagazin. Auch das Erzstift Salzburg, eigenständiges Territorium bis 1803, blieb von der theresianischen Waisenhaus-Gründungswelle nicht unbeeindruckt. 1768 gründete der Salzburger Erzbischof Sigmund von Schrattenbach (reg. 1753–1771) in der Vorstadt Mülln zusätzlich zum schon bestehenden Knabenwaisenhaus (26 Insassen) ein spezielles Waisenhaus für Mädchen, die in Hand- und Hausarbeit unterwiesen werden sollten (feierliche Eröffnung mit 30 Waisenmädchen 1771). Unter der Regentschaft von Erzbischof Hieronymus Colloredo (reg. 1772–1803) konnte

---

610 Pfaffl, Maria Geburt; bester Überblick bei Haiden, Waisenhauskirche.

611 Czeike, Wien Lexikon 5 576f.

612 Olexinski, Waisenhauskaserne; dies., Armen- und Krankenpflege 434–445.

613 „Kinder Erziehung in den Versorgungshäusern" [1761 September 12], in: Codex Austriacus 6 206.

614 Katzinger, Waisenhaus 75–113.

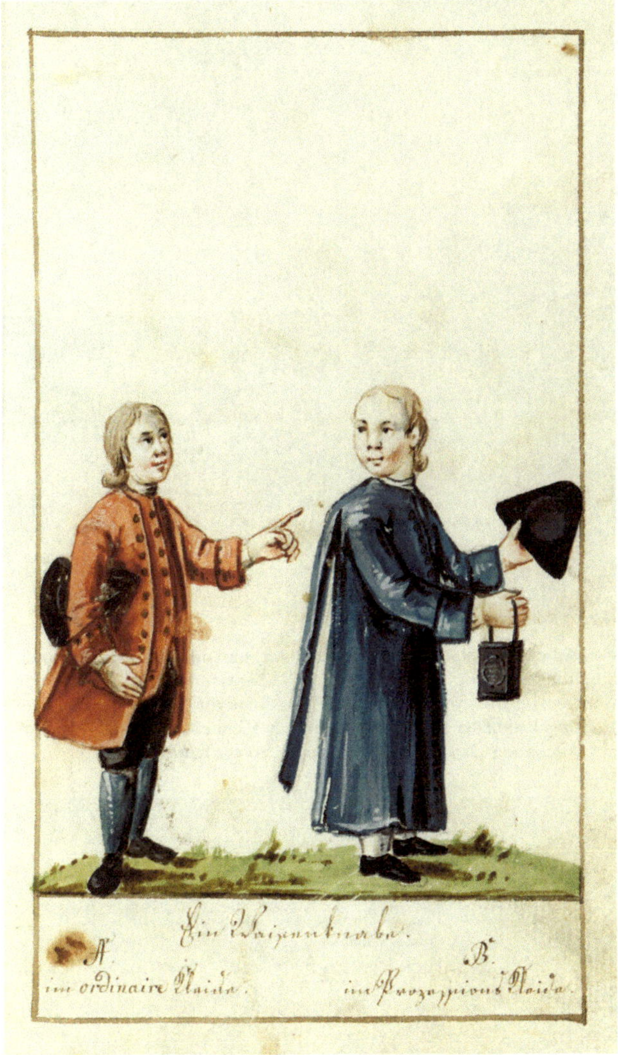

Abb. 44: Salzburger Waisenkinder aus der Salzburger Kuenburg-Sammlung (1780er Jahre): Einem rotgekleideten „ordinari"-Waisenknaben wird ein Waisenknabe im blauen Prozessionskleid gegenübergestellt (Quelle: Kostüm- und Trachtenbilder der Kuenburg-Sammlung [Ende 18. Jahrhundert], Privatbesitz).

das Augustinerkloster Mülln seiner Aufhebung nur durch die „Spende" von 40.000 fl. an das städtische Waisenhaus entgehen[615]. Entgegen dem josephinischen Einbruch im österreichischen Waisenhaussystem, der weitgehend die Umstellung auf die Versorgung der Waisenkinder durch Pflegeeltern mit sich brachte, wurde das Salzburger Waisenhaus mit kurzer Unterbrechung 1809 im 19. Jahrhundert weitergeführt; 60 Kinder wurden in der Stadt und 60 Kinder dezentral am Land versorgt.

615 Weiss, Providum imperium felix 113; ders., Waisenhaus 524.

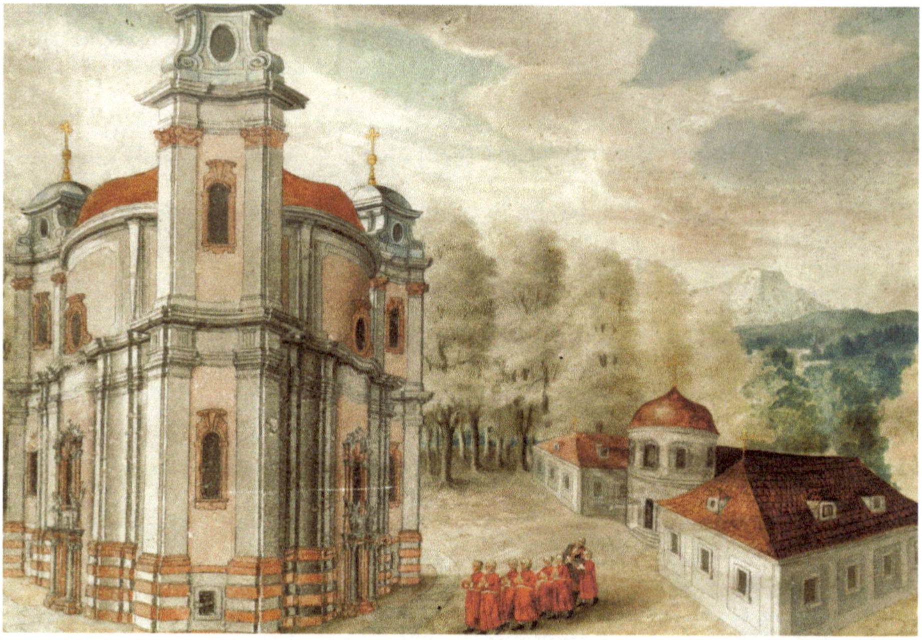

Abb. 45A: Darstellung der Dreifaltigkeitskirche von Stadl-Paura (bei Lambach) und des Waisenhauses durch Johann Georg Moll 1721 (?), Deckfarbe auf Pergament: Der „Waislvater" (Waisenvater) und seine Waisenkinder in roten Prozessionskleidern (mit weißem Gürtel) vor der Dreifaltigkeitskirche von Stadl-Paura und dem Waisenhaus (erwähnt bei Hainisch, Kunstdenkmäler 444; StiftsA Lambach, Grafische Sammlung) (Foto: Johannes Hörtenhuber unter Assistenz von Dr. Christoph Stöttinger, StiftsA Lambach 2013).

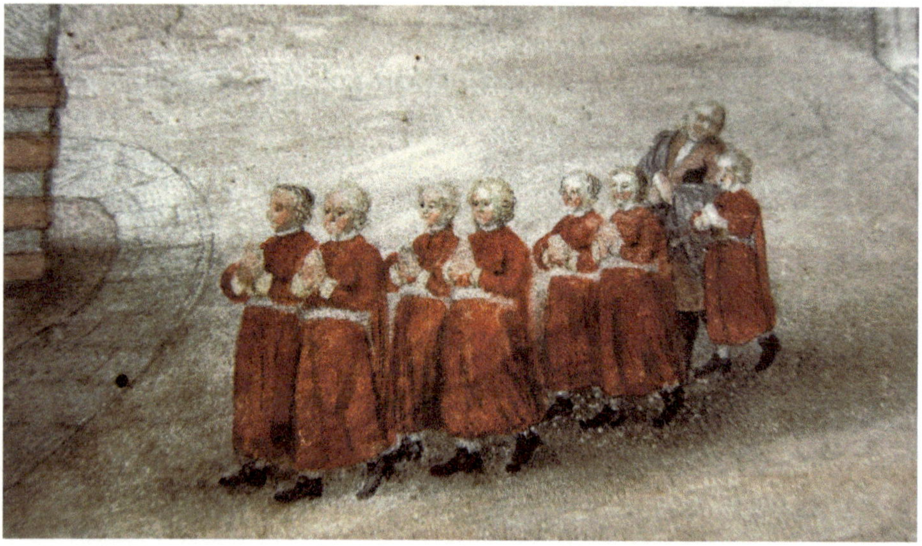

Abb. 45B: Detail – der Waisenvater mit seinen „Kindern" (Foto: Johannes Hörtenhuber unter Assistenz von Dr. Christoph Stöttinger, StiftsA Lambach 2013).

2.7.4 Finanzierung der Waisenhäuser: Fabrik versus Erziehungsanstalt

Die Realisierung der meist testamentarischen Waisenhausstiftungen des 17. und beginnenden 18. Jahrhunderts dauerte lange. Nach der Stiftung des Grazer Kaufmannes Mathias Schäffer von Schäffenburg 1679 sollte die Zusammenlegung des älteren und jüngeren Grazer Waisenhauses bis 1696 dauern, obwohl die beiden Grazer Waisenhäuser schon seit 1683 gemeinsam verwaltet wurden[616]. Auch die Stiftung des Brucker Bürgers Johann Jakob Wels von 1698 über 11.700 fl. konnte erst mit der Eröffnung des Waisenhauses 1706 finalisiert werden[617]. Die Geschichte der frühneuzeitlichen Waisenhäuser liest sich insgesamt als eine lange Abfolge verschiedener Stiftungen. Auf eine größere Basisstiftung folgten weitere kleinere Zustiftungen, wobei sich die Stiftungsdynamik der jeweiligen Gründung allmählich verlor[618]. Bürgerliche Zustiftungen, die auf männliche oder weibliche Waisenkinder zielten, gingen in der Regel mit der Vergabe von Präsentationsrechten einher, die der Spender bzw. dessen Nachkommen wahrzunehmen hatten. Die Belegung des Keller'schen Waisenhauses in Linz wuchs dadurch im Lauf von fünfzig Jahren von acht auf über 30 Kinder an[619].

Die erforderlichen Betriebsmittel wurden auf folgende Weise aufgebracht[620]: Erstens aus der Zweckwidmung von Steuern, Armenstiftungen, Kollekten, Strafgeldern, Lotterieeinnahmen und aus der Verleihung von Privilegien; zweitens wurde die Ausstattung der Waisenhäuser aus Rechten an Häusern und Grundstücken sowie durch die Untertanen der Grundherrschaft finanziert; drittens aus dem Kapital der Stifter, das gesichert angelegt werden musste, allerdings in Krisenzeiten bedroht war; und viertens aus den Erträgen der Arbeitsleistungen der Kinder und aus der Eigenwirtschaft des Hauses[621]. Die Waisenkinder mussten zudem durch den Besuch von Begräbnissen (Einnahmen aus Konduktgeldern) und durch das Sammeln von Almosen zum Unterhalt des Waisenhauses beitragen. Findig wurden von den Stadtregierungen Abgaben auf Leichenzüge (Leichenzuggelder) und Lotterien aufgeschlagen oder Strafgelder, etwa wegen falscher Ellenmaße (Zimentierungsvergehen), für die Waisenhäuser zweckgewidmet[622]. Für das Grazer Waisenhaus durfte 1649 nicht nur in den Kirchen während der Sonntags- und Feiertagsgottesdienste gesammelt werden, sondern es sollten „auch die bueben selbst wochentlich ain, oder zweymahl in der Statt processions weis ain Rosenkhranz bettendt, mit ihrem Zucht Vatter des Almosen halber herumb gehen"[623]. Noch in theresianischer Zeit wurde in Graz für das Waisenhaus öffentlich gesammelt, was für 1764 allerdings nur mehr die geringe Summe von 5 fl. 51 xr. einbrachte[624]. Zudem mussten die Waisenkinder durch Textilproduktion

616 Haydinger, Fürsorge 113.

617 Schweighardt, Entwicklung der Spitäler 78.

618 Haydinger, Fürsorge 121.

619 Siehe für das 1717 gestiftete Keller'sche Waisenhaus Kammesberger, Einrichtungen 92–99: Zustiftungen 1720, 1722, 1724, 1725, 1728, 1734, 1735, 1737, 1747, 1750, 1770; Katzinger, Fürsorgewesen 68–73. Am Beispiel des Passauer Waisenhauses Zacher, Passau 50–53.

620 Kroel, Entwicklung 48–66; Meumann, Findelkinder 274; Dahmen, Kölner Waisenhaus 79–83.

621 Zu diesem Aspekt vor allem Safley, Kinder.

622 Für 1657/58 Altenstrasser, Waisenfürsorge 186.

623 Ebd. 156.

624 Haydinger, Fürsorge 116.

(etwa Nähen, Spinnen, Stricken) zum Unterhalt des Hauses beitragen. Die Erhaltung der theresianischen Waisenhäuser erfolgte – ähnlich wie jener der Zucht- und Arbeitshäuser[625] – durch eine mehr oder minder ausgeklügelte Mischfinanzierung. In Wien wurde die 1638 gegründete, die Almosen- und Opferstocksammlungen bündelnde Armenkassa (seit 1706 „Cassa pauperum" genannt) seit 1724 durch eine Hofkommission und später durch die Stiftungshofkommission verwaltet, die für alle Bereiche der Armenversorgung, darunter auch für die Waisenkinder zuständig war[626]. Grundstock der Finanzierung der theresianischen Waisenhäuser (und auch der Armenkassa) scheint der 1764 in den deutschen Erbländern eingeführte „Armeleuteaufschlag" auf Kaffee, Kakao, Schokolade, Tee und Zucker gewesen zu sein, der für die Waisen zweckgewidmet wurde[627]. Zudem wurde die Rekrutenbonifikation (10 fl. pro Einberufenen) in Linz für den militärischen Zweig des Waisenhauses bestimmt; Zustiftungen seitens der Landstände und durch testamentarische Verfügungen sollten das wirtschaftliche Überleben der Waisenhäuser sichern. In Klagenfurt bestand der Waisenfonds aus privaten Stiftungen, dem Armeleuteaufschlag und einer jährlichen Abgabe der „Taback-Pachtungs-Compagnie"[628]. Ignaz Parhamer benannte die essenzielle dreipolige Grundlage der Wiener Waisenhausökonomie in den 1770er Jahren folgendermaßen (Tabelle 4, S. 165): Neben den Stiftungen trugen vor allem die „Almosenkassa" (i. e. Armenkassa) und das jährliche Kostgeld der ordentlichen und außerordentlichen Kostkinder zum Betrieb des Wiener Waisenhauses bei, wobei alle Fonds eine Zweckwidmung aufwiesen[629]. Die Almosenkassa zahlte für das Wiener Waisenhaus monatlich die Auslagen für Kost und Kleidung, für Beamte und Lehrmeister, für Stubenmütter und -väter, für Baukosten und außerordentliche Ausgaben[630]. Die Zustiftungen des Kaiserhauses, von Adeligen und Bürgerlichen dienten vor allem der Erhöhung der Anzahl der versorgten Kinder, für den Gottesdienst und die Erhaltung der Lehrmeister[631]. Maria Theresia stiftete 1761 persönlich die Mittel für 100 arme Soldatenkinder. Das Wiener Waisenhaus war von den Geldern aus der Almosenkassa und von den Kostgeldern für die im Waisenhaus aufgenommenen „Kostkinder" abhängig. Deren Eltern mussten beträchtliche Mittel für den Unterhalt ihrer Kinder erlegen (für *ordinari* Kostkinder zahlten sie 60 fl. jährlich, für außerordentliche, wohl adelige, Kostkinder dagegen 120 fl.).

625 Stekl, Zucht- und Arbeitshäuser 108–127, für Sachsen Bretschneider, Gefangene Gesellschaft 60–69; als Einkunftsübersicht der phantasievollen Finanziers für das Wiener Zuchthaus Scheutz, Disciplinarium 82f.: Einnahmen stammten u. a. aus der Theatralkassa, den Spielkartengefällen, den Spektakelgeldern und Kegelplatzgeldern.

626 Rachholz, Armenfürsorge 6f.; zur weitgehend unerforschten Armenkassa Weiss, Geschichte der öffentlichen Anstalten 59–71: Neben den Sammlungen, den Verlassenschaftsabgaben, den Fastendispensen gehörte auch der Armeleuteaufschlag zur Armenkassa.

627 Olexinski, Armen- und Krankenpflege 17; Katzinger, Waisenhaus 81–86; Kammesberger, Einrichtungen 111f.

628 Olexinski, Armen- und Krankenpflege 23–25.

629 Vollkommener Bericht 1774 19.

630 Ebd. 19.

631 Siehe die Liste der beim Depositenamt hinterlegten Zustiftungen (1739–1774) in: Vollkommener Bericht 1774 15–18: Geldwidmungen für einen Zeichenmeister, für Heilige Messen, für „2 arme Kinder", für arme „Jägerkinder" usw.

Tabelle 4: Versorgung der Waisenkinder aus unterschiedlichen Kassen im Wiener Waisenhaus 1762–1777 (Angaben in Insassenzahlen)

	1762	1766	1769	1774	1777
Armenkassa	225	228	218	264	293
Zustiftungen	115	155	290	368	303
Kostkinder	108	186	202	223	190
Summe der Kinder	448	569	710	855	786

Quelle: Rieder, Parhamer 38, 391; Jährlicher Bericht 1777; Fuhrmann, Historische Beschreibung 383.

Die zur Erziehung ins Waisenhaus überstellten Kostkinder wurden getrennt von den übrigen Waisenkindern untergebracht, erhielten eigene Kleidung, besondere Kost und auch spezielle Arbeiten zugewiesen[632]. Parhamer war in seiner Direktionszeit wesentlich von den Zustiftungen und den privaten Kostplatz-Stiftungen abhängig, weshalb er die öffentliche Präsenz der Waisen im Wiener Stadtbild erhöhte[633]: Die Waisenknaben begleiteten mit Bläsergruppen Prozessionen; die Janitscharenmusik des Waisenhauses erregte Aufsehen; die im Hof des Waisenhauses errichtete Schanze wurde öffentlichkeitswirksam von den Waisen mit realen Gewehren in der Hand gegen Angreifer – ebenfalls Waisenkinder – verteidigt. Aber die Zustiftungen machten die Verwaltungsarbeit der Waisenhäuser nicht einfacher, weil die Zöglinge dadurch mitunter Sonderbestimmungen unterlagen bzw. weil mit unterschiedlichen Kassen abgerechnet werden musste. Das klein dimensionierte theresianische Linzer Waisenhaus wies um 1780 einen Höchststand von 78 Waisenkindern (41 Knaben und 37 Mädchen) auf[634], die allerdings aus verschiedenen Fundationen versorgt wurden: sechs Militäroffiziersknaben, zehn Soldatenknaben, 21 Zivilknaben, je zwei Knaben aus landständischer Fundation und aus der „Graf Kautischen Fundation", acht Militäroffziersmädchen, fünf Soldatenmädchen, 20 Zivilmädchen, je zwei „zivile" Mädchen aus landständischer Fundation und aus der „Graf Kautischen Fundation".

2.7.5 Zielkonflikte und Trägergruppen

In den Waisenhäusern öffnete sich bald eine Schere zwischen der pädagogisch-konfessionellen Konzeption und den merkantilistischen Interessen. Zur Finanzierung der undotierten Häuser sollten die Kinder mitarbeiten. So rechnete die Kommerzienhofkommission 1763 vor, dass das Wiener Waisenhaus jährlich 14.000 fl. aus der Almosenkassa erhielt, aber dafür im Gegenzug lediglich nutzlose Militärübungen absolvieren würde, sodass den Waisenknaben „anstatt des arbeithsammen fleisses der flüchtige militar-geist eingepflanzet"[635] werde. Der Direktor des Wiener Waisenhauses wehrte sich gegen diese Vorstellung der Kommerzienhofkommission, die eine militärische Ausbildung im Vergleich zur fortschrittlichen Manufakturarbeit als rückschrittlich interpretierte. 1763/64 wurden zur Ökonomisierung der Arbeitskraft der Kinder auch in Wien Baumwollspin-

632 Vollkommener Bericht 1774 20f.

633 Hajós–Heinz–Oettinger, Kunstdenkmäler 284f.

634 Katzinger, Waisenhaus 111.

635 Zum Richtungsstreit zwischen Manufakturisten und Militaristen ausführlich Heiss, Erziehung 322.

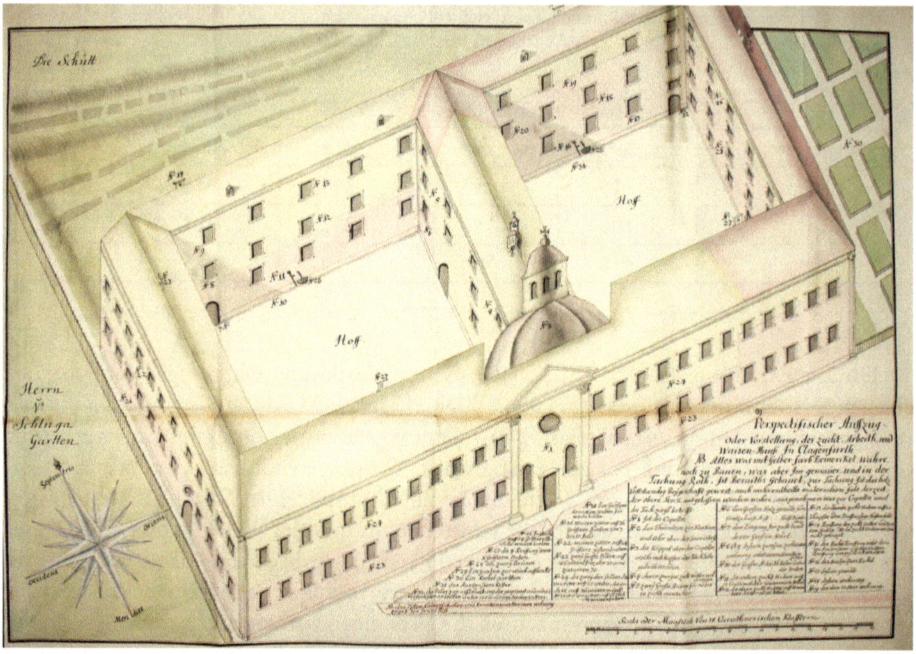

Abb. 46: Klagenfurt, Idealplan des Armen-, Waisen- und Arbeitshauses von der heutigen Theatergasse aus, Gesamtansicht (ca. 1745); siehe Webernig, Waisenhaus (Quelle: KLA, Goëss, Familie [AT-KLA 439] a 62, Foto: KLA).

nereiarbeiten durchgeführt, aber der über ein höfisches Netzwerk verfügende Parhamer verwies bald auf die mangelnde Eignung der Unter-Zehnjährigen. Zudem führte die Eingliederung der vielfach adeligen Zöglinge der Chaos'schen Stiftung zu einer bevorzugten Behandlung des Wiener Waisenhauses, das weiterhin militärisch geprägt blieb. Anders dagegen das Grazer, Linzer und vor allem das als Manufaktur-Vorbild dienende Klagenfurter Waisenhaus, wo die Waisenkinder als „Objekte der Ausbeutung“[636] galten. Der Direktor der Klagenfurter Feintuchfabrik Johann van Thys wollte die Grazer und Linzer Waisenhäuser zu einer „pflanzschul deren manufacturen und professionen“[637] machen, wo die Kinder täglich sieben Stunden spinnen sollten. Maria Theresia befahl 1766, die Grazer Waisenkinder zur Arbeit anzuhalten und die schulische Ausbildung gänzlich einzustellen, was die Insassenzahl des Waisenhauses in Graz rasch absinken ließ. Erst der völlige wirtschaftliche Misserfolg der Grazer Waisenhausspinnerei führte 1773 zur Einstellung der Spinnarbeiten. Im Klagenfurter Waisenhaus warf der Waisenhausdirektor Hauptmann von Ferrari Mitte der 1770er Jahre seinem Vorgänger van Thys vor, dieser habe die Waisenkinder bis zu 14 Stunden ohne Pause „unablässlich bloß zum Spinnen angehalten“[638]. Krankheiten, Mangelerscheinungen, dauerhafte körperliche Schäden der Kinder und zu wenige Betten (sodass Kinder zu zweit im Bett liegen mussten) waren Folgen der wirtschaftlich weitgehend ertraglosen Manufakturarbeit der Waisen. Das Führen der Waisenhäuser als Fabrik konnte sich insgesamt nicht durchsetzen.

636 Röper, Kind 120–140.

637 Heiss, Erziehung 325.

638 Olexinski, Armen- und Krankenpflege 435.

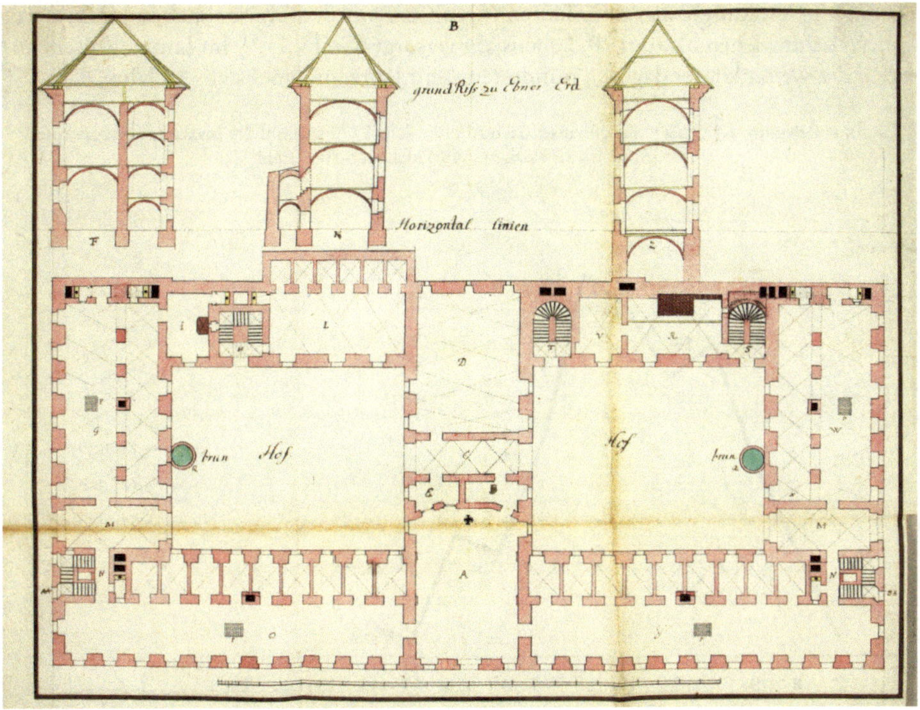

Abb. 47: Klagenfurt, Armen-, Waisen- und Arbeitshaus, Grundriss zu ebener Erde (ca. 1745) (Quelle: KLA, Goëss, Familie [AT-KLA 439] a 62, Foto: KLA).

2.7.6 Aufnahmebedingungen

Die österreichischen Waisenhäuser dekretierten, wie viele andere europäische Waisenhäuser auch, verschiedene Aufnahmekriterien, wobei den Stiftern und Zustiftern meist das Präsentationsrecht zustand[639]. Wichtigstes Kriterium war der Familienstand des aufzunehmenden Kindes: Ehelich geborene Kinder wurden bevorzugt. Aufgenommen wurden Voll- und Halbwaisen. Verwitwete Eltern mussten derart verarmt sein, dass sie zur Versorgung der Kinder unfähig schienen[640] – die Flucht von Waisenkindern aus den Waisenhäusern war selten[641]. Als weiteres Aufnahmekriterium galt das Alter, weil alle Waisenhäuser ein Mindest- und Höchstalter der Kinder festlegten. Die Kinder sollten in der Lage sein, sich selbst anzuziehen, um den Betreuungsaufwand im Waisenhaus möglichst gering zu halten. Im Wiener Waisenhaus wurden Ende der 1760er Jahre nur Waisen aufgenommen, die bei der Aufnahme mindestens sieben und höchstens 13 Jahre alt und bei guter Gesundheit waren. Die Waisenkinder wurden bis zum 14., höchstens bis zum 16.

639 Plass, Stiftung 48f.; siehe die Aufstellung bei Kroel, Entwicklung 102–112; Meumann, Findelkinder 280–284.

640 Für Bruck/Mur Schweighart, Entwicklung der Spitäler 78f.; oft wurden aus kinderreichen Familien nur die jüngeren Kinder aufgenommen, Dahmen, Kölner Waisenhaus 85.

641 Jacobi, Charity 58.

Lebensjahr im Waisenhaus unterhalten[642]. In Graz wurden Waisenknaben bis zum 16. und Waisenmädchen bis zum 20. Lebensjahr versorgt (Grafik 1)[643]. Im Linzer Waisenhaus waren die Waisenkinder dagegen mindestens acht Jahre und höchstens 16 Jahre alt[644].

Grafik 1: Belegung des Grazer Waisenhauses nach Alter im Jahr 1770 (Anzahl der Insassen: y-Achse, Alter: x-Achse): 122 Knaben, 54 Mädchen, 8 Studenten

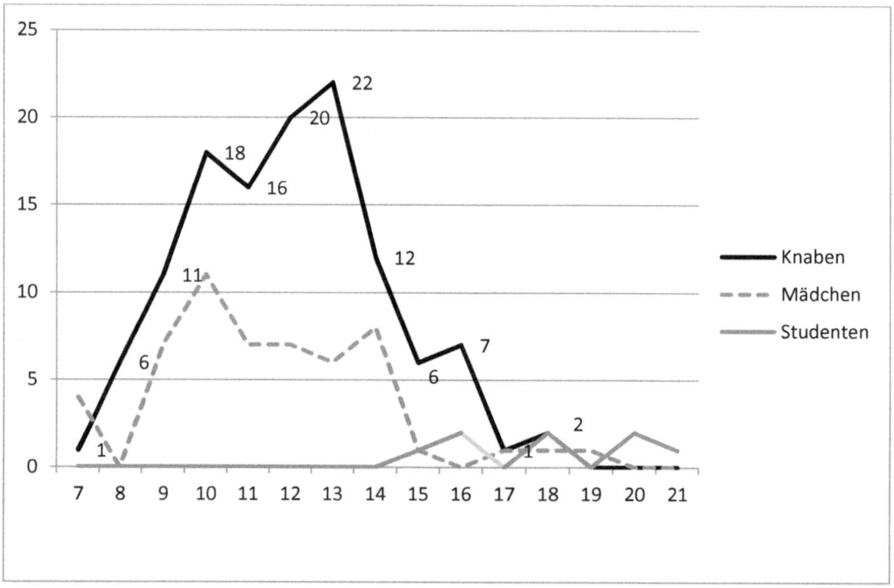

Quelle: Haydinger, Fürsorge 123.

Vor allem die frühen Waisenhäuser waren meist auf ein bestimmtes Geschlecht ausgerichtet. Das Keller'sche und Pruner'sche Waisenhaus in Linz, die Waisenstiftung des Lambacher Abtes Pagl und das Welssche Waisenhaus in Bruck/Mur nahmen nur Knaben auf[645], während die Schäffenburgsche Stiftung 1679 in Graz anfänglich für „adelige und unadelige Freilln und Mädlin"[646], und das Salzburger Waisenhaus ab 1771 für 30 Mädchen[647] ausgelegt waren. Erst die theresianischen Waisenhäuser öffneten sich verstärkt beiden Geschlechtern, wenn auch die Knaben meist deutlich überwogen. Nach ihrer Entlassung sollten Burschen ein Handwerk lernen[648], Mädchen wurden überwiegend als Dienstbotinnen in den häuslichen Dienst geschickt. Manche Waisenhäuser bezahlten

642 Zum Wiener Waisenhaus am Rennweg Rachholz, Armenfürsorge 34; in der Chaos'schen Stiftung lag das Mindestalter bei sieben Jahren, Czeike, Kärntner Straße 75; im Keller'schen Waisenhaus durften die Kinder nur zwischen sieben und zehn Jahren alt sein, Katzinger, Fürsorgewesen 63; für Passau Zacher, Passau 76: Aufnahmealter sieben/acht Jahre; Entlassungsalter: 18/20 Jahre.

643 Haydinger, Fürsorge 123.

644 Katzinger, Waisenhaus 84.

645 ders., Fürsorgewesen 63; Kammesberger, Einrichtungen 106f.; Schweighart, Entwicklung der Spitäler 78f.; Grüner, Waisenknabenstiftung 130.

646 Sztatecsny–Schmölzer–Dorn, Kunstdenkmäler 160.

647 Tettinek, Armen-, Versorgungs- und Heilanstalten 165; Rachholz, Armenfürsorge.

648 Mit 16 Jahren (Keller'sches Waisenhaus) Katzinger, Fürsorgewesen 63.

nicht nur das Aufdinggeld (Einstandsgeld) für das Handwerk, sondern erlegten auch das Lehrgeld für den Meister oder das Freisprechgeld unmittelbar vor der Wanderschaft des Handwerksgesellen[649].

Weitere Einschränkungen bei der Aufnahme bezogen sich auf den rechtlichen Stand der Eltern. In vielen Waisenhäusern durften nur Kinder bürgerlicher oder „mitbürgerlicher" Eltern aufgenommen werden, zumindest war eine Herkunft aus der näheren Umgebung der Grundherrschaft erforderlich[650]. Uneheliche Kinder oder Kinder von Soldaten wurden von städtischen Waisenhäusern meist abgelehnt, weil die häufig vom Stadtrat delegierten Betreiber der Waisenhäuser nur jene Waisenkinder versorgen wollten, welche die Stadt ohnedies unterhalten musste[651]. Die ohne Heimatrecht ausgestatteten verwaisten Soldatenkinder kamen erst in theresianischer Zeit und im Zusammenhang mit der Militarisierung der Habsburgermonarchie in den Genuss der Versorgung[652]. Die Kinder sollten gesund sein, kranke oder behinderte Kinder nahmen die Waisenhäuser in der Regel nicht auf[653]. Eine Impfung gegen Pocken bzw. Blattern[654] sowie der Nachweis der überstandenen Kindspocken in der zweiten Hälfte des 18. Jahrhunderts waren vor der Aufnahme obligatorisch[655]. Ein Kriterium für die Aufnahme stellte auch die Konfession dar: In den deutschen Erbländern war die katholische Religion gefordert. Auch der Waisenhausverwalter musste explizit einen „christkatholischen" Lebenswandel führen[656]. Ignaz Parhamer, Direktor des Wiener Waisenhauses, formulierte die Aufnahmekriterien 1774 bündig: „(1) Wenigstens 6. oder 7. Jahre alt. (2) Nicht älter als 13. Jahre. (3) Gesund, und nicht mangelhaft. (4) Nicht blind, taub, stumm, krumm; (5) Nicht blödsinnig, und unfähig zum Lernen. (6) Mit keiner erblichen Krankheit behaft. (7) Von guter Fähigkeit zum Lernen. (8) In Wien inner den Linien geboren"[657].

Der Gründungsrahmen der vortheresianischen Waisenhäuser weist im Sinne der Memoria biblische Anklänge auf. Das Brucker Waisenhaus erinnerte mit der Stiftungszahl „Zwölf" an die Schar der Apostel, die Passauer Gründung des Donau-Schiffmeisters und Gastwirtes Lukas Kern (1681–1749) war auf je zwölf Knaben und zwölf Mädchen ausgelegt[658]. Auch die Lambacher Gründung Pagls war mit der biblisch-jüdischen Siebenzahl und dem Zusatz im Stiftbrief „ratione numeri mystici"[659] auf eine geistliche Zielvorstellung ausgerichtet. Dagegen erinnert die Pruner'sche Stiftung mit 27 Waisen im Sinne einer persönlichen Memoria durch die Insassenzahl an die glückliche Errettung

---

649 Tettinek, Armen-, Versorgungs- und Heilanstalten 176.

650 Schweighart, Entwicklung der Spitäler 78f.; als Mitbürger galten Stadtbewohner, die verminderte Bürgerrechte besaßen.

651 „Kinder lediger Weibspersonen Verpflegung" in Spitälern [1755 Mai 15], in: Codex Austriacus 5 999–1001.

652 Vollkommener Bericht 1774 3, 12: „Kinder, welche in dieses Haus angenommen, und verpfleget werden, sind: (1) Officiers, und Beamten Kinder. (2) Arme Burgerskinder. (3) Armer Soldaten Kinder. (4) Armer Bedienten, und Tagelöhner Kinder."

653 Grüner, Waisenknabenstiftung 133: „auch an Ihren Leib mit ainen innerlich oder ausserlich mörckhlichen Defect behafftet seynd, utpote Monoculi, Strabones, Phrenetici, Surdastri, Balbutientes, Gibbosi, Claudi, Rupti, und dergleichen perpetuo darvon ausgeschlossen". Als ländliches Beispiel Buzanich, Menschen.

654 Seit 1769 waren die Blatternimpfungen Pflicht, Rachholz, Armenfürsorge 34.

655 Schweighart, Entwicklung der Spitäler 79.

656 Am Beispiel des Salzburger Knabenwaisenhauses Tettinek, Armen-, Versorgungs- und Heilanstalten 163.

657 Vollkommener Bericht 1774 13.

658 Zacher, Passau, 76; zu Bruck Schweighardt, Entwicklung der Spitäler 78.

659 Grüner, Waisenknabenstiftung, 133.

einer Schiffsladung an einem bestimmten Tag (den 27. des Monats)[660]. Die merkantilistische, vom Landesfürsten unterstützte Konzeption der theresianischen Waisenhäuser setzte große Belegzahlen voraus. Hatte das Grazer Waisenhaus 1727 noch eine überschaubare Zahl von 50 Waisenkindern (24 Knaben, 20 Mädchen, sechs Studenten), waren es 1765 schon 279 (202 Knaben und 77 Mädchen), bevor 1768 eine Richtzahl von 180 Insassen (130 Knaben und 50 Mädchen) festgesetzt wurde[661]. Das Wiener Waisenhaus wies zwischen 1759 und 1777 eine durchschnittliche Belegung von rund 600 Kindern (Gesamtsumme 11.486 Kinder) auf. Nach der Zusammenlegung des Waisenhauses mit der alten Chaos'schen Stiftung 1767 war das Haus mit 700 Kindern gefüllt (Grafik 2)[662]. Auch die Umschlagsziffern erhöhten sich beträchtlich. Verließen zu Beginn der 1760er Jahre nur rund 50 Kinder das Waisenhaus, so entließ das Wiener Waisenhaus in den 1770er Jahren jährlich 150 und mehr Kinder (Grafik 3, S.171). Im Klagenfurter Waisenhaus versorgte man 1776 nach der Zusammenlegung des Zivil- und Militärwaisenhauses 300 Militärwaise und 100 Zivilwaise[663].

Grafik 2: Das Wiener Waisenhaus am Rennweg 1759–1777 (Gesamtzahl, Knaben, Mädchen)

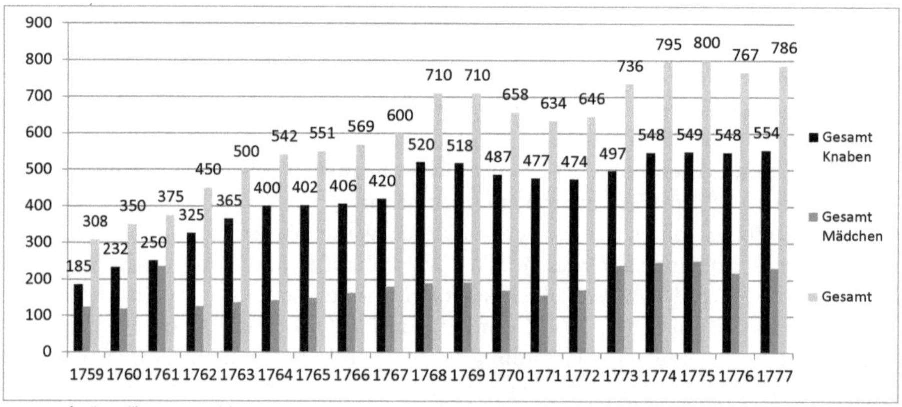

Quelle: Vollkommener Bericht 1774 14.

[660] Zu dieser mehrfach und mehrdeutig überlieferten Geschichte Plass, Stiftung 36f.
[661] Haydinger, Fürsorge 122.
[662] Rachholz, Armenfürsorge 35.
[663] Olexinski, Armen- und Krankenpflege 92.

Grafik 3: Entlassungen aus dem Wiener Waisenhaus am Rennweg 1759–1775 (Gesamtzahl, Knaben,

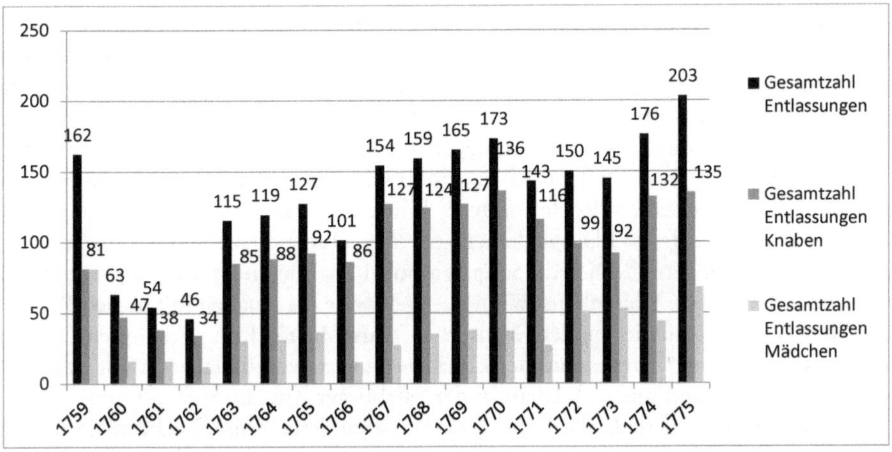

Mädchen)
Quelle: Vollkommener Bericht 1774 23; Vollkommener Bericht 1776 24.

Supplikationen (d. h. Bittschriften), meist von Witwen, bilden die Motivik, die hinter einer Aufnahme ins Waisenhaus steht, zwar nur unzureichend ab, sind aber eine wichtige Quelle, um die sozialen Konturen der Waisenkinder wenigstens ansatzweise zu erfassen. Beruflicher Hintergrund der Eltern, Verweildauer der Kinder im Haus und Abgangsursachen der Kinder sind für Österreich bislang kaum erforscht[664]. Das Keller'sche Linzer Stift nahm vor allem Knaben aus dem Umfeld von Handwerkern, aber kaum Bürgerkinder auf. Erst allmählich weitete sich der Kreis infolge der guten Ausbildung und es wurde auch um die Aufnahme von Kindern aus Grein, Neufelden, Peuerbach und sogar Wien angesucht[665]. Im theresianischen Linzer Waisenhaus suchten verarmte Witwen für ihre Kinder, aber auch Ehefrauen von kranken Männern für einen Teil ihrer Kinderschar oder Großeltern für ihre Enkel um Aufnahme an. Krankheit und Tod, aber auch Katastrophen wie Feuer und eine große Kinderzahl tauchen als Argumente in den Ansuchen auf[666]. Sozial lassen sich die Petenten überwiegend im städtischen Handwerker- und im Dienstbotenmilieu verorten[667].

„Sämtliche armen Leute sollen sogleich beim Eintritt eine Uniform [nämlich braune Röcke mit blauen Aufschlägen] erhalten“[668]. Lange Zeit traten die Insassen der Waisenhäuser als eine Art „blaue“ Armee auf (Abb. 44, S. 161)[669]. Auffälligkeit scheint den Betreibern der Waisenhäuser wichtig gewesen zu sein. Die Lambacher Waisenknaben gingen in der Klausur mit gelben Hosen umher, während sie bei Prozessionen, Begräbniszügen

664 Siehe dazu Jacobi, Hoffnung 53–69; dies., Lebensläufe 118f. Die Kinder des Halle'schen Waisenhauses entstammten mehrheitlich der Mittelschicht, wobei viele Geistliche unter den Vätern aufscheinen; Barth, Alltag 41–58.

665 Katzinger, Fürsorgewesen 80f.

666 Schweighardt, Entwicklung der Spitäler 79.

667 Katzinger, Waisenhaus 86–89.

668 Plass, Stiftung 50f. (bezeichnenderweise Punkt 1 der Hausordnung der Linzer Pruner-Stiftung).

669 Meumann, Findelkinder 291; Zacher, Passau 85f.

(Kondukten) oder sonst in der Öffentlichkeit in roten Talarröcken mit weißen Aufschlägen und weißem Gürtel auftraten[670]. Die symbolisch hoch aufgeladene Farbe Blau als die Farbe der Armut, aber auch die im 18. Jahrhundert infolge des Preisanstieges der Färbemittel (etwa Indigo) vorrückende Farbe Grau[671] sollten die Zugehörigkeit der Kinder zum Waisenhaus nach außen signalisieren; etwa bei den Almosensammlungen[672], aber auch ein geschlossenes und diszipliniertes Auftreten erzeugen. Die Grazer Waisenhausinstruktion von 1658 vermerkt, dass „Ihr, der Khinder, Khlaider zum samblen sollen Blaue röckh sein, da Sie aber mit dem Conduct gehen, soll in schwarze aufziehen"[673]. In Klagenfurt traten die Knaben in blauem Rock und roter Weste auf, während die Mädchen durchgehend in der Marienfarbe Blau gekleidet waren[674]. Fluchtversuche der Waisenkinder wurden damit erschwert[675]. Die Kleidung symbolisierte aber auch die Trägerschaft der Versorgung: Im Wiener Waisenhaus waren beispielsweise die Knaben mit blauen Röcken und gelben Aufschlägen, die von der Chaos'schen Waisenhausstiftung Versorgten dagegen ganz in blau gekleidet[676]. Prozessionskleider wurden zudem von üblichen Straßenkleidern und vom Trauergewand unterschieden: In der Salzburger Kuenburg-Sammlung aus den 1780er Jahren firmiert deshalb idealtypisch ein rotgewandeter Waisenknabe im „ordinari" Kleid neben einem Blaugewandeten im „Prozessions"-Kleid (mit einer Sammelbüchse)[677]. Erst die theresianischen Waisenhäuser scheinen der farblichen Codierung der Waisenkinder, die immer wieder zur Verspottung der „blauen Waisenkinder" führte, zugunsten von einheitlichen, aber weniger auffälligen Kleidern aus Tuch, Flanell und Zwilch ein Ende bereitet zu haben[678].

2.7.7 Erziehungsziele der Waisenhäuser

Drei Erziehungsziele bestimmten den pädagogischen Alltag der Waisenhäuser: der katholische Glaube, ein arbeitsorientierter Lebenswandel und eine geschlechtsspezifische Ausbildung für Mädchen und Knaben[679]. Am Tageslicht orientiert, erscheint der Tagesablauf in den frühneuzeitlichen Waisenhäusern rigid reglementiert, wobei grundsätzlich zwischen einem Winter- und Sommerregime unterschieden werden muss. Anders als die für ältere Menschen bestimmten Spitäler verfügten die Waisenhäuser über ein pädagogisches Programm. Archivalisch erschließbare Regelwerke bildeten der Stiftbrief[680] (der

---

670 Grüner, Waisenknabenstiftung 135; Hainisch, Kunstdenkmäler 444 (rote Kleider).

671 Haydinger, Fürsorge 132.

672 Zu Almosenzeichen Pichlkastner, Stadtzeichnerbuch 17–24; zu den „Waisengrün"-Prozessionen in Hamburg: Brandes, Waisenhaus Sp. 562.

673 Altenstrasser, Waisenfürsorge 194; Haydinger, Fürsorge 109f.; für das Keller'sche Waisenhaus Kammesberger, Einrichtungen 85f.

674 Olexinski, Armen- und Krankenpflege 436f.; zur Farbensymbolik etwa Kirschbaum, Lexikon der Christlichen Ikonographie 2 13.

675 Stier, Fürsorge 100.

676 Vollkommener Bericht 1774 28f.

677 Weiss, Waisenhaus 524.

678 Prodinger–Heinisch, Gewand und Stand 169 (färbige Tafel 29); siehe die Bekleidungsvorschrift für 1768 bei Haydinger, Fürsorge 134.

679 Dahmen, Kölner Waisenhaus 92–97.

680 Für das Keller'sche Stift Katzinger, Fürsorgewesen 63f.; Kammesberger, Einrichtungen 82–85, 123–125; für Lambach Grüner, Waisenknabenstiftung 129–143.

den Rahmen der Stiftung festlegte) und die Generalinstruktion[681], die „Hausordnung“[682], die schriftliche Vorschreibung des Tagesablaufs[683], die „Gebetsordnungen“[684] sowie die vom Kirchenjahr abhängigen Speiseordnungen[685]. Allerdings verbietet sich eine direkte Gleichsetzung dieser normativen Texte mit der Praxis. Geleitet wurde das Haus meist von einem „Waisenvater“ und dessen Ehefrau, der in kleinen Häusern für die Küche zuständigen „Waisenmutter“, die als Ersatzelternpaar des Hauses fungierten und auch die Hauswirtschaft zu organisieren hatten[686]. Sie mussten jährlich der Stadt bzw. der jeweiligen Behörde Rechnung legen. Der Waisenvater erlegte mancherorts eine Kaution, die bis zur Überprüfung der Rechnungen unter Sperre blieb[687]. Regelmäßige Kontrollen seitens der vorgesetzten Behörde (Stadtrat, Armenkassa, Hofkommission) sollten Missbrauch verhindern[688]. Gemeinsam mit dem Waisenhausvater erteilten in größeren Waisenhäusern auch ein Lehrer oder mehrere Pädagogen den Waisenkindern Unterricht. Ein Benefiziat unterwies die Kinder in Religion. Ein Lehrer für Deutsch, im Pruner'schen Stift auch einer für Latein, ein Musiklehrer, im 18. Jahrhundert auch Zeichenlehrer finden sich im Personalstand der größeren Waisenhäuser. Für den reibungslosen Ablauf in Haus, Küche und Stall waren mehrere Dienstboten verantwortlich. Der jeweilige Stadtarzt übernahm meist auch die Funktion des Waisenhausarztes. Für die Ausbildung an den Spinnmaschinen wurden eigene Werkmeister angestellt, in Linz 1769 eine Stricklehrmeisterin[689]. Dem Grazer Waisenhaus stand 1727 der Waisenvater vor. Ein Lehrer für die Mädchen, ein Schulmeister, ein „Präzeptor“ für die Studenten, eine Zuchtmutter, eine Beschließerin, ein Schneider, vier Dienstmädchen und ein Hausknecht bildeten das weitere Personal[690]. Die großen theresianischen Waisenhäuser stockten das Personal erheblich auf. Im Wiener Waisenhaus am Rennweg, das 1774 insgesamt 795 Waisenkinder beherbergte, unterteilte sich das Personal in Lehr-, Haus- und Militärpersonal. Die Präsenz von Offizieren für die militärische Ausbildung der Knaben unterscheidet das theresianische Waisenhaus von älteren Konzepten. Von den insgesamt 98 beschäftigten Personen (64 Männer und 34 Frauen) waren 44 als Stubenväter und -mütter mit der Versorgung und Erziehung der Kinder befasst, 24

---

681 Siehe die „Generalinstruktion daß Alhiesige Waisenhauß Betreffend“ von 1658, ALTENSTRASSER, Waisenfürsorge 193–195; als Überblick zum Normengeflecht von Institutionen SCHEUTZ–WEISS, Spitalordnungen als essentielle Grundlage 141–179.

682 Für die Pruner'sche Stiftung PLASS, Stiftung 50f.; als Vergleich ZACHER, Passau 77f.

683 Für die Pruner'sche Stiftung PLASS, Stiftung 57; für Bruck SCHWEIGHARDT, Entwicklung der Spitäler 81–83; für das Keller'sche Stift KATZINGER, Fürsorgewesen 65f., KAMMESBERGER, Einrichtungen 87–91; für das Grazer Waisenhaus HAYDINGER, Fürsorge 137–139; für Salzburg (1686) TETTINEK, Armen-, Versorgungs- und Heilanstalten 156f.; für Salzburg (1768) ebd. 160–163; für Salzburg (1771) ebd. 166–167; für Regensburg KRÖGER, Armenfürsorge 601–603, 756–758; Fallbeispiel bei KONERSMANN, Extraposition 282.

684 HAYDINGER, Fürsorge 141–144.

685 KATZINGER, Waisenhaus 108; SCHWEIGHARDT, Entwicklung der Spitäler 84f.; PLASS, Stiftung 57; KAMMESBERGER, Einrichtungen 85–87; HAYDINGER, Fürsorge 125–132.

686 In Celle hieß der Waisenhausverwalter 1732 bezeichnenderweise „Ökonom“; MEUMANN, Findelkinder, 277; KROEL, Entwicklung 47f.; DAHMEN, Kölner Waisenhaus 73–79; als Vergleich BARTH, Alltag 35–38; ZACHER, Passau 46–50; PLASS, Stiftung 59f.

687 HAYDINGER, Fürsorge 114; KATZINGER, Fürsorgewesen 63.

688 KATZINGER, Fürsorgewesen 75f.

689 DERS., Waisenhaus 92; als Vergleich KROEL, Entwicklung 67–70.

690 HAYDINGER, Fürsorge 117. Zwischen 1742 und 1746 wurden für 160 Grazer Waisenhauskinder ein Waisenhausadministrator (200 fl. Lohn), drei Schulmeister (erster, zweiter, dritter), ein Schulmeister der Mädchen, zwei „Zuchtmütter“, eine Kinderfrau und eine Kinderwärterin, eine Köchin, eine Küchenmagd, ein Schneider, ein Schuster und ein Arzt angestellt, ebd. 119.

Lehrer sorgten für den Schulunterricht (einschließlich der Musik), sieben Offiziere und Unteroffiziere waren für die militärische Ausbildung der Waisenknaben zuständig.

Tabelle 5: Personal im Wiener Waisenhaus 1774 (in zeitgenössischer Diktion)

Lehrpersonal	Hauspersonal
Ein „Vorsteher der Schule und der Christenlehre", zwei „geistliche Herren Benefiziaten", ein „Oberofficier", ein Oberlehrmeister, ein Kapellmeister, ein Lehrmeister in Geografie, ein Lehrmeister in der Zeichnung und Geometrie, die „14. Lehrmeister in Schulen, und Musik", zwei „Lehrmeisterinnen für die Mägdlein", vier Unterlehrmeisterinnen	Der Hausvater, der „Ausspeiser", der „Kanzleyschreiber", der „Bindgesell für die Kranken", zwei „Sakristaner", ein Schuster- und Schneidermeister, ein „Tischler zu den Hausnothwendigkeiten", ein „Gärtner zum Kräuter Gärtl", zwanzig Stubenväter, vierundzwanzig Stubenmütter, ein „Thorwarter", zwei Hausknechte, ein „Medecinbesorger", vier „Krankenwarterinnen"
Ein „Exerciermeister"; vier „Unterofficiere; oder Zuwochner"; zwei „Lehrmeister für die Tambour, und Pfeifer"	Ein Gewehrputzer
Summe 35 Personen (29 M / 6 F)	Summe 63 Personen (35 M / 28 F)

Quelle: Vollkommener Bericht 1774 114.

Der schriftliche Plan für den Tagesablauf führte die regelmäßigen Tätigkeiten der Waisenkinder an und strukturierte somit auch den Tag für das Personal (Waisenvater, -mutter, Dienstknechte und -mägde etc.)[691]. Schon die Auflistung der Tätigkeiten (Tabelle 5) verdeutlicht den bis zum „Waisenhausstreit" ergebnisoffenen Richtungsstreit der frühneuzeitlichen Waisenhäuser, die allesamt ein kleinbürgerliches Bildungsideal anstrebten[692]. Einerseits sahen sich Waisenhäuser in der Tradition des gegen Müßiggang, Bettelei und Kriminalität gerichteten Amsterdamer Spinn- und Raspelhauses, das sein Auskommen durch die Arbeitsleistung der Insassen finden sollte; andererseits standen sie in der Tradition der an religiöser, schulischer und praktischer Ausbildung interessierten Halle'schen Waisenhäuser, die stärker dem Wissenserwerb gewidmet waren. „Freizeit" im heutigen Wortsinn („ehrliche Erlustigung") gab es für die Waisenkinder unabhängig von der Ausrichtung jedenfalls wenig[693]. Verstöße gegen die Tages- und Hausordnung ahndete man mit strengen Strafen. Neben der Grundversorgung der Kinder mit Mahlzeiten waren die Unterrichtsgegenstände, die Einübung körperlicher Arbeit und die Religionspraxis eng verzahnt. Um den Stiftern ihren Dank abzustatten, hatten die Waisenkinder eine Vielzahl von Gebeten zu verrichten und in heiligen Messen zu dienen. Der erste Punkt der Generalinstruktion für das Grazer Waisenhaus von 1658 lautete, „daß so offt ermelte Waisen-Khinder für die Wohlthatter, durch welcher heiligen Almosen Sie erhalten wer-

691 Als Vergleich Meumann, Findelkinder 285–288; Barth, Alltag 58–113; Scheutz–Weiss, Spitalordnungen als essentielle Grundlage 155.

692 Zu Kritik an der merkantilistischen Ausrichtung Jacobs, Waisenhausstreit 43–45.

693 Schweighardt, Entwicklung der Spitäler 82: „Von 3 Uhr biß auf 5 uhr wan anderst kein nothwendige Handtarbeith vor solche schwache Leuth vorhandten, kann ihnen ein Köglgspill, oder andere ehrliche Erlustigung zurgelaßen werden".

den, vor und nach dem Essen Vleissig betten"[694]. Nach klösterlicher Tradition wurden die Mahlzeiten und die täglichen Arbeitsstrecken von der Lesung erbaulicher Texte und von Bibelstellen begleitet. Vergleicht man die unten angeführten Tagesabläufe (Tabelle 6, S. 176–178), so zeigt sich für die Keller'sche, die Prunner'sche und die Bruck'sche Waisenstiftung, aber auch für das Wiener Waisenhaus (Waisenhausordnung 1774), dass die Vermittlung von Grundkenntnissen in Lesen, Rechnen und Schreiben Vorrang hatte. Die Salzburger Waisenhausstiftung von 1686 sowie das Grazer Tagesregime aus den 1760er Jahren legten hingegen den Schwerpunkt auf die körperlichen Arbeiten des Baumwollspinnens, der Wollverarbeitung und des Strumpfstrickens, die auch der Finanzierung des Waisenhauses dienten. Die tägliche Arbeitszeit von sieben Stunden in Salzburg und Graz weist darauf hin, dass die Kinder auf die harte körperliche Arbeit als Handwerker, Soldaten und Dienstboten vorbereitet werden sollten.

Die gemeinsam und einzeln verrichteten Gebete und der tägliche Besuch der katholischen Messe bildeten wesentliche Phasen des Tagesablaufs und sollten die Waisenkinder christlich und moralisch-ethisch erziehen[695]. Schon am frühen Morgen stand nach dem Anziehen ein erstes gemeinsames Gebet auf der Tagesordnung. Die Erziehungsarbeit im Waisenhaus sollte zu einer vertieften, jesuitisch geprägten Frömmigkeit der Waisenmädchen und -knaben beitragen. Die gemeinsam eingenommenen Mahlzeiten wurden von Dankgebeten und – ähnlich wie die Textil- und Handarbeit – von Lesungen aus christlichen Texten begleitet[696]. Auswendig gelernte Gebete, Lieder und Bibelstellen bildeten auch die Grundlage des Schulunterrichts. Die Sonntage sahen nicht nur den Besuch des Gottesdienstes und der Predigt, sondern fallweise auch die Teilnahme an Prozessionen vor. Auch die straff und militärisch organisierte Christenlehre stand am konfessionspolitisch ausgerichteten Sonntags-Programm[697]. Wie in den Spitälern mit ihren täglich abzuarbeitenden Gebetsprogrammen mussten auch in den Waisenhäusern täglich „mit dem Maul" Gebete für die Stifter und Zustifter laut und damit kontrollierbar verrichtet werden: beispielsweise fünf Vater Unser und Ave Maria für eine Stifterperson[698]. Das Parhamersche Waisenhaus maß dem Religionsunterricht neben dem Exerzieren und der Schule große Bedeutung zu. Der Katechismus bildete die Grundlage des Religionsunterrichts, der täglich nach Tabellen abgehandelt werden musste. Jeden Freitag erfolgte eine Prüfung und jedes Jahr musste ein öffentliches Examen abgelegt werden. Jedes Waisenkind sollte zudem in die „Christenlehrbruderschaft", eine Bruderschaft zur Vermittlung des Katechismus, aufgenommen werden[699].

---

694 Altenstrasser, Waisenfürsorge 193.

695 Barth, Alltag 66–73; Zacher, Passau 87–92.

696 Zur kritisierten religiösen Erziehung, gegen die „geplapperten" Gebete und täglich „unverständlich geschrieenen" Gesänge Jacobs, Waisenhausstreit 24, 29f.: „Wenn die Geburtsstunde einer schwangeren Frau herannahte, so sandte sie, es mochte Tag oder Nacht sein, Geld an das Waisenhaus, damit die Kinder bis zur ihrer Entbindung dafür Angst- und Notgesänge singen sollten; bei Tag war solche Qual für die Kinder noch erträglich; aber welche Tyrannei, wenn deswegen die schlafenden Kinder um Mitternacht mit dem Stock des Schulmeisters aus dem Bett in die Singstube geprügelt wurden" (30).

697 Als Beispiel siehe das Wiener Waisenhaus Vollkommener Bericht 1774 48–50 („Christenlehrordnung"): Einteilung der Knaben in zehn und der Mädchen in vier Abteilungen (Unterabteilung die Schar – jeweils aus sechs bis acht Kindern bestehend). Jede Schar hatte eine eigene Nummer, einen eigenen Patron, und eine eigene Tabelle usw.

698 Siehe die Andachtsordnung bei Haydinger, Fürsorge 141.

699 Vollkommener Bericht 1774 73f.

Der pädagogischen Ausrichtung der Waisenhäuser kam im 18. Jahrhundert, schon vor dem Waisenhausstreit der 1770er Jahre, große Bedeutung zu[700]. Zucht und geschlechtsspezifische Unterweisung[701] sollten die Waisenkinder vom Bettel abhalten und sie „moralisch" formen. Die Instruktoren und die Waisenhausväter hatten die Kinder unter dem Primat der Berufsausbildung in Rechnen, Schreiben und auch in Kenntnissen des Katechismus zu unterrichten. Die Kinder sollten „im Lesen und schreiben, und sonst Ihrer Capacitet anständigen Disciplinen dise Jahr hindurch Täglich" gelehrt werden[702]. Manche Waisenhäuser des 17. Jahrhunderts wiesen eine breite Ausbildungspalette in der eigenen Waisenhausschule aus: Zeichen-, Sprachlehrer für Deutsch und Latein, aber auch Musiklehrer lassen sich für einige Häuser nachweisen[703]. Erst in den theresianischen, kombinierten Zivil- und Militär-Waisenhäusern hielt militärische Erziehung Einzug; im Grazer Waisenhaus teilte 1754 ein Unteroffizier ein Mal in der Woche Holzflinten an die Knaben aus und führte Exerzierübungen mit ihnen durch[704]. Schulorden wie die Piaristen (u. a. in Graz) übernahmen in den 1760er Jahren die Agenden der weltlichen Schulmeister.

Tabelle 6: Tagesablauf in den Brucker, Grazer, Linzer, Salzburger und Wiener Waisenhäusern (17./18. Jahrhundert)

Salzburg (Sommer, 1686)	Keller'sche Stiftung/Linz (Sommer, erste Hälfte 18. Jh.)	Pruner'sche Stiftung/Linz (Sommer; erste Hälfte 18. Jh.)	Bruck'sches Waisenhaus (1762)	Graz (1760er Jahre)	Wien (1774)
Wecken (5.00), Gebet an den Gründer, Frühsuppe	Wecken, Anziehen (5.00–5.30)	Aufstehen, Morgen- und Stiftgebet (5.30)	Aufstehen (6.00)	Aufstehen, Ankleiden, Morgengebet (5.45)	Aufstehen (4.30)
	Morgengebet, Litanei (5.30)	Deutsch, Latein	Morgengebet		Messe, Morgen und Stiftergebet (5.00)
Arbeitsbeginn (6.00)	Unterricht (6.00)			Messe (6.45), dann Frühstück	Strickschule, Lehrstunden in Musik (6.00)

[700] Zur pädagogischen Ausrichtung Jacobs, Waisenhausstreit 28–43; Barth, Alltag 61–66; Meumann, Findelkinder 287–289; Zacher, Passau 92–96.

[701] Als Vergleich in den großen Pariser Waisenhäusern Trinité und St. Esprit erhielten die Mädchen Elementarunterricht, eine Versorgung sichernde „weibliche" Ausbildung und eine Mitgift, um die Mädchen auf dem Heiratsmarkt zu positionieren. Ähnlich agierten italienische Waisenhäuser, die eine profunde Musikausbildung anboten, siehe Jacobi, Mädchen- und Frauenbildung 81f.

[702] Grüner, Waisenknabenstiftung 134. Zum Nähen und Sticken ebd. 90.

[703] Für das Keller'sche Stift Latein und Deutsch sowie Musik, Katzinger, Fürsorgewesen 77f.; Plass, Stiftung 53; für das Pruner'sche Stift Schreiben, Lesen und Rechnen ebd. 53; Deutschlehrer, ebd. 59; Haydinger, Fürsorge 137: Zeichenlehrer im Grazer Waisenhaus 1756, Französischlehrer 1757 (bis zur Entlassung 1766), Italienischlehrer 1760 (bis 1766).

[704] Ebd. 136.

Salzburg (Sommer, 1686)	Keller'sche Stiftung/Linz (Sommer, erste Hälfte 18. Jh.)	Pruner'sche Stiftung/Linz (Sommer; erste Hälfte 18. Jh.)	Bruck'sches Waisenhaus (1762)	Graz (1760er Jahre)	Wien (1774)
Schreiben und Lesen (8.30)	Lesen, Schreiben, Rechnen (7.00)	Messe	Messe (7.00)	Schule für Leser und Schreiber (7.30), für Rechner dagegen Spinnen (bis 11.00)	
	Messe, Rosenkranz (8.00)	Frühstück	Unterricht (bis 10.00)		Lese-, Schreib- und Zeichenschule (8.00)
Mittagsmahl (10.00), danach Salve Regina	Frühstück (9.00–9.45)		Rekreation (10.00–10.30)	Spinnen für Leser und Schreiber (9.45–10.45)	
Rekreation (bis 12.00)	Handarbeit (9.45–11.00)	Schule (bis 10.30)	Essen (10.30)		
	Mittagessen (11.00)	Mittagessen (11.00)	Rekreation (bis 12.00)	Mittagessen (11.00)	Essen (11.00)
Arbeitsbeginn (ab 12.00)	Rekreation (12.00–13.00)	Latein (12.00–14.00)	Unterricht (12.00–15.00)	Spinnen (ab 12.30)	Rosenkranz, Vorbereitung der Schule (12.00)
	Lernen und Lesen (13.00)		Rekreation (Kegelspiel, bis 17.00)	Jause (15.45) im Spinnzimmer	Lese-, Schreib- und Rechnungsschule (13.00)
	Schreiben, Rechnen, Aufgabe (14.00)	Deutsch (14.00–17.00) dazwischen Jause (30 Minuten)		Spinnen (16.00–18.00); Rosenkranz	
Lernen (15.00)	Rosenkranz für den Stifter, Litanei (15.00)				Arbeit-Lehrstunde für Musik (15.00)

Salzburg (Sommer, 1686)	Keller'sche Stiftung/Linz (Sommer, erste Hälfte 18. Jh.)	Pruner'sche Stiftung/Linz (Sommer; erste Hälfte 18. Jh.)	Bruck'sches Waisenhaus (1762)	Graz (1760er Jahre)	Wien (1774)
Arbeit (16.00–18.00)	Jause (16.00)	Zweites Stiftsgebet (17.00)	Rosenkranz (17.00)		
	Handarbeit (bis 18.00)				Nachtgebet in der Waisenhauskirche (17.30)
Abendessen (18.00)	Abendessen (18.00)	Abendessen (18.00)		Abendessen (18.00)	Essen (18.00)
Rekreation (bis 20.00)	Rekreation (19.00)		Essen (19.00)	Abendgebet (19.45)	Schlafenszeit (19.00)
Schlafenszeit (20.00)	Nachtgebet, Litanei (20.00)	Schlafenszeit (20.00; 20.30 im Sommer)	Schlafenszeit (20.30 im Sommer)	Schlafenszeit (20.00)	Visitation, Haussperre (20.00)
	Bettruhe (21.00)				

Quelle: Haydinger, Fürsorge 137; Katzinger, Fürsorgewesen 65; Kammesberger, Einrichtungen 87f.; Plass, Stiftung 57; Schweighardt, Entwicklung der Spitäler 81f.; Tettinek, Armen-, Versorgungs- und Heilanstalten 156; Vollkommener Bericht 1774 35.

Die österreichischen Waisenhäuser der Frühen Neuzeit sind bislang erst in einigen Aspekten erforscht, viele Fragen sind noch zu stellen, umfassende Quellenarbeit ist noch zu leisten. Auf der Grundlage der bisherigen Forschungsergebnisse lässt sich von einem zweigliedrigen Waisenhaussystem sprechen. Die meist städtischen Stiftungen des späten 17. und des frühen 18. Jahrhunderts waren klein dimensioniert. Grundschulbildung und gewisse handwerkliche Fähigkeiten wurden – ganz im Interesse des städtischen, Handel und Gewerbe treibenden Bürgertums – forciert. Kaufleute und Unternehmer stifteten die Waisenhäuser und statteten sie mit zum Teil relativ guten Dotierungen aus. Andererseits wurden Waisenkinder in den Zucht- und Arbeitshäusern der deutschen Erbländer ausgebeutet. Sie sollten einen Teil der Betriebskosten dieser Häuser durch ihre manuelle Arbeit selbst erwirtschaften. Die unter dem Regime Maria Theresias gegründeten staatlichen Waisenhäuser waren stark unterfinanziert und benötigten private Zustiftungen. Sie suchten den immer deutlicher zu Tage tretenden und zunehmend kritisch diskutierten Gegensatz zwischen Erziehung und Ausbeutung anfangs nach dem Modell der Manufaktur zu lösen, bevor sich schließlich – vor allem im Wiener Waisenhaus am Rennweg – militärischer Drill und jesuitische Frömmigkeitserziehung neu kombinierten.

2.8 Krankenhäuser – ein neuer Spitaltyp des 18. Jahrhunderts

Das Krankenhaus der Moderne unterscheidet sich von seinen karitativ-religiös ausgerichteten Großväter- und Väterinstitutionen, den mittelalterlichen und frühneuzeitlichen Bürger- und Grundherrschaftsspitälern, deutlich, indem es sich ausschließlich der Krankenpflege widmet. Das Krankenhaus der Moderne ist damit kein Ort der Fürsorge, sondern ein Ort der Diagnose, ein Ort therapeutischer Behandlung und ein Ort der medizinisch-operativen Eingriffe, was die Etablierung eines Krankenhaussystems mit Personal, mit einem eigenen Etat und mit einem differenzierten Krankenhausmanagement bedingt. Das Krankenhaus als Stätte der medizinischen Praxis, der Lehre und Forschung ist nach dem „Rückzug des Motivs der Wohltätigkeit" durch seine Einbettung „in ein gesundheitliches und soziales Dienstleistungssystem definiert"[705]. Während das mittelalterliche/frühneuzeitliche Spital durch die Kapelle charakterisiert ist, rückte beim Krankenhaus die Kapelle auch baulich in den Hintergrund, weil nun die physische Heilung und nicht das Seelenheil baulich, organisatorisch und bezüglich des Endzweckes prämiert wurde. Das Universallexikon des in Frankfurt an der Oder und in Berlin lebenden Arztes und Enzyklopädisten Johann Georg Krünitz (1728–1792) definiert im endenden 18. Jahrhundert das „Krankenhaus" als ein „Haus, worin jemand krank liegt. In engerer und gewöhnlicherer Bedeutung, ein öffentliches Haus, ein besonderes Gebäude, oder auch eine Anstalt, wo Kranke, insonderheit arme Kranke, verpfleget und curieret werden"[706]. Gegenüber den älteren Bezeichnungen Lazarett und Spital verdient „Krankenhaus" als Begriff den Vorzug, weil „sein Begriff nicht so enge ist" (wie Lazarett) und weniger vieldeutig (gemeint Hospital) als die älteren Begrifflichkeiten.

Der Erlanger Medizinhistoriker Fritz Dross betrachtet sowohl die Frühformen der Krankenhäuser als insbesondere die Kliniken der Gegenwart als „Sonderort[e] der Moderne: Versammelt werden kranke Menschen im Sinne einer idealiter sozial und weltanschaulich indifferenten wissenschaftlichen Medizin und mit dem ausschließlichen Ziel, diese Menschen zu heilen, um sie so rasch und nachhaltig wie möglich aus dem Krankenhaus wieder entlassen zu können. Konstitutiv ist der nicht dauerhaft, sondern vorübergehend konzipierte Ausschluss aus der ubiquitär vorgestellten Gemeinschaft der Gesunden und der gleichzeitige Einschluss in einen durch medizinisches Wissen und daraus abgeleitete Verfahren dominierten Raum"[707].

Wurde eine Frau, ein Mann oder ein Kind in einem Spital mit Unterkunft und mit Nahrung breit versorgt, so lag man im Krankenhaus dagegen beinahe ständig in einem Bett und galt bereits aus diesem Grund als krank, leidend und pflegebedürftig[708], allerdings konnte bis zur staatlichen Dotierung und Finanzierung der Krankenhäuser im (späten) 19. Jahrhundert nur eine kleine Minderheit aufgenommen werden[709].

Im Gegensatz zu den Spitälern mit ihrer Langzeitversorgung bis zum Tod lassen schon die Frühformen der Krankenhäuser um 1500 eine stärkere Differenzierung erkennen, wobei hier nur auf die Blattern- und Franzosenhäuser (Syphilisbehandlung) oder auf die

---

705 Groppi, Krankenhaus 266; als kurzgefasster Überblick auch Eckart, Krankenhaus; Eckart–Jütte, Medizingeschichte 41–43.

706 Zu diesem neuen Begriff des 18./19. Jahrhunderts Art. „Kranken-Haus", Krünitz, Oekonomische Encyklopädie 47 120.

707 Dross, Hospital/Krankenhaus Abs. 1; Groppi, Krankenhaus 260–266.

708 Dross, Hospital/Krankenhaus Abs. 27.

709 Ebd. Abs. 36.

Pest- und Leprosenhäuser verwiesen werden kann. Die berühmte „Geburt der Klinik“[710], vom Historiker und Philosophen Michel Foucault in das späte 18. Jahrhundert verlegt, ist vermutlich doch deutlich früher anzusetzen. Im neuen Anstaltstypus (Protoklinik) musste um 1800 die „Kunst der Verteilung“ der Patienten beherrscht werden, die nunmehr fest im Krankenhaus angestellten Ärzte versuchten die Körper, die Krankheiten und die Symptome zu individualisieren. Diese Individualisierung gilt als wesentliches Kennzeichen des Wandels vom Spital frühneuzeitlichen Typs zur modernen Protoklinik. In diesem neuen System sollten sich Ärzte, Pflege-, Hauspersonal und Patienten wie Rädchen in eine gut funktionierende Maschinerie einfügen, die durch die aufkommende ärztliche Hierarchisierung begünstigt wurde. Parallel zeichnete sich ein Wandel im Bereich der Pflege ab: Wurde im Mittelalter und in der Frühen Neuzeit vor allem auf das Seelenheil und leibliche Wohl des Kranken geachtet, so war nunmehr die Behandlung medizinisch-therapeutisch ausgerichtet. Ebenso änderte sich die Anstaltsdisziplin, der die Patienten unterworfen waren. Regelten die älteren Ordnungen in erster Linie das Gemeinschaftsleben, so zielten die Krankenhausordnungen des 18. und 19. Jahrhunderts vielfach darauf ab, das Leben im Haus mit Blick auf den Staat zu modifizieren, die Arbeits- und Lebensmoral der Insassen positiv zu beeinflussen, damit sie bald wieder gesundeten und sich erneut in den Arbeitsalltag eingliederten[711].

Als Präfigurierung des Krankenhauses im 19. Jahrhundert gelten die meist in Städten etablierten, von Pflegeorden eingerichteten großen Krankenhäuser, etwa die 1605 in Feldsberg, 1614 in Wien, 1615 in Graz, 1616 (vorübergehend) in Salzburg, 1620 in Prag, 1622 in Neuburg/Donau oder 1625 in Triest gegründeten Spitäler der Barmherzigen Brüder, die unabhängig von der Nation, dem Stand und der Konfession allen Kranken offen standen und erstmals, deutlicher als die multifunktionalen Bürgerspitäler zuvor, der medizinischen Versorgung gewidmet waren[712]. Bereits um 1750 bestanden über 200 Krankenhäuser der Barmherzigen Brüder in Europa, meist mit 20 bis 40 Betten und aufgrund der für die Frühe Neuzeit als niedrig anzusetzenden Mortalitätsraten von 10 bis 15 % eindeutig auf akute Krankenbehandlung ausgerichtet. Eigene Krankenprotokollbücher dienten der Dokumentation und Erforschung von Krankheitsfällen, eigene im Krankenhaus angestellte Ärzte und tägliche Visiten behandelten die Erkrankten in den großen Krankensälen – in Wien wurde das Krankenhaus auch als Lehrkrankenhaus geführt[713] –, den exklusiveren Extrazimmern und den „Narrenzimmern“. Räumlich löste sich das Arztzimmer von den Untersuchungsräumen, dem Isolierzimmer und dem Geräteraum ab. Die dem spanischen/italienischen Kulturraum verpflichteten Barmherzigen Brüder wurden zudem speziell als Krankenwärter ausgebildet. Neben diesen an die mittelalterlichen „Hospitaliter“ anknüpfenden Barmherzigen Brüdern und ihre öffentlichen Krankenhäuser etablierten sich aus dem Geist des Kameralismus, der „Verfleißigung“ der Gesellschaft, der Dominanz des frühneuzeitlichen Arbeitsbegriffes sowie vor dem Hintergrund der beginnenden Urbanisierung der anwachsenden Großstädte des 18. Jahrhunderts staatliche Akutspitäler wie das 1724 gegründete Berner Inselspital, die 1727 gegründete Charité in Berlin[714], die Londoner Spitäler (etwa 1730 St. Bartholomew's

---

710 Foucault, Geburt der Klinik.

711 Jütte, Vom mittelalterlichen Spital; ders., Vom Hospital.

712 Als Überblick zu dieser von der Forschung lange vernachlässigten Entwicklungsspur der Krankenhäuser Watzka, Hospital. Zum Narrativ Skopec, Historischer Funktionswandel.

713 Watzka, Hospital 140f.

714 Fischer, Charité.

Hospital), die Royal Infirmary 1738 oder das 1748 gegründete Serafimer-Lazarett in Stockholm[715].

Der Weg vom Spital zum räumlich ausdifferenzierten und individualisierten Krankenhaus[716] mit klaren ärztlichen Hierarchien verlief auch im Bereich der Habsburgermonarchie nicht geradlinig. Im österreichischen Bereich entstand vor dem Müllegger Tor mit dem von Johann Bernhard Fischer von Erlach geplanten Salzburger St.-Johanns-Spital (gegründet 1693 von Johann Ernst Graf von Thun) ein Bau, der mit anderen gegenreformatorischen Spitalgründungen (etwa dem Würzburger Julius-Spital) mithalten konnte[717]. Die Gründung der Allgemeinen Krankenhäuser durch Joseph II. brachte auf der Grundlage der „Direktivregeln“[718] von 1781 eine Entflechtung der Altersversorgung und der medizinischen Hilfe für Kranke unter staatlicher Leitung. Die „medicinische Policey“, systematisiert von Johann Peter Frank (reg. 1795–1804), sah in den Krankheiten den Ursprung des Elends eines Landes und suchte Krankheiten mit staatlichen Mitteln, darunter der Schaffung von Krankenhäusern, zu verhindern[719]. Einerseits öffnete sich, am Beispiel Wien verdeutlicht, die Schiene der bürgerlichen und nichtbürgerlichen Versorgungshäuser, zum anderen die Etablierung von Akutkrankenhäusern, die sich der Pflege von Kranken und nicht mehr den nun in die Siechenhäuser abgeschobenen „Unheilbaren“ widmeten. Das Wiener Allgemeine Krankenhaus wurde unter der Leitung des in Freiburg ausgebildeten Dr. Joseph Quarin (1733–1814) nach einer kurzen Umbauphase (aus einem Großarmen- und Versorgungshaus) 1784 in ein Krankenhaus umgewandelt, dem sich eine Gebäranstalt, eine Irrenanstalt und ab 1806 auch ein Findelhaus anschlossen. In insgesamt vier Klassen wurden in diesem für 2.000 Personen ausgelegten Haus Kranke aufgenommen[720], die Innungen zahlten für die Gesellen und erkrankten Handwerker bis 1860 Innungspauschalen[721]. Unter der Direktion des berühmten Mediziners Johann Peter Frank nahm das Krankenhaus einen deutlichen Aufstieg: Unter anderem wurde die wöchentliche Konferenz der Primarärzte eingeführt, die Einhaltung der Speise- und Diätpläne überwacht und Pläne für eine eigene Trinkwasserleitung lanciert[722].

Allgemeine Krankenhäuser entstanden neben dem Umbau des ehemaligen, unter Leopold I. errichteten Wiener Großarmenhauses auf Ebene der Habsburgermonarchie etwa auch in Brünn (1786), Olmütz (1787), Prag (1790), Padua (1798) und Budapest (1799)[723]. Das 1788 bezogene Grazer Allgemeine Krankenhaus, in einem ehemaligen Haus des aufgehobenen Stiftes St. Lambrecht untergebracht, bestand als Krankenhaus nahezu durch das gesamte 19. Jahrhundert. Mitte des 19. Jahrhunderts wies das Grazer Haus in 16 Sälen und acht kleineren Zimmern 202 Betten auf, zwei gemeinsame Badezimmer standen den Kranken zur Verfügung, Tafeln über den Betten und sog. Kopfzettel, wo Diäten und Arzneiabgaben vermerkt wurden, waren ebenso Charakteristika wie die

---

715 Murken, Armenhospital.

716 Jütte, Vom Hospital.

717 Weiss, St.-Johanns-Spital.

718 Abdruck etwa bei Grois, Das Allgemeine Krankenhaus 28–30.

719 Dross, Krankenhaus 77–84.

720 Nachricht an das Publikum über die Einrichtung des Hauptspitals in Wien bei dessen Eröffnung von der Oberdirektion herausgegeben (Wien 1784), Abdruck in Grois, Das Allgemeine Krankenhaus 57–69 (nebst Speiseordnung).

721 Baryli, Innungen.

722 Grois, Das Allgemeine Krankenhaus 81–83.

723 Hofmokl, Heilanstalten 2; zur gescheiterten Gründung in Klagenfurt Jaksch, Erbauung.

zwei Mal täglich stattfindenden Visiten[724]. Das Grazer Allgemeine Krankenhaus wurde aufgrund gestiegener Anforderungen mehrmals an- und umgebaut, sodass 1874 93 Krankenzimmer mit insgesamt 750 Betten als Belegraum zur Verfügung standen. Die in den großen Städten entstandenen „Allgemeinen Krankenhäuser" mussten nach einer Formulierung aus 1863 „jedem Kranken ohne Unterschied der Nationalität, des Bekenntnisses und Geschlechtes, sowie jeder Krankheitsform zu jeder Zeit zugänglich sein"[725].

Nach einer aufgrund des ungenügenden, meist über Festschriften anlässlich runder Jubiläen nicht hinausreichenden Forschungsstandes zugegeben oberflächlichen Sichtung der Krankenhausentwicklung im 19. Jahrhundert lassen sich zwei wesentliche Stränge der Ausdifferenzierung der Krankenhausversorgung ausmachen: Meist kleiner dimensionierte private, von Geistlichen, bürgerlichen Stiftungen oder Kommunen getragene Spitäler standen den groß dimensionierten, öffentlichen und von den Ländern finanzierten Spitälern gegenüber. In Linz gab es als Beispiel der langen Tradition konfessioneller Krankenversorgung um die Mitte des 19. Jahrhunderts – vor der durch einen Bürgerverein initiierten und durch die Cholera motivierten Gründung des Allgemeinen Krankenhauses – drei Ordensspitäler: Die Elisabethinen (1745 gegründet), die Barmherzigen Brüder (1757/1789) und die Barmherzigen Schwestern (1841)[726]. Eine Verbürgerlichung und Säkularisierung der Krankenversorgung zeichnete sich erst in der zweiten Hälfte des 19. Jahrhunderts ab, als das Linzer Allgemeine Krankenhaus 1863/1865 geschaffen wurde.

Neben den Allgemeinen Krankenhäusern der größeren Städte lassen sich in den zahlreichen Kleinstädten auf dem Gebiet des heutigen Österreich auf Initiative von humanitären Vereinen[727], von konfessionellen Gruppierungen oder von philantropischen Einzelpersonen Gründungen von Krankenhäusern, die mitunter aus den alten Bürgerspitälern herauswuchsen oder aber in keinem Zusammenhang damit standen, nachweisen. Selbst in kleinen Märkten – wie das Beispiel des Lungauer Zentralortes Tamsweg (Salzburg) verdeutlicht – lässt sich dieser Entpuppungsprozess des modernen Krankenhauses anschaulich nachvollziehen. Das Tamsweger St.-Barbara-Spital, ursprünglich dem Heiligen Geist geweiht, war 1494 vermutlich neu gestiftet worden und versorgte im 18. Jahrhundert maximal 20 Frauen und Männer, die sich in der Regel in die Anstalt einkauften. Im Jahr 1732 wurde neben den beiden baufälligen Wohnstuben zusätzlich ein neues Krankenzimmer in Stand gesetzt, das über vier Betten verfügte und den Hinfälligen vom ersten Stock den Blick in die Kapelle sowie auf den Altarraum erlaubte. Im April 1793 eröffnete der lokale Verwaltungsbeamte eine Diskussion über die Notwendigkeit eines kleinen Krankenhauses, da die meist schlechten Wohnungen der Erkrankten eine entsprechende Pflege nicht ermöglichten. Man ging von der Adaptierung der Räumlichkeiten des zentral gelegenen Bürgerspitals aus und wollte auch das Nachbarhaus für diesen Zweck erwerben. Neben Schlafkammern für alte und sieche Frauen sowie Männer, Rekonvaleszente, einem „Communzimmer" für Leprose waren auch ein Badezimmer, ein Kräutergarten sowie ein Herd für die Zubereitung der Medikamente vorgesehen. Die neue Tamsweger Anstalt sollte Bürger und Bauern aufnehmen, sogar „Tollsinnige" berücksichtigen, und für den gesamten Lungau hinreichend sein. Trotz eines eigens geschaffenen Fonds konnte

724 Huber-Reismann, Krankheit 299–301.

725 Anlässlich der Grundsteinlegung des Allgemeinen Krankenhauses in Linz 1863 Stadler, Armee-Spital 85.

726 Ardelt, Elisabethinen.

727 So gründete der Knittelfelder Männer-Krankenverein 1864 einen Krankenunterstützungsverein, der den Bau eines Krankenhauses (1872) forcierte, ÖStB Stmk 3 75.

im Zusammenwirken mit dem Landschaftsphysikus nur ein spezielles Zimmer im Bürgerspital verwirklicht werden; weitere Pläne machten ohnedies die Koalitionskriege gegen die Franzosen zunichte. Das Spital, das als Kaserne zweckentfremdet wurde, gelangte erst wieder 1818 in den Besitz der Marktgemeinde Tamsweg und wenige Jahre später, 1825, wurde diesem Haus nunmehr tatsächlich ein Krankenhaus für verarmte Marktbewohner angegliedert. Ein sog. Ruralkrankenhaus für die Landgemeinden des Lungaus konnte allerdings erst beginnend in den späten 1830er Jahren verwirklicht werden[728].

Jede größere Stadt musste zudem – vor der Schaffung von Bezirkskrankenhäusern[729] – Notkrankenhäuser stellen, die im Fall von Epidemien zu belegen waren. Grundbestand vieler Krankenhäuser waren die alten Bürgerspitäler. Um die erkrankten Frauen und Männer von den Gesunden abzusondern und zu pflegen, ließen die Städte und Märkte in ihren Bürgerspitälern oft *ein absonnderliches zimmer*[730] einrichten. Neben der Versorgung mit preisgünstigen Medikamenten, dem gelegentlichen Besuch des Baders und der Reichung einer besseren Kost hatten die zur Pflege eingeteilten Hausbewohner den *kranken mit aller lieb zu dienen und auszuwartten*[731]. Das Bürgerspital war vielerorts Nukleus[732] des späteren Krankenhauses: In Leoben erwuchs Ende des 18. Jahrhunderts allmählich aus dem im 14. Jahrhundert gegründeten Bürgerspital das Krankenhaus durch mehrere Stiftungen. Im Jahr 1805/06 widmete man den hinteren Teil des Leobener, an der Mur gelegenen Bürgerspitals in ein Krankenhaus um (Krankenzimmer Männer/Frauen), ein Neubau war aufgrund der schwachen Finanzkraft der Stadt nicht möglich[733]. Erst 1856/57 erhielt das Haus das Öffentlichkeitsrecht, weil das Krankenhaus rein aus kommunalen Mitteln nicht mehr zu betreiben war (Auszug aus dem alten Bürgerspital 1867, Stefaniespital 1889). In Wiener Neustadt entstand ein eigenes Krankenhaus erst mit der Konstituierung des vom Wiener Neustädter Arzt Dr. Josef Fink im Jahr 1842 gegründeten „Kranken-Heil-Vereines", der die Schaffung einer 36 Betten umfassenden Krankenabteilung im Bürgerspital durchsetzte[734]. Jeder Bürger aus Wiener Neustadt musste dafür monatlich 12 xr. bezahlen, dafür wurden ab 1849 Dienstleute im Erkrankungsfall kostenlos versorgt. Schließlich wurde 1856 die Krankenabteilung des Bürgerspitals zum allgemeinen öffentlichen Krankenhaus erklärt, erst 1869 ging die Verwaltung des Krankenhauses zur Gänze an die Stadt über. Nach langen Verhandlungen entstand am Wiener Neustädter Corvinus-Ring ab 1885 schließlich ein eigenes, 120 Betten umfassendes Krankenhaus, das finanziert von der städtischen Sparkasse 1889 eröffnet wurde[735]. Auch anderswo finden sich private, vielfach an alte Handwerksversorgungsmodelle anknüpfende, klein dimensionierte Krankenhausgründungen: In Dörfl bei Vöcklabruck gründete der Besitzer der Herrschaft Wartenburg ein Privatkrankenhaus, das 1853 von der Stadt Vöcklabruck übernommen und seit 1858 als öffentliches Krankenhaus geführt wurde[736]. Im Jahr 1826 entstand in Braunau die Anstalt des „Liebesvereines" zur Heilung schwer

---

728 Zur Geschichte dieses Krankenhauses Heitzmann, Bürgerspital 30–38 (Literaturverweise 207f.).

729 Zur Einteilung in Sanitätsbezirke und zur Öffentlichkeitserklärung am Beispiel Niederösterreichischer Krankenhäuser Artner, Krankenhäuser 9–51.

730 Scheutz–Weiss, Spital als Lebensform 824 [9] (Klosterspital Lambach 1691).

731 Ebd. 824 [9] (Klosterspital Lambach 1691), 825 [3] (Armenhaus Lambach 1691).

732 Als Beispiel Kitzbühel, wo das Bürgerspital zum Hl. Geist bis 1966 (Bau des Allgemeinen Krankenhauses der Stadt) in Verwendung stand, ÖStB Tirol 1 142; Rabl, 600 Jahre Bürgerspital 26–31.

733 Weiss, Den Kranken zum Heile 31–46; Huber-Reismann, Medizinische Versorgung 69–77.

734 Gerhartl, Wiener Neustadt 391f.; Artner, Krankenhäuser 150–156.

735 Pinczolits, 100 Jahre Krankenhaus o. S.

736 Sturmberger, Hospital 242f.; als Fallbeispiel Niederdorfer, Das bürgerliche Krankenhaus.

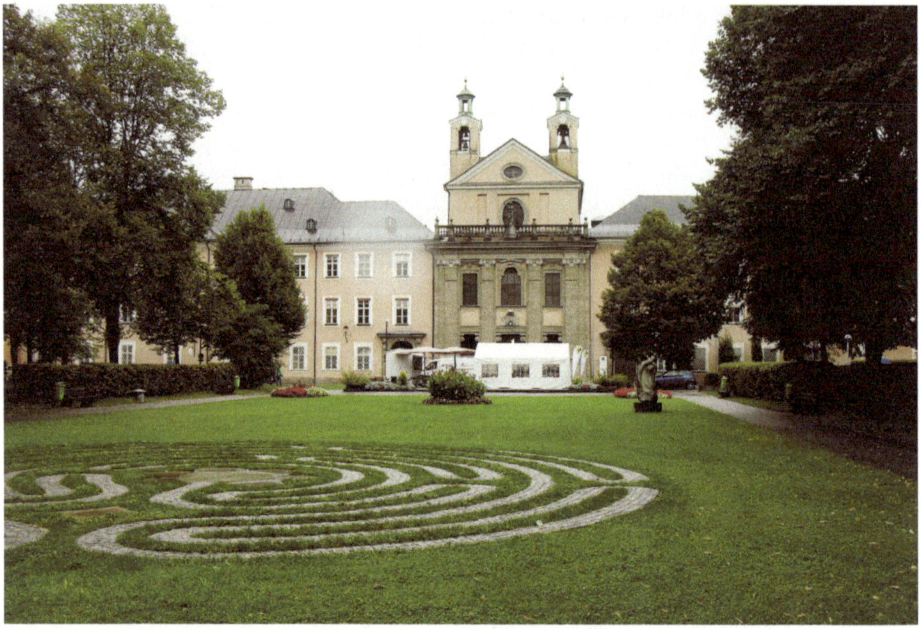

Abb. 48: Salzburg, St. Johanns-Spital, in seiner heutigen Form, Blick auf die zentral gelegene Kirche (Foto: Martin Scheutz, 2016).

kranker Dienstboten und Handwerksgesellen. Joseph Brenner Ritter von Felsach gründete 1840 ein Krankenhaus in (Bad) Ischl[737], der Verein „Bruderliebe" 1862 eine Anstalt in Wels.

2.8.1 Das Salzburger St.-Johanns-Spital – eine barocke Protoklinik?

Der kritische Aufklärer und Weltpriester in Salzburger Diensten, Lorenz Hübner[738], äußerte sich im Jahr 1793 in seiner Beschreibung der Haupt- und Residenzstadt Salzburg auch zur Einrichtung der bereits knapp hundert Jahre bestehenden Anstalt: „Die Absicht des unvergeßlichen Stifters, Erzbischofs Johann Ernst (aus der reichsgräflichen Familie von Thun) war [...] eigentlich zwey Gattungen armer, hülfbedürftiger Menschen aufzunehmen, und zu unterstützen, nämlich Pilgrime und Kranke"[739].

Der Landesherr, Johann Ernst Graf Thun (reg. 1687–1709), kaufte 1688 das alte und bereits baufällige Schloss Müllegg, gelegen am Rand der Vorstadt Mülln (heute Müllner Hauptstraße) auf. Lediglich das sog. Müllegger Tor entging dem Abriss, die restlichen Bauteile wurden abgetragen. Die Gesamtbauleitung übertrug man dem berühmten Barockbaumeister Johann Bernhard Fischer von Erlach, der in den Jahren 1693 bis 1695 zunächst den Männertrakt des nach dem Namenspatron des Landesherrn so bezeichneten Spitals errichtete[740]. Dieses Haus war anfangs ein multifunktionales Spital spätmittelalterlich-

737 Strobl, Das Allgemeine Krankenhaus.

738 Zur Person Weiss, Hübner 190f.

739 Hübner, Beschreibung 2 513.

740 Die Darstellung dieses Kapitels folgt weitgehend Weiss, St.-Johanns-Spital 143–146; ders., Providum imperium felix 170–175. Zur Architektur des Hauses in der Frühphase vgl. Hibler, Architektur 64–81.

frühneuzeitlichen Zuschnitts, nach dem Wortlaut der Statuten ein „wahrhaft göttliche[s] Geschenk für die Menschheit“[741] und diente neben der Versorgung von Pilgern überdies der Pflege erkrankter Studenten der Universität Salzburg und anderer Kranker aus der Stadt Salzburg. Kein Patient durfte jedoch an einer unheilbaren Krankheit leiden. Im Oktober 1699 erfolgte die Grundsteinlegung des zentralen Kirchenbaues mit Altären von Johann Michael Rottmayr und des zweiten Spitalflügels (Frauentrakt), der am 3. September 1703 fertiggestellt werden konnte (Abb. 48, S. 184). Die Konsekration von Kirche[742], Spital und anschließendem Friedhof fand am 24. Juni 1704 statt[743]. Der Landesherr übernahm nicht nur die enormen Baukosten, sondern sorgte ebenso für einen Stiftungsfonds in der Höhe von 100.000 fl., spendete ein Kapital von weiteren 12.000 fl. für die Bezahlung des Pflegepersonals und gab überdies die Zusicherung, monatlich zusätzlich 1.000 fl. bis zu seinem Lebensende zu spenden. Das reich dotierte und repräsentativste Salzburger Spital konnte um 1700 in seiner Bedeutung durchaus mit dem berühmten Juliusspital in Würzburg verglichen werden[744]. Die öffentlichkeitswirksame Eröffnung des neu errichteten Männertraktes erfolgte unter Glockengeläut und unter reger Teilnahme der Salzburger Bevölkerung am 7. September 1695 durch Johann Ernst Thun in eigener Person, der die Rechnungen verbrennen ließ und den ersten Pilgern entsprechend der christlichen Tradition persönlich die Füße wusch sowie die bereits aufgenommenen Kranken segnete[745].

Der Aufenthalt in dieser sozialkaritativen Anstalt galt als „Genuß eines Almosens“[746]. In dieser Hinsicht ist auch die öffentliche Speisung der Armen an der Spitalpforte zu interpretieren, denen die jeweiligen Reste der täglichen Mahlzeiten gereicht wurden[747]. Das Spital bzw. Krankenhaus kann eindeutig als geistliches Haus angesehen werden – es sei neben der barocken Kirche an die Altäre in den größeren Krankensälen erinnert[748] –, in dem nicht nur die Kranken versorgt, sondern ebenso die „Pflege“ der Seelen noch im 19. Jahrhundert als mindestens gleichwertig angesehen wurde[749]. Wer nicht bereits schwerkrank in das Haus eingeliefert wurde, musste bezeichnenderweise zuerst beichten und nach Möglichkeit die heilige Kommunion empfangen[750]. Auf besondere Initiative der Spitalkapläne kam es um die Mitte des 18. Jahrhunderts zur Gründung der Barbarabruderschaft im St.-Johanns-Spital, deren Mitglieder für die Kranken beteten, an Versehgängen teilnahmen und ihnen eine „selige Sterbestunde“ ermöglichen sollten[751]. Eine derartige Initiative war beim Konsistorium, der geistlichen Oberbehörde des Erzstifts, der bis 1803 die Leitung der Anstalt übertragen war[752], selbstverständlich willkommen.

Zur interessanten Frage der Einrichtung der Zimmer um 1790 siehe Hübner, Beschreibung 1 460f.

741 Statuta oder Satzungen für das Hochfürstliche St. Johanns Spital Vorrede; zur Frühgeschichte der Anstalt AT-AES 1.2 Altbestand – Akten 5/47/2, Fasz. 2, Müllegg Historica, Geschichte der Kuratkaplanei Müllegg im St. Johannsspitale, Bogen 10–16.

742 Pucher, 300 Jahre St. Johannes-Kirche.

743 Brettenthaler–Feurstein, St.-Johanns-Spital 74–81; Schwerdel-Schmidt, Les Invalides 61–64.

744 Bergdolt, Forschung 19.

745 Weissenbach, Eröffnung o. S.; Brettenthaler–Feurstein, St.-Johanns-Spital 92f.; Vierthaler, Wanderungen 22.

746 Hübner, Beschreibung 2 523.

747 Tettinek, Armen-, Versorgungs- und Heilanstalten 129.

748 Jetter, Hospitäler in Salzburg 178f.

749 Martin, Kranken- und Versorgungs-Anstalten 317f., 320.

750 Statuta oder Satzungen für das Hochfürstliche St. Johanns Spital § 11/1–2.

751 Klieber, Bruderschaften 460–466.

752 Greinz, Gedenkblätter Beilage 7, 10.

In den Statuten aus dem frühen 18. Jahrhundert wurde nach den ersten Ansätzen in der Stiftungsurkunde des Jahres 1699[753] der Personenkreis, der Aufnahme finden durfte, genauer präzisiert. Neben den Pilgern[754], den schon erwähnten Studenten und Bürgern der Stadt konnten nunmehr auch Geistliche, fürstliche Beamte und deren Bediente, Gesellen, Lehrlinge, Dienstboten sowie Inwohner der Stadt Berücksichtigung finden[755]. Zumindest bis 1790 durften sogar erkrankte Insassen des Salzburger Zuchthauses kurzfristig gepflegt werden[756]. Die Praxis der nahe gelegenen Stadt Reichenhall hingegen, ihre Kranken vor das Tor des Spitals zu karren, führte zu Gegenmaßnahmen und zur unmissverständlichen Abweisung der erkrankten Frauen und Männer[757]. Trotz des stiftungsgemäßen „localen Charakters“[758] der Anstalt durften im frühen 19. Jahrhundert ebenso Personen aus den Salzburger Landgemeinden und aus dem benachbarten Ausland aufgenommen werden, sofern eine ausreichende finanzielle Entschädigung geleistet werden konnte[759].

Wurde das St.-Johanns-Spital noch um 1770 als Pilger- und Krankenhaus bezeichnet[760], in dem im Durchschnitt 50 bis 60 Frauen und Männer stationär betreut wurden, so zeichnete sich nach der Jahrhundertwende ein Funktionswandel ab. Franz Xaver Weilmeyr, ein Beamter in bayerischen Diensten, beschrieb dieses Gebäude um 1810 in seinem verbreiteten Salzburger „Addreß-Buch“ als „Oeffentliche Sanitäts-Anstalt für alle Heilbaren Kranke der Haupt-Stadt“[761]. Der allgemein im Zeitalter der Aufklärung festmachbare Wandel vom Spital zur Krankenanstalt[762] als ein öffentliches Haus, „worin jemand krank liegt“[763], war damit innerhalb weniger Jahrzehnte erfolgreich vollzogen worden. Dazu trug auch die Einrichtung einer eigenen Krankenhausapotheke im Juli 1753 bei, die auch als öffentliche Apotheke der Allgemeinheit zugänglich sein sollte[764]. Obwohl Fürsterzbischof Hieronymus Graf Colloredo (reg. 1772–1803) nach seinem Regierungsantritt die Aufnahme von Pilgern gemäß der Statuten von 1777 prinzipiell noch gestattete, verlangte er eine besonders strenge Kontrolle der Wallfahrer und ihrer nachweislich zurückgelegten Wegstrecken, die zeitlich normiert waren, um eventuelle Bettler bereits an den Toren abweisen zu können[765].

---

753 Brettenthaler–Feurstein, St.-Johanns-Spital 74.

754 Hübner, Beschreibung 2 515f.: 60.000 Männer und Frauen in den Jahren zwischen 1695 und 1773. Die Zahlen der mitversorgten Kinder haben sich nicht überliefert.

755 Waitzbauer, Dienst der Menschlichkeit 19f.; Hübner, Beschreibung 2 517–520; AT-AES 1.2 Altbestand – Akten 5/49/17, Müllegg, Tabelle oder Eigentliche Specification (undatiert, nach 1774, zweite Hälfte des 18. Jhs.).

756 Beneder–Weiss, „Abstine aut sustine!“ 208.

757 Greinz, Gedenkblätter 37; Brettenthaler–Feurstein, St.-Johanns-Spital 82.

758 Greinz, Gedenkblätter 12.

759 Streinz, Darstellung 88; Ozlberger, Beschreibung 228f.; Greinz, Gedenkblätter 38–40 (um 1840 überwogen bereits die zahlenden Patienten deutlich); ders., Das sociale Wirken 198; Wohlthätigkeits-Stiftungen und Fonde 2–4.

760 Statuta oder Satzungen für das Hochfürstliche St. Johanns Spital, Vorrede.

761 Weilmeyr, Salzburg 191.

762 Zu diesem Funktionswandel ausführlich Jütte, Vom Hospital 31–50.

763 Art. „Kranken-Haus“, Krünitz, Oekonomische Encyklopädie 47 120.

764 Dazu ausführlich: Landesapotheke am St.-Johanns-Spital; Weiss, St.-Johanns-Spital 150, mit weiteren Literaturhinweisen.

765 Statuta oder Satzungen für das Hochfürstliche St. Johanns Spital § 12/3. Zum „Pilgerunwesen“ im Krankenhaus Hübner, Beschreibung 2 513. Im Jahr 1790 gab es nur mehr acht Pilger im Krankenhaus Weiss, St.-Johanns-Spital 412.

Neben der Anschaffung chirurgischer Instrumente erwies sich vor allem die intensiv diskutierte Entschließung Erzbischofs Colloredos vom August 1790, einen entlohnten Arzt ausschließlich für das St.-Johanns-Spital anzustellen, als zeitgemäß. Seit der Eröffnung des Hauses im Jahr 1695 hatte der jeweilige erzbischöfliche Leibarzt das Spital in der Vorstadt Mülln ohne Entlohnung mitbetreut, wodurch die ständige Anwesenheit eines Mediziners im Spital nicht gewährleistet werden konnte[766]. Aufgrund des reich dotierten Stiftungsfonds und zahlreicher Legate konnte die unentgeltliche Pflege der Armen bis zum Jahr 1914 gesichert werden[767]. Mit diesen finanziellen Mitteln und den hohen Zinseinkünften konnte überdies der Ausbau des zweiten Stockwerks realisiert werden, der aufgrund der gestiegenen Patientenzahlen notwendig wurde. Für die Bedürfnisse der Hausverwaltung und für die Versorgung der Kranken war gegen Ende des 18. Jahrhunderts bereits die Arbeitskraft von 29 Frauen und Männern nötig[768]. Als Ergebnis der Reformtätigkeit erfolgte im Juni 1796 die Trennung in zwei Krankenhausabteilungen, eine medizinische und eine chirurgische (mit zumindest zwölf Betten), die einen deutlichen Hinweis auf die einsetzende Spezialisierung gibt. Der aus Mainz stammende Leibchirurg Colloredos, Dr. Johann Jakob Hartenkeil, bemühte sich schon nach seinem Dienstantritt im Jahr 1787 um eine entsprechende Separierung der beiden Disziplinen, doch scheiterte er zunächst am Widerstand der ansässigen Ärzteschaft, die seine Anstellung als Oberwundarzt hintertrieb[769]. Nach der Auflösung der Universität Salzburg durch Kaiser Franz I. von Österreich im Jahr 1807 erhielt das neugegründete „Medizinisch-chirurgische Lyzeum" dennoch die Erlaubnis, im St.-Johanns-Spital weiterhin klinischen Unterricht abzuhalten. Ein Spitalgrundriss von 1821 belegt ferner, dass das (moderne) Krankenhaus inzwischen auch über zwei Operationszimmer und eine Wohnung für den Professor verfügte, wie dies in den Anstalten des 19. Jahrhunderts durchaus typisch war[770].

Der Stiftungsbrief für das St.-Johanns-Spital, erst nach dem Bau des Männertrakts am 13. November 1699 verfasst, verfügte nicht nur die zeittypische Trennung kranker Frauen und Männer, sondern mit diesem Dokument wurde die Verfügungsgewalt im Haus zunächst einem Priester übertragen, der in der Anstalt wohnen musste. Dieser las die Messen, untersuchte die Zeugnisse der Pilger, deren Namen er festzuhalten hatte, Schwerkranken spendete er die Sakramente und Toten gab er das letzte Geleit am Spitalfriedhof[771].

Bereits zu Beginn der Statuten des Jahres 1777[772] wurde dann unmissverständlich festgehalten, dass es sich um ein Krankenhaus handelte, eine „Schul der vollkommenen Liebe", in der Friede, Nachgiebigkeit und Verträglichkeit regieren sollten[773]. Seelsorge in

---

766 Hübner, Beschreibung 2 524f.; Waitzbauer, Dienst der Menschlichkeit 24.

767 Domanig, Beitrag 207; Kapitalstand und Ausgaben 288.

768 Weiss, Providum imperium felix 172; AT-AES 1.2 Altbestand – Akten 5/49/17, Müllegg, Personalverzeichnis 1798.

769 Weiss, Salzburger Medizin 111; Brettenthaler–Feurstein, St.-Johanns-Spital 153; Greinz, Gedenkblätter 24; Besl, Entwicklung 237–240.

770 Bergdolt, Forschung 20.

771 Brettenthaler–Feurstein, St.-Johanns-Spital 74; Pucher, 300 Jahre St. Johannes-Kirche 70; zur Vorbildfunktion des Stiftungsbriefes des Julius-Spitals für Salzburg Brettenthaler–Feurstein, St.-Johanns-Spital 64.

772 Zur Vorgängerordnung von 1751 Greinz, Gedenkblätter 41–44.

773 Statuta oder Satzungen für das Hochfürstliche St. Johanns Spital § 2. Zu den vorangehenden Visitationen AT-AES 1.2 Altbestand – Akten 5/48/3, Müllegg, Visitationsbericht der Inspektoren, 1769 Februar 20;

Gestalt des Kuraten und Wirtschaft in Gestalt des Verwalters waren zur Zusammenarbeit verpflichtet und durften sich nicht in die jeweiligen anderen Aufgabengebiete einmischen, die in der Krankenpflege tätigen Personen waren hingegen dem Untermeister unterstellt, da der Arzt zu dieser Zeit nur jeden zweiten Tag das Haus besuchte. Das Krankenpersonal, das lediglich mit Einverständnis des Priesters die Anstalt verlassen durfte, sollte die Patienten „nach der von Christo gegebenen Regel so bedienen, ihnen alles dasjenige thun, wie sie selbsten, wenn sie krank wären, wünschten, daß sie bedienet würden; hingegen alles bey den Kranken sorgsamst vermeiden, was ihnen, wenn sie krank wären, unangenehm seyn würde"[774]. Jegliche „Partheylichkeit" sollte seitens der Ordnung unterbunden und den *Armen, Schlechten und Bedürftigen* wollte man *fast den Vorzug* geben. Eine Geschenkannahme zog daher ohne weitere Nachforschung den Verlust des Dienstes nach sich[775].

Selbstverständlich unterlagen auch die aufgenommenen Patienten einem strengen Reglement[776], doch dürfte das schlecht entlohnte und wenig angesehene Personal aufgrund fehlender Autorität kaum geeignet gewesen sein, die Normen durchzusetzen[777]. Die nunmehr einer ebenso strengen Kontrolle unterliegenden Pilger[778] störten spätestens seit der zweiten Hälfte des 18. Jahrhunderts den erwiesenermaßen typischen Tagesablauf im Krankenhaus, der sich nicht mehr an den Gebeten, Gottesdiensten und Mahlzeiten, sondern fortan an den ärztlichen Visiten sowie den damit verbundenen Anforderungen zu orientieren hatte[779]. 1790 wurde bekanntermaßen der erste Arzt fest im St.-Johanns-Spital etabliert, im Jahr 1791 nicht zufällig der letzte Pilger im Haus verzeichnet[780]. Die Aufnahme Dr. Michael Steinhausers[781] als leitenden Arzt erzwang überdies eine Instruktion für die im Spital tätigen Kapläne, damit sie ihre Kompetenzen nicht überschritten. Die Kapläne sollten weiterhin allein für das Seelenheil zuständig sein und die Oberaufsicht über das Haus führen (Religionsdienst, Sittlichkeit, Ruhe, Ordnung und Hausfrieden). Der frommen Stiftung musste uneingeschränkt nachgelebt werden, die Kapläne durften die Zimmer der Patienten visitieren, den Eintritt fremder Personen überwachen, „Winkelzusammenkünfte" und „unberechtige Stadtbesuche" abstellen, das Krankenpersonal musste allerdings endgültig der Oberaufsicht des Mediziners unterstellt werden[782].

Im Jahr 1831 bereiste der junge Münchner praktische Arzt Anselm Martin mit Erlaubnis König Ludwigs I. von Bayern die Kranken- und Versorgungsanstalten in Wien, Baden, Linz und Salzburg, wo er das St.-Johanns-Spital (Lage, Räumlichkeiten, Personal) lobend hervorhob. Ebenso betont wurde der noch vorhandene Reichtum der Institution, der es erlaubte, Unkosten nur von Personen einzufordern, die nicht im Erzstift Salzburg

---

ebd. Visitationsbericht der Inspektoren, 1771 März 4.

774 Ebd. §§ 5–10 (Zitat § 10/4). Zur stereotypen Kritik an den Wärtern (Herkunft aus armer Bevölkerungsschicht, Bildungsferne) Noll, Pflege 23.

775 Statuta oder Satzungen für das Hochfürstliche St. Johanns Spital § 10/8–9.

776 Ebd. § 11/1–40.

777 Jütte, Vom Hospital 42.

778 Statuta oder Satzungen für das Hochfürstliche St. Johanns Spital § 12/1–10.

779 Jütte, Vom mittelalterlichen Spital 13; Brettenthaler–Feurstein, St.-Johanns-Spital 112f.; Jetter, Hospitäler in Salzburg 176f.

780 Weiss, Providum imperium felix 171.

781 Schuler, Nachrichten 173.

782 AT-AES 1.2 Altbestand – Akten 5/49/14, Teil 2, Müllegg, „Instruction für unsere jeweiligen beyden kurat-kapläne in dem st.-johanns-krankenspital zu Mülln", 1791 Februar 16 mit Verweis auf Anstellung eines eigenen „Hausarztes".

lebten bzw. die „hinlängliche Subsistenzmittel" besaßen[783]. Abdruck fand ferner eine nicht datierte „Spitalordnung" vermutlich aus den 1820er Jahren (gültig bis 1849/50)[784], welche sich auf die Statuten aus dem Jahr 1777 berief, die als nicht mehr zeitgemäß eingestuft wurden[785]. Die Aufsicht im Spital lag dreigeteilt in den Händen der Primarärzte, der Geistlichen und des „Ökonomen". Die Tätigkeit der Priester beschränkte sich nun auf die Überwachung der Sittlichkeit des untergeordneten Personals und der Kranken sowie auf geistliche Verrichtungen, es dominierten allmählich die Arbeiten der Ärzte (Aufnahme, Oberaufsicht über das Krankenhaus, Behandlung der Kranken etc.) und der Verwaltung (Einstellung von Personal, Ankauf von Holz und Lebensmitteln, Zubereitung der Speisen, Sorge für Hygiene, Führung der Krankenakten etc.).

War das Thema Pilger nicht mehr virulent, so standen vor allem die Patienten im Zentrum des Interesses. Jede kranke Person, die vom Primararzt als heilbar und damit als würdig für die Aufnahme in das Krankenhaus eingestuft wurde, musste sich nicht nur als dankbar, sondern ebenso als verträglich und gottesfürchtig erweisen. Die Zimmer durften bloß zum Besuch des Gartens (Promenade, seit dem Jahr 1798) verlassen werden, der Aufenthalt in den Gängen oder in der Apotheke galt hingegen als unziemlich. Befanden sich Schwer-Kranke in einem Raum, musste sogar auf lautes Reden und Herumgehen verzichtet werden. Die verordneten Medikamente waren einzunehmen, wer diese allerdings vernichtete, hatte mit Strafen und dem Ausschluss aus dem Haus zu rechnen. Den Gebets- und Gottesdienstzeiten sollte Folge geleistet werden.

Das St.-Johanns-Spital erlebte aufgrund seiner imposanten baulichen Ausgestaltung, seines architektonischen Programmes, vor allem auch durch die Grablege des Stifters (Eingeweide in einer Urne) „öffentliche Aufmerksamkeit", wie die zahlreichen wohlwollenden Bemerkungen der Topografen und Reiseschriftsteller um 1800 gut belegen[786]. Trotz anfänglich zögerlicher Öffnung beschritt die Anstalt auch mittels ihrer Statuten ab dem frühen 19. Jahrhundert den Weg zu einem öffentlichen Krankenhaus für die Stadt Salzburg.

2.8.2 Die Entwicklung der Krankenhäuser im Spannungsfeld von städtischer Obrigkeit und staatlicher Medikalisierung

Armen- und Krankenfürsorge galten schon den Städten des Spätmittelalters als Repräsentationsfläche guter städtischer Regierung[787], noch im 19. Jahrhundert waren es vielfach dem regierenden Haus nahestehende Personen oder adelige Philantropen, die für die Stiftung von Krankenhäusern aufkamen: Anlässlich der Geburt des Thronfolgers, im Kontext von Regierungsjubiläen Kaiser Franz Josephs oder als Dedikation an das Herrscherhaus entstanden (Jubiläums-)Spitäler. Im 20. Jahrhundert ersetzten schließlich die städtischen/staatlichen Vertreter bei rituellen Eröffnungen (und deren Manifestation über Gedenkta-

783 Martin, Kranken- und Versorgungs-Anstalten 212–214.

784 Greinz, Gedenkblätter 45.

785 Martin, Kranken- und Versorgungs-Anstalten 313–321; ebd. 315: „ein verschlossenes Haus, weßwegen sämmtliche Pforten desselben immer verschlossen, und nicht zugelehnt seyn dürfen".

786 Weiss, St.-Johanns-Spital 147–149, 152. Gröbere Kritik am Krankenhaus kam erst in den 1850er Jahren auf, Hibler, Architektur 128f.

787 Als Beispiel siehe die Beiträge in folgenden Bänden: Städtisches Gesundheits- und Fürsorgewesen vor 1800; Stadt und Gesundheitspflege. Zum Folgenden auch Scheutz, Persistenz.

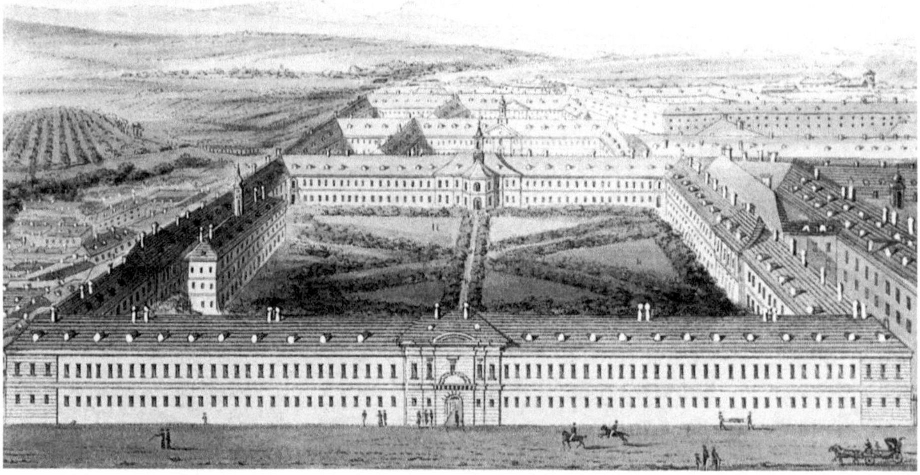

Abb. 49: Wien, Allgemeines Krankenhaus, Wien 9, Ansicht gegen den Kahlenberg; kolorierte Radierung von Eduard Gurk, um 1830 (Foto: ÖNB, Bildarchiv, Inventarnr. 435.713-B).

feln) den fürsorglichen Landesfürsten im Sinne einer „guten Regierung“[788]. Nach einem Begriff von Foucault manifestierte sich die „Geburt der Klinik“[789] in der Überwachung des Hauses, in der Isolierung der Patienten und in einer an sozialen Hierarchien ausgerichteten Architektur der Allgemeinen Krankenhäuser (Abb. 49). Diese neuen Einrichtungen dienten einer Verräumlichung des Pathologischen, indem sie eine Absonderung der Kranken von der Gemeinschaft und eine Zentralisierung der Kranken bewirkten, aber auch eine binnendifferenzierende Klassifizierung der Krankheit. Das Krankenbett als neuer Ort der Diagnose, die systematisch betriebene Untersuchung der Leichen, eine neue ärztliche Fachsprache, die Operationsmedizin und die wissenschaftliche „Enthüllung“ des Körperinnenraumes waren Resultanten der Einrichtung von Krankenhäusern: Die Ursache der Krankheiten aus der Vielfalt der Symptome durch den Arzt zu destillieren, einen neuen Blick auf Wahrnehmung von Krankheit zu generieren und eine Ausbildungsstätte zur Prävention gegen Krankheiten zu werden, war deklariertes Ziel der neuen Krankenhäuser.

Neben den diskursgeschichtlichen Untersuchungen Foucaults versuchte man die auch im Sinne von Sozialdisziplinierung[790] geschaffenen Krankenhäuser mit dem Begriff der Medikalisierung zu fassen, der den freilich nicht als umfassend zu verstehenden Versuch des neuzeitlichen Staates beschreibt, allen Schichten der Bevölkerung medizinisches Angebot im Sinne einer Erhaltung der Arbeitskraft und der Vermeidung von Armut zukom-

---

788 Am Beispiel des Bürgermeisters von Waidhofen/Ybbs Dr. Theodor Plenker und der Eröffnung des Krankenhauses (1910) Maier, Waidhofen 232f.

789 Foucault, Geburt der Klinik.

790 Dargestellt etwa in: Institutions of Confinement.

men zu lassen. Die über Impfungen (etwa der Pockenimpfung) medikalisierten Körper wurden von neuen Heilspezialisten (im Gegensatz zu den verdrängten nichtakademischen Heilern) behandelt, die allmählich auch neue Behandlungsmethoden wie Operationen und neue Verfahren der Geburtshilfe zur Anwendung brachten[791]. Gesundheit als der Schrittmacher kommunaler Fürsorgebemühungen avancierte neben Hygiene im 19. Jahrhundert, dem Zeitalter des epidemiologischen Überganges in der Stadt, angesichts hoher Sterblichkeit und den Seuchen (etwa Cholera) in den Industriestädten zu einem Leitbegriff des öffentlichen Lebens[792].

Umgekehrt gab es jenseits der staatlich-ärztlichen Anstrengungen ein großes Bedürfnis vor allem der pauperisierten Bevölkerung (Dienstboten, Handwerksgesellen) nach medizinischer Versorgung. Die nun medikalen Krankenhäuser kämpften lange mit dem Geruch der Armenanstalt und eroberten sich erst langsam – gefördert auch von adelig-landesfürstlichen Krankenhausstiftungen – ein bürgerliches Publikum[793]. Nach einem Vorschlag von Francisca Loetz, der den nach Verschwörung klingenden Disziplinierungsansatz des Staates auf den Untertan (Medikalisierung) überwinden sollte, kam der „medizinischen Vergesellschaftung“[794] im Sinne eines Aushandlungsprozesses große Bedeutung zu, was viele Folgeeffekte zeitigte: Einerseits wurde Krankheit verstärkt als politisches Problem gesehen, dem es durch organisatorische-finanzielle Anstrengungen öffentlicher Fürsorge entgegenzutreten galt. Andererseits entwickelten sich die Ärzte von einem gelehrten Stand zu einer sich in der Praxis beweisenden Profession und zu Experten der Hygiene.

Die Medikalisierung der Gesellschaft im Bereich der Krankenhäuser erfolgte in der Habsburgermonarchie vielfach erst in der zweiten Hälfte des 19. Jahrhunderts, die gängigste Behandlungsform der sich entwickelnden „Volksgesundheit“ blieb die private Pflege. Die lange noch als soziale Einrichtungen rezipierten Krankenhäuser standen aufgrund hoher Mortalitätszahlen[795], hoher Anfälligkeit für Infektionen lange Zeit im Geruch, „Pforten zum Tod“[796] zu sein. Theodor Billroth, Nestor der Wiener medizinischen Schule, erklärte noch 1860 über den gefährlichen „Hospitalismus“: „Ein Spital wird man nur dann wählen, wenn die Verhältnisse es durchaus nicht anders gestatten“[797]. Noch weit ins 19. Jahrhundert hinein waren die Krankenhäuser Ort der Wiederherstellung der für die industrielle Arbeit essentiellen Arbeitskraft, umgekehrt aber auch ein Ort der Pflege und des Sterbens.

Vor dem Hintergrund der Aufhebung der Grundherrschaften und der Konstitution der Gemeinden nach 1848 kamen den neu geschaffenen Gemeinden neue Aufgaben auch im sozialen Bereich zu. Krankenhäuser entstanden neben den städtischen Banken – und vielfach mitfinanziert von den städtischen Sparkassen – allerorten, wenn auch die Kommunen bald an die Grenzen der Finanzierbarkeit stießen, sodass die Länder einspringen

---

791 Eckart–Jütte, Medikalisierung.

792 Als kurzgefasste Problemskizze Labisch–Vögele, Stadt und Gesundheit 396–424; als Überblick etwa der Katalog „Sei sauber ...!“.

793 Zur Krankenhaus als „Nebenprodukt der Industrialisierung“ Göckenjan, Kurieren und Staat machen 215.

794 Loetz, Vom Kranken zum Patienten 253–316.

795 Bolognese-Leuchtenmüller, Bevölkerungsentwicklung 261: 1880 wurden insgesamt 210.453 Personen (153.932 öffentlich/56.521 private Krankenhäuser) „entlassen“, davon starben 12,74 %, also 26.815 Patienten (20.251 öffentlich/6.564 privat). Im Jahr 1910 wurden 634.873 Patienten (514.544 öffentlich/120.329 privat) „entlassen“, davon starben 7,35 %, also 46.655 Patienten (38.540 öffentlich/8.048 privat).

796 Vögele, Sozialgeschichte 343.

797 Artner, Krankenhäuser 159.

mussten. Die Krankenhauslandschaft des 19. Jahrhunderts gliederte sich nach einem Erlass von 1856 in öffentliche und private Krankenhäuser[798], wobei sich öffentliche, vom Land (Landesfonds) finanzierte Krankenhäuser als Heilstätten, die gleichermaßen für einheimische wie fremde Kranke zuständig waren, deklarieren mussten. Der Ersatz der Ausgaben auf der Grundlage von Verpflegungskostensätzen bedeutete für die öffentlichen Krankenhäuser große finanzielle Abhängigkeit vom jeweiligen Landesfonds, ermöglichte aber auch die Aufnahme von Zahlungsunfähigen.

Das zwischen den Sanitätsbezirken und dem Land ausgehandelte Öffentlichkeitsrecht wurde den meist in Städten gelegenen Krankenhäusern, wie das Beispiel des heutigen Niederösterreich zeigt, zögerlich erteilt: In den 1850er Jahren erhielten Hainburg (1856 öffentlich), Horn (1851), Klosterneuburg (1856), Korneuburg (1856), Krems (1856), St. Pölten (1856) und Wiener Neustadt (1856) das Öffentlichkeitsrecht[799], in den 1860er Jahren folgten Waidhofen/Thaya (1863) und Waidhofen/Ybbs (1864), in den 1870er Jahren Hollabrunn (1877), Stockerau (1873), Zwettl (1873), in den 1880er Jahren Baden (1885), Melk (1881) und Mödling (1882), in den 1890er Jahren Allentsteig (1894), Eggenburg (1896), Neunkirchen (1896) und nach 1900 schließlich Amstetten, Bruck/Leitha, Lilienfeld (als erstes echtes, von allen Gemeinden des Bezirkes unterhaltenes Bezirkskrankenhaus), Mistelbach und Scheibbs. Nach dem Reichssanitätsgesetz vom 30. April 1870 kam dem Staat (bzw. in weiterer Folge den Ländern) die „Oberaufsicht über das gesammte Sanitätswesen und die oberste Leitung der Medicinalangelegenheiten" zu[800].

Schon die Gewerbeordnung von 1859 sah bei gefährlichen Betrieben die Schaffung von Betriebskassen zur Versorgung Kranker vor, Dienstgeber von Dienstboten mussten einige Wochen lang für ihre kranken Bediensteten aufkommen. Im Jahr 1887 wurde die Unfallversicherung und 1888 (mit Gültigkeit 1889) die soziale Krankenversicherung gesetzlich eingeführt, womit die Verpflegkosten für Mitglieder übernommen werden mussten. Öffentliche Spitäler hoben neben allen erforderlichen Voraussetzungen zur Heilung und Pflege von Kranken fixe Verpflegetaxen ein, die im Fall der Uneinbringlichkeit (auch vom Arbeitgeber, Angehörigen, aus den Mitteln der eigenen Pension) vom jeweiligen Landesfonds bezahlt werden mussten[801]. Für die nicht immer friktionsfrei verlaufende Finanzierung der öffentlichen, auch in ihrer Rechnungslegung kontrollierten Krankenhäuser waren die Länder zuständig, weshalb beispielsweise in Wien nicht die Stadt, sondern die niederösterreichische Statthalterei verantwortlich zeichnete. Der Wiener Krankenanstaltsfonds, ursprünglich gespeist aus dem Vermögen der aufgelassenen Klöster, übernahm die Betriebsauslagen, die nicht durch die insgesamt geringen Einnahmen von den Kranken der Wiener Krankenhäuser (auch durch Abkommen mit ausländischen Staaten geregelt) gedeckt wurden. Während die öffentlichen Krankenhäuser große Bettenkapazitäten aufwiesen, stellten die in Wien deutlich überrepräsentierten privaten Krankenhäuser kleine Strukturen für die Krankenversorgung zur Verfügung. Im Jahr 1911 standen 5.515 öffentliche 2.200 privaten Betten (also ein Verhältnis von 71 % zu 29 %) gegenüber.

Stationäre Krankenpflege war in den Bürgerspitälern meist eine weibliche Tätigkeit, doch werden neben den Aufwärterinnen (Siechendirnen) regelmäßig auch schon Aufwär-

798 Melichar, Krankenanstalten 245–250; Artner, Krankenhäuser 52.

799 Ebd. 10. Die Daten der Ernennung zum öffentlichen Krankenhaus nach Artner.

800 Gesetz vom 30. April 1870 (Reichssanitätsgesetz), Abdruck in Praschinger, Wiener Krankenanstalten 2 48–53. Immer noch ein wichtiger Überblick bei Daimer, Handbuch.

801 Artner, Krankenhäuser 52–61.

ter (Siechenknechte) erwähnt. Eine spezielle berufliche Vorbildung für dieses Berufsfeld kennt erst das 19. Jahrhundert[802]. Lange Zeit mussten in den Bürgerspitälern die Insassen bei der Pflege der Kranken mithelfen. Die Krankenhäuser verfügten meist schon über systemisierte Pflegekräfte. In der Entwicklung des Pflegepersonals lässt sich eine allmähliche Vergeistlichung des Personals zeigen. Während um 1830 im Bereich des heutigen Österreich noch fünf Mal so viele weltliche Pfleger die Kranken pflegten als geistliche, behielten die geistlichen, mit dem Arbeitsbegriff der „Nächstenliebe" operierenden Pfleger (vor allem die Barmherzigen Schwestern, neue Pflegeorden) um 1900 die Oberhand – das noch nicht durch Schulung geprägte Berufsbild hatte sich zudem verweiblicht[803]. Die schlecht bezahlten Wärterinnen mussten meist im Krankensaal „wohnen" und dort auch ihre Freizeit verbringen, um die Personalkosten niedrig zu halten. Der Wundarzt wurde zunehmend durch den Sekundararzt ersetzt; einheitliche Hausordnungen legten Tätigkeiten für den Verwalter und die Patienten fest[804]. Das Verhältnis von Ärzten und Patienten bestand 1911 (Tabelle 7) im Regelfall in einer Relation von einem Arzt zu drei bis höchstens vier in der Pflege tätigen Personen[805].

Tabelle 7: Öffentliche und Private Krankenhäuser für Wien (Stand 1911)

Öffentliche Krankenhäuser	B	Ä/Pf	Private Spitäler	B	Ä/Pf
Allgemeines Krankenhaus	2.000	125/380	Barmherzige Brüder	350	10/48
Krankenhaus Wieden	570	44/101	Elisabethinen	90	3/18
Kaiser Franz-Joseph Spital	726	49/164	Klosterspital Schwester von Franz von Assisi	80	6/16
Kaiserin Elisabeth-Spital	530	35/101	Spital der Barmherzigen Schwestern von Gumpendorf	100	4/22
Kronprinzessin Stephanie-Spital	108	5/26	Maria Theresien-Frauen-Hospital	35	4/12
Wilhelminen-Spital	437	25/142	Krankeninstitut für Handlungskommis	20	2/4
St.-Rochus-Spital	94	6/16	Allgemeine Poliklinik	138	27/25
Erzherzog Sophie-Spital-Stiftung	190	10/47	Spital israelitische Kultusgemeinde	170	19/37
Rudolf-Stiftung	860	48/130			

802 Siehe Vanja, Aufwärterinnen. Am Beispiel der Bürgerspitäler Scheutz, Ausdifferenzierungsprozess. Siehe für das 19. Jahrhundert Walter, Pflege.

803 Walter, Pflege 72–85.

804 Artner, Krankenhäuser 68–70.

805 Hofmokl, Heilanstalten 292–309 (Stand 1911): NÖ Ärzte 600, Pfleger 1.994, OÖ 83 Ärzte, 352 Pfleger, Salzburg 43 Ärzte und 127 Pfleger, Stmk. 189 Ärzte, 687 Pfleger, Kärnten 38 Ärzte, 154 Pfleger, Tirol 109 Ärzte, 482 Pfleger, Vorarlberg 7 Ärzte 27 Pfleger.

Öffentliche Krankenhäuser	B	Ä/Pf	Private Spitäler	B	Ä/Pf
			Evangelisches Diakonissenhaus	40	5/8
			Krankenhaus der Wiener Kaufmannschaft	130	8/32
			Rudolfinerhaus	100	5/40
			Kinderspitäler	497	35/99
			Sanatorien	450	41/141
Summe	5.515	347/ 1.107	Summe	2.200	169/502

Siglen: B = Betten; Ä/Pf = Ärzte/Pflegepersonal; Quelle: HOFMOKL, Heilanstalten 292.

Auf Ebene der Habsburgermonarchie gab es 1911 (Tabelle 7, S. 193f.) insgesamt 58.332 Betten in 696 Krankenhäusern, davon 42.422 Betten (72,73 %) in 270 öffentlichen und 15.910 (27,27 %) in 426, meist klein dimensionierten privaten Krankenhäusern (55 Werk- und Fabrikkrankenhäuser, 51 Krankenhäuser geistlicher Orden, 24 Anstalten für jüdische Patienten und 70 Privatsanatorien), wobei auf dem Gebiet des heutigen Österreich lediglich das Bundesland Salzburg in jedem politischen Bezirk ein Krankenhaus aufwies[806]. Mehr als zwei Drittel der Krankenhausbetten standen in öffentlichen Krankenhäusern. In den 1910er Jahren wies die Habsburgermonarchie ein Krankenhaus pro 40.000 Einwohner auf; Salzburg (8.000 Einwohner/Krankenhaus) und Oberösterreich (15.000) erscheinen überdurchschnittlich aufgrund vieler kleiner Krankenhäuser versorgt. Öffentliche Spitäler waren im Durchschnitt größer als private Spitäler, der Versorgungsgrad an Krankenhäusern war deutlich gestiegen. Während in Niederösterreich etwa 1830 noch auf 500 Einwohner ein Krankenhausbett entfiel, belief sich das Verhältnis 1870 bereits auf 1:350 und 1910 auf 1:330. Ähnliche Tendenz zeigen die Kurven in den erbländischen Teilen der Habsburgermonarchie (Steiermark 1870 1:800, 1910 1:260)[807]. Als Vergleich sei angemerkt, dass für die multifunktionalen frühneuzeitlichen Spitäler beispielsweise für die Steiermark um 1750 ein Verhältnis von einem Spitalplatz pro 530 Einwohner errechnet wurde[808].

---

806 Zur Sanitätsstatistik (etwa auch die Bedeutung des Sanitätsrates) BOLOGNESE-LEUCHTENMÜLLER, Bevölkerungsentwicklung 150–153.

807 HOFMOKL, Heilanstalten 24: Betten pro Einwohner (Stand 1911): Salzburg 1:240, Oberösterreich 1:290, Niederösterreich 1:330, Steiermark 1:260, Kärnten 1:300, Tirol 1:240, Vorarlberg 1:560; Galizien 1:1.100.

808 WATZKA, Arme, Kranke, Verrückte 35.

Tabelle 8: Bettenzahl pro öffentliches/privates Krankenhaus im Jahr 1911 auf dem Gebiet des heutigen Österreich

	Öffentliche Krankenhäuser					Private Krankenhäuser				
	Bis 50	51–150	151–300	Über 300	Summe	Bis 50	51–150	151–300	über 300	Summe
NÖ	11	10	5	7	33	21	18	2	1	42
OÖ	5	5	3	1	14	29	7	–	–	36
Stmk	–	8	7	2	17	36	6	2	–	44
Salzb.	1	1	–	1	3	23	–	–	–	23
Tirol/ Vorarl.	4	12	3	2	21	13	11	–	–	24
Kärnten	–	1	1	1	3	13	2	–	–	15
Summe	21	37	19	14	91	135	44	4	1	184

Quelle: Hofmokl, Heilanstalten 23.

Die Patientenstruktur der Krankenhäuser im 20. Jahrhundert erfuhr im Vergleich zum 19. Jahrhundert (Tabelle 8) eine deutliche Veränderung, wie sich etwa am Beispiel der Wiener Rudolfstiftung gut zeigen lässt. Während die Rudolfstiftung 1884 860 und nach dem Neubau der Rudolfstiftung 1984 fast unverändert 870 Betten aufwies[809], zeigen sich deutliche Änderungen bei der durchschnittlichen Verweildauer 32 Tage (1884) gegenüber 9,3 Tagen (1984), beim durchschnittlichen Alter der Aufgenommenen 34,74 Jahre (1884) gegen 54,53 Jahre (1984), beim durchschnittlichen Alter der Gestorbenen 37,43 Jahre (1884) gegen 76,75 Jahre (1984) und generell bei der Zahl der Operationen, wo 222 Operationen des Jahres 1884 mit rund 22.556 Operationen des Jahres 1984 kontrastierten. Standen 1884 noch Geschlechtskrankheiten an vorderster Stelle, gefolgt von der „Wiener Krankheit“[810] Tuberkulose, Skabies (Krätze) und Bronchitis sowie Rheuma, so rangierten in den 1980er Jahren dagegen Magen-, Darm-, Herz- und Gefäßerkrankungen an erster Position. Während 1884 nur 2.000 Personen ambulant betreut wurden, waren es 1984 207.000, was sich auch in einem deutlichen Anwachsen des Personals (1884: 143 Personen, 1984: 1.348) niederschlägt. Untersucht man die Krankenstatistiken der Habsburgermonarchie, dann mussten 1910 folgende Krankheiten im Durchschnitt behandelt werden: 10 % aller Krankheitsfälle Verdauungsorgane, 10 % Atmungsorgane, 8 % Verletzungen, 8 % Augenerkrankungen, 6 % syphilitische Erkrankungen, 5,5 % Tuberkulose, 2 % Krebserkrankungen[811].

809 Als Vergleich die Abteilungsstruktur der Krankenanstalt Rudolfstiftung: 1884: drei Medizinische Abteilungen (446 Betten), zwei Chirurgische Abteilungen (174), eine Gynäkologische Abteilung (28), eine Augenabteilung (58), eine Hautabteilung (154); im Jahr 1984: drei Medizinische Abteilungen (281 Betten), zwei Chirurgische Abteilungen (136), eine Neurochirurgische Abteilung (58), eine gynäkologisch-geburtshilfliche Abteilung (105), eine Hautabteilung (73), eine Augenabteilung (73), eine Neurologische Abteilung (34), eine Urologische Abteilung (68), eine HNO-Abteilung (34), ein Anästhesiologie-Institut (8). Alle Angaben zum Folgenden aus Stacher, Wiener Spitäler 21–25.

810 Dietrich-Daum, „Wiener Krankheit“.

811 Hofmokl, Heilanstalten 26.

Die Frequenzdaten der Krankenhäuser im 19. Jahrhundert verdeutlichen, dass die Entwicklung vom mittellosen Patienten zu den „wirtschaftlich höher stehenden Bevölkerungsschichten“[812] in den 1880er bis 1900er Jahren vollzogen wurde. Im Jahr 1870 gab es in Niederösterreich (damals Wien und Niederösterreich) 55.912 Krankenaufnahmen, im Jahr 1910 dagegen schon 152.426; in der Steiermark 1870 noch 15.179, dagegen 1910 schon 54.201. Damit trat eine Verdreifachung der Patientenzahlen innerhalb von 40 Jahren auf. Ähnlich verlief die Entwicklung im Linzer Allgemeinen Krankenhaus: Im Jahr 1876 kamen 1.166 (1883: 1.781) Aufnahmen auf insgesamt 32.132 Verpflegstage (1883: 40.528)[813]. Die ersten Operationen lassen sich in Linz für 1890 265 (1901: 1.201) nachweisen bei sinkender Tendenz an Verpflegungstagen (in den 1870er Jahren noch über 30 Tage, dagegen 1912 rund 25 Tage).

Der Transformationsvorgang von den geistlich-karitativ geprägten Grundherrschafts- und Bürgerspitälern des 18. Jahrhunderts hin zu modernen, der Akutmedizin gewidmeten Krankenhäusern – pointiert gesprochen vom betenden Alten in der Wartekammer des Todes zum genesenden Patienten – ist für die Habsburgermonarchie noch kaum hinlänglich erforscht[814]. Die Entwicklung von Krankenhäusern in der Habsburgermonarchie in der zweiten Hälfte des 19. Jahrhunderts – der Pionierzeit des allgemeinen Krankenhauswesens – scheint nach gegenwärtigem Forschungsstand einerseits als Ergebnis von staatlich-landesfürstlichen Top-down-Prozessen etabliert worden zu sein (St.-Johanns-Spital, josephinische Gründungen der Allgemeinen Krankenhäuser, Gründungen des Kaiserhauses). Andererseits lassen sich viele Krankenhausgründungen als bottum-up-Prozesse beschreiben, bei denen geistliche/weltliche Gruppierungen, bürgerlich/handwerkliche Vereine oder auch bürgerliche/adelige Benefaktoren oder Kommunen Anstalten gründeten, die nach der Gründung von der Stiftergruppe finanziell getragen wurden oder – mitunter nach langem Kampf – das Öffentlichkeitsrecht erlangten, wodurch die Pflegekosten der Insassen von Land/Stadt getragen wurden. Der vielfach über die Stadtsparkassen mitfinanzierte Neubau von Krankenhäusern (Konkurrenz von Korridor- versus Pavillonsystem) stand erst gegen Ende des 19. Jahrhunderts auf der Agenda vieler Kommunen, davor behalf man sich mit oft ungenügenden, den medizinischen Vorgaben wenig entsprechenden Adaptationen. Stadträumlich erlebten die Krankenhäuser des 19. Jahrhunderts eine ähnliche Entwicklung wie die ebenfalls dem Hygienediskurs verpflichteten Friedhöfe: Während die Spitäler des Mittelalters noch vor der Stadt lagen, siedelten sie sich in der Frühen Neuzeit innerhalb der Mauern an. Erst im 19. Jahrhundert lagerte man die Krankenhäuser aufgrund der Miasmenkonzeption an der Peripherie an. Der stadträumlichen Peripherie entsprach auch der sozialgeschichtliche Befund einer im Wesentlichen ärmlichen Patientenpopulation. Das Krankenhaus war in der zweiten Jahrhunderthälfte von Dienstboten und Fabrikarbeitern bevölkert, die etwa in den Wiener Krankenhäusern eine nie gekannte Versorgung erhielten. Das Pavillonsystem isolierte nicht nur die Kranken, sondern schuf parallel dazu auch eine selektive, von Armut geprägte Krankenhauspopulation; umgekehrt offerierte das Krankenhaus den armen Dienstboten und kranken Industriearbeitern mitunter ungeahnten „Luxus“: „Ich hatte wieder gute Nahrung und Annehmlichkeiten, die ich sonst nicht gekannt hatte“[815], so berichtet die

812 Ebd. 25.

813 Stadler, Armee-Spital 92f.

814 Siehe dazu Dross, Stadt und Hospital/Krankenhaus 33–41; Scheutz–Weiss, Rosenkranz 23–32.

815 Popp, Jugendgeschichte 24.

Sozialdemokratin und Frauenrechtlerin Adelheid Popp (1869–1939) über ihren Krankenhausaufenthalt in jungen Jahren, bevor sie als „Unheilbare" in ein Armenhaus gesteckt wurde. Diese Gruppe einer überwiegend aus mobilen Arbeitskräften bestehenden, frühen Krankenhauspopulation veränderte sich gegen Ende des Jahrhunderts allmählich. Die Frauenquote wuchs, ebenso wie der Anteil der Alten und Kinder zunahm. Die nach der Jahrhundertwende allmählich wieder zentrierten Krankenhausbauten nahmen dann schon eine sozial gewandelte „Krankenhauspopulation" auf, weil das Krankenhaus am Beginn des 20. Jahrhunderts als Ort der Heilung den Geruch des Armenhauses zu verlieren begann.

2.9 Armen- und Versorgungshäuser. Von der Disziplinierungsanstalt zur Alters- und Armenversorgungsanstalt

Seit sich der österreichische Milliardär Frank Stronach mit seinem „Team Stronach" in der österreichischen Tagespolitik engagierte, hatten die (absurden) Ideen zur Lösung der sozialen Frage zugenommen. Mitte September 2014 schlug Christoph Hagen, Nationalratsabgeordneter dieser Partei, ernsthaft vor, Armenhäuser und Lebensmittelmarken ins Auge fassen zu wollen, um das „Ausnutzen des Sozialsystems zu verhindern". Aufgrund der in Österreich gesetzlich geregelten Mindestsicherung würden die Menschen letztlich „zum Nichtstun erzogen". Seiner Meinung nach erschien die Wiedereinführung von Armenhäusern sinnvoll. „In Armenhäusern wird man versorgt. Die Leute können gemeinnützig arbeiten und Taschengeld verdienen. Es gibt einen Gemeinschaftsraum mit Fernseher sowie Dusche und WC am Gang". Ein kleines Einzelzimmer mit Bett sollte die Privatsphäre garantieren, Luxusstandard lehnte er ab. Bei Familien hingegen „dürften die Kinder nicht unter die Räder kommen"[816]. Der politische Gegner in Gestalt der „NEOS" zeigte sich „schockiert" über das „mittelalterliche" Menschenbild des Teams Stronach und Sozialsprecher Gerald Loacker meinte: „Die Forderung nach Armenhäusern und Lebensmittelmarken stellen jegliche Errungenschaften moderner Sozialstaaten infrage"[817].

Als Historiker dürfte man ebenfalls schockiert sein, einerseits vom Gedankengut, wenn auch dieses im Großteil Europas rechtspopulistisches Spielgeld ist, andererseits von der Unwissenheit der sog. Volksvertreter. Erstens lässt sich nicht mit dem „mittelalterlichen" Menschenbild bzw. dessen Sichtweise argumentieren, zweitens gab es im Mittelalter keine Armenhäuser im strengen Sinn und last, but not least, was genau stellt sich ein Lokalpolitiker – ohne Definitionsangabe – bei aller historischen Unschärfe und Vorbelastung tatsächlich unter einem Armenhaus vor?

Die Ausdifferenzierung des Spitalkonzeptes brachte auch in Österreich im späten 17. bzw. im Verlauf des 18. Jahrhunderts neue Konzepte und Formen von Unterbringungsanstalten hervor. Inwieweit diesen Entwürfen ein besonderer Zwangscharakter anhaftete, soll hier geklärt werden. Zu diesen Institutionen zählten die Armenhäuser, die „bloße" Arme, Altersschwache, Waisenkinder, körperlich oder geistig Behinderte und chronisch Kranke beherbergten; darunter befanden sich dort überdies sozial deviante Personen. Üblicherweise unterschieden sich Armenhäuser hinsichtlich ihrer Größe von den Spitälern; in ihnen wohnten meistens einige hundert Personen (Frauen, Männer, Kinder) und die

---

816 Team Stronach will Armenhäuser wiederbeleben, http://orf.at/stories/2245895 [17. 9. 2014].

817 Ebd.

Einrichtungen wurden vom Staat bzw. den Landesfürsten finanziert[818]. In der Frühen Neuzeit bezeichnete man bisweilen selbst kleine Spitäler als „Armenhäuser" (z. B. das sog. Armenhaus in Zell im Zillertal)[819], die in den Quellen aber auch als „Bruderhaus" aufscheinen (so z. B. das Armenhaus/Bruderhaus in Hofgastein). Diese diffuse Terminologie macht schon deutlich, dass es sich vielmehr um traditionelle Spitäler handelte, in denen zwar bevorrechtete, aber dennoch stigmatisierte Arme wohnten[820]. Im 19. Jahrhundert wurden in größeren Städten die „Armen" zunehmend in Randlagen versorgt, ja einige nicht-bürgerliche Versorgungshäuser siedelten die Stadtverwaltungen bewusst am Land nach Art von „kolonialen Außenposten"[821] an, um einerseits Geld zu sparen und andererseits auf Armut disziplinierend zu wirken.

2.9.1 Armenhäuser der Frühen Neuzeit am Beispiel von Lambach, Graz und Klagenfurt

Neben dem bekannten, kaum 90 Jahre bestehenden Großarmenhaus Wien[822] (Alser Straße 4, Spitalgasse 2–4), gegründet unter Kaiser Leopold I., soll vor allem das unbekannte Armenhaus in Lambach/OÖ. kurz vorgestellt und die wechselvolle Geschichte der beiden Häuser in Graz sowie Klagenfurt präsentiert werden, um eine breitere Vorstellung des Spitaltyps Armenhaus zu vermitteln.

In Lambach wurde bei der Neugründung des frühneuzeitlichen St. Josephsspitals im 16. Jahrhundert durch Abt Burkhard Furtenbacher (1585–1599) vermutlich an einen mittelalterlichen Vorgängerbau angeknüpft, dessen Existenz und Lage bisher nicht belegt werden konnte[823]. Diese Anstalt darf nicht nur als Sozialmaßnahme im Kampf gegen die Armut, sondern auch als Instrument der Rekatholisierung interpretiert werden, die im Markt Lambach erst unter Abt Burkhard endgültig zum Tragen kam[824]. Knapp 80 Jahre später wurde die klösterliche (Neu-)Gründung des Hauses in einer Urkunde vom 19. März 1675 seitens des Abtes Placidus Georg Hieber (reg. 1640–1678) positiv erwähnt[825], jedoch auch moniert, dass im Spital nur eine bestimmte Anzahl Armer wohnen konnte. Am 24. Juni 1691 erhielten die Insassen eine Hausordnung, die sie ans Haus band und ihre Pflichten sowie Rechte normierte. Die Hausleitung versuchte, die *hospitaler* von den *armben leuthen* deutlich zu scheiden und damit eine Hierarchisierung innerhalb der Anstalt durchzusetzen[826]. Es ist unklar, ob das Armenhaus bereits seit der Neugründung pa-

---

818 Watzka, Arme, Kranke, Verrückte 16; Jetter, Europäisches Hospital 145–170. Davon deutlich zu unterscheiden sind Stiftungen des Adels, vgl. dazu die hervorragende Studie von Bernhardt, Armenhäuser 18f.

819 Weiss, Providum imperium felix 103, 105; SLA, Geheime Hofkanzlei LII/1 (*Auszug deren berichten von denen hochfürstlichen beamten Inner Gebürg über die denenselben ausgesezte fragstücke im land-allmosen weesen*, 1772/73).

820 Weiss, Almosen 110.

821 Scheutz, „Der blaue Herrgott" 288.

822 Zum 1693 gegründeten und 1733 baulich abgeschlossenen Wiener Großarmenhaus (dotiert mit dem Lohnwagengefälle ab 1697, 1750 Abschaffung des Lohnwagenamtes) etwa Bräuer, Bettler und Bettelwesen 73–79.

823 Detailliert zur Geschichte des Hauses Weiss–Gigler, „Thrännen"; Scheutz–Weiss, Spital als Lebensform 245–250 (Klosterspital Lambach).

824 Heilingsetzer, Humanismus und Aufklärung 93–96; Eder, Glaubensspaltung 197.

825 StiftsA Lambach, Urkundensammlung 1675 März 19; Scheutz–Weiss, Spital als Lebensform 819–822 (Klosterspital Lambach 1675).

826 StiftsA Lambach, Schbd. 224, E/IV/1b, Ordnung des Klosterspitals und Instruktion für den Klos-

rallel zum Spital existierte und ob sich die Zimmer der Armen ebenfalls im gemeinsamen Haus befanden, die Spitalmeister hatten auf jeden Fall vierteljährlich einen *wahrhafften bericht* auch über diese Institution vorzulegen. Tatsache ist ferner, dass für das *armbeshauß* eine stark gestraffte, in vier Punkte gegliederte Ordnung vorgelegt wurde: (1) Die Insassen mussten ein frommes und friedliches Leben führen, worauf die Spitalmeister zu achten hatten. (2) Als Aufsichtsperson fungierte der Bettelrichter des Ortes. Die Bewohner trafen sich während des Tages im Gemeinschaftszimmer; im Winter schliefen sie vermutlich sogar an diesem geheizten Ort. (3) Es gab einen gesonderten Raum für Pilger und andere arme Personen, die nur nächtigen wollten. Erkrankte jemand von diesen wallfahrenden Frauen und Männern, wurde diese von den Armen gepflegt. (4) Es herrschte strikte Arbeitspflicht für die Hausinsassen[827].

Es versteht sich beinahe von selbst, dass sich unter der Klientel des Armenhauses vermutlich keine Angestellten des Stiftes Lambach oder Bürger des Marktes befanden, vielmehr muss man an Personen denken, für die es sozial undenkbar war, im Bürgerspital versorgt zu werden. Leider entzieht sich die weitere Geschichte dieses frühen, ungewöhnlichen Armenhauses (kirchlich finanziert, bürgerlich kontrolliert, wenige Personen als Bewohner) dem historischen Zugriff, da sich keine weiteren Dokumente im Stiftsarchiv Lambach erhalten haben.

Das erbärmliche Leben im Armenhaus in Graz war für viele Insassen die letzte Station auf dem mühevollen Weg in den Tod. Das Beispiel der 61-jährigen Bettlerin Elisabeth Hebartner, die im August 1783 in das Armenhaus Graz gebracht wurde, vermag dies zu verdeutlichen: Die Tochter eines Korporals im Regiment Heister wurde auf einem Marsch an einem unbekannten Ort in Siebenbürgen im Jahr 1722 geboren, Mutter und Kind folgten dem Vater mit dem militärischen Tross bis nach Graz, wo die Eltern früh verstarben. Mit 22 Jahren heiratete sie dort einen ehemaligen Gefreiten, von dem sie fünf Kinder empfing, die jedoch alle einen raschen Tod fanden. Nach einer erhaltenen Erbschaft zog das Ehepaar Hebartner 1752 nach Wien, wo sie ausgeraubt wurden und dabei ihr gesamtes Vermögen verloren. Der Ehemann dürfte an den Folgen des Überfalls verstorben sein. Eine Audienz bei Maria Theresia am 1. Mai 1753 endete mit einer Gabe von 3 fl., worauf die Witwe nach Graz zurückkehrte und als Inwohnerin mit Stricken und Spinnen zu überleben versuchte. Die subsistenzsichernden Arbeiten blieben zunehmend aus und Elisabeth Hebartner musste gezwungenermaßen dem Bettel nachgehen, wobei sie in der Nacht vom 30. auf den 31. Mai 1783 schließlich im Landgericht Weinburg (Steiermark) bei einer General-Landesvisitation aufgegriffen wurde. Die Gesundheit der Frau war deutlich in Mitleidenschaft gezogen, sie war erwerbsunfähig und musste daher dauerhaft versorgt werden. Ihr Geburtsort ließ sich nicht ermitteln, eine Abschiebung mittels des Schubsystems kam somit nicht in Frage, sodass nur mehr der Aufenthalt im Armenhaus Graz zur Debatte stand[828]. Die Aufnahme in die Institution konnte dabei auf zwei Wegen erfolgen, einerseits gegen den Willen der Betroffenen und andererseits auf Antrag (Supplikation) verarmter Frauen und Männer[829].

---

terspital-Spitalmeister in Lambach, 1691 Juni 24; Scheutz–Weiss, Spital als Lebensform 248f.; 823–830, hier 825 (Klosterspital Lambach 1691); Weiss–Gigler, „Thrännen“ 436–439.

827 Scheutz–Weiss, Spital als Lebensform 825 (Klosterspital Lambach 1691).

828 Hammer-Luza, „Publico“ 195.

829 Ebd. 204.

Das dominante Gebäude in der Murvorstadt, lange Zeit die einzige steirische Armenanstalt, welche den Kriterien eines Armenhauses genügte, wurde 1724 in Angriff genommen, angedacht wurde dieses landesfürstliche Projekt bereits unter Kaiser Leopold I., welcher der innerösterreichischen Hofkammer den Befehl erteilt hatte, die „starken" Bettler und das vagierende herrenlose *Gesündl* in Schach zu halten. Für diesen unerwünschten Personenkreis sollte ein neues Haus errichtet werden und man wollte die Frauen und Männer zu öffentlichen Arbeiten (*ad operas publicas*) heranziehen[830]. Wie so häufig, blieb es jedoch bei der Absichtserklärung, denn erst Karl VI. befahl tatsächlich den Bau, der in den Jahren 1724 bis 1727 in der Vorstadt Gries verwirklicht wurde. Der Landesfürst, die Stände, die Stadt Graz, private und adelige Spender sowie – unfreiwillig – die Einwohnerschaft der Stadt leisteten finanzielle Beiträge. Um das Projekt nicht in Misskredit zu bringen, verrieten die Verantwortlichen nicht die volle Wahrheit und man sprach in einem „Eigentlichen Entwurf oder Nachricht Des in allhiesiger Lands-Fürstlichen Haubt-Stadt Grätz errichteten Armen-Hauses" von der Unterbringung der „würdigen" Armen. Vor allem den vermögenden freiwilligen und privaten Geldgebern wollten die Verantwortlichen das Schicksal armer Witwen und Waisen vor Augen führen und nicht unbedingt auf Bettler verweisen, die deutlich weniger Ansehen genossen[831]. Die im Jahr 1727 oder 1728 verfasste *Regul und Obligation*[832], welche mit der Arbeitspflicht nebenbei den Zwangscharakter der Anstalt betonte, strich heraus, dass die Hausleitung nicht daran dachte, die Normgestaltung den Insassen zu überlassen. Hausvater und -mutter sollten laut den 14 Ordnungspunkten ein strengeres Regime als in einem Spital führen, jeglichen Streit unter Frauen, Männern und Kinder vermeiden, diese, wenn notwendig, bestrafen, ihnen nur äußerst kurz bemessene Ausgänge in die Stadt erlauben und sie penibel überwachen[833]. Behält man allerdings in Erinnerung, dass 1753 ca. 550 Personen vom Armenhaus betreut wurden, von denen viele nicht in der Institution leben[834], so blieb diese Ankündigung eine bloße Chimäre verbeamteten Realitätsverlustes.

Der Müßiggang galt im Haus als besonderes Schreckgespenst, das es – stärker als im Spital – zu bekämpfen galt. Neben der Verrichtung der Gebetsarbeit und der Verpflichtung zur Reinlichkeit (Säuberung der Zimmer, der Gänge, Höfe und Abtritte, Räucherung der Zimmer, Bekämpfung des Ungeziefers etc.) sollten die Insassen weitere Arbeiten, die ihnen vom Hausvater und von der -mutter aufgetragen wurden, *auf jedesmahliges Begehren und Befelch gehorsammlich verrichten / auch das anbefohlene ohne Widerred schleinig vollziehen*[835]. Wer allerdings nicht mehr in die Lage war, diese Arbeiten aus gesundheitlichen Gründen zu verrichten, sollte von den anderen nicht verachtet, sondern vielmehr liebevoll betreut werden[836]. Wurde die Ordnung allerdings „eigensinnig" interpretiert, drohte die Hausleitung mit der Einsperrung in die „Keuche", mit der Verringerung bzw. der Entziehung der Portion, sogar mit den frühneuzeitlichen Strafsanktionen wie Peitsche

---

830 Watzka, Arme, Kranke, Verrückte 120f.; Haydinger, Fürsorge 79.

831 Watzka, Arme, Kranke, Verrückte 121; Haydinger, Fürsorge 80; Hammer-Luza, „Publico" 204.

832 Zur Frage der Datierung vgl. Watzka, Arme, Kranke, Verrückte 122; Scheutz–Weiss, Spital als Lebensform 666–670 (Graz, Armenhaus sine dato [1728]).

833 Ebd. 666 [1–3] (Armenhaus Graz sine dato [1728]).

834 Hammer-Luza, „Publico" 204; Huber-Reismann, Krankheit 338; Valentinitsch, Armenfürsorge 101, 112 (1756 612 Personen); Schreiner, Grätz 362 (um 1800 544 Personen).

835 Scheutz–Weiss, Spital als Lebensform 667 [7] (Armenhaus Graz sine dato [1728]).

836 Ebd. 667 [7–8] (Armenhaus Graz sine dato [1728]).

und Prügelstreichen, *oder andere Weiß / denen übrigen zu einem Exempl*[837]. Diese harte Strafpraxis, die wohl kaum der täglichen Erfahrung entsprach, erinnert an den berühmten Willkomm und Abschied der Zucht- und Arbeitshäuser. Wenig überraschend ist dann auch der Befund, dass diese Einrichtung in Graz unter Kaiser Karl VI. in unmittelbarer Nachbarschaft zum Zucht- und Arbeitshaus errichtet wurde[838].

Vergleicht man nunmehr die Hausordnung mit der *Tags-Ordnung*[839] (maximal sieben Stunden Arbeitsleistung), so sank das obrigkeitliche Getöse rasch in sich zusammen und es dominierten im Sinne eines „traditionell-hospitalartigen Betrieb[es]“[840] die religiösen Pflichten[841], sodass die möglichen wirtschaftlichen Einkünfte grob vernachlässigt wurden. Die Einnahmen aus der Tuchmanufaktur (seit 1737 gemeinsam mit den Insassen des Zucht- und Arbeitshauses) erbrachten in den Jahren 1730 bis 1734 lediglich marginale 150 fl. pro Jahr, die Anstaltsbäckerei spielte zumindest 420 fl. pro Jahr ein. In den 1760er Jahren sanken die Erträge aus der Tuchproduktion dann auf unter 1 % der Gesamteinnahmen (86 fl. von 12.172 fl), wobei nicht vergessen werden sollte, dass die Grazer Tuchmacherzunft großen Widerstand gegen dieses Projekt geleistet hatte. Der Versuch, die Arbeitsleistung der Armen (auszu-)nützen, war damit gründlich gescheitert, man war weiterhin auf traditionelle Einkünfte wie Kapitalzinsen, Legate, Almosen und Deputate angewiesen[842]. Als zusätzliches Problem erwies sich die Tatsache, dass knapp ein Drittel der Insassen in den Musterungsjahren 1726 und 1749 vollständig arbeitsunfähig war[843].

Bei Bezug der Anstalt erfolgte eine ärztliche „Musterung“; Frauen, Männer und Kinder (bis zum siebenten Lebensjahr) wurden mit ihren Daten erfasst und auch hinsichtlich ihrer Arbeitsfähigkeit beurteilt[844]. Wer die Anstalt – in der Gruppe und unter Aufsicht der Stubenmutter bzw. des -vaters mit einem Schild an der eigenen Kleidung – verließ, z. B. um dem Bettel nachzugehen, war für die Außenwelt damit sofort als „Armenhäusler“ erkennbar[845]. Erwachsene erhielten seit den 1730er Jahren 3 xr. pro Tag, Kinder 2 xr., um die nötigen Lebensmittel zu erwerben – eine Summe, die zum Überleben selten reichte. Die eine Hälfte der Bewohner der Anstalt schlief in Massenunterkünften (mehr als 20 Personen pro Raum), die andere Hälfte hatte Räumlichkeiten zur Verfügung, die denen in Bürgerspitälern gleichkamen. Kranke verpflegte man in zwei gesonderten Zimmern, zusätzlich gab es eine eigene Apotheke[846].

Vergleichbar zu den (Bürger-)Spitälern konnte aufgrund des fehlenden Personals auch im Armenhaus Graz die von der Hausordnung normierte Disziplin nicht durchgesetzt werden. Neben der gut geregelten Krankenpflege (ein besoldeter Chirurg, ein nebenberuflich tätiger Arzt, Pflegepersonal)[847] amtierten ein Hausmeister bzw. ein Hausvater (um 1750 zusätzlich noch als Musiker und Lehrer tätig), ein Anstaltsapotheker und der Verpflegskommissar in der Anstalt. Unterstützt wurde dieser Personenkreis von den Stuben-

837 Ebd. 667 [12] (Armenhaus Graz sine dato [1728]).

838 Hammer-Luza, Grazer Zucht- und Arbeitshaus 132.

839 Scheutz–Weiss, Spital als Lebensform 668f. (Armenhaus Graz sine dato [1728]); Haydinger, Fürsorge 89f.

840 Watzka, Arme, Kranke, Verrückte 123.

841 Scheutz–Weiss, Spitalordnung 327–335.

842 Ebd. 122f.; Scheutz–Weiss, Spital als Lebensform 187.

843 Hammer-Luza, „Publico“ 204.

844 Haydinger, Fürsorge 95; Watzka, Arme, Kranke, Verrückte 123.

845 Hammer-Luza, „Publico“ 204.

846 Watzka, Arme, Kranke, Verrückte 124f.

847 Haydinger, Fürsorge 95.

vätern und -müttern als Vorsteher in den kleinen Räumen bzw. Schlafsälen, welche nicht nur die Interessen der Bewohner, sondern überdies jene des Hauses zu vertreten hatten. Es nimmt nicht Wunder, dass die Bewohner den/die jeweiligen Türsteher/in „schmierten“, um die Wirtshäuser oder Freunde aufsuchen zu können. Von einer Abschottung dieses in der Griesvorstadt gelegenen Hauses kann nicht ausgegangen werden, weil es jeglicher Überwachung von außen und innen entbehrte. Unverheiratete Frauen und Männer mussten – freiwillig oder unfreiwillig – in den Schlafräumen zusammenleben, die Betten der Ehepaare waren nicht von Vorhängen umgeben und Sexualität wurde nicht nur in den *Schliepf Winkel*[n] und in den Aborten – offenbar – als Hörtheater ausgelebt. Es gelang nicht einmal, nur die behinderten Menschen und auch andere Bewohner entsprechend zu kleiden: Im Jahr 1780 liefen 50 Frauen und Männer *ganz zerfezet, fast bloß* herum. In der Regel war es nicht notwendig, die Menschen extrem zu züchtigen, die Aufrechterhaltung der ökonomischen Abhängigkeit blieb ein probates Mittel, um zumindest die Anpassung an die wichtigsten Hausnormen zu erzwingen[848].

Nach einer Modernisierung wurde die landesfürstliche Anstalt im Jahr 1786 in ein Siechenhaus umgewandelt (seit 2. Jänner 1849 im Besitz der Gemeinde Graz). Das Pfründensystem außerhalb des Hauses wurde dabei nicht angetastet. Die Gebäude des ehemaligen Armen- und Siechenhauses in der Albert-Schweizergasse 34–38 wurden im Jahr 1928 baulich erweitert und als städtisches Spital und Altersheim weitergeführt (heute geriatrisches Krankenhaus und angeschlossenes Pflegeheim)[849].

In Klagenfurt bemühte sich Landeshauptmann Johann Anton von Goëss (reg. 1734–1747)[850] seit 1737 intensiv um die Errichtung eines Waisen-, Zucht- und Arbeitshauses sowie eines Armenhauses, ein „heilsames Werk“, welches erst nach Fürsprache bei Maria Theresia im November 1745 allmählich realisiert werden konnte. Das ursprüngliche Bauprojekt am südwestlichen Stadtrand an der Viktringer Schütt der Stadtbefestigung wurde aus bisher unbekannten Gründen nicht verwirklicht, denn im Jahr 1746 kümmerte man sich um den Ankauf anderer Grundstücke für den geplanten Gebäudekomplex in der heutigen Theatergasse. Insgesamt wollte man laut eines neuen Entwurfs 100 Arme und 200 Waisenkinder und „Zuchtpoenitenten“ aufnehmen, für die Mittellosen war die Unterkunft in einem besonderen Armenhaus vorgesehen. Aus dem Kreis der Armen sollten ein Stubenvater und eine -mutter ernannt werden, die Säuberung der Räume und Heizung der Öfen musste in Eigenregie vorgenommen werden. Für die Verköstigung war ein Ausspeiser zuständig, der sowohl für das Waisen-, Zucht- als auch das Armenhaus zu sorgen hatte und sogar in der Anstalt Bier ausschenken durfte. Die Oberaufsicht über die Verwaltung oblag der bereits unter Karl VI. aufgestellten Sicherheitskommission, in der die ständische Verordnetenstelle und der städtische Magistrat vertreten waren. Die Bauarbeiten begannen im Frühjahr 1746 und dürften im August 1747 noch in vollem Gang gewesen sein. Anhand der Quellen lässt sich vermuten, dass das Gebäude 1751 erst eingeschossig ausgebaut war und es noch drei weitere Jahre dauern sollte, bis schließlich die Handwerker aus dem Haus wichen. Ein eindeutiger Beleg dafür ist die Kapitalstiftung des Weltpriesters Johann Kleindienst vom 22. Februar 1754 in der Höhe von 12.400 fl. für 14 arme Menschen, die erst nach der Fertigstellung des Armenhauses zur Anwendung

848 Watzka, Arme, Kranke, Verrückte 125–129; Scheutz–Weiss, Spital als Lebensform 188.

849 Huber-Reismann, Krankheit 344f.; Haydinger, Fürsorge 80f.; Hammer-Luza, „Publico“ 205; Schreiner, Grätz 362–365.

850 Webernig, Landeshauptmann 38–41.

kommen durfte. Von der grundlegenden Idee her betrachtet, sollte sich das Arbeits- und Zuchthaus durch die Arbeit der Insassen tragen, wohingegen für das Armen- und Waisenhaus durchgehend milde Stiftungen vonnöten waren[851].

Der Alltag im Haus sollte sich friedlich gestalten und ein frommes Leben war für die Insassen vorherbestimmt, welches sie deutlich von dem der Stadtbewohner und deren weltlichen Verlockungen unterscheiden sollte. Die Wirklichkeit war wesentlich banaler und fern jeglicher Norm. Lebten im März 1756 139 Arme in der Anstalt (103 Frauen, 19 Männer, elf Mädchen und sechs Knaben)[852], so reagierte die Hausleitung bereits im Oktober desselben Jahres mit Disziplinierungsmaßnahmen. Nach der Festlegung der Statuten für das Klagenfurter Bürgerspital vermutlich im Februar dieses Jahres[853] orientierte sich der Verfasser der Ordnung für das Armenhaus am Vorbild der Normen des Klagenfurter Bürgerspitals. Die öffentliche Wahrnehmung der „gottlosen Menschen" und der Ruf der Anstalt sollten deutlich verbessert werden, die Insassen benötigten nach Ansicht der Hausleitung deshalb dringend eine verbindliche, strikte Hausordnung. [D]*ahero ist vor nöthig befunden worden, diesen inwohnern inſsgesamt gewisse reguln und ordnungen vorzuschreiben, denen sie samt und sonders genau und mit allschuldigsten gehorsam, bey vermeidung wohl empfindlichen buſsen oder nach befund des verbrechens gar bey auſsstossung auſs dem armenhauſs nachzuleben wissen werden*[854]. Die deutlich überwiegende Anzahl der Frauen und Männer betrank sich in der Stadt – so der ständig erhobene Vorwurf –, die Insassen versäumten die Messen, vernachlässigten ihre Gebetsverpflichtungen und verließen die Institution nach ihrem eigenen Gutdünken. Die Alkoholexzesse sorgten nicht nur für Unordnung, sondern ebenso für Lärmbelästigung in der Anstalt, wenn die Insassen *bey spatter nacht wider nacher hauſs kommen*[855]. Ob sie tatsächlich bei der geschlossenen Pforte Einlass fanden, ob es hier zu Disputen mit der Wache kam, ist leider nicht belegt. Die Abfassung der Statuten und Ordnungen rekurrierte häufig auf die „schwere Beleidigung Gottes" durch das letztendlich nicht normgerechte Leben in der Anstalt[856]. Eine Reihe von stereotypen Vorwürfen wurde erhoben: Die Armenhäusler schämten sich u. a. ihrer stigmatisierenden Kleidung und sie vermieden es, das verpflichtende Hauszeichen zu tragen. Gebetsleistungen sah man dagegen als Allheilmittel an, um auf das Verhalten korrigierend eingreifen zu können. Die religiösen Verpflichtungen zwischen Bürgerspital und Armenhaus unterschieden sich marginal, in der Theatergasse mussten die Insassen zusätzlich fünf Mal das Vater Unser und fünf Mal den Englischen Gruß für die Wohl-

---

851 DIES., Waisenhaus 427–432, 437; SCHEUTZ–WEISS, Spital als Lebensform 154 (Arbeitshaus Klagenfurt); OLEXINSKI, Armen- und Krankenpflege 105–108 (Zitat 105) („[…] in so lang aller gewiß der genuß und Interesse dieser Capitalien zu meiner freyen Disposition und Eigenthum verbleiben solle, bis dieses bemelte in deren Stadt Mauern zu Clagenfurth errichtenden Arm- Zucht, und Waißenhaus in solchen stand erbauet ist, daß darinnen in besonderen vierzechen Cämmerln die vierzechen Arme leuth von dieser meiner Stiftung besonders erhalten und bewohnt werden können […]"); zur Landessicherheitskommission im Herzogtum Steiermark vgl. OBERSTEINER, Verwaltungsreformen 194–198; zum Klagenfurter Arbeits- und Zuchthaus WEISS, Karbatsch-Streiche 167–194.

852 KLA, Milde Stiftungen, Stiftbriefe und Stiftungsakten (AT-KLA 189), I Sch. 27, Sch. 73, Fasz. 942 (Spitalvorschriften allgemein), Tabellen der von der Milden Stiftungshofkommission 1756 in Kärnten durchgeführten Untersuchung, ca. 1756 März, Tab. 1 (Armenhaus in Klagenfurt, Bürgerspital in Klagenfurt, Seminar in Klagenfurt); SCHEUTZ–WEISS, Spital als Lebensform 154.

853 Ebd. 622–626 (Bürgerspital Klagenfurt sine dato [1756]); MAK, Alltag 114.

854 SCHEUTZ–WEISS, Spital als Lebensform 626–630, hier 627 (Armenhaus Klagenfurt 1756); OLEXINSKI, Armen- und Krankenpflege 116–121, hier 116; WEISS, Spitalgeistlicher 228.

855 SCHEUTZ–WEISS, Spital als Lebensform 626 (Armenhaus Klagenfurt 1756); WEISS, Alltag 420.

856 DERS., Österreichische Hospitäler 225f.

täter beten. War zwar einerseits bei Fehlverhalten stets die Drohung mit dem Ausschluss präsent, der bei den Kranken wohl kaum vollzogen werden konnte, so hatten Frauen, Männer und Kinder auch eindeutig Rechte, so z. B. den Anspruch auf geistliche und medizinische Versorgung, eine Verbindung, die sich erst im späten 20. Jahrhundert zu lösen begann[857]. Ein eigener Benefiziat lässt sich trotz der Dotierung nur für die Jahre 1800 bis 1814 nachweisen, ansonsten sorgten die beiden Priester der nahegelegenen Stadtpfarre St. Egid für das Seelenheil der Bewohner. Die Armenhauskapelle war mit einem kleinen Teil des Legates der 1799 verstorbenen Maria Anna Josepha Rauber errichtet worden[858].

Die Forderung nach einer Verbesserung bzw. Erneuerung der Ordnungen ist dabei nicht neu und keineswegs ein eindeutig zu lesender Beleg für das Scheitern des obrigkeitlichen Kontrollbegehrens. Vielmehr wollte man den Befehlen größeren Nachdruck verleihen und selbstverständlich auch eigene Fehler überdecken[859].

Der erwähnte verbale Rundumschlag gegen Bürgerspital (Erneuerung der Statuten bereits 1762)[860] und Armenhaus verblasste rasch in der Erinnerungskultur der Stadt und der Armen, die sich ohnedies nicht wählerisch zeigen konnten, bei welcher Institution sie eine Bittschrift einreichten. So versuchte der 82-jährige bürgerliche *Bildl Drucker* Georg Weinmann im Sommer 1776, der in der Nähe von Wien geboren worden war, in Graz, Wien, Salzburg, Sachsen, Zagreb und Klagenfurt gelebt hatte, nach dem Tod seiner Frau um Aufnahme in das besser beleumundete Bürgerspital. Zunächst hatte sich sein Sohn Johann Georg, Pfarrvikar im niederösterreichischen Staatz (Grundherrschaft der Adelsfamilie Colloredo), um den altersschwachen Vater gekümmert. Der Sohn war jedoch kränklich, starb schließlich im März 1779 und hinterließ beträchtliche Schulden, sodass Georg Weinmann widerwillig nach Klagenfurt zurückkehren musste. Da im Bürgerspital keine Pfründe frei war, wollte er vorübergehend im Armenhaus wohnen, obwohl dies nicht seinem Stand und seiner Herkunft entsprach. Seine Bittschrift stieß allerdings auf wenig Interesse, sodass Landeshauptmann Vinzenz Graf Orsini-Rosenberg (reg. 1774–1782) eingreifen musste, damit diese nicht gänzlich in Vergessenheit geriet[861].

In das Armenhaus durften in den Anfangsjahren bevorzugt kränkliche und hinfällige Frauen einziehen, die nicht mehr für sich selbst sorgen konnten und zum Teil sogar auf fremde Pflege angewiesen waren, eine Situation, die sich an der Wende zum 19. Jahrhundert deutlich veränderte, da im Gefolge des österreichischen Staatsbankrottes 1811 ein Großteil der Stiftungen abgeschrieben werden musste. Wer nun neu aufgenommen wurde, musste zumindest für seine Ernährung selbst sorgen können, da die Anstalt nur mehr die kostenlose Unterkunft bieten konnte[862]. Nach 1815 dürfte sich das Hungergespenst im Haus gezeigt haben, denn die Leitung musste dem Kreisamt berichten, dass drei Frauen wegen Unterernährung gefährdet waren. Katharina Bauer, angeblich 103 Jahre alt, glich einem „Schatten Gerippe“ und schlief auf einem „faulen Lager“, sodass der von ihr herbeigesehnte Tod eine Erlösung geboten hätte. Zwei weitere Frauen waren blind und konnten daher nicht betteln, eine Unterstützung sollte aus diesem Grund ohne Einschränkung gewährt werden. Das Haus hatte ferner 30 Militärinvalide zu unterstützen, von denen allerdings zwölf außerhalb der Institution lebten. Um 1830 wurden insgesamt

---

857 Scheutz–Weiss, Spital als Lebensform 155 (Bürgerspital Klagenfurt).
858 Olexinski, Armen- und Krankenpflege 121.
859 Landwehr, Absolutismus 211f.; Scheutz–Weiss, Spitalordnung 329.
860 Olexinski, Armen- und Krankenpflege 214–225.
861 Weiss, Unglück 209f.; KLA, Ständisches Archiv I (AT-KLA 207), Sch. 260, fol. 425r–430v.
862 Olexinski, Armen- und Krankenpflege 109; Weiss, Karbatsch-Streiche 168.

noch 70 Personen erwähnt, für die das Armenhaus hinsichtlich der Betreuung zuständig war[863].

Ist man sich dieser Lebensumstände bewusst, dann wird es für den Historiker leicht verständlich, warum der Aspekt Hygiene in den Ordnungen thematisiert wurde. Die Zimmer mussten gekehrt und geräuchert, Bänke und Tische gereinigt und die Bettwäsche sollte schon im 18. Jahrhundert regelmäßig gewechselt werden. Wanzen, Flöhe und anderes Ungeziefer durften nicht überhandnehmen, das Haus sollte nur in sauberer, sprich gereinigter Kleidung verlassen werden. Besonderes Augenmerk wurde ferner dem hygienischen Verhalten auf dem Abtritt geschenkt. Die *noth* sollte man nicht *an ein mauer des hauß oder einen offentlichen orth, allwo man gesehen wird, verrichten. Es sollen aber auch die abtritt allzeit sauber gehalten werden, damit jedermann darauff gehen könne und niemand ursach habe, wegen der unsauberkeit des abtritts seine noth an einem anderen orth zu verrichten*[864].

Die Armen und Siechen schliefen in großen und niederen Sälen, deren Trennung bloß durch hölzerne Wände in kleine Kammern vorgenommen wurde. Die stinkenden Räumlichkeiten, die Betten mit den halbverfaulten Strohsäcken und die teilweise fehlende Bettwäsche stellten die Verantwortlichen trotz Hausordnung vor unlösbare hygienische Aufgaben. Der betreuende Arzt Dr. Franz Xaver Niederl (1741–1811) forderte zwar die Umsiedlung der Siechen in das Zuchthausgebäude bzw. in das Bürgerspital, doch blieb dieser Vorschlag ungehört. Noch bis zum Jahr 1860 bestand die Anstalt aus zwei Sälen für 20 männliche Insassen und aus drei Sälen für 40 weibliche Bewohner. Sogar die josephinische Hofordnung vom 6. Juni 1786, welche generell die rasche Auflösung der Armenhäuser vorsah, prallte an den Toren der Klagenfurter Anstalt wirkungslos ab. Bis zum Jahr 1793 ließ sich zwar die Insassenzahl auf 90 Berechtigte reduzieren, aber mangels einer alternativen Unterkunft musste man das Armenhaus in Klagenfurt weiter bestehen lassen. Erst im Jahr 1913 konnte das neue Siechenhaus eröffnet werden[865]. Das Gebäude des ehemaligen Armen- und Waisenhauses in der Innenstadt ist noch heute in nahezu unveränderter Form erhalten[866].

2.9.2 Die städtische Armenversorgung am Beispiel der Residenzstadt Wien – Zentralisierung der Armen- und Altersversorgung in großen Versorgungshäusern

Jedes Kranken- und Armenversorgungshaus ist von den betreffenden Gemeinden sowohl rücksichtlich seiner Baulichkeit und Raumesverhältnisse, als auch der Reinlichkeit, innern Ordnung und Ruhe, und humanen Behandlung der aufzunehmenden Kranken und beherbergten Pfründner in unklagbarem Stande zu erhalten, und mit dem hiezu erforderlichen Bedarf an Lebensmitteln, Kleidung, Wäsche, barem Gelde, den nothwendigsten Einrichtungsstücken, der Wohn- und Schlaflokalien und den unerläßlichen Verbandstücken für die so häufig in solchen Anstalten vorkommenden, mit offenen Schäden behafteten Siechen zu versehen[867]. Die einleitende Passage aus der „Hausordnung für sämtliche Kranken-, Pfründner- und

863 Olexinski, Armen- und Krankenpflege 109–111; Scheutz–Weiss, Spital als Lebensform 155 (Bürgerspital Klagenfurt).

864 Weiss, Stilles Örtchen 231; Scheutz–ders., Spital als Lebensform 628 [Nr. 8] (Armenhaus Klagenfurt 1756).

865 Olexinski, Armen- und Krankenpflege 113f., 122–128; Posch, Landeskrankenhaus Klagenfurt 238f.; Scheutz–Weiss, Spital als Lebensform 155f. (Bürgerspital Klagenfurt).

866 Webernig, Waisenhaus 443.

867 Scheutz–Weiss, Spital als Lebensform 524 (Tirol Hausordnung 1839).

Versorgungsanstalten“ aus Tirol für 1839 verkündet schon, dass die „Armen- und Krankenpflege“ eindeutig Angelegenheit der Gemeinden bzw. der Städte im beginnenden 19. Jahrhundert war. Der Gemeindevorsteher und der Ortsseelsorger hatten sich alle Monate ein Mal im Versorgungshaus einzufinden, um die Zustände vor Ort zu prüfen.

Im Zuge der Reformen von Joseph II. kam es schon zu Beginn seiner Alleinherrschaft zur Separierung der zu versorgenden Gruppen: Joseph II. unterschied drei Gruppen: (1) die verlassene Jugend, (2) die aller Mittel ledigen Kranken, (3) die *gänzlich unfähigen oder dem allgemeinen zum schaden oder zum ekel dienenden menschen*, die *bey der allgemeinen versorgungsanstalt* unterhalten werden sollten[868]. In den Versorgungshäusern sollten entkräftete Personen, weiters Stumme, Lahme und Blinde, aber auch Personen mit geistigen Gebrechen Aufnahme finden. Aber auch chronisch Kranke, darunter Krebskranke, oder „jene, die schaden oder ekel verursachen“, sollten dort versorgt werden. Diese explizit gemachten, in der Praxis schon bestehenden Separierungsprozesse trennten Kranke nicht nur in „wahre“ und „unwürdige“ (arbeitsfähige) Arme, sondern schuf auch explizit eine therapierbare (Krankenhaus) und eine unheilbare Gruppe (Versorgungshaus)[869].

Das Beispiel der Haupt- und Residenzstadt Wien soll diesen Separierungs- und Zentralisierungsprozess verdeutlichen. Für die Kranken- und Armenversorgung der Stadt Wien boten die Jahre 1783/84 eine entscheidende Weichenstellung für die kommenden Jahrzehnte. Die Gründung des Allgemeinen Krankenhauses samt angeschlossenem Gebär-, Findel- und „Tollhaus“ war von der Einführung einer unentgeltlichen Armen-Ordination (ärztliche und wundärztliche Ordination) und von der Neuorganisation der institutionellen Armenpflege begleitet. Die Einrichtungen der Armeninstitute (mit dem Stiftungs-Ober-Directions-Präsidenten Johann Nepomuk von Bouqoy) brachte eine Umlegung der Armenversorgung auf die Pfarrsprengel unter staatlicher Leitung (90 Armenbezirke in Wien mit den Vorstädten). Die neu gegründete Stadthauptmannschaft erhielt 1807 das erstinstanzliche Entscheidungsrecht für die Armen-, Kranken- und Versorgungsanstalten[870]. Parallel dazu bestand die Hofkommission bis 1816 weiter, der Armen-Versorgungsfonds (mit Stiftungen, Legaten, Sammelbüchsen, Verlassenschaftsprozenten, Strafgeldern und Veranstaltungsabgaben dotiert) verblieb weiter unter Verwaltung der Regierung, allerdings mussten die Stadtmagistrate die Verteilung der Gelder übernehmen. Erst am 26. Juni 1842 wurde der Stadt die alleinige Leitung der Armenfürsorge übertragen und die Verfügungsgerechtigkeit über das unter dem Titel „Allgemeiner Versorgungsfonds“ zusammengezogene Stiftungsvermögen überantwortet[871]. Allerdings musste die

---

868 Ebd. 545 (Direktivregeln Josephs II. von 1781).

869 Dietrich-Daum, Care 166f. (Grafik pag. 166).

870 Siehe dazu Rachholz, Armenfürsorge 53–92; Scheutz, Demand and Charitable Supply 52–95; Ledebur, Armut und Alter; Weiss, Geschichte der öffentlichen Anstalten 292–334.

871 Bester Überblick bei Friedl, Versorgungshäuser; Löwy, Die öffentliche Armenpflege 223: Insgesamt gab es Ende des 19. Jahrhunderts neun verschiedene Fonds für die öffentliche Armenpflege: den allgemeinen Versorgungsfonds, den nur für Bürger bestimmten Bürgerspitalfonds, den nur für Bürger bestimmten Bürgerladsfonds, den für die Mitglieder der sechs Wiener Freibataillone gewidmeten Wiener Landwehrfonds, den Waisenfonds, den Grossarmenhaus-Stiftungenfonds, den Johannesspital-Stiftungenfonds, den Landbruderschaftsfonds und den Hospitalfonds. Der Allgemeine Versorgungsfonds war neben den Bürgerspitalfonds mit Abstand der wichtigste. Der Armen-Versorgungsfonds wurde gespeist aus den Verlassenschaftsprozenten (1 % des reinen Nachlasses), die Lizitationsprozente, die Spektakelgebühr (für alle gegen Eintritt stattfindenden Veranstaltungen) und das seit 1697 bestehende Lohnwagengefälle (alle Lohnkutscher mussten eine Lizenzgebühr entrichten). Daneben erhielt der Armen-Versorgungsfonds noch die Hälfte des reinen Einkommens des k. k. Versatzamtes (bis 1860 und nach 1887).

Gemeinde im Fall von Defiziten bei der Armenversorgung mit dem städtischen Vermögen einspringen.

Im Zuge der Transformation der Armenfürsorge von einer staatlichen in eine städtische Unterstützungsleistung infolge der Schaffung von politischen Gemeinden 1849 entwickelten sich in den Städten mitunter große Armenfürsorgeanstalten, die meist in der zweiten Hälfte des 19. Jahrhunderts noch beträchtlich erweitert wurden[872]. Die geschaffene Gemeindeautonomie installierte den Gemeinderat als einziges Kontrollorgan der bis 1873 bestehenden, zunehmend säkularisierten Pfarrarmeninstitute[873]. Mit dem Heimatgesetz vom 3. Dezember 1863 fiel die Fürsorgepflicht für die Armen dann endgültig an die Heimatgemeinden (Zuständigkeitsgemeinden). Die Armen erhielten eine staatlich garantierte Fürsorgepflicht, einen Anspruch auf Versorgung: Ausschlaggebend für die Zuerkennung des Heimatrechtes war die Geburt, die Verehelichung, die ausdrückliche Aufnahme in den Heimatverband oder die Zuerkennung eines öffentlichen Amtes. Die Heimatgemeinden handhabten die mit erheblichen Kosten verbundene Vergabe des Heimatrechtes äußerst restriktiv. So waren 1869 in Wien noch 44,6 % (1830 69,8 %), im Jahr 1890 nur mehr 34,5 % der Wohnbevölkerung nach dem Heimatgesetz unterstützungsberechtigt[874]. Zwei Drittel der Wiener Wohnbevölkerung hatten also gegen Ende des 19. Jahrhunderts keinen Anspruch auf eine Armenversorgung innerhalb der Stadt. Mit der Gründung des Versorgungshauses Lainz am Beginn des 20. Jahrhunderts wurde ein Großteil der über die Stadt verteilten, langsam gewachsenen und bald den Anforderungen nicht mehr genügenden Versorgungseinrichtungen zentralisiert. Davor war die Wiener Armen- und Altenversorgung auf eine Vielzahl von unterschiedlich ausgerichteten Versorgungshäusern aufgeteilt: das Versorgungshaus Alserbach („Blauer Herrgott"), das bürgerliche Versorgungshaus, das Versorgungshaus Liesing und die als koloniale Außenposten in Niederösterreich gelegenen Versorgungshäuser Mauerbach, St. Andrä und Ybbs. Die Frage der Armenversorgung wurde in der zweiten Hälfte des 19. Jahrhunderts immer stärker mit dem mächtig anschwellenden Hygienediskurs amalgamiert – so priesen offizielle Publikationen die Reinheit der städtischen Armenversorgung: Das Bürgerversorgungshaus wies 1898 29 ½ Kubikmeter Luftraum pro Pfründner, Mauerbach 26 bis 36 m³, das allgemeine Versorgungshaus (Alserbach) und Liesing 20 m³ und schließlich St. Andrä an der Traisen 15 m³ auf. Diese Versorgungshäuser bildeten das Rückgrat der Wiener institutionellen Armenversorgung.

Das 1730, auf Kosten des Armenfonds erbaute kleine Armenhaus am Alserbach (schräg gegenüber vom Großarmenhaus) – das spätere Versorgungshaus „Blauer Herrgott" (Lazarettgasse 2–4, Spitalgasse 23) – bestand ursprünglich aus zwei kleinen speicherförmigen, mit hochgiebeligen Dächern versehenen, lang gestreckten Häusern. Es umfasste ursprünglich 13 Pfründnerzimmer und fünf Räume zur Unterbringung von akut obdachlos gewordenen Familien (Abb. 50, 51, S. 208). Im Jahr 1779 wurden dort schon 527 Arme untergebracht. Eine eigene 1759 erbaute, der hl. Anna geweihte Kapelle („Krowatenkirche") erfüllte ihren Zweck als Hauskirche[875]. Das Armenhaus an der Als diente vorübergehend zur Stallung und zur Unterbringung der Lohnkutschen, deren Einnahmen als Dotation für das Großarmenhaus bestimmt war und die zwischen 1747 und

[872] Als allgemeiner Überblick zu den Wiener Versorgungshäusern Weiss, Geschichte der öffentlichen Anstalten 341–374; die folgende Passage ist eine bearbeitete Fassung von Scheutz, Zentralanstalt.

[873] Zu den Pfarrarmeninstituten Buquoy, Armeninstitut; dies., Die Armen. Zu seiner Tätigkeit in Wien Mayr, Zwei Reformatoren.

[874] Zahlen nach Antalovsky, Armenpolitik 125.

[875] Hofbauer, Alservorstadt 163–165; Kogler, Geschlossene Armenpflege 16.

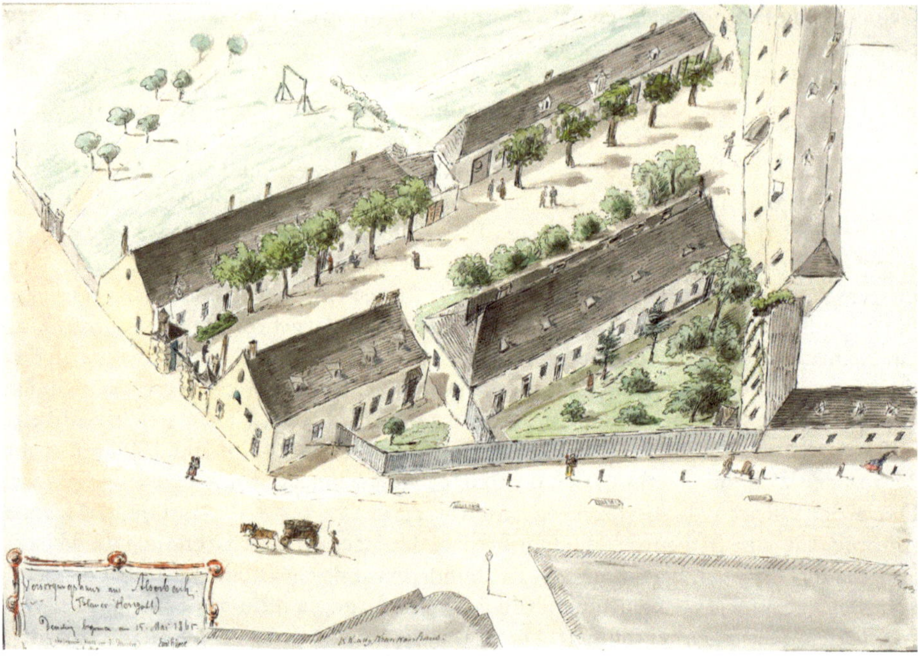

Abb. 50: Nicht-bürgerliches Versorgungshaus Alserbach, Wien (Wien IX, Lazarettgasse 2–4, Spitalgasse 23) vor der Demolierung 1865/66, umgangssprachlich genannt „Blauer Herrgott", Blick ins Innere, Aquarell von Emil Hütter (1835–1886) (Quelle: Wien Museum, Inventarnr. 15844).

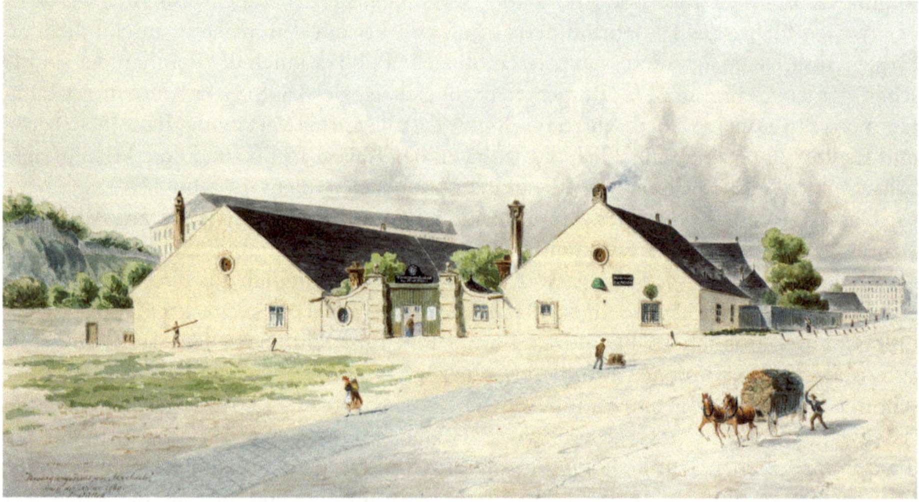

Abb. 51: Nicht-bürgerliches Versorgungshaus Alserbach, Wien (Wien IX, Lazarettgasse 2–4, Spitalgasse 23), Aquarell von Emil Hütter (1835–1886) (Quelle: Wien Museum, Inventarnr. 15.845).

1750 vom Armenhaus kurzfristig (und ökonomisch nicht erfolgreich) in Eigenregie betrieben wurden. Während der Choleraepidemie 1831/32 brachte man dort Kranke unter und lagerte die Pfründner ins Servitenkloster aus.

Langsam aber sicher geriet das Versorgungshaus am Alserbach im 19. Jahrhundert zum Skandalon: „Der blaue Herrgott ist in einem höchst baufälligen, feuergefährlichen und sanitätswidrigen Zustande, indem das Gebäude fast durchgehends aus ebenerdigen, niedrigen, feuchten, dumpfigen und mit sehr kleinen Fensteröffnungen versehenen Localitäten besteht [...]"[876]. Nach einer Überschwemmung durch den damals noch unverbauten Alserbach war das Haus vorübergehend unbewohnbar[877]. Nach den Brotkrawallen von 1847 wurde dort auch die Rumfordsuppe ausgekocht[878]. Im Hof erbaute man schließlich von 1848 bis 1852 nach den Plänen von Florian Schaden ein dreistöckiges, nach Frauen- und Männertrakt getrenntes Armenhaus für 700 Personen (zehn Säle, 33 Zimmer), das auch über getrennte Aufgänge verfügte, neu. Im Erdgeschoß befanden sich die Verwaltungskanzlei, die Seelsorgerwohnung, die Wohnungen des Portiers und des Traiteurs sowie die Küche, weiters eine Badeanstalt mit acht Wannen und einer vom Hausbrunnen gespeisten Dusche. Die alten ebenerdigen Gebäude des baulich desolaten alten Armenhauses wurden schließlich 1865 (Baubeginn 15. Mai) abgerissen und bis 1868 durch einen Neubau mit 800 Betten ersetzt (Architekt Rudolf Niernsee). Das neue Versorgungshaus Alserbach wies damit eine Kapazität von insgesamt 1.726 Betten (1898: 982 Frauen, 744 Männer) bei einer Bettenzahl von 14 bis 20 Betten pro Zimmer auf. Nur acht Wärterinnen und Wärter sowie anfangs zwei und später drei Mediziner kümmerten sich um die Insassen. Das Neugebäude diente vorwiegend der Aufnahme von altersschwachen und kränklichen Personen, das Altgebäude war unheilbar Kranken, Epileptikern und geistig Behinderten gewidmet. Der populäre Name des Armenhauses „Zum blauen Herrgott" leitet sich – die Überlieferung ist nicht eindeutig – aus einem an der Außenseite bis zu Beginn des 19. Jahrhunderts befindlichen Holzbild ab.

In der ersten Hälfte des 19. Jahrhunderts, 1824–1827, war das sog. Bäckenhäusel (Währingerstraße 42, Abb. 40, S. 144) zwar noch beträchtlich erweitert worden, 1868 ließ man das Haus endgültig auf. Nach den Plänen des Architekten Ferdinand Fellner wurde als Nachfolgebau des bürgerlichen Versorgungshauses St. Marx[879] zwischen 1858 und 1860 das Bürgerversorgungshaus (Währingerstraße 45, heute Arne-Carlsson-Park) errichtet, das 540 bürgerlichen Insassen Heimstatt bot – der Giebel des Hauses zeigt übrigens eine allegorische Vindobona, die schützend die Armut aufnimmt. Die bürgerlichen Männer logierten jeweils in 10-Betten-Zimmern im Trakt der Spitalgasse, die Frauen im Trakt Währingerstraße[880]. Im Vergleich zu dem für Nicht-Bürger gleichsam zu „ebener Erde" angelegten Versorgungshaus Alserbachstraße waren die Bedingungen im „Ersten Stock" ungleich besser. Während sich die Verpflegungskosten im Versorgungshaus Alserbach 1898 auf 60,43 xr. pro Person und Tag beliefen, betrugen diese im Bürgerversorgungshaus 89,96 xr.[881]. Bis Mitte des 19. Jahrhunderts spielte das Versorgungshaus „Langenkeller" (Burggasse 69), ein ehemals vom Schottenstift verwendeter Keller, innerhalb der Wiener Armenversorgung – ähnlich den Grundspitälern – eine untergeordnete Rolle,

---

876 Armen-Departement, Armenwesen 76.

877 Wittelshöfer, Heil- und Humanitätsanstalten 364.

878 Am Beispiel von Salzburg Weiss, Rumfordsuppe 399–408.

879 Wittelshöfer, Heil- und Humanitätsanstalten 369–371; Altmann, Bürgerhospital 65–89. Nach 1784 nahm das alte Spital in St. Marx verarmte und erwerbunfähige Bürgerinnen und Bürger, Bürgersöhne und Bürgerstöchter der Stadt Wien in dem einstöckigen Gebäude auf: Belegungsstand Ende 1854 396 (136 Männer und 260 Frauen) Insassen.

880 Altmann, Bürgerhospital.

881 Kogler, Geschlossene Armenpflege 17.

1824 wurde ein Teil des Hauses, 1853 das gesamte Haus demoliert – eine Reaktion auf den teilweisen Neubau des Versorgungshauses Alserbach[882].

Kurzfristig (1874–1879) war auch in Klosterneuburg in einem ehemaligen Kloster („Jacoberhof") ein Versorgungshaus untergebracht, das aber nach dem Ankauf des Liesinger Schlosses geschlossen wurde. Das an der Südbahn gelegene Versorgungshaus Liesing (heute Pflegeheim Liesing), ein ehemaliges Schloss, wurde 1876 erworben und zwischen 1877 und 1879 als durchgängig mit 16-Betten-Zimmern ausgestattetes Versorgungshaus adaptiert[883].

Das weitläufige, mit Mauern umgebene, 14 Kilometer von Wien gelegene Versorgungshaus Mauerbach, im 1782 säkularisierten Kartäuserkloster untergebracht, wurde erstmals 1784 mit Pfründnern belegt. Im Jahr 1840 befanden sich dort 682 Pfründner, 1895 waren es 550 Pfründner – die durchschnittliche Belegung in der zweiten Hälfte des 19. Jahrhunderts lag, bei einer relativ ausgewogenen Geschlechterproportion, bei 600 Personen[884]. Das Versorgungshaus Mauerbach „wird in der Regel zur Unterbringung solcher Personen verwendet, welche einer strengeren Hausordnung unterworfen werden müssen"[885]. Personen, die mit dem angesichts schlechter Kost häufig als Nahrungsmittelersatz konsumierten Alkohol Probleme schufen, und Insassen, welche widerrechtlich ihre Anstaltskleidung verkauften oder sich überhaupt zu „Exzessen" hinreißen ließen, versetzte man strafweise nach Mauerbach.

Das 61 Kilometer von Wien gelegene Versorgungshaus St. Andrä, ein 1782 säkularisiertes, ehemaliges Stift der regulierten Chorherren, wurde zwischen 1802 als Kaserne und später als Lazarett verwendet und stand bis 1828 als Filialkaserne und danach als Versorgungshaus in Gebrauch. Neben Ybbs wurde hier „eine bedeutende Anzahl Irrsinniger"[886] untergebracht. Die ehemalige, von den Niederösterreichischen Ständen zwischen 1720 und 1723 errichtete Reiterkaserne in Ybbs, 114 Kilometer von Wien entfernt, belegte man ab 1779 erstmals mit Wiener Pfründnern (darunter ab 1783 viele „stille" geistig Behinderte) und nutzte es ab 1805 als Versorgungshaus[887]. Im Zuge der Napoleonischen Kriege verwendete man das Haus 1813 vorübergehend als Militärspital. Der Versorgungsfonds erwarb 1839 das zur Unterbringung von Pfründnern eingerichtete Franziskanerkloster. In den Jahren 1859 bis 1864 legte man nach den Plänen des Wiener Stadtbauamtes auf dem Gelände des ehemaligen Franziskanerklosters einen Neubau für 700 Pfründner an, wobei durchgängig 15-Bettenzimmer eingerichtet wurden.

Erst mit der Errichtung des zwischen 1902 und 1904 nach Plänen des Stadtbauamtes errichteten Versorgungsheimes Lainz als neuer Zentralanstalt des Wiener Versorgungswesens entstand eine moderne, 31 Gebäude umfassende, sogar mit einer eigenen Rollbahn erschlossene, riesige „Stadt" der Armenversorgung, die modernen Ansprüchen genügte (Belegungsstand 1913: 4.839 Personen)[888]. In Abkehr von den alten Versorgungsanstalten

---

882 Kratochwill, Armenpflege 262f.: 1816 waren dort 134 Arme untergebracht, nach einem Besuch von Kaiser Franz I. wurde die Aufnahmekapazität auf 84 Arme beschränkt. Nach baulichen Veränderungen 1835 konnten dort 104 Arme aufgenommen werden. Einzugsgebiet dieser zwischen Versorgungshaus und Grundspital angesiedelten Institution waren Neubau, Schottenfeld und St. Ulrich.

883 Scheutz, Zentralanstalt 190.

884 Part, Mauerbach; ders., Versorgungshaus Mauerbach; Fahringer, Mauerbach; Schober, Mauerbach.

885 Gerényi, Versorgungsanstalten Oesterreichs 391; Part, Mauerbach 161–166.

886 Kratochwill, Armenpflege 264.

887 Weiss, Geschichte der öffentlichen Anstalten 255–263; Kratochwill, Armenpflege 264.

888 Siehe dazu „In der Versorgung".

stand das von einer überlebensgroßen Kaiserbüste bekrönte Lainz in der Öffentlichkeit für moderne Hygiene, für eine Individualisierung der Insassen (etwa eigene Ehepaarheime), für die Differenzierung der Insassen nach dem Grad ihrer Pflegebedürftigkeit sowie für eine Trennung von Verwaltungs- und Wirtschaftsgebäuden (etwa Wäscherei) von den Betreuungseinheiten. Die alten Versorgungshäuser am Alserbach und das Bürgerversorgungshaus konnten damit aufgelöst werden.

Um 1840 besaßen die Wiener Versorgungshäuser eine Kapazität von rund 3.000 Plätzen[889], 1898 (Tabelle 9) standen dagegen schon über 4.700 Betten zu Buche. Die Versorgungssituation war übrigens in Wien/Niederösterreich (520 Plätze pro 100.000 Einwohner) im Vergleich zur übrigen Habsburgermonarchie besonders günstig, nur Salzburg (893) und Vorarlberg/Tirol (531) verfügten über mehr Pflegeplätze am Ende des 19. Jahrhunderts innerhalb der Habsburgermonarchie[890].

Tabelle 9: Kapazität der „Wiener" Versorgungshäuser im Jahr 1898

Versorgungshaus	Männl. Pfründner	Weibl. Pfründner	Gesamt	Verbaut (m^2)	Höfe/ Gärten (m^2)	Zusammen (m^2)	Anlagekosten (fl.)
Allgemeines Versorgungshaus (Alserbach)	744	982	1.726 (36,59 %)	9.750 (25,77 %)	41.000	50.750	1,686.000
Bürger-Versorgungshaus	240	300	540 (11,45 %)	3.909 (10,33 %)	9.473	13.382	670.000
Liesing	313	518	831 (17,62 %)	4.600 (12,16 %)	37.380	41.980	333.000
Ybbs (NÖ)	267	427	694 (14,71 %)	6.470 (17,10 %)	23.360	29.830	613.000
Mauerbach (NÖ)	285	311	596 (12,64 %)	10.678 (28,22 %)	32.252	42.930	134.000
St. Andrä (NÖ)	155	175	330 (6,99 %)	2.430 (6,42 %)	27.000	29.430	110.000
Gesamt	2.004	2.713	4.717 (100 %)	37.837	170.465	208.302	3,543.000

Quelle: Armen-Departement, Armenwesen 82.

„Die Bestimmung der Siechen- und Versorgungshäuser geht dahin, den ganz kraftlosen, völlig gebrechlichen und siechen, mithin durchaus erwerbsunfähigen, alten und jeder anderen Hilfe beraubten Armen ohne Unterschied des Standes und der Religion ein sicheres Unterkommen zu verschaffen, nur müssen dieselben nach Wien [Heimat-

[889] Kapazität der Wiener Versorgungshäuser 1840/46 nach Knolz, Darstellung der Humanitäts- und Heilanstalten 112 und Kratochwill, Armenpflege 276: Währingerstraße (Bäckenhäusel) 570, Alserbach 360, Langenkeller 104, Mauerbach 682, Ybbs 838, St. Andrä 388 und die sämtlichen Grundspitäler Wiens 214. Gesamt rund 3.000 Pfleglinge.

[890] Gerényi, Versorgungsanstalten Oesterreichs 387.

recht] zuständig seyn"[891]. Das Wiener Versorgungswesen war in den 1880er Jahren auch für „Blinde, Blöde und Fallsüchtige [gewidmet], letztere, wenn deren Krankheit so häufig wiederkehrt, dass sie sich nicht mehr das zu ihrer Erhaltung Nöthige verdienen können". Neben den genannten Gruppen wurden auch drittens „alle völlig gebrechlichen und siechen alten Personen, welche sich auch mit der höchsten Pfründe ausserhalb einer Versorgungsanstalt nicht mehr fortbringen können"[892], versorgt. Besonders „Krebsartige, cariöse, Lungen- und Wassersüchtige, durch äußere Gebrechen Verunstaltete, Cretins u. s. w."[893] sollten aus den Allgemeinen Krankenanstalten nach diagnostizierter Unheilbarkeit in die Wiener Versorgungshäuser abgeschoben werden. Von der Polizei aufgegriffene Bettler[894] oder „Stumme" wurden nach einer Untersuchung durch die Ärzte entweder im Fall von Arbeitsfähigkeit in eine „freiwillige Arbeitsanstalt"[895] oder bei vorliegender Arbeitsunfähigkeit in die Versorgungshäuser eingewiesen. Gerade am Beginn des 19. Jahrhunderts gab es größere Auseinandersetzungen mit dem Allgemeinen Krankenhaus und den Grundspitälern darüber, ob etwa unheilbar (und intensiv zu betreuende) Kranke oder „Wahnsinnige" kostenintensiv im Versorgungshaus zu pflegen waren oder nicht[896].

Aufnahme ins Versorgungshaus fanden die „nach Wien Zuständigen", wobei die Zuständigkeit vom Wiener Magistrat nach dem Vorschlag des Armeninstituts, die Erwerbsunfähigkeit dagegen vom Polizei-Bezirks- bzw. Armenarzt und einem Arzt der Versorgungsanstalt festgestellt wurde[897]. Beim eigentlichen Aufnahmevorgang in ein Versorgungshaus – das Versorgungshaus am Alserbach fungierte als Wiener Zentralanstalt – erfolgte zuerst eine „Abhörung" der neuen Insassen: Name, Alter, Konfession, Familienstand, Geburts- und Wohnort wurden von den Beamten in den „Standesprotokollen" vermerkt. Der bei Abhörung anwesende Arzt fügte dann mit eigener Hand auch eine Aufnahmediagnose ins Protokoll. Im Kontext der Aufnahme wurde auch eine Insassennummer vergeben, zudem auch vermerkt, wie mit der aufgenommenen Person verfahren wurde (Verbleib im Haus, Transport in ein anderes Haus, Tod oder allenfalls Entlassung). Die „Pfründner" konnten auch einen höchstens vierwöchigen Urlaub beantragen, der allerdings nur bei entsprechender Führung im Haus (also „mit Ausnahme der Trunkenbolde, Fallsüchtigen u. dgl."[898]) gewährt wurde.

Mit der Aufnahme ins Versorgungshaus wurde auch eine Zimmereinteilung vorgenommen, prinzipiell unterschied man zwischen „Zimmern für Gesunde" und „Zimmern für Sieche". Die Gesundenzimmer waren für „solche Individuen" bestimmt, „welche al-

891 Kratochwill, Armenpflege 259.

892 Sedlaczek, Armenpflege 17.

893 Kratochwill, Armenpflege 260.

894 WStLA, 1.7.4.4a.B1, Versorgungshaus Alserbach, Resolutionsbuch 1788–1812, pag. 85–87 [3. April 1806]. Zu den Bettlern in Wien Bräuer, Bettler und Bettelwesen; für das beginnende 20. Jahrhundert Wadauer, Betteln 257–299.

895 Die „freiwillige Arbeitsanstalt" (seit 1804 im ehemaligen Karmeliterkloster in der Wiener Laimgrube), in die nicht verurteilte Personen eingewiesen wurden, übersiedelte 1844 in den rückwärtigen Hof des Versorgungshauses Alserbach. Der 1848 eingeleitete Neubau der Arbeitsanstalt wurde aber noch vor Fertigstellung des Gebäudes als Versorgungshaus gewidmet, weshalb die Insassen im alten Gebäude in der Laimgrube verblieben, Löwy, Die öffentliche Armenpflege 243f.; Kratochwill, Armenpflege 173–186.

896 WStLA, 1.7.4.4a.B1, Versorgungshaus Alserbach, Resolutionsbuch 1788–1812, pag. 51 [7. März 1792]: *unheilbare pfründler der grundspitäler sind in die mit kranken- und siechenzimmer versehenen versorgungshäuser zu übersetzen*; ebd. pag. 202–203 [17. Dezember 1812]: *Vorschrift, nach welcher die unheilbaren vom krankenhause mit mehreren verschiedenen gebrechen in die versorgung nicht abgegeben werden dürfen*; ebd. pag. 50 [7. März 1792]: *die wahnsinnigen sind vom Alserbache wieder in das lazareth gebäude zu übersetzen.*

897 Wittelshöfer, Heil- und Humanitätsanstalten 363.

898 Knolz, Darstellung der Humanitäts- und Heilanstalten 113; Armen-Departement, Armenwesen 93.

lein nur wegen Schwäche und Alter dem Versorgungshaus übergeben sind, keineswegs aber an irgend einer Krankheit leiden“[899]. Die Insassen erlangten mit der Aufnahme Anspruch auf Versorgung: Neben der Wohnung und Verköstigung wurden Kleidung, Leib- und Bettwäsche (samt Reinigung derselben), Bett, ärztliche Versorgung, allfällige Krankenpflege sowie – last but not least – Anrecht auf ein anständiges Begräbnis erworben[900]. Die vom Versorgungsfonds aufgenommenen Insassen – paradox als die „gesunden Pfründner“ bezeichnet – erhielten aufgrund der Gutachten der Ärzte und des Hausseelsorgers eine sog. Geldportion von 4 (halb Erwerbsunfähige) oder 5 (ganz Erwerbsunfähige) xr. Conventionsmünze täglich zugemessen, mit der sie sich selbstständig versorgen mussten, und zusätzlich entweder ein Pfund (0,56 kg) weißes oder eineinhalb Pfund (0,84 kg) schwarzes Brot. Sog. Provisionisten oder Bezieher von Pensionen mussten als Zahlpfründner dem Versorgungshaus einen gewissen Betrag (um 1850 7 xr. täglich) bezahlen und erhielten den Rest ihrer Pension bzw. der ihnen zugeteilten Stiftung bar auf die Hand. Die von den Stubenvorstehern oder auch Wärtern im Abstand von je vier Tagen ausbezahlten Geldportionen sollten dafür verwendet werden, bei dem in der Anstalt befindlichen „Ausspeiser“ ein tarifmäßig festgesetztes Essen zu erwerben. Die Kranken erhielten dagegen – ohne Alternative – die vom „Traiteur“ gekochte und vom Arzt individuell vorgeschriebene Kost verabreicht. Gesunde Pfründner konnten sich zudem bei den zahlreichen im Haus anfallenden Arbeiten – es wurden im Haus keine fremden Dienstboten aufgenommen – einen Zusatzverdienst schaffen. Neben dem Stricken und Nähen, dem Schneidern, dem Schuhmachen und dem Gärtnern wurden auch die Schreibarbeiten meist von einem rüstigen Pfründner gegen Zulage verrichtet. Als weitere Binnenorganisation der Versorgungshäuser wurden in jedem Zimmer eigene Stubenvorsteher (Stubenväter, -mütter) – und bei größeren Zimmern auch noch Gehilfen – bestimmt, die dafür eine weitere „Portions“-Aufbesserung erhielten. Das leistungsorientierte System der Unterhaltszahlungen – die normalen Geldportionen waren kaum ausreichend – trug den Versorgungshäusern massive Kritik ein. Der sachkundige Wiener Arzt Leopold Wittelshöfer etwa machte auf das paradoxe Missverhältnis von geforderter Arbeitsleistung und für die Aufnahme erforderlicher Arbeitsunfähigkeit aufmerksam und fragte deshalb sarkastisch: „Ist denn dem Herrn Referenten der Versorgungshäuser noch nicht eingefallen, dass rüstige Leute, welche zum Verrichten derartiger schwerer Arbeiten noch tauglich sind, gar nicht in das Versorgungshaus gehören, und dass andererseits arbeitsunfähige Pfründner dem Versorgungshaus keine anstrengende Dienste leisten können?“[901]. Die Insassen der Versorgungshäuser waren überwiegend Personen von über 60 Jahren; bei den Aufgenommenen im nicht-bürgerlichen Versorgungshaus Alserbach (1830 und 1833) lag beispielsweise der Altersschnitt bei 65,47 Jahren, wobei der älteste Eingetretene mit angeblich 106 Jahren, der jüngste mit 16 Jahren zu Buche schlägt[902].

An der Spitze der Verwaltungspyramide des Versorgungshauses standen ein dem Magistrat direkt untergeordneter, beeideter und gegen Erlag einer Kaution angestellter Verwalter sowie ein die „Rechnungsrichtigkeit“ prüfender Kontrollor, denen in den meisten Häusern noch ein aus den Reihen der Pfründner gewählter Schreiber (gegen 6 xr. täglich) beigeordnet war[903]. Diese Beamten hatten die Aufsicht über das ganze Haus – die Haus-

---

899 Martin, Kranken- und Versorgungs-Anstalten 167.

900 Armen-Departement, Armenwesen 86.

901 Wittelshöfer, Versorgungshäuser 9.

902 WStLA, 1.7.4.5.B5, Versorgungshaus Alserbach, Standesprotokoll 1827–1845.

903 Kratochwill, Armenpflege 270f.; Knolz, Darstellung der Humanitäts- und Heilanstalten 112, 120f.; zum Tätigkeitsfeld der Beamten Part, Mauerbach 32–75.

angestellten (darunter auch Ärzte und Seelsorger) wie die Pfründner – und führten die Buchhaltung. Der im Haus wohnende Verwalter war für die laufenden Geschäfte verantwortlich (Amtsstunden 8.00–12.00, 14.00–18.00 Uhr), für die „Pflege und Wartung" der Pfründner und die korrekte Führung der Aufnahmeprotokolle und des vierzehntägig vorzulegenden Personalstandsausweises. Der in der österreichischen Bürokratie weitverbreitete Kontrollor[904] führte dagegen die Materialrechnung und musste gemeinsam mit dem Verwalter die korrekte Abwicklung der Finanzen (Führung eines Kassa-Normalienbuches) und die Bereitstellung des notwendigen Materials regeln. Die Regierung verlangte als Voraussetzung von den Beamten nicht nur einwandfreien Lebenswandel, sondern auch Systemtreue, so bestimmte ein Erlass aus dem Revolutionsjahr 1848, dass *jeder einzelne beamte sowohl in als außer dem amte eine haltung beobachte, welche der welt klar darlegt, daß er mit der regierung gehe, weil nur auf diese weise eine starcke vertrauenerregende, wahrhaft gedeihliche verwaltung möglich ist*[905]. Einmal monatlich fand im Versorgungshaus eine Konferenz (Hauskommission) statt, an der sowohl die Verwaltungsbeamten, die Ärzte als auch die Benefiziaten teilnahmen, bei der neben der Bearbeitung anstehender Probleme auch die zuvor von den Stubenvorstehern über den Termin informierten Pfründner Supplikationen einreichen konnten[906]. *Jedem Pfründner steht es frei, bei der allmonatlich in Gegenwart der Verwaltungsbeamten, der Hausärzte und des Seelsorgers stattfindenden Conferenz Bitten oder Beschwerden in anständiger Weise vorzubringen*[907]. Die Protokolle dieser Konferenzen mussten dem Wiener Magistrat zu Kontrollzwecken vorgelegt werden.

Jedem Versorgungsarzt war ein Arzt/Physikus (für die innere Medizin) und untergeordnet ein Wundarzt für die äußeren medizinischen Anwendungen beigestellt, die nach Möglichkeit im Haus (freie Wohnung, Holz, Licht, Wäschereinigung) oder in der Nähe wohnen sollten. Der Arzt sollte alle Pfründner *menschenfreundlich*[908] behandeln und die kranken Pfründner mindestens zwei Mal pro Woche besuchen, bei einer grassierenden Krankheit aber jeden Tag. Sowohl die Wein- wie die Brotqualität für Kranke und Gesunde als auch die Reinlichkeit der Zimmer hatte der Arzt zu kontrollieren, worüber ein Speiseverkostungsprotokoll zu erstellen war. Der Arzt war zu Gutachten jeglicher Art für die Verwaltung verpflichtet und musste sowohl die Transport-, die wöchentlichen Personalstands-, die Verpflegungslisten der gesunden und kranken Pfründner bzw. die Änderungen in der Bemessungsgrundlage der Pfründner, das Urlaubsverzeichnis als auch die Anweisung für die ärztlich angeordneten Bäder unterfertigen. Der dem Physikus unterstellte und ihn funktionell ergänzende Wundarzt – die Subordination bereitete in der Praxis oft Probleme – setzte die vom Hausarzt angeordneten Medikationen um, außerdem verwaltete er die im Versorgungshaus befindliche und von den Apotheken der Umgebung beschickte Hausapotheke[909]. Im Fall der an Pfründnern kostenlos ausgeführten Operationen hatte er den Kranken zuvor *auf eine sanfte und in jeder hinsicht zweckmäßige art von der nothwen-*

904 Als Beispiel Scheutz–Wührer, Dienst, Pflicht, Ordnung 47–53, 124–140; Part, Mauerbach 40f.

905 WStLA, 1.7.4.5.B4.1, Versorgungshaus Alserbach, Normalienbuch 1855, pag. 19 [20. Dezember 1848].

906 Armen-Departement, Armenwesen 85.

907 Hausordnung für die Pfründner in den Versorgungsanstalten der Stadt Wien (Wien Dezember 1884), § 11.

908 Instruktion für den Arzt, WStLA, 1.7.4.4a.B1, Versorgungshaus Alserbach, Resolutionsbuch 1808–1817, pag. 292–296, hier pag. 292 [27. Dezember 1814]; Martin, Kranken- und Versorgungsanstalten 172f.; Knolz, Darstellung der Humanitäts- und Heilanstalten 121–123; zu den Medikamenten in den Versorgungshäusern Part, Mauerbach 167–189.

909 WStLA, 1.7.4.4a.B1, Versorgungshaus Alserbach, Resolutionsbuch 1818–1825, pag. 354–361: Instruktion für den Wundarzt im Versorgungshaus Alserbach [28. Juni 1822].

digkeit der operation gehörig zu überzeugen[910]. Die Ärzte waren zudem verpflichtet, Material für die Sammlungen des anatomisch-pathologischen Kabinetts beizutragen[911].

Die Ausspeisung der Armen – das Essen als sozial distinktes Element in den Spitälern der Vormoderne wirkt hier nach – erfolgte im Haus durch den sog. Traiteur, im Versorgungshaus Alserbach gab es deren zwei, die nach einem festgelegten „billigen Tarife" eine ausgewogene Ernährung der Pfründner zu einem festgesetzten Preis ermöglichten. Die Lebensmittelpreissteigerungen wurden dabei nicht etwa über eine Erhöhung der den Pfründnern gereichten Geldportionen, sondern durch direkte Zuschüsse der Verwaltung an die Traiteure ausgeglichen.

Während für die Seelsorge in allen Versorgungshäusern ein katholischer Geistlicher im Haus wohnend Dienst versah, konnten die evangelischen Insassen am Ende des 19. Jahrhunderts nur im Versorgungshaus Liesing an hohen Festtagen eine vom Pfarrer der evangelischen Gemeinde in Mödling zelebrierte Messe besuchen, auch im Bürgerversorgungshaus half fallweise ein evangelischer Geistlicher aus[912].

Im Jahr 1895 gab es, beeinflusst von der Industrialisierung und dem rapiden Urbanisierungsprozess, in der gesamten Habsburgermonarchie bereits 1.486 Versorgungsanstalten (davon 673 nach 1848 gebaut/adaptiert), in denen nur insgesamt 667 Ärzte, 219 Beamte und 1.095 Pflegepersonen beschäftigt waren[913]. Diese 1.486 Versorgungsanstalten verwahrten insgesamt 43.055 Personen, wobei Wien/Niederösterreich neben Böhmen, Tirol und Vorarlberg zahlenmäßig die meisten Pfründner pro Einwohnerschaft versorgte. Viele Städte reorganisierten in der zweiten Hälfte des 19. Jahrhunderts ihre Armenversorgung[914], wie auch das Beispiel der Stadt Salzburg gut verdeutlicht. Nach langen Diskussionen zur Reform des Armenwesens zwischen den christlich-sozialen und liberalen Gemeindevertretern (Frage der Pflege durch die Barmherzigen Schwestern, Finanzierung, Standort) kam es 1873 in Salzburg zur Gründung eines Fonds zur Errichtung eines „Allgemeinen Versorgungshauses"[915]. Nach Auflösung der vier, dezentralen und selbstständigen Salzburger Versorgungseinrichtungen (Bürgerspital, Erhardspital, Bruderhaus St. Sebastian, Armenkommunanstalt im Kronhaus) konnten 1898 die „Vereinigten Versorgungsanstalten" in Nonntal in Form eines E-förmigen Grundrisses mit einer mittig situierten Kirche umgesetzt werden. Die Architektur des Hauses setzte memorial die ehemaligen Salzburger Spitaleinrichtungen fort: Der den alten Salzburger Bürgern vorbehaltene Bürgertrakt stand

---

910 Ebd. pag. 356.

911 WStLA, 1.7.4.4a.B1, Versorgungshaus Alserbach, Resolutionsbuch 1788–1812, pag. 179 [25. Dezember 1811].

912 Armen-Departement, Armenwesen 85; WStLA, 1.7.4.5.B4.1, Versorgungshaus Alserbach, Normalienbuch 1855, pag. 148 [6. Dezember 1864]: *Bestimmungen über die religiösen bedürfniße der evangelischen pfründner: [...] 1tens es haben die verwalter aller der kommune Wien gehörigen versorgungshäuser dahin zu sorgen, daß den pfründern evangelischen bekenntnißes in erkrankungsfällen die üblichen geistlichen tröstungen zu theil werden und sollen daher aus jenen versorgungshäusern in deren umgebung sich kein evangelischer geistlicher befindet, wenn nicht physische oder moralische gebrechen entgegenstehen derlei pfründern nach thunlichkeit nach Wien versetzt werden. 2tens für krankenkommunionen ist gleichwie bei katholiken keinerlei vergütung zu leisten und 3tens für gratisleichen ist derselbe betrag über nachweise der einzelnen fälle zu leisten welcher auch für derlei leichen katholischer pfründner bezahlt wird.*

913 Auflistung nach Gerényi, Versorgungsanstalten Oesterreichs.

914 Mit einer Zusammenfassung Melinz, Armutspolitik 136–143.

915 Als Einzeluntersuchungen siehe: Hundert Jahre „Versorgungshaus"; zum Urfahraner Armenversorgungshaus (Provisorium 1873, neues Versorgungshaus 1890, Eröffnung zum Namenstag von Kaiser Franz Josef; Erweiterung 1905; 1892 38 Insassen) Puffer, Versorgungshaus in Urfahr 109–147; Linsberger, Kommunales Armenwesen 54–129; Egger, Ausgrenzen 48–52, 184–186, 205–210.

sozialräumlich-organisatorisch dem Bruderhaustrakt und der Kommunstube gegenüber. Die Stadt hatte sich mit dieser Kommassierung von überholten Armeneinrichtungen durch das neue imposante Gebäude im Sinne von bürgerlicher Selbstinszenierung ein weit vor der Stadt Salzburg gelegenes Denkmal der Barmherzigkeit errichtet.

Die oben angeführte Vielzahl an Versorgungseinrichtungen kontrastiert mit einem außerordentlich schlechten Forschungsstand, vor allem wenn man bedenkt, dass durch das gesamte 19. Jahrhundert hindurch zehntausende Personen in Versorgungshäusern verpflegt wurden[916]. Weder die medizinische Versorgung noch die administrative Organisation der Versorgungshäuser im heutigen Österreich sind bislang in größerem Kontext erforscht, dabei standen Versorgungshäuser im 19. Jahrhundert im Zentrum einer in den Gemeinderäten intensiv geführten Reformdiskussion über eine Kostenreduktion der Versorgungsanstalten und über eine Anhebung der Versorgungsqualität, zum anderen waren diese Institutionen anlässlich von Jubiläen oder Eröffnungen neuer Einrichtungen immer wieder Gegenstand einer Fülle an hausbezogenen, oft hagiografisch angehauchten zeitgenössischen Einzeluntersuchungen (Hausgeschichten).

Die Versorgungshäuser lassen sich als ein langsam versandender Seitenarm der Entwicklungsgeschichte der Klinik und als wichtige Wegmarke bei der Entflechtung und Ausdifferenzierung von Gesundheits- und Sozialinstitutionen verstehen[917]. In einer Entwicklungslinie von frühneuzeitlichen Versorgungseinrichtungen hin zu heutigen Pensionistenheimen stehend[918], waren die Versorgungshäuser im 19. Jahrhundert auch für die Verwahrung von geistig behinderten Personen und unheilbar Kranken zuständig. Sozialtopografisch betrieben die Versorgungshäuser eine schichtabhängige Auslagerung der Armut aus dem eigentlichen Kerngebiet der Städte. Die recht undifferenzierten Armenversorgungshäuser entsprachen vielfach noch den multifunktionalen, konfessionell dominierten Bürgerspitälern und den als Internierungsanstalten wirtschaftlich gescheiterten Armenhäusern der Frühen Neuzeit (Beispiele Graz, Klagenfurt)[919]. Der Ausdifferenzierungsprozess der Versorgungsstätten (etwa Forderung nach Trinker-Entziehungsanstalten, Siechenheimen) schritt bis Ende des 19. Jahrhunderts langsam voran, erst die großen Versorgungshäuser wie Lainz[920] oder die „Vereinigten Versorgungshäuser" in Nonntal/ Salzburg bedeuteten einen Quantensprung in der Altersversorgung der größeren Städte.

2.10 Spitaltypologie für das Gebiet des heutigen Österreich – ein Fazit

Klassifizierungen sind ein mögliches Erkenntnisinstrument, um eine sinnvolle Typologie entwerfen zu können, gleichzeitig sind Typologien statisch und nivellieren Ergebnisse. Gefragt wird bei einer Spitaltypologie nach den Dimensionen dieser Versorgungseinrichtungen und nach der „Innenperspektive" des Spitals als Organisation im Sinne der Organisationssoziologie. Von besonderer Bedeutung sind in dieser Hinsicht die Träger („Spitalherr"), wobei Kooperationen nicht zu vernachlässigen sind. Die Träger sind üblicherweise für den geordneten Betrieb und zugleich für die Finanzierung der Häuser verantwortlich (sog. externe Quellen der materiellen Erhaltung). Als Beispiele seien Ge-

916 Siehe immer noch den Überblick von Stekl, Vorformen geschlossener Altenhilfe 126–135.
917 Als konzise Zusammenfassung Jütte, Vom mittelalterlichen Spital 9–14.
918 Siehe als Überblick für Wien Feuerstein, Altersstruktur 57–98; Dies., Altern 17–60.
919 Für Graz Watzka, Arme, Kranke, Verrückte 437.
920 „In der Versorgung".

meinden, Grundherrschaften, Pfarren, Landesfürsten oder Stiftungen genannt. Entscheidend waren ferner die Aufsichtsorgane, meist eine Kleingruppe von Akteuren, die für den reibungslosen Ablauf im Spital zu sorgen hatten.

Zu den weiteren grundlegenden Merkmalen, die für diese kurz charakterisierte Typologie relevant sind, zählen der Standort der Häuser (Innenstadt versus Vorstadt, Markt, seltener Dorf, Einzellage), die Bestandsdauer, die variable Größe (abhängig von den Unterbringungsmöglichkeiten, Anzahl der Betten, einspännige versus zweispännige Betten, Umfang des Personals etc.). Wichtig sind die Nachfragen nach den Ziel- und Bewohnergruppen: Nur in Ausnahmefällen kann man von einer homogenen Zusammensetzung der Insassen ausgehen („mono-funktionale Institutionen"), üblicherweise stößt man in der Überlieferung auf „pluri-" oder „multi-funktionale Institutionen". In den Anstalten lebten und starben Menschen mit diversen Behinderungen, betreuungsbedürftige Kinder, Alte, „nur" Arme, chronisch Kranke, Akutkranke, Seuchenkranke und psychisch Kranke. Die Grenzen ihrer Anspruchsberechtigung waren in der Regel lokal festgeschrieben bzw. regional fixiert (im letzteren Fall gegen Bezahlung einer Geldsumme), seltener wurde eine Person außerhalb der „Region" aufgenommen und dann auch nur bei Übergabe von monetären Mitteln oder Häusern bzw. Grund und Boden. Ferner ist Nachschau zu halten nach der Anstaltsnorm, sofern diese überhaupt ausformuliert und nicht nur mündlich tradiert wurde. Es muss überdies geprüft werden, welche Zielrichtung die Ordnungen und Instruktionen vorgaben und ob sie sich an landesweiten Normen orientierten. Hinsichtlich des Personals ist zu fragen, inwieweit ein fixer Stab an Mitarbeitern vorhanden war, ob Zusatzleistungen (z. B. in der Erntezeit) zugekauft wurden und welche Funktion die Insassen im Haus einnahmen. Nicht außer Acht lassen sollte man Nachforschungen nach der Gestalt des „Betriebs" und der materiellen Ausstattung des Spitals, denn es ist von essentieller Bedeutung, ob das Haus nur Unterkunft oder volle Versorgung (Schlafplatz, Essen, Kleidung, medizinische Versorgung etc.) anbot. Zu fragen gilt es auch nach der Art der Unterbringung (Saal versus Einzelzimmer, heizbare Schlafstätte) und nach dem Alltag sowie dem Freiheitsgrad der Hausbewohner (sog. kasernierter Raum). Ein erträglicher Wochenrhythmus, geprägt von Gebeten, Gottesdiensten und stets wiederkehrender, aber gesicherter Nahrung, hing letztendlich vom materiellen Erhalt, der Eigenwirtschaft bzw. der hauseigenen Meierei ab.

Aus den genannten Kriterien können nun abstrakte Typen abgeleitet werden, welche die behandelten Merkmalskombinationen aufweisen. Watzka[921] schlägt für die Steiermark im Zeitraum 1500 bis 1750 z. B. eine Kategorisierung nach Trägern vor (Gemeinde, weltliche Herrschaft, kirchliche Einrichtung, Kombination – v. a. Gemeinde / Herrschaft / Pfarre, Stiftung / Bruderschaft, Landesfürst), wir haben uns jedoch aufgrund der Vielzahl der Einrichtungen entschieden, die Selbstbezeichnung der Institutionen als Bestimmungsmerkmal heranzuziehen, um eine Typologie zu entwickeln (Tabelle 10, S. 218f.). Dabei ist uns natürlich bewusst, dass manche Häuser in den Quellen unterschiedlich bezeichnet werden (und der Historiker eine definitive Entscheidung treffen muss), sodass von einer endgültigen Zuordnung nicht ausgegangen werden darf.

---

921 Watzka, Typologie.

Tabelle 10: Typologie österreichischer Spitaleinrichtungen vom Spätmittelalter bis zur Neuzeit

	Bürgersp.	Lepros.	Bruderhäuser	Herrschaftssp.	
Finanzier/Träger	Stadt	Stadt/Land	Stadt	Grundherr	
Aufsicht	Stadt/Land/ Kirche	Stadt/Land	Stadt/Land	Grundherr	
Standort	vor/in Stadt	vor Stadt	in Stadt	Land	
Gründung	ab 13. Jh.	ab 13. Jh.	ab 14. Jh.	ab 16. Jh.	
Größe (Schnitt)	< 20	< 20	< 20	< 20	
Ziel	multif., Vers. bis Tod	Kranke, Vers. bis Tod	multif., Vers. bis Tod	multif., Vers. bis Tod	
Anspruchsradius	lokal	lokal	lokal	lokal	
Ordnungsgefüge	Hauso., Instr.	Hauso., Instr.	Hauso., Instr.	Hauso., Instr.	
Personal	wenig	wenig	wenig	wenig	
Ordnungsstruktur	formalisiert	formalisiert	formalisiert	formalisiert	
Materielle Erhaltung	Eigenw., Einkauf von Insassen	Eigenw., Einkauf von Insassen	Eigenw., Einkauf von Insassen	Eigenw.	
Leistungen	Unt., Nahr., Kleider, Pflege, Medizin	Unt., Nahr., Kleider, Pflege, Medizin	Unt., Nahr., Kleider, Pflege	Unt., Nahr., Kleider, Pflege	

Abkürzungen: Eigenw. = Eigenwirtschaft, Hauso. = Hausordnung, Instr. = Instruktion, multif. = multifunktional, Nahr. = Nahrung, Unt. = Unterkunft, Vers. = Versorgung

	Waisenhäuser	Pestspitäler	Krankenhäuser	Versorgungshäuser/ Armenh.
	Privatpers./Staat	Stadt/Land/Privat-pers.	Stadt/Privatpers.	Stadt/Land
	Stadt/Land	Stadt/Land	Stadt/Land	Stadt
	meist Stadt	vor Stadt	Rand der Stadt	Rand der Stadt
	ab 16/17. Jh.	ab 16. Jh.	ab 17. Jh.	19. Jh.
	< 20	> 50	> 20–50	> 20–50
	Buben/Mädchen, bis 14/16 Jahre	Kranke, Vers. bis zur Genesung	Kranke, Vers. bis Genesung	Alte, Vers. bis Tod
	lokal	lokal	Landes-Untertanen	lokal, Heimatrecht
	keine Hauso.	keine Hauso.	Hauso., Instr.	Hauso., Instr.
	mittel	viel	mittel	wenig
	formalisiert	wenig formalisiert	formalisiert	formalisiert
	keine Eigenw., kein Einkauf von Insassen	keine Eigenw., kein Einkauf von Insassen	keine Eigenw., kein Einkauf von Insassen	keine Eigenw., kein Einkauf von Insassen
	Unt., Nahr., Pflege, Unterricht	Unt., Nahr., Pflege, Medizin	Unt., Nahr., Pflege, wichtige Rolle von Medizin	Unt., Nahr., Pflege, Kleider

3. Die labile Leitungsebene frühneuzeitlicher Spitäler in Österreich: Stadtrat – Superintendent – Spitalmeister

Der Brotkorb an Lebensmaximen und Pflichten bzw. der Forderungen an den amtlichen Lebenswandel generell hing für den Verwalter eines frühneuzeitlichen Spitals – zugegeben – hoch. Ein „Hospital-Meister, Verwalter, Vorsteher, Pfleger, administriret die Güter des Hospitals, es müssen aber vorsichtige, gottsfürchtige, erbare und redliche Männer seyn, die den reinem unverfälschten Worte GOttes mit Hertzen zugethan seyn, die auch ein gut Zeugniß bey Jedermann haben, ingleichen, die der Verwaltung und Haushaltung berichtet, und denen armen aus christlicher Liebe und Treue geneigt sind“[1]. Spitäler in der Frühen Neuzeit waren multifunktionale, häusliche Einrichtungen, die von einem geistlichen oder weltlichen Träger geführt wurden, und gleichermaßen der Kranken- und vor allem der Altersversorgung (und anderen Formen der Bedürftigkeit) dienten[2]. Zur Leitung dieser Spitäler, häufig die größten Wirtschaftsbetriebe einer Stadt, bedurfte es nach der idealisierten Zedler'schen Darstellung neben der Gottesfurcht auch fundierter Kenntnisse der Wirtschaftsführung, aber auch der „Buchhaltung“, weil Jahr für Jahr Rechnungen gegenüber dem Träger des Spitals zu legen waren[3].

Die Verwaltung der städtischen und landesfürstlichen Spitäler in der Vormoderne war nach einem allgemeinen Befund des bedeutenden Spitalforschers und Kirchenrechtlers Siegfried Reicke (1897–1972) meist in seiner Leitungsstruktur im Sinne einer Pflegschaftsverfassung[4] dreigeteilt, vor allem bei kleineren, städtischen Spitälern findet sich dagegen meist ein zweistufiges Verwaltungsmodell[5]. Der häufig aus zwölf oder einem Vielfachen dieser Zahl bestehende Stadtrat als Leitungsorgan des Stadtregiments besaß im Sinne einer Rahmenkompetenz[6] die oberste Spitalgewalt über die Bürgerspitäler, in dem er die Gesamtregelung der Verfassung und Verwaltung des Spitals ausübte und jederzeit mittels Einspruchsrecht in das Getriebe des Spitals eingreifen konnte[7]. Die Vergabe der Plätze für die Insassen, die Besetzung der Pflegerstelle und der restlichen Spitalbedienste-

---

1 Art. „Hospital“, Zedler, Universal-Lexicon 13 Sp. 982; frühere Fassung des Kapitels bei Scheutz, Spitalmeister.

2 Zum schwierigen Verhältnis von Geistlichkeit und Spitalmeister beispielsweise Droste–Sahmland, Die hessischen Hohen Spitäler 499–501.

3 Rotzoll–Eckart, Hospital Sp. 651.

4 Reicke, Das deutsche Spital II 54; Vlasaty, Spital 59–75; Nowotny, Bürgerspitäler 270–272; Watzka, Arme, Kranke, Verrückte 12; siehe die Wahl des Spitalmeisters als Indikator für den Träger des Spitals (Kloster, Stadt/Markt, Adel/Grundherrschaft) ebd. 44.

5 Falk, Machtfaktor Spital 59; Just–Weigl, Spitäler 162; Scheutz–Weiss, Spitäler 197; Ohngemach, Spitäler 262f., 283–285; für das Katharinenspital in Regensburg (Spitalrat – Spitalmeister) Dirmeier, Archiv 59; vgl. für die Reichsstadt Kröger, Armenfürsorge 215–227 (Almosenamt) bzw. die einzelnen Häuser 423–425, 457–461, 476f., 490f., 507–511.

6 Watzka, Arme, Kranke, Verrückte 55.

7 Isenmann, Die deutsche Stadt 582.

ten, die Vermögensverwaltung, die Entscheidung von Streitigkeiten, die Beziehungen des Spitals zu anderen Grundherrschaften und die Kontrolle der Rechnungslegung des Spitals lagen beim Rat.

Grafik 4: Modelle der Verwaltung von Spitälern (in zwei- oder dreigliedriger Struktur). Dreigliedrige Strukturen fanden vor allem bei größeren Spitälern Anwendung

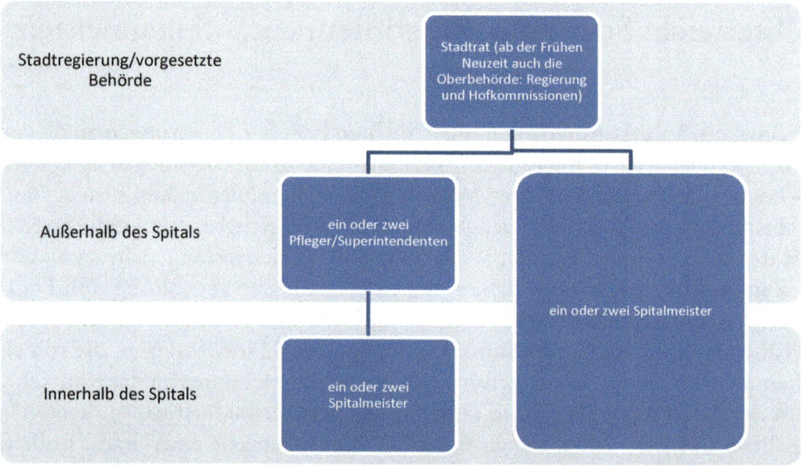

Der Rat setzte als eigentliche Verwaltungsstelle für das städtische Spital und als Deputierten des Stadtrates einen Pfleger ein (Grafik 4). Als Terminologie für den außerhalb des Spitals stehenden Pfleger bürgerten sich regional und temporär so verschiedene Bezeichnungen wie „provisor“, „procurator“, „gubernator“, „Pfleger“, „Vorsteher“, „Schaff(n)er“, „Superintendent“ oder etwa „Spittelherr“ ein[8]. Während in kleineren Spitälern nur ein einzelner Pfleger amtierte, gab es in größeren Spitälern zwei Pfleger, die mitunter als „Ober-“ und „Unterpfleger“ bezeichnet wurden. Charakteristisch für den Pfleger eines Spitals erweist sich seine „Losgelöstheit vom Spitalverband“[9], die Zugehörigkeit zum Rat, die großteils ehrenamtliche Geschäftsführung und der Bürgerstatus des Amtsinhabers[10] (Bürgerrecht, Hausbesitz, Gewerbeberechtigung). Bei der Bestellung von zwei, sich gegenseitig kontrollierenden Pflegern gehörte zumindest ein Pfleger dem Rat (mitunter sogar der Stadtrichter/Bürgermeister) an, während der andere Pfleger im Regelfall aus den Reihen der „gemeinen“ Bürgerschaft stammte. Die Besetzung des Pflegers erfolgte gleichzeitig mit der Verteilung der anderen Stadtämter durch „Wahl“ im Rat bzw. im Ratsausschuss, wobei mitunter die Pflegerschaft an bestimmte Personengruppen (etwa Innungen, Innerer/Äußerer Rat, Bürgerschaft etc.) gebunden war[11]. Besonders der Stifter-

8 Just–Weigl, Spitäler 154, 157f., 162f., 174f.

9 Reicke, Das deutsche Spital II 75; am Beispiel von Basel Rippmann–Simon-Muscheid, Quellen 353.

10 Scheutz, Bürger und Bürgerrecht; Watzka, Arme, Kranke, Verrückte 56.

11 Zur Mitsprache verschiedener Instanzen etwa Richter, Spitalwesen 86f. Zum Aufgabenfeld des Spitalmeisters Vlasaty, Spital 68; an einem Judenburger Beispiel Ebner-Wanker, Leben und Sterben 71; Scheutz–Weiss, Spitäler 197–199; am Beispiel von Hamburg, wo einer der Spitalpfleger etwa ein katholischer Ratsherr sein sollte, Hatje, Institutionen 320; am Beispiel von Burghausen Weigl–Just, Quellen 266.

wille hatte bei der Wahl der Pfleger berücksichtigt zu werden. Bei Antritt des Amtes legte der Pfleger einen Eid vor dem Rat und eine Verpflichtungserklärung in dem Sinne ab, dass die Güter des Spitals treulich verwahrt werden sollten. Die Amtsdauer der Pfleger variierte von Stadt zu Stadt beträchtlich und lag zwischen einem und drei Jahren, erst im 18. Jahrhundert verlängerte sich der Amtierungszeitraum zunehmend[12]. Viele Städte scheinen eine Wiederwahl eines Pflegers verhindert zu haben, um die Kontrolle über das Spital zu stärken, was aber umgekehrt die Kontinuität der Geschäftsführung einschränkte. Der Pfleger wurde im Regelfall als Ehrenamt besetzt, sodass kein regelmäßiges Einkommen anfiel, aber vielerorts zeigten sich regelmäßige Zuwendungen und Deputate des Spitals an den Amtsträger (etwa Heu aus dem Spital, Robotarbeit für den Pfleger, Überlassung des Fruchtgenusses usw.). Vor allem die Jahresstiftungen und das Essen anlässlich der Rechnungslegung wurden in vielen Städten opulent gefeiert („Raittungsfresserei“[13]). Bei zwei Pflegern waren die Amtsbefugnisse in der Regel im Sinne einer Gleichberechtigung verteilt – aber Hierarchien bildeten sich dennoch vielerorts aus: Der häufig amtsältere Oberpfleger hatte einen amtsjüngeren Unterpfleger unter sich, differente Geschäftsfelder dieser beiden Funktionen bildeten sich aus[14]. Die Pfleger sollten in ihren Eiden „nutzen und frommen“ des Spitals fördern und vor allem die Vermögensverwaltung im Sinne des Stadtrates genau überwachen. Das Spitalgebäude hatte regelmäßig kontrolliert und repariert zu werden, der rationelle Umgang mit Vermögen und die Verwaltung der Spitalgüter und ihrer Erzeugnisse erschienen wichtig. Der Pfleger besaß die Befugnis, Verträge abzuschließen, Schenkungen zu empfangen, Einkünfte einzutreiben und konnte auch den Verleih von Kapital vornehmen. Bei Amtsantritt erstellte der Pfleger, oft unter Anwesenheit des scheidenden Pflegers und des Spitalmeisters, ein Inventar. Zudem hatte er die Kontrolle der Spitalbeamten vorzunehmen, das Spital nach außen hin zu vertreten und nach innen sollte er Visitationen durchführen, um die Insassen und die Spitalbeamten zu überwachen. Die Ernennung des Spitalmeisters und der -beamten gehörte in der Regel zu seinen Befugnissen, auch die Aufnahme der Insassen (oft in Absprache mit dem Rat) war eine seiner Agenden. Er hatte zudem die reguläre Verpflegung der Insassen sicherzustellen und musste Verstöße gegen die Hausordnung und das Gebetsregime des Hauses ahnden. Auch für die Aufsicht über den Spitalgeistlichen war er zuständig, die Verwaltung der Spitalkapelle und deren Objekte oblagen ihm ebenfalls.

In vielen Kleinstädten, dem österreichischen Normalfall, gab es keinen Pfleger[15]. Der Spitalmeister war die eigentliche Amtsperson innerhalb des Spitals, in dessen Händen die „unmittelbare Spitalverwaltung“[16] lag. Seine Tätigkeit erscheint eng mit dem eigentlichen Tätigkeitsbereich des Spitals verbunden. Während der Pfleger außerhalb des Spitals

12 Am Beispiel von Judenburg Ebner-Wanker, Leben und Sterben 75.

13 Guarinonius, Grewel 2 1317.

14 Am Beispiel des Spitals von Hall Moser, Hall 89–92; Sakouschegg, Spitalseinrichtungen 48.

15 Am Beispiel von Niederösterreich lässt sich nur in größeren Städten ein vom Stadtrat eingesetzter Pfleger nachweisen, Richter, Spitalwesen 85f. Richter führt etwa Eggenburg, Mistelbach, Klosterneuburg und Wien an. Es zeigen sich auch Beispiele, wo Spitäler kleiner Städte/Märkte aufgrund der geringen Größe des Spitals über keinen Spitalmeister verfügten, Watzka, Arme, Kranke, Verrückte 118f.

16 Reicke Das deutsche Spital II 95; Watzka, Arme, Kranke, Verrückte 54–58. In der Reichsstadt Esslingen musste der Spitalmeister bei Amtsantritt (bis zum Ende des Amtes) aus dem Stadtrat ausscheiden, der Pfleger verblieb dagegen im Rat, Haug, St. Katharinen-Hospital 56–58; vgl. Aderbauer, Tübinger Spital 62–65. Für die steirischen Spitäler kommt Vlasaty zum Schluss, dass der Spitalmeister „eine Mittlerstellungen zwischen Pfleger und Spitalmeier“ einnahmen. Er gehörte „eher zu den Pflegern, was seine Ehrenstellung, Unbezahltheit und unabhängige Wohnung beweisen“, Vlasaty, Spital 71.

stand, sollte der Spitalmeister entweder direkt im Spital wohnen oder möglichst täglich kontrollierend vor Ort sein. In der Praxis zeigt sich eine „Verwischung der Unterschiede gegenüber dem Pflegeramt“[17]. Die zeitgenössischen Bezeichnungen für das Spitalmeisteramt lauten mitunter ähnlich wie für das Pflegeramt: „Spitalpfleger“, „magister hospitalis“, Spitalmeister, Hofmeister oder etwa Untermeister, aber auch „provisor“, „procurator“ und „dispensator“ oder auch „Spitalmeier“[18]. Der Spitalmeister wurde entweder vom Stadtrat und/oder Pfleger eingesetzt, fallweise war auch der Spitalstifter eingebunden. Mitunter wurde der Spitalmeister – für Österreich eher in kleinen Städten und Märkten bzw. in kleinen Spitälern üblich – aus den Reihen der Pfründner ausgesucht. Der Spitalmeister erhielt eine Instruktion, die sich häufig auch auf seine Ehefrau als Arbeitspaar bezog. Die Ehefrau des Spitalmeisters sollte den Spitalhaushalt führen, die Küche versorgen und die Insassen, vor allem die weiblichen Insassen, entsprechend versorgen. Stark variierend zeigt sich die Dauer des Amtes, die von Spital zu Spital unterschiedlich war. Regelrechte Amtszeiten in einer Stadt kontrastieren mit zeitlich nicht in ihrer Dauer festgelegten Amtsperioden in anderen Städten. Im Gegensatz zum Pfleger war der Spitalmeister kein Ehrenamt[19], sondern eine zumindest aufwandsbezogen entschädigte bzw. besoldete Funktion, bei dem der Amtsinhaber aus dem Vermögen des Spitals seinen nicht unbedingt großzügigen Lohn bzw. die Deputate empfing. Auf das Vermögen des Spitalmeisters wurde meist seitens der Stadträte Achtung gelegt, weil der Amtsinhaber auch Autorität und Zeit für das Amt (im Sinne der Weber'schen Abkömmlichkeit) aufwenden musste. Der Arbeitsbereich des Spitalmeisters konnte sich „völlig mit dem der Spitalpfleger schneiden“[20]. Die Überwachung der gesamten Wirtschaftsführung des Spitals war wichtig, die Einnahmen und Ausgaben mussten von ihm mittels Rechnungen übersehen werden (Einziehung der Grundzinse, Zehente, Renten usw.). Bei Amtsantritt wurde meist vom Rat/von der Oberbehörde und dem Amtsinhaber ein Inventar erstellt, um eine Übersicht über Besitzungen und Fehlstand an Wirtschaftsgütern zu erlangen. Nach innen hatte der Spitalmeister die Kontrolle der Spitalbeamten und der Insassen vorzunehmen, die Verteilung des Essens und die Pflege der kranken Insassen zu übersehen. Zudem diente er als eine Art Ombudsmann für Beschwerden der Insassen. Eine seiner wichtigsten Verpflichtungen stellte die ordnungsgemäße und zeitgerechte Legung der Rechnungen über seine Amtsführung dar. Diese ab dem 15. Jahrhundert[21] in Österreich überlieferten Spitalrechnungen mussten dem Pfleger und dem Rat vorgelegt werden, die sie zu vidieren und gegenzuzeichnen hatten. Das Unterpersonal (Spitalmeier, Knechte und Dienstmägde, die Weingartenknechte etc.) hatte er zu überwachen. Die Wartung und Pflege der kranken und armen Insassen oblagen stärker dem weiblichen Teil des Arbeitspaares – der Spitalmeisterin[22], die auch für das weibliche Dienstpersonal zuständig war.

---

[17] Reicke, Das deutsche Spital II, 96; am Beispiel von Rattenberg Sakouschegg, Spitalseinrichtungen 112.

[18] Senoner, Hofspital 80–82: Der Innsbrucker Spitalpfleger des Hofspitals ist beispielsweise funktional als „Spitalmeister“ anzusprechen.

[19] Zur Gemeinwohlorientierung frühneuzeitlicher Amtsträger Hecht, Ehrenämter 26–35.

[20] Reicke, Das deutsche Spital II, 106.

[21] Weigl-Just, Quellen 249.

[22] Am Beispiel von Enns lassen sich auch weibliche Spitalmeisterinnen (im 15. Jahrhundert) zeigen: dies., Spitäler 176.

3.1. Der Superintendent – die unmittelbare Kontrolle des Rates

Vor allem große, wirtschaftsintensive Spitäler – im österreichischen Kontext etwa die kaiserlichen Hofspitäler, das Wiener Bürgerspital, das Bürgerspital von Hall/Tirol oder von Wiener Neustadt – wiesen im Regelfall ab der zweiten Hälfte des 16. Jahrhunderts eine dreigliedrige Verwaltungsstruktur auf, die zwischen Stadtrat/Oberbehörde und Spitalmeister noch eine administrative Zwischenstufe vorsah. Für das Wiener Hofspital sollten Mitte des 16. Jahrhunderts *zwen erber, aufrecht, verstänndig männer zu superintendenten des gannzen wesens gedachts unnsers spittals fürgenumen unnd gehalten werden*[23]. Direkt der Oberbehörde bzw. dem Stadtrat in der Pflicht, zeichnete der Superintendent für die Oberaufsicht des Spitals verantwortlich, er sollte als genauere Kontrolle des Spitalmeisters fungieren. Mit Ehre und Gehorsam hatte der Spitalmeister bzw. das Spitalpersonal dem vorgesetzten Superintendenten zu begegnen[24]. Verstöße gegen die Dienstinstruktion des Spitalpersonals und die Hausordnung (etwa Ausbleiben von Personal oder Insassen über Nacht[25]) ahndeten Spitalmeister und Superintendent gemeinsam[26]. Der Superintendent erhielt bei Amtsantritt die geltende Ordnung des Spitals zugestellt, damit er die Funktionsfelder der Spitalbediensteten und den Verhaltensrahmen der Insassen überblicken konnte[27].

Die deutlich mit Personalrekrutierung und -führung betrauten Superintendenten des Wiener Hofspitals sollten die führenden Bediensteten des Spitals wie Spitalmeister, Kapläne, Leib- und Wundarzt, Siechen- und Zuchtmeister oder auch Dienstboten aufnehmen, die Amtsträger vereidigen und in weiterer Folge überwachen[28]. *Ain alter erbarer armer man solle durch unnsern spitlmaister unnd superintendenten on besoldung zu aim torwärtl aufgenumen, mit speiß, tranckh, khlaidung unnd ligerstat im spittal erhalten*[29]. Vielfach trugen die Dienstinstruktionen des Personals auch die Unterschrift des Superintendenten[30]. Veruntreuung *von traydt, habern, wein, fleisch, fisch, schmalz, gewürz oder andern victualien*[31] hatte der Superintendent entschlossen zu unterdrücken, auch durften die Insassen „erspartes“ Brot oder Wein nicht verkaufen.

Vor allem die Zusammenarbeit zwischen Superintendent und Spitalmeister gestaltete sich eng und verflochten. Nicht nur legte der Spitalmeister seinen Eid unmittelbar vor

---

[23] Scheutz–Weiss, Spital als Lebensform 385 [1] (Hofspital Wien 1551). Die Ordnungen der anderen österreichischen Hofspitäler beinhalten mehr oder minder ausführlich Passagen zu Superintendenten und werden im Folgenden exemplarisch angeführt.

[24] Ebd. 491 [1] (Hofspital Wien 1613); ebd. 950 [27] (Bürgerspital 1706); ebd. 951 [1] (Bürgerspital Wien 1712); ebd. 965 [1] (Bürgerspital Wien 1719); ebd. 982 [1] (Bürgerspital Wien 1717).

[25] Ebd. 906 [2] (Bürgerspital Wiener Neustadt sine dato).

[26] Ebd. 904 [16] (Bürgerspital Wiener Neustadt 1622); ebd. 951 [10] (Bürgerspital 1712).

[27] Ebd. 492 [2] (Hofspital Wien 1613); ebd. 905 (Bürgerspital Wiener Neustadt 1622): Ordnung vom Superintendenten unterschrieben.

[28] Das Personal der Spitäler hatte sowohl dem Spitalmeister als auch dem Superintendenten *mit allen gehorsamb undt respect* zu begegnen, ebd. 946 [1] (Bürgerspital Wien 1706); Vereidigung vor dem Superintendenten und Spitalmeister 950 [29] (Bürgerspital Wien 1706); ebd. 954 (Bürgerspital Wien 1722); ebd. 1027 [17] (Bürgerspital Wien 1710); ebd. 920 [32] (Bürgerspital Wiener Neustadt 1658).

[29] Ebd. 397 [61] (Hofspital Wien 1551); Aufnahme von Dienstboten etwa ebd. 938 [5] (Bürgerspital Wien 1649).

[30] Ebd. 952 (Bürgerspital Wien 1712); ebd. 956 (Bürgerspital Wien 1713); ebd. 966 (Bürgerspital Wien 1719).

[31] Ebd. 493 [11] (Hofspital Wien 1613); Verbot der „verehrung von most“ ebd. 949 [21] (Bürgerspital Wien 1706).

dem Superintendent ab, sondern auch Abwesenheiten hatte der Spitalmeister seinem Vorgesetzten zu melden[32]. *Die superintendenten sollen furan alles des spitalls einkhumen selbst mit unnd neben des spitalmaister bey sein einnemben.*[33] Der im operativen Bereich tätige Spitalmeister und der beratende, eher für strategische Entscheidungen zuständige Superintendent sollten sich gegenseitig kontrollieren und im Verbund mit der Oberbehörde ein labiles Machtsystem im Spital etablieren[34]. So durfte beispielsweise der Spitalmeister wichtigere Berichte an die Oberbehörde nur inklusive der Unterschrift des Superintendenten weiterreichen[35].

Größere Problemlagen musste der Spitalmeister mit seinem Vorgesetzten besprechen, Fehler melden, aber auch die geistliche Versorgung – in Zeiten der Reformation ein aktuelles Thema – durch die Kapläne sicherstellen[36]. Der Superintendent hatte *alle armben leüth und dienstpotten bey dem spittall zue besuechung des catholischen gottsdienst, beicht und communion, deßgleichen zuetragung der khlaidung* [Spitalkleidung][37] anzuhalten. Auch für die Aufnahme der Mediziner oder etwa Zuchtmeisterin zeichnete er direkt verantwortlich[38].

Ähnlich den Spitalmeistern mussten die Superintendenten Nutzen und „Frommen" (Wohlfahrt) des Spitals wahren und jeglichen Schaden vom Spital fernhalten, vor allem die Wahrung des Besitzstandes des Spitals und die Aufsicht über die Buchführung (Urbar, Verwahrung der Urkunden) wie über das spitaleigene, in einer Lade verwahrte Archiv hatten sie zu führen. Mehrmals in der Woche hatten Visitationen im Spital (Überwachung der Wirtschaftsführung und der Krankenwartung[39]) vorgenommen zu werden. Es galt die Hausordnung durch punktuelle Kontrollen durchzusetzen, so durfte etwa kein Fremder im Spital übernachten[40]. Persönlich hatte sich der Superintendent nicht nur von der Versorgung der Kranken[41], sondern auch wie es *zue veldt, zue hauß unnd weingartten mit erbauung, auch hinlassung der gründ* und den grundherrschaftlichen Leistungen (Getreide, Holz, Mahd, Zehent) stehe, zu überzeugen[42]. Bei Verpachtungen von Spitalgütern war der Superintendent einzubinden[43].

Bei Amtsantritt des Spitalmeisters erstellte er ein umfassendes Inventar[44], zudem war die Amtsführung des Spitalmeisters durch häufige Besuche im Haus zu kontrollieren, um

---

32 Ebd. 387 [13] (Hofspital Wien 1551); ebd. 426 [41] (Hofspital Laibach 1559).

33 Ebd. 453 [3] (Hofspital Aussee 1568).

34 Ebd. 921 [1] (Bürgerspital Wiener Neustadt 1691): *soll herr spitlmeister, wiewohlen er absonderlich einen herrn superintendenten hat, gleichwohlen alle wochen zwey oder drey mahl und, so es vonnöthen, öffters zum herrn burgermeister gehen und alle umbstendt der würthschafft ausführlich referieren*; ebd. 920 [33] (Bürgerspital Wiener Neustadt 1658); Watzka, Arme, Kranke, Verrückte 107.

35 Etwa Berichte an den Wiener Stadtrat Scheutz–Weiss, Spital als Lebensform 946 [37] (Bürgerspital Wien 1649).

36 Ebd. 390 [27] (Hofspital Wien 1551).

37 Ebd. 493 [9] (Hofspital Wien 1613).

38 Ebd. 390 [29], Verantwortung für die Herstellung der Medikamente ebd. 391 [32] (Hofspital Wien 1551); Ausstattung der Krankenstuben für Siechenmeister ebd. 391 [35] (Hofspital Wien 1551); Aufnahme der Zuchtmeisterin ebd. 393 [39].

39 Ebd. 491 (Hofspital Wien 1613).

40 Ebd. 917 [7] (Bürgerspital Wiener Neustadt 1658).

41 Ebd. 491 (Hofspital Wien 1613).

42 Ebd. 492 [6] (Hofspital Wien 1613); ebd. 907 [6] (Bürgerspital Wiener Neustadt sine dato); ebd. 922 [7] (Bürgerspital Wiener Neustadt 1691).

43 Ebd. 945 [34] (Bürgerspital Wien 1649); ebd. 918 [15], 920 [31] (Bürgerspital Wien 1658).

44 Ebd. 925 (Inventar Bürgerspital Wiener Neustadt 1674). Vgl. für Basel Rippmann–Simon-Muscheid, Quellen 356.

zu übersehen, *mit was vleiß, treu unnd ordnung spitlmaister, die arzt, caplän unnd all ander officier, dienner unnd diennerin irem ambt, diennst unnd bevelch geleben unnd nachkhumen*[45]. Stichprobenartig hatten die Superintendenten die Tagzettel von Spitalküche und Spitalkeller zu kontrollieren[46], um sowohl Verschwendung als auch Mangel einzudämmen. Auf rechtzeitige Reparaturmaßnahmen der Spitalgebäude musste besonderes Augenmerk gelegt werden[47]. Außerordentliche Ausgaben oder Geld für neue Kleidung der Spitalinsassen legte der Spitalmeister dem Superintendenten zur Genehmigung vor[48]. Ähnlich wie beim Spitalmeister stellte die Erntezeit eine intensive Arbeitsperiode für den Superintendenten dar, weil er zumindest die einkommenden Erntemengen[49], aber auch das Abfüllen des Weines[50], das Probetreschen[51] oder etwa den allfälligen Verkauf von Spitalwein[52] gemeinsam mit dem Spitalmeister zu überwachen hatte. Bei Verkäufen von Spitalgütern aller Art, etwa auch Holz aus dem Spitalwald, war der Superintendent zu informieren[53]. Auszahlungen der Schnitter und der Weingartenarbeiter nahmen Spitalmeister und Superintendenten mancherorts gemeinsam vor[54].

Die vorwiegend vom Spitalmeister verantwortete Vorratshaltung des Spitals und die Qualität der Vorräte mussten ausreichend sein[55], weshalb die Tagzettel des Spitalschaffers und des Kellermeisters täglich zu übersehen waren[56]. Besonders die Einkünfte aus den beim Spitaldurchgang angebrachten Sammelbüchsen sollten vier Mal im Jahr gemeinsam mit dem Spitalmeister (ein Schlüssel beim Superintendent, einer beim Spitalmeister) erhoben werden[57]. Allfällig größere Missstände oder bedeutendere Problemlagen hatten die Superintendenten an die Oberbehörden zu melden, zudem längere Krankenstände und Verhinderungsfälle.

Bei der Aufnahme von Insassen entschied der Superintendent – deutlich in den Instruktionen erkennbar – mit[58], er musste sich etwa über den Leumund der Petenten beim

---

45 Ebd. 386 [4] (Hofspital Wien 1551).

46 Übergabe von Partikularzettel ebd. 411 (Hofspital Wels 1554); ebd. 429 [7] (Hofspital Graz 1561); ebd. 466 [23] (Hofspital Wien 1632); ebd. 946 [36] (Bürgerspital Wien 1649); ebd. 947 [9], 949 [18] (Bürgerspital Wien 1706); ebd. 920 [26–27, 29] (Bürgerspital Wiener Neustadt 1658).

47 Ebd. 947 [8] (Bürgerspital Wien 1706).

48 Ebd. 453 [13] (Hofspital Aussee 1568); ebd. 934 [13] (Bürgerspital Wien 1745): Spitalinsassen erhielten für Hausarbeiten Geld.

49 Ebd. 940 [14] (Bürgerspital Wien 1649); ebd. 923 [10] (Bürgerspital Wiener Neustadt 1691).

50 Ebd. 939 [11] (Bürgerspital Wien 1649).

51 Ebd. 918 [17] (Bürgerspital Wiener Neustadt 1658).

52 Ebd. 940 [12] (Bürgerspital Wien 1649).

53 Ebd. 944 [25] (Bürgerspital Wien 1649).

54 Ebd. 918 [18] (Bürgerspital Wiener Neustadt 1658).

55 Ebd. 387 [9, 10] (Hofspital Wien 1551); ebd. 467 [29] (Hofspital Wien 1632): *Auch solle spittlmeister von traidt, wein und mehl ohne vorwüssen deß superintendenten nichts außleichen*; ebd. 492 [7] (Hofspital Wien 1613).

56 Ebd. 387 [11, 12] (Hofspital Wien 1551).

57 Ebd. 386 [6] (Hofspital Wien 1551); ebd. 454 [4] (Hofspital Aussee 1568): *Dan so sollen auch die superintendenten alßbalt verordnung thain, damit ain stockh oder puchssen neben der thur unnd einganng des spitals neben ainer tafl in die maur eingemacht unnd darauf mit ainer groben schrifft unnd vermainung angezaigt unnd begriffen auf das menigclich, so furgeet unnd raiset, wissen habe, das alda ain spital unnd dardurch sein almusen zugeben*; ebd. 935 [20] (Bürgerspital Wien 1745); ebd. 944 [29] (Bürgerspital Wien 1649).

58 Ebd. 413 [23] (Hofspital Wels 1554); ebd. 423 [22] (Hofspital Laibach 1559); ebd. 903 [13] (Bürgerspital Wiener Neustadt 1622); ebd. 922 [6] (Bürgerspital Wiener Neustadt 1691); ebd. 938 [2] (Bürgerspital 1649).

jeweiligen Pfarrer erkundigen[59] und durfte Interventionen Fremder bezüglich der Vergabe der Pfründnerstellen nicht nachgeben[60]. Zudem schickte er die Aufnahmesuchenden zur medizinischen Untersuchung zum Arzt[61], weiters schärfte er ihnen die Hausordnung und die positiven Ordnungsbegriffe des neuen Hauses ein[62]. Gegebenenfalls hatte er Unruhestifter aus dem Spital zu entlassen[63]. Weil die meisten Spitäler keine Pest- oder Syphiliskranke bzw. ansteckend Kranke aufnahmen, sollte doch *durch die superintendenten ein gellt aus dem spittal zu einer hilf verordnet unnd gegeben werden*[64]. Verstarben Personen im Spital, entschied der Superintendent über die Verlassenschaft mit, so sollten Güter Verblichener *mit vorwissen des herren superintendenten den armen leüthen ausgethailt werden*[65]. Bei hochgerichtlichen Fällen (etwa Totschlag, schwerem Diebstahl) besorgte der Superintendent die Auslieferung des Angeklagten an das zuständige Gericht[66], bei Übertretungen der Hausordnung war er in das Strafregime des Hauses eingebunden[67].

Das Amt des Spitalmeisters und Superintendenten (Spitalpfleger/Oberpfleger) und damit die unmittelbare Vermögensverwaltung des Spitals war häufig an eine Mitgliedschaft im städtischen Rat geknüpft, weil der Rat die Kontrolle über eine der wichtigsten Institutionen der städtischen Wirtschaft gewissenhaft in der Hand behalten wollte[68]. Vielfach ist über die spätmittelalterlichen Amtsinhaber[69] mit Ausnahme des Namens nur wenig bekannt, aber die meisten Amtsinhaber saßen gleichzeitig auch im Stadtrat, stellten also eine lokale, administrative und politische Elite dar[70]. Politisch einflussreiche Ämter befanden sich in allen Städten in der Regel in der Hand von wirtschaftlich erfolgreichen Familien, die etwa durch Handelstätigkeit, durch lukrative Handwerksarbeit oder durch das Betreiben eines kostenintensiven Gasthauses eine herausgehobene Position besaßen. Eher als Ausnahme können Spitalpfleger gelten, die nicht im Rat saßen.

Die Superintendenten lassen sich nach derzeitigem Forschungsstand als ein Phänomen des 16. Jahrhunderts begreifen[71]. Sowohl die Hofspitäler (ab 1551)[72], das Wiener Bürgerspital (ab 1563)[73] als auch das Bürgerspital Wiener Neustadt (nachweisbar ab

---

59 Ebd. 394 [47] (Hofspital Wien 1551).

60 Ebd. 413 [25] (Hofspital Wels 1554); ebd. 472 [58] (Hofspital Wien 1632): *Auf die mädlein, so auß den spitahl guetten ehrlichen leuthen auf derselben begehren, mit einwilligung des superintendenten hinaus geben.*

61 Ebd. 394 [48] (Hofspital Wien 1551).

62 Ebd. 395 [51] (Hofspital Wien 1551).

63 Ebd. 414 [26] (Hofspital Wels 1554).

64 Ebd. 393 [42] (Hofspital Wien 1551); ebd. 394 [46].

65 Ebd. 916 [5] (Bürgerspital Wiener Neustadt 1658).

66 Ebd. 399 [77] (Hofspital Wien 1551).

67 Ebd. 922 [3] (Bürgerspital Wiener Neustadt 1691); siehe als Beispiel den Urfehdebrief einer ehemaligen Schafferin gegenüber der Ennser Spitalmeisterin (1431) Weigl–Just, Quellen 266f.

68 Am Beispiel von Wiener Neustadt Lechner, Wiener Neustädter Bürgerspital 76–89.

69 Zum Spannungsfeld der Spitalmeisterbestellung (zwischen geistlichen und städtischen Gewalten) Just–Weigl, Spitäler 153–155.

70 Am Beispiel von Memmingen (Pfleger und Bürgermeister) Lambacher, Memmingen 91f., für St. Gallen (Amtsbürgermeister und Pfleger/Aussermeister) Sonderegger, St. Gallen 181–184.

71 Richter, Spitalwesen 85 führt einen „Superintendent" für Klosterneuburg an; Starzer, Klosterneuburg 505, ohne Angabe von Jahreszahl.

72 Scheutz–Weiss, Spital als Lebensform 385–387 [1–12] (Hofspital Wien 1551); ebd. 408 [1] (Hofspital Wels 1554); ebd. 420 [2] (Hofspital Laibach 1559); ebd. 427 [1] (Hofspital Graz 1561); 452 [1] (Hofspital Aussee 1568); siehe auch Tabelle Scheutz–Weiss, Spitalordnung 336.

73 Pichlkastner, Insassen, Personal 124. Siehe auch die im Abschluss befindliche Dissertation der Autorin, dies., Stadt in der Stadt.

1568)[74] führten diese meist kollegial besetzte, intermediäre Stufe zwischen Behörde/Stadtrat und dem eigentlichen Spitalbetrieb in diesem Zeitraum ein. Die Superintendenten der kaiserlichen Hofspitäler entstammten der obersten Verwaltungshierarchie der landesfürstlichen Verwaltung, das Wiener Hofspital wurde meist von Beamten der Niederösterreichischen Regierung und Kammer kontrolliert[75], im Hofspital Graz bzw. Wels wurde 1561 bzw. 1554 der Landeshauptmann und der die landesfürstlichen Güter verwaltende Vizedom[76] als Superintendenten eingesetzt. Im Hofspital Aussee setzte man die Spitze der landesfürstlichen Salzverwaltung (nämlich Salzverweser und Gegenschreiber) für die Kontrolle des den Salzarbeitern gewidmeten Spitals ein[77]. Am Beispiel Wiener Bürgerspital lässt sich schon in der Stadtordnung von 1526 der Bürgermeister nachweisen, der wöchentlich gemeinsam mit zwei bis drei Stadträten das Spital zu visitieren hatte[78]. Viele der Superintendenten des Wiener Bürgerspitals (im 17. Jahrhundert ein bis zwei, danach sogar bis zu drei Amtsinhaber) amtierten vor oder nach diesem Spitalamt als Bürgermeister, in Wiener Neustadt lassen sich im 16. Jahrhundert Stadtrichter, die gleichzeitig Superintendenten waren, nachweisen[79]. Bürgermeister und Stadtrichter wiesen in den städtischen Spitälern also eine deutliche Nähe zum Pfleger-/Superintendentenamt auf. Die soziale, unmittelbar in der Führungsgruppe des Stadtrates angesiedelte Stellung der Superintendenten bzw. Pfleger ist bislang kaum systematisch aufgearbeitet, weshalb punktuelle Hinweise hier genügen müssen. In der zweiten Hälfte des 15. Jahrhunderts lassen sich etwa in Hall/Tirol mehrere Pfleger nachweisen, die zwar wirtschaftlich potent waren, aber nicht im Rat saßen[80]. Im Brixner Hochstift gelang einigen der städtischen Spitalverwaltern im Spätmittelalter sogar der Aufstieg in den Adel, was sich beispielsweise in den Urkunden mit dem Epitheton „edel" und „vest" ausdrückt[81]. Den ehrenamtlichen Spitaloberpfleger in Innsbruck – im 17. Jahrhundert noch durchgehend für drei Jahre bestellt – wählte man ausschließlich aus den Reihen des Stadtrates aus[82]. Erst im 18. Jahrhundert konnten auch Nichtratsmitglieder das Oberpflegeramt versehen. Sozial kamen für dieses unbezahlte Amt nur wirtschaftlich abgesicherte bürgerliche Personen in Frage. Von den 38 Inhabern dieses Amtes zwischen 1597 und 1801 stellten die Wirte 15 Personen – also nahezu die Hälfte der Amtsinhaber. Danach folgte die politisch-wirtschaftliche Elite der Stadt: Die Kaufleute bzw. Handelsmänner stellten zwölf Amtsinhaber, weiters finden sich vier Goldschmiede und einige, mitunter über Hofnähe verfügende Handwerker (Kürschner, Fleischhacker, Sattler)[83]. Im 18. Jahrhundert dehnten sich – ähnlich wie beim Stadt-

---

74 Lechner, Wiener Neustädter Bürgerspital 168–178.

75 Nowotny, Wiener Hofspital 20; Scheutz–Weiss, Spital als Lebensform 461 [2] (Hofspital Wien 1632): Zuerst wird die NÖ. Regierung und Kammer erwähnt und dann *wie auß unßeren nachgesezten superintendenten.*

76 Ebd. 427 [1] (Hofspital Graz 1561); ebd. 408 [1] (Hofspital Wels 1554).

77 Nowotny, Heilig-Geist-Spital 31; Scheutz–Weiss, Spital als Lebensform 401–408 (Hofspital Aussee 1552).

78 Csendes, Rechtsquellen 283: „Der burgermaister solle auch alle viertzehen tag ain mal mit zwayen oder dreyen personen aus dem statrat in das spital geen und besichtigen, das den armen lewten trewlichen ausgewart und guet hauswirtschafft beschehe". Vorschläge für zwei wöchentlich das Bürgerspital visitierende Stadträte ab 1539, QGStW I/2 Nr. 1402.

79 Lechner, Wiener Neustädter Bürgerspital 166.

80 Brandstätter, Ratsfamilien 102, 177, 290.

81 Kustatscher, Städte 1 224.

82 Beimrohr, Innsbruck 363.

83 Zur Dominanz der Händler im Pflegeramt Kustatscher, Städte 1 224.

richter- und Bürgermeisteramt[84] – die Amtszeiten deutlich aus. Zwischen 1690 und 1801 gab es nur mehr zwölf Inhaber des Innsbrucker Oberpflegeramtes, die durchschnittlich 9,25 Jahre im Dienst waren. Spitzenreiter unter den Amtsinhabern war der Gastwirt Peter Anton Ongania, der das Oberpflegeramt 23 Jahre von 1778 bis 1801 versah. Die Annahme des Oberpflegeramtes erforderte breite Amtspraxis als Voraussetzung. Der Gastwirt Anton Gogl (1715–1801) war zuvor Stadtgerichtsbeisasse gewesen, dann Gemeinderedner und Stadtrichter. Erst dann öffneten sich für ihn die Pforten des Rates. Erst nach einigen Jahren Ratsmitgliedschaft trat er das Amt des Oberpflegers an[85]. Betrachtet man die Karriereverläufe der Oberpflegeramtsinhaber (Tabelle 11), so wies deren Spitalamt eine amtliche Nähe zu anderen Ratsämtern auf, viele Inhaber versahen zuvor (mitunter danach) das mit vielfacher Rechnungslegung verbundene Oberbaumeisteramt[86], das Amt eines der Innsbrucker Kirchenpröpste[87], und mancher Spitaloberpfleger endete karrieretechnisch als Bürgermeister. Betrachtet man das Lebensalter der Oberpfleger beim Amtsantritt, dann wird deutlich, dass die Spitalverwaltung am Ende einer Ämterkarriere in der Stadt angesiedelt war. Viele der im 18. Jahrhundert nachweisbaren Oberpfleger hatten das 50. Lebensjahr überschritten, einige Amtsinhaber traten das Amt sogar jenseits des 60. Lebensjahres an[88].

Tabelle 11: Innsbrucker Spitaloberpfleger 1597–1801

Name und Beruf	Ämter
Georg Reiter († 1610), Handelsmann	Bürgeraufnahme (1574 oder 1584), Ratsmitglied (1586), Stadtrichter (1588), Spitaloberpfleger (1597–1600), Bürgermeister (1602, 1608), Beimrohr, Innsbruck 414
Hans Zimmermann d. Ä. († 1613), Handelsmann	Bürgeraufnahme (1581), Stadtrichter (1599, 1605), Ratsmitglied (1593), Spitaloberpfleger (1600–1603), Kirchenpropst St. Jakob (1607–1609), Beimrohr, Innsbruck 423
Hans Promerer († 1611), Handelsmann	Bürgeraufnahme (1574 oder 1579), Stadtrichter (1589, 1598), Ratsmitglied (1602–1611), Spitaloberpfleger (1604–1606), Beimrohr, Innsbruck 397f.
Wörnhart Atlmayr († 1617), Handelsmann	Bürgeraufnahme (1583), Ratsmitglied (1598–1617), Oberbaumeister (1600), Almosenamt (1612–1613), Spitaloberpfleger (1606–1609), Kirchenpropst (1615–1617), Bürgermeister (1614), Beimrohr, Innsbruck 393

84 Scheutz, Magistratsreform 77, 81f.; Scheutz, Stadtrichter 33f.

85 Felderer, Innsbruck 263f.

86 Zum Oberbaumeisteramt ebd. 197–205; Beimrohr, Innsbruck 383–386.

87 Zum Kirchenpropst in Innsbruck Felderer, Innsbruck 236–241; Beimrohr, Innsbruck 357–360.

88 Johann Fritz (1654–1720) Oberpfleger 1702 (48. Lebensjahr), Claudius Delevo (1681–1747) Oberpfleger 1708 (27. Lebensjahr!), Joseph Ernst Hinitz (1675–1721) Oberpfleger 1718 (43. Lebensjahr), Johann Kherer (1659–1729) Oberpfleger 1722 (63. Lebensjahr), Matthias Anton Niederkircher (1680–1734) Oberpfleger 1729 (49. Lebensjahr), Franz Karl Mayr (1695–1769) Oberpfleger 1745 (50. Lebensjahr) bzw. 1760 (65. Lebensjahr), Joseph Ignaz Delevo (1696–1760) Oberpfleger 1756 (60. Lebensjahr), Anton Gogl (1715–1801) Oberpfleger 1769 (54. Lebensjahr).

Name und Beruf	Ämter
Heinrich Reichart († 1621), Gastgeb	Bürgeraufnahme (1602), Ratsmitglied (seit 1604), Stadtrichter (1606), Oberbaumeister (1609), Spitaloberpfleger (1609–1613), Beimrohr, Innsbruck 414
Hans Lindner († 1618), Sattler/Weinschenk	Bürgerrecht (1579), Ratsmitglied (1585–1618), Stadtrichter (1591, 1595), Kirchenpropst (1600–1602), Spitaloberpfleger (1613–1615), Bürgermeister (1607, 1609), Beimrohr, Innsbruck 408f.
Paul Eberschlager († 1619), Weißgerber	Bürgeraufnahme (1584), Ratsmitglied (seit 1611), Kirchenpropst (1594–1610), Oberbaumeister (1613–1614), Spitaloberpfleger (1615–1619), Beimrohr, Innsbruck 402
Wolfgang Atlmayr († 1631), Gastgeb	Stadtrichter (1610), Ratsmitglied (seit 1611), Oberbaumeister (1615–1616), Spitaloberpfleger (1619–1621), Beimrohr, Innsbruck 393
Hans Zimmermann d. J. (1586–1634), Gastgeb	Bürgeraufnahme (1612), Ratmitglied (seit 1619/20), Oberbaumeister (1620–1621), Spitaloberpfleger (1621–1624), Kirchenpropst St. Jakob (1632–1634), Bürgermeister (1625, 1627, 1631, 1634), Beimrohr, Innsbruck 424
Hans Pfaundler († 1633), Goldschmied	Bürgeraufnahme (1597), Ratsmitglied (1618–1633), Elemosinarius (1620–1623), Spitaloberpfleger (1624–1627), Kirchenpropst (1628–1632), Beimrohr, Innsbruck 395
Amandus Jenewein († 1650), Gastgeb	Bürgeraufnahme (1610), Spitaloberpfleger (1627–1630), Kirchenpropst (1634–1640), Bürgermeister (1633, 1636), Beimrohr, Innsbruck 407
Michael Reiter (1588–1647), Handelsmann	Ratsmitglied (seit 1625), Almosenamt (1630), Spitaloberpfleger (1630–1633), Oberbaumeister (1638), Bürgermeister (1641), Beimrohr, Innsbruck 414
Georg Issinger († 1653), Gastgeb	Bürgeraufnahme (1612), Ratsmitglied (seit 1628), Spitaloberpfleger (1633–1636), Kirchenpropst St. Jakob (1646–1649), Bürgermeister (1637, 1640, 1642, 1645, 1652), Beimrohr, Innsbruck 406
Hans Jakob Schmidt (1599–1652), Handelsmann	Bürgeraufnahme 1624, Ratsmitglied (1631–1652), Oberbaumeister (1633–1634), Spitaloberpfleger (1636–1639), Stadtkämmerer (1645–1652), Bürgermeister (1644, 1646, 1650), Beimrohr, Innsbruck 415f.
Matthias Pfaundler, Goldschmied	kein Ratsmitglied, Spitaloberpfleger (1639–1642), Beimrohr, Innsbruck 395
Philipp Kupprian (1595–1678), Goldschmied	Bürgeraufnahme (1624), Ratsmitglied (seit 1635), Almosenamt (1639), Spitaloberpfleger (1642–1645), Stadtkämmerer (1658–1662), Bürgermeister (1649, 1653, 1658, 1666, 1668, 1674), Beimrohr, Innsbruck 399f.

Name und Beruf	Ämter
Hans Zäberl († 1660), Hofsattler	Bürgerrecht (1628), Stadtrichter (1634–1636, 1639), Ratsmitglied (seit 1640), Elemosinarius (1640–1641), Oberbaumeister (1642–1644), Spitaloberpfleger (1645–1648), Kirchenpropst Pfarrkirche (1649–1653), Beimrohr, Innsbruck 422
Karl Ludescher († 1662), Hofhutschmücker	Bürgerrecht (1628), Ratsmitglied (1636–1662?), Kirchenpropst (1626–1643, 1645–1660), Spitaloberpfleger (1648–1651), Kirchenpropst St. Jakob (1660–1662), Bürgermeister (1654), Beimrohr, Innsbruck 409f.
Kaspar Tausch († 1673), Metzger	Bürgeraufnahme (1633), Kirchenpropst Nikolauskirche (1640–1650), Ratsmitglied (seit 1651), Spitaloberpfleger (1651–1660), Beimrohr, Innsbruck 400
Rudolf Spieß (1600–1681), Kürschner	Bürgeraufnahme (1629), Ratsmitglied (seit 1652), Oberbaumeister (1653), Spitaloberpfleger (1660–1663), Elemosinarius (1666), Beimrohr, Innsbruck 418
Samuel Heus († 1668), Handelsmann	Bürgeraufnahme (1629), Stadtrichteramt (1652, 1654), Ratsmitgliedschaft (seit 1653), Elemosinarius (1654–1656), Oberbaumeister (1656–1658), Spitaloberpfleger (1663–1668), Beimrohr, Innsbruck 405
Veit Stainhauser († 1687), Handelsmann	Bürgeraufnahme (1629), Stadtrichter (1661), Oberbaumeister (1666), Spitaloberpfleger (1668–1669), Kirchenpropst (1670–1674), Beimrohr, Innsbruck 418
Michael Rangger (1621–1699), Gastgeb	Bürgeraufnahme (1646), Stadtrichter (1657), Kirchenpropst Pfarrkirche (1674–1677), Kirchenpropst Dreiheiligenkirche (1667–1698), Spitaloberpfleger (1669–1672), Bürgermeister (1673, 1676, 1678, 1685, 1695), Beimrohr, Innsbruck 413
Johann Jäger (†1683), Handelsmann	Bürgeraufnahme (1640), Stadtrichter (1663, 1665), Spitaloberpfleger (1672–1682), Beimrohr, Innsbruck 406f.
Martin Miller († 1687), Gastgeb	Bürgerrecht (1657), Stadtrichter (1675), Ratsmitglied (seit 1679), Spitaloberpfleger (1682–1685), Beimrohr, Innsbruck 412
Sebastian Schreiber († 1700), Gastgeb	Stadtschreiberdiener, Bürgeraufnahme (1664), Stadtrichter (1679), Spitaloberpfleger (1685–1690), Kirchenpropst Pfarrkirche (1690–1700), Stadtkämmerer (1698–1700), Bürgermeister (1693, 1698), Beimrohr, Innsbruck 416f.
Johann Zeller († 1704), Gastgeb	Bürgeraufnahme (1661), Stadtrichter (1677, 1682, 1686), Ratsmitglied (1688–1704), Spitaloberpfleger (1690–1702), Stadtkämmerer (1700–1703), Bürgermeister (1700), Felderer, Innsbruck 286f.
Johann Wilhelm Fritz (1654–1720), Handelsmann	Bürgeraufnahme (1672), Stadtgerichtsbeisass (1675), Ratsmitglied (1684–1720), Spitaloberpfleger (1702–1708), Stadtkämmerer (1703–1704), Amtsbürgermeister (1712), Felderer, Innsbruck 262f.

Name und Beruf	Ämter
Claudius Delevo (1681–1747), Handelsmann	Spitaloberpfleger (1708–1718), Stadtgerichtsbeisass (1722–1728), Ratsmitglied (1728–1747), Stadtkämmerer (1734–1747), Oberbaumeister (1728–1733, 1745–1747), Felderer, Innsbruck 256
Joseph Ernst Hinitz (1675–1721), Gastgeb	Bürgeraufnahme (1706), Stadtgerichtsbeisass (1706–1713), Stadtrichter (1712), Ratsmitglied (1713–1721), Spitaloberpfleger (1718–1721), Felderer, Innsbruck 266
Johann Martin Kherer (1659–1729), Hoffleischhacker	Bürgeraufnahme (1681), Stadtgerichtsbeisass (ab 1688), Ratsmitglied (1706–1729), Stadtoberbaumeister (1710–1729), Amtsbürgermeister (1720), Spitaloberpfleger (1722–1728), Felderer, Innsbruck 247f.
Mathias Anton Niederkircher (1680–1734), Gastgeb	Bürgeraufnahme (1711), Stadtgerichtsbeisass (1713–1724), Ratsmitglied (1724–1734), Stadtkämmerer (1727–1734), Spitaloberpfleger (1729–1734), Amtsbürgermeister (1730), Felderer, Innsbruck 270f.
Jakob Koll († 1745), Gastgeb	Bürgeraufnahme (1725), Stadtgerichtsbeisass (1728–1734), Gemeinderedner (1729), Stadtrichter (1730, 1732), Ratsmitglied (1734–1745), Spitaloberpfleger (1735–1745), Felderer, Innsbruck 250f.
Franz Karl Mayr (1695–1769), Goldschmied	Stadtgerichtsbeisass (1724), Gemeinderedner (1732), Ratsmitglied (1742–1769), Spitaloberpfleger (1745–1756), Almosenpfleger (1754–1761), Felderer, Innsbruck 269
Joseph Ignaz Delevo (1696–1760), Handelsmann	Bürgeraufnahme (1716), Gemeinderedner (1730), Stadtrichter (1731, 1733, 1736, 1742, 1747), Ratsmitglied (1748–1760), Amtsbürgermeister (1749, 1752, 1754, 1759), Spitaloberpfleger (1756–1760), Felderer, Innsbruck 256f.
Franz Karl Mayr, Goldschmied	Spitaloberpfleger (1760–1769)
Anton Gogl (1715–1801), Gastgeb	Bürgeraufnahme (1747), Stadtgerichtsbeisass (1751), Gemeinderedner (1752), Stadtrichter (1753), Ratsmitglied (1758–1784), Spitaloberpfleger (1769–1778), Oberbaumeister (1773–1779), Archenmeister (1783), Bürgermeister (1762, 1767, 1771, 1779, 1783, 1784), Felderer, Innsbruck 263f
Peter Anton Ongania († 1798), Gastgeb	Bürgeraufnahme (1770), Stadtgerichtsbeisass (1771), Gemeinderedner (1772), Stadtrichter (1773), Spitaloberpfleger (1778–1798), Ratsmitglied (1778–1784), Archenmeister (1784), Felderer, Innsbruck 273

3.2 Die Spitalmeister – die mittelbare Kontrolle des Rates

3.2.1 Die Spitalmeister in normativer Sicht – eine idealtypische Annäherung

Jeder Spitalmeister eines österreichischen Spitals erhielt in der Regel zu Amtsbeginn von der vorgesetzten Behörde eine schriftliche Instruktion[89], die mitunter schon für seinen Vorgänger Geltung besaß oder mitunter neu für den aktuellen Amtsinhaber erlassen wurde. Diese Instruktionen regelten die Aufgabengebiete der Spitalmeister, legten Über- und Unterordnungen fest, bestimmten den Zeitpunkt der Rechnungslegung und machten Vorgaben zur Führung des Hauses nach innen und außen. Das Aufgabengebiet der Spitalmeister differierte im österreichischen Raum abhängig von der Größe des Spitals und dem administrativen Rahmen beträchtlich. Es gab Spitalmeister, die vor allem in größeren Spitälern im Haus selbst wohnten und als Angestellte das Spital führten; in kleineren Städten dagegen versah der Spitalmeister das Amt neben seinem eigentlichen bürgerlichen Beruf und häufig neben der Ratsmitgliedschaft. Mitunter lassen sich in kleinen Spitälern auch Pfründner als Spitalmeister nachweisen.

Der Spitalmeister sollte dem *Spittal- und Haus-Wesen zu Unterhaltung deren armen Leuthen*[90] mit Gewissenhaftigkeit und Treue vorstehen. Die Hausmetapher erscheint für seine Arbeitsplatzbeschreibung prägend, weil er in mehreren Instruktionen als für die *administration und verwaltung deß armen hauß*[91] zuständig bezeichnet wird. Um den Spitalmeister vor der Öffentlichkeit des Spitals zu legitimieren, sicherlich aber auch, um ihn durch die Insassen gegenkontrollieren zu lassen, hängte man beispielsweise in Lambach nicht nur wie sonst üblich die Hausordnung, sondern auch die verschlankte Spitalmeisterinstruktion (*in eine tabella gebracht*) in der Stube des Spitals aus[92], welche der Normgeber nach seinen Vorstellungen *zur genauen beobacht- und befolgung*[93] erlassen hatte. Die das Anforderungsprofil festschreibenden und perpetuierenden Instruktionen verstanden sich in vielen Spitälern präventiv als Gegenbild der eingerissenen *grosse*[n] *unordnungen*[94]. Der Spitalmeister hatte sich gegenüber dem Dienstpersonal wachsam und gegenüber den Insassen *ganz glimpflich*[95] zu erzeigen bzw. im Sinne von Empathie und altersbedingter Fürsorge mit den kranken und betagten Insassen *mitleidig*[96] zu sein. Generell musste der Spitalmeister *nuzen und fromen*[97] des Hauses steigern und jegliche Form von Schaden oder von Einkommensverlust vermeiden. Unmittelbar unter der Amtsgewalt des Spital-

89 Als Übersicht zur Quellengattung städtischer Instruktionen etwa Scheutz, Argusaugen.

90 Scheutz–Weiss, Spital als Lebensform 644 [1] (Generalinstruktion Spitalmeister 1731); als Überblick zum Spitalmeister auch dies., Spitalordnung 299–349; Richter, Spitalwesen 88–90; Forstreiter, Horner Bürgerspital 61–64.

91 Scheutz–Weiss, Spital als Lebensform 937 [1] (Bürgerspital Wien 1649).

92 Ebd. 826 [25] (Klosterspital Lambach 1691).

93 Ebd. 891 [9] (Bürgerspital St. Pölten 1775).

94 Ebd. 775 (Bürgerspital Freistadt 1635). Auch seitens der Bürgerschaft tauchen derartige Vorwürfe immer wieder auf: StA Scheibbs, Hs. 3/15, fol. 163v (Taiding 26. Juni 1761): *Anbringen der ehrsamen burgerschafft: 1mo möchte dem spittlmeister aufgetragen werden, daß er in dem spittall genaue aufsicht pflege.* Als Beispiel auch: In Mistelbach entzog etwa der Marktrichter dem Spital 1712 fünf Tagewerk und der Ober- und der Unterspitalmeister je ein halbes Tagewerk Wiesen, Spreitzer, Mistelbacher Spital 157.

95 Scheutz–Weiss, Spital als Lebensform 656 [5] (Bürgerspital Eisenerz 1763); ebd. 704 [5] (Bürgerspital Radkersburg 1781); ebd. 644 [1] (Generalinstruktion Spitalmeister 1731).

96 Ebd. 912 [10] (Bürgerspital Wiener Neustadt 1609).

97 Ebd. 656 [1] (Bürgerspital Eisenerz 1763).

meisters stand das im Spital angestellte Dienstpersonal, das der bürgerliche Amtsträger in seiner Amtsführung, aber auch in dessen Lebenspraxis durch *ein wachsames auge*[98] und *vleissiges aufsehen*[99] zu kontrollieren hatte[100]. Neben den in Anwesenheit des Spitalpflegers aufgenommenen Dienstboten hatte der Spitalmeister etwa auch die Personalführung über die Köchin und den Kaplan, die Meiersleute, den Schafer und den Kellner sowie die im Haus (fallweise) beschäftigten Handwerker (wie Fleischhacker, Müller, Schlosser) wahrzunehmen[101]. Intensiv sollte der Spitalmeister *das dienstgesindt, neben raichung ihrer verordneten khost, fleißig zur arbeit anhalten, damit das hofbau nutzlich und zu rechter zeit verricht*[102] werde.

Eine entscheidende Einschränkung seiner Amtsgewalt im Haus erfuhr der Spitalmeister vor allem bei der Aufnahme von Spitalinsassen, die in der Regel an die Zustimmung von Bürgermeister/Stadtrichter bzw. Rat (oder ab der zweiten Hälfte des 18. Jahrhunderts der Hofkommission) gebunden war[103]. Als potentiell aufnahmewürdig galten die vom Spitalmeister und dem Stadtrat vorgeschlagenen Personen, *wo jedoch in solchem Vorschlag die jenige keines Wegs zu nemmen seynd / welche ihre Lebens-Zeit mit Sauffen oder sonst leichtfertigen und muthwilligen Wandel zugebracht / auch ihrer Armuth und Elend selbsten Ursach / folglich deß Wercks der Barmhertzigkeit nicht würdig seynd*[104]. Mitunter schränkte man den Personenkreis der Aufzunehmenden normativ explizit auf die Bürger (*erlebte arme burger und burgerinnen oder deren gebrechhafften khinder*[105]) ein. Neben den im Spital unter allen Umständen zu vermeidenden Banketten (*allerhand Gastierung und Panquetiren*)[106] scheinen in diesem Kontext Schmiergeldzahlungen als negatives Anforderungsprofil des Spitalmeisters auf. Kein Amtsinhaber sollte *von den einkommenden armen personen die mindeste erkenntniß, diskretion, oder wie solche benennet werden mag*[107], annehmen dürfen. Die Spitalmeister galten generell auch als Spezialisten für Armutsfragen, ihre Expertise bei der Armutsbekämpfung wurde immer wieder eingeholt[108]. Die Spitalmeister waren mitunter auch für den „Freitag-Bettel", Sammlungen innerhalb der Stadt für die Ortsarmen, zuständig[109]. Die Kontrolle im Haus erfolgte vor allem durch die in der Frühen Neuzeit deutlich ausgeweitete Kontrolltechnik der Visitation, also durch persönliche Inaugenscheinnahme des anvertrauten Hauses. Mindestens zwei Mal

---

98 Ebd. 656 [2] (Bürgerspital Eisenerz 1763).

99 Ebd. 917 [9] (Bürgerspital Wiener Neustadt 1658).

100 Ebd. 645 [8] (Generalinstruktion Spitalmeister 1731): *Die Dienst-Leuthe anbetreffend / werden deren so vil es die unumgängliche Nothdurfft erforderet / zu halten seyn / wo jedoch allezeit solche / die eines guten Lebens / auch ehrbar und getreu sich an anderen Orten verhalten haben / aufgenommen werden sollen. Wegen der Kost / und Besoldung aber würdet man sich nach eines jeden Orts Brauch und Gewohnheit zu verhalten haben.*

101 Ebd. 938 [8] (Wiener Bürgerspital 1649); ebd. 709 [8] (Bürgerspital Rottenmann 1677); ebd. 864 [3] (Bürgerspital Horn 1596).

102 Ebd. 761 [3] (Schifersches Erbstift Eferding 1608).

103 Ebd. 658 [11] (Bürgerspital Eisenerz 1763); ebd. 907 [4] (Bürgerspital Wiener Neustadt sine dato); ebd. 917 [7] (Bürgerspital Wiener Neustadt 1658).

104 Ebd. 646 [10] (Generalinstruktion Spitalmeister 1731).

105 Ebd. 775 [1] (Bürgerspital Freistadt 1635).

106 Ebd. 644 [2] (Generalinstruktion Spitalmeister 1731).

107 Ebd. 705 [12] (Bürgerspital Radkersburg 1781); ebd. 658 (Bürgerspital Eisenerz 1763).

108 Siehe etwa den Pforzheimer Spitalmeister Matthias Hütlin, der als Autor des „Liber Vagatorum" gilt, Jütte, Frau 199f.; zur Aufsicht des Spitalmeister über das Wiener Bettelwesen (Vergabe der Bettelzeichen) Pichlkastner, Stadtzeichnerbuch 16, 20, 25–32.

109 Richter, „Freitag Kreuzer" 27–33.

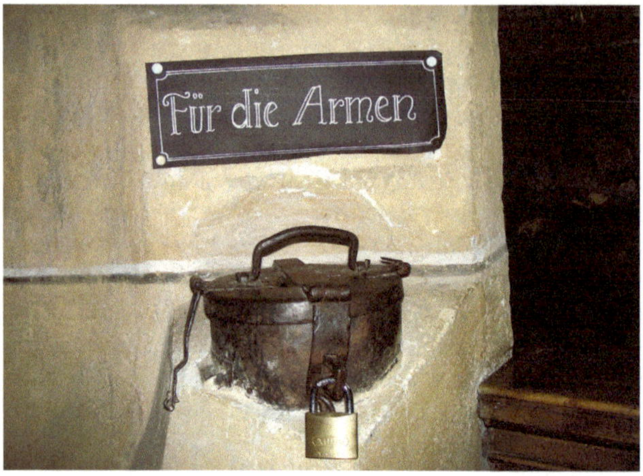

Abb. 52: Kötschach/K, Pfarrkirche Unsere-Liebe-Frau (Neubau 1518–1527), Opferstock in einen Pfeiler eingearbeitet (ohne nähere zeitliche Zuschreibung im Dehio Kärnten [2001] 418f.) (Foto: Alfred Stefan Weiß, 2013).

wöchentlich (Mittwoch und Samstag)[110] hatten die Leobener Spitalmeister das Spital zu besuchen, in Rottenmann hatte er etwa täglich vor Ort zu sein[111]. Auch das Bürgerspital Wiener Neustadt verpflichtete den Spitalmeister normativ dazu, *sein vleissigs aufsehen* [zu] *haben im spital und täglich hin und wider visitirn*[112]. In Horn sollten die Ratsbürger das Spital jeden Samstag unter der Führung des Spitalmeisters visitieren[113]. Als Zeichen seiner Amtsgewalt erhielt er nach Amtsantritt die Schlüssel zu allen Toren und Türen des Hauses, aber auch den Schlüssel zur Spitallade, wo sich das Barvermögen des Spitals, dessen wichtigste Urkunden und Rechtstitel verwahrt fanden[114]. Seine Schlüsselgewalt erstreckte sich auch über den für die Lebensmittelversorgung essentiellen Keller oder den Getreide- und Mehlkasten[115]. Eng mit der Schlüsselgewalt über die Wirtschaftsgebäude verbunden war die oft mit dem Rat geteilte Schlüsselgewalt über die spitaleigenen Opferstöcke und Almosenbüchsen (als Beispiel Abb. 52). Den Schlüssel für die Schwanenstädter *samblung pixen, so bey denen hochzeiten, versprechen und jahrtägen aufgesezet wierd*[116], verwahrte beispielsweise der städtische Spitalmeister. Die Auszählung der Almosengelder erfolgte in Gegenwart des Stadtrichters oder von Ratsmitgliedern. Die Verteilung von Spenden unter den Insassen hatte explizit der Spitalmeister und nicht etwa der Spitalmeier vorzunehmen[117].

110 Scheutz–Weiss, Spital als Lebensform 693 [7] [(Bürgerspital Leoben 1695).

111 Ebd. 709 [7] (Bürgerspital Rottenmann 1677).

112 Ebd. 912 [9] (Bürgerspital Wiener Neustadt 1609); ebd. 917 [10] (Bürgerspital Wiener Neustadt 1658); ebd. 938 [4] (Wiener Bürgerspital 1649).

113 Ebd. 865 [11] (Bürgerspital Horn 1596).

114 Ebd. 494 [1] (Hofspital Hallstatt 1555).

115 Ebd. 913 [19] (Bürgerspital Wiener Neustadt 1609); ebd. 918 [16] (Bürgerspital Wiener Neustadt 1658).

116 Ebd. 743 [5] (Bürgerspital Schwanenstadt 1756); vgl. ebd. 708 [2] (Bürgerspital Rottenmann 1677): *Zum andern soll er, spittlmaister, waß sontaglich daß ganze jahr durch mit der pixen undt mit der taffl ersamblet, dan auch so etwan in daß spittal verschafft oder gegeben würdet, alleß fleißig beschreiben undt in seinen empfang nehmben*; ähnlich ebd. 944 (Wiener Bürgerspital 1649).

117 Ebd. 693 [8] (Bürgerspital Leoben 1695).

Der Spitalmeister sah sich einer engen Kontrolle durch den Stadtrat ausgesetzt, dem er regelmäßig über den Geschäftsgang und die allgemeine Lage des Spitals zu berichten hatte. Der Spitalmeister sollte *sambt dem spittall vorgeher jedes quarthall in der cannzley erscheinen unnd von allem, wie es in dem spittall unnd armbenhaus beschaffen, ob nemblichen die stifftung unnd instruction in allem punctuall beobachtet wordten, warhafften bericht erstatten*[118]. Zur Kontrolle seiner Geschäftstätigkeit diente vor allem ein hohes Maß an Schriftlichkeit im Spital. Neben den zu Amtsantritt vom Spitalmeister und von Ratsmitgliedern erstellten, „ordentlichen" Inventaren, *was ime spittal auch in derselben khyrchen verhanndten und zu dem spittal gehörig*[119], hatte er ein genau und aktuell zu führendes Grundbuch[120] und ein Urbar[121] (der mit den Grundstücken verbundenen Abgabeleistungen) zu führen. Jahr für Jahr sollten nach Ende des Jahres zusätzlich zu den Partikularrechnungen (etwa „Wochenzettel", Monats- und Vierteljahrsrechnungen) zudem Rechnungen der Einkünfte und Ausgaben im Spital gegenüber dem Stadtrat oder der vorgesetzten Behörde gelegt werden[122], *ein jährliche rechnung mit allen darzu erforderlichen original beylagen inner 4 wochen nach außgang des jahrs*[123]. Die Freistädter Spitalmeisterinstruktion von 1653 schreibt dem Inhaber des Amtes mittels eines Formulars sogar die genaue Form der Rechnungslegung normativ vor, um eine Standardisierung, aber auch erhöhte Kontrollmöglichkeit der Spitalmeisterrechnungen zu erzwingen[124]. Grundlegend für die Wirtschaftsführung des Hauses erscheint auch ein nach Tauf- und Familiennamen zu führendes Protokoll der Insassen (*einschreib buch oder prothocol*[125]), das einen Überblick über den aktuellen Stand der Belegung (und damit der ausgeteilten Nahrungsmittel bzw. der Geldbeträge für Essen) ermöglichen sollte.

Die reibungslose Verwaltung des Hauses und der „Grundherrschaft" (also Güter, Bearbeitung der Grundstücke, Wein, Grunddienste, Zinsendienst von verborgtem Kapital) stellte das Kerngeschäft der Hausverwaltung dar[126]. Der bauliche Zustand des Hauses sollte gewahrt werden, damit das Spital *in baulichen standt erhalten*[127] werde. Vor allem die Rauchfänge und Feuerstätten mussten immer wieder kontrolliert werden[128], Feuer-

118 Ebd. 825 [19] (Klosterspital Lambach 1691).

119 Ebd. 497 [24] (Hofspital Hallstatt 1555); ebd. 708 [1] (Bürgerspital Rottenmann 1677): *Erstlichen soll der neü verordnete spittlmaister, wan er daß spittlampt antridt, alleß, was ihme von dem vorigen licentyerten spittlmaister übergebenn würdet, in seiner khünfftigen raittung in empfang nehmben undt ordentlich verraiten*; ebd. 745f. [25] (Bürgerspital Schwanenstadt 1756); ebd. 836f. [5] (Bürgerspital Mondsee 1608).

120 Ebd. 868 (Bürgerspital Horn 1657); ebd. 912 [12] (Bürgerspital Wiener Neustadt 1609): *Item nachdeme das spital ain grundbüechl hat, sol vom spitlmaister allezeit Georgi und Michaeliß, da die dienst fallen, dieselben ordentlich und in alweg mit vorwissen und beisein der geschwornen raithandler eingenomben unnd beschriben werden*; ebd. 918 [14] (Bürgerspital Wiener Neustadt 1658).

121 Ebd. 496 (Hofspital Hallstatt 1555); ebd. 868 (Bürgerspital Horn 1657).

122 Jaritz, Leute 27; Cerwinka, Leobener Bürgerspital 68f., Holubec, Spitalrechnungsbücher; Bottanová, „Die armen spitaler" 439–442; Moser, Waidhofen 39; Pollak, Erbstift 70–72.

123 Scheutz–Weiss, Spital als Lebensform 659 (Bürgerspital Eisenerz 1763); ebd. 497f. (Hofspital Hallstatt 1555); ebd. 706 (Bürgerspital Radkersburg 1781); ebd. 866 (Bürgerspital Horn 1596); ebd. 867 (Bürgerspital Horn 1657); ebd. 837 (Bürgerspital Mondsee 1608); ebd. 743 (Bürgerspital Schwanenstadt 1756); ebd. 709 (Bürgerspital Rottenmann 1667); ebd. 825f. (Klosterspital Lambach 1691).

124 Ebd. 782–797 (Bürgerspital Freistadt 1653).

125 Ebd. 658 [13] (Bürgerspital Eisenerz 1763); ebd. 705 [13] (Bürgerspital Radkersburg 1781); ebd. 913 [17] (Bürgerspital Wiener Neustadt 1609); ebd. 916 [5] (Bürgerspital Wiener Neustadt 1658).

126 Siehe ebd. 907f. [6] (Bürgerspital Wiener Neustadt sine dato).

127 Ebd. 658 (Bürgerspital Eisenerz 1763).

128 Zur regelmäßigen Kehrung der Rauchfänge ebd. 743 [9] (Bürgerspital Schwanenstadt 1756).

löschutensilien (wie Leitern, Wasserbehälter, Feuereimer usw.) waren anzuschaffen[129]. Kurz und bündig formuliert die Spitalmeisterinstruktion von Eferding im Jahr 1608: Der Spitalmeister sollte *auf das ganze hauß, feüer, rauchfäng, tachwerckh, städl und ställ fleißig sehen*[130]. Allfällige Reparaturen von Gebäudeschäden und vorausschauende Baumängelbehebungen hatten zeitgerecht durchgeführt zu werden, *die verhandtene baufölligkheiten zeitlich zu abwendtung mehreren unkhosten der notturfft nach reparieren lassen, da sich aber importierliche gebäu arbeithen hervor thätten, solle er solches einem ehrsammen rath vortragen und darüber der resolution gewärttig seyn*[131]. Die Spitalmeister durften etwa ohne Zustimmung der vorgesetzten Behörde keine Neubauten oder Reparaturen, die ein gewisses Quantum überschritten (in Eisenerz etwa 5 fl. im 18. Jahrhundert, in Radkersburg 20 fl.), durchführen lassen.

Durch die Eigenwirtschaft des Spitals konnten gute Einnahmen erzielt werden, gleichzeitig implizierte diese *fleisßig*[e][132] Bewirtschaftungsform auch hohe Personalkosten und damit finanzielles Risiko. Man stellte den Spitalmeistern diese Gefahr in den Instruktionen meist gesondert vor Augen: *Ist bey denen Spittäleren / Waisen- und Armen Häuseren / welche Unterthanen / Grund-Stücker / Wein-Gärten / und Wälder besitzen / sonderlich dahin zu sehen / auch fleißige Sorg und Aufsicht zu tragen / damit die Hueben / so vil möglich / jederzeit mit guten und vermöglichen Leuthen besetzet / die Contributiones embsigst eingetriben / die Schätzung nach Gewissen und Billichkeit gemacht / einfolglich auch der zehende Pfenning / Drittel / oder andere Gebührnus nach Gerechtigkeit eingebracht / die selbst zu bestreiten kommende Grund / Wisen und Wein-Garten aber wohl und fleißig bearbeitet / wie nicht weniger die Wälder dergestalten cultiviret werden sollen*[133]. Gleichermaßen hatte der Spitalmeister über die Aussaat im Frühling und Herbst[134] sowie in besonderem Maß über die Ernte zu wachen. Die *äckher undt gründt* [mussten] *zu rechter weil und zeit in guetter ordnung anpauth, gedungt*[135] werden. Als Belastungsspitze für den Spitalmeister galt die Erntezeit, wo der Amtsinhaber überall und möglichst gleichzeitig zu sein hatte. Seine Tätigkeit begann am Feld, weil er *alleß getraydt, so vill feldtschöber gemacht werden, jeder zeit selbsten fleißig abzellen undt beschreiben*[136] musste. Das Zählen der ins Spital gelangten Wagenfuhren von Erntegut, das Dreschen, die Inventarisierung des Ausgedroschenen und das mehrmalige Wenden des eingelagerten Getreides hatte er zu überwachen[137]. Vor allem die Aufsicht über die Weinwirtschaft des Spitals gestaltete sich schwierig, weil die von bezahlten Weingartenknechten betreuten Weingüter oft weit vom Spital entfernt lagen. Trotzdem sollte der Spitalmeister durch verschiedene Kontrolltechniken darüber wa-

129 Ebd. 705 [14] (Bürgerspital Radkersburg 1781); ebd. 648 (Generalinstruktion Spitalmeister 1731); ebd. 938 [3] (Bürgerspital Wiener Neustadt 1649).

130 Ebd. 761 [2] (Schifersches Erbstift Eferding 1608).

131 Ebd. 743 [8] (Bürgerspital Schwanenstadt 1756); ebd. 868 [4] (Bürgerspital Horn 1657): *Das spital ist an etlichen orten baufällig, ist achtung zu geben, daß nicht durch dergleichen dem spital schaden geschehe*; ebd. 837 [9] (Bürgerspital Mondsee 1608): *Obwollen zum neünten das spital mit nothwendigen gebeyen underweilen versehen, die allten auch underhalten werden müesß, solle doch ein spitlmaister ohne vorwisßen unnd willen der oberkhait khain ney gebey füehren oder fürnemben.*

132 Ebd. 658 [15] (Bürgerspital Eisenerz 1763).

133 Ebd. 645 [4] (Generalinstruktion Spitalmeister 1731).

134 Ebd. 708 [4] (Bürgerspital Rottenmann 1677).

135 Ebd. 942f. [18] (Bürgerspital Wien 1649); ebd. 837 [8] (Bürgerspital Mondsee 1608); ebd. 865 (Bürgerspital Horn 1596).

136 Ebd. 708 [5] (Bürgerspital Rottenmann 1677).

137 Ebd. 909 [10] (Bürgerspital Wiener Neustadt sine dato); ebd. 866 [15] (Bürgerspital Horn 1596).

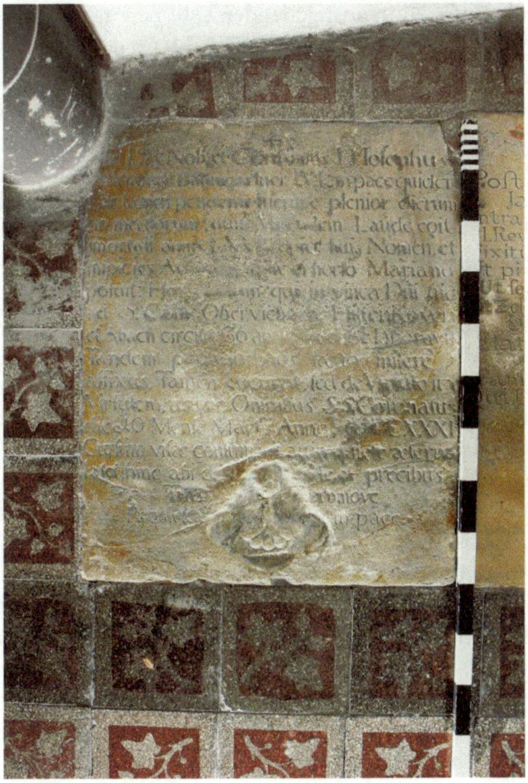

Abb. 53: Epitaph des Regensburger Spitalmeisters und Geistlichen Josef Adrian Baumgartner (reg. 1713–1727) († 1731), bräunliche Kalksteinplatte (93 x 72 cm), teils aber abgetreten, teils abgesplittert am Boden der Andreaskapelle des Katharinenspitals in Regensburg. Lateinische Inschrift (in deutscher Übersetzung nach Raith, Inschriften 134f.): „+ Hier ruht der Hochwürdige, Edle und Hochberühmte Herr / Joseph Adrian Baumgartner, Lizentiat beider Rechte, in / Frieden, wobei freilich strittig bleibt, ob er reicher / war an Tagen oder an Verdiensten, dadurch daß er den / Sterblichen agierte mit unsterblichem Ruhm. / Freund, schau seinen Namen an, und du siehst vor dir / die Baumpflanzungen, die er in dem marianischen Garten angelegt hat, den Gärtner, der im Weinberg des Herrn hier zu Sankt / Katharinen, zu Oberviehbach, Hüttenkofen und Abbach / beiläufig 36 Jahre unermüdlich gearbeitet hat, / schließlich als Gichtkranker elend ans Bett gefesselt war, / und doch – er lief, aber von Tugend zu Tugend, / bis er mit allen heiligen Sakramenten gekrönt, am 10. März 1731 seinen Lebenslauf vollendete / ob aber in der ewigen Ruhe, das steht dahin. / Alsdann geh fort von hier, und mit deinem Gebet / tu was für ihn! / Herr, laß ihn ruhen in Frieden!“ (Foto: Michael Feil, 2018).
Beispiele aus Österreich konnten keine erbracht werden.

chen, dass *jede weingarttarbeith durch daß ganze jahr mit schneiden, hauen, grueben, stekhen schlagen, jetten, pindten und in summa alle andere arbeit zu rechter weil und zeit verricht*[138] werde. Die Ernte der Weinreben im Herbst, das Pressen, die Einlieferung der Maische, die Verbringung in den Keller und das Eingießen des ungegorenen Saftes in die Fässer waren belastungsintensive Wochen für den Spitalmeister[139]. Fässer und eiserne Fassbänder

138 Ebd. 943 [21] (Bürgerspital Wien 1649); ebd. 909f. (Bürgerspital Wiener Neustadt sine dato).

139 Ebd. 919 [21] (Bürgerspital Wiener Neustadt 1658); zur Maische ebd. 914 [31–32] (Bürgerspital Wiener Neustadt 1609).

bzw. generell Gebinde mussten in ausreichender Zahl bereitstehen. Nur im Verband mit einem Lesemeister[140] konnte in dieser hektischen Phase des Agrarjahres der Überblick gewahrt werden. Nach der Weinernte waren die Fässer des Weinkellers in Gegenwart von anderen Spitalbediensteten zu füllen, zu versiegeln und entsprechende Weinregister zu führen, um eine Übersicht über die Ausgaben und den zugewachsenen Wert zu erlangen[141]. Der eingelagerte Wein musste in weiterer Folge sachgerecht behandelt werden, um dieses begehrte Gut nicht zu verderben[142]. Einige der Spitäler – wie das Wiener Bürgerspital – brauten zudem Bier, und auch hier hatte der Spitalmeister Aufsicht zu führen, um des *unbefuegten pierschenkhens*[143] Einhalt zu gebieten und sicherzustellen, dass Getreide und Gerstenmalz ausreichend vorhanden waren.

Weiters hatte der Spitalmeister auf der Grundlage der Grundbücher die ausstehenden grundherrschaftlichen Abgaben, etwa die Grunddienste (*alle gefölle, stüfftungen und einkhönffte*[144]), einzufordern (als Beispiel der Repräsentationsform von Spitalmeistern Abb. 53, S. 239). Der Spitalmeister sollte etwa nur „Bestandnehmer" aufnehmen, die verlässlich waren[145]. *Item spitlmaister sol auch dahin gedacht sein, damit järlich von den dienstparen spital gründten der dienst zu den grundtbüechern richtig gemacht, also auch die zinß und zu leßens zeit die zehent, pergrecht, außgang und dergleichen von des spitals weingarten bezalt werden, und nichts ausstendig verbleibe*[146].

Spitäler der Vormoderne fungierten auch als Banken, wo Kredite im Sinne der Wertsicherung von Kapital zu fixen Zinssätzen vergeben wurden. Als Bankdirektor im Kleinen sollte der Spitalmeister unter der Kontrolle der vorgesetzten Behörde nicht nur Kredite[147] ausschütten, sondern *von zeit zu zeit gegen seine quittung die interessen* [Zinsen][148] einheben. Arbeitsintensiv gestaltete sich die Aufsicht über die von manchen Spitälern besessenen Wälder, damit nicht Fremde dort Holz schlugen. Diese *spitals wäldl*[149] lieferten das bedeutsame Brennholz für das Spital, *damit di armen leydt ir zimbliche wirm haben und das dannocht di verschwenndtung des holltz verhuet werde*[150]. Der Forst erzeugte aber auch beispielsweise die für die Weinkulturen essentiellen Holzstecken für den Weingarten[151], wobei der Spitalmeister die vor allem im Winter *nottürfftige behülzung zeitlich verschaffen*[152] sollte. Die Vermietung von Fuhrtieren (etwa in Form von Ochsen) und von Wagen stellte einen wichtigen Einnahmeposten der Spitäler dar, weshalb dem Spitalmeister die Aufsicht über Wagen und Spitalvieh – die Rösser sollten von den Wagenknechten pfleglich behandelt werden[153] – besonders anbefohlen wurde. Das wichtigste städtische Fuhr-

---

140 Ebd. 910 [13] (Bürgerspital Wiener Neustadt sine dato).

141 Ebd. 865 [14] (Bürgerspital Horn 1596).

142 Ebd. 868 [4] (Bürgerspital Horn 1657): *Der spitlmeister hat die weine, so sich halten lassen, im weinlösen absonderlich zu giessen, die andern, so sich nicht behalten, auch besonders, er soll die woche 2 mal füllen lassen und mit guten wein, damit er nicht verderbe.*

143 Ebd. 941 [15] (Wiener Bürgerspital 1649).

144 Ebd. 659 [17] (Bürgerspital Eisenerz 1763); ebd. 495f. [12] (Hofspital Hallstatt 1555).

145 Ebd. 907 [6] (Bürgerspital Wiener Neustadt sine dato).

146 Ebd. 913 [14] (Bürgerspital Wiener Neustadt 1609).

147 Ebd. 826 [21] (Klosterspital Lambach 1691).

148 Ebd. 706 [15] (Bürgerspital Radkersburg 1781); ebd. 743 [2] (Bürgerspital Schwanenstadt 1756).

149 Ebd. 913 [15] (Bürgerspital Wiener Neustadt 1609).

150 Ebd. 495 [9] (Hofspital Hallstatt 1555).

151 Ebd. 908 [7] (Bürgerspital Wiener Neustadt sine dato); ebd. 917 (Bürgerspital Wiener Neustadt 1658).

152 Ebd. 744 [11] (Bürgerspital Schwanenstadt 1756).

153 Ebd. 942f. [18] (Bürgerspital Wien 1649).

unternehmen „Spital" wird etwa in folgender Formulierung einer Spitalmeisterinstruktion besonders deutlich, *waß man mit dem spittal roß verdient, soll alleß beschrieben werden, undt so man einem burger im purgfridt etwaß fürth, also baldt die bezallung begehren*[154].

In manchen Spitalmeisterinstruktionen findet sich eine Gewichtung seines Amtsverständnisses in Richtung der Insassen. Der Eferdinger Spitalmeister musste *fier allen dingen achtung geben, das den armen leiten ihr kosst, wie hiernach beschrieben, ordentlich und ohn abbruch geraicht, prenholz zu rechter zeit gehackht und andere notturfft zuegefirt oder umb gelt erkhaufft werdte*[155]. Gemeinsam mit seiner Ehefrau hatte der Spitalmeister zudem die Nahrungsgrundversorgung des Hauses zu organisieren und in den Abläufen detailliert zu regeln. *Liget ihme Spittl-Meister allerdings ob / Speiß / Tranck / Holtz / und all-anderes zur Haus-Nothdurfft erforderliches / jedes zu seiner ordentlichen Zeit mit geringsten und wenigsten Unkosten / so vil es möglich ist / einzukauffen / und sodann auß seiner Verwahrung zu reichen / und hervor zu geben*[156]. Fleisch und Brot, Getreide (Weizen, Roggen, Gerste etc.) oder etwa Kerzen mussten regelmäßig und möglichst zu niedrigen Preisen günstig gekauft und die dafür ausgelegten Beträge verbucht, die Schweine entsprechend gemästet werden usw.[157]. Umgekehrt durfte der Spitalmeister Samen und andere Produkte des Spitals zu wirtschaftlich vorteilhaften Bedingungen verkaufen[158], das Ausschenken von Wein aus den Spitalbeständen musste er bei der vorgesetzten Behörde melden[159]. Bei den Auszahlungen der im Spital beschäftigten Taglöhner und Handwerker (besonders wichtig der Fleischhacker) durfte er nur gegen Belege Geld herausgeben[160].

Von zentraler Bedeutung für das Spital war die umfassende Betreuung der Spitalinsassen durch den Spitalmeister, der die Aufsichtspflicht über Spitalangehörige besaß. Der Spitalmeister hatte *auf die sämmtliche in seiner besorgung stehende spitaler ein wachsames aug zu tragen, sonderheitlich aber dahin auch fleißig zu invigiliren, damit selbe die vorgeschriebenen satzungen auf das genaueste beobachten*[161]. Die tägliche Verpflegung musste im Fall von Naturalverpflegung *gebührend, richtig und ohne entgang abgereichet*[162] oder im Fall von täglicher Geldversorgung *ihre zur unterhaltung gewidmete geldportion per täglich 5 xr. wochentlich oder täglich nebst 2 seitl wein in natura*[163] vom Spitalmeister ausgegeben werden. Neben der Kost stellte das Spital in regelmäßigen Abständen auch die Kleidung der *Spital-Armen*[164] zur Verfügung. So hatte der Schwanenstädter Spitalmeister *zur heyligen Weyhnacht zeit einem jeden in der würckhlichen verpflegung stehenden spittäller ein neues par schuech machen*[165] zu lassen. Auch die Betten, die Füllung des Bettgewandes und die

154 Ebd. 708 [3] (Bürgerspital Rottenmann 1677).

155 Ebd. 760 [1] (Schifersches Erbstift Eferding 1608).

156 Ebd. 644 [3] (Generalinstruktion Spitalmeister 1731).

157 Ebd. 914 [24] (Bürgerspital Wiener Neustadt 1609); ebd. 916 [3] (Bürgerspital Wiener Neustadt 1658); ebd. 495 [7] (Hofspital Hallstatt 1555).

158 Ebd. 915 [35] (Bürgerspital Wiener Neustadt 1609).

159 Ebd. 914 [26] (Bürgerspital Wiener Neustadt 1609).

160 Ebd. 920 [30] (Bürgerspital Wiener Neustadt 1658); ebd. 913 [21] (Bürgerspital Wiener Neustadt 1609); ebd. 909 [11] (Bürgerspital Wiener Neustadt sine dato).

161 Ebd. 703 [2] (Bürgerspital Radkersburg 1781).

162 Ebd. 672 (Grazer Bürgerspital 1757); ebd. 836 [4] (Bürgerspital Mondsee 1608): *ir gebürliche underhaltung.*

163 Ebd. 704 [8] (Bürgerspital Radkersburg 1781); mitunter gab es auch Kombinationen von Geld- und Naturalportionen ebd. 657 [8] (Bürgerspital Eisenerz 1763).

164 Ebd. 647 [12] (Generalinstruktion Spitalmeister 1731).

165 Ebd. 745 [20] (Bürgerspital Schwanenstadt 1756).

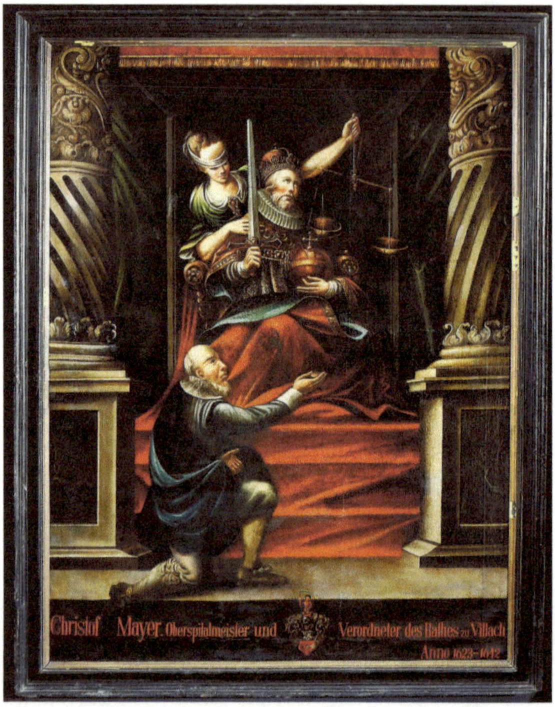

Abb. 54: Gerechtigkeitsbild des Spitalmeisters von Villach Christof Mayer, Oberspitalmeister und Verordneter des Rates zu Villach (1623–1642), Aufschrift des Bildes aus dem 19. oder 20. Jahrhundert (Quelle: Museum der Stadt Villach, Foto: Oskar Höher, 2016).

Ausstattung mit Decken fielen in den Kompetenzbereich des Spitalmeisters[166], *damit die armen leüth nach des spitals armen vermügen mit zimblicher*[167] oder zumindest *sauberer ligerstatt*[168] versehen werden konnten.

Obwohl er nicht als Arzt fungierte, hatte der Spitalmeister regelmäßig und mitunter sogar täglich[169] bei kranken Insassen Nachschau zu halten, damit dieser bedürftigen Personengruppe *vleisßig gewarth und ihr leib- und bethgewandt sauber gehalten werde*[170]. Der Apotheker, der Bader und/oder der Wundarzt (und bei inneren Verletzungen der Arzt) mussten im Krankheitsfall verständigt werden, Medizin und spezielle Diät wurden verabreicht[171] und sogar eine *bestelte khranckhenwartherin*[172] gab es mancherorts für Kranke. Trat der Tod eines Spitalinsassen ein, so hatte der Spitalmeister unmittelbar Meldungen gegenüber der vorgesetzten Behörde zu machen, die Vorbereitungen für das Begräbnis zu treffen, die Gerichtssperre über den Besitz des Verstorbenen zu verhängen und nach

166 Ebd. 497 [23] (Hofspital Hallstatt 1555).

167 Ebd. 912 [3] (Bürgerspital Wiener Neustadt 1609).

168 Ebd. 916 [2] (Bürgerspital Wiener Neustadt 1658): *damit die armen leüth nach des spitals geringen vermögen mit sauberer ligerstatt versechen seyen.*

169 Ebd. 890 [6] (Bürgerspital St. Pölten 1775).

170 Ebd. 938 [6] (Bürgerspital Wien 1649).

171 Ebd. 704 [9] (Bürgerspital Radkersburg 1781); ebd. 916 [4] (Bürgerspital Wiener Neustadt 1658); ebd. 647 [13] (Generalinstruktion Spitalmeister 1731): *Wann eine Persohn kranck und schwach ist / worauf der Spittl-Meister und seine Ehe-Würthin besonders Acht zugeben hat / solle selber / was dienstlich seyn mag / gekochet / und geraichet / auch sonsten mit aller Nothdurfft gewartet / und an ihro nichts verabsaumet werden*; ebd. 657 [9] (Bürgerspital Eisenerz 1763); ebd. 908 [8] (Bürgerspital Wiener Neustadt sine dato).

172 Ebd. 693 [8] (Bürgerspital Leoben 1695).

Ankunft von Zeugen eine Inventur der Verlassenschaft vorzunehmen[173]. Mittellose Insassen wurden auf Kosten des Spitals beerdigt und deren Besitz, *das etwa der müehe werth, sonderlich petgewandt und leillachen*[174], verfiel dem Spital. Bei vermögenderen Insassen (und vorhandenen Erben) verblieb nur ein Teil dem Spital zu Eigen[175]. Die Kleider des verstorbenen Insassen hatten gereinigt zu werden und wurden mitunter einem *geschwornen tändtler*[176] zum Verkauf vorgelegt.

Der Spitalmeister war aber nicht nur für den Wirtschaftsbetrieb und die Versorgung der Insassen, sondern auch für die Wahrung der Hausordnung zuständig. Diesbezügliche Passagen, die im Sinne positiver Ordnungsbegriffe zu guter Zucht, Friede und Einigkeit unter den Insassen, aber auch unter dem Personal aufriefen, waren häufig[177]. Der Spitalmeister musste *fleissig nachsechen, ob die spittalleuth alle die vorbeschribenen gesaz beobachten, unnd in gezimmerter gottesforcht auch fridt unnd ainigkheit sich sambentlich verhalten thueen*[178]. Das Spitalmeisterpaar hatte *darob zu seyn* [...] */ damit kein Zwitracht / Zanck / Neyd / oder Haß unter ihnen sich erhebe / da zum Fall aber dergleichen entstehete / selbst stracks abstellen*[179]. Übermäßigen Alkoholgenuss, den Gang in die Wirtshäuser, Gotteslästerung oder heimliche Eheschließung hatte er (im Wiederholungsfall mit steigendem Strafausmaß) zu unterbinden[180]. Das Spital als Haus blieb während der Nacht geschlossen, der Spitalmeister hatte früh morgens das Spital aufzusperren und abends mit dem von ihm verwahrten Schlüssel zu verschließen, sodass kein Insasse unbemerkt über Nacht ausbleiben konnte[181]. Täglich musste *daß spital thor zu rechter zeit und weille gespöret und* [es dürfen] *ausser sich ergebenden casibus necessitatis kein spitaller hinaußgelassen werden*[182]. Fremde Personen sollten über Nacht keinesfalls aufgenommen werden; zudem durfte sich kein Spitalinsasse außerhalb des Hauses als Taglöhner verdingen oder gar im Spital als „Störer" arbeiten[183].

Gleichsam als Visitenkarte des Spitalmeisters galt den Zeitgenossen die oft in den Instruktionen beschworene Sauberkeit des Hauses[184]. Gemäß der gängigen Miasmenlehre[185]

---

173 Ebd. 891 [8] (Bürgerspital St. Pölten 1775); ebd. 826 [22] (Klosterspital Lambach 1691): *Wann sechstens etwan ein spittäller mit todt abgehet, sollen die spittallmaisster desselben verlassenschafft alsobalt der herrschafft anzaigen, umb dero weitern bevelch unnd disposition zuerwarthen*; ebd. 705 [10] (Bürgerspital Radkersburg 1781); ebd. 744 [15] (Bürgerspital Schwanenstadt 1756); ebd. 657f. [10] (Bürgerspital Eisenerz 1763); ebd. 867 [1] (Bürgerspital Horn 1657).

174 Ebd. 909 [9] (Bürgerspital Wiener Neustadt sine dato).

175 Ebd. 647f. [14] (Generalinstruktion Spitalmeister 1731).

176 Ebd. 945 [30] (Bürgerspital Wien 1649).

177 Ebd. 906 [1–2] (Bürgerspital Wiener Neustadt sine dato).

178 Ebd. 825 [17] (Klosterspital Lambach 1691).

179 Ebd. 647 [11] (Generalinstruktion Spitalmeister 1731); ähnlich ebd. 656f. [5] (Bürgerspital Eisenerz 1763).

180 Zu Malefizperson und Gotteslästerung im Spital ebd. 648 [15] (Generalinstruktion 1731); ebd. 656f. [5] (Bürgerspital Eisenerz 1763).

181 Ebd. 494 [3] (Hofspital Hallstatt 1555); ebd. 906f. [2] (Bürgerspital Wiener Neustadt sine dato); ebd. 912 [6] (Bürgerspital Wiener Neustadt 1609).

182 Ebd. 657 [6] (Bürgerspital Eisenerz 1763); ebd. 704 [6] (Bürgerspital Radkersburg 1781); ebd. 890 [3] (Bürgerspital St. Pölten 1775); ebd. 917 [8] (Bürgerspital Wiener Neustadt 1658).

183 Ebd. 837 (Bürgerspital Mondsee 1608).

184 Ebd. 657 [7] (Generalinstruktion Spitalmeister 1731); ebd. 704 [7] (Bürgerspital Radkersburg 1781); ebd. 867 [1] (Bürgerspital Horn 1657); ebd. 912 [9] (Bürgerspital Wiener Neustadt 1609).

185 Gudermann, Miasmen Sp. 474–481; am Beispiel der Anwendung im Kontext von Spitälern/Krankenhäusern Scheutz, Persistenz 488f.

sollten die *bösen dämpf, sonderlich zu infection zeiten gar gefehrlich*[186], bekämpft werden. Der Spitalmeister hatte Insassen und Personal *mit ernst* [anzu]*halten, das mann im hof und alle gemach sauber halten, auch das in der armen leüth gemach, sonderlich täglichen zway mall außgekheret und rauchen von khranaweten* [Wacholder] *gemacht werde, darumben dann jederzeit khranaweten im vorrath verhandten sein sollen, die gail sol nit wie bißhero im hoff versamblet, sonder, wo müglich, auß in ein grueben zuesamben geführt werden*[187]. Die Gerüche der menschlichen Ausscheidungen sollten durch das Räuchern des als Allzweckmittel gepriesenen Wacholders gebändigt werden, der *rauch von kronwidten* galt zu diesem Zweck als *nit undienstlich*[188]. Die Reinigung der Insassen, etwa das Bürsten der Haare, sollte nicht in der Stube des Spitals erfolgen, sondern am Hof; die Insassen durften sich zudem nicht mit ihren gewöhnlichen Kleidern abends ins Bett legen[189]. Für ein Bad in regelmäßigen Abständen (etwa alle zwei Wochen) hatte der Spitalmeister zu sorgen und entsprechende Geldbeträge für den Bader zur Verfügung zu stellen[190].

Häufig finden sich einleitend zu den Spitalmeisterinstruktionen die Formulierungen, dass der Amtsinhaber dem Spital *mit erforderlicher treu pflichtmässig vorstehen, den nutzen und fromen dißer milden stüfftungen beförderen, allen nachtheil und schaden hiervon abwenden*[191] solle. Die *frömig- und nüchterkeit*[192] des Spitalmeisters sollte den Spitalinsassen ein hohes Vorbild sein. Am Beginn der Spitalmeisterinstruktionen stand also vielfach an erster Stelle weniger die Sorge um den Pfründner oder die Hauswirtschaft, sondern die Aufforderung, *besonders dahin geflissen* [zu] *sein, das unndter dem daselbstigen erhaltenden pfrientnern unnd mayrleüthen die forcht unnd ehre Gottes erhalten unnd forth gepflanzet werde*[193]. Neben der Ehre Gottes sollten die Spitalmeister nicht nur selbst die Messe häufig und andächtig besuchen, sondern auch die Insassen dazu und zum täglichen Gebet sowie zur Beichte anhalten, zudem waren Vorbeter zu bestellen[194]. Kein Insasse durfte zuvorderst *die heiligen gottsdienst nit versaumben, sonderlich an feyrtagen vleissig zu der predig und ambt gehen*[195]. Vor allem hatte der Spitalmeister die Insassen zu Gebeten für die Stifter des Spitals und ab der Frühen Neuzeit vermehrt auch für das *allerdurchlauchtigste erzhauß von Öesterreich*[196] anzuhalten. Zu Zeiten der Reformation avancierten die Spitäler zu Orten konfessioneller Konflikte, zwischen der alten und der neuen, protestantischen Kirche. Im Hofspital Hallstatt hatte etwa der Spitalmeister 1555 darüber zu wachen, dass der *neu furgenomben gotzdiennst, wie den die romisch khunigliche majestät etc. zu hallten bevolchen*[197], in die Praxis umgesetzt wurde. Der Gottesdienst sollte unter der Leitung des Spitalmeisters *im spital fleißig verrichtet werde*[n][198], weder Personal noch Insassen durf-

186 Scheutz–Weiss, Spital als Lebensform 907 [3] (Bürgerspital Wiener Neustadt sine dato).

187 Ebd. 907 [3] (Bürgerspital Wiener Neustadt sine dato).

188 Ebd. 836 [2] (Bürgerspital Mondsee 1608).

189 Ebd. 906 [1] (Bürgerspital Wiener Neustadt sine dato).

190 Ebd. 865 [9] (Bürgerspital Horn 1596).

191 Ebd. 656 [1] (Bürgerspital Eisenerz); ähnlich ebd. 703 [1] (Bürgerspital Radkersburg 1781).

192 Ebd. 889 [1] (Bürgerspital St. Pölten 1775 Dezember 30).

193 Ebd. 599 [1] (Bürgerspital Klagenfurt 1732).

194 Ebd. 836 [1] (Bürgerspital Mondsee 1608); ebd. 743 [7], 746 [26] (Bürgerspital Schwanenstadt 1756).

195 Ebd. 906 [1] (Bürgerspital Wiener Neustadt verm. 16. Jh.); ebd. 889 (Bürgerspital St. Pölten 1775).

196 Ebd. 656 [3] (Bürgerspital Eisenerz 1763); ebd. 703 [3] (Bürgerspital Radkersburg 1781); ebd. 826 [23] (Klosterspital Lambach 1691); ebd. 496 [7] (Hofspital Hallstatt).

197 Ebd. 494 [5] (Hofspital Hallstatt 1555).

198 Ebd. 867 [1] (Bürgerspital Horn 1657).

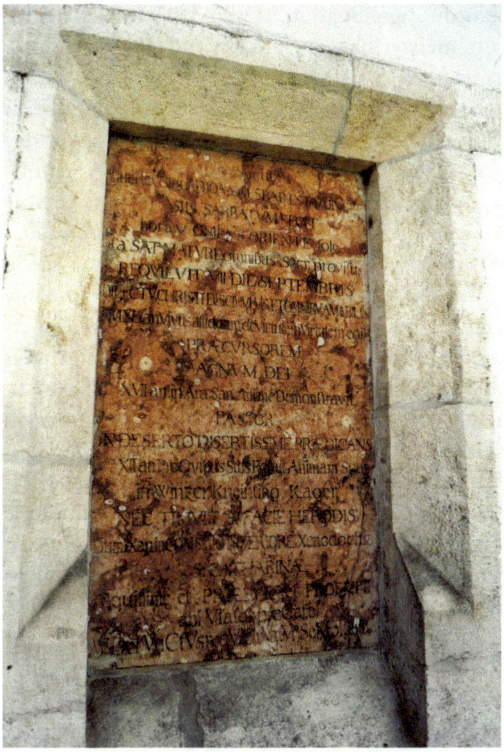

Abb. 55: Epitaph des Regensburger Spitalmeisters und Geistlichen Johann Baptist Staudinger (reg. 1717–1739) († 1739), Rotmarmorplatte (95 x 55 cm), teils aber beschnitten (Kreuz oberhalb des Textes und Medaillon mit Kelch und Hostie fehlt), Nische außen an der Ostseite des Chors der Andreaskapelle des Katharinenspitals in Regensburg. Lateinische Inschrift (in deutscher Übersetzung nach Raith, Inschriften 136): „Bleib hier stehen, wo / der Hochwürdige, Hochberühmte Herr Johann Baptist Staudinger / seinen Feierabend gemacht hat, / indem er um die 5. Stunde bei aufgehender Sonne / dahinschied. / Dergestalt frühzeitig genug mit allen Sakramenten / versehen, / entschlief er am 7. September / ein Lieblingsjünger Christi und geeignet, jedermanns / Liebe zu erwecken. / Denn die 41 Jahre, die er zum Leben hatte, stellte er einen / beständigen Vorläufer von Tugend zu Tugend dar, / das Lamm Gottes / zeigte er 17 Jahre lang mit der größten Frömmigkeit / auf dem Altar dem Volke, / als ein Hirte / in der Wüste wortgewaltig predigend, / gab er 12 Jahre lang sein Leben hin für seine Schafe / in Winzer, Kneiting und Kager, / und er fürchtete sich auch nicht vor dem Angesicht des / Herodes, während er 9 Jahre lang im Inneren Rat dem / Sankt-Katharinen-Spital gerecht und wohlwollend / vorstand und beistand. / Geh nun, Wanderer, bete, / daß er nach dem Tod die ewige Ruhe genieße!“ (Foto: Isabel Käser, 2018).

ten Gottesdienste versäumen[199]. Zu hohen Feiertagen war der Empfang des Sakraments vorgeschrieben, so hatte das „gemeinsame Haus“ zu *Weynachten, Ostern, Pfingsten oder vornehmen Frauen- und Aposteltägen* sowohl die Beichte abzulegen, als auch *das hochwürdigste sacrament des altars*[200] zu empfangen. Die Spitalmeister führten im Auftrag der Stadt zudem die Spitalschlüssel, was mit der einsetzenden katholischen Reform zu regelrechten Schlachten um die protestantischen Spitalkirchen führte[201]. Auch angesichts des Todes sollten die Sterbenden *in tottsnöthen mit denen heiligen heiligen sacramenten versehen*[202] werden, wofür ebenfalls der Spitalmeister organisatorisch zu sorgen hatte. Aber nicht nur der Gottesdienst gehörte zu seinem Aufsichtsbereich, sondern auch die bauliche Pflege der möglichst sauberen Kapelle und die Aufsicht über die Kirchengewänder und Paramente[203]. Neben der Gebetsleistung der Insassen hatte der Spitalmeister auch die Geist-

199 Ebd. 911 [1] (Bürgerspital Wiener Neustadt 1609).

200 Ebd. 656 [4] (Bürgerspital Eisenerz 1763).

201 Am Beispiel von Waidhofen/Ybbs und Steyr Moser†–Scheutz–Weber, Lindner 149, 216, 240, 261, 267, 317, 323, 391, 526, 550, 553–555, 564.

202 Scheutz–Weiss, Spital als Lebensform 657 [9] (Bürgerspital Eisenerz 1763). Die Nennung von „heilig“ erfolgt doppelt.

203 Ebd. 890 [5] (Bürgerspital St. Pölten 1775): *Dann lieget auch fünftens einem zeitlichen spittlmeister ob, die spittal kirchen in reinen und sauberen stand zu erhalten, die dermahlen vorräthige kirchen paramenta, meßkleyder, altartücher, und was immer nach der ihme behändigten inventur nahmen hat, öfters zu durchgehen, das schadhafte denen herren commissarien in zeiten anzudeüten und von denenselben die ausbesserung und neüe beyschaffung zu bewürken.*

lichkeit zu kontrollieren, ob die Stiftungen ordnungsgemäß in Messen bzw. in Gebete der Insassen transformiert wurden[204]. Der Spitalmeister hatte in diesem Fall den Lohn bzw. die dafür „bezahlten" Nahrungsmittel ausfolgen zu lassen[205].

Die nun ausführlich geschilderte hohe Arbeitsbelastung des Spitalmeisters und dessen umfassender Zuständigkeitsbereich führten dazu, dass dieses Amt – abhängig von der Größe des Spitals – entlohnt wurde. Prinzipiell betrachteten die Behörden die Amtsführung des Spitals als ein gottgefälliges Werk, dessen wahrer Lohn erst im Jenseits ausbezahlt werden würde: *alles diss, was sye aus christlicher lieb denen armben guets thuen unnd dienen, von Gott in jenner welt reichlich wierdt belohnnet werdten*[206]. Doch erst der finanzielle Anreiz einer monetären *ergözlichkheit*[207] führte dazu, eifrige und pflichtgetreue Amtsinhaber innerhalb der Reihen der unwilligen Bürger im Diesseits rekrutieren zu können (zur Repräsentation Abb. 53, 55, 56, S. 239, 245, 247). Im kleinen Bürgerspital von Schwanenstadt schüttete man etwa Mitte des 18. Jahrhunderts nur kümmerliche 10 fl. aus[208]. Der Eisenerzer Spitalmeister erhielt in der zweiten Hälfte des 18. Jahrhunderts dagegen 30 fl. *recompens* jährlich, zusätzlich *vor erricht und zustenden schreibung der amts rechnung und übrig vorkhomenden schreibereyen 12 fl., dan vor canzley nothdurfften 1 fl.*[209]. Dem Spitalmeister von Wiener Neustadt bewilligte man am Beginn des 17. Jahrhunderts 40 und Mitte des Jahrhunderts jährlich 50 fl. Gehalt, *unnd täglich 2 achtring wein unnd 2 lb.* [Pfund] *fleisch neben seiner notturfft brott unnd zuegemüeß, darunder auch etwas von spöckh (jedoch nur zu linderlicher notturfft sein unnd seines weibs) verstanden ist*[210]. Weil seine Tätigkeit größere Mobilität (etwa Kontrolle der Felder, Wälder und Weingärten) erforderte, bewilligte der Stadtrat von Wiener Neustadt auch Getreide für das im Spital zu unterhaltende Pferd. Meist versuchten die Stadträte Geld zu sparen und beteiligten die Spitalmeister lediglich an Erträgen des Spitals (etwa Obst) oder überließen den bürgerlichen Spitalverwaltern einige Ernteerträge auf spitaleigenen Gründen. Als Exempel kann etwa das Bürgerspital Leoben und die Zuerkennung von Fruchtgenuss an den Spitalmeister dienen: *würdet ihme* [dem Spitalmeister] *von deß spitall in zwayerley sath, zway halbe tagwerch grundt jährlichen angebauth, wie die sath von zeit zu zeiten in waiz, khorn und haabern gehen, welche herr spitlmaister selber fexnen, schneiden und haimbführen laßen mueß*[211]. Daneben konnte der Spitalmeister Schreibtaxen, etwa für Geburtsbriefe oder andere Verträge als *accidentien*[212], geltend machen. Zu hohen Feiertagen wie Weihnachten, Ostern oder etwa Pfingsten erhielt er zusätzliche Fleisch- und Weinzuteilungen.

---

204 Ebd. 646 [9] (Generalinstruktion Spitalmeister 1731); zur Umsetzung der Stiftungen ebd. 703 [3] (Bürgerspital Radkersburg 1781).

205 Ebd. 864 [5, 7] (Bürgerspital Horn 1596).

206 Ebd. 826 [24] (Klosterspital Lambach 1691).

207 Ebd.

208 Ebd. 746 [27] (Bürgerspital Schwanenstadt 1756).

209 Ebd. 659 [19] (Bürgerspital Eisenerz 1763).

210 Ebd. 915 [35] (Bürgerspital Wiener Neustadt 1609); ebd. 921 [35] (Bürgerspital Wiener Neustadt 1658).

211 Ebd. 692 [1] (Bürgerspital Leoben 1695). Vgl. StA Scheibbs, Hs. 3/11, fol. 181r (Taiding 15. Mai 1728): *Hueber Franz Andre, spittlmeister, bittet, daz auf beschehende resignation oder sonst erfolgende abnehmung der spittlambts ihme noch auf einige jahr der Lainbeger acker in ansehung, er sich schon lang zum spittlambt gebrauchen lassen.*

212 Scheutz–Weiss, Spital als Lebensform 692 [6] (Bürgerspital Leoben 1695).

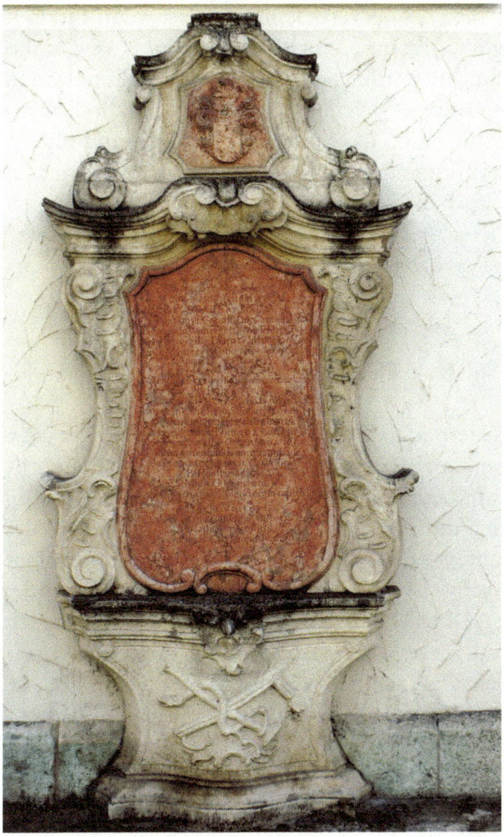

Abb. 56: Epitaph des Regensburger Spitalmeisters und Geistlichen Johann Baptist Kleirl (reg. 1751–1771) (um 1711/2–1771), Schriftplatte mit mehrfach verändertem Text (118 x 73 cm) mit geschweiftem Umriss auf einem Sockel (250 x 120 cm), außen an der Westwand der Andreaskapelle des Katharinenspitals in Regensburg. Lateinische Inschrift (in deutscher Übersetzung nach Raith, Inschriften 137f.): „+ Wanderer! / Wenn du gut bist, bleib stehen und traure, / wenn du aber böse bist, lies wenigstens! Hier liegt Johann Baptist Kleirl, der hochheiligen Theologie und / beider Rechte Lizentiat, Konsistorialrat, Kanzleidirektor und Notar / Pfarrer in Winzer und Spitalmeister, / obgleich er ja eigentlich am Tag vor Mariä Opferung [20. November] / in den Himmel versetzt worden ist, beinahe 60 Jahre alt, / im Jahr 1771. / Da er ein Mann / von raschen Entschlüssen war, mächtig in Wort und Schrift, / von reicher Begabung, / erfüllte er die höchsten Erwartungen, die von seinen Oberen auf ihn gesetzt wurden, / Erst kürzlich auf dem Kongreß von Salzburg stach er hervor, / unter glänzenden Delegierten glänzend. / Ein Wächter und strenger Einschärfer der geistlichen Disziplin, / sah er die Diözese vor anderen blühen, / für die er tausend Mühen auf sich nahm. / Im Spital betreute er die Katholiken / als ein ausgezeichneter Hirt. Er stellte die Kapelle des hl. Michael wieder her / und gab der Kirche der hl. Katharina ihren Glanz zurück. / Geh jetzt, Wanderer, / und betrachte sein anderes Monument, / das dauernder ist als dieser Stein da, / in den Schriften der bischöflichen Kurie! Er ruhe im ewigen Frieden!“ (Foto: Isabel Käser, 2018).

3.2.1.1 Der Inspektor im Spital

Eine kontrollierende Funktion übte in manchen Spitälern ein sowohl in Spitalordnungen als auch in Instruktionen textlich fassbarer Inspektor (mitunter in Doppelbesetzung) aus. Diese zwischen Stadtrat und eigentlicher Spitalverwaltung angesiedelte Funktion wurde in manchen Städten vom Bürgermeister[213] (etwa im Fall von Freistadt) oder von Ratsbürgern[214] (etwa im Fall von Horn) ausgeübt. Seine Agenden ähneln einerseits der Funktion des Superintendenten und andererseits dem Spitalmeister. *Was in kleidung und beschuhung den armen leuten vonnöthen seyn wird*[215], musste beispielsweise der Spitalmeister von Horn in Absprache mit dem Inspektor anschaffen. Diese Inspektoren hatte neben dem Spitalmeister Kontrollgewalt im Spital, so musste etwa dem Inspektor ge-

213 Ebd. 807 [22] (Bürgerspital Freistadt 1746).
214 Ebd. 871 (Bürgerspital Horn 1593).
215 Ebd. 865 [10] (Bürgerspital Horn 1596).

meldet werden, wenn Insassen die Nacht außer Haus verbrachten[216] oder wenn Insassen zum wiederholten Mal die Hausordnung übertraten[217]. Abends musste den Inspektoren in manchen Spitälern die Schlüssel überbracht werden – damit waren ihre Funktionen zum Teil mit dem Arbeitsfeld der Spitalmeister vergleichbar[218]. Auch hatten die Inspektoren, wie im Bürgerspital Graz, alle Stiftungen an das Spital zu quittieren und für die Verteilung bzw. für die Einhaltung der Stiftung zu sorgen[219]. Die Inspektoren wurden neben den Routinekontrollen vor allem auch bei außergewöhnlichen Entscheidungen beigezogen: *wann aber des viechs auf dem windter zuvill sein wolten, soll man sich im herbst mit vorwissen herrn burgermaisters qua inspectoris aintweeders mit schlächt oder verkhauffung eingeen*[220].

3.2.2 Das Zwettler Spital als städtisches Spital

Das im Vergleich zu anderen niederösterreichischen Spitälern vergleichsweise früh nachweisbare Bürgerspital in Zwettl wird erstmals 1295 im Zusammenhang mit der Stiftung einer dem Spital in der Folge dienstbaren Mühle durch Leopold I. von Kuenring erwähnt[221]. Sowohl die Kuenringer als auch die Zwettler Bürger stifteten am Beginn des 14. Jahrhunderts für das außerhalb der Stadt, vor dem unteren Tor gelegene und mit einer seit dem beginnenden 15. Jahrhundert nachweisbaren Martinskirche ausgestattete Bürgerspital. So vermachten die Zwettler Bürger 1418 (Bestätigung 1448) eine ewige, täglich (außer sonntags) zu lesende Frühmesse in der Martinskirche, wobei die Bürgerschaft von Zwettl den Priester der Spitalkirche vor dem Zwettler Pfarrer präsentieren durfte. Infolge der Hussitenkriege – durchaus typisch für die nördlich der Donau gelegenen Städte – verlegte man das Bürgerspital auf den Neuen Markt beim Obernhofer Tor, weshalb die Bürgerschaft 1438 dort einen Hof vom Pfleger von Liechtenfels erwarb. Mit einer Mauer umgeben, errichtete man in der Folge die neue Martinskirche (Langhaus 1603 Umbau in vierjochige Halle) und im rechten Winkel daran anschließend das zweigeschossige, teilweise unterkellerte Bürgerspital, das im endenden 16. Jahrhundert zeitweise auch einen eigenen Friedhof aufwies[222]. Die Stiftung der Zwettler Propstei 1483 stellte einen wichtigen Einschnitt in der Verwaltungsgeschichte des Spitals dar, weil Letzteres der für weltliche und geistliche Spitalangelegenheiten zuständigen Propstei angeschlossen wurde. Der 1435 nachweisbare Spitalmeister musste jährlich der Propstei gegenüber die Rechnungslegung vornehmen; umgekehrt wurde der Spitalgeistliche seit 1522 auf Vorschlag von Richter und Rat der Stadt Zwettl eingesetzt. Die wesentliche Mitsprache der Propstei bei Spitalangelegenheiten blieb aber bestehen, was beispielsweise an der gemeinsamen Verpachtung der Spitalgüter durch Propst und Spitalverwaltung 1540 deutlich wird. Das Zwettler Bürgerspital gehörte zu den kleineren Fürsorgeeinrichtungen im Land unter der

216 Ebd. 626 (Bürgerspital Klagenfurt 1756). Im Innsbrucker Gebärhaus war der Inspektor ident mit dem Direktor; Hilber, Institutionalisierte Geburt 200–204.

217 Scheutz–Weiss, Spital als Lebensform 628 [6] (Bürgerspital Klagenfurt 1756).

218 Ebd. 629 [12] (Bürgerspital Klagenfurt 1756).

219 Ebd. 680 [8] (Kleines Lazarett Graz 1667).

220 Ebd. 805 [15] (Bürgerspital Freistadt 1746).

221 Teufl, Bürgerspital; mit einem Überblick Gramm, Zwettler Bürgerspital 238f.; Scheutz–Weiss, Spital als Lebensform 277f.; als zuverlässiger Überblick zur Stadtgeschichte Moll–Fröhlich, Zwettler Stadtgeschichte(n).

222 Hofer, Archäologische Grabungen.

Grafik 5: Einnahmen und Ausgaben des Zwettler Bürgerspitals (1630–1699)

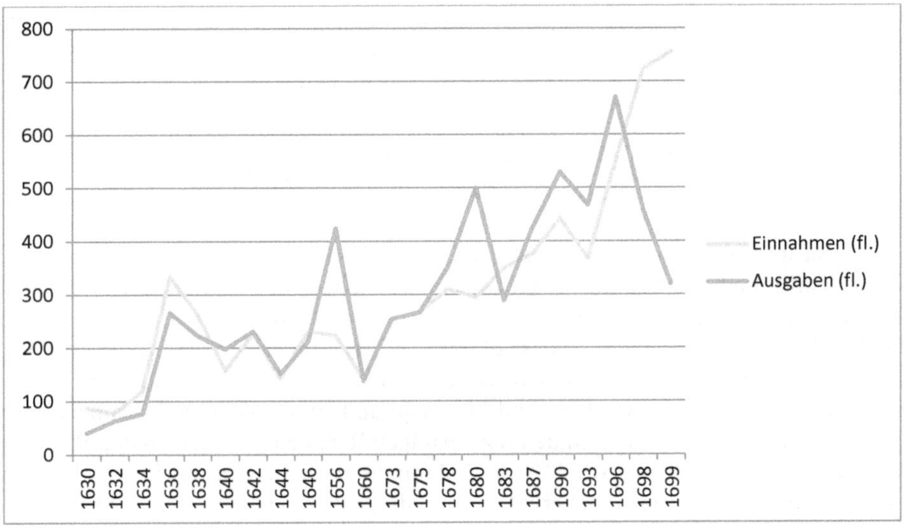

Enns: Durchschnittlich rund 15 bis 17 Insassen im 18. Jahrhundert[223] standen dem ab 1637 nachweisbaren Spitalmeier und seiner Ehefrau sowie zwei bis drei Knechten und zwei Mägden gegenüber (Personalstand Ende des 17. Jahrhunderts)[224]. Nach der drastischen Reduzierung der Eigenwirtschaft des Spitals 1698 fand man mit dem bewirtschaftenden Spitalmeier-Ehepaar das Auslangen. Auf Betreiben der NÖ. Regierung löste man 1776 die bedeutende Spitalviehwirtschaft (etwa 1678 28 Stück: zehn Zugochsen, sechs Kühe, vier Stiere, zwei Kälber, zwei Zuchtschweine, zwei Mastschweine, zwei „Saubären") auf und stellte die Naturalverpflegung ein, sodass nicht einmal mehr ein Spitalmeier ab 1780 notwendig war.

Das Zwettler Bürgerspital stellte einen der größten Wirtschaftsbetriebe der frühneuzeitlichen Stadt dar, wobei die Eigenwirtschaft (Roggen, Hafer, Weizen, Gerste) des Spitals ab den 1620er Jahren deutlich zunahm. Ausgaben und Einnahmen des Spitals korrespondierten sichtbar miteinander: Zwischen 1589 und 1634 lagen die Einnahmen (unter Einrechnung des „Rechnungsrests") rund um die 100 bzw. 120 fl.; die Ausgaben im Schnitt um die 70 fl. Erst nach dem Dreißigjährigen Krieg stiegen die Spitalbudgets auch vor dem Hintergrund der beträchtlich erweiterten Eigenwirtschaft des Spitals deutlich an. Zwischen 1683 und 1699 nahm das Zwettler Bürgerspital im Durchschnitt 449 fl. pro Jahr ein, die Ausgaben pendelten sich bei durchschnittlich 431 fl. ein (Grafik 5). Im Jahr 1660 erwirtschaftete das Zwettler Bürgerspital agrarisch etwa (gerundet) 15.655 kg Roggen, 1.384 kg Weizen, 958 kg Gerste, 8.200 kg Hafer und 213 kg Erbsen[225]. Die Reduktion der Eigenwirtschaft nach 1698 bewirkte auch eine Reduktion der Ausgaben; die Äcker, Wiesen und Weingärten des Bürgerspitals wurden nunmehr verpachtet und tauchen als Einnahmeposten in den Spitalamtsrechnungen auf. Zudem nahm durch den

223 Gramm, Zwettler Bürgerspital 254: 1670–1679: 9 Insassen, 1680–1689 10, 1690–1699 17, 1700–1709 19, 1710–1719 22 und 1720–1727 14 Insassen.

224 Gramm, Zwettler Bürgerspital 245.

225 Ebd. 284.

Verkauf des Viehs das Kreditgeschäft des Bürgerspitals erheblich zu – schon 1665 borgte man der Stadt zum Erwerb der Tatz (Getränkesteuer) 2.000 fl. Das Zwettler Bürgerspital ordnet sich gut in das Gesamtbeispiel der niederösterreichischen Spitallandschaft ein, die spitaleigene „Grundherrschaft mit Eigenwirtschaft" wandelte sich im Laufe des 18. Jahrhunderts zu einer „vom angelegten Kapital gespeisten Institution"[226].

3.2.2.1 Die Beziehung von Stadtrat und Spital am Beispiel der Zwettler Ratsprotokolle

Die Ratsprotokolle einer Stadt – in den österreichischen Städten meist ab der Mitte des 16. Jahrhunderts vorliegend[227] – erlauben uns Einblicke in die Beschlüsse und Agenden dieses obersten politischen Gremiums einer Stadt. Die frühneuzeitlichen Stadträte nahmen ihre Aufsichtspflicht über das Spitalwesen, das in manchen Städten wie am Beispiel Zwettl deutlich wird, aus differenzierten, mehrstufigen Spitalinstitutionen (im 18. Jahrhundert Haarhaus, Siechenhaus und Bürgerspital) bestand, ernst und thematisierten spitalrelevante Probleme häufig in den regelmäßigen Ratssitzungen. Die in den Ratsprotokollen unklar abgebildete „Wahl"[228] des Spitalmeisters zeitigte meist ein Mitglied des Äußeren Rates als Spitalamtsinhaber. Meist fand die Wahl des neuen *spitlmaisters* im Verbund mit den weiteren Ernennungen der städtischen Ämter (wie etwa dem Inhaber der Salzkammer, dem Kastenverwalter oder dem Verwalter des städtischen Ziegelstadels) statt. Als im Jahr 1560 einer der beiden Spitalverwalter verstarb, *haben demnach N. richter und rathe, sambt den furgesezten ainer gmain, widerumben an sein stat den Georgen Huefnagl furgenomen*[229]. Die neuen Amtsinhaber wurden in der Regel vom Stadtrat, zumindest textlich autoritativ, *resolviret und benennet*[230]; mitunter wurde der neue Spitalmeister – im Jahr 1753 mit dem Inhaber des Schildwirtshauses zum Schwarzen Adler eine kapitalkräftige Person – von einer ungenannten Bürgergruppierung oder Ratsherrengruppe *zum spittlmeister aufgestelt*[231]. Bei Amtsantritt inventarisierten der neue Spitalmeister und Mitglieder des Stadtrates gemeinsam das Bürgerspital, einerseits um durch persönlichen Augenschein den Status quo des Hauses zu erfassen, andererseits um das alte Inventar, die Rechnungslegungen des scheidenden Amtsinhabers und den Ist-Stand in vergleichende Betrachtung zu nehmen[232].

Auch spitalrelevante Personalentlassungen scheint der Stadtrat selbst vorgenommen zu haben, als etwa nach der Auflösung der Spitaleigenwirtschaft in den 1770er Jahren der Spitalmeier als Verwalter der Spitalwirtschaft *cassirt worden, daß selber mit end Augusti* [1772] *von hier austretten solle*[233]. Besonders im 18. Jahrhundert, als das Amt des Spital-

---

226 Ebd. 297.

227 Als Überblick Scheutz–Weigl, Ratsprotokolle 590–610.

228 Just–Weigl, Spitäler 175; Steiner–Wutschnig, Bürgerspital 10; Ebner, Aufbrüche 182.

229 StAZ, RP 2/1, pag. 434 (Ratssitzung 7. Oktober 1560).

230 StAZ, RP 2/14, fol. 359r (Ratssitzung 2. Mai 1744): *Nach beschehener, respective resignation deren Stattämtern, ist zum Cammeramt Hr. Nekheim, zum Bauamt Hr. Pinder, zum Spittallamt Hr. Frank,* [...] *zum Siechhaus Hr. Well* [...] *resolviret und benennet worden.* Ähnlich ebd. fol. 661v: *Anheut ist herr Schleicher zum spittlmeister resolviret worden.*

231 StAZ, RP 2/14, fol. 703v (Ratssitzung 23. Jänner 1753).

232 Am Beispiel von Horn Scheutz–Weiss, Spital als Lebensform 866 [18] (Bürgerspital Horn 1596), wo Ratsbürger das Spital regelmäßig kontrollieren sollten und bei Inventuren anwesend zu sein hatten.

233 StAZ, RP 2/15, fol. 541v (Ratssitzung 15. Juli 1772).

meisters von einem bürgerlichen Ehrenamt allmählich zu einem bezahlten städtischen Amt „absank“, lassen sich immer wieder auch Hinweise auf dessen Besoldung in den Ratsprotokollen finden. So erhielten die beiden Spitalmeister im Jahr 1664 jährlich je 12 fl.[234], im Jahr 1755 errang dagegen der Amtsinhaber, *solang die dermahlige würthschafft beym spittall beybehalten wird,* [...] *6 fl. und für die rechnungsverfassung 3 fl.*[235]. Die Spitalmeier des Zwettler Bürgerspitals mussten zudem beim Spitalmeister bzw. bei der Spitalkasse eine Kaution von 40 fl. hinterlegen[236]. Die wichtigste Kontrollfunktion des Stadtrats über das Spital lag vermutlich in der jährlichen (realiter oft mit größerer Verzögerung[237] erfolgten) Vorlage der Spitalrechnungen vor dem Stadtrat begründet. Im zentral geführten Rechnungswesen der Stadt mussten Überschüsse der jahrweise als einfache Einnahmen- und Ausgabenkassa geführten Spitalkassa an die Stadtkammer abgeführt werden, umgekehrt glich die Stadtkammer nach Vorlage der Rechnungsabschlüsse im Sinne einer Nettoverrechnung Defizite des Spitalamtes aus[238]. So hatten etwa die Zwettler Spitalherren 1599 rund 78 fl. als Überschuss der Amtsführung an die Stadtkammer abzuführen[239]. Bei Defiziten scheinen die Spitalmeister auch immer wieder Summen aus dem eigenen Vermögen vorgestreckt zu haben, so wurden 1746 einem ehemaligen Spitalmeister Gelder der Jahresrechnung von 1732 (!) *aus dem spittlambt gegen quittung gutgemacht*[240]. Nur selten finden sich Detailrechnungen (*auszügl*), etwa eine gesonderte Abrechnung über die Einnahmen aus den Spitalfuhren[241], in das Ratsprotokoll inseriert. Die Spitalmeister trugen also beträchtliches finanzielles Risiko, umso wichtiger war die von Stadtkämmerer und Rechnungskommission ausgesprochene formelle Entlastung des Rechnungslegers[242] – dennoch erfolgte die Rechnungslegung der Spitalmeister häufig mit größerer zeitlicher Verzögerung[243]. Die Rechnungslegung der frühneuzeitlichen Spitäler wurde im 18. Jahrhundert zunehmend von den Landesbehörden (Gaisrucksche Reformen) kontrolliert, so erging am 29. November 1747 an den Zwettler Stadtrat der barsche *befehl von der hochen hofcommission* endlich die Spitalrechnung von 1746 an die Oberbehörde einzusenden[244].

Die häufigsten Spitalangelegenheiten in den Ratsprotokollen betreffen die Aufnahmegesuche von hilfsbedürftigen Frauen und Männern in das „Altersheim“ Spital. Schon

---

234 StAZ, RP 2/11, fol. 113v (Ratssitzung 14. Oktober 1664).

235 StAZ, RP 2/14, fol. 763r (Ratssitzung in Anwesenheit des Wahlkommissars 10. Oktober 1755); mit ebenfalls 6 fl. Besoldung, ebd. RP 2/17, pag. 753 (Ratssitzung 1. Oktober 1788).

236 StAZ, RP 2/13, fol. 307v (Ratssitzung 16. Jänner 1725); Vlasaty, Spital 67 (Kaution von 100 fl. im 18. Jh.).

237 Als Beispiel aus Scheibbs etwa: StA Scheibbs, Hs. 3/12, fol. 66v (Ratssitzung 25. Juni 1735): *Spital rechnung von herrn Franz Andre Hueber und herr Albert Fritsch 1mo Januarii bis ultimo Decembris 1732 gelegt ist an heünt abgelesen revidirt, just befunden und ratificirt worden, haben demnach die herrn reittungsführer in künfftigen rechnungen die guttmachung nebst den rest deren den spitalschulden 330 fl. 7 ¾ xr. in empfang zu nehmen.*

238 Pühringer, Rechnungen 612f.

239 StAZ, RP 2/5, fol. 16r (Ratssitzung 4. Jänner 1599); ebd. 2/6, fol. 164v (Raittag 10. Jänner 1622): *Spitall Raittung, Hieronimus Rigler: Empfangen wegen Zinß Ackher 45 fl. 7 ß. 12 den.; Außgab 24 fl. 4 ß. 14 den.; bleibt noch zu erstatten schuldig 21 fl. 2 ß. 14 den.; diser rest ist an heüt von ihme* [Spitalmeister] *entricht worden.*

240 StAZ, RP 2/14, fol. 396v (Ratssitzung 25. Oktober 1746).

241 StAZ, RP 2/15, fol. 570r (Ratssitzung 19. Jänner 1773).

242 StAZ, RP 2/9, fol. 59r (Ratssitzung 22. Juli 1625): *biten ihrer rechnungen zuebeschaun und beede deß diennst zuverlaßen*; ähnlich ebd. RP 2/13, fol. 20r (Ratssitzung 6. Juli 1707): *auf anno 1704, 1705 et 1706 geführte spittallraittungen seine erleütherungen richtig ybergeben.*

243 Als Vergleich StA Scheibbs, Hs. 3/15, fol. 158v (Taiding 22. Mai 1761): *4to möchte wegen denen spittallrechnungen ein ende gemacht werden.*

244 StAZ, RP 2/14, fol. 498r (Ratssitzung 9. Jänner 1748).

die Wiener Stadtordnung von 1526 schrieb verpflichtend fest, dass dortige Spitalmeister „kain person in das spital nemen [sollen], es beschehe dann mit wissen des burgermaisters und des innern statrats"[245]. Die meisten Bürgerspitäler verlangten die Zustimmung des Bürgermeisters/Stadtrichters bei der Aufnahme von neuen Insassen[246]. Der typisch für österreichische Kleinstädte politisch von Händlern und Wirtsleuten dominierte Stadtrat bekam durch diese Supplikationen die Möglichkeit, sich als paternalistisch-karitative Obrigkeit und als städtische Herrschaft vor der urbanen Öffentlichkeit zu inszenieren, weil jeder Stadtbewohner ohne Ansehung des Standes oder Geschlechtes bittend vor dem Rat um einen Platz in einer der städtischen Versorgungseinrichtungen einkommen musste. Der Umstand, dass alte Personen am Ende ihres Lebens macht- und kraftlos im Spital ansässig wurden, galt in der Stadt als allgemein bekannt. In verschriftlichten, gegen den Rat gerichteten Injurien spottete man immer wieder über diese „eitle" Vergänglichkeit der Ratsmacht: *jetzt seints wohl grosse herren, wan sie aber alt werden, muessens das spital hietten*[247]. Andere Zwettler mokierten sich öffentlich über die gegenwärtig noch mächtigen Ratsherren (*wampete* Kammerherren, ein *rechter khorn jud*), die *mit negsten schon im spittal* machtlos sein würden. Die Konfession und das Wohlverhalten (im Sinne von Sittsamkeit, Demut und Hausfrieden) waren neben dem Bürgerstand und der Kapazität des Spitals entscheidende Kriterien; bei unterbürgerlichen Petenten kam dagegen der (das Bürgerrecht ersetzenden) Aufnahmegebühr entscheidende Bedeutung zu[248]. Selten finden sich Interventionen Fremder, etwa des Propstes von Zwettl, der für einen alten Torwärter der Propstei um Aufnahme im städtischen Spital ansuchte[249]. Die mündlich vor dem Stadtrat vorgetragenen Supplikationen wurden nach Beratung mit dem Spitalmeister vom Stadtrat entschieden. Sprachlich zeigt sich deutlich die Unterordnung der Supplikanten unter die Herrschaft des Stadtrates. Eine alte Zwettler Bürgerin *bith und begerth in das spittall*[250], ein anderer Petent *helt an, sich in das spital einzkhauffen*[251]. Eine bürgerliche Witwe trat bittend *per verwilligung der warmben stuben und khünfftig lähr werdtenter stöhl im burgerspitall betreffend*[252] vor den Stadtrat. Der Stadtrat konnte bei den Pfründnerstellen ebenso machtbewusst wie variantenreich und in Korrelation zum sozialen Stand und sozialen Kapital des Petenten (und indirekt wohl auch auf die städtischen Verwandtschaftsverhältnisse reagierend) entscheiden. Eine ganze Pfründnerstelle (Wohnung und Nahrung) konnte vom Rat bewilligt werden, aber mitunter reichten die Finanzmittel auch nur für einen „warmen" Platz ohne weitere Versorgung oder für eine Zuweisung ins sozial tiefer rangierende Siechenhaus. Manche Spitalinsassen wurden vom Stadtrat auf das wöchentlich zu sammelnde Almosen verwiesen[253]. Ein alter Bürger erhielt beispielsweise

---

245 Csendes, Rechtsquellen 287.

246 Am Beispiel des Bürgerspitals von Wiener Neustadt (Spitalordnung 16. Jh.) Scheutz–Weiss, Spital als Lebensform 907 [4] (Bürgerspital Wiener Neustadt sine dato).

247 StAZ, RP 2/12, fol. 173v (Ratssitzung 1. August 1696). Auch das folgende Zitat daraus.

248 Zu diesen Supplikationen um Spitalplätze vgl. ausführlich Scheutz, Supplikationen. Zur Aufnahme von Bürgern und Nichtbürgern Gramm, Zwettler Bürgerspital 253–258 (Aufnahmegebühr zwischen 6 und 15 fl. war häufig); Scheutz–Weiss, Spitäler 213; Watzka, Arme, Kranke, Verrückte 55.

249 StAZ, RP 2/5, fol. 20v (Ratssitzung 15. Jänner 1599): *Herr Brobst last anhalten, on man ain alten erlöbten torbartl von der brobstei in das spitall wolt nemen, khin seinen dienst nit verer vorsten.*

250 StAZ, RP 2/7, fol. 91v (Ratssitzung 6. Juli 1601).

251 StAZ, RP 2/7, fol. 67r (Ratssitzung 12. Jänner 1601).

252 StAZ, RP 2/13, fol. 29v (Ratssitzung 14. März 1708); ähnlich fol. 213r (Ratssitzung 25. September 1699): *geniessung der warmben stuben in dem spittall.*

253 StAZ RP 2/14, fol. 442r (Ratssitzung 26. April 1747): *2do der im Spittall befindlichen verwittibten*

in ansehung seines hohen alters [...] *ein orth im spitall füer sein persohn verwilligt* [...], *füer daß weib aber nit und solle wochentlich ihme, weillen er nichts hinein bringt, nuer halbe portion alß 3 ½ lb. in brodt geraicht werden*[254]. Neben dem Bürgerstand und den mitgebrachten Geldmitteln spielte der Leumund eine Rolle, eine Petentin wurde *glümpflichen abgewisen* [...], *den sie* [sei ein] *peeß weib*[255]. Eine verwitwete Bürgerin fand Aufnahme im Spital, obwohl *zwahr ein ehrßamer rath nit uhrsach hette wegen vorhin beschehen schlechten verhaltens, so solle jedoch der supplicantin in ansehen ihrer verstorbenen eltern und manns seelig diese gnad widerfahren und die warme stuben im spitall zugenüessen verwilliget sein*[256]. Neben Ablehnungen gab es auch dilatorische Entscheidungen, die eine Exspektanz des Petenten (also eine Reihung) auf eine der nächsten „leer werdenden" Stellen begründete. Einer bürgerlichen Witwe beschied der Zwettler Stadtrat mahnend, *die supplicantin solle* [... sich] *(weillen alberaith die vacierente stöll schon mit ainer andern persohn ersezt) inskhünfftig gedulten*[257]. Mitunter bewilligte man anstelle einer Pfründnerstelle im Spital nur die wöchentliche Alimentation eines Petenten mit Fleisch oder mit Brot außerhalb des Spitals[258]. Immer wieder kamen Eltern für behinderte Kinder oder körperlich beeinträchtigte Zwettler mit Bitten um Aufnahme ins Siechenhaus und ins Spital vor den Rat, so suchte ein Bürger für seine Tochter, *so an hent khrumpb*[259], um Aufnahme an. Auch ein Tuchmacher begehrte nach den Ratsprotokollen *die ganze pfrund* [im Bürgerspital] für seinen *blinden stiffsohn*[260]. Bei bürgerlichen Antragsstellern um einen Platz im Spital war der Verkauf des Bürgerhauses Pflicht, erst danach wurde der „warme" Wohnraum im Spital angewiesen. Bevor einem Zwettler Bürger eine Stelle im Spital verliehen wurde, hatte also der bzw. die Betreffende das bürgerliche Haus zu *verkhauffen unnd stifftlich* zu machen[261].

Der Stadtrat sprach nach Urgenz des Spitalmeisters immer wieder Machtworte bei gröberen Verstößen gegen die Hausordnung oder bei gröberen Injurien. So verwies der Zwettler Stadtrat zwei Frauen des Spitals nach einem längeren Streit: *Alt Hansin* [eine Insassin] [...] *zaigtt ann, wen alle spitaler geschlaffen, hab si* [die Stainfelderin, eine

---

Faschingin sollen die 2 groschen (die der Johann Reindl seelig wochentlich vom spittall gehabt hat) wie auch das allmosen, so er von der pixen gehabt hat, bis sie gesund wird, abgefolget werden.

254 StAZ, RP 2/10, fol. 270r (Ratssitzung 11. Juni 1649).

255 StAZ, RP 2/5, fol. 61v (Ratssitzung 16. Juli 1599).

256 StAZ, RP 2/13, fol. 122r (Ratssitzung 1. April 1716).

257 StAZ, RP 2/11, fol. 239v (Ratssitzung 4. November 1675).

258 Als Beispiel StAZ, RP 2/13, fol. 49r (Ratssitzung 18. Oktober 1709): *Anbringen Matthias Reintl, alterlebten armmen burgers, per großgnädige verwilligung des wochentlichen spittallbrods biß zur lährwertender stöll betreffend.* [Resolution:] *Weillen ein mehrers nit alß auf 10 persohnen und der mayrin das brod im spittallofen auf ainmal khan gebachen werdten, alß wirdt mann dem supplicanten sovill mell alß das brod betragete, und neben deme wochentlichen 1 lb fleisch erfolgen lassen, dessen dem spitlmaister zuerindern.*

259 StAZ, RP 2/3, fol. 21v (Ratssitzung 29. April 1588).

260 StAZ, RP 2/15, fol. 546r (Ratssitzung 26. August 1772); ähnlich ebd. fol. 471v (Ratssitzung 21. März 1770): *Jacob Fasching, eines blinden burgers sohn zu Zwettl, demüthiges bitten die ertheillung der pfründmässigen spittallgab betreffend*; ebd. RP 2/15, fol. 21v (Ratssitzung 7. Dezember 1756): *Anheut ist der verwittibten schneiderin im spittall wegen warttung des stummen im spittal befindlichen Ertlische mägdl täglich 1 xr. (um darmit vom ersten Jenner 1757 anzufangen) aus dem spittlamt anzuweisen.*

261 StAZ, RP 2/3, fol. 24r (Ratssitzung 10. Mai 1588): *Der Stainfelderinn ist das spitall verwilligt, das si ir herberig darinnen habe, doch soll sy das heüsl am ersten verkhauffen unnd stifftlich machen*; ebd. RP 2/13, fol. 19r (Ratssitzung 17. Juni 1707): *Anbringen Matthias Rantsch, alterlebten burger und tuechmachers alda, per großgnädige conferirung der negst lähr werthenten stöll im burgerspitall alda betreffend. Bschaidt: Fiat soll ihme die negst lähr werdtente stöhl dergestalten bewilligt sein, daß er indessen umb einen tauglichen stüfftmann zum hauß sich bewerben und selbiges vorhero verkhauffen soll.*

Spitalinsassin] *aller erst khocht, gefressen und gesoffen, sei täglich plitzvoll gewest, der Stainfelderin man hab der Vischerin 50 taler gestolen, und ir ein kindt gemacht*[262]. In Fällen, wo eine Insassin *ein ybles maull*[263] offenbarte oder ein Insasse die mitwohnenden Frauen mit Schimpftiraden (wie *ir hürn, ich schlag euch nidder wie die andern hurn*[264]) belegte, drohte der Stadtrat gar den Ausschluss aus dem Spital an. Nur selten erfolgte aber die tatsächliche Suspendierung der Pfründner. Gegebenenfalls ermahnte der Stadtrat einen Spitalbewohner, sich *von den bishero ausgestoßenen scheltworten zu enthalten*[265].

Der Stadtrat fungierte auch als Anlaufstation für Wünsche und Beschwerden der Insassen, die Spitalbewohner erhielten nach Supplikationen etwa *die nöthigen schuch und strümpf gebetenermassen*[266] bewilligt. In einem anderen Fall bezahlte der Stadtrat bzw. das Spitalamt die *höchst nöthige kleidung*[267] oder *1 par schuch*[268]. Mitunter gewährte der Stadtrat zusätzlich Weinrationen oder forderte die Spitalmeierin paternalistisch auf, im Spital besser zu heizen[269]. Gesonderte Ausgaben für Bader und Chirurgen scheinen selten im Ratsprotokoll auf, etwa wenn der diesbezüglich sparsame Stadtrat zusätzliche Ausgaben (also außerhalb der Kompetenz des Spitalmeisters), beispielsweise im Fall eines Bruchschneiders, genehmigte[270]. Beim Tod eines Insassen musste der Stadtrat mitunter bei testamentarischen Verfügungen regulierend eingreifen, wenn ein verstorbener Insasse Geld an Nachkommen außerhalb des Spitals überschrieben hatte und Ansprüche der Nachfahren an das Erbe im Raum standen[271]. Mehrmals stellte der Stadtrat fest, dass die *verlassenschafft deren absterbenden spittällern* […] *ohne exception dem spittall zufahlen solen*[272]. Kaum Erwähnung findet dagegen die geistliche Versorgung der Spitalinsassen. Die

---

262 StAZ, RP 2/4, fol. 20r (Ratssitzung 18. Mai 1590).

263 StAZ, RP 2/13, fol. 251v (Ratssitzung 19. August 1722).

264 StAZ, RP 2/3, fol. 59r (Ratssitzung 3. Jänner 1598).

265 StAZ, RP 2/17, pag. 597 (Ratssitzung 2. Mai 1787).

266 StAZ, RP 2/14, fol. 546v (Ratssitzung 8. Oktober 1748).

267 StAZ, RP 2/14, fol. 392v (Ratssitzung 30. September 1746); ebd. 2/15, fol. 60v (18. August 1758).

268 StAZ, RP 2/14, fol. 752r (18. Februar 1755).

269 StAZ, RP 2/11, fol. 133v (Ratssitzung 20. Februar 1666): *Vom 19. Marty 1666 ist auf bevelch herrn stattrichters jedem spitaller, deren 10 sein, an sohn- und feyrtagen 1 seidl wein zu geben erlaubt worden*; ebd. RP 2/14, fol. 478v (Ratssitzung 8. November 1747): *Die mayrin im spittall solle allda ohne entgelt deren spittallern haizen*; als Vergleich Watzka, Arme, Kranke, Verrückte 57.

270 StAZ, RP 2/13, fol. 76r (Ratssitzung 29. Jänner 1712): *Anbringen Marthin Pergers, oculisten, auch stain- und pruchschneiders alda, per wegen curierung eines armben puebens in alhiessigen burgerspitalls der außgelegten medicin per 3 fl. 18 xr. und diskretion dessen mühewalthung betreffend. Bschaidt: Dem herrn spittelmaister zuezustöllen derselbe solle dem supplicanten die außgelegte 3 fl. 18 xr. vor die medicamenta vom spittall bezallen und mit dieser beylaag in seine außgaab einbringen; was aber dessen bemüehung anbelangt wirdt derselbe auß lieb gegen dem neben menschen schwindten lassen und an die statt nichts begehren, sondtern den lohn ainsmahlen von Gott erwarthen*; ähnlich ebd. 2/14, fol. 531r (Ratssitzung 7. Juni 1748): *die nöthige emplastra von dem bader adhibiret.*

271 StAZ, RP 2/2, fol. 247r (Ratssitzung 21. Juli 1570): *Anheut dato ist von wegen der Wolfgang Thumbshiernin, so im spitall gestorben, gehandlt worden, also das man den erbern acht phundt phening im testament begriffen, bei gmainer stat an der behausung, darinnen Thoman Ambhüetter wonhafft, behalten solle und den erben aufheben; waß aber sonsten varende und uberbliben guet verhanden, das solle inen, den frondten, gegen versicherung vergonstigt werden.* Zum Testament eines Spitalbewohners ebd. RP 2/17, pag. 490: *Testament des Mathä Rathbauer, spittälers: Anheute ist gegenwärtiges testament, so in gegenwarth des herrn Bernhardt Rathbauer eröfnet und kund gemacht und bei der kanzlei aufzubehalten, den intereßirten aber auf anlangen abschriften zu ertheilen veranlast worden. Stadt Zwettl, den 5ten Aprill 1786.*

272 StAZ, RP 2/14, fol. 655v (Ratssitzung 22. September 1751). Als Vergleich der Markt Scheibbs: StA Scheibbs, Hs. 3/15, fol. 179r (Rassitzung 19. Dezember 1761): Bei der Aufnahme eines Pfründner musste der Spitalmeister *dessen effecten von dem herrn spitallverwalter beschriben, dann nach dessen todtfahl dem spittal verblieben und dahero auch das, was die pfrient persohnen an effecten und leibs gwand würcklich besäzen dem spittall erblich zufallen.*

Kosten für die Wohnung des Spitalbenefiziaten[273] oder die zwischen Spital und Pfarrer strittige Frage der Bezahlung des Opferweines für die 1787 noch 158 gestifteten Messen in der Bürgerspitalkirche[274] hatten den Stadtrat nur in Ausnahmefällen zu beschäftigen.

Alle Fragen von Grundstücksangelegenheiten des Spitals thematisierte der Stadtrat eingehend, er wahrte den Überblick über dessen Besitzstand, die Erträge und Pachteinnahmen der Spitalgrundstücke intensiv, aber auch scheinbare Nebensächlichkeiten wie das Verrücken oder das Inspizieren der Grenzsteine (*marchsteiner*)[275] erschienen ihm wichtig. Die Verpachtung der Spitaläcker[276] und der spitaleigenen Weingärten[277], mitunter auch der Verkauf von Spitalgütern[278], der Spitalmühle[279] oder die Verpachtung des Spitalkastens[280] fanden sich mehrmals als Beratungsgegenstände des Zwettler Stadtrates wieder. Die Güter des Spitals und deren begrenzte Kontrollmöglichkeiten erweckten immer wieder Begehrlichkeiten anderer, weil Zwettler Stadtbewohner ihr Vieh gerne auf Spitalgründen grasen ließen[281], aus dem Spitalwald Holz[282] schlugen oder sich an den Früchten des Spitals (etwa Gemüse) bedienten, was der Stadtrat mit Strafandrohungen zu verhindern trachtete. Außerordentliche Ausgaben für das Spital scheinen genehmigungspflichtig gewesen zu sein: Der Stadtrat musste dem Kauf einer Orgel für die Bürgerspitalkapelle, der Erneuerung der Spitalweinfässer oder der Anschaffung einer neuen Spitallade für die Aufbewahrung von Geld die Zustimmung erteilen[283]. Konnte sich der Spitalmeister mit seinen Forderungen gegenüber den Zwettler Bürgern nicht durchsetzen, erhöhte er den

273 StAZ, RP 2/15, fol. 482ᵛ (Ratssitzung 19. Juni 1770). Parallel zur sich anbahnenden Französischen Revolution hatte man in Zwettl andere Sorgen: ebd. RP 2/17, pag. 778 (Ratssitzung 11. März 1789): *Herr beneficiat in burgerspittal allhier ist schuldig, den zaun und sein gärtl auf seine kösten herzustellen und an solchen zaun den naglschlag in sein gärtl hinein zurichten.*

274 StAZ, RP 2/17, pag. 654 (Eintrag 28. November 1787); vgl. die Beschwerde über „ungleiches" Halten von Spitalmessen (als Reaktion Bezahlung jeweils von Messe zu Messe) ebd. RP 2/15, fol. 119ʳ (Ratssitzung 13. Jänner 1761).

275 StAZ, RP 2/16, fol. 135ʳ (Ratssitzung 4. November 1774).

276 StAZ, RP 2/7, fol. 95ʳ (Ratssitzung 30. August 1601): Ein Zwettler Bürger *helt an umb ein spittlackher am Galgenperg*; ähnlich 2/14, fol. 269ʳ (1. Dezember 1738): das vor dem Stadtrat erfolgte *bitten per ingebettenen verleichung eines ganzen spittall akers.*

277 StAZ, RP 2/7, fol. 323ʳ (23. Februar 1607): *Dem Gregor Winckhler ist auff Loys* [Langenlois] *geschriben, weill seine bestandtjar wegen deß spittllweingartten auß sein und er nicht lenger denselben umb den dritten emmer bauen will, sei ime deshalb auff sechs jar verlassen, soll denselben vleissig bey bau halten und järlich sechs gulden geldt erlegen.*

278 Verkauf von spitaleigenen Weingärten: StAZ, RP 2/14, fol. 166ʳ (19. Jänner 1744); ebd. RP 2/17, pag. 742 (Eintrag 20. August 1788): *Kristian Stadler, behauster burger, bittet um kaufliche überlaßung invermeldt zu hiesigen burgerspitalls gehörigen acker durch offentliche versteigerung.*

279 Am Bespiel der Spitalmühle in Lengenfeld, StAZ, RP 2/11, fol. 14ᵛ (Ratssitzung 2. März 1660).

280 StAZ, RP 2/11, fol. 137ᵛ (Ratssitzung 15. Oktober 1666).

281 StAZ, RP 2/15, fol. 143ʳ (Ratssitzung 2. September 1761): *Anheut ist der burgerliche zwierner Mathias Seitler (welcher den mayrischen spittallbuben hart geschlagen, und in spittallgründen hat grasen lassen) in den burgerarrest, item das er für das 1 fl. 30 xr., und dem beleidigten für die schläg, ingleichen 1 fl. 30 xr. bezahlen solle, erkennet worden*; ebd. RP 2/14, fol. 678ʳ (Ratssitzung 27. Juni 1752).

282 StAZ, RP 2/5, fol. 42ʳ (Ratssitzung April 1599): *Toma Pöll wierdt furgefordert, warumben er in dem spital lissen pirchen und anders holz abhackhen*; ebd. RP 2/15, fol. 228ᵛ (Ratssitzung 7. Februar 1764): *der burgerliche weissgärber Joseph Pappaur solle wegen eines im spittallholz abgeschakten dem spittall zwar verbleibenden baum 40 xr. straff ins spittlamt bezahlen*; ebd. RP 2/9, fol. 8ʳ (Bürgertaiding 12. Oktober 1622): Zahlungen für einen Förster des Spitalwaldes, *damit daß gemain und spittalholzer nit gar abgeödt werde*; Einsammlung von Streu aus dem Spitalwald ebd. RP 2/14, fol. 254ʳ (Ratssitzung 30. September 1738).

283 StAZ, RP 2/13, fol. 87ʳ (Eintrag Februar 1713) (Orgel); ebd. 2/14, fol. 542ᵛ (Ratssitzung 3. September 1748) (Fässer); ebd. 2/15, fol. 400ᵛ (Ratssitzung 23. November 1768) (Spittallade).

Druck durch die Einschaltung des Stadtrates. Ein Zwettler Bürger wurde via Stadtrat um den *ausständigen beystandt zinnß per 8 fl. 20 xr.*[284] gemahnt. Mitunter konnte das von der „Bank Spital" verborgte Geld nicht eingebracht werden bzw. manche Schuldner bedienten die Zinsen nicht regelkonform, was den Stadtrat drohend auf den Plan rief[285]. Spitalschuldner wurden durch den politisch mächtigen Stadtrat dazu veranlasst, die Schulden *also gewis ab*[zu]*führen*[286] – häufig mit der Drohung einer Zwangsversteigerung des Hauses oder der am Haus haftenden Grundstücke (*executierung seiner behausung*) verbunden.

Selten, wohl als Absicherung des Legats, finden sich im Ratsprotokoll Eintragungen, die testamentarische Stiftungen an das Spital dokumentieren. Der Stadtrat nahm etwa 1738 über das Ratsprotokoll ein Testament ad notam, dass *denen alhiesigen spittällern zwey gulden, denen armen siechenhäusern aber ein gulden und dreyssig kreuzer von hand zu hand ausgetheilt werden sollen*[287]. Der Stadtrat griff grundlegend ins Wirtschaftsgefüge des Spitals ein, als er angesichts der Finanzkrise des Spitals in den 1770er Jahren die *naturalverpflegung* auf einen bestimmten Geldbetrag (mit dem Hinweis *leichterer durchbringung der alten spittall mayrin, ihres sohns und des blinden Jacob Fasching*[288]) einfror. Im Sinne einer Verteilungsgerechtigkeit unter den Handwerkern sprach der Stadtrat entscheidend bei längerfristigen Auftragsvergaben des Spitals mit, etwa bei der Vergabe von Fleischlieferungen. Ein bürgerlicher Zwettler Fleischhacker erhielt den Auftrag, dass er *das fleisch den spittällern abreichen könne, jedoch gegen deme, daß in fall ein klag von denen spittällern wegen abgereichten schlechten fleisch vorkommete, ihm diese befugniß alsogleich abgenommen, und einem andern fleischhacker allhier verliehen werden solle*[289]. Daneben finden sich erstaunlich kleinteilige Entscheidungen im Ratsprotokoll verzeichnet, wenn etwa der Stadtrat dem Spital den Unterhalt eines Schafbockes oder des Spitalstiers weiterhin bewilligte[290]. Ausgelöst durch Anlassfälle sprach der Stadtrat immer wieder ad hoc wirtschaftslenkende Verbote aus, etwa angesichts von Störern, die aus dem Spital heraus das labile Gleichgewicht städtischen Handwerks ins Wanken brachten[291]. Mehrmals drohte der Stadtrat in Streitfällen Zwettler Bürgern die strafweise Konfiskation von Gütern an, die dem Spital zum Fruchtgenuss zugewiesen wurden[292].

---

284 StAZ, RP 2/16, fol. 22r (Ratssitzung 24. September 1773).

285 StAZ, RP 2/16, fol. 37v (Ratssitzung 19. November 1773): *Der spittelmeister herr Poyß referiret, daß ihm die Francisca Geyrin von 400 fl. capital, so sie dem spittall schuldig ist, die interesse pr. 16 fl. auch ein ganzes jahr schuldig seye, ist ihr die contentirung binnen 12 tägen aufgetragen worden, wie im widrigen das capital zuruckgezahlt, und dahero das hauß licitando verkaufft werden solle.*

286 StAZ, RP 2/16, fol. 357v (Ratssitzung 16. Mai 1777); ähnlich ebd. fol. 57r (Ratssitzung 4. Februar 1774). Das Folgezitat aus ebd. fol. 232v (Ratssitzung 22. September 1775).

287 StAZ, RP 2/14, fol. 285v: Testament von Gregor Glas, bürgerlicher Seifensieder (10. September 1738).

288 StAZ, RP 2/16, fol. 271v (Ratssitzung 23. März 1776).

289 StAZ, RP 2/16, fol. 250r (Ratssitzung 20. Dezember 1775).

290 StAZ, RP 2/16, fol. 209v–210r (Ratssitzung 11. Juni 1775) (Stier); ebd. RP 2/14, fol. 259v (Ratssitzung 7. November 1738).

291 StAZ, RP 2/14, fol. 762r (Ratssitzung 9. September 1755): *Auf anlangen deren hiesigen strikern ist anheut der spittall mayrischen tochter sub comminatione verbotten worden, denen strikern einige strikerarbeit zumachen.*

292 StAZ, RP 2/10, fol. 232r (Eintrag 31. Dezember 1648): Streit um abgeschnittenen Weizen; ebd. 2/15, fol. 11v (Ratssitzung 22. Juni 1756): *Auf die von denen burgerlichen wider den Mathias Neunteufl, burgern, angebrachte clag, um das er durch einen zimmermann tischlerarbeit hat machen lassen, ist nach vernehmung deren theilen veranlast worden, das es bey der hinweggenuhmenen und ins spittall gebrachten arbeit sein verbleiben habe.* Vgl. StA Scheibbs, Hs. 3/11, fol. 74v (Ratssitzung 28. September 1722): *Ingleichen ist durch ermelten herrn hof-*

3.2.2.2 Die Zwettler Spitalmeister – Sozialprofil eines Amtsträgers in einer landesfürstlichen Stadt

Das Amt des Spitalmeisters – vor allem bei größeren Spitälern – war ein beträchtliche Zeit in Anspruch nehmendes Amt. Für den Spitalmeister des großen Wiener Bürgerspitals wurde deshalb in der Stadtordnung von 1526 festgelegt, dass er kein anderes Amt daneben führen durfte. Bezüglich seiner politischen Verortung hatte der Wiener Spitalmeister zwingend aus dem Äußeren Rat zu stammen: *alles der ursach, damit er dem spitlambt und den armen lewten dester statlicher und vleissiger auswarten mag*[293]. In der patrimonialen Stadt Horn sollte Mitte des 17. Jahrhunderts einer der beiden Spitalmeister aus dem Rat, der andere dagegen aus der Bürgergemeinde gewählt werden, sodass die Bürgerschaft die Spitalaufsicht des Stadtrates mitkontrollieren konnte[294]. Das Spitalamt war demnach in vielen frühneuzeitlichen Städten (mit zweistufiger Spitalverwaltung) ein fest im Rat verortetes Amt, das im Sinne eines „rite de passage" absolviert werden musste, wollte man zu richterlichen oder bürgermeisterlichen Ehren aufsteigen[295].

In der rund 1.100 Menschen und rund 120 Bürger aufweisenden landesfürstlichen Stadt Zwettl scheinen in den frühneuzeitlichen Ratsprotokollen verschiedene Bezeichnungen für den Spitalmeister auf. Während zwischen 1554 und 1560 die Terminologie „Spitalmeister" üblich war, wurden dieselben Funktionsträger gegen Ende des 16. Jahrhunderts als „Spitalherren" und ab 1661 dagegen wieder als „Spitalmeister" angesprochen[296]. Die Besetzungsstrategie des Zwettler Stadtrates gegenüber dem Bürgerspital änderte sich im Laufe der Zeit ebenfalls. Zumindest seit 1544 gibt es zwei gemeinsam amtierende Spitalmeister[297], die nach ihrer Amtserfahrung funktional als Ober- und Un-

---

frichter der burgerschafft untersaget worden, daß sie die salva venia schweinn in markht nicht herumblauffen lassen sollen, widrigenfahls selbe gepfändet getödtet und ins spittal gegeben werden sollen.

293 Siehe die Edition der Wiener Stadtordnung von 1526 bei Csendes, Rechtsquellen 286.

294 Scheutz–Weiss, Spital als Lebensform 868 [7] (Bürgerspital Horn 1657).

295 Am Beispiel eines kleinen Spitals Damm, Weitersfeld 233; ders., Armut; Watzka, Arme, Kranke, Verrückte 56.

296 Gramm, Zwettler Bürgerspital 241.

297 Zwettler Spitalmeister (1554–1807): 1554: Cristoph Peitler, Georg Satler; 1555: Cristoph Haslhueber, Veit Strobl; 1557: Wolf Prager, Mathes Haimöder; 1558–1560: Michel Wolfsperger, Mathes Haimöder; 1560: (Wolfsperger gestorben) Huefnagl als Nachfolger; 1571: Paulus Prugkner, Christobald Quängler; 1591: Bartlme Göpl; 1599: Andre Franckh, Hans Pruner; 1600–1614: Hans Pruner, Wilhalm Hämel; 1614: Hans Pruner, Wilhalm Hämel; 1615: Wilhalm Hämel, Michael Kholler; 1616–1617: Michael Kholler, Wilhalm Hämel; 1618: Michael Kholler, Hans Stockh; 1620: Hans Stockh; 1621: Hieronymus Rigler; 1622: Hieronymus Riegler, Mathes Strobel; 1624: Mathes Strobel (Hieronymus Riegler bereits tot); 1624–1628: Benedikt Köppl, Mathes Strobel; 1629–1631: Benedikt Köppl, Martin Kindler; 1631–1637: Martin Kindler, Andre Winkler; 1637–1639: Martin Kindler, Georg Rantsch; 1639: Georg Rantsch, Zacharias Paußwein; 1641: Georg Rantsch, Zacharias Paußwein; 1642: Georg Rantsch, Martin Kindler; 1643–1649: Georg Rantsch, Zacharias Paußwein; 1649: Georg Rantsch, Zacharias Paußwein; 1649: Georg Rantsch, Veit Pruner; 1656: Daniel Empekh, Veit Pruner; 1661: Georg Rantsch; 1664: Volkhard von Lyr, Matthias Hauser; 1664: Hans Georg Fuchs; 1665: Matthias Hauser; 1666: Lorenz Sanvelt, Friedrich Zeller; 1667: Friedrich Zeller, Lorenz Sanvelt; 1668: Friedrich Zeller, Elias Mayr; 1669: Elias Mayr, Lorenz Kharrer; 1670–1672: Adam Hengemillner, Lorenz Kharrer; 1673–1674: Adam Hengemillner, Johann Einzinger; 1675: Adam Hengemillner, Michael Zimmerl; 1676: Michael Zimmerl, Johann Seeger; 1677–1679: Michael Zimmerl, Johann Seeger; 1680–1686: Johann Seeger, Adam Redlsamber; 1687–1690: Andre Wilhelm Zeller, Thoma Zauner; 1691–1692: Matthias Weinmayr, Thoma Zauner; 1693: Matthias Weinmayr, Ferdinand Hueber; 1694–1695: Ferdinand Hueber, Augustin Witzlesperger; 1696–1698: Augustin Witzlesperger, Andre Christoph Mayer; 1699–1703: Augustin Witzlesperger; 1704–1721: Andre Christoph Mayer; 1722–1723: Bernhard Zeller; 1724–1727: Matthias Atzmüllner; 1728–1732: Johann Michael Weymayr; 1733–1736: Andre Peresin; 1737–1740: Johann Franz Ludwig Pinder;

terverwalter agiert haben dürften, eine differenzierende Bezeichnung wie Ober- und Unterspitalmeister findet sich in den Zwettler Ratsprotokollen aber nicht[298]. Die Amtszeiten der beiden Zwettler Spitalmeister variierten im 16. Jahrhundert beträchtlich zwischen einem und mehreren Jahren, ab 1639 wollte der Zwettler Rat formal alle zwei Jahre einen neuen Spitalmeister einsetzen[299], was aber in der Praxis nicht immer schlagend wurde. Seit 1699 gibt es dagegen nur mehr einen einzigen, unterschiedlich lange amtierenden Inhaber – beginnend mit der vierjährigen Verwalterschaft des bürgerlichen Händlers Augustin Witzlesperger. Zwischen 1699 und 1788 lassen sich 17 Inhaber des aufgrund seiner Aufwandes mit 6 fl. jährlich bescheiden besoldeten Spitalmeisteramtes[300] ausmachen, die in diesen 89 Jahren durchschnittlich rund 5,2 Jahre im Amt waren, wobei etwa die langen Amtszeiten des Bäckers Andre Christoph Mayer (1696–1698, 1704–1721) oder des Leinenwebers Joseph Poyß (1773–1788) herausragen. Manche der Inhaber traten das Spitalamt unwillig an: So wählte der Zwettler Stadtrat 1724 nach der Resignation des alten Spitalmeisters einen Amtsträger, der sich trotz des Votums allerdings nicht zu diesem Amt „überreden" ließ[301]. War ein Zwettler Bürger umgekehrt einmal im Amt, wurde man das Spitalamt nicht so einfach los. Manch bereits zurückgetretener und amtsmüder Spitalmeister fand sich umgehend durch den Stadtrat erneut im Amt *confirmirt* wieder[302].

Es waren im 18. Jahrhundert bezeichnenderweise die armen Handwerker, die sich um das bezahlte Spitalmeisteramt anstellten, obwohl das Amt umgekehrt mit einigem finanziellen Risiko verbunden war. Nicht alle Spitalmeister verfügten über hohes soziales Kapital, wie sich am Beispiel des seit 1685 im Bürgerrecht stehenden Sattlermeisters Ferdinand Hueber (ca. 1655–1725, Spitalmeister 1693–1695), der seit 1693 im Äußeren Rat und seit 1708 im Inneren Rat saß, zeigen lässt[303]. Der schwer verschuldete Sattlermeister wurde 1721 sogar öffentlich von einem Fleischhacker in seiner Ehre als Ratsherr angegriffen: *Er* [der Fleischhacker] *wolle lieber ein vermöglicher burger alß ein armber rathsherr sein*[304]. Nur wenige Monate später kritisierte die Zwettler Ratsversammlung Ferdinand Huebers Teilnahme am „abergläubischen" Christophgebet – dem klassischen

1741–1744: Johann Adam Carl; 1745–1751: Johann Franz Franckh; 1752–1753: Johann Balthasar Schleicher; 1754–1755: Christoph Müllner; 1756–1759: Franz Ludwig Pinder; 1760–1765: Johann Balthasar Schleicher; 1766–1768: Johann Georg Zeller; 1769–1770: Bernhard Mayr; 1771–1772: Johann Michael Wöstermayr; 1773–1788: Joseph Poyß; ab 1788: Joseph Zeller; bis 1807: Joseph Zeitlinger; ab 1807: Joseph Zeller; Gramm, Zwettler Bürgerspital 303f.; Teufl, Bürgerspital 495f.

298 Moser, Hall 89f. Am Beispiel von Wiener Neustadt, wo es ab 1615 einen „Ober-" und „Unterspitalmeister" gab, Wurmbrand, Wiener Neustädter Bürgerspital 119–121.

299 StAZ, RP 2/9, fol. 365v (Raittag 1. März 1639).

300 StAZ, RP 2/14 fol. 692r (außerordentliche Ratssitzung 27. September 1752): Spitalmeister soll 6 fl. Besoldung haben; dagegen RP 2/11, fol. 142r (Ratssitzung 22. April 1667): 12 fl. als Spitalmeister.

301 StAZ, RP 2/13, fol. 290v (Ratssitzung 23. Mai 1724): *Erstgedacht neuerwöhlter herr stattcammerer Bernhard Zeller resigniert das spittallambt, so durch die majora vota auf herrn Matthias Pappaurn gefallen, welcher es aber auf keine weiß anzunehmben zu persuadieren wahr, dahero es dem Herrn Matthiae Atzmihlner conferiert und aufgetragen worden.*

302 Siehe StAZ, RP 2/13, fol. 145r (Ratssitzung 8. April 1718) am Beispiel des Bäckers Andre Christoph Mayer († 1721), Spitalmeister (1696–1698, 1704–1721): *Herr Andre Christoph Mayr resigniert das spitlambt; ist aber wider confirmirt worden.* Als Vergleich der bürgerliche Färbermeister aus dem steirischen Neumarkt, der 40 Jahre das Spitalmeisteramt versah und den im Mai 1763 sein „schwaches Gedächtnis" zur Resignation des Dienstes zwang, StLA, WStA 67, K. 210, Nr. 123 Richter und Rat des Marktes Neumarkt an die Milde Stiftungshofkommission, undatiert (Mai 1763 Mai); als Beispiel auch Ebner-Wanker, Leben und Sterben 69.

303 StAZ, RP 2/12, fol. 68v: Bürgerrecht (Ratssitzung 31. Jänner 1685); ebd. fol. 120v (Ernennung zum Äußeren Rat 7. Mai 1693); RP 2/13, fol. 36r (Ernennung zum Inneren Rat, 6. September 1708).

304 StAZ, RP 2/13, fol. 233v (Ratssitzung 14. November 1721).

Hoffnungsanker verarmter Handwerker – scharf und drohte mit seinem Ausschluss aus dem Stadtrat[305].

Einige der Spitalmeister lassen sich mit ihren Lebensdaten fassen, die Amtsinhaber standen bei Amtsantritt in der Regel zumeist im vierten oder fünften Lebensjahrzehnt, wie etwa der Riemer Matthias Hauser, der seit 1660 im Äußeren Rat saß und 1664/65 mit 48 Lebensjahren das Amt im selben Alter wie der Fleischhacker Adam Hengemillner 1670 antrat[306]. Höheres Alter „schützte" allerdings vor dem Amt des Spitalmeisters nicht: Der Tuchmacher Andre Franckh trat 1599 sein Amt mit 71 Jahren an[307].

Zwischen 1544 und 1788 lassen sich 57 Amtsinhaber für das Zwettler Spitalamt nachweisen, wobei rund einem Drittel der Amtsinhaber auf der Grundlage der Zwettler Ratsprotokolle kein Beruf zugeordnet werden konnte. Bei den beruflich verortbaren Spitalmeistern ragt vor allem die Gruppe des Textilgewerbes (mit 13 Amtsinhabern)[308], diejenige des Nahrungs- und Genussmittelgewerbes (mit elf Amtsinhabern)[309] und diejenige des lederverarbeitenden Gewerbes (mit vier Inhabern)[310] hervor. Die Zusammensetzung des Zwettler Rates zeigte dagegen zwischen 1676 und 1780 rund 20 % Händler und 6 % Gastwirte im Stadtrat[311]. Unter den Handwerkern (67 % der Ratsmitglieder) dominierten die Textilhandwerker (mit 27 %) vor dem „Lebensmittelgewerbe" mit 9 %. Interpretativ könnte man aus der Gegenüberstellung von Ratsbesetzung und Spitalamt folgern, dass die in den frühneuzeitlichen Stadträten politisch dominante Gruppe der Händler und Wirte sich um die Ausübung des Spitalmeisteramtes im 18. Jahrhundert wenig bemühte. Lediglich drei Händler und zwei Wirte finden sich unter den beruflich verortbaren Zwettler Spitalmeistern. Nur einmal findet sich je ein Hafner, ein Hutmacher, ein Kupferschmied, ein Maurermeister, ein Schneider und ein Seifensieder als Spitalmeister.

Von 33 Zwettler Spitalmeistern (zwischen 1544 und 1788) können die Rahmenbedingungen der Ratsmitgliedschaft geklärt werden, 16 Spitalmeister saßen zuvor im Äußeren Rat bzw. erlangten dessen Mitgliedschaft im Jahr der Spitalmeisterwürde. Elf Spitalmeister saßen schon vor dem Spitalamt im Inneren Rat, was eine langjährige Verwaltungspraxis im Äußeren Rat impliziert. Nur sechs Spitalmeister wiesen vor ihrem Amt keine Ratsmitgliedschaft auf, erlangten aber nach diesem erfolgreichen „Probestück" meist die Aufnahme in den Stadtrat. Der später langjährige Spitalmeister und Leinenweber Joseph Poyß wurde etwa 1773 Mitglied des Äußeren Rates und im selben Jahr

---

305 StAZ, RP 2/13, fol. 241^{v} (Ratssitzung 10. März 1722): *Herrn Ferdinand Hueber ist scharff verwisen wordten, das er sich mit dem so genannten Christophorusgebett so weith einlassen und darzue noch andere junge leuth mit einwikhlen und verführen wohlen, dahero ihm bedeüthet, das mann solchergestalten ihme nit mehr ihm rath einsagen lassen, wornebens er auch in grossen gegen 1500 fl. in schulden last stekhet und keinen mentschen befridiget.* Zum Christophgebet siehe Scheutz, Große Hoffnung 31–62.

306 StAZ RP 2/11, fol. 179^{v} (Eintragung 7. März 1670).

307 StAZ RP 2/5, fol. 18^{r} (Ämterbesetzung 4. Jänner 1599).

308 Textilgewerbe: sieben Tuchmacher (Johann Adam Carl, Andre Franckh, Mates Haimbeder, Lorenz Kharrer, Andre Peresin, Georg Rantsch, Michel Wolfsperger), drei Tuchscherer (Andre Wilhelm Zeller, Bernhard Zeller, Johann Georg Zeller), zwei Tuchhändler (Sebastian Mayr, Johann Seeger), ein Leinenweber (Joseph Poyß).

309 Nahrungs- und Genussmittel: drei Bäcker (Andre Christoph Mayer, Elias Mayr, Wolf Prager), drei Fleischhacker (Hans Georg Fuchs, Adam Hengemillner, Paulus Pruckner), zwei Müller (Volkhard von Lyr, Veit Pruner), drei Bierbrauer (Adam Redlhammer, Matthias Weinmayr, Johann Michael Weymayr).

310 Lederverarbeitendes Gewerbe: ein Riemer (Matthias Hauser), ein Sattler (Ferdinand Hueber), ein Weißgerber (Zacharias Paußwein), ein Kürschner (Matthes Strobel).

311 Scheutz, „Die herrn seint zu Wien" 218f.

Spitalmeister. Einige wenige Spitalmeister wurden in zeitlicher Nähe des Spitalmeisteramtes anschließend zum Mitglied des Äußeren Rates berufen, wie etwa das Beispiel des Tuchmachers Johann Seeger belegt, der 1676 Spitalmeister und im Jahr darauf Ratsmitglied wurde. Auch der Seifensieder Thoma Zauner fungierte zwischen 1687 und 1690 als Spitalmeister und avancierte erst 1693 zum Ratsmitglied (Äußerer Rat).

Der Inhaber des Zwettler Spitalmeisteramtes saß in der Regel zumindest im Äußeren Rat, mitunter erfolgte die Ernennung zum Äußeren Ratsmitglied im selben Jahr wie das Spitalmeisteramt, manchmal auch kurz danach[312]. Langjährige Mitgliedschaft im Äußeren Rat und damit ausreichend Verwaltungserfahrung galten offenbar als eine Art Vorbedingung für die administrativ aufwändige Spitalverwaltung. Der Händler Johann Balthasar Schleicher stimmte im Äußeren Rat seit dem Jahr 1746 mit, das Spitalmeisteramt versah er von 1752 bis 1753 und von 1760 bis 1765 – das Stadtrichteramt (1767–1768) stand am Ende der Amtskarriere. Der Zwettler Tuchmacher Andre Peresin († um 1737) avancierte 1714 zum Äußeren Ratsmitglied, versah dort verschiedene Zusatzämter wie Rechnungsbeeideter, Visierer oder Schulkommissar. Rund zehn Jahre später (1724) rückte Peresin in den Inneren Rat vor (daneben Fleischbeschauer) und erst spät (1733) kam er für drei Jahre ins Amt des Spitalmeisters (1733–1736)[313]. Der Tuchscherer Bernhard Zeller, traditionell eher ein armes Gewerbe, saß seit 1708 im Äußeren Rat, seit 1719 im Inneren Rat und wurde erst 1722 zum Spitalmeister gewählt/bestimmt[314]. Dann folgten Stadtkämmereramt (1724–1727) und Stadtrichterwürde (1727–1743).

Das Spitalmeisteramt konnte einen wichtigen Meilenstein im „Cursus honorum" auf dem Weg zum Stadtrichteramt darstellen. Von den 57 Spitalamtsinhabern erlangte rund ein Drittel später die höchste Stufe der bürgerlichen Ämterkarriere in Zwettl, selten nahmen ehemalige Stadtrichter nach dem Richteramt noch das Spitalamt an: Als Beispiel dient etwa Michael Kholler († 1620), der von 1613 bis 1615 bzw. von 1617 bis 1619 das Richterschwert führte, zwischen 1615 und 1618 auch das Spitalamt und 1616 noch das für die Finanzen der Stadt essentielle Stadtkämmereramt versah[315]. Meist aber war die Verwaltung des Spitals Empfehlung für höhere Positionen. Der Weißgerber Zacharias Paußwein kam 1633 in den Äußeren und 1639 in den Inneren Rat, versah dann 1639, 1641, 1643 bis 1649 das Spitalamt und „finalisierte" seine bürgerliche Ämterlaufbahn mit dem Zwettler Stadtrichteramt (1648–1657)[316]. Vor allem das Stadtkämmereramt und das Spitalamt scheinen in ihrem Anforderungsprofil nahe verwandt gewesen zu sein; auffällig viele ehemalige Spitalamtsverwalter führten bald danach das oberste Finanzamt der Stadt, so etwa Benedikt Köppl (Spitalmeister 1624–1631, Stadtkämmerer 1627), der Tuchscherer Bernhard Zeller (Spitalmeister 1722–1723, Stadt-

312 Siehe als Beispiel etwa: Fuchs, Hans Georg (Beruf Fleischhacker, † 1703), Mitglied Äußerer Rat (bis 1662), Mitglied Innerer Rat (1662), Stadtkämmerer (1664), Spitalmeister (1664), Stadtrichter (1673–1699); Mayr, Sebastian (Beruf Tuchhändler, † 1772), Bürgereid 1762, Spitalmeister (1769–1770), Mitglied Äußerer Rat (1767–1771); Sanvelt, Lorenz (Beruf Hutmacher), Mitglied Äußerer Rat (1662–1675), Spitalmeister (1666–1667), Innerer Rat (1675–1692); Zimmerl, Michael (Beruf: Handelsmann, † 1692), Mitglied Äußerer Rat (1675), Spitalmeister (1675–1679), Stadtkämmerer (1682), Mitglied Innerer Rat (1682).

313 StAZ, RP 2/13, fol. 98^{v} (9. Juli 1714, Äußerer Rat), fol. 239^{v} (22. Jänner 1722, Visierer), fol. 258^{r} (13. November 1722, Schulkommissar), fol. 268^{r} (23. Februar 1724, Innerer Rat), Spitalmeister (1733–1736).

314 RP 2/13, fol. 36^{r} (Äußerer Rat 1708); ebd. fol. 41^{v} (Mauteinnehmer 1709); ebd. fol. 96^{v} (Bräuamt 1714); ebd. fol. 130^{r} (Anschlagseinnehmer 1717); ebd. fol. 172^{r} (Innerer Rat 1719).

315 StAZ, RP 2/7, fol. 273^{r} (Beginn 1606 Äußerer Rat), fol. 369^{r} (Beginn 1608 Stadtmautner und danach noch 1612); Moll–Fröhlich, Zwettler Stadtgeschichte(n) 1 22.

316 Gramm, Zwettler Bürgerspital 243.

kämmerer 1724–1727) und der Händler Michael Zimmerl (Spitalmeister 1675–1679, Stadtkämmerer 1682)[317].

3.2.3 Der Spitalmeister – ein Spitzenamt bürgerlicher Verwaltung

Die Spitalmeister entstammten im spätmittelalterlichen Regelfall der politischen und sozioökonomischen Elite einer städtischen Ansiedlung, die Ratseliten versuchten im Sinne der städtischen Obrigkeit den Zugriff auf das gemeinschaftliche Vermögen der Stadt, das sich zu wichtigen Teilen im Besitz des Bürgerspitals befand, genau zu kontrollieren[318]. Neben dem Geistlichen stellte der meist dem Rat entstammende Spitalmeister die wichtigste Autoritäts- und Respektsperson im „Machtsystem"[319] kleinerer Spitäler dar und diese Position wurde gelegentlich auch als *der guette wierth*[320] (so zum Beispiel in Slovenj Gradec/Windischgrätz, heute Slowenien) angesprochen. Einerseits musste der Stadtrat den Amtsträger im Spitalmeisteramt als ehrlich einschätzen, andererseits implizierte die Bezeichnung des „guten Wirtes" schon eine Lebensmaxime: also *gedenckt man auch nit, daß sie selbsten ainigen vortl brauchen*[321]. Verlockungen bestanden: Sofern das Spital über entsprechende Ressourcen verfügte, konnte sich der Spitalmeister personelle Abhängigkeiten verschaffen, um sich das Dienstpersonal gefügig zu machen[322]. Meist handelte es sich jedoch um kleine „Verehrungen" (Kleidung auf Kosten des Hauses) oder bessere Kost. Häufiger spielte Gewalt oder die Drohung mit Dienstentlassung eine Rolle, um sich die Untergebenen gefügig zu machen und die eigenen Unterschlagungen zu verstecken.

Insgesamt verfügten die bürgerlichen Spitalmeister, damit sie überhaupt für diese arbeitsintensive und auch mit finanziellen Risiken belastete Funktion in Frage kamen, über eine herausgehobene soziale Stellung, etwa durch ihren Besitz, ihre einkommensstarke Tätigkeit und ihr soziales Kapital (Konnubium, Gerhabschaften usw.)[323]. Nachdem breite Untersuchungen zu diesem Thema fehlen, sollen in der Folge punktuelle „Bohrungen" die soziale Verortung der österreichischen Spitalmeister beleuchten. Betrachtet man etwa die Spitalmeister des Linzer Bürgerspitals im Spätmittelalter und in der beginnenden Frühen Neuzeit, so wird der Elitencharakter des Spitalamtes schnell augenfällig. Neben dem Bürgerrecht war der Hausbesitz für den Spitalmeister der Regelfall. Der Weinschenk Christoph Dimpacher, Linzer Spitalmeister 1502 und 1508, besaß etwa ein Haus im vierten Linzer Stadtviertel[324]. Auch Georg/Jörg Waltinger († vor 1533), Linzer Spitalmeister

---

317 Alle Angaben aus den Zwettler Ratsprotokollen.

318 Zur mittelalterlichen Situation, wo sich entweder Ratsbürger oder die zuständigen Pfarrer nachweisen lassen, Richter, Spitalwesen 88.

319 Bretschneider–Scheutz–Weiss, Machtvolle Bindungen 14; Watzka, Arme, Kranke, Verrückte 57.

320 StLA, WStA 34, K. 135, Nr. 1, *Specification der in der stadt Windisch Gräz befindlichen spittal und stifftungen*, 1724 Juni 3; Scheutz–Weiss, Spital als Lebensform 232.

321 Ebd. 914 [28] (Bürgerspital Wiener Neustadt 1609); ebd. 919 [19] (Bürgerspital Wiener Neustadt 1658): Erwähnung des treuen und ehrbaren Wirtes.

322 Das „trio infernale" aus Spitalmeisterpaar, Spitalgeistlichen und Stubenvater bzw. -mutter konnte im Haus eine Herrschaft aufbauen, auf welche die Insassen oft nur mit Verweigerung bzw. Bosheitsakten zu reagieren wussten. Man sollte sich aber gleichzeitig davor hüten, die vorhandenen Quellen und die darin enthaltene Kritik zu überbewerten. Es lassen sich sehr wohl Beispiele finden, dass die Insassen bei kommissionellen Befragungen die Tätigkeit des Spitalmeisters und seiner Frau positiv hervorhoben; ebd. 191 (Hartberg), 232 (Windischgrätz).

323 Für das Hochstift Brixen Kustatscher, Städte 1 224.

324 Müller, Bürger von Linz 251.

1495 und 1498, verfügte nicht nur über mehrere Güter, sondern auch über gute Beziehungen zu Maximilian I.[325]. Der Linzer Spitalmeister von 1515, Sigmund Hackelberger († vor 1529), war offenbar Kaufmann (Mieter von Gewölben am Hauptplatz während der Marktzeiten) und erwarb auch 1506 ein Haus am Platz. Hackelbergers sozialer Stand und das Karrieremuster der Familie wird unter anderem dadurch verdeutlicht, dass einer seiner Söhne im Fonadaco dei Tedeschi in Venedig verstarb[326]. Das Haus am Hauptplatz scheint demnach für einen Linzer Spitalmeister fast Standard gewesen zu sein[327]. In Linz galt für die Zechmeister „Unserer Lieben Frau“ und die damit personell häufig identen Spitalmeister gleichermaßen, dass diese Amtsfunktion „eine Stufe in einer umfassenderen Ämterkarriere darstellte“.[328] Das Amt des Spitalmeisters lag in Linz oft am Beginn einer Tätigkeit im städtischen Rat, danach konnten Ämter wie Stadtrichter und Bürgermeister folgen.

Tabelle 12: Karriereleiter der Linzer Spitalmeister (1456–1552)

Name	Ämterkarriere
Michael Galander († vor 1459)	Ratsbürger (1453, 1455, 1456); Spitalmeister (1456, 1478); Müller, Bürger von Linz 293
Adrian Patzner († 1507)	Ratsbürger (1493, 1499); Spitalmeister (1490, 1492); Zechmeister der Unserer-Lieben-Frau-Zeche, Stadtrichter (1495, 1497, 1498); Müller, Bürger von Linz 210f.
Andreas Pogner	Spitalmeister (1493); Katzinger, Bürgerspital 77
Georg Waltinger († vor 1533)	Spitalmeister (1495, 1498), Ratsbürger (1507–1528), Kirchenmeister (1510), Bürgermeister (1508–1510, 1513); Müller, Bürger von Linz 455
Christoph Dimpacher	Stadtkämmerer (1500), Spitalmeister (1502, 1508), Marktzollrechnung (1509); Müller, Bürger von Linz 251
Sigmund Brandstätter	Spitalmeister (1511); Müller, Bürger von Linz 233f.
Sigmund Hackelberg († vor 1529)	Steuerherr der „gmain“ (1505), Ratsbürger (1515), Spitalmeister (1515), Genannter (1519); Müller, Bürger von Linz 309
Hans Gurtner	Spitalmeister (1525), Genannter (1532); Müller, Bürger von Linz 306f.

325 Vgl. der Linzer Spitalmeister von 1456 Michael Galander († vor 1459) war in den 1430er Jahren Schaffer des Reinprecht von Wallsee, 1450 Mautner und erscheint besitzmächtig, weil er etwa einen Hof in der Pfarre Wartberg bei Kremsmünster und andere Güter besaß; ebd. 293; Adrian Patzner († 1507) verfügte nicht nur über Fleischbänke an der Donau in Linz, sondern 1504/1505 auch über ein Haus am Stadtplatz, dessen Gewölbe er während des Linzer Marktes vermieten konnte; ebd. 210f. Als Vergleich: Wolfgang Fuchsberg († 1544), Linzer Spitalmeister 1531, stand im Besitz eines Hauses auf dem prestigeträchtigen Linzer Hauptplatz; ebd. 290. Vgl. Sigmund Brandstätter (nachweisbar bis 1529), Spitalmeister 1511, zahlte in hohem Ausmaß Steuer, was auf größeren Besitz rückschließen lässt; ebd. 234.

326 Ebd. 309. Der Linzer Bürger Adrian Huber (1497–vor 1546), Linzer Spitalmeister 1536/37, besaß etwa ein Haus auf dem Linzer Stadtplatz und war Besitzer eines Stadels und Gartens in der Nähe des Linzer Spitals; ebd. 333f.

327 Am Beispiel von Christoph Wais ebd. 458f.; Georg Hackelberger ebd. 309.

328 Ebd. 132.

Name	Ämterkarriere
Christoph Waisen	Genannter (1518), Ratsbürger (1527–1537), Spitalmeister (1527, 1529), angesetzter Bürgermeister (1536–1537); Müller, Bürger von Linz 458f.
Wolfgang Fuchsberger († 1544)	Zechmeister der Bürgerzeche (1524), Spitalmeister (1531), Ratsbürger und angesetzter Bürgermeister (1537), Ratsbürger (vor 1544); Müller, Bürger von Linz 290
Adrian Hueber (1497–vor 1546)	Spitalmeister (1536, 1537); Müller, Bürger von Linz 333
Georg Hackelberger	Ratsbürger (1543–1555), Spitalmeister (1541–1552), Stadtrichter (1549, 1551/1552), Bürgermeister (1556); Müller, Bürger von Linz 309
Schaur um 1550	Spitalmeister (1550); Katzinger, Bürgerspital 77

Die frühneuzeitlichen Spitalmeister rekrutierten sich sehr häufig aus den Mitgliedern des Äußeren und Inneren Rates[329], durchliefen eine städtische Ämterlaufbahn und lassen sich nach deren „Ende" als Markt- und Stadtrichter[330], seltener als Bürgermeister nachweisen. Neubürger wehrten sich meist erfolgreich gegen die baldige Annahme eines bürgerlichen Amtes, verwiesen auf die etablierte Honoratiorengesellschaft und im Gegenzug auf ihre noch fehlende Verwaltungspraxis. Die Berufsstruktur der Spitalmeister reicht von den weitverbreiteten, im Stadtrat nur mäßig geduldeten Handwerksberufen (Bader, Fleischhacker, lederverarbeitende Berufe etc.) bis zum tendenziell reichen Schildwirt. Der männliche Amtsinhaber bildete in der Regel gemeinsam mit seiner Frau das symbiotische, frühneuzeitliche Amtsehepaar. Eine langwierige Erkrankung der Gattin oder Ehelosigkeit konnte daher zur Befreiung vom Dienst führen[331].

Wer als Spitalmeister die oft schwierige, bisweilen sogar den eigenen Beutel leerende Amtszeit durchhielt, hatte die Chance in der städtischen Hierarchie aufzusteigen. Ein Risiko blieb bestehen: Der Stadtschreiber Franz Joseph Mehlsack († 30. September 1740), seit 1725 in Hartberg tätig und davor in Graz bei mehreren Advokaten arbeitend, übernahm das Amt im April 1736 aufgrund von behördlichen *bedrohungen*[332]. Er musste den verstorbenen Spitalmeister Franz Thanner ersetzen und wollte ein zusätzliches Einkommen begründen, ohne offenbar das facettenreiche Hintergrundwissen für dieses Amt zu besitzen. Mehlsack dürfte aufgrund seines „mageren" Gehaltes vermutlich Schwierigkeiten gehabt haben, die Kaution – diese konnte in manchen Orten bis zu 500 fl. betragen[333] – zu hinterlegen. Daher verlangte er im April 1737 bei Engpässen rasche finanzielle Unterstützung, um Nahrung und Kleidung für die Armen kaufen zu können, die bereits

329 Pichlkastner, Insassen, Personal 124: Nach der Stadtordnung von 1526 sollte der Spitalmeister aus dem Äußeren Rat stammen (Besoldung des Amtes erst ab 1626 nachweisbar); Pauser, Verfassung 70.

330 Zu den Karrierewegen von Bürgermeister und Stadtrichter: Scheutz, Magistratsreform 71–103; ders., Stadtherr 1–29.

331 ders., Ausdifferenzierungsprozess 131–133; Scheutz–Weiss, Spitäler 216f.; Bretschneider–Scheutz–Weiss, Machtvolle Bindungen 14.

332 StLA, WStA 20, K. 114, Nr. 21, Franz Joseph Mehlsack, Stadtschreiber in Hartberg, an die Landessicherheitshofkommission, undatiert (April 1736).

333 Scheutz–Weiss, Spital als Lebensform 209 (Bürgerspital Radkersburg). Zum seltenen Fall einer Verpachtung des Spitalmeistersamtes Watzka, Arme, Kranke, Verrückte 57.

im Ort verspottet wurden[334]. Auch die Verwaltungssituation einer kleinen Stadt bzw. eines der zahlreichen Märkte gestaltete sich recht arbeitsintensiv, die Belastung der Bürger durch die Ämter dürfte im Vergleich zu größeren Städten stärker gewesen sein. Die kleine Bürgerschar der Städte umfasste meist rund hundert Bürger, auf die sich eine Fülle an bürgerlichen Ämtern der Sicherheitskontrolle (Feuersicherheit, Torsperre; Schützenmeister), der Qualitätskontrolle (Brot, Fleisch, Fisch; Zimentierungen) und der Verwaltungstätigkeit städtischen Besitzes (Stadtwald, Spital, Ziegelofen etc.) verteilte. Im kleinen niederösterreichischen Markt Scheibbs mit rund 66 bis 68 Bürgern (rund 66 bürgerliche Häuser und 450 Einwohner im 18. Jahrhundert) wurden jährlich etwa 22 bis 24, meist kollegial besetzte Ämter (mit 40 zu besetzenden Positionen) verteilt. Der vom Eisen- und Provianthandel dominierte Markt Scheibbs verfügte über zwei Spitäler (unteres bzw. oberes Spital)[335]. Politisch waren die zwölf Eisenhändler und die Wirte die dominierende Schicht im Markt. Betrachtet man die Ämterlaufbahn der bürgerlichen Einwohner des Marktes Scheibbs, so wird deutlich, dass das Spitalamt als ein Spitzenamt in der bürgerlichen Ämterkarriere anzusehen war. Die ersten von Scheibbser Bürgern im „cursus honorum" angetretenen Ämter waren der Feuerviertelmeister oder der für die Rauchfangbeschau zuständige Feuerbeschauer und der Torsperrer, nur selten lassen sich Bürger mit einem bürgerlichen Erstamt wie Forstmeister, Schützenmeister oder Brotschauer nachweisen[336]. Das Spitalamt stellt sich als ein Amt dar, das nur an erfahrene bürgerliche Verwaltungspraktiker[337] vergeben wurde, die aber noch nicht im aus zwölf Mitgliedern bestehenden Marktrat saßen (Tabelle 13).

Tabelle 13: Spitalverwalter im Markt Scheibbs im 18. Jahrhundert

Name und Beruf	Ämter
Christoph Stainkhellner, Braumeister	Feuerviertelmeister am Gaminger Turm (1696–1698), Feuerbeschauer (1699), Baumeister (1700–1705), Quartiermeister für Soldaten (1703–1704), Spitalmeister (1704, 1706–1708), Ratsmitglied (zumindest 1709)
Georg Sigmund Weedl, Eisen- und Provianthändler	Spitalmeister (1706–1711), Ratsmitglied (1713–1727), Baumeister (1726)
Johann Andree Fuchß, Eisen- und Provianthändler	Feuerbeschauer (1700–1704), Schützenmeister (1704–1705), Spitalmeister (1709–1712), Ratsmitglied (1709–1729), Baumeister (1710–1713), Flecknertorsperrer (1701, 1705, 1709, 1713, 1721, 1729, 1733)

334 Scheutz–Weiss, Spital als Lebensform 192 (Bürgerspital Hartberg); StLA, WStA 20, K. 114, Nr. 25, Franz Joseph Mehlsack an die Landessicherheitshofkommission, undatiert (1737 April).

335 Scheutz, Supplikationen 166f.

336 Erstes Amt von Scheibbser Bürgern: Feuerviertelmeister / Feuerbeschauer: 36 Bürger, Torsperrer: 20 Bürger, Forstmeister: 5 Bürger, Schützenmeister: 4 Bürger, Brotbeschauer: 3 Bürger, Fleischbeschauer: 3 Bürger, Quartiermeister: 2 Bürger, Spitalmeister: 3 Bürger, Getreidemessgeldeinnehmer: 2 Bürger, Schulkommissar: 1 Bürger; eine diesbezügliche Auswertung bei Scheutz, Formen der Öffentlichkeit 382–422.

337 Als Vergleich etwa Haug, St. Katharinen-Hospital 58.

Name und Beruf	Ämter
Andre Wilhelm Heßl, Eisen- und Provianthändler	Torsperrer am Stegtor (1713, 1721, 1731, 1733, 1737, 1739, 1741, 1744, 1745, 1751, 1753), Feuerbeschauer (1714, 1722–1727), Spitalmeister (1713–1716), Ratsmitglied (1722–1744), Schulkommissar (1724–1728, 1733–1746), Brotbeschauer (1728)
Franz Andre Hueber, Eisen- und Provianthändler	Spitalmeister (1712–1744), Ratsmitglied (1718–1744), Schulkommissar (1720–1723), Brotbeschauer (1726–1727), Feuerbeschauer (1718–1721)
Georg Albert Fritsch, Eisen- und Provianthändler	Waagmeister (1701–1703), Quartiermeister (1716), Baumeister (1717, 1725, 1731), Spitalmeister (1719–1749), Ratsmitglied (1729–1752), Feuerbeschauer (1729–1736), Feuerviertelmeister mitten im Markt (1722–1746), Torsperrer am Sandtor (1697, 1699, 1701, 1704), Schulkommissar (1729–1731)
Joseph Eberhardt, Wirt	Baumeister (1743–1744), Spitalmeister (1745–1753), Feuerbeschauer (1746), Messkommissar (1748–1751), Ratsmitglied (1750–1760), Feuerviertelmeister im Markt (1752–1761, 1767–1777), Feuerspritzen-Schlüsselverwalter (1766–1771), Sperrer am Mühltor (1748–1750)
Franz Rembold, Bader	Feuerbeschauer (1748–1749), Spitalmeister (1750–1753), Ratsmitglied (1750–mind. 1752), Baumeister (1750), Zehenteinnehmer (1757–1762), Marktrichter (1756–1761)
Johann Baptist Gabesam, Eisen- und Provianthändler	Ratsmitglied (1750–mind. 1760), Brotbeschauer (1751–1752), Spitalmeister (1754–1759), Schulkommissar (1751–1765), Feuerbeschauer (1751–1752)
Michael Müller, Bäcker	Spitalmeister (1754–1777), Baumeister (1752–1757), Schützenmeister (1761), Zehenteinnehmer (1754–1756), Feuerviertelmeister im Markt (1752–1760), Torsperrer am Sandtor (1752, 1755, 1758)
Johann Georg Kling, Hafner	Feuerbeschauer (1748–1749, 1753, 1757–1761), Baumeister (1756–1757), Brotbeschauer (1757–1761), Schützenmeister (1757–1758), Spitalmeister (1761–1765)
Cajetan Vogel, Eisen- und Provianthändler	Torsperrer am Sandtor (1750), Schützenmeister (1752), Fleischbeschauer (1756–1759), Baumeister (1758–1761), Ratsmitglied (1760–1781), Spitalmeister (1766–1781)
Dominik Mann, Eisen- und Provianthändler	Feuerbeschauer (1763, 1778–1784), Spitalmeister (1778–1784), Baumeister (1780–1784), Brotbeschauer (1778–1780), Feuerviertelmeister im oberen Markt (1783–1784), Ratsmitglied (zumindest 1781)

Quelle: StA Scheibbs, Hs. 3/10–3/20, 18. Jahrhundert

Die wirtschaftlich klar dominierenden Eisenhändler konnten sich einflussreiche Ämter innerhalb der Verwaltung des Marktes exklusiv sichern, etwa das kollegial besetzte Amt des Schulkommissars, der mit der Aufsicht über Lehrer und Schulwesen vom Markt betraut war. Von 62 möglichen Positionen als Schulkommissar in den Jahren 1720 und 1750 hatten die Eisenhändler 55 Stellen inne (88,7 %)[338]. Ähnlich gestaltete sich die Lage im Spitalamt: Zwischen 1720 und 1750 lassen sich mit einer Ausnahme nur Eisenhändler auf dieser Position nachweisen, von 62 möglichen Positionen besetzten die Händler 61 (98,4 %).[339] Damit konnte das Budget des Spitals, aber auch die Aufnahmefrequenz ins Spital kontrolliert werden[340]. Den beiden Spitalverwaltern kam bei diesen Entscheidungen über Aufnahme und – für unterbürgerliche Schichten häufiger – Nichtaufnahme eine wichtige Rolle zu.

Tabelle 14: Durchschnittliche Amtsdauer der Ämter im Markt Scheibbs (1700–1799)

Amt (Rangliste der Amtsdauer)	Durchschn. Amtsdauer	Anzahl der Inhaber
Almosenverteiler (1700–1722) (34.)	2,2	Ein Inhaber
Baumeister (1700–1799) (26.)	4,02	Zwei Inhaber
Brotbeschauer (1700–1799) (30.)	3	Zwei Inhaber
Feuerbeschauer (1700–1799) (33.)	2,29	Vier 1700–68, zwei 1769–73, ein 1774, vier 1775–77, zwei 1778–79, vier 1780–87 Inhaber
Feuerspritzenverwalter (1766–1780) (13.)	7,6	Vier 1766–73, 1774–80 zwei Inhaber
Feuerviertelmeister		
Am Wiener Turm (1700–1721) (17.)	6,3	Drei Inhaber
Am Gaminger Turm (1700–1721) (19.)	5,72	Drei Inhaber
Im unteren Markt (1722–1799) (4.)	15,4	Zwei Inhaber
Mitten im Markt (1722–1799) (7.)	12,83	Zwei Inhaber
Im oberen Markt (1722–1799) (8.)	11,85	Zwei Inhaber
Im äußeren Markt (1722–1799) (2.)	17,11	Zwei Inhaber
Fleischbeschauer (1700–1799) (18.)	6	Zwei Inhaber
Forstmeister (1700–1799) (27.)	3,9	Zwei Inhaber

338 StA Scheibbs, RP: Schulkommissare (1720–1750, kollegial besetzt): Eisenhändler Andre Wilhelm Hessl (1724–1747), Zacharias Eberhardt (1720–1724), Franz Andre Hueber (1720–1723), Joseph Dietmayr (1726–1728), Albert Fritsch (1729–1731), Johann Adam Vogl (1732–1747); Thomas Streyssenberger, ein Bindermeister (1725), Georg Anton Lieder, ein Schneidermeister (1748–1750), Peter Klein, Wirt und Hafnermeister (1748–1750); Scheutz, Formen der Öffentlichkeit 405.

339 Spitalverwalter (1720–1750, kollegial besetzt): Eisenhändler Franz Andre Hueber (1720–1744), Georg Albert Fritsch (1730–1749), Joseph Eberhardt (1745–1750); einzige Ausnahme: Franz Rembold, Bader (1750).

340 Ausführlicher dazu Scheutz, Supplikationen 169–198.

Amt (Rangliste der Amtsdauer)	Durchschn. Amtsdauer	Anzahl der Inhaber
Meßgeldkommissar/Getreide-messeinnehmer (1706–1799) (9.)	9,08	Drei 1706–47, zwei Inhaber 1748–99
Quartiermeister (1700–1723) (21.)	5,11	Zwei Inhaber
Rüstmeister (1700–1799) (5.)	14,42	Zwei Inhaber
Salzgeldkommissar (1702–1746) (1.)	22	Ein Inhaber
Schulkommissar (1700–1799) (12.)	7,75	Zwei Inhaber
Schützenmeister (1700–1799) (31.)	2,95	Zwei Inhaber
Schwemmholzversilberer (1764–1799) (16.)	6,36	Zwei Inhaber
Spitalmeister (1700–1799) (10.)	9	Zwei Inhaber
Torsperrer		
Gaminger Tor (bis 1774 Bürger/1784 Wächter) (28.)	3,89	Ein Inhaber/in
Fleckner Tor (bis 1774 Bürger/1784 Wächter) (24.)	4,11	Ein Inhaber/in
Kreen Törl (1700–1733) (11.)	8,25	Ein Inhaber/in
Lederer Törl (1757–1791) (23.)	4,85	Ein Inhaber/in
Markt Törl (1700–1756) (29.)	3,29	Ein Inhaber/in
Mühl Törl (1700–1799) (22.)	4,95	Ein Inhaber/in
Sand Tor (1700–1799) (20.)	5,21	Ein Inhaber/in
Sattler Tor (1758–1799) (25.)	4,1	Ein Inhaber/in
Steeg Törl (1700–1799) (15.)	7,07	Ein Inhaber/in
Wiener Tor (bis 1774 Bürger/1784 Wächter) (32.)	2,77	Ein Inhaber/in
Weinvisierer (1769–1783) (6.)	14	Ein Inhaber
Zehenteinnehmer (1754–1776) (14.)	7,33	Ein Inhaber
Zieler auf der Schießstatt (1700–1799) (3.)	16,5	Ein Inhaber

Quelle: StA Scheibbs, Hs. 3/10–3/20, 18. Jahrhundert

Amtierten zwei Spitalmeister, wie z. B. im Markt Lambach in Oberösterreich, so war der eine Amtsträger für die Kassaführung zuständig, der andere kümmerte sich hingegen um das *fleissig nachsehen*[341] im Spital und Armenhaus, damit die Ordnung aufrecht erhalten werden konnte. Da die Amtsträger nur im Ausnahmefall im Haus wohnten, ernannten sie einen Stubenvater und eine -mutter, welche die Augen und Ohren des Spitalmeis-

341 Zu dieser häufigen Metapher Scheutz–Weiss, Spital als Lebensform 918 [17] (Bürgerspital Wiener Neustadt 1658); Vlasaty, Spital 70: Für Leoben im 16. Jahrhundert lassen sich zwei Spitalmeister nachweisen, einer versorgte die Hauswirtschaft und die Felder, der andere reiste umher (Almen, Verrechnung der bäuerlichen Zinse bei den Untertanen).

ters ersetzen sollten[342]. Auch in anderen Ansiedlungen lassen sich, zumindest zeitweise in den Ämterlisten nachweisbar, Unter- und Oberspitalmeister nachweisen. So amtierte in Wiener Neustadt am Beginn des 17. Jahrhunderts ein Oberspitalmeister, dem ein Gehilfe oder „Adjunkt" zur Seite gestellt wurde, der nachfolgend idealiter das Oberspitalmeisteramt übernehmen sollte. Doch verschwand diese kollegiale Besetzung des Spitalamts im 17. und 18. Jahrhundert vielerorts weitgehend, wo dann häufig nur mehr ein länger amtierender Spitalmeister im Alleingang das Amt versah[343]. Während im kleinen Markt Scheibbs der Spitalmeister im Durchschnitt neun Jahre (Tabelle 14, S. 266f.) im Amt war, versahen in der großen Stadt Wiener Neustadt die Spitalmeister zwischen 1615 und 1799 im Schnitt rund fünfeinhalb Jahre den Spitaldienst.

3.2.4 Das ungeliebte Spitalmeisteramt – eine Gegenposition

Fungierte im spätmittelalterlichen Spital noch ein gebildeter Stifter als Zech- und Spitalmeister, so brauchte der Spitalamtsträger am Beginn der Frühen Neuzeit über keine gesonderten Qualifikationen zu verfügen[344], erst im 18. Jahrhundert wurde das Lesen, Schreiben und Rechnen für Spitalmeister verpflichtend[345]. Üblicherweise half jedoch der Markt- oder Stadtschreiber bei der Rechnungslegung aus[346], musste dafür allerdings vom Amtsinhaber oft aus eigener Tasche entlohnt werden. Im Zuge der Verwaltungsreformen des 18. Jahrhunderts setzte sich ein bewährtes Verfahren durch, um Bürgern das wenig geliebte Amt des Spitalmeisters aufzuzwingen. Mancher Stadtrat befahl den

342 Scheutz–Weiss, Spital als Lebensform 248f. (Klosterspital Lambach).

343 Wiener Neustädter Spitalmeister 1599–1800 (nach Lechner, Wiener Neustädter Bürgerspital 171–172; Wurmbrand, Wiener Neustädter Bürgerspial 124–134, 319f.): 1586–1588: Hans Schwaiger; 1589–1592: Thomas Pruner, Thoman Lambacher; 1592–1598: Georg Auer, Urban Runz; 1598–1600: Thoman Lambacher, Christoph Kischinger; 1600–1601: Urban Runz, Wolfgang Haindl; 1601–1603: Thoman Lambacher; 1603–1605: Christoph Praunseisen; 1605–1606: Wolf Wägele (Oberspitalmeister), Christoph Praunseisen (Gehilfe); 1606–1609: Christoph Praunseisen, Ruprecht Rueckenpämb; 1609–1611: Augustin Purckharthofer, Ruprecht Rueckenpämb (Adjunkt); 1611–1613: Gregor Rädl (Oberspitalmeister), Pongraz Hörmann (Unterspitalmeister); 1613: Christoph Auerbacher (Oberspitalmeister), Pongraz Hörmann; 1613–1615: Hans Preuer; 1615–1619: Christoph Tollätsch (Oberspitalmeister), Bartholomäus Pierpauer (Unterspitalmeister); 1619–1621: Wolff Hainrich; 1621–1624: Hans Endreß; 1624–1626: Bartholomäus Pierpauer; 1626–1628: Hans Pambgertner; 1628–1630: Wolff Hainrich; 1630–1634: Wolff Schertz; 1634–1636: Hans Eder; 1636–1637: Christoph Winter; 1637–1638: Quirinus Neumüller; 1638: Martin Prasche; 1638–1642: Franz Pichler; 1642–1652: Christoph Saur; 1653–1658: Felix Trimbl; 1658–1666: Valentin Ambling; 1666–1667: Ferdinand Ambling; 1667–1674: Wolff Jakob Feyrabend; 1674: Adam Seidl; 1674–1684: Matthias Guettgsell; 1684: Rudolf Abel; 1684–1689: Johann Schwinghamber; 1689–1694: Gregor Tometisch; 1694–1702: Georg Larnpack; 1702–1718/19 Martin Strasser; 1718/19–1721: Johann Mathias Pichler; 1721–1726: Johann Christoph Reiser; 1726–1737: Johann Thomas Heigl; 1737–1743: Joseph Ignaz Mayrsfeldt; 1743–1754: Georg Simon Rohrhoffer; 1753–1761: Johann Georg Anselm; 1762–1766: Johann Michael Lohner; 1766–1769: Jakob Martin Pock; 1769–1777: Joseph Schredl; 1777–1793: Karl Ignaz Memelauer; 1793–1799: Alois Heigl (seit 1795: Bürgerspitalamtsverwalter).

344 Illiterate Spitalmeister gab es wiederholt, wie steirische Beispiele belegen: für Judenburg Ebner-Wanker, Leben und Sterben 67; für Leoben Abendstein, Leobener Bürgerspital 51f.

345 Scheutz–Weiss, Spital als Lebensform 191 (Bürgerspital Hartberg), 213 (Bürgerspital Rottenmann); siehe dagegen die Ablehnung eines Spitalmeisters in Rottenmann 1772 wegen fehlender Schreibkenntnisse, Arlic, Spital Maria am Rain 73. Als Beispiel für einen gebildeten Spitalmeister Langguth, Mathematiker.

346 Siehe etwa die Taxordnung für den Scheibbser Marktschreiber StA Scheibbs, Hs. 3/12, fol. 22r (Ratssitzung 14. Jänner 1734): *von der spital rechnung 3 fl.*; Vlasaty, Spital 67.

potentiellen Amtsträgern einfach, das Amt „über sich [zu] nehmen“[347]. Den Amtsträgern wurde vielfach das Einspruchs- bzw. das Zustimmungsrecht beim Amtsantritt verwehrt (*das ich den spitlmaisters dienst* [...] *wider meinen aigenen willen antrödten*[348]), oft fanden sich ungeeignete Amtsinhaber[349]. Seit den 1720er Jahren durfte etwa in Innerösterreich nicht mehr der Stadtrat allein über die Vergabe des Spitalamtes bestimmen, sondern die Entscheidung blieb der Oberbehörde in Graz bzw. Klagenfurt (z. B. für Innerösterreich) vorbehalten[350]. Seitens des Rates musste oft mühselig ein Dreier-Vorschlag erarbeitet werden[351], der häufig von den Betroffenen zurückgewiesen wurde. Die Oberbehörde behielt sich deshalb die Möglichkeit vor, den vorgeblich am besten geeigneten „Bewerber“ unter Strafandrohung ins Amt zu zwingen oder einen neuen Vorschlag zu verlangen. So weigerte sich im Februar 1747 Franz Leopold Thime aus Leoben, das Amt aufgrund von Krankheit und Schulden anzunehmen. Er wollte sich sein Leben nicht „verkürzen“ lassen. Die geschilderten Umstände wurden genau untersucht und als unwahr zurückgewiesen, sodass Thime nach einem Bericht des Magistrats das Amt sofort anzutreten hatte[352].

Nahm ein neuer Spitalmeister nach dem Ausscheiden des Vorgängers aus dem Amt oder Tod des amtierenden Amtsträgers seine Funktion an, dann zeigte sich in der Frühen Neuzeit (vor allem im 17./18. Jahrhundert) angesichts der neu verantworteten Wirtschaft aufflackerndes Entsetzen. Der Rottenmanner Bürger Matthias Hoffer betrat 1774 erstmals das städtische Spitalgebäude und zeigte sich nicht nur über den ruinösen Zustand des Hauses erschrocken, sondern auch die Ausdünstungen der Insassen ließen ihn zurückzucken[353]. „Dessen er aber wenig froh gwisen“[354], äußerte sich ein Leobener Spitalmeister, der wohl die Mehrheit seiner frühneuzeitlichen Amtskollegen repräsentierte, als er nach der Übergabe des Inventars die aushaftenden Beträge des Bürgerspitals zunächst aus eigener Tasche zu begleichen hatte[355]. Noch deutlicher wurde dies bei Mathias Seyfriedt, Spitalmeister und „Gastgeb“ in Bruck/Mur, im März 1752, der sich neben dem Spital um seine sechs Kinder zu kümmern hatte. Die Liebe zu Gott wurde oft auf harte Proben gestellt, zumal mancher Amtsinhaber wirtschaftlichen Schaden durch sein Amt erlitt[356]. Die dichte archivalische

---

347 Wurmbrand, Wiener Neustädter Bürgerspital 129.

348 StLA, WStA 59, K. 199, Nr. 9, Mathias Webritsch, Spitalmeister und Bürger in Muregg, an die Landessicherheitskommission, undatiert (vermutlich Mai 1735).

349 Am Beispiel von Bischofshofen, wo ein Nachtwächter und Totengräber am Beginn des 19. Jahrhunderts als Spitalmeister fungierte, Veits-Falk, Armenfürsorge in Bischofshofen 325.

350 Scheutz–Weiss, Spital als Lebensform 175 (Bürgerspital Eisenerz).

351 Für Eisenerz Kloibhofer, Bürgerspital 122.

352 StLA, WStA 14, K. 75, Nr. 66, Bürgermeister, Richter und Rat an die Landessicherheitshofkommission, undatiert (Februar 1747). Als weiterer Beleg: Einige erwählte Spitalmeister weigerten sich das Amt anzutreten, was mitunter zu Erfolg führte, Lechner, Wiener Neustädter Bürgerspital 174 (Philipp Winter, Angehöriger des Inneren Rates 1599). Als Vergleich Vlasaty, Spital 69.

353 Arlic, Spital Maria am Rain 84f.; Scheutz–Weiss, Spital als Lebensform 215; Watzka, Arme, Kranke, Verrückte 57.

354 Zit. nach Huber-Reismann, Medizinische Versorgung 28.

355 Scheutz–Weiss, Spital als Lebensform 199.

356 StLA, WStA 74, K. 224, Nr. 95, Spitalmeister Mathias Seyfriedt an die Hofkommission, undatiert (1752 März), fol 766r–768v, hier fol. 767v: *Wan nicht auß liebe Gottes, der die armen liebet, mich überwunden hätte, solches spitlmeisteramt schon 3 jahre, weiß nicht ob zu lob oder schandt, doch gewiß zu meinen schaden zu behalten, die nun aber dißes guette werkh über die zeith einen ekhl machet, daß man anstatt der verdienste neuen unwillen und gwissens beschwärnuß fühlet, nebst deme mein weib mit dißer schererey übel zu früden undt mirr abholdt werden will, daß ich solche amt auf mich genomen, dahero hoffe ich mit außgang deß triten jahrs entledigt zu werden* [...].

Spitalüberlieferung der Steiermark lässt klar erkennen, dass sich kaum jemand freiwillig um das Amt des Spitalmeisters bewarb – sobald ruchbar wurde, dass die Stelle vakant zu werden drohte, ersannen potentielle Kandidaten mehr oder weniger gute Ausreden.

Das Spitalmeisteramt fand, wie etwa die Spitalmeisterinstruktionen verdeutlichen, sein Wohlgefallen im Angesicht Gottes, doch gestaltete sich die Amtspraxis problembeladen. In Wiener Neustadt war das mit 50 fl. (17. Jahrhundert) gering bezahlte Amt des Spitalmeisters aufgrund der hohen Verpflichtungen (darunter auch die Wohnung im Spital) derart unbeliebt, dass der Stadtrat einem Kandidaten, der sein Amt als städtischer Kellermeister äußerst mangelhaft ausgeführt hatte, das Amt des Spitalmeisters als Ersatzleistung vorschlug, um einer Strafe für die schlechte Amtsführung als Kellermeister zu entgehen[357]. Erst im endenden 17. Jahrhundert wurde das Amt des Wiener Neustädter Spitalmeisters aufgrund gestiegener Bezahlung (freie Kost, freies Quartier und gutes Gehalt) so attraktiv, dass mehrere Bewerber beim Rat um die „grosgünstige" Übertragung ansuchten[358]. Die Spitalmeister in Wiener Neustadt erhielten, wie 1715 belegt ist, ein Gehalt von 150 fl. jährlich sowie ein Deputat von 18 Eimer Wein[359]. Die Bezahlung der Spitalmeister war aufgrund des Arbeitsaufwandes meist recht hoch: Der Spitalmeister des Wiener Bürgerspitals erhielt 1703 450 fl.[360], in Krems zahlte man 1735 150 fl.[361] und in Horn 1748 31 fl. 30 xr.[362]

Da der Amtsträger also bis ins 18. Jahrhundert vorwiegend himmlischen und wenig realen Lohn erwarten durfte – erst die Verwaltungsreformen des 18. Jahrhunderts sorgten für eine mäßige Bezahlung –, war es schwierig, im Haus ein „Qualitätsmanagement" durchzusetzen[363]. So legten die Kärntner Landschaft und der Klagenfurter Magistrat besonderen Wert darauf, mittels der Dienstinstruktionen die Pflichten und Rechte des Spitalmeisters und – deutlich weniger ausführlich – der Insassen genau zu regeln. So mussten am 14. Jänner 1688 der bereits besoldete Spitalmeister Franz Joseph Pikhl und sein Adjunkt Johann Christoph Schaffer eine 27 Punkte umfassende Instruktion annehmen und beeiden. Neben den bereits bekannten Punkten hatten sie das ausdrückliche Recht, sich gegen Ungehorsam der Armen zu verwehren, da diese im Jahr 1667 *effters ohne fueg vnd mit Vunworheith* unbegründete Klagen gegen die Spitalmeister vorgebracht hatten[364]. Lassen sich diese Instruktionen auch als wichtige wirtschaftshistorische Quellen lesen – als Beispiel sei die entsprechende Ordnung für den Klagenfurter Spitalmeister aus den Jahren 1732/33 genannt[365] –, so verkamen die Armen bisweilen zur bloßen ökonomischen Recheneinheit[366]. Das Stumm-Sein der Insassen in den Spitalmeisterinstruktionen lud beinahe dazu ein, dass man ihre Anwesenheit im Haus „vergaß" und die einlangenden Gelder für eigene Zwecke missbrauchte. Die armen Frauen und Männer litten vielfach Hunger sowie Kälte und trugen zerschlissene Kleidung, auch wenn der Knittelfelder Spitalmeister

---

357 Wurmbrand, Wiener Neustädter Bürgerspital 106.

358 Ebd. 108.

359 Ebd. 122f.

360 Altmann, Bürgerhospital 55f.

361 Kerschbaumer, Krems 568.

362 Forstreiter, Horner Bürgerspital 68; zum relativ hohen Gehalt (75 fl.) des Radkersburger Spitalmeister Weinberger, Radkersburg 28–33; Belege für die Steiermark Watzka, Arme, Kranke, Verrückte 473f. (FN 143–144).

363 Scheutz–Weiss, Spitalordnung 333; dies., Spital als Lebensform 152 (Bürgerspital Klagenfurt).

364 Scheutz–Weiss, Spital als Lebensform 152 (Bürgerspital Klagenfurt); Mak, Alltag 172–184 (Edition der Ordnung aus dem Jahr 1688), hier 182 [24].

365 Scheutz–Weiss, Spital als Lebensform 601–619 [19–68] (Bürgerspital Klagenfurt 1732).

366 Als Beispiel Rottenmann: Ebd. 708f. (Bürgerspital Rottenmann 1677).

und Sensenschmied Johann Michael Schröckenfux (1745–1756, 1758–1764, 1766 und 1768 im Amt) versprach, er wolle „auf der armen ihren gegen den Himmel tringenden schreyen und rueffen hören"[367]. Einer seiner Nachfolger, Joseph Strobl (1776–1782), hielt wenig von der verbindlichen Norm und bediente sich zunächst ungehindert bei der Spitalkasse. Dem Rat wurden die *müßlichen umstände* des Färbermeisters allerdings rasch bekannt, der sein Vermögen verloren hatte und für die Spitaleinnahmen und -ausgaben nun nicht mehr haften konnte. Er hatte die Kasse bis auf den letzten Kreuzer geplündert und der gefürchtete gemalte Hund war vermutlich am Boden der Truhe zu sehen[368].

Die Dienstinstruktionen, vor allem Generalinstruktionen für Spitalmeister (nachgewiesen für Innerösterreich 1731)[369], bildeten neben den Ordnungen „ein zentrales Moment des Hospitallebens"[370], doch scheiterten sie nicht selten im oder am Alltag[371]. Der Amtsinhaber hatte aufgrund seiner Doppelbelastung als Handwerker, Wirt etc. kaum oder zu wenig Zeit für den oft täglichen Gang ins Spital – im Gegensatz zum berufsmäßig amtierenden Spitalmeier, der über eine entsprechend adaptierte Wohnung im Haus verfügte und von seinem Gehalt auch leben konnte. Er musste sich um ältere, renitente Menschen kümmern, eine bäuerliche Wirtschaft auf Vordermann bringen – von der er bisweilen fachlich wenig verstand –, Lebensmittel und Güter des täglichen Bedarfs möglichst günstig einkaufen, Personal beaufsichtigen, Gelder von den Spitaluntertanen eintreiben, die Wiesen, Felder, Almen bereiten etc. Er sollte parallel eine christliche Einrichtung und einen Wirtschaftsbetrieb leiten. Diese Tätigkeit roch geradezu nach Ärger und es verwundert nicht, dass Spitalmeister Lorenz Gobädter aus Eisenerz (1736–1739 im Amt) nach seiner Wahl zum Marktrichter Anfang Jänner 1740 sofort von seiner alten Tätigkeit befreit werden wollte[372].

Der berüchtigte Rait- oder Kassarest konnte den (scheidenden) Inhaber zum Teil oder gänzlich wirtschaftlich ruinieren, Beträge in der Höhe von 100 bis 600 fl. (dies entsprach oft dem Wert des Spitalhauses) sollten innerhalb von acht bis 14 Tagen an die Zentralbehörden überwiesen werden. Geradezu als Hohn liest sich der Umstand, dass in Knittelfeld Mitte des 18. Jahrhunderts der unbezahlte „Raitrest" bis zum Beginn der 1720er Jahre zurückreichte. Der Knittelfelder Spitalmeister Balthasar Kurz hatte um 1750 sogar auf seine Funktion im Inneren Rat verzichtet, sein Haus und seine Grundstücke verkauft und *war auf die bäuerey hinaus gezogen*[373]. Auch sein Nachfolger Mathias Krammer erfuhr durch dieses Amt seinen wirtschaftlichen Ruin und sah sich gezwungen, seine besten Grundstücke zu veräußern, wie Richter und Rat der Stadt aufgeregt thematisierten. Die Bitte um monatliche bzw. jährliche Entlohnung fand daher größere Verbreitung und stieß nach 1700 bei den Märkten und Städten, später bei der übergeordneten Behörde,

---

367 Zit. nach Arlic, Spital Maria am Rain 76; Watzka, Arme, Kranke, Verrückte 57; Scheutz–Weiss, Spital als Lebensform 213.

368 StLA, WStA 70, K. 216, Nr. 175, Richter und Rat der Stadt Rottenmann an das innerösterreichische Gubernium, 1782 April 15, Protokoll der Untersuchungskommission, 1782 Mai 29; Scheutz–Weiss, Spital als Lebensform 213.

369 Ebd. 162, 644–649 (Generalinstruktion Steiermark 1731).

370 Vanja, Offene Fragen 30.

371 Zum Praxisbezug der Hospitalordnungen siehe hingegen Weiss, Österreichische Hospitäler 222f.

372 StLA, WStA 22, K. 118, Nr. 49, Spitalmeister Lorenz Gobädter an die Landessicherheitshofkommission, undatiert (Anfang Jänner 1740); Scheutz–Weiss, Spital als Lebensform 175 (Bürgerspital Eisenerz).

373 StLA, WStA 39, K. 164, Nr. 68, April 1749; Nr. 72, Richter und Rat der Stadt Knittelfeld an die Landessicherheitskommission, undatiert (Anfang Februar 1751).

nicht mehr auf taube Ohren[374]. Wer im Spital in verantwortungsvoller Position arbeitete, hatte das Recht, dort auch versorgt zu werden. In Einzelfällen lassen sich der Spitalmeister und seine Frau im Kreis der späteren Insassen nachweisen, was sicherlich ein gewisses Konfliktpontenzial in sich barg. Im Zuge einer Befragung der Hausbewohner durch den „adjungierten“ Kreishauptmann Wolf von Stubenberg im April 1757, musste u. a. Johann Gfrerer, 79, ehemaliger Spitalmeister in Knittelfeld, Fragen beantworten, die seine Amtstätigkeit im Jahr 1729 (!) betrafen. Der scheinbar noch rüstige Greis war verheiratet, hatte sechs Kinder und lebte vom Stadtalmosen[375].

Wichtiger waren jedoch die Überlegungen zum Ausstieg aus dem Amt, die stets virulent blieben. Carl Parteder, Spitalmeister in Eisenerz, dem am 28. April 1763 die Dienstinstruktion überreicht worden war, und der für das Spital einen bestens geeigneten Hausvater gefunden hatte, wollte im August 1766 seinen Job hinwerfen. Der Raitrest betrug 70 fl., 160 fl. musste er überdies für das Getreide vorstrecken, er hatte Berichte zu schreiben und angeblich bezog er kein Gehalt – der Zeitpunkt des Abtritts war für ihn gekommen und er kündigte dem Rat an, die Schlüssel des Spitals zu übersenden. Der Rat bat ihn um Geduld, die noch bis zum Juni 1768 strapaziert wurde, bevor er aus Krankheitsgründen resignieren durfte[376]. Andere Amtsinhaber wurden vom Rat zur Spitalpflege gezwungen, „weilen man seiner schon lange Zeit hero verschonnet“[377]. Mit schöner Regelmäßigkeit beschied der Stadtrat zudem den Amtsinhabern, dass „er sich noch ain jahr bei dem spital brauchen lassen wöl“ oder – im Ton schon schärfer – dass der Amtsinhaber „ungeachtet seiner Weigerung“ noch im Amt zu bleiben habe[378].

Das Spitalmeisteramt, städtisch, kirchlich, herrschaftlich und zentralstaatlich verwaltet, litt unter dem Druck, der von den vorgesetzten Behörden und zugleich den Insassen ausgeübt wurde, die wiederum ihre Wünsche oft sehr harsch formulierten. Ein 22-jähriger Frust zeichnete den Verwalter der Herrschaft Peggau in der Steiermark (in der Nähe von Graz gelegen), der überdies das Spital im Ort mit sieben Armen betreute: *Von einen dienst nichts haben, nicht leben davon, zeit verliehren, verdrus und ungedult mit terisch, mit poppelhafften* [schmutzigen] *leuthen umzugehen, hineinzuschlukhen, und wegen einen bagatel gelt per 8 fl sich gleichsamb mit aller habschafft verpfänden, dieses scheinet mir eine unbegehrliche sache, und wider die allerhöchste gesünung zu sein. Eine hochlöbliche comission solte vüllmehr sich zu frieden gaben, wan jemand dieses spittal ambt ohne salario bloß ex amore Dei et proximi gegen alleinig jährlicher verrechnung der 8 fl. auf sich nihmet, zu was mehrern wird sich niemand eingestechen, zwingen oder dringen lassen, gleichwie auch kein inventariu verfasset werden kann, weilen nichtes vorhanden, unterdessen und bis zu auftrag der sachen, damit die arme nicht hilfflos gelassen seind, habe mich noch bis jezo ihrer angenohmen*[379].

---

374 StLA, WStA 22, K. 119, Nr. 131, Spitalmeister Ferdinand Adolphus Bauer aus Eisenerz an die Hofkommission, undatiert (Juni 1749).

375 StLA, WStA 39, K. 165, Nr. 158, Befragung einzelner Spitalbewohner, Knittelfeld 1757 April 30.

376 StLA, WStA 21, K. 121, Nr. 288, Instruktion für Spitalmeister Carl Parteder, 1763 Juni 20; Nr. 291, Richter und Rat von Eisenerz an die Hofkommission, 1766 August 1; ebd. 22, K. 122, Nr. 312, Spitalmeister Carl Parteder an die Hofkommission, undatiert (Juni 1768). Als Judenburger Beispiel für langes Vorstrecken von Spitalgeldern Ebner-Wanker, Leben und Sterben 70.

377 Wurmbrand, Wiener Neustädter Bürgerspital 124.

378 Ebd. 125. Vgl.: Der Wiener Neustädter Ledermeister Vinzenz Volman etwa wollte das Spitalmeisteramt 1580 nicht freiwillig übernehmen und versuchte nach seiner Bestellung immer wieder das Amt via Gesuche an den Wiener Neustädter Stadtrat abzugeben, was der Stadtrat mit Hinweis auf fehlende Abrechnungen (1584) abschmetterte; Lechner, Wiener Neustädter Bürgerspital 171, weitere Beispiele 172–174.

379 StLA, WStA 83/Teil 1, K. 301, Simon Reischneter, Verwalter der Herrschaft Peggau, an das k. k.

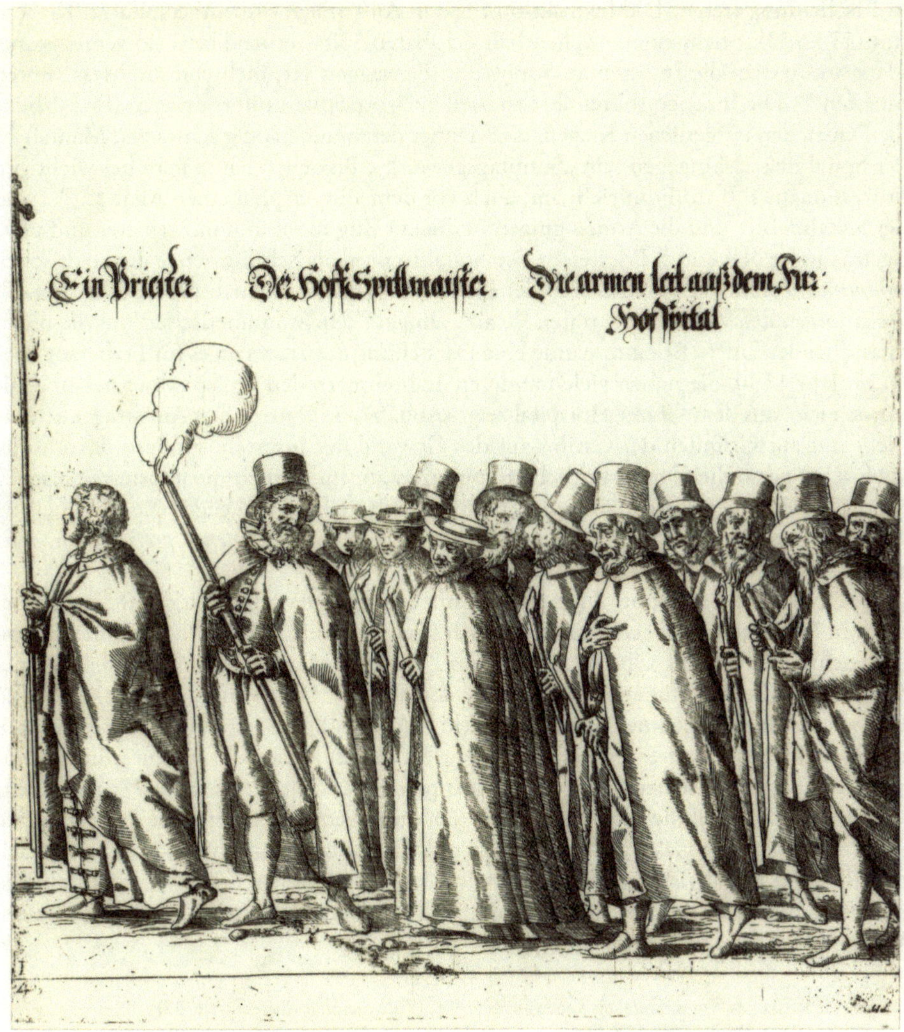

Abb. 57: Der Spitalmeister des Grazer Hofspitals beim Trauerzug für Erzherzog Karl II. im Jahr 1590, Kupferstich von Georg Peham (Quelle: StLA, Porträtsammlung Habsburg).

3.2.5 Die öffentliche Präsenz und Rezeption des Spitalmeisters

Der Spitalmeister war eine öffentliche und mitunter kritisch hinterfragte Figur, wie nicht nur die Behandlung in zeitgenössischen Romanen wie etwa Johann Beers „Narrenspital" oder bei Hippolytus Guarinonius belegt[380]. Er sollte in seiner Funktion als christliches Vorbild im öffentlichen Raum der Kirche und bei Prozessionen regelmäßig

---

Innerösterreichische Gubernium, undatiert (Juni 1769), fol. 192^{r}–195^{v}.

380 Aumüller, Außensicht 605f., 622–627 (Spitalmeister als Gegenpol zum Narrenturm); Guarinonius, Grewel 2 1317; Scheutz–Weiss, Spitäler 218f.

in Erscheinung treten. Die Instruktion für den Amtsträger im Bürgerspital in Klagenfurt (1732/33) spricht einen wöchentlich sichtbaren Spitalverband bzw. ein gemeinsames Haus an, in dem die Insassen an Sonn- und Feiertagen verpflichtend die Messe hören mussten[381]. Die Insassen sollten ihre speziell gefärbte Spitaluniform tragen (in Salzburg die Frauen den bürgerlichen Kragen, die Männer den braunen oder schwarzen Mantel)[382], der Spitalmeister hingegen sein „Sonntagsgewand". Bisweilen baute man bei wichtigen Prozessionen, z. B. zu Fronleichnam, auch vor dem Bürgerspital einen Altar auf[383], und der Spitalmeister und die Armen gingen in diesem Zug meist in unmittelbarer und prestigeträchtiger Nähe zum Priester[384]. Die Spitalinsassen als Schnittmenge der städtischen *communitas* waren essentieller Teil der lokalen Prozessionen, auch bei den vielen Fußwaschungen der Vormoderne traten sie als „Objekte" christomimetischer Praktiken von Herrschenden auf[385]. Bekannt wurde eine Darstellung des Trauerzuges für Erzherzog Karl II. im Jahr 1590, die neben vielen anderen Teilnehmern den Hofspitalmeister und die „armen leit" aus dem Grazer Hofspital zeigt (Abb. 57, S. 273)[386]. Der Amtsträger achtete nicht nur aus Gründen der Caritas auf das Gewand der Insassen, sondern davon hing auch seine persönliche bzw. amtliche Reputation ab. Im kleinen niederösterreichischen Markt Scheibbs gewährte man Petenten die Aufnahme im Spital gegen die Zusicherung von Wohlverhalten und Gebet, aber auch dem Versprechen, *bey denen processionen, opfer und umgängen den spitalmantel* [zu] *tragen*[387].

Der Spitalmeister konnte dagegen aber auch vor der Öffentlichkeit des Rates und der Stadt in Misskredit gelangen, etwa wenn sich Insassen lauthals über die Zustände im Spital beschwerten und die Oberbehörden zum Handeln zwangen[388]. Umgekehrt baute der Spitalmeister bei Konflikten im Spital über den Stadtrat Druck auf Spitalinsassen auf[389]. Erst wenn sich der Spitalmeister im Kräftefeld Stadtrat – Spital – städtische Öffentlichkeit durchgesetzt hatte, galt er als Respektsperson[390], dessen Andenken mitunter in Grabinschriften[391] oder mit seinem aufgemalten Wappen in den Spitalamtsräumen[392] gespeichert wurde. Sowohl Spitalpfleger als auch Spitalmeister waren zudem begehrte Taufpaten und mitunter trinkstarke Gäste bei den Jahrtagen des Handwerks und bei Hochzeiten[393]. Seinen Rang im Spital visualisierte der Spitalmeister durch eine repräsentative Spitalmeisterstube (und -küche), eine eigene Herrentafel, wo es in der Spitalhierarchie den besten Wein und auch die beste Nahrungsqualität gab[394].

---

381 Scheutz–Weiss, Spital als Lebensform 599 [2] (Bürgerspital Klagenfurt 1732).

382 Weiss, Bürgerspital 134.

383 Altarplatz „unteres Spital" in Scheibbs Scheutz, Fleischhackerknecht 79; Prozessionen beim Bürgerspital ebd. 82; Ohngemach, Spitäler 292.

384 Bürgerspitalinsassen als Teil von Prozessionen Scheutz, Fleischhackerknecht 88, 91 (FN 149), 96 (FN 171), 113, 118, siehe vor allem die Tabelle 108f.; Scheutz, Fronleichnamsprozessionen 173, 175, 191.

385 Zur Herkunft der Armen bei der kaiserlichen Fußwaschung Scheutz, „Der vermenschte Heiland" 207f.; zur Teilnahme in Stiftsspitälern 199 (FN 42)

386 Scheutz–Weiss, Spital als Lebensform 487 (Abb. 70 mit Quellenverweis, Hofspital Graz).

387 StA Scheibbs, Hs. 3/12, fol. 31r (Ratssitzung 16. April 1734, Aufnahmegesuch Paul Zöch).

388 An einem Salzburger Beispiel aus 1765, wo das Konsistorium eingeschaltet wurde, Scheutz–Weiss, Spitäler 214f.

389 An einem Kremser Beispiel aus den 1580er Jahren Ottner, Verwalten 137.

390 Scheutz–Weiss, Spitäler 216.

391 Raith, Inschriften 135.

392 Ebner, Aufbrüche 184.

393 Ohngemach, Spitäler 292.

394 Just–Weigl, Spitäler 170; Ohngemach, Spitäler 290; Scheutz–Weiss, Spitalordnung 305, 338.

Mittels seiner im Rat vorbereiteten Instruktion und durch den abgelegten Spitalmeistereid, den er im Ratszimmer vor den sog. Gerechtigkeitsbildern zu leisten hatte, wurde der Spitalmeister auf sein öffentliches Amt verpflichtet[395]. Als deutliches Zeugnis öffentlicher Präsenz und der Memoria der eigenen, gottgefälligen sowie uneigennützigen Arbeit gilt das Gerechtigkeitsbild[396] des Oberspitalmeisters und Verordneten des Rates Christoph Mayer (in dieser Funktion 1623–1642). Das großformatige Gemälde hing bis 1934 im großen Sitzungssaal des Rathauses in Villach und zeigt den ein Geldstück reichenden Mayer, kniend vor Landesfürst und der Allegorie der Justitia (Abb. 54, S. 242). Das Bild soll andeuten, dass der Amtsträger sogar eigenes Vermögen in die Verwaltung miteinbrachte[397].

Wer sich widerwillig in das Amt fügte, vertrat dennoch in seiner Auffassung seinen nunmehr verantworteten Bereich mit Nachdruck, besonders bei Auseinandersetzungen gegenüber der Stadt[398], mit dem örtlichen Priester[399] oder einem Offizier, dessen untergebene Soldaten in Leoben im Mai 1768 in das Spital ohne Wissen des Amtsträgers eingedrungen waren. Auch die vom Spitalmeister willkürlich verhängten Strafen über Insassen konnten zu Problemen mit dem Stadtrat führen[400]. Da der Spitalmeister dem Offizier den Gruß verweigerte, wurde er verhaftet; der Stadtrichter musste wiederum das Ansehen des Amtes herstellen und den Spitalmeister auf freien Fuß setzen lassen[401]. Dieser wusste auch die Rechte des Hauses zu schützen und trat gegen die Ratsherren auf, die sich in der Regel am Besitztum des Spitals gern bedienten. Die Spitalgründe, die Almen oder das Realvermögen waren begehrte Güter, auf die sich Bürgermeister, Richter und Rat Zugriffsmöglichkeiten erlaubten oder wie der Berichterstatter in Knittelfeld in Bezug auf die Spitalalpe meinte, auf der die Ratsherren 24 Stück Vieh hielten, *die klare unbilligkeit* [liege] *am tag*[402]. Sogar die Spitalmeisterin wusste am Amtsverständnis des Mannes teilzuhaben und beklagte den Verlust der Ehre nach Aufgabe des Dienstes. Franz Joseph Prunner, der die Knittelfelder Ratsherren verärgert hatte, war im Dezember 1769 entlassen worden, worauf die Spitalinsassen mit Erleichterung reagierten und ihm sowie seiner Ehefrau die Ehre beschnitten und beide öffentlich verfluchten. Anna Maria Prunnerin trat daraufhin sofort von ihren Amtspflichten zurück[403].

Der Spitalmeister, der in „seinem" Haus oft uneingeschränkt herrschte, konnte trotz seiner umstrittenen Amtsauffassung bisweilen auch nicht von den städtischen Repräsentanten bestraft werden, da er von deren Verwicklung in die oft undurchsichtigen Geschäfte der wirtschaftlichen Gebarung des Spitals wusste. Eine landesfürstliche Hofkommission hatte im Spätsommer 1746 in Bruck/Mur bei Glaser- und Spitalmeister Do-

395 Zur Eidesformel Scheutz–Weiss, Spital als Lebensform 672f. (Bürgerspital Graz 1757); frühere Beispiele etwa Pauly, Hospitäler im Grenzraum 149f.; Weigl–Just, Quellen 259–263.

396 Zur frühneuzeitlichen Tradition Simon, Gerechtigkeitsbilder.

397 Neumann, Wohltäter 74–77; Weiss, Alltag 421.

398 StLA, WStA 34, K. 155, Nr. 51, diverse Schreiben aus Windischgrätz 1741 März–Mai; Scheutz–Weiss, Spital als Lebensform 230 (Herrschaftsspital Windischgrätz/Slovenj Gradec).

399 StLA, WStA 34, K. 155, Nr. 51, Untersuchung gegen Spitalmeister Joseph Stüger (1741 März–Mai 1741); zwischen Pfarrer und Spitalmeister in Windischgrätz herrschte tiefe Feindschaft.

400 Watzka, Arme, Kranke, Verrückte 57.

401 StLA, WStA 14, K. 79, Nr. 251, Anzeige des Militärkommandos gegen den Hospitalmeister Mathias Stiendl in Leoben (1768 Mai/Juni).

402 StLA, WStA 39, K. 165, Nr. 153, Bericht an die Milde Stiftungshofkommission, (1766 April 25).

403 StLA, WStA 39, K. 165, Beschwerde der Ehefrau des ehemaligen Spitalmeisters Franz Joseph Prunner, Anna Maria Prunnerin, Spitalmeisterin, an das Gubernium in Polizeisachen (Dezember 1769?).

minicus Walchegger Veruntreuungen in der Höhe von knapp 750 fl. festgestellt[404]. Nach Abzug des Raitrestes blieb eine Summe von 215 fl. übrig, welche der ehemalige korrupte Amtsträger aus seinem Selbstverständnis für sechs gestiftete Messen verwenden ließ. Da die Stadt wiederholt dem Spital etwas *abzuzwakhen* versucht hatte, konnten die Ratsherren den ungeliebten Amtsträger nicht gänzlich fallen lassen, denn die Truhe des Stadtarchivs barg Geheimnisse, die nicht einmal die Oberbehörde zu lüften vermochte, obwohl der Stadtpfarrer als Informant tätig wurde[405].

Bei mangelnder Kontrolle und entsprechendem Einfluss konnte sich ein Verwalter in einem mittelgroßen Spital durchaus als Feudalherr fühlen und auch ähnlich agieren. Im herrschaftlichen Hofspital in Sauerbrunn, gegründet 1612 für ca. 30 Personen durch das Testament des Verordneten der steirischen Landschaft Franz von Teuffenbach (1516–1578[406]), agierte der Gutsverwalter und Spitalmeister Johann Georg Fruewürth um 1740 selbstherrlich und ließ den Armen schlechte und ungenießbare Kost vorsetzen. In der Küche fehlte zudem die das innere Hauswesen regierende Hand einer Frau. Fruewürth kümmerte sich weniger um seine Spitalaufgaben, sondern fuhr bevorzugt mit seinen drei Wagen, u. a. eine Chaise, mit starken und großen Pferden sowie einem Kutscherknecht durch die Gegend, um seinen vielfältigen Einladungen bei Spielen und Schießveranstaltungen nachzukommen. Da für die Unterbringung der Insassen kaum Geld blieb, schliefen diese im Pferdestall, zum Teil auch auf bloßer Erde. Zwei „Dienstmenscher", welche im Sold des Verwalters standen, zogen ein Hausregime der Bestechlichkeit und der körperlichen Gewalt im Haus auf, sie veruntreuten Lebensmittel und bedrohten die Insassen mit Schlägen. Das *spittal* [war] *in gröster gefahr* und der untreue Beamte sollte wegen seiner problematischen Verwaltung im Oktober 1743 bei einer Kautionsleistung von 4.000 fl. vom Dienst suspendiert werden. Seine Schulden galten trotz des Verkaufs seines persönlichen Eigentums jedoch als uneinbringlich und es drohte ihm daher sogar der Arrest[407].

3.2.6 Zusammenfassung

Die Verwaltungsstruktur der österreichischen Spitäler war im Falle größerer Spitäler drei-, sonst meist zweigliedrig. Der kontrollierenden Oberbehörde (Stadtrat, Regierung) stand ein außerhalb des Spitals angesiedelter Pfleger (Superintendent) und ein im Spital agierender Spitalmeister gegenüber. Das Machtgefüge im Spital war insgesamt labil, weil sowohl die Amtsträger als auch die Insassen des Spitals bei den vorgesetzten Stellen intervenieren konnten, umgekehrt regierte die Oberbehörde immer wieder in den Geschäftsbetrieb des Spitals hinein. Umfangreiche Spitalmeisterinstruktionen, die im vorliegenden Kapitel idealtypisch ausgewertet wurden, regelten ab der Frühen Neuzeit zunehmend den Arbeitsplatz Spital und legten textlich das breite thematische Arbeitsfeld Spital fest, wie vor allem am Beispiel von Bürgerspitälern gut gezeigt werden konnte. Der Stadtrat beein-

404 Zur Kontrolltätigkeit der Oberbehörden siehe ein Beispiel aus dem Hofspital Aussee 1710 Nowotny, Heilig-Geist-Spital 61f.

405 Scheutz–Weiss, Spital als Lebensform 168–170 (Bürgerspital Bruck/Mur).

406 Ebd. 221–223 (Herrschaftsspital Sauerbrunn).

407 StLA, WStA 13, K. 67, Nr. 92, Verordneter Kommissar Franz Joseph Kölbl an die Hofkommission (September 1741); Nr. 101, Buchhalter Franz Joseph Kölbl an die Hofkommission, 1743 Oktober 24; Nr. 132, Drohung mit Arrest gegen Johann Michael Fruewürth, 1746 Juli 27.

flusste fallweise mit oder gegen den Spitalmeister das Alltagsleben und die wirtschaftliche Ausrichtung des Spitals mit – mitunter erstaunlich kleinteilig eingreifend. Vor allem bei der Aufnahme von Insassen entschied nach Beratungen mit dem Spitalmeister der Stadtrat, darin seine obrigkeitliche Selbstsicht bestätigend, exklusiv. Die Aufnahme von „müheselig" gewordenen Stadtbewohnern erfolgte im Abgleich mit Bürger- und Familienstand und Raumkapazität im Spital situationsbedingt, indem der Stadtrat differenziert karitative Dienstleistungen gewährte bzw. auch verweigerte. Soziales und symbolisches Kapital spielte bei den Entscheidungen des Stadtrates über die Aufnahme von Petenten eine wichtige, nur selten explizit im Ratsprotokoll deutlich werdende Rolle[408]. Für die Insassen des Spitals war der Stadtrat die Appellationsinstanz bei Sachfragen, die über die Kompetenz des Spitalmeisters hinausgingen, aber auch eine Beschwerdestelle. Der Stadtrat vergab die Pfründnerplätze im Spital „gnädig" und eine bürgerliche Verteilungslogik bedienend *gegen der vorgeschriebenen fleißigen verrichtung des gebethes und richtigen betragen in dem spittall*[409].

Sozialgeschichtlich betrachtet wurde nach den hier vorgestellten Befunden (Innsbruck, Linz, Scheibbs, Wiener Neustadt, Zwettl) die Ebene der Pfleger und Spitalmeister lange Zeit von den Inneren und Äußeren Räten der Ratsversammlungen dominiert. Der Stadtrat ließ sich die Leitungsfunktion des wichtigsten städtischen Betriebes nicht aus der Hand nehmen. Die Ehrenamtlichkeit des Spitalmeisteramtes führte aber im Laufe der Frühen Neuzeit auch zu zunehmendem Widerstand potentieller Amtsträger bei der Annahme des Spitalamtes, sodass sich viele Ratsmitglieder um diese Position drückten. Die finanzielle Verantwortung des Amtes, die nicht verstummenden Gerüchte um Misswirtschaft im Spital und die geringe Bezahlung evozierten eine ablehnende Haltung. Erst als die Bezahlung des Spitalmeisters (häufig im 18. Jahrhundert) erhöht wurde, gab es ausreichend Bewerber um das Spitalamt – aber dies stellt sich regional recht different dar. Während etwa die Händler und Wirte im Zwettler Stadtrat die politische pressure group darstellten, zog sich diese auch wirtschaftlich mächtige Schicht im 18. Jahrhundert allmählich aus der zeitintensiven Verwaltung des Spitals zurück und überließ die Spitalverwaltung dem Handwerk.

---

408 Breiter dazu Scheutz, Supplikationen.

409 StAZ, RP 2/17, pag. 537 (Eintragung 6. September 1786).

4. Organisationsform und Personal der österreichischen Spitäler in der Frühen Neuzeit auf der Basis von normativen Texten

4.1 Konzepte sozialer Kontrolle im institutionellen Kontext

Die mittelbare Führungsfunktion eines Spitals hatte bei städtischen Spitälern der Stadtrat oder bei Herrschaftsspitälern etwa der Inhaber der Grundherrschaft inne. Häufig ab dem 16. Jahrhundert wurde ein Superintendent bzw. ein Pfleger mit der unmittelbaren Kontrolle und Leitung des Hauses von außen betraut. Für die operative Geschäftsführung des Spitals im Inneren war dagegen der Spitalmeister zuständig, der bei großen Spitaleinrichtungen mitunter auch noch einen Gegenschreiber oder Küchenschreiber einerseits zur Kontrolle, andererseits zur administrativen Hilfe beigestellt erhielt. Die vielfältigen Ausformungen der vormodernen Spitäler lassen sich nach ihrer institutionellen Form und nach forschungsgeschichtlich umstrittenen Klassifizierungen als „ganze Häuser" im Sinne des österreichischen Historikers Otto Brunner (1898–1982), als „Totale Institutionen" im Sinne des amerikanischen Soziologen Erving Goffman (1922–1982) oder gar als „kasernierter Raum"[1] nach einem abgewandelten Begriff des deutschen Soziologen Heinrich Popitz (1925–2002) beschreiben. Vermeintlich autonome Mikrokosmen, die sich autark von der Umwelt abkoppelten, werden mit diesen Konzepten vorgestellt. Diese abstrakten Begrifflichkeiten sozialer Kontrolle charakterisieren das aus Insassen und Personal bestehende gemeinsame „Haus" Spital nicht vollständig und decken die Multifunktionalität wie die Vielschichtigkeit dieser Einrichtungen nicht entsprechend ab. Im Kontext der Fragestellung nach dem Personal von Spitälern stellt sich auch die Frage nach dem Bezugsrahmen der Institution. Sowohl Insassen als auch Personal waren gleichermaßen wie eine Muschel von der Institution Spital umschlossen, daneben kaufte das Spital zahlreiche Dienstleistungen bei Handwerkern ein.

Der österreichische Historiker Otto Brunner, kurzzeitig auch Direktor des Instituts für Österreichische Geschichtsforschung, führte den Begriff des „ganzen Hauses" als Grundbegriff der europäischen Verfassungsgeschichte ein, wobei er die „alteuropäische Gesellschaft" als festgefügt in Anlehnung an den Volkskundler Wilhelm Heinrich Riehl (1823–1897) verstand[2]. Neben dem „ganzen Haus" als einem materiellen Gebäude wur-

---

[1] Heinrich Popitz sprach von „kasernierter Vergesellschaft", der Begriff wurde von Alfred Stefan Weiß für die österreichischen Spitäler in „kasernierten Raum" abgewandelt, Weiss, Österreichische Hospitäler 217.

[2] Brunner, Das „ganze Haus" (ursprünglich 1950, seither mehrmals nachgedruckt). Kritik am „ganzen Haus" bzw. kritisches Hinterfragen des Konzeptes folgte verstärkt in den 1990er Jahren: Trossbach, Das „ganze Haus"; Opitz, Neue Wege; Groebner, Außer Haus; Weiss, Otto Brunner; Blickle, Das Alte Europa 30–38.

den darunter metaphorisch vor allem Beziehungsgefüge, Interaktionsstränge und soziale Gruppen unterschiedlichen Geschlechts und Alters, die nicht zwangsweise familial oder verwandtschaftlich miteinander verbunden waren, subsumiert[3]. Haushalt, Ehe und Arbeit bedingten einander, was im von Heide Wunder[4] geprägten Begriff des im Haus ansässigen „Arbeitspaares" deutlich wird. Mit dem als Oikos verstandenen Haus verband sich als Leitbegriff frühneuzeitlicher Gesellschaft auch der Familienbegriff im Sinne der biologischen Reproduktion, zudem die wirtschaftliche Produktion und die Organisation von Arbeit. Innerhalb des Hauses setzte sich die Gemeinschaft nach dem von der „Hausväterliteratur" propagierten Modell aus drei Säulen zusammen: der „societas conjugalis" (der ehelichen Gemeinschaft des Arbeitspaares), der „societas parentalis" (der Verbindung zwischen Eltern und Kindern) und der „societas herilis" (der Gemeinschaft des Herrn/der Herrin und der Dienstboten). Vor allem die Beziehung der Eltern zu den Kindern und des Arbeitspaares zu den Dienstboten war seitens des weiblichen und männlichen Hausvorstandes durch Befehle, Zucht, Unterweisung und Liebe geprägt, umgekehrt waren die „Untergebenen" schuldig, Ehre, Gehorsam, Liebe und Treue zu leisten. Diese durch wechselseitige Verhaltensweisen geprägte Hausherrschaft[5] galt als das wichtigste frühneuzeitliche Herrschaftsmodell, nach dem alle anderen Herrschaftsformen modelliert wurden[6]. Vor allem der „Gehorsam" galt als die Basis aller Abhängigkeitsverhältnisse innerhalb des Hauses. Diese auch auf konfessionellen Ordnungsbegriffen basierende Abhängigkeit schuf Hierarchien wie Dependenzen und unterstrich die auf Kooperation gebaute Geschlechterordnung im Haus und in der „patriarchalischen" Gesellschaft.

Auf die vormodernen Spitäler übertragen bedeutet dies, dass sowohl die Insassen als auch das Personal (und deren Familien) in einem nicht durch die Kernfamilie geprägten Haus wohnten. Die aufgrund obrigkeitlicher Einweisung oder freiwillig im Spital wohnenden Insassen waren der Herrschaft des „Hausvaters" (Stadtrat, Superintendent, Spitalmeister) unterworfen. Das Personal unterstand dagegen auf der Grundlage von Instruktionen und/oder Eiden[7] dem Aufsichtsrecht der vorgesetzten Beamten und der Amtsgewalt des Spitalmeisters bzw. des Superintendenten/Pflegers. Die neuere Forschung hinterfragt diese hierarchischen Ordnungsarrangements nachdrücklich, weil Herrschaft im gemeinsamen ganzen Haus vor allem auch durch vielschichtige Aushandlungsprozesse hergestellt wurde. Die in den Spitalarchiven überlieferten Spitalakten belegen zudem, dass das Zusammenleben im Spital im Kontext frühneuzeitlicher Streitkultur verstanden werden muss, innerhalb der das Personal die Anstaltsregeln mit Strenge und Güte, Kompromiss und Strafen in einem sozialen Kräftefeld auszuhandeln hatte. Herrschaft im Haus folgte damit vielfach dem Modell der familialen Haushalte bezüglich der inneren Struktur, der Organisation des Hauses und der häuslichen Beziehungsgefüge mit einem

---

3 Mit einem neueren Forschungsüberblick Schmidt-Voges, Haus in der Vormoderne; Hahn, Trends.

4 Wunder, „Er ist die Sonn'" 94–98.

5 Der Begriff der Herrschaft folgt hier im Wesentlichen, und für die Spitäler sicherlich höchst hinterfragbar, Max Weber, der konzeptionell Herrschaft mit Disziplin verknüpfte, Weber, Wirtschaft 28f.: „Disziplin soll heißen die Chance, kraft eingeübter Einstellung für einen Befehl prompten, automatischen und schematischen Gehorsam bei einer angebbaren Vielheit von Menschen zu finden". Die Policey-Forschung hat dieses Weber'sche Modell nachhaltig hinterfragt und das Modell der Aushandlungsprozesse favorisiert.

6 Besonders in der englischsprachigen Forschung ersetzte Familie häufig den Begriff „Haus"; zum „ganzen Haus" Münch, Jahrhundert 68–70; ders., Lebensformen 191–232.

7 Zum Verhältnis von Instruktion und Eid Scheutz, Argusaugen 307–315.

Arbeitspaar an der Spitze. Unter der Leitung von Hausvätern und -müttern in Spitälern wurden rituell gemeinsame Mahlzeiten eingenommen, gemeinsame Gebete gesprochen und einheitliche Zeiten des Wachens und Schlafens festgelegt. Familiäre Konzeptionen der Gleichheit standen aber auch sozialen Ungleichheiten gegenüber[8]: Die nach Geschlechtern getrennten Insassengruppen waren zusätzlich nach verschiedenen Kriterien unterteilt (etwa Arme, Einfältige, Kindbetterinnen, Kinder, Pfründner, schadhafte Leute). Ebenso war das von den arbeitenden Insassen oft nicht zu trennende Personal in verschiedene Funktionsgruppen aufgeteilt, denen unterschiedliche Disziplinierungskompetenzen und Arbeitsgebiete zufielen. Während die zölibatär lebenden Spitalinsassen ohne Familie auskommen mussten, lebte das Personal mit Familienanhang im Spital und bildete dort ein eigenes Haus im Haus. Zudem sind diese „geschlossenen Häuser" mit ihrer Festlegung von häuslichem Binnenraum und extramuraler Außenwelt deutlich fluider und flexibler gestaltet, als dies die ältere, strukturorientierte und den patriarchalischen Charakter betonende Forschung mit ihrer Modellierung von hermetisch geschlossenen Spitälern glauben machen wollte[9]. Auch die Spitäler der Vormoderne waren „offene Häuser"[10], die nicht nur in die Nachbarschaft eingebunden, von fremden Handwerkern und Dienstboten betreten sowie von unterschiedlichen Besuchergruppen frequentiert wurden, sondern auch die als Akteure auftretenden Insassen interagierten nach außen. Die von den Spitalinsassen mitgestalteten Prozessionen vertraten das Haus Spital beispielsweise vor der regionalen und überregionalen Öffentlichkeit. Obwohl sich Spitäler nach ihrer inneren Organisationsform an das Modell Haus anlehnten, waren sie doch keine „ganzen", sondern eher „gemeinsame" Häuser von sozial ungleichen Personengruppen, die Insassen des Hauses verfügten zudem über keine eigenständige Ökonomie; die Bewohnerschaft des Hauses lässt sich nicht in ein Schema Kernfamilie – Kinder – Dienerschaft pressen.

Die vormodernen Spitäler können deshalb nicht als abgeschlossene und disziplinierte ganze Häuser aufgefasst werden[11], weil sie einerseits in lokale Gesellschaften wie in regionale Verwaltungs- und Herrschaftszusammenhänge eingebettet waren und intensive ökonomische Austauschbeziehungen zur Umwelt unterhielten. Die Spitäler dieser Zeit waren zum anderen durch besondere Interaktionen der Bewohner geprägt, bei denen es keine konfrontativen Gegenüberstellungen von Insassen und Personal, sondern eine vielschichtige und komplexe Verflechtung der Akteure gab. So verschwammen die Grenzen zwischen dem Personal und den Insassen immer wieder, Krankenpfleger rekrutierten sich etwa aus der Schar der Insassen bzw. aufgenommene Dienstboten wandelten sich, bedingt durch Krankheit und Alter, zu Insassen[12].

Goffmans schillernder und vom Autor immer wieder ergänzter bzw. neu umschriebener Begriff der „Totale Institution" meint – entwickelt an einem amerikanischen psychiatrischen Krankenhaus – eine soziale Institution, die der amerikanische Soziologe als „Räume, Wohnungen, Gebäude oder Betriebe, in denen regelmäßig eine bestimmte Tätigkeit ausgeübt wird"[13], definierte. In einer für die Frühe Neuzeit typischen Kombina-

---

8 Mit einer Kritik am „ganzen Haus", die auch auf Spitäler zutrifft, Bretschneider, Haus 171–178.

9 Exemplarisch am Zuchthaus Waldstein dargestellt bei ders., Gefangene Gesellschaft 271–402.

10 Eibach, Das offene Haus.

11 Am Beispiel der Zuchthäuser entwickelt, aber auch für die Spitäler anwendbar, Bretschneider, Haus 185f.

12 Am Beispiel der Aufwärter und Aufwärterinnen (Krankenpfleger) Noll, Pflege 135–205; als genereller Überblick Schaper, Krankenwartung; Abel-Smith, History.

13 Goffman, Merkmale 15; in breiterem Kontext Scheutz, „Totale Institionen" 3–19. Zu Goffman

tion von Wohn- und Arbeitsräumen entstand so eine negative, Lebenszeit verschlingende „Art Welt für sich", die aufgrund der „Beschränkungen des sozialen Verkehrs mit der Außenwelt" einen „allumfassenden oder totalen Charakter"[14] annahm. Diese als Unorte des Intellekts charakterisierten Einrichtungen inkludierten durch physische Barrieren (wie Zäune, hohe Mauern, Klausurbereiche oder naturräumliche Gegebenheiten) zwangsweise die Insassen und exkludierten die Außenwelt. Insgesamt fünf Gruppen „Totaler Institutionen" können nach der thematischen Breitbandannäherung des Autors gemäß ihren Zielsetzungen geschieden werden[15]: (1) Fürsorge unselbstständiger und „harmloser" Menschen (Alters-, Blinden-, Kinder- und Waisenheime, Armenasyle usw.); (2) Fürsorge von unselbstständigen Personen, die in irgendeiner Weise eine Gefahr für die Gesellschaft darstellen (psychiatrische Kliniken, Leprosorien, Tuberkulosesanatorien); (3) Schutz der Gesellschaft vor „gefährlich" geltenden Personen; nicht primär zum Wohle der abgesonderten Personen (Gefängnisse, Konzentrationslager, Kriegsgefangenenlager, Zuchthäuser); (4) Kontrolle von Insassen mit arbeitsähnlichen Zielen (Arbeitslager, große Gutshäuser, Internate, Kasernen, Schiffe, koloniale Stützpunkte); (5) Zufluchtsorte oder religiöse Ausbildungsstätten (Abteien, Klöster, Konvente, mönchische Wohngemeinschaften). Folgende Merkmale kennzeichnen „Totale Institutionen" und deren Ordnungsarrangements[16]: (1) „Totale Institutionen" sind allumfassend. Das Leben aller Mitglieder findet nur an dieser einzigen Stelle statt, es gibt keine Trennung von Wohn-, Aufenthalts- und Arbeitsbereich. Das Leben in „Totalen Institutionen" ist einer einzigen zentralen Autorität unterworfen. (2) Die Mitglieder der Institution führen ihre alltägliche Arbeit in unmittelbarer (formeller) Gesellschaft und (informaler) Gemeinschaft ihrer Schicksalsgefährten aus. Das Spazierengehen in einem Gefängnis findet beispielsweise in Gruppen in den Höfen statt. (3) Alle Tätigkeiten und sonstigen Lebensäußerungen sind exakt geplant und ihre Abfolge wird durch explizite Regeln und durch einen Stab an Funktionären vorgeschrieben. (4) Die verschiedenen Tätigkeiten und Lebensäußerungen sind in einem einzigen rationalen Plan vereinigt, der dazu dient, die offiziellen Ziele der Institution zu erreichen.

Zentral für die Organisation von „Totalen Institutionen" ist die Scheidung von „Insassen" und Überwachungspersonal. Die in sich wiederum binnendifferenzierte Welt des „Stabes" – nicht mit der „Führung", sondern der „Überwachung" der Insassen beschäftigt – ist streng von der Welt der Insassen getrennt. Ungeachtet der verschiedenen Ziele sei das zentrale Merkmal der Institutionen „die Handhabung einer Reihe von menschlichen Bedürfnissen durch die bürokratische Organisation ganzer Gruppen von Menschen"[17], aus der automatisch eine Trennung zwischen Verwaltern (dem Personal) und Verwalteten (den Insassen) entsteht. „Totale Institutionen" kennzeichnen sich durch Parallelflächen verschiedener kultureller und sozialer Welten, die trotz einiger Berührungspunkte weitgehend autonom, und vom Stab nur begrenzt beeinflussbar, nebeneinander existieren. Diese Trennung ist die Hauptquelle von sozialen Konflikten und Problemen innerhalb der Institution. „Bezeichnenderweise sehen sowohl der Stab als auch die Insassen das Ge-

---

Hettlage–Lenz, Goffman. Mit einer kritischen Sicht auf die „Asyle" Schülein, „Asyle". Zur Vergleichbarkeit verschiedener Institutionen sozialer Kontrolle Treiber–Steinert, Fabrikation 61–86; Felhofer, Produktion 67–78.

14 Goffman, Merkmale 15.

15 Ebd. 16.

16 Ebd. 17f.

17 Ebd. 18.

bäude wie den Namen der Institution als etwas dem Stab Gehörendes an“[18]. Neben seinem hauptsächlichen Interesse für die Insassen wandte sich Goffman auch der in seiner Sicht sozial und kulturell getrennten Welt des Personals und dessen typischer Rollendifferenzierung zu. „Das Personal bringt keine Dienstleistungen hervor, sondern bearbeitet in erster Linie Objekte und Produkte – doch diese Objekte und Produkte sind Menschen“[19]. Jedes Mitglied des Personals darf in unterschiedlichem Ausmaß Disziplinierungen der Insassen vornehmen. Die Verantwortung des Personals ist nach „Dienstgraden“ gestaffelt, die „Hierarchisierung sozialer Beziehungen fördert die Abgabe von Verantwortung“ (Linie-Stab-Modell). Das auch als Träger der Institutionsmemoria verstandene, in sich hierarchisierte Personal ist zur Einhaltung von humanen und religiösen Normen (etwa Essvorschriften) verpflichtet, die allerdings mit spezifischen Erfordernissen der „Totalen Institution“ in Widerspruch stehen können und beträchtliche Verwaltungsprobleme aufwerfen. Obwohl sich das Personal „Totaler Institutionen“ distanziert gegenüber den Insassen verhalten soll, gibt es doch emotionale Interaktionen zwischen Insassen und Personal. Ein „Engagement-Zyklus“ entsteht, bei dem das Personal anfänglich Distanz zu den Insassen wahrt, diese schließlich zugunsten von kameradschaftlichen Gefühlen aufgibt, die zu allzu großer Nähe führten, die schließlich wieder zugunsten von sozialer Distanz aufgegeben werden. „Die anerkannten Ziele von totalen Institutionen sind nicht sehr zahlreich: Erreichung eines ökonomischen Ziels; Erziehung und Ausbildung; medizinische und psychiatrische Behandlung, religiöse Reinigung; Schutz der ganzen Gesellschaft vor Verunreinigung; und, wie in einer Gefängnis-Studie festgestellt wurde, ‚[...] Unschädlichmachung, Vergeltung, Abschreckung und Besserung'“[20]. Durch den Eintritt einer Person in eine „Totale Institution“ kommt ein Bewertungsmechanismus seitens des Personals in Gang, „da das Personal der Ansicht ist, daß der Eintritt als solcher ein sichtbarer Beweis dafür ist, daß der Betreffende zu dem Personenkreis gehört, für den die Institution eingerichtet wurde“ (Etikettierung)[21]: Ein Insasse eines Gefängnisses muss deshalb beispielsweise ein Gesetzesbrecher sein, ein Insasse einer Psychiatrie deshalb ein Geisteskranker usw. Um die Arbeit des Personals zu erleichtern, wird der Insasse schon bei der Einlieferung dazu gebracht, dem Personal „tiefste Ehrerbietung zu erweisen“ (Willkommensbräuche und Zeremonien, bei denen der Wille des Insassen „gebrochen“ wird)[22]. Die sich aus den Erfordernissen der Anstalt ergebende Arbeit wird von den Insassen als Disziplinierung erfahren. Gerade die niederen Chargen des Personals vertreten gegenüber den Insassen die „Forderungen der Institution“ (was den Hass der Insassen häufig auf sie lenkt, während „der Mann an der Spitze [...] in Wirklichkeit gut ist“)[23].

Erving Goffmans an einem psychiatrischen Krankenhaus entwickelte Gegenüberstellung von Personal und Insassen trifft nur begrenzt auf die vormodernen Spitäler zu, weil die Grenzziehungen zwischen dem Personal und den freiwillig sich im Spital befindlichen Insassen in den karitativen Einrichtungen der Frühen Neuzeit nur schwer zu treffen sind. Unterhalb der Leitungsebenen der Spitäler verschwammen die Grenzen zwischen Personal und Insassen zunehmend. In den kleinen Spitalgemeinschaften wurden die Insassen selbst zum Personal, weil sie zahlreiche Arbeiten im Haus übernehmen mussten. Aber

18 Ebd. 20.
19 Ebd. 78.
20 Ebd. 86f.
21 Ebd. 87.
22 Ebd. 92.
23 Ebd. 114.

auch in den vielen kleinen Stadt- und Herrschaftsspitälern mussten spezielle Bedienstete (eine Köchin, eine Viehmagd) aufgenommen werden. In anderen Häusern wurden niedere Bedienstete nicht selten durch die Vergabe einer Spitalpfründe entlohnt (und waren damit also gewissermaßen selbst Insassen). Auch Spitalmeier und -meierin konnten aus den Reihen der Insassen stammen (oftmals erhielten sie die Zusicherung, im Fall der Arbeitsunfähigkeit endgültig in das Spital aufgenommen zu werden). Mit Ausnahme der reichen Pfründner waren dabei alle Spitalbewohner verpflichtet, nach Kräften und Kenntnissen im Haus, im Garten oder auf dem Feld mitzuarbeiten, Handwerksdienste zu leisten, die Waisen und Findlinge in der Kinderstube zu beaufsichtigen oder kranke Mitinsassen zu pflegen[24]. Diese Mitarbeit im gemeinsamen Haus bedeutet aber nicht, dass die Insassen des Spitals nicht trotzdem einem strengen Kontrollregime unterworfen waren, das freilich durch die vielfältigen Interaktionen von Funktionsträgern im Haus und der Interaktion der versorgten Hausbewohnern mit dem Spitalmeister bzw. Superintendenten/Pfleger durchbrochen war.

Nach der Vorstellung des Soziologen Heinrich Popitz und seiner kasernierten Vergesellschaftung obwalteten in einem dem Kontrollregime unterworfenen Haus „Bedingungen, die es den Beteiligten nicht erlauben, einfach auseinanderzulaufen. Konflikte können also nicht damit beantwortet werden, daß man sich trennt, kündigt, austritt, scheidet, abreist, umzieht [...]. Ferner handelt es sich um Situationen, in die alle Beteiligten aus den üblichen Bedingungen [etwa Familie, Dorf, Herrschaftsverband] weitgehend gelöst, gleichsam mit leeren Händen hineinkommen“[25]. Auch die Innenräume frühneuzeitlicher Spitäler lassen sich, ähnlich wie Rathäuser, Gefängnisse[26] oder Gerichtsgebäude, in diese Kategorie frühneuzeitlicher Machträume[27], die eine enge Sozialkontrolle im Sinne von obrigkeitlicher Disziplinierung erfuhren, einordnen. Den von der Spitalleitung beauftragten und mitunter auch beeideten Funktionsträgern kamen damit Macht, Aufsichtsrechte und Kontrollfunktionen zu, die sie in den täglichen Interaktionen und Handlungszusammenhängen ausspielten. Umgekehrt konnten die Spitalinsassen aber auch bei der Spitalleitung mündlich, schriftlich oder durch performative Protesthandlungen gegen vermeintliche oder tatsächliche Übergriffe des Personals intervenieren. Die räumliche Durchlässigkeit des vormodernen Spitals war groß, sodass von einer lückenlosen Überwachung der Insassen oder gar von einer konsequenten Abschließung des Spitals nicht einmal annähernd gesprochen werden kann, wie die nächtlichen, über die brüchigen Mauern und offenen Tore erfolgten „Ausflüge“ der Spitalinsassen in die Wirtshäuser oder die unehelichen, von Insassen wie Personal geborenen Kinder offenkundig belegen (als Beispiel der Kleinräumigkeit frühneuzeitlicher Spitäler Abb. 58, S. 285). Weder das Konzept des gemeinsamen Hauses, des kasernierten Raumes noch der Totalen Institution trifft mit voller Gültigkeit auf die Spitäler der Vormoderne zu. Eine Unterscheidung von Insassen und Personal ist in den Spitälern der Vormoderne nur für bestimmte Positionen (Administration des Hauses, Wirtschaftsführung, Medizinalpersonal, Seelsorge) möglich, im Bereich der Krankenpflege dagegen verschwimmen die Grenzen[28]. Soziale Ungleichheiten, Verschmelzung von Personal und Insassen und zahlreiche Interaktionen des eigen-

---

[24] Vgl. dazu auch die Einzelstudien in Europäisches Spitalwesen; Rippmann–Simon-Muscheid, Quellen 356–372.

[25] Popitz, Phänomene 187; ders., Prozesse der Machtbildung 6.

[26] Strafe, Disziplin und Besserung.

[27] Machträume der frühneuzeitlichen Stadt.

[28] Watzka, Arme, Kranke, Verrückte 58.

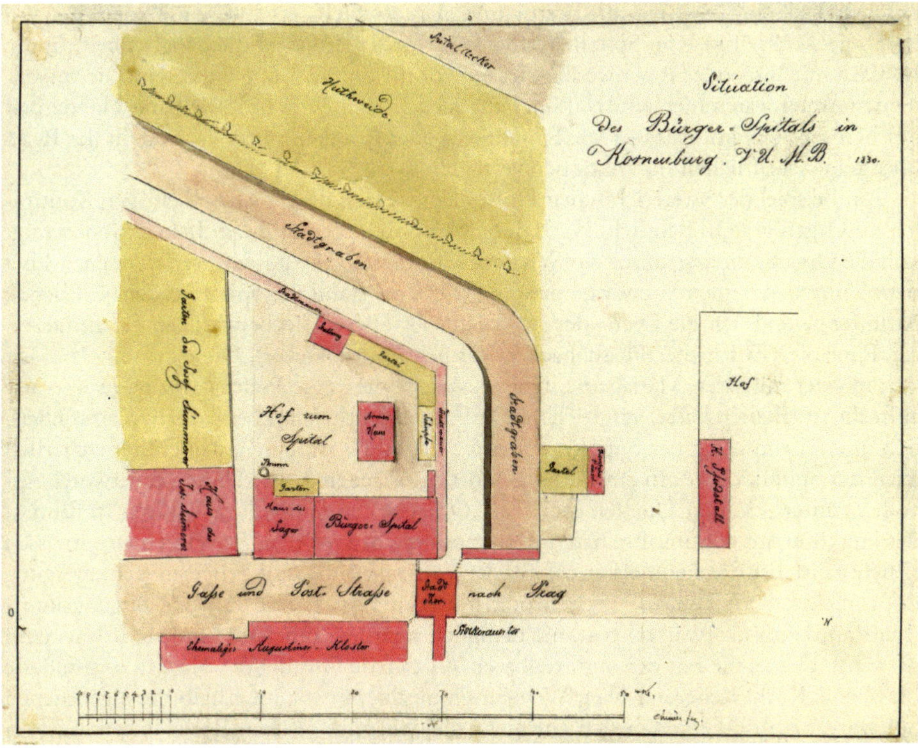

Abb. 58: Korneuburg, Bürgerspital, der Typ eines kleinen Bürgerspitals, Grundriss, kolorierte Federzeichnung auf Pauspapier, aufgezogen auf Karton von Emil Hütter (1835–1886), 1830 (Quelle: Niederösterreichische Landesbibliothek, Topographische Sammlung Nr. 15.958).

sinnigen Personals und der ebenso eigensinnigen Insassen bestimmten die soziale Praxis im Spital, was unmittelbare Auswirkungen auf das Ordungsregime im Haus Spital und die gute „Policey" im Haus hatte.

4.2 Checks and Balances – Organisationsformen frühneuzeitlicher österreichischer Spitäler auf der Ebene des Personals

Die Spitäler der Vormoderne umwehten bezüglich des Personals ebenso beunruhigende wie vielfältige Gerüchte über Misswirtschaft, über die Unterschlagung fremden Eigentums und über die verschiedensten Malversationen. Diese Vorwürfe waren auch den vorgesetzten Behörden bewusst und bekannt, weshalb die Spitalbetreiber diese Missstände durch organisatorische Strukturen und durch erhöhte Schriftlichkeit einzuschränken trachteten, indem Kontrollinstanzen auf mehreren hierarchischen Ebenen der Spitalorganisation eingebaut wurden[29]. Ein System gegenseitiger Kontrolle innerhalb des Spitals und die Schaffung von Gleichgewichten innerhalb der Verwaltung (etwa das Prinzip von Gegenzeichnungen und paralleler Buchführung, Parallelstrukturen in der Organisati-

[29] Eine beträchtliche Forschungslücke klafft im Bereich einer vergleichenden Untersuchung von Organisationsstrukturen von Spitälern, zu diesem Gebiet gibt es bislang keine Forschungen.

onsebene) sollte Misswirtschaft, Betrug und „Unterschleif" erschweren. Zudem bestand im Dreiecksverhältnis von Spitalbetreiber – Personal – Insassen die Möglichkeit für die Insassen mit Bitt- oder Beschwerdeschriften vor die Spitalleitung zu treten. Die verwaltenden Ämter waren hierarchisch höher angesiedelt als die mit unmittelbarer Handarbeit beschäftigten Funktionsträger wie Spitalmeier oder Krankenwärter etc., die in der Regel über keine schriftlichen Instruktionen verfügten[30].

Am Beispiel der österreichischen Hofspitäler werden diese mehrschichtigen Kontrollen im Organigramm deutlich. Nach den Spitalordnungen und den Instruktionen zeigt sich die Organisationsstruktur des Wiener Hofspitals 1551[31] auf vier verschiedenen Ebenen: Unter den beiden Superintendenten (1. Ebene) stand der Spitalmeister (2. Ebene); darunter befand sich die Ebene der „Offiziere" (3. Ebene: Siechenmeister, Zuchtmeisterin, Einkäufer, Zuschroter/Fleischhacker, Kastner, Pfister/Bäcker). Diese dritte Ebene lässt sich mit der mittleren Managementebene, welche die „gute Policey" im Haus operativ aufrecht zu erhalten hatte, vergleichen. Die Ämter der dritten Ebene durften ausschließlich mit Zustimmung der Superintendenten angestellt werden[32], wobei hier sicherlich auch der Spitalmeister ein gewichtiges Wort mitzureden hatte. Diese verantwortungsvollen Ämter – in den Quellen meist als „Offiziere" angesprochen – waren in führender Funktion mit der unmittelbaren Krankenpflege bzw. mit der Betreuung von Insassen (Zuchtmeisterin, Siechenmeisterin), mit der Vorratshaltung und Lebensmittelversorgung des gemeinsamen „Hauses" (Zuschroter, Kastner, Pfister) und mit der Zugangskontrolle zum Haus (Torwärter) betraut. Lediglich dem Spitalmeister unterstellt war dann die vierte Ebene, die mit der unmittelbaren Wirtschaftsführung des Hauses zu tun hatte (4. Ebene: Koch, Kellerer, Meier, Weingartenknecht). Etwas außerhalb der eigentlichen Spitalorganisation befanden sich einerseits die dem kanonischen Recht unterworfenen Spitalgeistlichen[33] und andererseits der in kleineren Städten häufig auch als Stadtarzt beschäftigte Spitalarzt[34], die beide unmittelbar dem Superintendenten/Pfleger „unterstellt" waren, aber sicherlich auch vom Spitalmeister kontrolliert wurden. Dieses komplexe Verwaltungsstrukturen vereinfachende Organigramm (Grafik 6, S. 287) ist hierarchisch angeordnet und berücksichtigt nicht, dass viele dieser Ämter im Spital noch Mitarbeiter unter sich hatten, so verfügte das Meierehepaar nach Art einer weiteren Verwaltungspyramide über mehrere, hierarchisch unterteilte Dienstboten und Dienstjungen/-mägde. Die Spitalordnungen verzeichnen in der Regel nur diejenigen Funktionsträger, die auch vereidigt wurden. In der Praxis war beispielsweise das Meierehepaar für die Handlungen seiner Untergebenen verantwortlich, deren Dienstverrichtungen und sonstigen Lebenswandel sie beaufsichtigen mussten.

---

30 Siehe Vanja, Amtsfrauen in Hospitälern 195–209, die nach einer Art Sozialstratigrafie versuchte, höhere, mittlere und untere Dienste zu scheiden; vgl. auch dies., Auf Geheiß der Vögtin.

31 Scheutz–Weiss, Spital als Lebensform 385–399 (Hofspital Wien 1551).

32 Am Beispiel für eine Siechenmeisterin ebd. 391 [35] (Hofspital Wien 1551): *durch ein spitlmaister mit vorwißen der superintendenten*; für die Zuchtmeisterin ebd. 393 [39] (ebd.): *durch die superintendenten angenumen*; für den Einkäufer ebd. 395 [55] (ebd.): *solle dem spitlmaister unnd superintendenten gehorsamb und gewärttig sein*; ähnlich Zuschroter ebd. 396 [55] (ebd.), Kastner und Pfister ebd. 396 [56] (ebd.), für den Torwärter ebd. 397 [61] (ebd.): *durch unnsern spitlmaister unnd superintendenten on besoldung* [...] *aufgenumen*.

33 Begon, De Iure Hospitalium 227–230.

34 Ebd. 231–234.

Grafik 6: Organigramm des Wiener Hofspitals 1551 (nach der Spitalordnung von 1551)

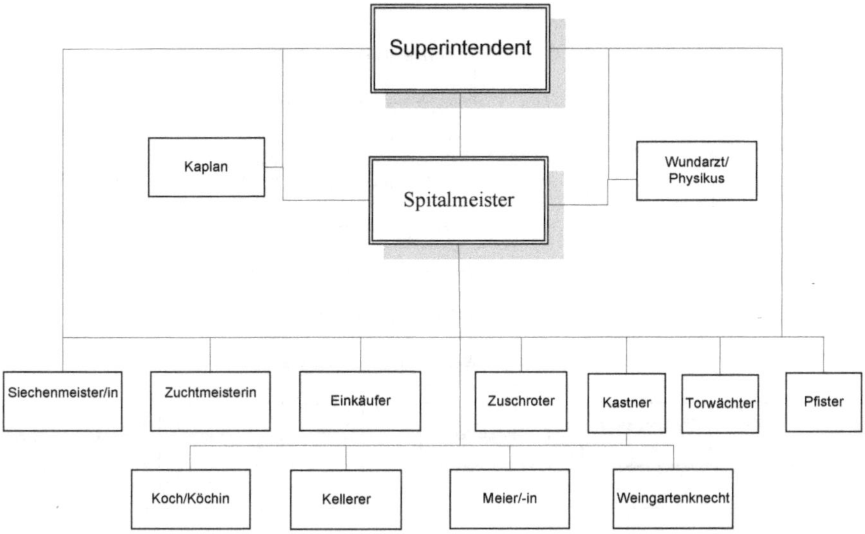

Rund achtzig Jahre später, im Jahr 1632[35], erhielt das Wiener Hofspital eine neue Spitalordnung, die nun aber, zur Kontrolle des Spitalmeisters und zur besseren Administrierbarkeit des großen Spitals, über eine weitere Verwaltungsebene, nämlich den Gegenschreiber, verfügte (Grafik 7, S. 288). Der Gegenschreiber hatte parallel zur Buchführung des Spitalmeisters ein „Gegenbuch" zu führen und war dem Superintendenten unterstellt, arbeitete aber in der Praxis direkt mit dem Spitalmeister zusammen. Die Kontrolldichte und das System gegenseitiger Kontrolle wurden damit erhöht, was sich unmittelbar auch im Sinne der pragmatischen Schriftlichkeit auf die Verschriftlichungspraxis im Spital auswirkte.

Unmittelbar mit den großen Hofspitälern vergleichbar ist das Wiener Bürgerspital, das sich in der Frühen Neuzeit zu einem Großunternehmer der sozialen Fürsorge innerhalb der Stadt entwickelte. Nach der Verlegung des Spitals in die Stadt nach 1529 wurde dem Wiener Bürgerspital das Leprosenhaus an der Siechenals und 1706 nicht nur das St. Marxer Spital, sondern auch das ehemalige Leprosenhaus Klagbaum angeschlossen. Wenige Jahre danach, 1709, folgte mit dem Bäckenhäusel ein weiteres Filialspital. Die Organisationsstruktur des Wiener Bürgerspitals nach der Spitalordnung von 1649 belegt schon das weitverzweigte Geschäftsfeld des Spitals (Grafik 8, S. 289).

Die Verwaltungsstruktur der kleineren, zehn bis ca. 40 Insassen fassenden Spitäler wies dagegen einfachere hierarchische Strukturen auf, indem man hier mit drei beeideten Ebenen auskam, wie das Bürgerspital in Hall/Tirol mit seinen detaillierten Spitalordnungen und Instruktionen gut zu belegen vermag. Unterhalb des vom Rat bestellten Spitaloberpflegers (einem Ratsmitglied) war der Spitalunterpfleger mit seiner Frau angesiedelt und darunter befand sich hierarchisch – aber offenbar nicht weiter geordnet – das Gesinde des Hauses. Das Haller Spital beschäftigte im 16. Jahrhundert im Schnitt 15

[35] Scheutz–Weiss, Spital als Lebensform 460–486 (Hofspital Wien 1632).

Grafik 7: Organigramm des Wiener Hofspitals 1632 (nach der Spitalordnung von 1632)

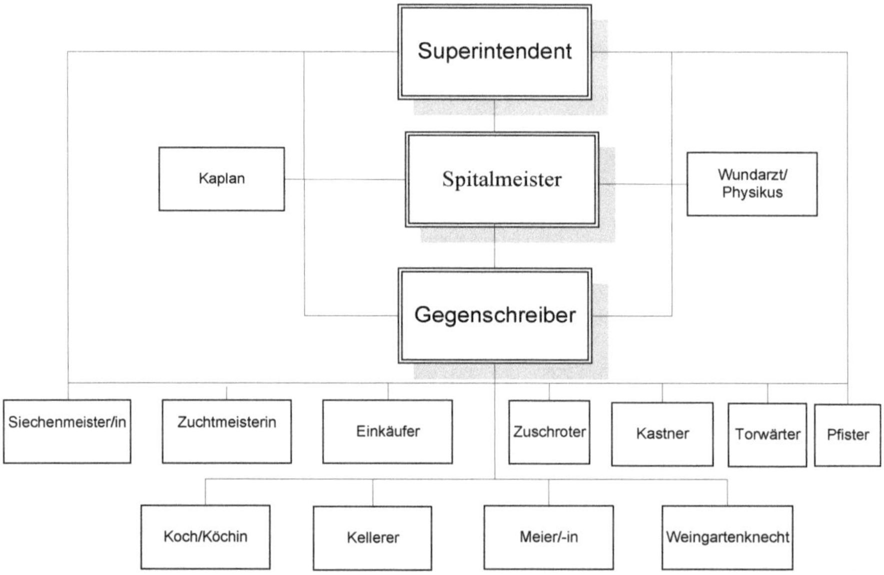

Personen[36], sodass der Spitalunterpfleger beträchtliche Kontrollgewalt innehatte. Nach einigen Missständen erließ der Stadtrat am 6. Juni 1553[37] eine Spitalordnung, die sowohl eingehend die wirtschaftliche Hausordnung als auch die Rahmenbedingungen der Spitalbediensteten festlegte (Grafik 9, S. 289). Das Bürgerspital versorgte in dieser Zeit insgesamt zehn namentlich genannte „obere" und „untere" Pfründner mit fixen Lebensmittelrationen, aber auch die Entlohnung der Spitalbediensteten mit Geld, Essen und Gütern wird deutlich. Der für das dem Spital gehörige Ufer (die Lende) zuständige und mit der Entladung der Schiffe betraute Lendhüter (54 fl. pro Jahr) und der Spitalunterpfleger (14 fl. pro Jahr) erhielten den höchsten Lohn. Die drei Hausknechte (ein Oberknecht, zwei Unterknechte), die drei Wagenknechte, die vier Hausmägde, die Köchin, die „Kindmutter", der Mesner und der Torwärter, der im Pfannhaus beschäftigte „Schirgerknecht" und der Totengräber (Totenlässl) – insgesamt also die 18 „Angestellten" des Spitals – erhielten ihre Bezüge (Wein, Essen) in dieser Ordnung geregelt bzw. ihr Einkommen schriftlich garantiert[38]. Anhand der Aufstellung aus dem Haller Bürgerspital wird deutlich, wie schwierig die Bezeichnung Personal im gemeinsamen Haus Spital gewesen ist, weil in den Ordnungen immer wieder auch tageweise oder „nebenberuflich" beschäftigte Personen (wie der Totenlasser, Mesner) aufscheinen und die normativen Instruktionen über die reale Arbeitsverteilung im Haus wenig verraten.

---

36 Moser, Hall 90.

37 Scheutz–Weiss, Spital als Lebensform 533–538 (Bürgerspital Hall/Tirol 1553); siehe auch die Unterpflegerinstruktion von 1511 ebd. 541–544.

38 Brandstätter, Ratsfamilien 219.

Grafik 8: Organigramm des Wiener Bürgerspitals 1649 (nach der Spitalmeisterinstruktion von 1649)

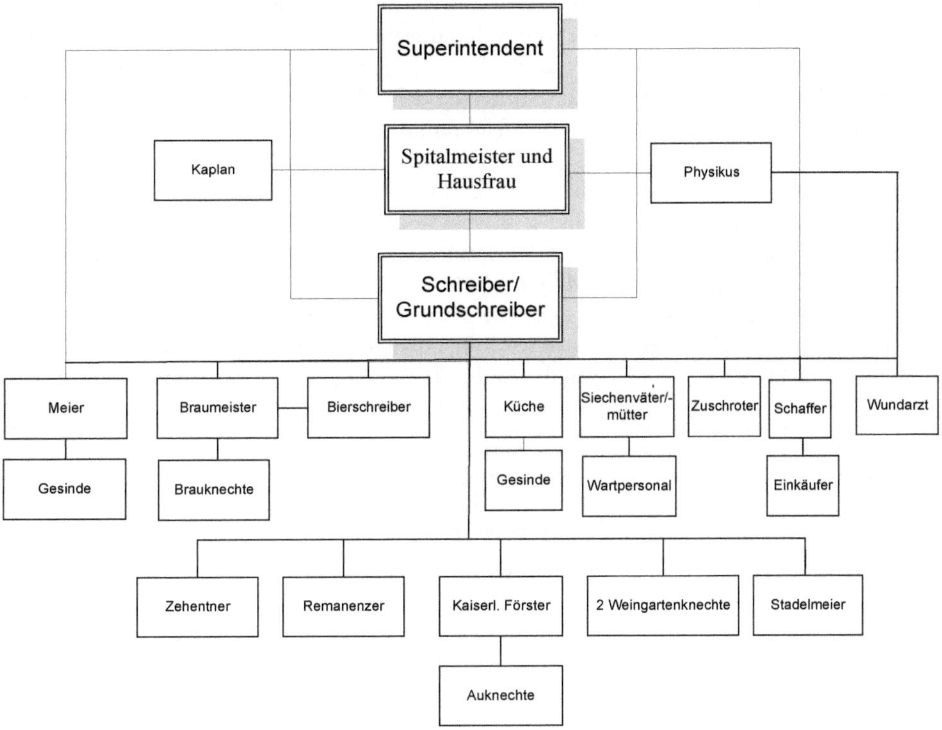

Grafik 9: Organigramm des Bürgerspitals Hall im 16. Jahrhundert 1553 (nach der Spitalordnung 1511/1553)

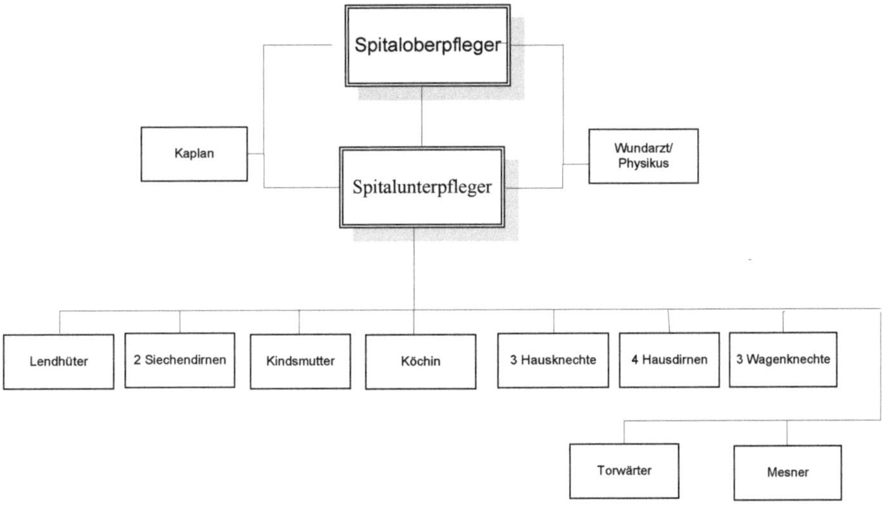

Auch die über die Spitalmeisterinstruktion greifbare Organisationsstruktur des Bürgerspitals in Klagenfurt 1732 verdeutlicht eine über drei hierarchische Stufen gegliederte Organisationsform (Grafik 10, S. 290)[39]. In dieser Instruktion werden auch die niederen Funktionen erwähnt und ein detaillierteres Organigramm ist deshalb selbst für die niederen Funktionsträger möglich. Am Klagenfurter Beispiel wird deutlich, dass hier die Kärntner Landstände als Stadtherren detaillierte Vorgaben (auch bezüglich der Rechnungslegung des Spitalmeisters) machten, die es erlauben, Verwaltungshierarchien genauer nachzuvollziehen. Im Klagenfurter Bürgerspital fand man mit drei qualifizierten Verwaltungsebenen das Auslangen. Der Spitalmeister (1. Ebene) erhielt eine Art Gegenschreiber (*zugebner*) beigestellt (2. Ebene) und diese beiden Funktionsebenen sollten die für die Hausverwaltung, -versorgung und Krankenpflege zuständigen Männer und Frauen überwachen (3. Ebene: Müller, Meier etc.). Im oberösterreichischen Freistadt benötigte man um die Mitte des 17. Jahrhunderts bei 22 Insassen dagegen nur zwei Verwaltungsebenen, um die neun Bediensteten (ohne den Spitalmeister gerechnet) zu kontrollieren (Grafik 11, S. 291). Dem Spitalverwalter (i. e. Spitalmeister) unterstand eine weitere

Grafik 10: Organigramm des Bürgerspitals in Klagenfurt 1732 (nach der Instruktion für den Spitalmeister von 1732)

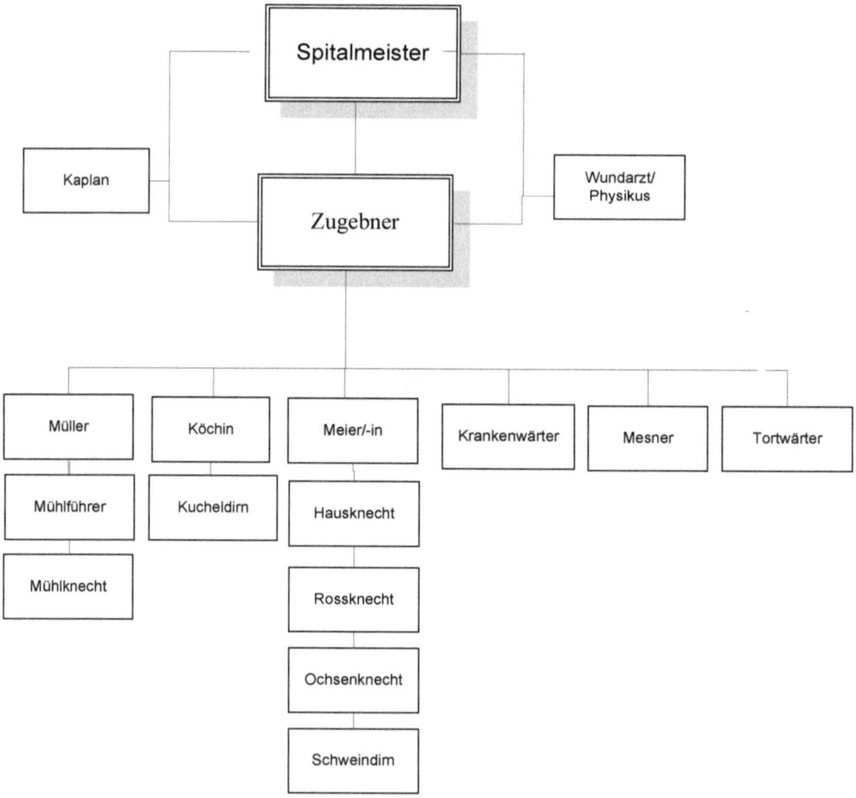

[39] Scheutz–Weiss, Spital als Lebensform 599–622 (Bürgerspital Klagenfurt 1732).

Ebene, die aus der Köchin und dem Meierpaar mit derem, vor allem für die Viehwirtschaft zuständigen Gesinde bestand[40].

Grafik 11: Organigramm des Bürgerspitals in Freistadt 1653 (nach der Instruktion für den Spitalmeister von 1653)

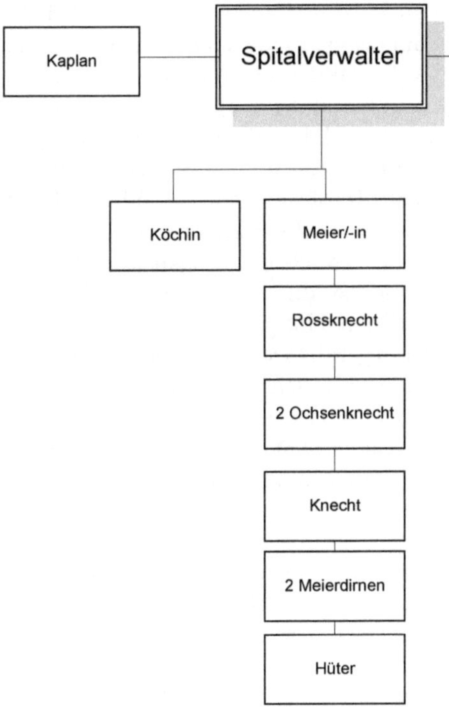

4.3 Der Personalstand frühneuzeitlicher Spitäler im Überblick

Der Personalstand eines Spitals konnte abhängig von der jeweiligen Funktion und der Dotierung bereits im Spätmittelalter recht differenziert ausfallen[41], wie das Beispiel des Wiener Bürgerspitals deutlich belegt[42]. In den 1430er Jahren verfügte das Wiener Bürgerspital über 42 Bedienstete: sechs Priester, einen Schulmeister, einen Küster, einen Verwalter, einen Zehentner, einen Schreiber, einen Kellermeister, einen Bäcker, einen Koch für die Herrenpfründner, einen Gesindekoch, einen Armenkoch, einen Meier (mit einem Wagenknecht), einen Fleischhauer, zwei Wagenknechte, zwei Dienstboten des Spitalmeiers, zwei Hirten, 13 Lastenträger, einen Holzarbeiter am Kahlenberg, einen Müller,

40 Ähnlich wie das Bürgerspital in Freistadt dürfte auch das Bürgerspital des durchschnittlich mit 40 bis 50 Insassen belegten Spitals in Wiener Neustadt ausgesehen haben. Im Jahr 1698 waren dort 13 Männer und drei Frauen beschäftigt, Wurmbrand, Wiener Neustädter Bürgerspital 139.

41 Bislang gibt es keine vergleichenden Untersuchungen zu dem Personalstand österreichischer Spitäler, weshalb hier nur einzelne Beispiele angeführt werden können.

42 Pohl-Resl, Rechnen 134.

einen Übereiter, einen Pferdeknecht und einen Heizer[43]. Von der internationalen Spitalgeschichtsforschung noch wenig beachtet, etablierte König Ferdinand I. nach dem Tod seiner Gattin Anna im 16. Jahrhundert den für die österreichischen Bürgerspitäler nur bedingt aussagekräftigen Typ der österreichischen Hofspitäler. Man kann ausgehend von der Größe dieser Einrichtungen zwei verschiedene Hofspitälertypen unterscheiden (Tabelle 15, S. 293f.)[44]: Das für frühneuzeitliche Verhältnisse riesige, 1537/1551 gegründete Wiener Hofspital, das sich teilweise auf dem Gelände des heutigen Haus-, Hof- und Staatsarchivareals befand, war ein großes, für 100 Personen (Waisenkinder, Pilger und arme Hofangehörige) eingerichtetes Spital (Hofspital Typ 1). Die zentrale, vom Landesfürst ausgehende Gründung der österreichischen Hofspitäler wurde von großen Spitalordnungen begleitet, die für die kleiner dimensionierten, großen Bürgerspitälern vergleichbaren Hofspitäler in Aussee, Graz, Hallstatt, Innsbruck, Laibach oder Wels (Hofspital Typ 2) dementsprechend abgeändert wurden. Die Besonderheit vor allem am Wiener Hofspital war die für das 16. Jahrhundert – italienischen oder spanischen Vorbildern folgend – stark ausdifferenzierte Hausordnung bzw. die inserierten Instruktionen für das Spitalpersonal. Die Spitalordnung für das Wiener Hofspital vom 4. Mai 1551, eigentlich eine Verkettung von Dienstinstruktionen, regelt in knappen Worten die Tätigkeit der wichtigsten Amtsträger (*superintendenten des spittals, spitlmayster, caplän, leib- und wundtarzt, siechmaister und siechmaisterin, zuchtmaisterin der zwaintzig maidlein*)[45]. Diese 1568 und 1632/52 erweiterte und teilweise abgeänderte Wiener Hofspitalordnung gab für verschiedene, höhere Funktionsträger detaillierte Handlungsanleitungen vor, regelte aber den Dienstablauf für das namenlose Unterpersonal (die Dienstboten, Zuwarter, Wärter, Viehmägde etc.) nicht.

Kleinere Spitäler hatten eine wesentlich geringere Personalausstattung, meist gab es dort nur einen vom Rat bestellten Spitalmeister und ein für alle Agenden vor Ort zuständiges Spitalmeierehepaar sowie mehrere Dienstboten[46]. Der Kaplan oder allenfalls ein Benefiziat und der Stadtarzt versahen ihren Dienst im Spital als Nebentätigkeit. Aufgrund der aufwändigen Grundherrschaftsbewirtschaftung gestaltete sich das Zahlenverhältnis von Personal zu Insassen für Letztere recht ungünstig. Das für rund 50 Insassen ausgelegte Wiener Neustädter Spital verfügte beispielsweise neben dem Spitalmeierpaar über 16 Dienstboten. Daraus ergab sich eine ökonomische bedenkliche Relation von ca. 50 Insassen zu 18 Angestellten[47]. Im Zwettler Bürgerspital trafen zehn bis zwölf Spitalinsassen auf rund sieben Angestellte[48]. Das Mühldorfer Heiliggeistspital um 1790 versorgte bei der häufig anzutreffenden Schwierigkeit einer klaren Unterscheidung zwischen ständigem Personal und Tagelöhnern (zwischen Dienstboten und Insassen) zwölf Dienstboten mit

---

43 Als Vergleich Knefelkamp, Heilig-Geist-Spital in Nürnberg 236–240; für Ravensburg vgl. Falk, Machtfaktor Spital 59f. In Kleinstädten übernahmen städtische Ämter (etwa der Messerer) zusätzlich Kontrollfunktionen. Am Beispiel des Landarmenhauses Benninghausen Lerche, Alltag und Lebenswelt 243–252.

44 Als Überblick siehe die Spitalordnungen bei Scheutz–Weiss, Spital als Lebensform 385–512 (Hofspitäler).

45 Ebd. 385–399 (Hofspital Wien 1551); Nowotny, Wiener Hofspital 20–23; für Hall/Tirol Moser, Hall 617–619.

46 Am Beispiel Nordtiroler Spitäler Sakouschegg, Spitaleinrichtungen 250f.; Kloibhofer, Bürgerspital 126–129; für Spittal an der Drau Scheutz–Weiss, Spital als Lebensform 158 (Herrschaftsspital Spittal). Als Vergleich Rotzetter, Vom Landarmengut.

47 Wurmbrand, Wiener Neustädter Bürgerspital 138–141.

48 Gramm, Zwettler Bürgerspital 239–250.

Arbeit[49], allerdings befanden sich 1796 nur mehr acht Personen im Spital[50]. In der steirischen Stadt Judenburg zählte man 1644 elf Bedienstete bei 16 Insassen[51]. Die personalintensive Meier- und Viehwirtschaft fraß dann vielfach die über Ernte, Legate, Renten und Zinsen erwirtschafteten Erträge auf. Im für 24 Personen ausgelegten Schifer'schen Erbstift versahen um die Mitte des 18. Jahrhunderts sechs bis acht Bedienstete die Hauswirtschaft: Neben dem Meierehepaar waren dies drei Knechte (großer, mittlerer und kleiner Knecht) und zwei Mägde (große und kleine Magd)[52]. Neben der Hauswirtschaft gab es noch Amtleute in den drei Grundherrschaften des Spitals (Hofamt, Grubhoferamt, Wasermeieramt) des Spitals.

Tabelle 15: Personalvergleich der österreichischen Hofspitäler (zwei Typen) mit österreichischen Bürgerspitälern in der Frühen Neuzeit

	Wien (1551, 1568, 1632/52) – Hofspital Typ 1	Wels (1554), Laibach (1559), Graz (1561), Aussee (1568) – Hofspital Typ 2	Wiener Neustadt (17./18. Jh.)	Zwettl
Superintendent des Spitals (vor 1568)	+	+	+	–
Spitalmeisteramt	+	+	+	+
Gegenschreiber (erst ab 1568)	+	–	–	–
Kapläne im Spital	+	+	Benefiziat	Spitalkaplan
Leib- und Wundarzt	+	– (Stadtarzt)	Stadtarzt	Stadtarzt/ Bader
Siechenmeister und -meisterin	+	–	–	–
Zuchtmeisterin der 20 Mädchen	+	–	–	–
Einkäufer	+	–	–	–
Zuschroter (Fleischhacker)	+	–	–	–
Kastner und Pfister (Bäcker)	+	–	–	–
Koch [und Köchin ab 1632]	+	+	Köchin (1721)	–
Kellerer/Kellermeister	+	–	+	–

49 Scheutz–Weiss, Spital als Lebensform 119 (Bürgerspital Mühldorf/Inn); Veits-Falk, Armenfürsorge 74; für Rothenburg ob der Tauber Knefelkamp, Heilig-Geist-Spitäler 107f.

50 Scheutz–Weiss, Spital als Lebensform 118 (Bürgerspital Mühldorf/Inn).

51 Ebner-Wanker, Leben und Sterben 78. Im Brucker Bürgerspital gab es 1544 16 arme Leute und zwölf Dienstleute, 1728 bei 16 Insassen sieben Bedienstete; Schweighardt, Entwicklung der Spitäler 48, 54.

52 Pollak, Erbstift 78; siehe das Organigramm ebd. 78.

	Wien (1551, 1568, 1632/52) – Hofspital Typ 1	Wels (1554), Laibach (1559), Graz (1561), Aussee (1568) – Hofspital Typ 2	Wiener Neustadt (17./18. Jh.)	Zwettl
Meier und Meierin	+	–	+ (Ende 17. Jh. insg. 16 [13 M, 3 F] Dienstleute)	+ (1637: dazu 2–3 Knechte, 2 Mägde)
Weingartenknecht	+	–	+ (1606)	–
Torwärter	+	–	–	–
Schäfer	–	–	+ (1691)	–

Quelle: Scheutz–Weiss, Spitalordnung; Wurmbrand, Wiener Neustädter Bürgerspital 138–141; Gramm, Zwettler Bürgerspital 245.

4.4 Das Personal der österreichischen Spitäler nach ihren Tätigkeitsfeldern auf der Grundlage normativer Texte

Personal und Insassen waren in den Spitälern der Vormoderne keine eindeutig festlegbaren Gruppen: Insassen übernahmen gewisse Funktionen im Spital (etwa Torhüter, Stubenmütter und -väter) und wurden damit auch zum Personal. Umgekehrt war etwa das Wartpersonal sozial kaum von den Insassen geschieden. Viele Siechenknechte[53] und -mägde erlangten nach Ende ihrer Tätigkeit den Status von Insassen. Dieses hohe Maß an Verflechtung von Personal und Insassen und die dadurch entstandenen Hierarchieprobleme lassen auch eine hohe Konkurrenz von offizieller Hierarchie und inoffiziellem Machtgefüge, von Norm und Praxis im Spital erkennen. Die in den Instruktionen und Hausordnungen vehement geforderte Kontrolle (etwa die Überwachung der Schlüsselgewalt) im Spital war daher nur schwierig zu bewerkstelligen. Mitunter zeichnet sich eine Koalition von Personal und Insassen gegenüber der geistlichen, weltlichen und medizinischen Leitung der Anstalten als Schreckgespenst der Anstaltsleitungen ab, weshalb Dienstinstruktionen immer wieder die soziale und emotionale Distanz zu den Verpflegten/Verwahrten einmahnen. Erst in der zweiten Hälfte des 19. Jahrhunderts fiel die Verpflichtung zur Mitarbeit am „gemeinsamen Haus“ allmählich weg – das bis heute wirkmächtige Bild des auf der Bank sitzenden Alten im Versorgungsheim begann sich zu entwickeln[54].

Das Personal der Spitäler war hierarchisiert, wenn auch diese Hierarchien in den Instruktionen nicht immer im Detail sichtbar werden, weil meist nur der „Kopf“ einer Organisationseinheit angesprochen wird: beispielsweise der Meier (mit seinem „namenlosen“ Gesinde), der Wundarzt (mit den „namenlosen“ Bindgesellen) usw. In den Instruktionen wird diese Hierarchie im Sinne einer Elitenkonzeption[55] an der Bezeichnung „Offizier“[56]

53 Werfring, Pestlazarette 377–393.

54 Am Beispiel von Max Liebermann Cole–Edward, Das 19. Jahrhundert, hier 231. Zur Entwicklung Scheutz, Chronos 76–113.

55 Scheutz, Städtische Eliten.

56 Siehe die Registereinträge bei Wührer–Scheutz, Zu Diensten 1231.

oder „Offiziant"[57] begrifflich deutlich. Als Offizianten – hergeleitet vom mittelhochdeutschen Wort „official" – werden Amtleute und Bediente bezeichnet, welche „dieses oder jenes Obrigkeitliches"[58] darstellen und in einem „gewissen Amte oder Bedienung"[59] stehen. Schon in der richtungsweisenden Spitalordnung für das Wiener Hofspital von 1632 wird beispielsweise vom *arzt, caplän unnd all ander officier* gesprochen, danach werden die untergeordneten *dienner unnd diennerin* als „Nicht-Offiziere" pauschal erwähnt. Als Offiziere in den Hofspitälern bzw. in den größeren Spitälern wurden die Kapläne, die Wundärzte, der Siechenmeister und die Siechenmeisterin, der Zuchtmeister, der Einkäufer, der Zuschroter/Fleischhacker, die Köchin, der Kellerer, der Pfister/Bäcker, der Kastner, der Meier und die Wagenknechte bezeichnet[60]. Häufiger findet sich in Spitalordnungen und Instruktion auch die Wendung *officer oder gesind*[61] oder die Dienstboten werden von den *officier*[n][62] geschieden. Mitunter gelangt in den normativen Texten der österreichischen Spitäler auch der Begriff des „Unteroffiziers"[63] zur Anwendung. Auf der Ebene der kleineren Spitäler werden meist die wenigen Funktionsträger wie Spitalmeier oder Küchenmeisterin als Funktionseliten angesprochen. In der Regel mussten der Spitalmeister und der Superintendent eines Spitals bei der Aufnahme der Offiziere zustimmen; diese Funktionsträger wurden auch vereidigt und bei Amtsantritt mit einem Inventar ihres Funktionsbereiches versehen. Bei den einfachen, mitunter leseunkundigen Bediensteten wie dem Gesinde des Meiers oder den Zuarbeitern der Köchin scheint dagegen keine Vereidigung üblich gewesen zu sein.

Als Mittel der Gemeinschaftsbildung kam der Tischgemeinschaft große reale, aber auch symbolische Bedeutung innerhalb der täglichen Rituale von Institutionen zu[64]. Die regelmäßige Teilnahme an einer Mahlzeit an einem bestimmten Tisch hierarchisierte das Personal von Institutionen in verschiedenen Tischgemeinschaften bzw. „Kompagnien" und schloss andere Teile des Personals für die Öffentlichkeit der Institution sichtbar von dieser Gruppe aus. Soziale Hierarchie und Distanz zum einen, zum andern eine Einigkeit demonstrierende Tischgemeinschaft zeigen das labile Gleichgewicht der Kräfte im Spital. Ähnlich der Hofgesellschaft, wo sich eine Trennung von Herrschaft und Gesinde seit dem Mittelalter festschrieb, wurde auch in Institutionen weniger das Zeremoniell, als die Zugehörigkeit zu einem bestimmten Tisch und zu einer bestimmten Qualität an Versorgung (Wein, Essen, Fleisch etc.) in den Instruktionen festgeschrieben. Die Tischgemeinschaft drückte auch die Stellung im Arbeitsprozess und die Höhe des Gehalts aus. Der Sitz an einem bestimmten Tisch war eine Art Zensur für wichtige und weniger wichtige Arbeitsbereiche. Die großen Spitäler wie das Wiener Kaiserspital und das Wiener Bürgerspital verfügten über eine hochdifferenzierte Personalstruktur, die sich auch in einer hierarchisierten Tischgemeinschaft niederschlug. Vor allem größere Spitäler verfügten über eigene

57 Blessing, Amt und Würden 25; Art. „Officianten", Zedler, Universal-Lexicon 25 Sp. 920.

58 Art. „Stadt-Officianten", Zedler, Universal-Lexicon 39 Sp. 817.

59 Art. „Hospital", Zedler, Universal-Lexicon 25 Sp. 920.

60 Scheutz–Weiss, Spital als Lebensform 462 [5], 464 [15] (Hofspital Wien 1632); siehe ebd. 937 (Bürgerspital Wien 1649): *Instruction an den spitlmaister der burgerspital und dessen untergebene officier*; ebd. 1043 [15] (Bürgerspital Wien 1709): *mit dennen officiern (als ambtschreiber, oberkellner und schaffer)*.

61 Ebd. 939 (Bürgerspital Wien 1649).

62 Ebd. 997 [8] (Bürgerspital Wien 1703): *Über der andern dienstbotten unndt officier fleisch* […]; ebd. 1001 [6] (Bürgerspital Wien 1706): *vor die officier unndt bediente*.

63 Ebd. 469 [41] (Hofspital Wien 1632): *die undern officier*; ebd. 1059–1060 [3] [4] (Zuchthaus Wien 1788): *unterofficier*.

64 Gestrich, Tischgemeinschaft.

„Tafelstuben"[65] und eine „Meierstube". In einigen Instruktionen findet sich neben dem Gehalt auch die Zusicherung, dass der Amtsträger *benebens die kosst in der ambtstuben an der officier tisch*[66] oder *hat er die cost am andern officiertisch*[67]. Die Offizier-Tafeln befanden sich etwa für das Wiener Bürgerspital in der Amtsstube oder in der Tafelstube. Neben den Insassen, die idealiter nach Geschlechtern getrennt in der Frauen- und Männerstube des Spitals[68] verköstigt wurden, lassen sich beispielsweise fünf verschiedene Tischgemeinschaften im Wiener Kaiserspital absondern[69]: (1) Der Spitalmeister des Wiener Kaiserspitals aß nach der Spitalordnung von 1551 gemeinsam mit seiner Frau, den beiden Kaplänen, dem Siechenmeister und dem Schaffer an einem Tisch[70]. (2) Eine zweite Tafel bildeten der Koch, der Kellerer, der Zuschroter, der Pfister und die Gesellen des Siechenmeisters. (3) Die Siechenmeisterin aß mit ihren Dienern in der Frauenstube (*weiber stuben*). (4) Die für die Waisenkinder zuständige Zuchtmeisterin und ihre Diener aßen mit den Waisenkindern gemeinsam. (5) Ebenso speiste der Meier mit seinem *undergeben gesindl* in der Meierstube des Spitals. Auch die ausgeschenkten Weinsorten wurden genau nach der sozialen Hierarchie der Arbeitsordnung vergeben[71]. So erhielten der Spitalmeister und seine Tischgemeinschaft (*officier*) Wein aus einem eigenen Fass; ein zweites Fass mit schlechterem Wein[72] stand den Dienstboten *für die armen* zur Verfügung und ein drittes Weinfass war den Spitalinsassen gewidmet. An der Tafel des Spitalmeisters gab es die besten Speisen, so wurden beispielsweise an des *spittlmaisters tafl allain semel verspeist*[73]. Mitunter gebührte *dem spittlmayr und seiner tafl* zusätzlich Bier[74] und zu Feiertagen bestimmte Fleisch- und Fischdeputate. Im Wiener Bürgerspital wurde etwa der Oberweingartenknecht am dritten Tisch der Tafelstube des Spitalmeisters abgespeist[75]. Der Oberkellerer des Spitals erhielt dagegen 1715 seine Kost am Offiziertisch der Tafelstube[76].

Die Besoldung in den Spitälern orientierte sich an den Tätigkeitsfeldern, aber auch am Geschlecht – mit Ausnahme der Hebamme für das Wiener Bürgerspital finden sich nur männliche Funktionsträger, die ihr Gehalt auch für die Tätigkeit ihrer Frauen erhielten. Die Instruktionen erlauben Aussagen über die Einkommensstruktur der Funktionsträger, wenn auch hier meist nur die pekuniäre Besoldung und fallweise die Akzidentien und Naturalbezüge genannt werden. Häufig findet sich als Einleitungsfloskel, dass der Funktionsträger seinen Lohn bei Gott zu suchen habe und erst dann folgt das weltliche Äquivalent. Der Amtsträger hatte *zu forderist die belohnung von Gott, von der obrigkeit aber ferrere promotion zu hoffen*[77]. Meist wurde textlich die Lohnsequenz der Instruktionen

---

65 Scheutz–Weiss, Spital als Lebensform 638 [1] (Herrschaftsspital Spittal 1654).

66 Für den Spitalpfister des Wiener Bürgerspitals ebd. 1000 [15] (Bürgerspital Wien 1714).

67 Für den Hofbinder ebd. 1009 [10] (Bürgerspital Wien 1690).

68 Siehe etwa für Freistadt: *derowegen er in ermelte stuben lange täfel machen lassen, das die mannßpersohnen nacheinander, die weibs persohnen auch nacheinander, es weren dann ain par ehevolckh darunder, sizn thuen*; ebd. 776 [3] (Bürgerspital Freistadt 1635).

69 Ebd. 398 [64–68] (Hofspital Wien 1551).

70 Ebd. 449 [78] (Hofspital Wien 1568); ebd. 484 [107–111] (Hofspital Wien 1632). In der Spitalordnung von 1568 bzw. 1632 kam der Gegenschreiber zu dieser Tafel hinzu.

71 Ebd. 466 [26] (Hofspital Wien 1632).

72 Am Beispiel des Weinkonsum im Stift Lambach im 18. Jh. Schwendinger, Zu Gast.

73 Scheutz–Weiss, Spital als Lebensform 468 [35] (Hofspital Wien 1632).

74 Ebd. 638 [1] (Herrschaftsspital Spittal 1654).

75 Ebd. 1038 [10] (Bürgerspital Wien 1706).

76 Ebd. 1007 [21] (Bürgerspital Wien 1715).

77 Ebd. 985 [22] (Bürgerspital Wien 1717).

mit der dualen, auf Besoldung und Verpflegung hinzielenden Formel eingeleitet, *damit er auch wisße, waß er für solche sein dienst verrichtung zur besold- und verpflegung habe*[78]. Neben der schreibenden Kontrolle der Spitäler wie dem Grund-, dem Gegenschreiber und dem Küchenmeister schienen im Wiener Bürgerspital vor allem die Hausverwalter und die akademisch ausgebildeten Ärzte als Spitzenverdiener (300 bis 750 fl.) auf. Von diesen hohen Gehältern musste teilweise auch Unterpersonal bezahlt werden, wie dies am Beispiel des Braumeisters deutlich wird, der etwa den Ober-, Pfannknecht und Oberbinder bezahlen musste. Die für das Wiener Bürgerspital essentielle Bierproduktion schlug sich auf jeden Fall in hohen Gehältern für den Braumeister nieder. Im Mittelfeld des Gehaltsspektrums (100 bis 299 fl.) rangierten vor allem Tätigkeitsbereiche, die mit der landwirtschaftlichen Verwaltung des Spitals zu tun hatten: der Stadel-, der Geschirrmeier, der Schaffer und der Zehentunterhandler. In diesem Gehaltsbereich war auch die unmittelbare Versorgung des Spitals angesiedelt: der für den Wein zuständige Kellerer und der Fleischhauer. Noch gut bezahlt erscheinen auch der Apotheker des Spitals (Provisor) und der für die Versorgung der Kirche zuständige Mesner. Am schlechtesten entlohnt unter den Führungskräften des Spitals (unter 100 fl.) waren die arbeitenden Kräfte, die mit der Weinproduktion (Weingartenknechte), mit der Forst- und Landwirtschaft (Förster, Krautbauer), mit der Herstellung von versorgungsrelevanten Produkten (Hofbinder) und mit der Krankenpflege der Insassen (Siechen-, Lazarettvater) beschäftigt waren. Nur mehr wenige Verwaltungsämter (wie Kastner, Schaffer) finden sich in dem Gehaltsbereich. Mitunter wurden in diesem Gehaltssegment auch Funktionsträger angesiedelt, die mit einem Wartgeld (Hebamme) oder mit einem „Akkordlohn" (etwa Totenbeschreiber) bezahlt wurden. Diese Funktionsträger bekamen anlassbezogen pro Dienstverrichtung eine Entschädigung.

Nahezu alle Funktionsträger im Wiener Bürgerspital erhielten – zumindest nach der Evidenz der Instruktionen (Tabelle 16, S. 298–300) – neben den Geldbezügen weitere Gehaltsbestandteile wie freie Wohnung sowie Brot und Kost im Spital, dazu etwa an Fleischtagen Rindfleisch und Brennholz sowie Kerzengeld. In manchen Instruktionen werden auch noch Unterbeamte angeführt, die teilweise vom Gehalt des Oberbeamten bezahlt werden mussten. Auch für die österreichischen Spitäler gilt deshalb: „Sowohl wegen der nicht zu berechnenden Höhe der mobilen Einkünfte als auch wegen der Naturalleistungen ist es nicht möglich, konkrete Aussagen über die Höhe der Bestallungen zu treffen"[79]. Im Laufe des 18. Jahrhunderts wurden die Akzidentien wie Kost, Wohnung, Kerzen, Salz etc. vermehrt durch eine fixe Besoldung ersetzt[80]. Deutlich wird dies etwa, wenn man die Besoldung des Gegenschreibers von 1712 und des nur mehr in Geld besoldeten Kontributionskollektanten vergleicht.

---

[78] Ebd. 985 [22] (Bürgerspital Wien 1717).

[79] Blessing, Amt und Würden 256.

[80] Als gutes Beispiel dafür dient die Instruktion für den neuen Stadelmeier und Geschirrmeister des Wiener Bürgerspitals, Scheutz–Weiss, Spital als Lebensform 1030 [12] (Bürgerspital Wien 1720): *So hatte vormahls ein stadlmayr für alle dißе seine diensts verrichtungen zur jähr(lichen) besoldtung 40 fl. und 18 fl. weingeldt, dann zur kost für sich und sein weib an fleischtägen 2 lb. rindtfleisch; zu Osstern, Pfingsten, Weyhnächten, Fasching und Martini jedes mahls 2 lb. brättl, täg(lich) 2 baar starkhes brodt, wochent(lich) ½ lb. schmalz, 3 mahl krauth und rueben, jähr(lich) 6 achtl salz, 2 mezen semmelmeel, 1 mezen arbes, 1 mezen linnß, 1 mezen prein, 12 lb. gärnene inßleth körzen, brennholz die notturfft; 120 stuckh khörrbößen, und in der Fasten 3 scheitterstokh fisch und 9 häring zum genuß gehabt, für all obiges aber ist bey der von einem löb(lichen) stattrath jüngst gemachten neuen spitals würthschaffts einrichtung einem stadlmayr jähr(lich) 150 fl. in geldt außgeworffen worden, bey welchen es auch in so lang, alß es einem löb(lichen) stattrath beliebig seyn wirdt, sein verbleiben haben.*

Tabelle 16: Gehalt und Gehaltsbestandteile einzelner Funktionsträger im Wiener Bürgerspital im 17. und 18. Jahrhundert

Funktion	Geld	Zusätze	Unterpersonal
Grundschreiberadjunkt (1728) [SW 1047]	750 fl.	Wohnung; 30 fl., Kerzen	–
Braumeister (1710) [SW 1026]	600 fl.	Kost, Licht, Holz, Anteile von jeder Bierbrauung	Oberknecht 16 fl., 2 Pfannknechte à 14 fl., Oberbinder und andere Brauknechte à 13 fl., Unterbinder und Mühlratz à 11 fl., Oberknecht (Leopoldstadt, St. Marx) 12 fl., andere Brau-, Pfannknecht, Binder à 11 fl.
Hauspfleger (Wien II) (1709) [SW 1017]	500 fl.	an Fleischt. Rindf; tägl. Brot, 12 Eimer Offizierswein/Jahr, Salz, Holz, Kerzen	–
Gegenschreiber (1712) [SW 1049]	500 fl.	Wohnung; 12 Eimer Offizierswein/Jahr, tägl. Brot, tägl. Rindf, an So. Kalb, best. Speisen zu Fasttagen, Salz; Kerzen, Brennholz	–
Kontributionskollektant (1780) [SW 1053]	400 fl.	–	–
Arzt Bäckenhäusel (1720) [SW 960]	475 fl.	Wohnung; Brennholz	Besoldung und Verköstigung des Bindknechtes
Kantor (1722) [SW 954]	450 fl.	–	Verköstigung der 4 Musikanten, Kleidung für den Diskantisten
Obersiechenvater St. Marx (1715) [SW 991]	400 fl.	Kerzen, Brennholz	–
Zehenthandler (1712) [SW 1055]	200 fl. und 120 fl. (Reise, Rechnungen)	Tischwein des Spitalmeisters, tägl. Brot, an Fleischt. Rindf, Salz; Kerzen, Brennholz	–
Kuchelmeister und Schaffer (1718) [SW 994]	300 fl.	Wohnung, Kost	–

Funktion	Geld	Zusätze	Unterpersonal
Hauspfleger St. Marx (1706) [SW 950]	300 fl. und 20 fl. (Kastenverw.)	Wohnung für Familie; an Fleischt. Rindf, tägl. Brot; jährlich 12 Eimer Tischwein des Spitalmeisters, Salz; Kerzen, Brennholz	–
Arzt Bürgerspital (1713) [SW 956]	250 fl.	Wohnung; Kost	–
Provisor (1707) [SW 971f.]	200 fl.	Provisor und Gesellen tägl. Offizierswein; Laborant und Dienstmagd tägl. „normaler" Wein; tägl. Brot, best. Speisen und Kostgeld für Unterpers., Salz, Kerzen	3 Gesellen (zusätzlich à 50 fl. Gehalt), Laborant 20 fl., Dienstmensch 15 fl.
Bierschreiber (1709) [SW 1022]	200 fl.	Heizung, Licht, Wohnung aus der Besoldung	–
Stadelmeier und Geschirrmeister (1720) [SW 1030]	150 fl.	Akzidentien	Adjunkt 55 fl.
Schaffer (1737) [SW 1033]	150 fl.	Wohnung	–
Zehentunterhandler (1713) [SW 1056]	150 fl.	–	–
Oberkellerer (1715) [SW 1007]	105 fl. (seit 1706)	Kost am Offizierstisch der Tafelstube	–
Mesner St. Clara (1712) [SW 951f.]	100 fl.	tägl. Rindf und 1½ Maß Offizierswein; Kerzen, Brennholz	–
Arzt St. Marx (1707) [SW 957f.]	100 fl.	Wohnung; Kost für ihn und Bindknecht für 220 fl., zur Kurzeit Tischwein des Spitalmeisters, Salz; Kerzen, Brennholz	Bindknecht wöch. 36 xr.
Fleischhauer (1703) [SW 998]	100 fl.	tägl. Tischwein vom Spitalmeister, tägl. Brot, tägl. Rindf auch für Knecht, best. Speisen, Salz etc.; Kerzen	Rindf für sich und den Knecht, Schmalz, Kraut und Rüben, Salz, Mehl, Gries und andere Viktualien
Remanenzer (1709) [SW 1043]	100 fl.	Kost, tägl. Offizierswein,	–
Siechenvater Bäckenhäusel (1714) [SW 981]	wöch. 1 fl. 45 xr. (Frau als Köchin)	tägl. Brot, Offizierswein, an Fleischt. Rindf, best. Speisen, Salz; Kerzen, Brennholz	–
Siechenvater Klagbaum (1717) [SW 985]	wöch. 1 fl. 30 xr.	Kost, Offizierswein zu Festen, Salz, Semmelmehl	zwei Dienstboten

Funktion	Geld	Zusätze	Unterpersonal
Oberweingartenknecht (1706) [SW 1038]	75 fl.	Kost am 3. Tisch, tägl. Brot, zur Ernte tägl. Gesindewein, Salz; Kerzen	–
Unterweingarten-knecht (1709) [SW 1039]	75 fl.	Kost am 3. Tisch, tägl. Brot, zur Ernte tägl. Gesindewein, Salz; Kerzen	–
Totenbeschauer (1690) [SW 968]	70 fl. Wartgeld, 15 xr./ Toter	–	–
Siechenvater Bürger-spital (1670) [SW 975]	60 fl.	Kost für sich, Frau und Dienst-boten	–
Schaffer (1706) [SW 1003]	58 fl.	Kost am Offizierstisch	–
Stadelschreiber s. d. [SW 1035]	wöch. 1 fl./Ernte-zeit	–	Anm. Grundgehalt und Erntelohn
Hofbinder (1690) [SW 1009]	50 fl.	Kost am Offizierstisch	–
Geschirrmeier (1692) [SW 1014]	50 fl. und 10 fl. für Dienst-magd	Wohnung, Kost, tägl. Gesin-dewein, tägl. Brod, an Fleischt. Rindf, best. Speisen; Kerzen, Brennholz	Dienstmagd 10 fl.
Förster (1693) [SW 1040]	50 fl.	–	–
Hebamme St. Marx (1719) [SW 966]	10 fl. Wartgeld, pro Ge-burt 24 xr.	Liegestätte; Kost (doppelte Ar-menportion)	–
Lazarettvater (1658) [SW 978]	30 fl.	Wohnung; Kost	–
Kastner (1687) [SW 1011]	30 fl.	Kost am Offizierstisch/Amtsstube	–
Krautbauer (1655) [SW 995]	10 fl.	Kost	–

Quelle: Scheutz–Weiss, Spital als Lebensform, hier gekürzt SW und Seitenzahl; best. = bestimmte, Fleischt. = Fleischtage/n, Rindf = Rindfleisch, So. = Sonntag, tägl. = täglich, -pers. = -personal, verw. = -verwaltung, wöch. = wöchentlich.

4.4.1 Differenzierte Tätigkeitsfelder in Einzelporträts

Die Tätigkeitsfelder des Personals in österreichischen Spitälern lassen sich nur mit Mühe bestimmen. Lediglich Instruktionen und fallweise Spitalrechnungen erlauben Einblicke, wobei die Instruktionen ein idealtypisches Bild vermitteln. Meist sind die Instruktionen für eine gehobene Funktionsgruppe innerhalb des Spitals ausgestellt. Lediglich die höheren Positionen erhielten hier gezielte Anweisungen, das „Gesinde", also die unmittelbaren Mitarbeiter von höheren Funktionsträgern, werden nicht erfasst. Die Instruktionen lassen wenige Rückschlüsse auf das Norm-Praxis-Gefälle zu, die Tätigkeitsfelder des Personals waren zudem hoch verschränkt, was in der Praxis sicherlich zu Schwierigkeiten der Kompetenzabgrenzung geführt haben muss. Im Folgenden wurde versucht idealtypisch und die Arbeitsgebiete in den großen österreichischen Spitäler modellierend die Tätigkeitsfelder neben den „Hausvätern"/„-müttern" in acht Bereiche zu unterteilen: (1) die schreibende Kontrolle der Hauswirtschaft (Gegen-, Spital-, Grund-, Stadelschreiber, Remanenzer, Zehenthandler und Getreidekurrent, Bierschreiber), (2) die Vorratswirtschaft und deren Kontrolle (Kastner, Schaffer, Kellerer, Stadelmeier, Hofbinder, Krautbauer), (3) die landwirtschaftliche Hausversorgung (Meier und Gesinde, Weingartenknecht, Förster), (4) der Sperrdienst im Haus (Torwärter), (5) die Versorgung von Insassen und Personal (Einkäufer, Zuschroter/Fleischhacker, Koch und Köchin, Küchenmeister, Bäcker), (6) die Pflege im Haus (Krankenwärter, Siechenmeister, Aufwärter, Zuchtmeisterin für Waisenkinder), (7) Seelsorge (Geistlicher, Mesner), (8) Medizinalpersonal (akademische Ärzte, Chirurg/Wundarzt, Provisor/Apotheker, Bader/Barbiere, Hebamme). Die enge Verschränkung von Personal und Insassen wird dann noch im Tätigkeitsfeld der Stubenväter/-mütter deutlich, wo Insassen Funktionen der Spitalverwaltung übernahmen und dafür auch entlohnt wurden.

4.4.2 Hausvater und -mutter bzw. Verwalter des Hauses – ein Spitalmeister im Kleinen

Vor allem kleinere Spitäler (etwa Armen-, Blatter-, Bruderhäuser) oder Untereinheiten eines größeren Spitalverbandes verfügten über Hausväter und -mütter, welche als ordnende Aufsicht das Hausregime (Ordnung, kirchliche Abläufe) im Sinne eines „kleinen Spitalmeisters" zu führen hatten und keine wirtschaftlichen Agenden besaßen[81]. Mitunter wurde der Hausvater/die Hausmutter bei kleineren Spitälern aus der Schar der Bewohner des Spitals gewählt, größere Spitäler institutionalisierten dieses Amt als eine Art Hausverwalter, inhaltlich ergaben sich dadurch Überschneidungen zum Amt des Spitalmeisters. In den Tiroler Versorgungshäusern des 19. Jahrhunderts wird beispielsweise die im Haus wohnende Hausmutter als *Wirthschäfterinn*[82] angesprochen. Zu allererst *würdet der ihnen Armen zugestellte Hauß-Vater und seine Ehe-Würthin bey denen gesambten Armen vor allen beständig und darob seyn / damit keine Strittigkeiten / Zanck / Neyd / und Hader / als ein Zunder mehreren Unheyls zwischen ihnen entstehe*[83]. Der Hausvater sollte *guetts für- unnd auffsechen halten, das ein jedes auf das wennigist mit einnem petter oder roßenkhrannz versechen sei*[84]. Weiters hatte er die Kirche rein und sauber zu halten, die Altartücher und andere Gegenstände für den Kirchenraum zu warten. Der Hausvater und seine Frau hatten im Armenhaus über

81 Als Vergleich Kröger, Armenfürsorge 507–510.

82 Scheutz–Weiss, Spital als Lebensform 528 [24] (Versorgungshäuser Tirol 1839).

83 Ebd. 666 [1] (Armenhaus Graz 1728).

84 Ebd. 579 [4] (Bruderhaus Salzburg 1619).

die kirchlichen Routinen zu wachen, etwa dass „zu allen Heiligen Zeiten" sowohl Beichte als auch Kommunion verrichtet wurden[85]. Kamen etwa im Grazer Bürgerspital neue Bewohner ins Haus, so musste der Hausvater darüber wachen, dass sie gleich beim Eintritt ins Bürgerspital die Beichte ablegten[86]. Er hatte zu garantieren, dass *die hauskhünnder, alß offt innen ein allmoßen mitgethailt würdt, sich dankhbarlich erzaigen*[87] und dass den kranken Hausbewohnern Krankenpflege zuteil wurde. Überhaupt waren die Hausmutter und -vater für die Verteilung der Arbeit im Haus verantwortlich, auch um Müßiggang zu vermeiden. Fremden Personen sollte er im Haus keinen Einlass gewähren, umgekehrt durfte niemand ohne seine Einwilligung das Haus verlassen. *Da aber sonnsten ein persohn mit todt abgehet, die etwas hinterlasßen, solle solliches vleisßig verspörrt werden, durch den haußvatter unnd biß auf des siechenmaisters bevelch also verbleiben*[88]. Bei der Öffnung der Sammelbüchsen war der Hausvater gemeinsam mit anderen Bediensteten des Spitals anwesend.

An die Hausmütter wurden umfangreiche Anforderungen gestellt. *Wirthschäfterinn, oder Hausmutter, soll eine gesunde, redliche und arbeitsame, in den gewöhnlichen weiblichen Beschäftigungen, Spinnen, Nähen, Stricken wohl erfahrene Weibsperson von mittlern Jahren sein, die eine ordentliche Köchinn ist, Reinlichkeit liebt, und weder dem Trunke, noch dem Zorn ergeben ist, sie soll auch fromm und gesittet sein, soll hinreichende Körperskräfte besitzen, um Altersschwachen, oder schwachen, kranken* Bewohnern *die erforderliche Pflege leisten*[89]. Die Hausmutter musste für den regelmäßigen Wechsel der Bettwäsche, die Sauberkeit im Haus und die regelmäßige Lüftung des Spitals sorgen, sie hatte etwa auch darüber zu wachen, dass sich die Insassen bei Tag nicht mit den Schuhen ins Bett legten. Vor allem für die Kranken war die Hausmutter zuständig, sie musste Arzneien verteilen, Leibstühle, Nachttöpfe, Uringläser, Spuckschalen reinigen und ähnliches mehr. *Sie hat den Pfründnern und andern Verpflegten im Allgemeinen, ganz besonders aber allfällig in der Anstalt befindlichen Irr- und Blödsinnigen auf eine menschenfreundliche Weise zu begegnen*[90].

4.4.3 Schreibende Kontrolle der Hauswirtschaft

4.4.3.1 Gegenschreiber

Eine Kontrolleinrichtung, aber auch eine Hilfe für den Spitalmeister stellte der nahezu auf gleicher hierarchischer Ebene angesiedelte Gegenschreiber, mitunter auch als *zugebner* genannt, dar (als Beispiel eines Schreibers Abb. 59, S. 303). In der Spitalordnung des Wiener Hofspitals wurde der Superintendent 1568 durch die Funktion des Gegenschreibers ersetzt[91]. Ähnlich dem Spitalmeister hatte der Gegenschreiber *erber, verstenndig unnd eines gueten geruchs*[92] zu sein. Der Gegenschreiber *solle im spital ligen unnd wonen, da ime dann ain sonnderwares zimerl der notdurfft nach außgezaigt werden solle, unnd seinen tisch bey dem spitlmaister haben*[93].

---

85 Ebd. 667 [5] (Armenhaus Graz 1728).
86 Ebd. 674 [12] (Bürgerspital Graz 1731).
87 Ebd. 579 [8] (Bruderhaus Salzburg 1619).
88 Ebd. 580 [18] (Bruderhaus Salzburg 1619).
89 Ebd. 528 [25] (Versorgungshäuser Tirol 1839).
90 Ebd. 529 [28] (Versorgungshäuser Tirol 1839).
91 Nowotny, Wiener Hofspital 57; zum Amt Feigl, Grundherrschaft 229.
92 Scheutz–Weiss, Spital als Lebensform 435 [1] (Hofspital Wien 1568).
93 Ebd. 438 [24] (Hofspital Wien 1568); ebd. 470 [46] (Hofspital Wien 1632).

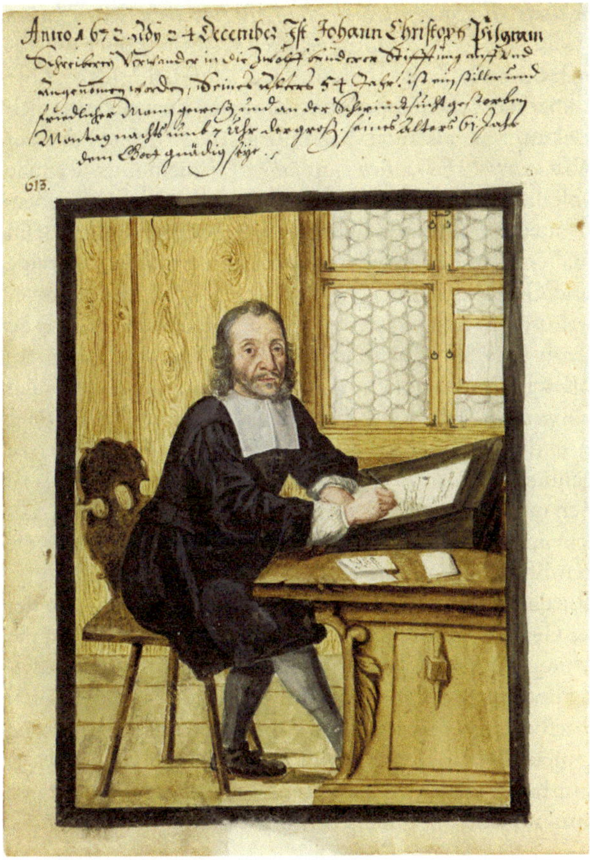

Abb. 59: Der Schreiber Johann Christoph Pilgram vor dem Schreibpult mit Feder in der Hand. Verschiedene Papiere liegen auf dem Tisch in der getäfelten Schreibstube bereit (1672), aus den Hausbüchern der Nürnberger Zwölfbrüderstiftungen (Wasser- und Temperafarben, Höhungen in Grau) (Quelle: Stadtbibliothek Nürnberg, Amb. 317b.2°, fol. 161v [Mendel II]).

In Symbiose von Spitalmeister und Gegenschreiber, gemeinsam mit der Niederösterreichischen Regierung, sollten die beiden *macht, gewalt unnd bevelch* haben, nicht nur den Kaplan, den Leibarzt, den Wundarzt und weitere wichtige Funktionsträger des Spitals, sondern auch die männlichen und weiblichen Dienstboten aufzunehmen. Der Gegenschreiber als eine Art „Zwillingsbruder des Spitalmeisters" bei der Personalführung hatte den neu aufgenommenen Bediensteten des Spitals ihre Instruktionen vorzulesen und gegebenenfalls eine Abschrift ihrer Instruktion zuzustellen[94]. Die Hebamme des Wiener Bürgerspitals war beispielsweise *mit allem gehorsamb und respect denen herrn superintendenten, spitlmaister und gegenschreiber unterworffen*[95].

In größeren Spitälern ergänzte der Gegenschreiber den Spitalmeister in vielen Bereichen bzw. fungierte als sein Stellvertreter. Alle Belange der Schriftlichkeit zählten zu seinem Tätigkeitsfeld, jeden Monat musste er etwa eine Monatsrechnung aller Ausgaben und Einnahmen des Spitals vorlegen, besonders die Küchenwirtschaft war hierbei genau zu übersehen. Weil *sich die würthschafften in dem allhiesigen burgerspital von tag zu tag vermehren, auch fast unmöglich seye, das ein spitlmaister überall nachsehen kan, als solle ihme, gegenschreiber, auch obligen, bey dem feldt, schnidt, weingarten bau, notwendigen grueben,*

94 Ebd. 436 [5] (Hofspital Wien 1568).

95 Ebd. 965 [1] (Bürgerspital Wien 1719).

wein lösen, in spitl keller, tröschen undt all übrigen würthschafften, wie sie nahmen haben mögen, nach zu sehen[96]. Direkte Kontrolle übte der Gegenschreiber sowohl über die Tätigkeiten des Spitalmeisters als auch über alle Tätigkeiten im Haus, auf den Feldern, über die Grundstücke, über die Ernte, über die Zehentablieferung usw. aus. Deshalb hatte sich der Gegenschreiber täglich sowohl am Vor- als auch Nachmittag in der Amtsstube des Spitalmeisters abzusprechen, *waß in würtschaffts sachen vorgefallen*[97], zudem musste er alle Schriftstücke gegenzeichnen. Kapitalien durften nur in Gegenwart des Gegenschreibers angelegt oder ausgegeben werden, auch alle Rechnungen hatte er gegenzuzeichnen. Beim Einkauf von Vorräten und Viktualien bzw. beim Verkauf von Lebensmitteln, Getreide und Wein sollten Spitalmeister und Gegenschreiber gemeinsam agieren. Zudem hatte er den Überblick über die Vorratshaltung im Spitalkasten, im Keller und in der Küche zu haben, die Tagzettel des Spitalschaffers hatte er abzuzeichnen. Die Gegenzeichnung des Gegenschreibers war für alle größeren Transaktionen notwendig, etwa wenn das Spital *ainige contract, obligationes undt dergleichen*[98] abschloss. Der in den größeren Hofspitälern nachweisbare Gegenschreiber hatte die Tagzettel für die Küche und den Weinkeller zu kontrollieren, aber auch ein „Gegenbuch" zu den Ausgaben und Einkünften des Spitals zu führen, das Personal zu überwachen und *allen unvleiß, unordnung und verschwendung oder unnothwendige karghait*[99] abzustellen. Besonders übertrug man dem Gegenschreiber die Aufsicht über die weiter entfernten Besitzungen – im Wiener Hofspital etwa die Grundherrschaft Wolkersdorf[100]. Die für das Spital arbeitenden Handwerker überwachte der Gegenschreiber. Täglich sollte der Gegenschreiber die Krankenzimmer begehen und die Tätigkeit des Krankenpersonals durch Augenschein, die Vorratshaltung des Wirtschaftspersonals und deren Buchführung überwachen. Beim Einkauf von Pfründnern ins Spital sollten Spitalschreiber (Gegenschreiber) und Spitalmeister immer gemeinsam anwesend sein. Der Gegenschreiber hatte gemeinsam mit dem Spitalmeister unmittelbaren Zugang zum Spitalarchiv und zum Spitalurbar[101]. Auch zur Almosenbüchse hatte er einen von zwei Schlüsseln, die nur gemeinsam mit dem Spitalmeisterschlüssel verlässlich die Schlösser der Büchse öffneten.

4.4.3.2 Spitalschreiber

Ein Spitalmeister, ohne einen fähigen, im Spital selbst wohnenden Schreiber an seiner Seite, galt nichts[102]. Seine Arbeitsräumlichkeiten bildeten gewissermaßen das Spitalamt, von dem Schriftstücke aus- und eingingen[103]. *Ainem spitlmaister ain schreiber, personnen unnd roß, sovil er zu verrichtung seines ambts nit enndtperen khann, halten, item*

[96] Ebd. 1048 [2] (Bürgerspital Wien 1712).
[97] Ebd. 1048 [8] (Bürgerspital Wien 1712).
[98] Ebd. 1048 [7] (Bürgerspital Wien 1712).
[99] Ebd. 470 [48] (Hofspital Wien 1632).
[100] Ebd. 470f. [51] (Hospital Wien 1632).
[101] Ebd. 436 [6] (Hofspital Wien 1568).
[102] Pohl-Resl, Rechnen 134; zum Ende des 15. Jahrhunderts in Hall nachweisbaren Spitalschreiber Moser, Hall 86–88; Haug, St. Katharinen-Hospital 60; Bergerhausen, Quellen 129–134, 136–146.
[103] Scheutz–Weiss, Spital als Lebensform 1029 [7] (Bürgerspital Wien 1720). Zwischen dem Gegenschreiber und dem Spitalschreiber herrschte Konkurrenz um das Schriftgut, ebd. 470 [47] (Hofspital Wien 1632): *weillen sich hievor zwischen dem gegenschreiber und des spittlmaisters zugeordneten spittlschreiber wegen stellung der schrifften bedenckhen zugetragen.*

die parschafft, traid, wein, petgewanndt, khlaider, leinen unnd wullen tuech, haußrath unnd alle varnuß, außer unnd inner spitals, mit einem ordenlichen inventaryo in sein verwarung unnd veranntwortung zuestellen[104]. Abhängig von der Größe des Spitals gab es neben dem Spitalschreiber noch weitere funktional differente Schreiber wie den Amtsschreiber, den Rentschreiber, den Stadelschreiber[105], den Totenschreiber und den Wacheschreiber. Diese Schreiber sollten alle anfallenden Schreibarbeiten, aber sicherlich auch Kontrolltätigkeiten für den Spitalmeister versehen, zudem waren sie in der internen Kommunikation des Spitals von großer Bedeutung. Der Spitalmeister erhielt in der Spitalordnung des Wiener Hofspitals 1632 einen eigenen Spitalschreiber, der *neben seinen freien tisch mit zwainzig gulden jährlichen besoldt*[106] wurde. Vor allem bei wenig schreibkundigen Spitalmeistern war die *Beigebung eines im Schreiben erfahrenen Mannes Behufs der Rechnungsabfassung*[107] notwendig. Wie stark der Spitalschreiber ins Kontrollregime des Hauses eingebunden war, wird etwa in Mühldorf deutlich, wo der Spitalschreiber die Sperre des Spitaltores am Abend bzw. dessen Öffnung am Morgen kontrollieren sollte[108]. Der Spitalschreiber überwachte, ob sich kein Fremder auf dem Spitalgelände aufhielt, übersah auf einem abendlichen Kontrollgang den sorgsamen Umgang mit Feuer und Licht und übergab dem Spitalmeister den Torschlüssel[109]. Der Spitalschreiber zählte nach seiner Kontrollbefugnis zu den spitalinternen Spitzenämtern. Dies wird etwa deutlich im Wiener Bürgerspital, wo der Amtsschreiber gemeinsam mit dem Remanenzer und anderen Beamten *nachts im sommer umb 9 uhr unndt im winter umb 8 uhr* [...] *in der kellerey, pfisterey unndt gesellenstueben visitieren gehen unndt* [danach] *dem herrn spitlmaister referieren*[110] sollte.

4.4.3.3 Grundschreiber

Größere Spitäler mit umfangreichem Grundbesitz mussten über einen eigenen Grundschreiber und einen Grundschreiberadjunkt verfügen, der *deß gesambten grundtbuechs weesen, und waß demme anhängig*[111] gewahr sein sollte. Der Grundschreiber musste sich *von dem standt deren grundtbüchern genaue nachricht einholle*[n], *insonderheit aber aller deren angehörungen, item deren außwendigen grundherrlichkheiten, welche daß spittal der zeit besizet, mit deren selben standt, gegendt und gemärchs umbstandlich sich erkundige*[n][112]. Der Grundschreiber sollte in der Grundstube des Spitals nicht nur das Grundbuch ajourieren, sondern musste auch die Grundbuchsstreitigkeiten im Sinne des Spitals möglichst erfolgreich betreiben, auch für die Waisenangelegenheiten (Testamentsabhandlungen, Publikation der Testamente, Vormundschaften) war er zuständig. Außer an Sonn- und Feiertagen hatte er das Grundbuch täglich zu *besizen*, die dort ankommenden Parteien zu empfangen, Gelder entgegenzunehmen und im Fall von Schulden etwa die Ernteerträge von Pachtgründen einzuziehen. Im Fall von Änderungen im Grundbesitz hatte er unter Einbeziehung des Spitalmeisters Einnahmen (Kaufschilling) entgegen zu nehmen, in die

---

104 Ebd. 386 [3] (Hofspital Wien 1551); ähnlich ebd. 435 [2] (Hofspital Wien 1568).
105 Ebd. 103f. (Bürgerspital Wien sine dato).
106 Ebd. 461 [2] (Hofspital Wien 1632).
107 Ebd. 526 [9] (Versorgungshäuser Tirol 1839).
108 Ebd. 561 [7] (Bürgerspital Mühldorf 1799).
109 Ebd. 1043 [15] (Bürgerspital Wien 1709).
110 Ebd. 1002 [13] (Bürgerspital Wien 1706); ähnlich ebd. 1007 [18] (Bürgerspital Wien 1715).
111 Ebd. 1044 [2] (Bürgerspital Wien 1728).
112 Ebd.

Kasse zu legen, die Gewähr an Grundstücken[113] und die Änderungen im Grundbuch zu verschriftlichen. Überhaupt scheint die Kasse des Grundschreibers eine Art Zentralkasse des Spitals gewesen zu sein, weil dort die *ambts gelder*[114] der verschiedenen Ämter in der Eisenkasse der Grundstube verwahrt wurden. Enge Berufsbeziehungen hatte der Grundschreiber mit dem für die Eintreibung von Außenständen zuständigen Remanenzer, mit dem er regelmäßig zu kooperieren hatte. Neben anderen Tätigkeiten fungierte der Grundschreiber auch als Kontrollorgan in finanziellen Angelegenheiten bei der Bierproduktion des Wiener Bürgerspitals[115]. Die Verwaltung der Strafen fiel in die Dienstobliegenheit des Grundschreibers. Falls *(wie sich öfftermallen eraignet) auf des spittals jurisdiction einige augenscheins commissionen, ausmessungen, schäzungen oder verkauff vorzunehmen weren, hat er, gruntschreiber, dises jederzeit in beysein des herren spittlmaisters und deren darzue behörigen werckhleüthen vorzunehmen und sodann dem befunt der sach gantz aufrichtig und in der billichkheit zu überlegen und denen herrn superintendenten und spittlmaistern vorzutragen; wan etwan ein hauß verkaufft oder vertauscht wird, solchen kauff oder tausch dem herrn spittlmaister anzumelden und zugleich dem kauffer oder neüen hausaigenthumber vorzustellen*[116]. Als Vertreter des Spitals hatte er bei den Taidingsversammlungen von Untertanen anwesend zu sein. Wie als Inhaber von Schreibämtern in den Spitälern musste der Grundschreiber in regelmäßigen Abständen sowohl Partikular- als auch Gesamtrechnungen legen.

4.4.3.4 Stadelschreiber

Ebenfalls zur schreibenden Kontrollgruppe der Hauswirtschaft im Spital zählte der in der Erntezeit besonders beschäftigte Stadelschreiber, der vor allem die im Stadel des Spitals ankommenden Fuhren nach Herkunft und Sorte des Erntegutes (etwa Weizen, Gerste, Hafer) verzeichnen musste. Es machte für die Spitalverwaltung einen Unterschied, ob es sich um die Ernte von den Eigengütern oder aber um Zehentgetreide handelte. Der Stadelschreiber *hatt* [...] *das bauguth sowohl alß auch dem zehent* [Zehnte] *in ein eigends darzue gewidmetes handbüechl oder register und zwar daß bauguth ganz allein, sodann aber den zehent, wie die velder gewöhnlicher massen zusamen gehöhren, von fuhr zu fuhr und von veld zu veld jedes separiter in seine rubrica einzuschreiben*[117]. Nicht nur die Fuhrleute erhielten eine Bestätigung des abgelieferten Erntegutes, sondern auch der Zehenthandler des Spitals eine Aufstellung über die eingebrachten Getreidemengen. Wenn *sodann die erndzeit und daß einführen ein ende hatt, solle er von dem eingebrachten zehent zwey gleichlauttende stadlregister nach dem inhalt des ihme von dem burger spitällerischen herrn zehenthandler behändigten formulars zuständten schreiben und hiervon eines in das spitlamt, daß andere hingegen offtbesagten burgerspitällerischen herrn zehenthandler unter sein stadlschreibers förtigung überlifern*[118].

113 Ebd. 472 [60] (Hofspital Wien 1632).
114 Ebd. 1046 [15] (Bürgerspital Wien 1728).
115 Ebd. 941 [15] (Bürgerspital Wien 1649); ebd. 1016 [10] (Bürgerspital Wien 1709).
116 Ebd. 1046 [13] (Bürgerspital Wien 1728).
117 Ebd. 1034 [3] (Bürgerspital Wien sine dato).
118 Ebd. 1034f. [6] (Bürgerspital Wien sine dato).

4.4.3.5 Remanenzer

Die Renten der großen Spitäler verwaltete ein eigenes, der Verwaltung dieser Güter gewidmetes Amt – der Remanenzer. Seine Funktion bestand darin, *alle gföhl von purckhrecht, heußer, gwölber, zünß, auch umb verlasßene weingärtten und ackher inhalt eige*[n]*s hierüber aufgerichten remanenzbuechs alles fleisßes zu sollicitiern, einzubringen und dem herrn spitlmaister zu veraitten*[119]. Die nicht bezahlten Verpflichtungen aus den Legaten und die offenen Schulden an das Spital hatte der *remanenzer mit ehisten* einzubringen und *fürohin dieselbe, es seyen hauß- oder perckhrecht, zinß, dienst oder bestandtgeldt nit mehr also anstehen lasßen*[120]. Neben der Evidenzhaltung der Außenstände des Spitals hatte er alle Stiftungen und deren ordnungsgemäße Bedienung mittels eigener Buchhaltung zu überwachen, deshalb musste er beispielsweise in Wien enge Kontakte zu den städtischen Magistraten halten, um in Erfahrung zu bringen, welche Testamente publiziert wurden. Seitens des Spitalmeisters erhielt der Remanenzer Vollmachten zur gerichtlichen Einbringung dieser Stiftungen sowie der Außenstände und führte ein eigenes Stiftungsregister. Auch die vom Spital zu bezahlenden Steuern fielen unter seine Agenden. *Ingleichen* [...], *weillen daß spital unterschidliche unterthanen hat, von denen die alljährlich außgeschriebene landts anlagen, steuern und dergleichen in das landthauß zu gewisßen terminen bezahlt werden müessen, solle er, remanenzer, aldorten die quatemberliche und andere extract erheben und bey herrn spitlmaister dran und drob sein, damit bey vermeidung des zu zehen pro cento aufraittenden interesse die bezallung zu rechter zeit gelaistet werde*[121]. Im Verzugsfall, also wenn dem Spital zugesagte Leistungen unterblieben, hatte er Exekutionsrechte. Auch die an mehreren Orten ausgestellten Sammelbüchsen des Spitals fielen als Einnahme unter sein Ressort[122]. Bei der Überstellung der Getreidesamen[123] für die Aussaat war er zur Kontrolle ebenso anwesend wie beim Anschlagen der zum Verkauf bestimmten Weinfässer[124]. Auch das vom Wiener Bürgerspital gebraute Bier kontrollierte er bezüglich der Menge und des ordnungsgemäßen Ablaufes des Verkaufes. Wurde im Spital geschlachtet, war der Remanenzer beim Abwiegen des Fleisches von Kälbern, Kühen, Ochsen und Schafen anwesend.

4.4.3.6 Zehenthandler und Getreidekurrent

Der Zehent (Zehnte) war ursprünglich der zehnte Teil des Ernteertrages eines Grundstückes und diente zur Erhaltung der Kirche (ein Drittel für den Bischof und der Rest für den Lokalklerus). Schon im Mittelalter wurde der Zehent vielfach verkauft und gelangte in weltliche Hände, sodass er als Erntezehent (jedes zehnte Kornmandl) oder als Sackzehent häufig in den Rechnungen der Grundherrschaften aufgelistet ist[125]. In größeren Spitälern findet sich ein eigener Zehenthandler zu Erntezeiten, der die im spitaleigenen Getreidespeicher einkommenden Zehenterträge verbuchen musste. Wenn im Speicher *eine fuhr, es seye baugut oder zehent ankomet, so muß derselbe alsogleich bey dem fuhrmann sich*

[119] Ebd. 1041 [2] (Bürgerspital Wien 1709).
[120] Ebd. 945 [35] (Bürgerspital Wien 1649).
[121] Ebd. 1042 [6] (Bürgerspital Wien 1709).
[122] Ebd. 983 [10] (Bürgerspital Wien 1717).
[123] Ebd. 1010 [7] (Bürgerspital Wien 1687).
[124] Ebd. 1006 [13] (Bürgerspital Wien 1715).
[125] Feigl, Grundherrschaft 179–184.

anfragen und zwar, so es bauguth, vonn welchem ackher, wann es aber ein zehent ist, auß was vor einem veld solcher gehoben worden seye, und wie sich der zehent fuhrmann nennet, worauf er ohne verweillen das eingeführte von dem waagen abwerffen laßen und selbiges von garben zu garben fleisßig abzehlen, sodann zu mändl rechnen solle[126]. Das auf den Eigengütern geerntete Getreide musste vom Zehentgetreide getrennt werden und die Ernteeinkünfte nach Grundstücken vom Stadelschreiber des Spitals verbucht werden. Aber nicht nur das Spital verbuchte die Zehenteinkünfte, sondern auch die einfahrenden Fuhrleute erhielten eine Bestätigung über die eingelieferte Getreidemenge. Tag für Tag musste er während der Erntezeit das auf spitaleigenem „Baugut" und durch Zehent gewonnene Getreide in Tagzetteln verbuchen. Die Arbeit des Zehenthandlers bestand weniger in der Verbuchung des Zehents, sondern in der Organisation der Anlieferung der Zehenterträge in das Spital. Nicht nur, dass der Zehenthandler die Felder, auf denen das Spital Rechte besaß, genau kennen musste, sondern er hatte auch Fuhrwerke aus dem Spital rechtzeitig anzufordern, die den Transport bewerkstelligen sollten[127]. Nur bei Engpässen an Fuhrwerken durfte er zusätzliche Wägen anmieten.

Für das korrekte Abführen des Getreidezehents war der Getreidezehentkurrent (Traidzehentkurrent) zuständig. Als dessen Aufsicht musste ihm der Zehenthandler alle Felder zeigen, auf denen Zehentrechte des Spitals lagen, und ihm auch die Grenzen des Grundstückes deutlich machen. Nur im abgeernteten Zustand konnte der Zehentkurrent seines Amtes walten, auch hatte er den Fuhrknechten die Destination des Spitalzehents exakt anzugeben[128]. Der Zehentkurrent musste den ausgesteckten Zehent des Spitals auf dem Ackerfeld im Sinne einer gerechten Verteilung der Ernte kontrollieren und ein Zeichen des Spitals aufstecken. *Sie sollen allezeit das laub oder gestreuß als des spitalls gewöhnliche zaichen, auf das zehente mändl mitten in das bandtsail fein, fest und tief steckhen unnd, wan etwan dasselbig durch den wind, gewild oder ungewitter umbkhert oder abgerissen oder auch die mändl zerrissen werden, widerumb über sich kheren und aufrichten*[129]. Sollte sich der zehnte Teil der Ernte nicht genau eruieren lassen, etwa weil nur mehr sechs Kornmandeln da waren, gab es eine eigene Tabelle und einen Verteilungsschlüssel, wieviele Garben der Getreidekurrent dann für das Spital als Anteil auszuzeichnen hatte. Um einen Abgleich mit der Buchführung des Spitalstadels zu ermöglichen, musste auch der Zehentkurrent jeweils einen Tagzettel legen, *darauf den tauf- unnd zuenahmen deßen, dem sie außgestekht, die mass oder grösse des ackhers, die gattung des traidts, die völlige fexung, darnach wievil sie mändl unnd garben darvon im zehent genomben, notieren unnd solche zetl alle tag oder umb den andern und driten tag, wan es der zehenthandler fordern oder begehrn wird, einraichen*[130].

Der Zehenthandler und seine Mitarbeiter (Zehentunterhandler) waren aber nicht nur für den Getreidezehent, sondern auch für den Weinzehent zuständig, was aufgrund der dislozierten Weingüter mit Schwierigkeiten behaftet war. Der Zehentwein scheint vor allem verkauft worden zu sein, was sich durch die administrativen Umstände erklärt: *wie nicht weniger nach dem lesen in denen in gebürg ligenten dorffschafften die gewöhnliche keller beschreibung fürzunemben, so dan in ambt daß zehent geföhl der bißhero*

126 Scheutz–Weiss, Spital als Lebensform 1034 [2] (Bürgerspital Wien sine dato).
127 Ebd. 1054 [8] (Bürgerspital Wien 1712).
128 Ebd. 1051 [14] (Bürgerspital Wien 1659).
129 Ebd. 1050 [6] (Bürgerspital Wien 1659).
130 Ebd. 1050f. [10] (Bürgerspital Wien 1659).

observirten ordnung nach zu handlen, einzubringen, und die gelder in die gewöhnliche cassa zu legen[131].

4.4.3.7 Bierschreiber und Brauwirtschaft

Das Wiener Bürgerspital wies eine Besonderheit auf, weil es seit dem Mittelalter über das Recht des Bierbrauens und seit 1432 auch über das Recht, selbstgebrautes und zugekauftes Bier auszuschenken, verfügte. Das Wiener Bürgerspital besaß deshalb drei Brauhäuser: eines in der Stadt (im Bürgerspital), eines in St. Marx und eines in der Leopoldstadt. Bedeutende Mengen an Bier verließen jährlich das Haus, so braute das Bürgerspital in den 1590er Jahren 5.–6.000 Hektoliter Bier pro Jahr[132]. Der für den Spitalmeister uneinsichtige, weil räumlich und organisatorisch aufwändige Prozess des Bierbrauens wurde deshalb von eigenen Bierschreibern kontrolliert, die mit der Aufsicht über die jeweiligen Hauspfleger der Spitalbrauereien[133], die Braumeister[134] und die Bierverwalter[135] zuständig waren. Besonderes Augenmerk hatte der Bierschreiber über den Ablauf der Bierproduktion und über den rechtzeitigen Nachschub walten zu lassen, *damit dieselben zu rechter weil und zeit zu des spitals nuzen auf vorhergehentes anzaigen der herren superintendenten und spitlmaister mit waizen und gersten versehen, absonderlich aber dahin befleisßen, daß sowohl den waiz als gerstenmalz zu seiner gueten und ordentlichen zeit (ausßer der grossen hiz) gemelzt und ein gueter vorrath zusamben gebracht werde*[136]. Die Bestellung von Getreide, Holz und Bierfässern gehörten zu einer der Hauptagenden des Bierschreibers. Monatlich hatte er eine Abrechnung vorzulegen, wieviel Bier im jeweiligen Brauhaus gebraut worden war. Die Kontrolle des aus dem Brauhaus ausgelieferten Biers verlangte eine lange tägliche Arbeitszeit, der Bierschreiber sollte jeden Tag, auch an Sonn- und Feiertagen, von sechs Uhr früh bis neun Uhr am Abend im Brauhaus anwesend sein. Es musste *alles aufßführend oder abtragende bier ordentlich abgezehlt und aufgeschriben*[137] werden, zudem hatten die auf dem Bier lastenden Abgaben über Register verschriftlicht zu werden. Die Ausfuhr des Bieres durfte nur aus einem bestimmten Tor des Brauhauses erfolgen, was der Bierschreiber zu überwachen hatte. Unvermutet hatte er zudem den Bierkeller des Brauhauses in Absprache mit dem Hauspfleger zu visitieren und den vorfindlichen Bierbestand zu protokollieren.

Der Hauspfleger der Wiener Brauhäuser wachte über die häusliche Braueinrichtung und vor allem darüber, dass *dasßelbe wohl versehen seye, undt mit aller nothwendigkheit von waitz, gersten, hopffen, holtz und preugeschier zu rechter zeith versehen werde, was nun etwan in körnern in ainer nahmhafften quantität zu erkauffen und von ainer considerablen importanz ist, solches solle jederzeit mit vorwisßen der herrn superintendenten und spitlmaisters beschechen*[138]. Die Handwerker im Haus hatte er zu überwachen und mit den Braumeistern im Haus eng zusammenzuarbeiten, ohne sich allerdings in die Brauvorgänge explizit einzumischen. Erst nach dem Brauen setzten die Visierungsvorgänge des Hauspflegers ein,

131 Ebd. 1054 [3] (Bürgerspital Wien 1712).
132 Ebd. 282f. (Bürgerspital Wien).
133 Ebd. 1017–1020 (Bürgerspital Wien 1653).
134 Ebd. 1022–1027 (Bürgerspital Wien 1710).
135 Ebd. 1015–1017 (Bürgerspital Wien 1709).
136 Ebd. 941 [15] (Bürgerspital Wien 1649).
137 Ebd. 1020 [5] (Bürgerspital Wien 1709).
138 Ebd. 1015 [2] (Bürgerspital Wien 1709).

der die Menge des gebrauten Bieres zu kontrollieren hatte. Auch durfte der Braumeister sein Personal nur nach Rücksprache mit dem Hauspfleger aufnehmen, wie er die Rechnungsführung des Braumeisters durch eigene Rechnungsführung zu hinterfragen hatte. Mit den Abfällen der Bierproduktion im Brauhau wurde auch Vieh gemästet, sodass der Hauspfleger auch die Arbeitsleistung des Hausmeiers und des im Haus angestellten Gärtners zu übersehen hatte. Besonderes Augenmerk hatte er auf Feuer und Licht sowie auf die Herdstellen und Rauchfänge im Brauhaus zu legen, weil immer wieder Stadtbrände von den Brauhäusern ihren Ausgang fanden.

Unmittelbar mit der Bierproduktion betraut waren der Braumeister und die Brauknechte, denen nicht nur besondere Sauberkeit und sorgsamer Umgang mit dem Feuer, sondern auch die „gute Ordnung“ im Haus aufgetragen war. Der Hauptfokus lag auf der Verarbeitung der angelieferten Ware. Obwohl *alle preu requisiten von köhrnern, hopffen, brennholz, bierväsßl, geschier, körzen, undt dergleichen durch die bierschreiber oder haußpfleger erkhaufft undt beygeschafft werden, so haben doch die preumaister darob zu sein undt die errinderung zu thuen, damit daß preuhauß zu rechter zeit mit derley nothwendigkeiten versehen werde*[139]. Beim Ankauf der Bierzutaten (Getreide, Gerste und Hopfen) hatte der Braumeister anwesend zu sein, auch um die Qualität der Ware prüfen zu können. Das Malzen von Weizen und Gerste erfolgte durch die Brauknechte, das noch unverarbeitete Getreide und der Hopfen selbst wurden vom Braumeister verwahrt. Um Unterschlagung zu verhindern, wurde die Menge der Zutaten pro Brauvorgang genau in den Instruktionen festgelegt. Die Braumeister hatten beispielsweise zu kontrolllieren, dass von *ainer preu weiß gemain bier neben 7 lb. hopffen 30 gegupffte Wienner mezen waizen malz pasßieret seyn, den gusß von diesen bier sollen sie jedesmahls zum geringsten auff 50 oder 51 emer führen*[140]. Den Verkauf des gebrauten Biers übernahmen die Braumeister durch die sog. Bierversilberer selbst, *undt zwar vor allen die bürgerlichen bierleuthgeb häußer nach notturfftt zu versehen, daß übrige aber denen partheuen, so sich hierumben anmelden, nach der gewöhnlichen sazung hinauß zu geben undt zu verkhauffen*[141]. Auch die Bierfässer wie auch das in großen Mengen erforderliche Brennholz standen unter der Verwaltung des Braumeisters. Das durch den Bierverkauf eingenommene Geld hatten die Braumeister wiederum dem Bierschreiber und dem Hauspfleger zu überantworten. Man könnte bei der Bierproduktion von einem eigenständigen Betrieb innerhalb des Spitalkomplexes sprechen.

4.4.4 Vorratswirtschaft und Kontrolle

4.4.4.1 Kastner

„Kasten wird an einigen Orten ein Getraid-Boden, Korn-Schütte, oder Korn=Speicher genennet, darauf man das Getraid im Vorrath zu schütten pfleget“[142]. Der nur in größeren Spitälern als eigener Funktionsträger ausgewiesene Kastner hatte *daß getraydt, so beym spitall eingehet, es seye gleich aigen paugueth, zehennt, bestanndt oder erkhaufft, inn sein treüe verwahrung auf dem spitalls cassten zu übernehmen, daselbst gebührennder masßen zu pflegen und, so offt es vonnöhten, umbschlagen zulassen, damit es nit vonn wippeln*

139 Ebd. 1023 [5] (Bürgerspital Wien 1710).
140 Ebd. 1024 [9.1] (Bürgerspital Wien 1710).
141 Ebd. 1025 [11] (Bürgerspital Wien 1710).
142 Art. „Kasten“, Zedler, Universal-Lexicon 15 Sp. 233.

angriffen werde oder sonnst schaden nembe unnd verderbe[143]. Auch die Qualität des von den Grundpächtern gezinsten Getreides überwachte der Kastner. Er sollte das eingelieferte Getreide genau kontrollieren, damit die Pächter *jährlichen ihre schuldigkhaiten mit schönen, rainen und wolgeleüterten traidt abgeben*[144]. Das Ausdreschen des Getreides durch aufgenommene Tagelöhner hatte der Kastner zu überwachen. Um das Getreide vor dem Verderben zu bewahren und Ungeziefer möglichst zu vermeiden, musste das Getreide im Speicher regelmäßig gewendet werden – das Getreide hatte der Kastner *offt umbwerfen* zu lassen, damit es *vor verderben, sovil müglich*[145] geschützt blieb. Auf Aufforderung des Spitalmeisters musste der Kastner das Getreide mittels eines festgelegten Hohlmaßes an andere Dienststellen im Spital abgeben. Enge Berufsbeziehungen unterhielt der Kastner zum getreidemahlenden Müller, wobei dieser die empfangenen Getreidemengen jeweils in einem Register zu verbuchen hatte. Die beim Mahlen angefallene Kleie sollte der Kastner wiederum zurückerhalten, damit wurde das spitaleigene Vieh (etwa das Geflügel oder die Schweine) gemästet. Das zu Mehl vermahlene Getreide wurde anschließend an den Bäcker (Pfister) weitergereicht, wobei der Kastner den Überblick über diese Mehllieferungen zu wahren hatte[146]. Die Abgabe des Getreidesamens für den Anbau im kommenden Jahr geschah unter Kontrolle von anderen Dienstnehmern des Spitals[147], der Zeitpunkt der Aussaat wurde ebenfalls gemeinsam festgelegt. Um die Pferde bei Kräften zu erhalten, musste ihnen Getreide verfüttert werden, wobei auch hier die ausgegebene Menge über Register festgehalten wurde. Zusätzlich zum Getreide verwahrte der Kastner mitunter das unter anderem für die Viehwirtschaft und die Konservierung von Lebensmitteln wichtige Salz und verschiedene Flüssigkeiten[148]. Neben den Monatsrechnungen hatte der Kastner dem Spitalmeister am Ende des Jahres eine Gesamtrechnung zu überreichen, wobei der natürliche Schwund an Getreide genau festgelegt wurde.

4.4.4.2 Kellerer

Ain khellner solle nach bevelch des spitlmaisters seinem diennst treulich unnd vleißig abwegen, zu rechter zeit außwartten, die wein sauber halten, nicht verwarloßen, den armen leüthen, officieren unnd gesindl nit naigig, anziekhig oder zäche wein speißen unnd austeillen[149]. Neben der sauberen Verwahrung der Weine durfte der Kellerer auf Befehl des Spitalmeisters an bestimmte Personal- und Insassengruppen im Spital nur ausgewählte Weinsorten ausgeben, zudem hatte ständig der Zustand des Weines kontrolliert zu werden (als Beispiel Abb. S. 312)[150]. Täglich wurden die ausgegebenen Weinmengen in Tagzetteln genau spezifiziert niedergeschrieben, die am Ende des Tages direkt dem Spitalmeister überantwortet werden mussten. Die Fässer im Keller sollten mit Nummern versehen sein, zudem notierte er dar-

---

143 Scheutz–Weiss, Spital als Lebensform 1009f. [2] (Bürgerspital Wien 1687).

144 Ebd. 639 [7] (Bürgerspital Spittal/Drau 1654).

145 Ebd. 447 [56] (Hofspital Wien 1568).

146 Ebd. 396 [56] (Hofspital Wien 1551); ebd. 998 [3] (Bürgerspital Wien 1714): *wegen des meels von der mühl gibt der casstner dem pfister von zeit zu zeit specificierte verzaichnusßen, was er vor trayd zu mahlen gegeben.*

147 Ebd. 1014 [16] (Bürgerspital Wien 1692).

148 Als Beispiel das Herrschaftsspital Forchtenau ebd. 1080f. (Herrschaftsspital Forchtenau 18. Jh.).

149 Ebd. 396 [58] (Hofspital Wien 1551); ebd. 448 [74] (Hofspital Wien 1568).

150 In kleineren Spitälern war das Kellererpaar für ein breiteres Spektrum verantwortlich als in größeren Spitälern; ebd. 520 [6] (Bürgerspital Feldkirch 1634): *Der keller und kellerin sollen alles des spitals ligendts und fahrendtes treülich und ehrlich verwaren, uffs möglichst schaden wenden und nutz befurdern.*

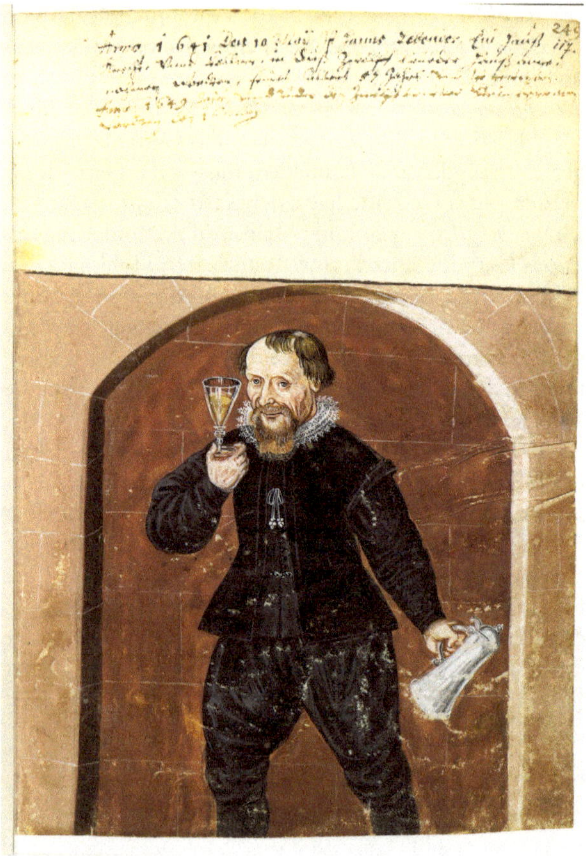

Abb. 60: Der Kellner und Hausknecht Hans Lebender in geknöpfter Jacke, Wams und mit weißem Kragen, in Händen Glas und Kanne (1641), aus den Hausbüchern der Nürnberger Zwölfbrüderstiftungen (Wasser- und Temperafarben, Höhungen in Weiß) (Quelle: Stadtbibliothek Nürnberg, Amb. 317b.2°, fol. 117r [Landauer I]).

auf den Füllstand, die Weinsorte und die Herkunft des Weines. Das Nachfüllen von Wasser in die Weinfässer war ihm untersagt – *die wein nit mit waßer zufüllen oder felschen*[151].

Weder die Köchin noch das Gesinde durften den Keller betreten, in der Nacht sollte der Kellerschlüssel an den Spitalmeister überstellt werden. Das *glöger* (der Bodensatz im Fass) der schlechteren Weine sollte der Kellerer für die Essigherstellung verwenden[152]. Beim Verkauf des Weines an Außenstehende sollte der Kellerer anwesend sein, er durfte aber nur mit Zustimmung des Spitalmeisters agieren[153].

4.4.4.3 Hofbinder

Der nur in großen Spitälern fest angestellte Fassbindermeister[154] hatte *alle beim spital fürfahlende binderarbeith durchs ganze jahr zu thuen, nehmlich auf daß leesen die wein*

151 Ebd. 939 [10] (Bürgerspital Wien 1649).

152 Ebd. 482 [99] (Hofspital Wien 1632); Wührer–Scheutz, Zu Diensten 550.

153 Scheutz–Weiss, Spital als Lebensform 940 [12] (Bürgerspital Wien 1649).

154 Ebd. 919 [20] (Bürgerspital Wiener Neustadt 1658): *zur lesenszeit solle spitlmaister zeitliche fürsechung thuen, damit die notturfft, vaß, raiff unnd bau sowoll auch der binder umb einen rechten und leidentlichen werth bestellt und erkhaufft werden.*

vaß und daß leß geschier, nach dem leesen aber die khrautt vaß abzubinden, in kellern zu vollwerchen und waß von schäffern, puten und dergleichen geschier im hauß vonnethen, dasßelbe zu flickhen und außzubesßern[155]. Nicht nur Fässer für den Wein und Krautfässer hatte er entweder neu herzustellen oder zu reparieren, sondern er musste auch vorsorgen, dass ausreichend eiserne Fassbänder und Dauben vorhanden waren. Die Hofbinderarbeit beschäftigte ihn aber nicht durch den ganzen Tag, sodass der Hofbinder immer wieder auch zu anderen Arbeiten im Haus herangezogen wurde. Auch das Lesegeschirr – *putten, schäffer, schapffen und dergleichen*[156] – hatte er herzustellen und dafür im spitaleigenen Wald Holz schlagen zu lassen. Gemeinsam mit dem Kellerer besichtigte er in regelmäßigen Abständen die Spitalkeller, um festzustellen, ob Fässer schadhaft oder undicht geworden waren.

4.4.4.4 Krautbauer

Für die Versorgung des wichtigen Vitaminspenders Sauerkraut war in großen Spitälern eine eigene Person zuständig – der sog. Krautbauer. Als häufiger Bestandteil des Essens im Spital musste das Sauerkraut, das Mangelkrankheiten verhindern half, intensiv gewartet werden. Der Krautbauer musste sich *das anvertraute khrauth vleisßig angelegen sein lasßen, dasßelb fein sauber und rain halten, auch wochentlich seubern unnd puzen, damit nit etwan mehr verwahrlost alß denen armen und dienstbothen zuthaill werde*[157]. Neben seiner Tätigkeit beim herbstlichen Einhobeln und Einsalzen von Kraut war der Krautbauer aber auch in einem wichtigen, der Ordnung und dem Feuerschutz dienenden Bereich tätig. Er hatte *neben seinem dienst die stundt nächtlicher weill bis umb 12 uhr außruefft, als würdt er solches hinfüran, als wie bishero geschehen, vleißig verrichten, auch darob sein, das daß feur und liecht woll verwahrt werde*[158].

4.4.4.5 Schaffer

Der Schaffer/Schaffner – auch als Ökonom und Verwalter bezeichnet – war ein Versorgungsbediensteter, der für die fachgerechte Unterbringung der vom Einkäufer oder auch von ihm selbst angeschafften Lebensmittel und Küchenbedarf, generell *in allen wirthschaffts fählen*[159], zentral zuständig war (als Beispiel Abb. 61, S. 314). Unter dem Begriff Schaffer wird ein „Haushalter" bezeichnet, „der eine Haus-Wirthschafft auf dem Lande, so wohl was den Feld-Bau, Wiese-Wachs, Vieh-Zucht, als andern zu einer ordentlichen Haushaltung gehörigen Stücken anbetrifft, rechtschaffen zu verwalten weiß"[160]. Seine Zuständigkeit lag vor allem in der Vorratshaltung und der Kontrolle der Einkäufe und der Abläufe im Haus. *Item der schaffer solle dem spitlmaister getreu, gehorsamb und gewerttig sein, daß jenige, so er täglich auf deß armen hauß khuchel umb ander notturfft erkhaufft, ordenlich und specificirter in ein besonders particular oder register beschreiben, dem spitlmaister täglich ein lautern specifierten außzug auß demselben, mit seiner aignen hand*

155 Ebd. 1008 [2] (Bürgerspital Wien 1690); zu seinem Tätigkeitsfeld Packheiser, Böttcher.
156 Scheutz–Weiss, Spital als Lebensform 1008 [5] (Bürgerspital Wien 1690).
157 Ebd. 995 [2] (Bürgerspital Wien 1655).
158 Ebd. 995 [4] (Bürgerspital Wien 1655).
159 Ebd. 1001 [2] (Bürgerspital Wien 1706).
160 Art. „Haushalter", Zedler, Universal-Lexicon 12 Sp. 899f.

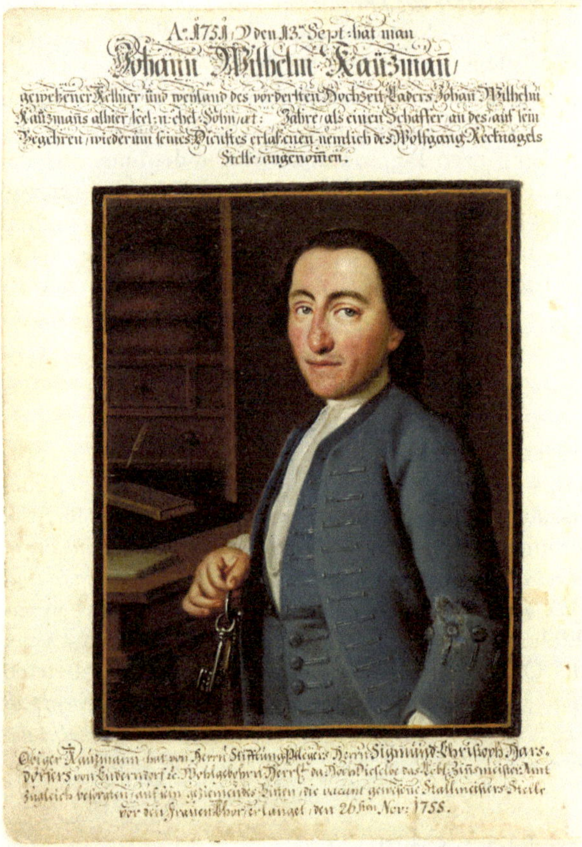

Abb. 61: Der Schaffer Johann Wilhelm Kauzmann in geknöpfter Jacke und blauem Mantel vor einem Sekretär mit Schreibpult. In der Hand hält er als Zeichen seines Amtes einen Schlüsselbund (1751), aus den Hausbüchern der Nürnberger Zwölfbrüderstiftungen (Wasser- und Temperafarben, Höhungen in Grau und Weiß) (Quelle: Stadtbibliothek Nürnberg, Amb. 317b.2°, fol. 270v [Mendel II]).

unterschribner, zuestellen, welchen der spitlmaister ordenlich durchsehen[161]. Der Schaffer war für die fachgerechte Verwahrung von Erbsen, Essig, Gries, Kohl, Kraut, Linsen, Mehl, die verschiedenen Ölsorten, Reis, Rüben, Salat, Salz und Schmalz, aber auch für die Gewürze (wie Ingwer, Lorber, Pfeffer) zuständig[162], deren Vorratshaltung er zu dokumentieren hatte. So wurden beispielsweise in seiner Gegenwart die geschlachteten Ochsen gewogen[163]. Der Schaffer sollte die Rechtmäßigkeit der Einkäufe kontrollieren und auch darauf achten, dass beim Einkauf keinerlei Missbrauch geschah. Das Amt des Schaffers war eng mit dem Küchenmeisteramt verwoben, weshalb dieses Amt beispielsweise im Wiener Bürgerspital an die Küchenwirtschaft angebunden wurde. Der Spitalmeister hatte die Tagzettel des Schaffers täglich zu übersehen und nach deren Begutachtung zu unterschreiben[164]. Vor allem der Wein und der ausgeschenkte „Ehrentrunk" sollten vom Schaffer unter Anführung von Tauf- und Nachnamen des Petenten aufgelistet werden[165]. Aber nicht nur die Einkäufe, sondern auch die Ausgaben hatte der Schaffer zu verwalten: *so*

161 Scheutz–Weiss, Spital als Lebensform 939 [9] (Bürgerspital Wien 1649).
162 Ebd. 992 [2] (Bürgerspital Wien 1718).
163 Ebd. 939 [8] (Bürgerspital Wien 1649).
164 Ebd. 387 [11] (Hofspital Wien 1551); ähnlich ebd. 439f. [33] (Hofspital Wien 1568).
165 Ebd. 472 [57] (Hofspital Wien 1632).

seyndt dem schaffer auch die ainzige außgaben, so sich unter 1 fl. 30 xr. eraignen, zu führen anvertrauet, dieselben hat er gleichfahls treu unndt redlich zu thuen, unndt täglich in seiner kuchelzettul dem herrn spitlmaister nachzuschreiben[166].

4.4.4.6 Stadelmeier

Eng mit dem Geschirrmeier verbunden war die nur in großen Spitälern nachweisbare Funktion des Stadelmeiers, der für den als Getreidespeicher und Vorratslager für Viehfutter dienenden Stadel zuständig war. Seine Tätigkeit war daher eng mit der Hausverwaltung des Stadels verbunden. *Wirdt ihme der spitals stadl sambt allen sich darinnen befindlichen früchten in waiz, khorn, gersten, habern, heu, stroh und andern anvertrauet, auff dieselben hatt er guete achtung zu geben, daß sie wohl verwahret, wie ingleichen die tächer nicht schadthafft seyn, wann er auch abendts den stadl zuespörret, sollen die fenster fleisßig zuegemacht, damit allerhandt hierauß entstehendte ohngelegenheiten verhüettet werden*[167]. Das geerntete Getreide, sowohl eigenes Baugut als auch Zehentgetreide, hatte er nicht nur zu übernehmen und zu versorgen, sondern auch die Ernteregister zu kontrollieren und über Aufstellungen zu spezifizieren. Im Kontext des Ausdreschens von Getreide hatte er beim Spitalmeister dafür zu sorgen, dass rechtzeitig Drescher aufgenommen wurden. Als Viehfutter hatte der Stadelmeier Stroh zur Verfügung zu stellen; dieses Stroh fand auch bei der Füllung der Strohsäcke in den Armenstuben Verwendung. In Herbst und Frühling musste er das Saatgetreide aussondern und dem Spitalkastner übergeben. Ein wesentlicher Funktionsbereich des Stadelmeiers bestand in der Erstellung von Registern, die eine verlässliche Auskunft über den Vorratstand des Spitals ermöglichen sollten. Der Spitalmeister musste vor allem im Frühjahr wissen, wie viel Saatgut *täglich undt auß waß für äckher es gegeben werdte*, der Stadelmeier hatte diese Menge *auff*[zu]*schreiben, solches nachmahls in eine specification* [*zu*] *verfassen*[168].

4.4.4.7 Geschirrmeier

Für die Wartung von Vieh, Viehgeschirr und Wagenpark – zeitgenössisch das Geschirr[169] – war in großen Spitälern ein eigenes Amt vorgesehen – der sog. Geschirrmeier. Er gehörte ebenso wie der Stadelmeier zu den *säleüthen*[170], also den Spitalbediensteten, die mit der Aussaat intensiv beschäftigt waren. Sein Hauptfokus lag eindeutig auf der Hauswirtschaft des Spitals. Dem Geschirrmeier waren *die spitals roß, wagen und geschier*

---

166 Ebd. 1001 [5] (Bürgerspital Wien 1706).

167 Ebd. 1028 [2] (Bürgerspital Wien 1720).

168 Ebd. 948 [14] (Bürgerspital Wien 1706).

169 Art. „Geschirr", Zedler, Universal-Lexicon 10 Sp. 1222: „Geschirr, Schiff und Geschirr, begreifft alles dasjenige Geräthe und Werckzeug, so ein Land-Wirth bey seinem Feld-Bau nöthig hat; als Wagen, Pflüge, Egen, Wiesen-Hobel oder Wiesen-Schleppen, Pflug-Schleiffen, Ege-Schlitten, Waltzen, Wagen-Körbe, Wagen-Tücher, Mist-Haacken, Kraut-Haacken, Rade- und Spitz-Haacken, Schauffeln, Schüppen, Spaten, Sensen, Sicheln, Reich- und Mist-Gabeln, Heu-Bäume, Heu-Seile; allerhand Sorten Ketten, Stricke und Leinen, Mist-Tragen, Schiebe-Karren und Radebergen, höltzerne und eiserne Harcken, Pfahl-Eisen, Kraut-Geriche, Futter- oder Heckerlings-Bäncke, Dengel-Zeug, Schleiff- und Wetz-Steine, die völligen Pferd-Geschirre an Zäumen, Zügeln, Acker- und Fahr-Kummten, Sätteln, Seiten-Blättern, Reit-Scheiden etc. welches alles ein sorgfältiger Hauß-Wirth jederzeit in gutem Stande zu haben geflissen seyn soll."

170 Scheutz–Weiss, Spital als Lebensform 948 [14] (Bürgerspital Wien 1649).

in seine aufsicht und obsorg anvertraut, auf die wierd er sein wachtsambes absehen haben, daß den rosßen von denen knechten woll gewarttet, die selben sauber gebuzet und ihnen ihr fuetter recht gegeben werde[171]. Die Pferde und Ochsen des Spitals hatte er auf ihre landwirtschaftlichen Gebrauchswert zu begutachten und gegebenenfalls – *wann sie etwan alt und pauvöllig*[172] wurden – unter Beiziehung des Spitalmeisters zu verkaufen. Häufige Visitationen der Ställe gehörten zu seiner Amtsroutine, das Striegeln und das Waschen der Pferde hatten regelmäßig zu erfolgen. Die Wagen mussten kontinuierlich repariert und ebenfalls begutachtet werden, *damit dieselben nicht hauffenweiß zu grundt gehen* und für die Mahd, für die Ernte sowie für das Lesen des Weins ausreichend zur Verfügung standen. Der Geschirrmeier war aber auch für den Zustand der Äcker und deren sachgerechte Bebauung zuständig, die „Verfriedung" (i. e. Befestigung) der Fahrwege, die Begrenzung der Äcker, aber auch die Düngewirtschaft des Spitals gehörten zu seinen Obliegenheiten. In regelmäßigen Abständen beschaute er die Felder und wenn der Getreideschnitt nahte, hatte er davon den Spitalmeister in Kenntnis zu setzen, der wiederum die Schnitter bestellen musste. Brach dann die Zeit der Ernte und des Lesens an, verzeichnete der Geschirrmeier durch die Bereitstellung der Wägen für die Mahd und die Ernte eine Belastungsspitze seiner Tätigkeit. Aber auch die Holzfuhren hatte er zu organisieren, damit das Brennholz rechtzeitig vor der kalten Saison im Spital eintraf. Außerdem hatte der Geschirrmeier *das ybrige fuhrwerch als holz auß dem waldt, gaill in die weingärtten und auf äckher zu führen, auch waß sonst* [...] *im hauß fürfelt, das hat er, geschiermayr, nach gelegenheit der zeit zu thuen, und gleichwohl zu sehen, das roß und knecht nit vill feyrent gelasßen, auch morgens zu rechter zeit ein und abents nicht allzufrue außgespant werde*[173]. Den Spitälern der Vormoderne kam auch in der Feuerbekämpfung eine wichtige Rolle zu, der Geschirrmeier hatte etwa im Wiener Bürgerspital jederzeit zwei Wasserwagen zur Verfügung zu halten. Im Winter mussten die Wagen mit Dung bedeckt werden, damit das Wasser nicht gefror. Zudem gehörte die Säuberung des Spitalhofes, die Entsorgung des Strohs von der Bettstatt der Spitalinsassen zu seinen Obliegenheiten. Jährlich hatte der Geschirrmeier eine Rechnung vorzulegen, die den Futterverbrauch der Pferde belegte.

4.4.5 Landwirtschaftliche Hauswirtschaft

4.4.5.1 Meier

Eng mit der Hauswirtschaft verbunden war der im Regelfall mit seiner Familie im Spital wohnende Spitalmeier, der zu bevorzugten Bedingungen – etwa der häufigere Fleischkonsum im Vergleich zu den Insassen[174] – im Spital wohnte und dem die „Spitalknechte" und „Spitaldirnen" unterstanden[175]. „Meyer, Hof-Meyer, oder Hof-Meister, ist ein solcher Mann, welcher in der Bauerey, Acker-Arbeit und andern dergleichen Landwirthlichen Geschäfften wohl erfahren und geübet ist, auch dahero bey weitläufftigen Gütern und Vorwercken zu besserer Bestellung der Haushaltung und Feld-Arbeit angenommen wird, welcher das Gesinde sammt den Fröhnern und Tagelöhnern zur Arbeit

[171] Ebd. 1012 [2] (Bürgerspital Wien 1692).
[172] Ebd. 1012 [3] (Bürgerspital Wien 1692).
[173] Ebd. 1013 [11] (Bürgerspital Wien 1692).
[174] Ebd. 222 (am Beispiel von Sauerbrunn/Stmk).
[175] Watzka, Hospital 68; Vlasaty, Spital 72f.

treulich anhalte“[176]. Ihre häufig nicht explizit in eigenen Instruktionen erwähnte Tätigkeit lässt sich oft nur aus kurzen Erwähnungen in Spitalordnungen oder über Spitalmeisterinstruktionen erschließen. Der mit den Insassen essende Spitalmeier und seine Frau tauchen unter verschiedenen Namen auf: „Hausmeister“, „Hofmeister“, „Ackermeister“, „Verwalter“[177]. Mitunter wurden der Spitalmeier und seine Frau zu den Spitalinsassen gerechnet, wie dies etwa 1605 in der Spitalrechnung von Aussee[178] oder im Inventar des Bürgerspitals von Langenlois 1691[179] geschah. Häufig wird der Spitalmeier in den für die Erschließung des Innenlebens von Spitälern essentiellen Spitalrechnungen nicht namentlich genannt und taucht aktenkundig nur bei Problemen (Streit, Misswirtschaft etc.) auf.

Das Wiener Bürgerspital begründete die Anstellung eines Meiers mit seinen umfangreichen landwirtschaftlichen Tätigkeiten: *Item nachdem daß spital ein groß anbau von mehrerley getraidt hat, darzu man dan aines mayers und deßen undergebenen gesindts hoch bedürfftig*[180]. Die Aufnahme des Meiers oblag dem Spitalmeister, der *jederzeit einen gueten meyr, der die würthschafft verstehet*, aufzunehmen hatte[181]. Während die Meierin häufig für die Küche und die tägliche Ausspeisung zuständig war[182], versah der Meier die landwirtschaftlichen Dienste. Der Meier hatte die Ernte, aber auch Stroh und Heu gut zu verwahren, das Vieh sachgerecht zu warten, *jede arbeith zu rechter stundt und zeit*[183] zu verrichten, die Wagen und das Wagengeschirr zu pflegen und vor allem auch auf einen sorgsamen Umgang von Licht und Feuer im Haus zu achten. [I]*nnsonders soll mayr anschaffen, ordnung geben unnd aufmerckhen, das die ackher unnd gründtt zu rechter zeit mit guetter ordnung angepaut, geackhert unnd getungt, den roßen vleißig außgewart, unnd ir kheins durch unfleiß der wagenkhnecht schadhafft noch verderbt werde, auch sovil müglichen verhüetten, das sein unndergegeben gesindl nit bey dem wein noch spill size, leüchfertige* [!] *leüth einfüer noch unzucht treiben, sonnder zu nachts bey hauß bleiben*[184]. Die Spitalordnungen betonen den Vorbildcharakter dieses Amtes, indem der enthaltsame Spitalmeier *erbar und gotsforchtig leben*[185] sollte. Eventuelle Missstände und „Unfleiß“ hatte er bei den übergeordneten Ebenen zu melden. Ebenso wie die Insassen sollte das Meierpaar keine Fremden über Nacht im Spital aufnehmen[186]. Einzelne Instruktionen ergänzen dieses Anforderungsprofil, so wurde auf das kostenintensive Vieh besonderer Wert gelegt. Der Spitalmeier hatte *achtung* [zu] *haben, auf daz viech, daz von der waidt und halt recht haimb khombt, nit hart oder khrumb geschlagen und geworffen würdt und da es auch khranckh wurdt, zeitlich dem-*

176 Art. „Meyer“, Zedler , Universal-Lexicon 20 1481.

177 Als Überblick (wenn auch für den österreichischen Raum nicht ganz vergleichbar) vgl. Reicke, Das deutsche Spital II 113. Mitunter scheint der Amman/Spitalmeister auch für die Landwirtschaft zuständig, Zeller, Lindau 129–134; Reddig, Bürgerspital und Bischofsstadt 164.

178 Vlasaty, Spital 72.

179 Scheutz–Weiss, Spital als Lebensform 878 (Inventar Langenlois 1691): *10 böther, worundter des mayrs verstandten, so täglich gebraucht werden*; ähnlich ebd. 769 [1] (Herrschaftsspital Eferding 1756): *alle Sonntag haben die spittäller und mayrleuth zweymahl rindfleisch.*

180 Ebd. 942 [17] (Bürgerspital Wien 1649).

181 Ebd. 924 [19] (Bürgerspital Wiener Neustadt 1691).

182 Zur Köchin siehe unten 327–330.

183 Scheutz–Weiss, Spital als Lebensform 942 [17] (Bürgerspital Wien 1649).

184 Ebd. 397 [59] (Hofspital Wien 1551).

185 Ebd. 448 [75] (Hofspital Wien 1568). Ebd. 917 [9] (Bürgerspital Wiener Neustadt 1658): *sonderlich aber solle er auf den mayrn woll achtung geben, damit er sich mit dem wein nit überlade, sonder des volltrinckhens sich gänzlichen enthalte.*

186 Ebd. 922 [6] (Bürgerspital Wiener Neustadt 1691).

selben fürkhommen[187]. Neben dem Vieh konnte er für das Spitalholz, für den Transport der Holzscheiter ins Spital[188], für die Überwachung der fremden, im Spital arbeitenden Tagelöhner und Handwerker (und deren Rechnungslegungen), aber auch für die Rechnungslegungen[189] generell zuständig sein. Viele Spitäler der Vormoderne besserten ihren Etat dadurch auf, dass sie Wagen und Zugtiere (Ochsen, Pferde) gegen Geld verborgten. Die Spitalmeier mussten, *so offt mans begehrt, die vahrnusen des spitl vleissig und ordentlich zuestellen*[190]. In einigen Spitalinventaren tauchen Gerätschaften wie Pflug, Wagen, metallenes Landwirtschaftsgerät oder Geräte zur Holzbearbeitung als *Mayr zeug*[191] auf.

Aber auch die Sauberkeit im Haus, auf den Aborten[192] und auf dem Spitalhof sollte der Spitalmeier im Blick behalten. *Er, spitlmaister, soll den mayr und mayrin, auch das gesindt dahin mit ernst halten, das mann im hof und alle gemach sauber halten, auch das in der armen leüth gemach, sonderlich täglichen zway mall außgekheret und rauchen von khranaweten gemacht werde, darumben dann jederzeit khranaweten im vorrath verhandten sein sollen, die gail sol nit wie bißhero im hoff versamblet, sonder* [...] *in ein grueben zuesamben geführt werden*[193]. Das Meierpaar als Arbeitspaar hatte auch darüber zu wachen, dass man etwa im Bürgerspital von Wiener Neustadt keine Harngläser oder Leibstühle in den Zimmern verwendete und dass die Rauchfänge und Feuerstätten gut versehen waren. In einer typischen Passepartout-Formulierung von Instruktionen sollte das Meierpaar *alle nothwendige fürsechung und saubrigkheit*[194] im gemeinsamen Haus obwalten lassen. Der Spitalmeier und sein Gesinde waren im Spital in ihrem Status hervorgehoben, was überdies an der Tischordnung deutlich wird, wo das Meierpaar, dessen Gesinde, aber auch die Aufwarterinnen an einem Tisch – getrennt von den Insassen – saßen[195]. Größere Spitäler hatten eine eigene „Meierstube"[196].

Dem Spitalmeier oblagen in kleineren Spitälern – in einer Vermischung von Spitalmeister- und -meieramt – Tätigkeiten in der Landwirtschaft, die Küchenwirtschaft und die Beaufsichtigung der Pflege von Kranken und Armen im Spital[197]. So hatte der Spitalmeier im Bürgerspital Tamsweg *gute obsicht* auf das rechtzeitige Aufstehen der Insassen (Winter 5.30 Uhr, Sommer 5.00 Uhr) zu haben, weiters hatte er auf das Beten der Rosenkränze, auf die Beichte an hohen Festtagen und auf Einträchtigkeit im Haus zu achten[198]. In manchen Spitälern, etwa im Bürgerspital Eisenerz, war die Spitalmeierin auch für die Küche zuständig[199]. In kleineren Spitälern konnten die Funktionen von Spitalmeister und -meier zusammenfallen, ein „dienstführender" Aufseher über die Dienstboten versah die

---

187 Ebd. 483 [103] (Hofspital Wien 1632).

188 Ebd. 832 [17] (Bürgerspital Linz um 1550).

189 Mitunter scheinen die Meier eine gesonderte Rechnung gelegt zu haben, ebd. 835 [6] (Bürgerspital Linz 1760).

190 Ebd. 640 [13] (Herrschaftsspital Spittal an der Drau 1654).

191 Ebd. 679 (Inventar Bürgerspital Graz 1728).

192 Ebd. 912 [11] (Bürgerspital Wiener Neustadt 1609).

193 Ebd. 907 [3] (Bürgerspital Wiener Neustadt 16. Jh.).

194 Ebd. 917 [6] (Bürgerspital Wiener Neustadt 1658).

195 Ebd. 636 (Spittal an der Dau 1654): *Ordnung und disposition, waß gestalt und wievil der spittlmayr für sich und denen jenigen, so bey seinen tisch essen, darunter auch die aufswarterin verstanten, also die khnecht und diern,* [...]. Ebd. 714 (Sauerbrunn 1754): *Erchtag und Pfingstag auf den tisch, bey welchem der spittlmayr sizt, geselchtes fleisch.*

196 Ebd. 484 [111] (Hofspital Wien 1632).

197 Ebner-Wanker, Leben und Sterben 76.

198 Scheutz–Weiss, Spital als Lebensform 590 [4] (Bürgerspital Tamsweg 1762).

199 Kloibhofer, Bürgerspital 127.

Aufsicht vor Ort und war gleichzeitig dem Spitalherrn (Grundherrn, Stadtrat) verantwortlich.

Das Meierpaar führte Tag und Nacht die Aufsicht über den Wirtschaftshof des Spitals (Meierhof) und war neben dem landwirtschaftlichen Personal zusätzlich auch für die Versorgung von Vieh (Hühner, Kühe, Ochsen, Pferde, Stiere) sowie für die Wartung von Werkzeug und Fuhrwerken zuständig[200]. In enger Abstimmung mit dem Spitalmeister legte er die Arbeitsschritte im Haus und auf dem Feld fest[201]. Die ordnungsgemäße Bestellung der Felder und die Einbringung der Ernte oblagen dem Meierpaar ebenso wie die richtige Lagerung von Heu, Stroh, Wein und Most. Vor allem der richtige Zeitpunkt zur Bestellung der Felder war ein Streitpunkt zwischen Spitalmeister und Meier. Der Freistädter Spitalmeister wurde angehalten, *dem mayr und sein gesindt dahin anzuhalten, das sy hinfüro in den feldern und andern gründten in allerley verrichtung fruer alß bißhero beschechen, nemblich morgens zwischen fünff und sechs, nachmittag umb ain uhr, es sey mit der zaug oder anderwerths zu der arbeit greiffen sollen*[202]. Der Meier war neben der regulären Feldarbeit, die regelmäßig gemacht werden musste, auch angehalten, mit seinem Gesinde beim Dreschen zu helfen, wenn keine Tagelöhner aufgenommen werden konnten. Den Kauf oder Verkauf von Heu, Stroh, Vieh oder von anderen Gütern durfte der Spitalmeier ohne Wissen des Spitalmeisters nicht vornehmen[203].

Neben der freien Verpflegung, dem jährlichen Deputat an Kleidern und Schuhen bezog das meist sowohl über Geld als auch über Deputate (etwa Roggen, Salz, Erbsen) wie Nutzungsrechte (etwa eine Kuh) entlohnte Meierpaar auch eine feste Besoldung. Das Grazer Meierpaar bezog im 16. Jahrhundert jährlich 13 fl., zwei Paar Stiefel und fünf Ellen Loden für seine Kleider[204]. In Judenburg erhielt der Meier 1544 9 Pfund Pfennig, zwei Paar Stiefel und Schuhe, einen Lodenrock und Hose; dessen Ehefrau Rock und Bluse. Der Freistädter Spitalmeier *sambt seinem weib* erhielt 24 fl. pro Jahr, dazu noch Geld für Schuhe. Zudem erhielt der Spitalmeier zu Weihnachten und am Karfreitag Geld für Karpfen, zusätzlich Bier und an hohen Feiertagen Wein, Schmalz und Salz als Gehaltsbestandteil[205]. Manche Spitalmeier erhielten wöchentlich besonderes Brot[206].

Im kleinen zehn bis zwölf Insassen umfassenden Zwettler Bürgerspital tauchte etwa nach der Reduktion der Eigenwirtschaft im 18. Jahrhundert überhaupt nur mehr eine, gelegentlich von einer Dienstbotin unterstützte Spitalmeierin auf, die sich um das im Spital befindliche Vieh, um die Verarbeitung des Leinens, um das Einheizen, um das Brot-

---

200 Als Beispiel etwa Scheutz–Weiss, Spital als Lebensform 758 [6] (Herrschaftsspital Eferding 1745): *Kan die pferdt schwemb umb besserer bequemblichkeit willen in der salva venia dungstatt fürgerichtet werden, damit könftighin die ungelegenheit, die mayr pferdt für die stadt hinauß zubringen und alda zu schwemben, vermyden bleiben könne.*

201 Ebd. 917 [9] (Bürgerspital Wiener Neustadt 1658): Der Spitalmeister *solle auch sich alle abent mit ihme, mayrn, underreden unnd anordnen, was den volgenden morgen für arbaith zuverrichten seyn wirdet.*

202 Ebd. 779 [5] (Bürgerspital Freistadt 1635).

203 Ebd. 764 [1.8] (Herrschaftsspital Eferding 1787): *Solle der mair ohne des pflegers wissen, uiberlegung und geheissen weder stroh noch heu, weder vieh noch sonst etwas kaufen oder verkaufen, wie dann auch auf gute besorgung der stiftspferde, dann des rind- und melkviehes immer ein besonderes augenmerk zu tragen und nachzusehen ist, damit alles sowohl durch die futterei als in andern umständen wohlbedächtlich geschehe.*

204 Vlasaty, Spital 72f.; in Leoben erhielt der Meier 1667 15 fl. jährlich; in Radkersburg 1634 15 fl. und wöchentlich zwei Viertel Wein.

205 Scheutz–Weiss, Spital als Lebensform 778 [5] (Bürgerspital Freistadt 1635); leicht verändert ebd. 788 [6], 801 [6] (Freistadt 1653); ebd. 698 [1] (Bürgerspital Leoben 698); ebd. 624 (Bruck/Mur 1728): *Wein hat der mayr und mayrin alle Sambstag ¼ tl.*

206 Ebd. 715 (Herrschaftsspital Sauerbrunn 1754).

backen (sowie die Küche) und um die Landwirtschaft zu kümmern hatte[207]. Im größeren Wiener Neustädter Spital gab es nach den Inventaren von 1606 und 1674 eine eigene Meierstube und sowohl eine Küche für das Personal (und das Meierpaar) als auch für die Armen[208]. Nach Ende ihres aktiven Dienstes hatte das Spitalmeierpaar im Sinne einer Altersversorgung leichteren Zugang zu einer Spitalpfründe.

4.4.5.2 Das Meiergesinde

Die beträchtliche Eigenwirtschaft der Spitäler ließ sich in der Regel nicht allein über die verpflichtende Mitarbeit der Insassen bewältigen, sondern erforderte fixes Personal, die sog. *mayrleüth*[209], das *mayrgesindt*[210] oder die *mayrschafft*[211] bzw. die *hausknecht*[212], die *spitl khnecht*[213] und *mayrdiernen*[214]. Dieses Meiergesinde bearbeitete die Felder, versorgte das Vieh (Sauhalter, Hirte), betreute die gelagerten Vorräte und bestellte die Weingärten. Zusätzlich zu diesen Dienstboten wurden auch Tagelöhner für verschiedene Arbeitsvorgänge angemietet[215]. Tag für Tag teilte das Meierpaar in Absprache mit dem Spitalmeister die jeweilige Arbeit für die Knechte und „Dirnen" ein. Der Übergang von Dienstboten zu den arbeitsverpflichteten Insassen verlief dabei fließend[216].

Das offenbar illiterate Meiergesinde[217] in größeren Spitälern war ebenfalls hierarchisiert, wie an der Bezahlung deutlich wird. Haus-, Ochsen- und Rossknecht erhielten im Klagenfurter Bürgerspital mit 10 fl. rund die Hälfte des Meierlohnes. In Freistadt verdiente der Rossknecht mit 12 fl. etwas mehr als der große Ochsenknecht mit 10 fl. und der zweite Ochsenknecht mit 8 oder der Viehhüter mit rund 4 fl.[218]. Die weiblichen Dienstboten wurden dagegen deutlich schlechter bezahlt, so erhielten die beiden Freistädter Meierdirnen rund 6 fl. 30 xr.[219]. Das Vieh des Spitals stellte ein wesentliches Betriebskapital des Spitals dar, dem entsprechend wurde vom Meiergesinde Sorgfalt im Umgang damit eingemahnt, damit *die fuhren mit dem roß recht*[220] verrichtet würden. Ein eigener Wagenknecht musste sich um die Fuhrleistung des Spitals kümmern. Der Wagenknecht – mitunter gab es auch einen Ober- und einen Unterwagenknecht[221] – sollte *den rossen vleissig* aufwarten, damit *ihr khains durch unvleis der wagenkhnecht schadhafft noch verderbt*

207 Gramm, Zwettler Bürgerspital 245–247.

208 Wurmbrand, Wiener Neustädter Bürgerspital 35, 43.

209 Scheutz–Weiss, Spital als Lebensform 599 [1] (Bürgerspital Klagenfurt 1732).

210 Ebd. 794 (Bürgerspital Freistadt 1653).

211 Ebd. 948 [17] (Bürgerspital St. Marx 1706).

212 Ebd. 633 [11] (Bürgerspital Klagenfurt 18. Jh.).

213 Ebd. 807 [23] (Bürgerspital Freistadt 1746).

214 Ebd. 789 (Bürgerspital Freistadt 1653).

215 Nowotny, Bürgerspitäler 271f. Zur niedrigen Entlohnung in den Bürgerspitälern vgl. Watzka, Arme, Kranke, Verrückte 474f.

216 Watzka, Arme, Kranke, Verrückte 58.

217 Die Erwähnung eines Rabisch (Kerbholzes) deutet darauf hin, Scheutz–Weiss, Spital als Lebensform 778 [5] (Bürgerspital Freistadt 1635); ebd. 788 [6] (Bürgerspital Freistadt 1653).

218 Ebd. 778 [5] (Bürgerspital Freistadt 1635); ebd. 789 [6]: Rossknecht 13 fl., der große Ochsenknecht 13, der zweite Ochsenknecht ebenfalls 13 fl., der kleinere Knecht 9 fl., Viehhirte 4 fl.

219 Ebd. 789 [6] (Bürgerspital Freistadt 1653); ebd. 802 [6] (Freistadt 1746).

220 Ebd. 709 [8] (Bürgerspital Rottenmann 1677); ebd. 948 [15] (Bürgerspital St. Marx 1706); ebd. 1016 [13] (Bürgerspital Wien 1709).

221 Ebd. 864 [2] (Bürgerspital Horn 1596).

werde[222]. Zudem hatte der Wagenknecht den Fuhrlohn für die vermieteten Wägen, aber auch die Tiere einzunehmen[223].

Neben der landwirtschaftlichen Tätigkeit und der Hausarbeit musste sich das Meiergesinde verpflichtend am konfessionellen Leben im Spital beteiligen. *Wie dan er, spitlverwalter, befelcht, den mayr und sein gsindt dahin anzuhalten, das sie einen fromben erbahrn wandl führen, vleissig zur khirchen gehen, der heilligen communion sich wenigist im jahr zu heiliger osterlicher zeit gebrauchen*[224]. In den Instruktionen und Spitalordnungen werden die Handlungsfelder des Meiergesindes meist nicht konkret angesprochen. *Soll herr spitlmeister den armen und meyrgesindt befehlen, daß sie täglich die stuben oder zimmer sauber halten und außkhören*[225]. Mitunter taucht mahnend der hohe Holzverbrauch des *mayrgesindt* in den normativen Texten der vorgesetzten Bediensteten auf[226]. Die Aufsicht über das Vieh auf der Weide führte der Viehhirte[227], aber auch Spitalinsassen wurden für die Hut von Kühen und Schweinen gegen Entgelt eingesetzt[228]. Die im alpinen Bereich gelegenen Spitäler unterhielten auch eine eigene Brentlerin/Schweigerin/Sennerin, die für die Almwirtschaft zuständig war[229].

4.4.5.3 Weingartenknechte – ein externer Dienstnehmer

Ein Problem der Spitalverwaltung stellte die Bewirtschaftung der häufig dislozierten Weingärten des Spitals dar, weil über oft große Entfernungen hinweg Amtsherrschaft und Kontrollregime des Spitals aufrechterhalten werden musste. Das Wiener Bürgerspital mit seinen reichen Weingartenbesitzungen unterschied etwa zwischen einem „oberen" und einem „unteren Gang", wobei ersterer in der Gegend von Klosterneuburg und Nußdorf lag und letzterer aus Weingärten in Perchtoldsdorf, Liesing, Mauer, Ottakring, Dornbach, Penzing oder etwa Meidling bestand[230]. Die Verschriftlichung des Hausregimes war für diese außerhalb des Hauses agierenden Bediensteten deshalb besonders wichtig. *Der weingartkhnecht soll des spitlmaisters bevelch gehorsamb unnd unverdroßen nachkhumen, hochstes vleiß darauf zusechen, das yede weingartarbeit durch das gannz jar mit hauen, schneiden, grueben, steckhen, schlachen, aufpinden unnd sonsten zu rechter zeit unnd treulich verricht, die schönn guet arbait zeit nit verfeyrt werden, den weinzierln unnd hauern ainichs betrugs, unfleiß noch untreuer arbait nit überhelffen, sonnder zeitlich anzaigen*[231]. Die kontinuierliche und vor allem der Jahreszeit entsprechende Bearbeitung der Weingärten, die ausreichende und nicht überhöhte Bezahlung der Weinhauer (Weinzierl) und die sachgemäße Behandlung des kapitalintensiven Weingartens waren wichtige Bereiche der Arbeit

---

222 Ebd. 448 [75] (Hofspital Wien 1568); ebd. 482 [103] (Hofspital Wien 1632).

223 Ebd. 535 [12] (Bürgerspital Hall/Tirol 1535).

224 Ebd. 789f. [6] (Bürgerspital Freistadt 1653).

225 Ebd. 922 [6] (Bürgerspital Wiener Neustadt 1691); ähnlich ebd. 599 [2] (Bürgerspital Klagenfurt 1732).

226 Ebd. 949 [22] (Bürgerspital St. Marx 1706).

227 Ebd. 604 [26] (Bürgerspital Klagenfurt 1732).

228 Ebd. 755 [2.10] (Herrschaftsspital Eferding 1762); ebd. 767 [5] (Herrschaftsspital Eferding 1787).

229 Vlasaty, Spital 73; für Eisenerz Kloibhofer, Bürgerspital 127; Scheutz–Weiss, Spital als Lebensform 456 [9] (Hofspital Aussee 1568); für Aussee Nowotny, Heilig-Geist-Spital 41.

230 Scheutz–Weiss, Spital als Lebensform 1037 [2] (Bürgerspital Wien 1706); ebd. 1038 [2] (Bürgerspital Wien 1709).

231 Ebd. 397 [60] (Hofspital Wien 1551); ebd. 448 [76] (Hofspital Wien 1568); ebd. 483 [104] (Hofspital Wien 1632).

des Weingartenknechtes. Vermieden werden sollte, dass *die weingarten in verödung unnd abpau khumen*[232] und die Weingartenarbeiter sich dem Trinken hingaben. Im Frühjahr musste den Weinbergböden nach dem Rebschnitt zu Ende des Winters Erde und Dünger zugeführt werden, die Pfähle/Stecken erneuert und im endenden Frühling die Reben *gegipfelt*, also die stark ausschlagenden Triebe eingekürzt werden. Zu Erntezeiten – der Belastungsspitze des Weingartenknechtes – oblag diesem nicht nur die Erntetätigkeit an sich, sondern auch die Aufsicht über das aufgenommene Lesepersonal. Dem Weingartenknecht wurde auch die Kostenkontrolle der zum Lesen angestellten Tagelöhner übertragen. Der Weingartenknecht sollte *in lösens zeit der löser unndt anderer persohnen taglohn mit täglicher einschickhung eines tagzettls ordentlich specifiren unndt nicht mehr, alß deren gewesen, einsezen*[233]. Der operativ allein stehende Weingartenknecht war aus dem Blickwinkel der Spitalzentrale schwer zu kontrollieren, dementsprechend groß war das Misstrauen der Spitalleitung ihm gegenüber. Spitalmeister und seine Mitarbeiter sollten *dem weingartkhnecht nit mehr allain thrauen, sondern khonfftig und jährlichen, wan die weingart arbaith angehet, und sonderlich zu denen wein haubt arbaith zeiten, ainer umb den anderen selbst zu den weingartten, wie die arbaith darünnen verricht,* [...] *vleissig schauen*[234]. Bei den unübersichtlichen Arbeiten des Einlieferns der Trauben und des Pressens – *des spittals weingärtten auch an underschiedlichen orthen unnd zimblich weith voneinander gelegen*[235] – wurde der Weingartenknecht meist vom Spitalmeister, aber oft auch von zusätzlichem Personal überwacht. Insgesamt war die Arbeit des Weingartenknechtes, mitunter in einen Ober- und Unterweingartenknecht unterteilt, durch ein hohes Maß an Eigenverantwortung, aber auch Kontrolle und Verschriftlichung der durchgeführten Tätigkeiten geprägt.

4.4.5.4 Förster – die Versorgung der spitaleigenen Wälder

Dem Förster wurde *guete obacht* über den Spitalwald anbefohlen, sodass *vornehmlich an grundt und boden von denen benachbarten und anrainern nichts benohmen, khein marchstain außgraben oder sonst andere gemerckh vertilget und also dem waldt schmelerung zuegefüegt werde*[236]. Eine der zentralen Tätigkeiten des Försters bestand in der Auszeichnung der zu fällenden Bäume im spitaleigenen Wald (als Beispiel eines Holzfällers Abb. 62, S. 323). Die Personalführung der Forst- und Waldknechte oblag ihm ebenso wie die Überwachung der Waldnutzung und der Forstgerechtigkeit, generell also die Pflege des Forstes[237]. Ohne Vorwissen des Försters, aber auch des Spitalmeisters sollte man *auß deß spitals auen oder wälttern* kein Holz *nit verkhauffen*. Der Förster musste *jederzeit dahin gedacht sein, damit die wäldter und auen gehut* [werden] *und nit verödt*[238]. Die rechte Zeit zum Fällen der Bäume und den günstigsten Zeitpunkt zum Transport des gehackten Holzes musste der Förster beachten, *insonderheit darauf sehen, daß der holzhackher selbiges zur*

232 Ebd. 397 [60] (Hofspital Wien 1551).

233 Ebd. 1037 [5] (Bürgerspital Wien 1709).

234 Ebd. 465 [19] (Hofspital Wien 1632); ähnlich ebd. 909 [12] (Bürgerspital Wiener Neustadt 16. Jh.): *Deß spitals weingarten soll spitlmaister zu wenigisten zu einer jeden arbeith oder zaun einmall, auch wann das grueben, erttragen und dergleichen extra ordinari arbeith beschiecht, vleißig besichtigen, damit treulich gearbeit und alle vorthailligkhait verhüet werde.*

235 Ebd. 919 [21] (Bürgerspital Wiener Neustadt 1658).

236 Ebd. 1040 [2] (Bürgerspital Wien 1693).

237 Selter, Förster.

238 Scheutz–Weiss, Spital als Lebensform 944 [25] (Bürgerspital Wien 1649).

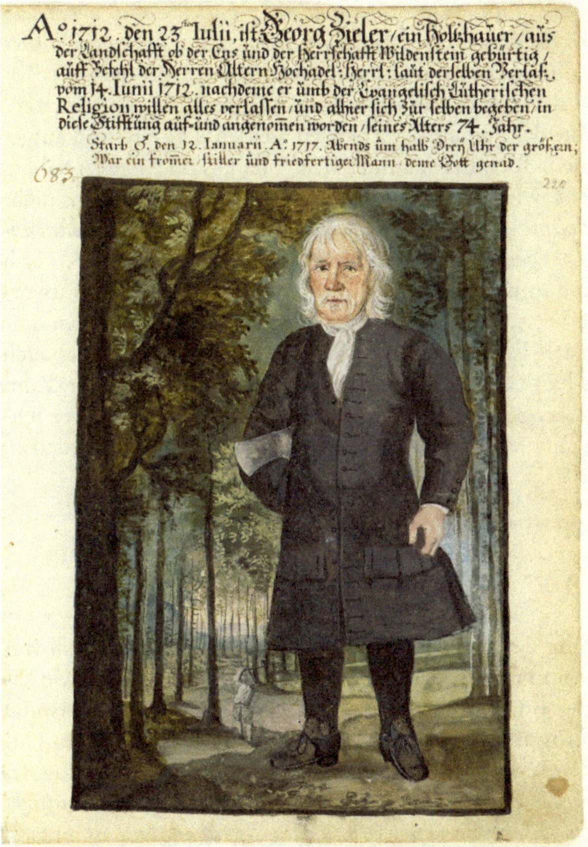

Abb. 62: Der Holzfäller Georg Zieler in einem dunklen Mantel auf dem Waldweg mit der Axt unter dem rechten Arm. Im Hintergrund findet sich ein Holzfäller bei der Arbeit (1712), aus den Hausbüchern der Nürnberger Zwölfbrüderstiftungen (Wasser- und Temperafarben, Höhungen in Grau und Weiß) (Quelle: Stadtbibliothek Nürnberg, Amb. 317b.2°, fol. 220r [Mendel II]).

rechten zeit in Merzen, vor oder gleich in eingehenden safft, stockhen und dadurch den künfftigen widerwachs des holzes nicht schädlich sein[239]. Das oft an entlegenen Orten geschlagene Holz musste entweder mit Ross und Wagen oder im Winter mit dem Schlitten *außgeführt werden*. Neben der Bewirtschaftung des Forstes musste der Förster darauf achten, dass kein Holzdiebstahl vorkam. Er hatte Tag und Nacht *denen einschleichenten holz partheyen nach*[zu]*stöllen und dieselben auf betretten erstens pfänden, sodan aber, und da sye sich öffters betretten liesßen, dem herrn spitlmaister zufürkherung mehrerer straff andeuten*[240].

4.4.6 Sperrdienst im Haus – der Torwärter

Spätestens seit Franz Kafkas vielschichtiger Parabel über den Türhüter vor dem Gesetz erscheint der Torwärter als ein eminent wichtiges Amt, das über der Zugänglichkeit einer Institution wacht, Durchlässigkeit herstellt oder verweigert[241]. *Ain alter erbarer armer man solle durch unnsern spitlmaister unnd superintendenten on besoldung zu aim torwärtl auf-*

239 Ebd. 1040 [3] (Bürgerspital Wien 1693).

240 Ebd. 1040 [6] (Bürgerspital Wien 1693).

241 Zur Berufsgruppe: Heinig, Türhüter; Lange, Schulbau und Schulverfassung 148; Schaller-Scholze, Bautzener Torhüter.

genumen, mit speiß, tranckh, khlaidung unnd ligerstat im spittal erhalten unnd, wo er sein diennst alter oder schwacheit halben nit mer vorsteen khündte, in das spittal genumen[242]. Der aus der Schar der Insassen bestellte Torwärter[243] oder Sperrmann[244], hatte morgens das Tor auf- und abends *zu rechter zeit*[245] nach einem Sommer- und Winterzyklus zuzusperren. Auch während der Mahlzeiten sollte das Spitaltor geschlossen bleiben. Die ein- und ausgehenden Personen hatte er aus seinem Torwärterkämmerchen[246] heraus im Auge zu haben, vor allem Bettlerinnen und Bettler sowie *leichtferttige weibsbilder*[247] durften im Haus nicht geduldet werden. Besonders *in gehaimb aufmerkhen, das niemandt nichts aus dem spittal entrag oder in winkhln verstoß, auch das gesindl nit leüchtfertige weibspilder einfüeren*[248]. Nach dem Abschluss des Tores am Abend mussten die Schlüssel dem Spitalmeister überantwortet werden, wie er überhaupt alle Verstöße gegenüber der Hausordnung direkt dem Spitalmeister zu melden hatte. Die nach Torschluss ankommenden Spitalinsassen, aber auch verspätete Bedienstete des Spitals hatte er ebenfalls dem Spitalmeister zu melden[249]. Zum Zuständigkeitsbereich des Torwärters gehörte auch der Hof, auf dessen Sauberkeit er achten musste; aber auch zu anderen anfallenden Arbeiten konnte er herangezogen werden[250].

4.4.7 Versorgung von Insassen und Personal: Leibliches Wohl

4.4.7.1 Der Einkäufer

Unmittelbar für die Versorgung des Hauses mit Lebensmittel und Lebendvieh war der Einkäufer verantwortlich[251] – ein Funktionsträger, den sich nur große Spitäler wie das Wiener Hofspital oder das Wiener Bürgerspital leisten konnten. Das Wiener Hofspital führt beispielsweise den Einkäufer und den Fleischhacker textlich in einem eigenen Unterpunkt der Spitalordnung von 1632 zusammen. Wichtig für die Grundversorgung des Spitals, sollte der Einkäufer *zu rechter zeit fisch, fleisch unnd alle anndere tägliche notdurfft unnd phenwart, die das gelts werth, frisch unnd guet sein, nach gelegenhait der zeit* günstig und qualitätsvoll einkaufen. Aufs *genaueste und threulichiste alles und jedes*[252] sollte der Einkäufer einkaufen und beim Einkauf keinen Verkäufer bevorzugen oder eigene Vorteile

---

242 Scheutz–Weiss, Spital als Lebensform 397 [61] (Hofspital Wien 1551); ebd. 449 [77] (Hofspital Wien 1568).

243 Am Beispiel des Georg Pästler ebd. 534 [5] (Bürgerspital Hall/Tirol 1553).

244 Im Klosterspital von Melk war der *Sperrmann* sogar der Stellvertreter des Spitalmeisters, Damm, Weitersfeld 304; Scheutz–Weiss, Spital als Lebensform 882f. [11] (Klosterspital Melk 1770): *Dieweil der spittelrichter in solchen fällen, als er kranck oder abwesend ist, oder einen handl zu entscheiden hat, einen mann, der ihm hilf leiste an der hand haben muß; als wird ihm unter dem namen eines sperrmanns ein beystand zugegeben, der neben der pflicht, ihm in nothwendigen fällen beyzustehen oder seine stelle zuvertretten, auch verbunden ist, das spittallthor in den bestimten zeiten zusperren und zueröfnen. Daß spittallthor aber muß täglich wie im marckt im somer und winter gesperret und zur nachtzeit niemand, der nicht erhebliche und dem spittelrichter beygebrachte ursach hat, aus- oder eingelassen werden.*

245 Ebd. 449 [77] (Hofspital Wien 1568).

246 Ebd. 540 [6] (Bürgerspital Hall/Tirol 1617).

247 Ebd. 483 [105] (Hofspital Wien 1632).

248 Ebd. 397 [61] (Hofspital Wien 1551).

249 Ebd. 633 [14] (Bürgerspital Klagenfurt 18. Jh.).

250 Ebd. 993 [5] (Bürgerspital Wien 1718).

251 Siehe auch die Einträge zum Einkäufer des Wiener Hofes Wührer–Scheutz, Zu Diensten 1204.

252 Scheutz–Weiss, Spital als Lebensform 481 [94] (Hofspital Wien 1632).

aus seinen Käufen ziehen, was die Spitalleitung durch genaue, tägliche Rechnungslegung mittels Tagzetteln zu kontrollieren trachtete[253]. Der Spitalmeister hatte dagegen *fleißig auf*[zu]*sehen, das der zueschrotter die phenwert, so einkauffer heimbbringt, nit verderben laße, mit guetter ordnung herfürgebe*[254]. Außerhalb der Einkaufstätigkeit musste sich der Einkäufer auch für andere Tätigkeiten gebrauchen lassen.

4.4.7.2 Zuschroter/Fleischhacker

Nur große Spitäler verfügten über einen eigenen, direkt dem Spitalmeister unterstellten Fleischhacker (*zueschrotter*) und einen dazugehörigen Knecht, während die kleineren Spitäler diese Arbeitsleistung, vor allem im Herbst, zukauften (als Beispiel Abb. 63, 64, S. 236f.). *Item dem mezger gibt man essn und drinckhen, wann er schlächtig im herbst, aber sonnst khain besoldung, dan allain die waid last man im im herbst im kuechlannger abezn*[255]. Der im Regelfall nicht vereidigte[256] Fleischhacker sollte *alles, so ime vertraut unnd geanntwurt wierdet, vor verderben verhüetten, die eßennde ding unnd pfenwart nach bevelch des spitlmeisters zeitlich mit guetter ordnung herfür geben; die speiß gesundten unnd khranckhen treulich außtaillen, alle ding ordenlich beschreiben, dem spitlmaister verraitten*[257]. Offenbar waren in manchen Spitälern die Fleischhacker nicht für den Einkauf zuständig, sondern sollten nach dem Aushacken des Fleisches die Ware vor allem vor dem Verderben behüten[258]. Wenn Vieh gekauft wurde, sollte es mit dem Zeichen des Spitals markiert werden und musste bis zur Schlachtung im Sommer auf die Weide geführt und im Winter im Stall versorgt werden. Erst auf Aufforderung des Spitalmeisters hatte der Fleischhacker auf einer Schlachtbrücke das Vieh zu schlagen. Besonders wichtig war die Kontrolle des Spitalmeisters, damit die Spitalinsassen *nicht allein rechtes gewicht, sondern auch guettes fleisch, nicht aber anstatt oxen- khüefleisch bekhomben*[259], wie die Instruktionen einmahnen. *Nachdem nun daß fleisch erstarret, soll daßselbe sambt dem gschöll undt füessen gepuzter in die zueschradt gebracht unndt daselbst wenigist in beysein deß schaffers sambt dem inßleth abgewogen unndt von dem zueschradter in seinen empfang genohmen, von dem schaffer aber zugleich entgegen beschrieben unndt von selbigen volgendts zu endt deß jahrs dem zueschradter ein verlasßliche specification, sich deren bey seiner raittung zugebrauchen, zuegestellet werden*[260]. Das Fleisch hatte zu besonderen Tagen nach dem Schlachten in kleine Stücke, etwa *prätln*[261], ausgehackt zu werden. Sowohl für das Personal als auch die Insassen mussten dann entsprechende Fleischstücke geschnitten werden, vor allem die kontrollierte Ausgabe des Fleisches – zur Vermeidung von Unterschleif – sollte verschriftlicht stattfin-

---

253 Ebd. 395 [54] (Hofspital Wien 1551).

254 Ebd. 388 [21] (Hofspital Wien 1551).

255 Ebd. 537 [21] (Bürgerspital Hall/Tirol 1553); auch das Herrschaftsspital Gleisdorf verfügte über keinen eigenen Fleischhauer ebd. 663 [8] (Herrschaftsspital Gleisdorf 1743); ebd. 696 [12] (Bürgerspital Leoben 1695). Siehe auch die Einträge zum Zuschroter des Wiener Hofes Wührer–Scheutz, Zu Diensten 1255.

256 Scheutz–Weiss, Spital als Lebensform 435 [4] (Hofspital Wien 1568).

257 Ebd. 396 [55] (Hofspital Wien 1551). Zum Beruf des Fleischhauers Maehnert, Metzger.

258 Art. „Fleischer", Zedler, Universal-Lexicon 9 1210: „Ubrigens ist einem Fleischer vor allen Dingen nöthig, daß er sich auf allerhand Schlacht-Vieh wohl verstehe, und sich im Einkauf darnach zu richten wisse". Dagegen kaufte er im Wiener Bürgerspital gemeinsam mit dem Spitalmeister Vieh ein, Scheutz–Weiss, Spital als Lebensform 938 (Bürgerspital Wien 1649).

259 Ebd. 806 [20] (Bürgerspital Freistadt 1746).

260 Ebd. 996 [5] (Bürgerspital Wien 1703).

261 Ebd. 776 [4.1] (Bürgerspital Freistadt 1635).

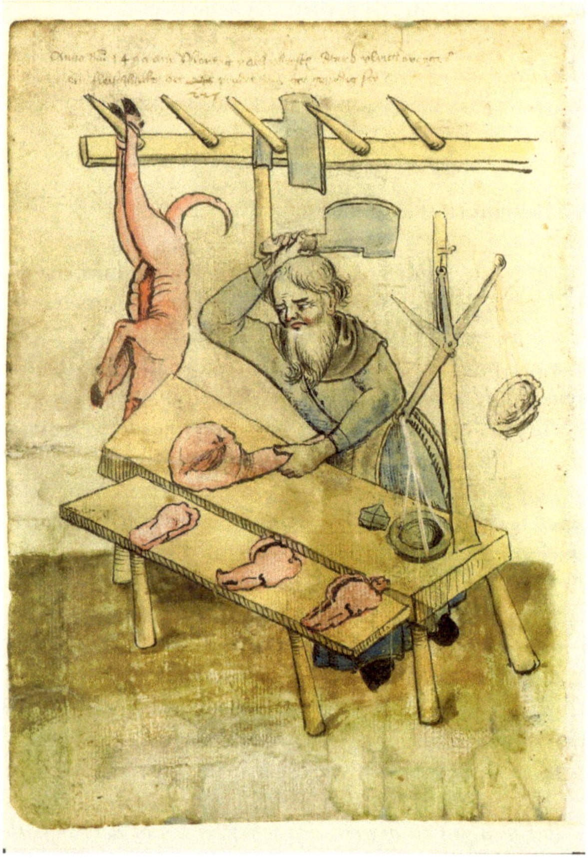

Abb. 63: Der Fleischhacker Ulrich Weigel hinter seinem Hacktisch mit dem schweren Hackbeil ein Bein zerteilend. Rechts vom Tisch ein Gewicht und eine Waage. Auf dem Ablagebrett liegen drei Schweinsknöpfe, an der Wandhalterung hängt ein ganzes Schwein und ein großes Beil (1499), aus den Hausbüchern der Nürnberger Zwölfbrüderstiftungen (schwarze Tinte, blaue, graue, rosafarbene und grüne Wasserfarben, Höhungen in Weiß und Zinnober) (Quelle: Stadtbibliothek Nürnberg, Amb. 317b.2°, fol. 113v [Mendel I]).

den, indem etwa die ausgegebene Fleischmenge auf schwarzen Schiefertafeln angeschrieben wurde. Bei Fleischhackern, die nicht des Lesens wie Schreibens fähig waren, erfolgte die Verbuchung der ausgegebenen Ware über Kerbhölzer (*rabisch*)[262]. Woche für Woche musste eine gesonderte Aufstellung gelegt werden. Am Ende des Monats oder des Quatembers erfolgte eine Rechnung über das geschlachtete Vieh, über Ein- und Verkäufe[263]. Die Fleischstücke wurden dann vom Spitalmeister/Siechenvater an den Koch/die Köchin weitergegeben. Innerhalb des Spitals war die Beleuchtung des Hauses ohne den Fleischhacker nicht denkbar. Der für die Kerzen gewidmete Talg sollte vom Fleisch getrennt und an einem abschlossenen Ort getrocknet werden. Wenn *nun das insleth woll dürr worden, soll es alsdann mit vorwissen des herrn spitlmaisters eingestossen, auf gmeiner statt waaghaus wieder gewogen unndt endtlich nach guet befinden sein herrn spitlmaisters entweder zum armen haus selbst gebraucht unndt körzen daraus gemacht oder einen burgerlichen öhler in billigen werth (darumben das geldt der herr spitlmaister zuempfangen unndt zuverraitten) verkaufft* werden[264]. Die Häute und die Felle hatte der Zuschroter vom Fleisch zu säubern und

262 Ebd. 1080 (Herrschaftsspital Forchtenau 18. Jh.); ebd. 730 [1] (Bürgerspital Kefermarkt 1607); ebd. 735 [11] (Herrschaftsspital Münzbach 1656).

263 Ebd. 909 [10] (Bürgerspital Wiener Neustadt 16. Jh.).

264 Ebd. 997 [11] (Bürgerspital Wien 1703).

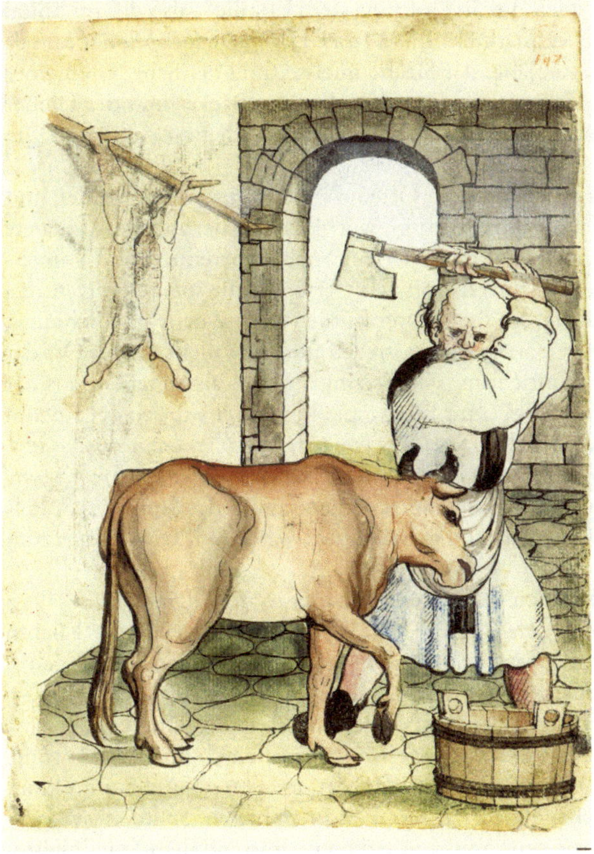

Abb. 64: Der Fleischhauer Thomas Stapff holt mit einem Beil zum Schlag auf den Kopf eines Rindes aus. Am Boden befindet sich bereits ein Schaff zum Auffangen des Blutes. An der Wand hängt ein ausgenommenes Tier (1532), aus den Hausbüchern der Nürnberger Zwölfbrüderstiftungen (Wasser- und Temperafarben, Höhungen in Grau und Weiß) (Quelle: Stadtbibliothek Nürnberg, Amb. 317b.2°, fol. 147r [Mendel I]).

zum Trocknen aufzuhängen, vor allem der Befall von Schaben sollte unter allen Umständen vermieden werden. [S]*olche heüdt unndt fehl aber sollen volgendts, waß nit zur aigenen wirthschafft alß riemer arbeith oder andern vonnöthen, mit vorwissen der herren superintendenten durch den herrn spitlmaister umb billichen werth verkaufft*[265]. Der Fleischhacker war aber auch verpflichtet, sich für andere, nicht mit der Fleischverarbeitung in Verbindung stehende Arbeiten gebrauchen zu lassen. Als Entlohnung erhielt er neben der Besoldung auch Wein, Brot, mitunter Kraut und Mehl, aber auch Kerzen und Fisch[266].

4.4.7.3 Koch und Köchin

Essen und Getränke als Indikator für den eigenen Stand nahmen in der vormodernen Gesellschaft, und naturgemäß auch im Spital, einen bedeutenden Stellenwert ein[267]. Wie wichtig die Speisen waren, zeigt sich daran, dass Spitalordnungen nicht nur die Es-

265 Ebd. 997 [11] (Bürgerspital Wien 1703).

266 Ebd. 998 [15] (Bürgerspital Wien 1703).

267 Krug-Richter, Fasten und Festmahl; mit einer umfangreichen Aufarbeitung für das Katharinenspital in Regensburg Kühne, Essen und Trinken 95–116; als Vergleich siehe die Einträge bei Wührer-Scheutz, Zu Diensten 1221.

sensrationen, sondern mitunter auch die Sitzordnung der „Familie“, also der im Spital Angestellten, an den Speisetafeln vermerkten. Im Wiener Hofspital speisten der Spitalmeister und seine Frau, die zwei Kapläne, der Siechenmeister und der Schaffer an einer eigenen Tafel[268]. Der Koch, der Kellerer, der Fleischhacker, der Bäcker und der Diener des Siechenmeisters aßen ebenso an einer eigenen Tafel wie die Siechenmeisterin und ihre Dienerinnen.

Die Küchen in vormodernen Häusern waren Orte, wo Speisen zubereitet wurden und besaßen mit der Herd- oder Feuerstelle ihr Zentrum, wobei die Spitäler anders als kleinere Bürgerhäuser über einen eigenen Küchenraum, der zur Speisezubereitung und Vorratshaltung diente, verfügten[269]. In den kleineren Spitälern verfügten die sog. schwarzen Küchen über keinen festen Rauchabzug. Im Rauchfang wurden auch Würste und Schinken geräuchert. Die Küche mit ihren gemauerten Herdstellen fungierte nicht nur als Ort der Speisenzubereitung und – vor der Einrichtung von Esszimmern[270] – als Verteilungsort der Speisen, sondern auch als Wärmequelle[271]. Im Bürgerspital Freistadt wurden der Köchin kupferne Hohlmaße ausgeteilt, *die sy jedem spitaller sambt dem fleisch und suppen, wie auch zween khnödl und suppen, also mit der suppen wie auch mit khoch (zuverhüetung greinen und zanckhens) voll geben soll*[272]. Das Essen konnte auch gemeinsam in der Stube des Spitals eingenommen werden[273], sodass alle Insassen genau sahen, was ihre Mitbewohner zum Essen ausfassten.

Vor allem größere Spitäler besaßen eine eigene Köchin, in den kleineren Spitälern stand meist die Frau des Meiers in der Küche[274]. Die einschlägig ausgewiesene Köchin (frühere Berufsfelder Wirtshaus-, Pfarrersköchin) – als sozial höherrangig galt ein Koch[275] – durfte in der Küche nichts verderben lassen und sollte *gewürz, schmalz und andere sachen nach der khlughait*[276] anwenden. Neben dem Gehalt[277] erhielt sie mitunter auch eine tägliche Ration Wein und eine bestimmte Menge Brot zusätzlich[278]. Die Köchin sollte nach den Vorgaben der Spitalleitung zur vorgesetzten Stunde den gesunden und kranken Insassen auskochen, das Küchengeschirr säubern und rein halten. Sollten Fisch oder Fleisch in der Küche nicht vorrätig sein, musste sie diesen Umstand dem Spitalmeister melden[279]. Die Köchin hatte *die speisen also* zu kochen, *das die pfriendtner solche in friden mit lieber danckhsagung und gebett geniessen khonnen und die clagen der yblen gekhochten*

[268] Scheutz–Weiss, Spital als Lebensform 484 [108] (Wiener Hofspital 1632). Im Innsbrucker Hofspital kochte die Frau des Spitalpflegers und führte nach dem Tod eines Spitalpflegers sogar interimistisch das Regiment, Senoner, Hofspital 135–138.

[269] Guter struktureller Überblick bei Kaspar, Herdstelle 69–94; zur Küche der Frühen Neuzeit Leicht-Eckardt, Ausstattungsvarianten 161–168; Tränkle, Geschichte des Herdes 37–53.

[270] Becher, Küche 146.

[271] Krug-Richter, Küche.

[272] Scheutz–Weiss, Spital als Lebensform 777 [4.4] (Bürgerspital Freitadt 1635).

[273] Ebd. 824 [3] (Klosterspital Lambach 1691).

[274] Ebd. 764 [1.7] (Herrschaftsspital Eferding 1787): *daß die mairleute, bevorab der mayr und die mayerinn, welcher zu kochen täglich aus der speise alle nothwendige zugehörungen nach dem eben hierunter bestimmten gewicht und ordnung herausgegeben werden müssen, nichts vertuschen und entziehen.* Ebd. 417 [5] (Hofspital Innsbruck 1556): *sy baide nur alain ohne leibs erben seyen und er des schreibens und lesens kundig und sy ain guete köchin seye, das wir sy zu spital pfleger unnd pflegerin annemen wollten.*

[275] Kühne, Essen und Trinken 95–116; Thoms, Anstaltskost 209–241.

[276] Scheutz–Weiss, Spital als Lebensform 482 [97] (Hofspital Wien 1632).

[277] Ebd. 864 [3] (Bürgerspital Horn 1596).

[278] Zum Wein ebd. 535 [14] (Bürgerspital Hall/Tirol 1553); zum Brot ebd. 786 [5] (Freistadt 1653).

[279] Ebd. 482 [97] (Hofspital Wien 1632).

speisen verhiettet werden[280]. Die Frau des Spitalmeisters kontrollierte täglich die Speisen auf ihre Qualität. Die *spitlmaisterin* [hatte] *täglich zu zeit deß anrichtens selbsten in die khuchel* [zu] *gehen und wie die speißen sich in anrichten befinden, ob sie recht und wohl, wie sich gebühret, zubereitet*[281], zu übersehen. Besonders die Beschwerden der Insassen über die Qualität der gekochten Speisen scheinen häufig gewesen zu sein, weshalb viele Instruktionen diesen Punkt einmahnen. Der Siechenvater des Wiener Bürgerspitals sollte sowohl in der großen Küche als auch in der Küche für die kranken Insassen kosten, ob die Speisen *der aufgerichten ordnung nach gegeben und wie selbige durch den khoch und schwache khöchin gekhocht werden, kosten und, da destwegen mangl gefunden werden solten, so solle er solches alsobalden zu remidiren dem herrn spitlmaister anzaigen*[282]. Auf Anweisung der Köchin mussten Insassen bei der Herstellung von Speisen mithelfen[283].

Allen im Spital beschäftigten Bediensteten war klar, dass in der Küche große Sachwerte (Butter, Fleisch, Gewürz, Mehl, Milch, Rahm, Salz, Schmalz etc.) gelagert waren, die Köchin sollte deshalb nichts veruntreuen, was die Vorgesetzten zu kontrollieren hatten[284], aber auch *nicht*[s] *unnuz verschwenndt*[285] werden. Die meist auch für das Brotbacken[286] zuständige Köchin hatte die Speisen nicht nur *treulich*[287], sondern auch *khlueg an*[zu]*tragen*[288], indem übermäßiger Einsatz von Gewürzen verboten und sparsamer Gebrauch von Lebensmitteln eingefordert wurden. Zudem hatte die Köchin die Speisekammer immer sorgfältig zu verschließen und die Bettler von der Küche auszusperren. Eigenständiges Kochen war den Pfründnern, unter denen es Köche (später Traiteure) gab, vollständig untersagt, wohl auch eine Frucht der Feuerangst[289].

Die in das Kirchenjahr eingepasste, saisonal unterschiedliche Kochpraxis führte immer wieder zu Unmut und auch Beschwerden bei der Obrigkeit. So erschienen am 15. Jänner 1693 37 Hausbewohner des Regensburger Katharinenspitals vor der Verwaltung, um sich über das schlechte Essen im Spital zu beschweren, was schließlich zur Entlassung der Köchin führte[290]. Im Regelfall bestand das Essen aus zwei, häufig aus Getreideprodukten zusammengesetzten Mahlzeiten pro Tag – ein Übergang vom Zwei- zum Dreimahlzeitsystem[291] ist aber erst im 18. Jahrhundert erkennbar[292]. Die Speisenfolge: Suppe am Morgen, zu Mittag Kraut, Knödel oder Nudeln (selten Fleisch) und am Abend Suppe und/oder Kraut war die Regel. Zur Vermeidung von Konflikten hatten die Spitalköchinnen die konfessionell geprägten Speiseordnungen[293] exakt zu beachten, sowohl in ihrem saisonalen Wandel als auch in den Sonderbestimmungen für bestimmte, speziell

---

280 Ebd. 506 [25] (Hofspital Innsbruck 1734).

281 Ebd. 938 [7] (Bürgerspital Wien 1649).

282 Ebd. 975 [27] (Bürgerspital Wien 1670).

283 Ebd. 562 [9] (Bürgerspital Mühldorf 1799).

284 Ebd. 938 [7] (Bürgerspital Wien 1649): *nit etwo daß gewürz, salz, schmalz und anders durch den koch oder köchin veruntreut werde.*

285 Ebd. 429 [7] (Hofspital Graz 1561).

286 Ebd. 644 [1] (Spitalmeisterinstruktion 1731).

287 Ebd. 573 [6] (Bruderhaus Salzburg 1512).

288 Ebd. 447 [72] (Hofspital Wien 1568).

289 Gröchenig, Knittelfeld 97.

290 Dirmeier, Streit; Barlösius, Köchin und Koch; Thoms, Anstaltskost.

291 Kühne, Essen und Trinken 123–129; Watzka, Arme, Kranke, Verrückte 64–75.

292 Ebd. 66f.

293 Als Beispiel (Zweimahlzeitensystem) aus dem 17. und 18. Jahrhundert vgl. Meissner, Spitalsstiftung 175–178.

bedürftige Pfründner[294]. Die Speisen waren nach der vorgegebenen Ordnung zur rechten Zeit und für die Kranken nach den Angaben der Ärzte und des Spitalmeisters zu bereiten. Das Geschirr musste sauber und rein gehalten werden, Missstände waren dem Spitalmeister oder den Superintendenten anzuzeigen. In den meisten der kleinen Spitäler kochte entweder die Spitalmeierin selbst oder aber eine der gesünderen Insassinnen stand am Herd[295].

4.4.7.4 Küchenmeister

Als den Köchen übergeordneter Funktionsinhaber arbeitete in größeren Spitälern ein eigener Küchenmeister, der vor allem den Bereich der kontinuierlichen Lebensmittelversorgung und des Gewürzverbrauches zu überwachen hatte. Wenn *in ein oder der andern sorth ein grosser einkhauff gemacht werden mueß, hat er, kuchlmaister, dem khauff zwar vor sich selbsten so würthschafftlich und dem armen hauß zu nutzen alß immer möglich zu machen*[296]. Die über Quittung, Rechnungen und Register zu belegenden Einkäufe sollten rechtzeitig und zu gemäßigten Preisen erfolgen. Der Küchenmeister sollte immer dann einkaufen, *wo frische und guett gerechte wahren in einer wollfaille zu bekhommen sein mechten*[297]. Neben dem Einkauf war der Küchenmeister nicht nur für die sachgerechte Lagerung, sondern auch für die kontrollierte Ausgabe der verschiedenen Lebensmittel und Gewürze an die Köche zuständig. Zudem war der Küchenmeister angehalten, *täglich zweymahl gegen mittag und nachts essenzeith in die armen leith kuchl* [zu] *gehe*[n], *dem koch und der köchin bey der verkochung embsig nachsehe*[n], *die speißen, ob selbe gueth und woll ausgekocht, vercoste*[n][298]. Nicht nur die Qualität des Essens und den Umfang der ausgegebenen Portionen hatte er zu übersehen, sondern auch die Sauberkeit der Küche zu kontrollieren. Die Buchführung von Lebensmitteln und den Salzverbrauch musste er regelmäßig über Rechnungen und Aufstellungen gegenüber der Spitalleitung belegen.

4.4.7.5 Bäcker

Einen eigenen Bäcker im Haus hatten nur die wenigsten Spitäler, doch war diese Funktion für die Versorgung von Personal und Insassen von großer Bedeutung (als Beispiel Abb. 65, 66, S. 331f.). Der Bäcker sollte das Gebäck *mit guetter ordnung und rechter zeit in vorrath* stellen. Den Teig musste er, *wie sich gebührt, der notturfft nach vleissig knetten und arbaiten, die laibl dem gewicht nach wol außbachen und von dem gebächt nichts vertragen oder verunthreuen*[299]. Das Brot sollte in *in seiner geordenten gross und guet*[300] ausgebacken werden, was der Spitalmeister zu überwachen hatte. Um die Unterschlagung von Mehl zu verhindern, gaben manche Instruktionen genaue Tauschrelation von Mehl und ausgebackenem Brot, wie beispielsweise in

294 Moser, Hall 634–638.

295 Gramm, Zwettler Bürgerspital 271.

296 Scheutz–Weiss, Spital als Lebensform 992 [2] (Bürgerspital Wien 1718); als Vergleich Aumüller, Obervorsteher 277–284.

297 Scheutz–Weiss, Spital als Lebensform 992 [3] (Bürgerspital Wien 1718).

298 Ebd. 993 [6] (Bürgerspital Wien 1718).

299 Ebd. 481 [96] (Hofspital Wien 1632). Als Vergleich siehe die Einträge bei Wührer–Scheutz, Zu Diensten 1198; Kröger, Armenfürsorge 439, 511f.

300 Scheutz–Weiss, Spital als Lebensform 570 [29] (Bürgerspital Salzburg 1512).

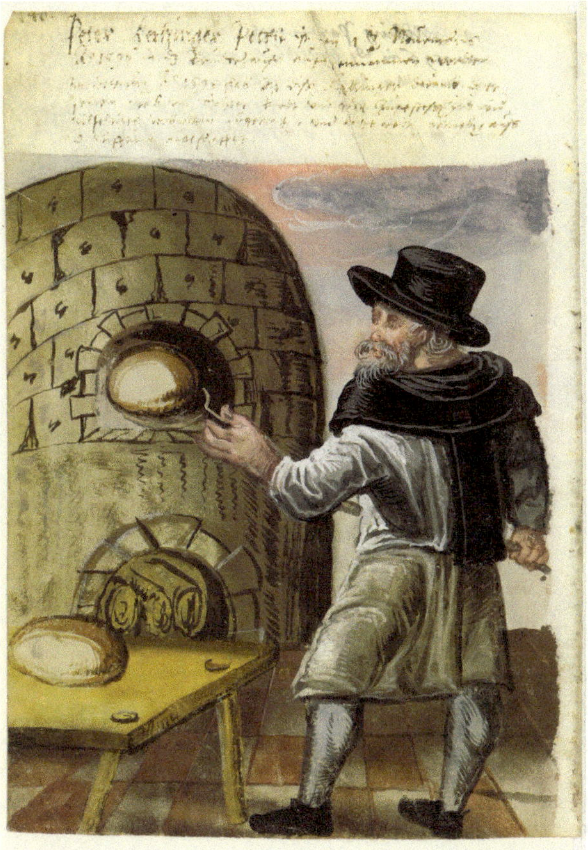

Abb. 65: Der Brotschieber/Bäcker Peter Kertzinger mit Backschaufel vor dem gemauerten Backofen (1599), aus den Hausbüchern der Nürnberger Zwölfbrüderstiftungen (Wasser- und Temperafarben, Höhungen in Grau und Weiß) (Quelle: Stadtbibliothek Nürnberg, Amb. 317b.2°, fol. 67ᵛ [Landauer I]).

Freistadt, an. Der Bäcker war *schuldig für den mutt zweenundvierzig strich mell abzubachen und für jeden strich sibenzig pfundt schön und woll außgebachnes brodt zulüfern, darfür ime, peckhen, von dem muth fünff gulden abzubachen*[301] gegeben wurden. Anders als die bürgerlichen Bäcker, welche abhängig vom Getreidepreis das Gewicht des jeweils zu einem fixen Preis verkauften Gebäcks variierten[302], waren die Spitalbäcker zu fixen Brotgrößen verpflichtet. Im Wiener Bürgerspital gab es große Laibe Brot zu 28 und kleine zu 12 Loth, das für den Spitalmeister bestimmte „Herrenbrot" wurde ebenfalls zu 12 Loth ausgebacken. Die Getreidesorten sollten nicht vermischt werden, damit die Spitalbewohner ein *guet auffrechtes brod*[303] hatten. Wenn das Ausbacken des Brotes abgeschlossen war, verwahrte der Bäcker das gut gesalzene Brot und verzeichnete die Ausgabe der gebackenen Ware auf Tagzetteln. Weil seine Arbeitstätigkeit mit Feuer und Wärme verbunden war, wurde ihm aufgetragen, mit Feuer und Holz vorsichtig und sparsam umzugehen, *auch alles zu nuzen und khlügesten an*[zu]*tragen*[304]. Verdächtige Personen, in der Praxis wohl Bettler, durften sich nicht beim warmen Ofen des Bäckers einfinden[305].

301 Ebd. 780 [9] (Bürgerspital Freistadt 1635); ähnlich ebd. 806 [19] (Bürgerspital Freistadt 1746).
302 Scheutz, Kriminalität und Alltag 290–293.
303 Scheutz–Weiss, Spital als Lebensform 999 [4] (Bürgerspital Wien 1714).
304 Ebd. 481 [96] (Hofspital Wien 1632)
305 Ebd. 999 [11] (Bürgerspital Wien 1714).

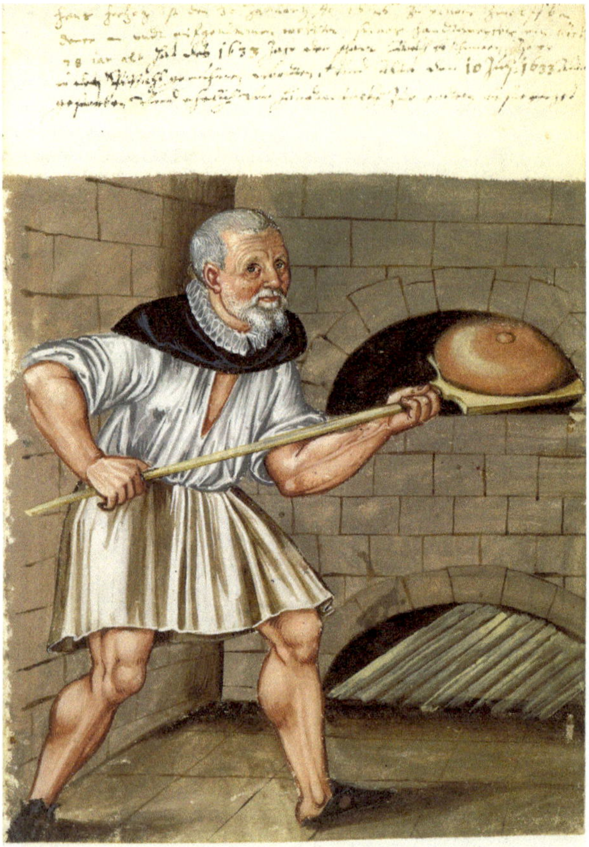

Abb. 66: Der Brotschieber/Bäcker Hans Herzog in weißem Hemd und Schurz mit Backschaufel vor dem gemauerten Backofen (1626), aus den Hausbüchern der Nürnberger Zwölfbrüderstiftungen (Wasser- und Temperafarben, Höhungen in Weiß und Rot) (Quelle: Stadtbibliothek Nürnberg, Amb. 317b.2°, fol. 96r Landauer I]).

Mitunter scheint der Bäcker mit der Fütterung der Pferde, des Geflügels und von anderem Getier betraut gewesen zu sein, diese Fütterung hatte *mit rechter maß*[306] zu erfolgen, alles musste aber dem Spitalmeister ordentlich in Rechnung gestellt werden.

4.4.8 Pflege im Haus

Bei der Aufnahme von Kranken im Wiener Hofspital verzeichnete der Siechenmeister Kleidung und Besitz der aufgenommenen Kranken[307]. Die Kranken hatten über ihrem Bett eine Glocke, mittels der sie Krankenhelfer rufen konnten, neben dem Bett standen Harngläser. Zwei Mal pro Tag wurde von dem mit einer breiten Agenda ausgestatteten Personal[308] (Ahnfrau, Stubenmagd) das Bett gemacht. Die Zimmer sollten zur Vermeidung von Ungeziefer täglich ausgekehrt und mit Rauchwerk ausgeräuchert werden. Neben die Wartung mit Speise und Trank trat vermehrt die Säuberung der Bettwäsche und des Leibes. Zumindest alle zwei bis drei Wochen wechselte man die Bettwäsche, die

306 Ebd. 481 [96] (Hofspital Wien 1632).

307 Ebd. 475 [72] (Hofspital Wien 1632).

308 Als Vergleich Vanja, Aufwärterinnen 14.

Harngläser waren dagegen möglichst oft auszuwaschen. Nach dem Essen säuberte der Siechenmeister mit warmem Wasser die Hände der Kranken. Das Gewand der Kranken und der Gesunden sollte, um Verwechselungen zu vermeiden, mit Zahlen versehen in die Wäscherei gegeben werden.

4.4.8.1 Krankenwärter, Siechenmeister und Aufwärter

Nach der Definition von Johann Georg Krünitz verstand man Ende des 18. Jahrhunderts unter dem Wartpersonal vornehmlich weibliches Personal: „Daß eine Frau, wo nicht in allen, doch den meisten, Fällen zur Wärterinn zu erwählen sey, erhellt zum Theil aus folgenden Gründen. Das Geschäft des Krankenwartens ist aus mancherley kleinern Arbeiten zusammen gesetzt, deren sehr viele bloß von Frauens=Personen verrichtet zu werden pflegen. Die Reinigung schmutziger, durch mancherley Ausleerungen verunreinigter Wäsche, gehört vorzüglich dahin“[309]. Neuere Forschungen verstehen unter den Aufwärterinnen und Aufwärtern das Spitalpersonal, das für die direkte Versorgung der Insassen verantwortliche Personal, zudem waren diese Personen für die Körperpflege und die Fütterung der Insassen, aber auch für die haushälterische Reinigung von Unterkünften sowie für das Waschen der Wäsche zuständig[310]. Die Hausordnung hatten sie zudem auch durchzusetzen. In den österreichischen Spitalordnungen und Instruktionen taucht das Wartpersonal unter differierenden Begrifflichkeiten auf, hierbei verschiedene Hierarchien und Tätigkeitsbereiche ansprechend: Anfrauen[311], „Auswarterin“[312], Krankenwärter[313] (Ober- und Unterkrankenwärter), Siechenmeister[314], Siechvater und -mutter[315], Siechenpfleger[316], Wärtersleut[317] oder aufwartende und handreichende Personen[318]. Das Wartpersonal scheint sich zum Beginn der Frühen Neuzeit langsam aus der Gruppe der Insassen als eine festangestellte und abgrenzbare Funktionsgruppe herausgeschält zu haben[319]. Die Insassen von Spitälern waren grundsätzlich nicht nur zur Mitarbeit im Haus verpflichtet, sondern mussten auch bei der Pflege von kranken Insassen mithelfen[320]. Erst langsam differenzierte sich ein eigenes Wartpersonal aus, das aber erst im 19. Jahrhundert fachspezifisch ausgebildet wurde. Davor überwog bei der Aufnahme von Wärterinnen und Wärtern der Versorgungscharakter des Amtes, indem nämlich meist sozial bedürftige Personen (etwa Witwen, kranke Personen), die sozial nur knapp über den Insassen rangierten, angestellt wurden. Lediglich große Spitäler wie das Wiener Hofspital verfügten schon im 16. Jahrhundert über einen eigenen, für die Krankenpflege und für die Verabreichung der Medikamente zuständigen Siechenmeister und eine Siechenmeisterin

309 Art. „Kranken-Wärter“, Krünitz, Oekonomische Encyklopädie 47 608.

310 Noll, Pflege 9. Die gesamte Studie von Noll ist eine Pionierstudie im Bereich des Wartpersonals; Vanja, Aufwärterinnen 14; für das Wartpersonal in Infektionsspitälern Werfring, Pestlazarette 418–428.

311 Scheutz–Weiss, Spital als Lebensform 583 [4] (Bürgerspital Salzburg 1803).

312 Ebd. 636 (Herrschaftsspital Spittal 1654).

313 Ebd. 633–634 [17–23] (Bürgerspital Klagenfurt 18. Jh.).

314 Ebd. 392 [35] (Hofspital Wien 1551).

315 Ebd. 938 [6] (Bürgerspital Wien 1649).

316 Ebd. 516 [4] (Leprosenhaus Bregenz 1565).

317 Ebd. 526 [9] (Versorgungshäuser Tirol 1839).

318 Ebd. 477 [75] (Hofspital Wien 1632).

319 Exemplarisch für Merxhausen herausgearbeitet bei Noll, Pflege 123–131.

320 Scheutz–Weiss, Spital als Lebensform 756 [3.1] (Herrschaftsspital Eferding 1762): *jedweders gesunder spitäler einem kranken auswarte, soferne die krankenwartterin daran nothwendig, verhinderet wird.*

(Siechenmutter)[321], die insgesamt eine schwere Aufgabe hatten. Größere Bürgerspitäler, wie etwa das im 17. Jahrhundert zwischen ca. 70 und 90 Insassen pendelnde Salzburger Bürgerspital, unterschieden funktionell zwischen den Hausknechten und dem weiblichen Arbeitsbereich der Stubenmägde[322]. Das Wartpersonal wachte über die „gesunden" und „kranken" Insassen des Spitals und war unmittelbar dem Spitalmeister bzw. der Spitalleitung unterstellt[323]. In der Regel waren Männer für die Pflege von Männern und Frauen für die Pflege von Frauen zuständig. Mitunter lassen sich spezielle Stiftungen für die Erhaltung von Pflegepersonal nachweisen[324].

Im Wiener Bürgerspital wurde das meist mit keiner Instruktion versehene, oft auch nicht lese- und schreibkundige Wartpersonal direkt dem Spitalmeister unterstellt, der es auch in seine Tätigkeit einweisen musste. *Er, spitlmaister, solle auch bey denen siechvättern, siechmuettern, mann- und weibspersohnen oder warttern, sambt deren zuegeordneten dienern und dienerinnen, darob sein, damit denen armen dürfftigen khrankhen persohnen vleisßig gewarth und ihr leib- und bethgewandt sauber gehalten werde; der gleichen solle der spitlmaister und sein haußfrau auf der armen, wie auch auf der officier und gesindt speiß vleisßiges aufmerkhen haben, daß dieselbe denen krankhen und andern zu gelegener weil und gesezter stundte recht und sauber gekocht werden*[325]. Die Krankenwärterinnen und -wärter hatten nicht nur fleißig zu sein[326], sondern sich auch *gotsforchtig*, fromm und *zichtig* zu verhalten. Vor allem musste der Spitalmeister sicherstellen, dass die Krankenwärter nicht *Gott lesttern, sich beweinten oder unzuchttriben und ungebüerlich verhielten*[327]. Wiederholt wurde ein sorgsamer und „liebevoller" Umgang der Aufwärter mit den Kranken eingemahnt. Die *den kranken dienenden personnen* sollten *in einigkeit und liebevoller sanftmuth genau ihre pflichten erfüllen und jeder in seinen wirkungskreis den armen leidenten willig und liebreich die erforderliche hilfe leisten*[328]. Angesichts der zahlreichen Klagen über das strenge und brutale Wärterpersonal[329] legten viele Spitalordnungen dem Personal nahe, *den kranken liebevoll hülfe* [zu] *leisten*[330]. Mit *kristlicher liebe, geduld, freud und mit aller sorgfalt* hatte das Pflegepersonal *zu pflegen und überhaupt auf reinlichkeit der kranken und des zimers zu sorgen*[331]. Die Tag und Nacht[332] erfolgte Wartung der Kranken und deren mehrmalige Fütterung durch das Wartpersonal stand in einem Spannungsverhältnis zu dessen umfangreichen Haushaltspflichten (Waschen der Leib- und der Bettwäsche), weil dieser Vorgabenkatalog kaum zu erfüllen war. Zuständig war das Personal auch für andere Problemlagen: [W]*ellicher siechenmentsch unzucht oder unfueg trib, das wider Gott were, mit unkheüschheit, stellen, schlagen oder stosßen unnd ob ainns dem anndern mit wortthen oder werckhen sein ehr abschnitt oder anndern leüthen, es sei im hauß oder ausßers haus, daß*

---

321 Für Innsbruck Sakouschegg, Spitaleinrichtungen 48f.; Senoner, Hofspital 138–140.

322 Stadler, Das Alte Salzburger Bürgerspital 59.

323 Scheutz–Weiss, Spital als Lebensform 938 [6] (Bürgerspital Wiener Neustadt 1649).

324 Ebd. 609 [35] (Bürgerspital Klagenfurt 1679); ebd. 615 [53] (Bürgerspital Klagenfurt 1679).

325 Ebd. 938 [6] (Bürgerspital Wien 1649).

326 Ebd. 543 [16] (Bürgerspital Hall 1511): *Item man sol zwo frume, vleissig siechndiern bestellen, die alweg den siechen warten mit heben, legen und annder getreuer wartung tag und nacht; die sollen auch das petgewant in der siechkamer alweg sauber halten und vleissig versehen.*

327 Ebd. 443f. [52] (Hofspital Wien 1568).

328 Ebd. 964 [5] (Bürgerspital Wien 1819).

329 Noll, Pflege 135–161.

330 Scheutz–Weiss, Spital als Lebensform 961 [1] (Bürgerspital Wien 1819).

331 Ebd. 634 [20] (Bürgerspital Klagenfurt 18. Jh.).

332 Ebd. 392 [37] (Hofspital Wien 1551).

soll urlaub haben auß dem haus[333]. Ohne Zustimmung der Spitalleitung durfte das Wartepersonal das Spital über Nacht nicht verlassen, weil das Wartpersonal *im schlaffen unnd sonnst alweg ein solche beschaidenheit haben* [musste], *das sy die armen unnd khranckhen yederzeit an der hanndt haben mügen*[334].

Bei der Aufnahme von Kranken im Wiener Hofspital verzeichnete der Siechenmeister Kleidung und Besitz der aufgenommenen Kranken[335]. Die direkte Versorgung der Insassen war eine der Hauptfunktionen von Wärterinnen und Wärtern. Die kranken Insassen des Spitals sollten jeweils in einem sauberen Bett liegen, an dem sich eine festgebundene Glocke zum Rufen des Wartpersonals befand. Neben dem Bett standen Harngläser und Leibstühle, *die peth alle teg, so offts die notdurfft erfordert unnd aufs wenigist zwaymal gericht, vor wannzen, flöch unnd unzifer, sovil müglich, verhüet, die zimmer täglich vleißig außgekhert, tisch unnd pennckh geseübert, aller böser geschmakh mit guettem rauchwerkh vertriben*[336]. Nur wenige Siechenkammern hatten ein eigenes „Sekret", wo die menschlichen Ausscheidungen geruchlos entsorgt werden konnten[337]. Möglichst oft sollten Harnglas und Leibstühle ausgewaschen werden, auch hatte das Wartpersonal den Bettlägrigen *morgens unnd nach eßen mit warmenb waßer die henndt* zu reinigen. Zudem sollten *die khranckhen gehebt unnd gelegt, unnd aller zorn unnd unwillen, sy damit zu betrüeben unnd zubelaidigen gännzlichen verhuet*[338] werden.

Die krancken, wenn sie während ihrer krankheit mit ungeziefer behaftet [sind], *werden durch die kranckenwarter und wärterinnen, welche mit den nöthigen schwämmen und kämmen versehen sind, gewaschen und gereiniget, sobald sie aber im stande sind, diese reinigung selbst vornehmen zu können, so liegt diese reinigung ihnen selbst ob und muß solche, so oft sie nothwendig ist, vorgenommen werden*[339]. In regelmäßigen Abständen sollten auch Waschungen und Bäder erfolgen. Die Krankenwärterinnen mussten bei den Umbettungen der Kranken körperlich *in heben und legen*[340] mithelfen. Vor allem die geistig differenten Insassen stellten das Wartpersonal vor große Probleme, *besonders aber die ainfaltige tosten unnd narren von der aufgestölten besolten krankhenwartherin gesäubert*[341].

Das Wartpersonal war nicht nur für die Körperpflege, sondern auch für die *medicamente, speise und trank, umschläge, einreibungen etc.*[342] zuständig. Die Kranken durften nur nach Anweisung der Hausärzte verpflegt werden, auch die Medikationen hatten nach deren Angaben verabreicht zu werden[343]. Die dem Patienten zuträglichen Speisen und Getränke, aber auch die Medikationen hatten auf einer schwarzen, über dem Krankenbett angebrachten Schiefertafel vermerkt zu werden[344]. In manchen Spitälern verkosteten die Krankenwärter zu festgelegten Zeitpunkten die fertiggestellten Speisen. Diese wurden, *im falle sie gut befunden werden*[345], auch ausgeteilt. Über Spitalordnungen wurde der Spitallei-

333 Ebd. 581 [25] (Leprosenhaus Salzburg 1619).
334 Ebd. 392 [37] (Hofspital Wien 1551).
335 Ebd. 475 [72] (Hofspital Wien 1632).
336 Ebd. 392 [35] (Hofspital Wien 1551).
337 Ebd. 543 [18] (Bürgerspital Hall/Tirol 1511).
338 Ebd. 392 (Hofspital Wien 1551).
339 Ebd. 1060 [6] (Zucht- und Arbeitshaus Wien 1788).
340 Ebd. 583 [8] (Bürgerspital Salzburg 1803).
341 Ebd. 600 [9] (Bürgerspital Klagenfurt 1732).
342 Ebd. 961 [1] (Bürgerspital Wien 1819).
343 Ebd. 633 [19] (Bürgerspital Klagenfurt 18. Jh.).
344 Ebd. 392 [37] (Hofspital Wien 1551).
345 Ebd. 1060 [4] (Zucht- und Arbeitshaus Wien 1788).

tung eindringlich aufgetragen, den *kranckhen spitallern, so die ordinari cöst nicht geniesßen khünen, etwaß anders von speisßen zugeben unndt die bestelte khranckhenwartherin auf sye fleisßig acht haben zu lasßen unnd dieselbe kranckhligende mit guetten haußmitl zu versechen*[346]. In manchen Spitälern übernahmen die Krankenwärter die gekochten Speisen von den sog. Ausspeisern und brachten die *vorgeschriebenen portionen* in die Krankenzimmer und an die Betten der *rekonvalescenten*[347]. Neben den Speisen hatte das Wartpersonal auch die Rezepte aus der Apotheke zu holen und die rechtzeitige Einnahme der Medikamente zu kontrollieren[348].

Beim Lesen der Spitalordnungen gewinnt man mitunter den Eindruck, dass nicht die Pflege, sondern das Waschen von Textilien und die Vorratshaltung von Bettwäsche und Kleidung zu den wichtigsten Obliegenheiten des Wartpersonals gehörte. *Ain siechmaister unnd siechmaisterin sollen leinen unnd wullen gewandt, petgewandt, claidung unnd anndere notdurfft auf die armen leüth* [...] *mit einem ordenlichen inventary eingegeben werden*[349]. Die Bettwäsche, aber auch das Gewand der kranken Insassen musste alle zwei bis drei Wochen gewaschen werden[350]. In größeren Spitälern (wie etwa dem Wiener Hofspital) dürfte die Wäsche zentral gereinigt worden sein. Der Siechenmeister bzw. die Siechenmeisterin war für das Einsticken von Kennzahlen im Gewand zuständig. *Siechmaister unnd siechmaisterin sollen alles gewanndt in die wesch mit zal geben unnd mit der zal wider emphachen, sehen, das nichts verrukht, auch der gesunten unnd der schadhafften gewanndt besonnders gewaschen werde etc.*[351]. Der Siechenmeister verwaltete die Wäsche der Bettlägrigen unter seiner Obhut und gab frisch gewaschene Hemden und Bettwäsche nach seinen Vorgaben aus. Auch hatte das Wartpersonal dem Spitalmeister zu melden, wenn die Kleidung, Wäsche und Schuhe der Insassen so schlecht und zerlumpt waren, dass man neue Kleidungsstücke benötigte.

Der Reinlichkeit der Krankenzimmer kam große Bedeutung zu, *täglich frühmorgens und zwar im winter gleich nach dem einheitzen, im sommer aber gleich nach aufschliessung der zimmer durch die angestellten kranckenwärter und warterinnen mit einem nassen, über den kehrbesen gebundenen fetzen sauber und reinlich ausgekehret, wobey fenster täglich durch eine halbe stunde geöffnet, im sommer aber den ganzen tag bey guter witterung offen gehalten*[352]. Mehrmals pro Tag sollten die Krankenwärter die Krankenzimmer mit brennendem Wacholder räuchern, um die als krankheitserregend geltenden Miasmen zu bekämpfen. Außerdem hatten das Kochgeschirr, die benutzen Schalen, Krüge und *medicintiegel* gereinigt zu werden, aber auch die mit Unschlitt, also tierischen Fetten, befeuerten Lampen waren ebenso wie die Gänge mehrmals täglich zu versehen.

Eine wichtige Rolle übernahm das Pflegepersonal auch im Kontrollregime des Hauses. Während der Hausvater (i. e. Spitalmeister) für die „gesunden" Insassen zuständig war, walteten die Krankenwärter über die Kranken. Die *ybertretter* der Hausordnung *sollen vonn dem siechenmaister der gebür nach gestrafft werden*[353]. Injurien und gotteslästliches Re-

346 Ebd. 693 [8] (Bürgerspital Leoben 1695).
347 Ebd. 1060 [4] (Zucht- und Arbeitshaus Wien 1788).
348 Ebd. 392 [37] (Hofspital Wien 1551).
349 Ebd. 391 [35] (Hofspital Wien 1551).
350 Ebd. 392 [35] (Hofspital Wien 1551).
351 Ebd. 392 [36] (Hofspital Wien 1551).
352 Ebd. 1061 [7] (Zucht- und Arbeitshaus Wien 1788).
353 Ebd. 578 [1] (Leprosenhaus Salzburg 1619).

den hatte der Siechenmeister der Spitalleitung anzuzeigen, die dann Strafen aussprach[354]. *Die krankenwärterinen sind verpflichtet, sich täglich morgens um 8 uhr vor der hausverwaltung zu stellen und die zahl und art der kranken, dan gefährlichkeit derselben anzuzeigen*[355].

Der Spitalleitung lag das Beten und die Frömmigkeit der Insassen besonders am Herzen, die Siechenmütter und -väter hatten notfalls die Insassen zum Gebet zu zwingen und *irer halßstärigkhait halber mit ernst*[356] zu strafen. Im Leprosenhaus Salzburg hatte der Siechenmeister aufgrund der Abgeschlossenheit des Hauses eine starke Stellung, er sollte dort etwa auch Streitigkeiten unter fremden Leprosen schlichten; auch bei der Aufnahme von Kranken hatte er ein gewichtiges Wort mitzureden[357]. Die Agenden der Krankenpflege spielten mitunter auch für konfessionelle Fragestellungen eine Rolle, wenn nämlich der anrückende Tod eines Insassen bemerkt wurde, hatte das Pflegepersonal *ohne verzug dem für das bürgerspital bestellten seelsorger die anzeige zu machen, daß der kranke mit den heiligen sterbsakramenten, so wie es einem kristen gehört, versehen werde*[358].

4.4.8.2 Zuchtmeister für Waisenkinder

Die multifunktionalen Spitäler der Vormoderne besaßen unter den Insassen mehrere Kategorien. Neben den Alten, den körperlich und geistig Differenten und den Gebärenden gab es auch Waisenkinder, für die in größeren Spitälern eine eigene Gruppe des Wartpersonals zuständig war. Das Wiener Hofspital betreute etwa Mitte des 16. Jahrhunderts 20 Waisenmädchen, die unter der Leitung eines *alt erber, verstänndig, schreibens und leßens unnd neyens khündig weib*[359] stehen sollten. Diese Zuchtmeisterin erhielt noch zwei Frauen oder Dienstmägde beigestellt, die für die Wartung der Waisenmädchen zuständig waren. Diese Personen hatten die Waisen *in guetter zucht, Gots forcht, lerung schreibens, leßens, nayen unnd haußhaltung*[360] zu erziehen, wobei auch das Gebet besonders wichtig war. Im Bereich der Pflege musste die Zuchtmeisterin die Bettstatt der Kinder versorgen, die Zimmer säubern und hatte auch die Nacht im Zimmer der Waisenmädchen zu verbringen. Nach dem Erziehungsprogramm von Waisenhäusern sollte den mindestens fünfjährigen Mädchen *nayen, spinnen, würkhen*[361] und andere handwerkliche Fähigkeiten beigebracht werden. Die aufgrund von Empfehlungen aufgenommenen Kinder sollten im Spital eine grundlegende Ausbildung erfahren, welche die Waisenmädchen dazu befähigen sollte, nach ihrer Volljährigkeit entweder in einem Kloster oder als Dienstbotin Aufnahme zu finden; auch eine Hochzeit wurde für die Waisenmädchen angestrebt.

4.4.9 Seelsorge im Spital

Das Spital galt nach der aus 1512 stammenden Salzburger Bürgerspitalordnung explizit als eine *geistliche hausung und wonung unnder anndern geistlichen gutern, behausungen*

---

354 Ebd. 579 [7] (Leprosenhaus Salzburg 1619).
355 Ebd. 633 [17] (Bürgerspital Klagenfurt 18. Jh.).
356 Ebd. 579 [10] (Leprosenhaus Salzburg 1619).
357 Ebd. 580 [13] (Leprosenhaus Salzburg 1619).
358 Ebd. 634 [22] (Bürgerspital Klagenfurt 18. Jh.).
359 Ebd. 393 [39] (Hofspital Wien 1551).
360 Ebd.
361 Ebd.

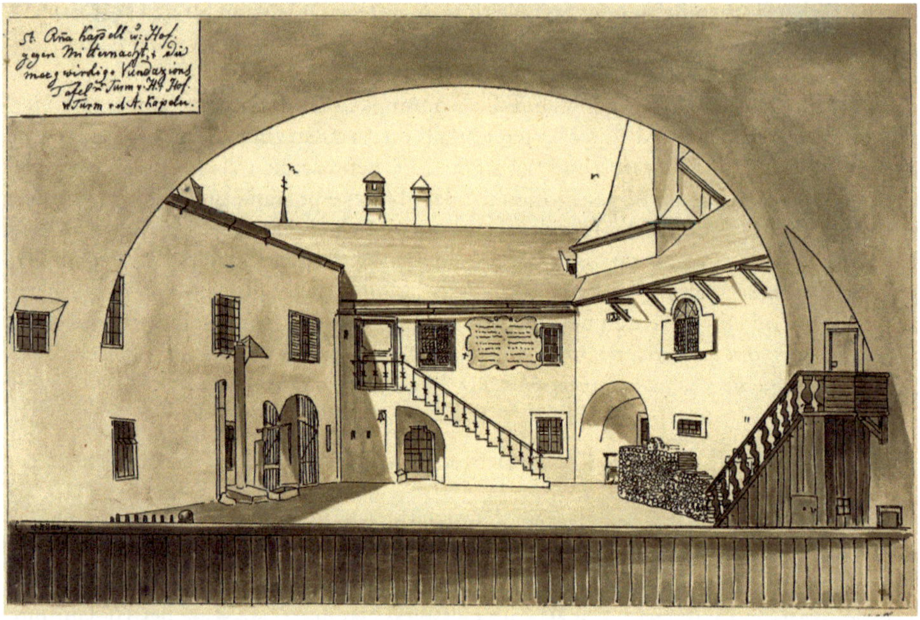

Abb. 67: Bürgerspital Baden, Blick auf die St. Anna Kapelle im Hof – die Kapelle als zentraler Ort des Spitals, Aquarell von Emil Hütter (1835–1886) (Quelle: Niederösterreichische Landesbibliothek, Topographische Sammlung Nr. 1.716).

unnd wonungen[362]. Die Vorstellung vom geistlichen Haus wurzelt in der mittelalterlichen Metaphorik von Armut und Krankheit, der Christus unmittelbar begegnete. Armut wurde einerseits als Gnade, geistliche Prüfung und Auszeichnung und andererseits – durchaus gegensätzlich – als Folge von Sünde und Strafe wahrgenommen[363]. Schon die kirchliche Ausstattung des Spitals, die Altäre, die Kapelle (als Beispiel Abb. 67) und der Friedhof, spiegelt die Bedeutung des Geistlichen. Aufgrund der Intensivierung religiöser Praktiken kam dem Spitalgeistlichen eine zunehmend wichtige Rolle im Zeitalter der Konfessionalisierung zu. Die seelsorgerische Betreuung durch einen Geistlichen, die Tröstung der Kranken und Sterbenden[364], das Einsegnen der Toten am Friedhof[365] und die zahlreichen religiösen Übungen stellten eine wesentliche Dienstleistung des Spitals dar. Der Spitalgeistliche stand in direkter Konkurrenz zum örtlichen Pfarrer[366]. Die Abarbeitung der zahlreichen Gebete für das Seelenheil der Wohltäter galt als entscheidende

362 Ebd. 566 [1] (Bürgerspital Salzburg 1512). Das folgende Unterkapitel folgt Weiss, Spitalgeistlicher; Werfring, Pestlazarette 437–444; Scheutz, Ausdifferenzierungsprozess 136f. Für Spitalgeistliche wenig ergiebig Reingrabner, Verhältnis; Begon, De Iure Hospitalium 227–230.

363 Auge, Sakral-religiöse Aspekte 83–86; Scheutz–Weiss, Gebet 345.

364 Scheutz–Weiss, Spital als Lebensform 392 [37] (Hofspital Wien 1551).

Ebd. 624f. [9–10] (Bürgerspital Klagenfurt 1756); ebd. 425 [35] (Hofspital Laibach 1559): *Weil auch furkhomen, das verschines jarß etlich arme spitals personen durch unachtsambkhait des spitalmaister one ainiche versehung unnd raichung der heiligen sacramenten todtes abganngen, demnach solle caplan und spitalmaister hinfuran ir merer unnd vleissiger aufsechen haben.*

365 Ebd. 755 [2.11] (Herrschaftsspital Eferding 1762); ebd. 766 [4] (Herrschaftsspital Eferding 1787). Zur kostenlosen Einsegnung eines Spitalbewohners ebd. 733 [1] (Münzbach 1656/1755).

366 Pohl-Resl, Rechnen 115, 120, 124.

Gegenleistung der Insassen für die karitativen Stiftungen der Wohltäter[367]. Der gesamte Tagesablauf im Spital war von „Gebeten geradezu durchtränkt“[368], in manchen Spitälern konnten die Kranken aufgrund überlegter baulicher Anordnungen von ihren Betten aus die Messen in der Kapelle oder in der Spitalkirche verfolgen. Der nur selten fest im Spital angestellte Geistliche – meist ein vom Pfarrer präsentierter Kaplan oder ein Benefiziat[369] – galt nach dem Spitalverwalter[370] als die zweitwichtigste Funktion des Spitals im Sinne eines Steuerungsmediums, weil er in den Spitalmeisterinstruktionen häufig als eine Art Vertrauensmann der Insassen, aber auch als Kontrolle des Spitalmeisters vor Ort konstruiert wurde.

Die Stelle des Spitalgeistlichen stellte mitunter eine Altersversorgung dar, weil der schlecht bezahlte Spitalgeistliche *ain gueter frumer alter vatter in die 80 jar oder daruber alt unnd ain gannz jar nit mer als 23 guldin siben schilling bestimbter besoldung von der spitall meß von des spitals einkhumen unnd sunst gar khain einkhumen allain*[371] haben sollte. Der Spitalgeistliche arbeitete an der moralischen Besserung der Insassen (*hauskinder*[372]) durch geistliche Erziehung, während der Spitalmeister, manchmal in unmittelbarer Kompetenzkonkurrenz, die physische Besserung durch Arbeit und Ordnung bewirken sollte. Die Insassen hatten Dankbarkeit durch Gebete zu zeigen. Obwohl der Spitalseelsorger für das Seelenheil der Hausbewohner zuständig war, hatte er in kleineren, der Kirche unterstehenden Institutionen auch weltliche Aufgaben zu versehen, ohne dafür zusätzliche Entlohnung zu erhalten. Im kärntnerischen Markt Kappel versah der Pfarrer 1767 auch die Administration des sog. Gobanzspitals, organisierte die Versorgung des Spitals und teilte die monatlichen Geldbeträge an die sechs im und drei außerhalb des Spitals wohnenden Armen und Kranken aus. Zudem hatte er jährlich die Rechnungen für das Spital zu legen. Der Ortspfarrer erhielt dafür als Gegenleistung nur 10 fl. pro Jahr, was ihn – erfolglos – zu einer Beschwerde an die Milde-Stiftungs-Hofkommission veranlasste[373].

Die Arbeitsverpflichtung der Spitalgeistlichen orientierte sich letztlich an den klösterlichen Tagesroutinen der Stundengebete (Horen), sodass die Spitalinsassen täglich Messen und Gebete, aber auch Arbeiten im Haus und Versorgungsleistungen für die Kranken und Bedürftigen im Spital als fromme Dienste abzuleisten hatten. Die Anzahl der an die Spitäler gestifteten Messen war mitunter beträchtlich, so mussten in der Salzburger Bürgerspitalkirche St. Blasius noch um 1800 pro Jahr 970 Haupt- und 93 Nebenmessen gelesen werden[374]. Im Grazer Heiligen-Geist-Spital besuchten die Insassen täglich zwei

---

367 Schmauder, Seelsorge 36–42.

368 Mischlewski, Alltag 165.

369 Als Überblick vgl. Reicke, Das deutsche Spital II 117–186. Das große Wiener Hofspital verfügte über zwei Priester, die auch im Haus wohnen mussten, Scheutz–Weiss, Spital als Lebensform 473 [63] (Hofspital Wien 1632).

370 Zur Rolle des Spitalveralters in der Position eines „Geistlichen“ ebd. 582 [3] (Bürgerspital Salzburg 1803): *dieses gotteshaus den spitallern zum guten nicht ohne großen kösten einen eigenen pfarrer und seelsorger unterhaltet, so solle ihm* [Spitalverwalter] *ein jedes, es seye pfründner, dienstboth oder anderer inwohner, mit allen geistlichen rechten unterworfen seyn und allen schuldigen gehorsam und respect leisten.*

371 Ebd. 402 (Hofspital Aussee 1552); ebd. 406 (Hofspital Aussee 1552); ebd. 412 [18] (Hofspital Wels 1554) *Ain caplan, der aines erbarn crisstlichen wanndls unnd zimblichen alters ist, sol aufgenumen* werden; ebd. 422 [18] (Hofspital Laibach 1559): *Ain caplan, der aines cristlichen wandlß unnd zimbliches alters ist, solle aufgenomen unnd ime ain sonder zimer, stuben unnd camer eingeben werden.*

372 Ebd. 577 [12] (Bruderhaus Salzburg 1610).

373 Belege bei Weiss, Spitalgeistlicher 225f.

374 Stadler, Bürgerspital in Salzburg 81.

Messen in der Spitalkirche und eine Andacht abends in den Zimmern[375] – insgesamt hatte allein der Bürgerspitalseelsorger jährlich 294 Messen zu lesen[376]. Dagegen nahm der Benefiziat im Klagenfurter Spital nur am Sonntag eine Messe vor, danach *das Heillige Evangelium Sagen, und vorlessen, Das Allgemaine Gebett vnd offne Beicht Fürspröchen: Das heillige Vatter Vnßer, Ave Maria, vnd den Glauben, auch die zächen Heillige Gebott Gottes vorbetten*[377]. In manchen Spitälern hatte der Spitalgeistliche täglich oder mehrmals in der Woche Gottesdienst[378], meist die Frühmesse[379], in der (oft mit emblematischen, auf das fromme Leben verweisenden Bildern[380] ausgeschmückten) Spitalkirche/-kapelle zu vollziehen. Die Beziehungen zum Ortspfarrer waren häufig aufgrund der zwischen Kirche und Stadtrat gespaltenen institutionellen Autorität gespannt, weil der Ortspfarrer aufgrund der Spitalseelsorge Einbußen erlitt (etwa strittige Begräbnisrechte). Häufig oblag die geistliche Amtseinführung des Kaplans dem Pfarrer, das Präsentationsrecht aber dem Stadtrat[381]. Zu Zeiten der Reformation kam das dem Rat unterstehende Bürgerspital bald unter protestantischen Einfluss[382], mit der Gegenreformation suchten Landesfürst und Bischof häufig Einfluss auf die Bestellung des Spitalgeistlichen zu nehmen[383]. Der mit gutem Leumund ausgestattete Geistliche hatte zu den Hochfesten (Weihnachten, Ostern, Pfingsten, zu den Marienfeiertagen) und an den Kirchweihtagen in der Spitalkapelle feierliche Messen zu lesen, zu predigen sowie die gestifteten Messen und Gebete abzuarbeiten[384]. Kranken, die keiner Messe in der Kirche folgen konnten, sollte *in ihren zimmern auf ain tisch und altar*[385] die Messe gelesen werden.

Persönliche Einzelbegegnungen zwischen dem Priester und den meist außerhalb des Spitals wohnenden Anstaltsbewohnern blieben vielfach auf die Beichtgespräche anlässlich der hohen Feiertage (Ostern, Pfingsten, Weihnachten, Marienfeiertage[386]) beschränkt, welche die Insassen verpflichtend abzulegen hatten. Die Spitalgeistlichen hatten die Kranken lediglich regelmäßig zu besuchen und mit den Bettlägrigen *einige vater unser* […] *lauth zu bethen*[387]. Die abgelegte Beichte musste gegenüber dem Spitalmeister bzw. dem

---

375 StLA, RuK, Sach 127 I, K. 400, fol. 118r–121v, Bericht über die *instruction die untersuchung des spittal zum heiligen geist in Grätz betreffend.*

376 Scheutz–Weiss, Spital als Lebensform 673 [2] (Bürgerspital Graz 1731).

377 Ebd. 598 [2] (Bürgerspital Klagenfurt 1679); siehe dagegen die Stiftungen ebd. 616 [59–60] (Bürgerspital Klagenfurt 1732). Auch in Straß musste der Kaplan nur am Sonntag und an Feiertagen eine Messe lesen ebd. 894 [1] (Herrschaftsspital Straß 1667).

378 Ebd. 440 [41] (Hofspital Wien 1568); ebd. 623 [4] (Bürgerspital Klagenfurt 1756); zwei Mal die Woche ebd. 673 [1] (Bürgerspital Graz 1731).

379 Ebd. 401 (Hofspital Aussee 1552).

380 Vgl. für Ingolstadt Hofmann, Regeln 355, siehe etwa die Beispiele von St. Oswald in Regensburg (Decken-, Emporenzyklus) bei Morsbach, St. Oswald-Kirche 13–33 und des Bürgerspitals in Wismar (26 Deckenmedaillons nach der Bilderbibel von Merian) bei Bunners, Wismar 28.

381 Nowotny, Bürgerspitäler 270f., zum Streit um Predigttätigkeit in der Linzer Spitalkirche im 17. Jahrhundert siehe Katzinger, Bürgerspital 43f.

382 Ebner, Aufbrüche 183.

383 Als Beispiel Gramm, Zwettler Bürgerspital 248.

384 Dem Spitalgeistlichen kam nur die Position eines religiösen Begleiters zu, eine moralische Besserung wurde in den Ordnungen nicht angestrebt (Seelenkunde versus geistliches „Seelenheil"). Im Vergleich dazu die Seelsorge in Gefängnissen bei Schauz, Strafen 104–156.

385 Scheutz–Weiss, Spital als Lebensform 473 [63] (Hofspital Wien 1632).

386 Hofmann, Regeln 350; Scheutz–Weiss, Spital als Lebensform 755 [3] (Herrschaftsspital Eferding 1762).

387 Ebd. 1063 [13] (Zuchthaus Wien 1788).

Stubenvater bzw. der Stubenmutter durch Beichtzettel nachgewiesen werden[388]. Besonders wichtig war die Anwesenheit des Spitalgeistlichen in der Todesstunde von Insassen, in der er die Sterbenden *mit Vorzeigung deß Crucifix vermahne / tröste / vorbette / und zuspreche / daß sie ohne Haß / Neyd / mit gutem Gewissen / Glauben / Lieb / und Hoffnung auf die grundlose Gnad und Barmherzigkeit GOttes fröhlich / wie fromme Christen / sterben wollen*[389]. Verweigerte aber einer der Spitalinsassen – eine textliche Reflexion der Gegenreformation – das Sterbesakrament, so hatte der Spitalmeister einzuschreiten, damit dem Spitalbewohner *umb besserung seines glaubens fürsehung beschehe*[390]. Die von den Insassen *mit aller Danckbarkeit* aufzunehmende Spendung des Abendmahles sollte nach der Beichte erfolgen. Der Geistliche durfte die Spitalinsassen nicht in ihrem *Ungehorsam steiffe*[n], sondern hatte alle Auffälligkeiten (*Excesse oder Ungebühr*) im Spital bei der Spitalleitung anzuzeigen. Auch in der Krankenbetreuung war der Spitalgeistliche intensiv eingesetzt, er sollte zu den Armen in die Zimmer gehen und *auf ihren Lebens-Wandel / Unterhalt / ja auf das ganze Wesen deß Spittals sein fleißiges Aufmercken*[391] halten. Weder Geldspenden noch Legate aus Testamenten durfte der Geistliche annehmen, was wiederum vom Spitalmeister zu kontrollieren war.

Lebte der Spitalgeistliche im Haus, so war die Betreuungsintensität der Insassen deutlich höher, aber auch die Ansprüche an den ehrbaren und gut-priesterlichen Lebenswandel nahmen zu. Im großen Wiener Hofspital lebten zwei Kapläne im Haus, sie durften das Spital über Nacht nicht verlassen und waren für die Messgewänder und Ornate, den Kelch und die Messbücher verantwortlich, die ihnen über ein Inventar übergeben wurden. Sie hatten Beichte zu hören, die Gottesdienste zu feiern, der Stifter zu gedenken, die Sterbenden zu trösten und die Begräbnisse feierlich zu gestalten. *Den khrannckhen, petrisigen, die nit in die capelln geen mügen, am Suntag unnd Freytag in irem zimer auf ein tisch unnd altarstain meß lesen unnd, wie gehört, das evangelium verkhünden*[392]. Auch im Bürgerspital von Klagenfurt hatte der Geistliche im Spital zu wohnen und als Kontrollorgan darüber zu wachen, dass die Insassen die gestifteten Monats- und Jahrtagsmessen nach dem Glockenzeichen besuchten.

Der Spitalgeistliche avancierte im Laufe der Frühen Neuzeit zu einem „Systemträger des Hauses"[393], der additiv zu den Kontrollmechanismen der weltlichen Spitalbeamten auf die Insassen einzuwirken hatte. Im Klagenfurter Bürgerspital verwahrte etwa der Spitalgeistliche nicht nur den Kirchen-, sondern auch den Haustorschlüssel[394], sodass Absenzen von Insassen nicht unbemerkt blieben. Nach der Spitalmei(st)erordnung des Kärntner Marktes Spittal an der Drau wohnte der Spitalgeistliche im Haus und er sollte *zeit und*

388 Ebd. 667 [5] (Armenhaus Graz 1728): *und damit man dessen versichert seyn möge / eine Zettl von dem ihnen zubestellten Geistlichen nehmen / und solche sodann bey empfangender Verpflegungs-Portion dem Hauß-Vatter einreichen*. Ebd. 721 [2] (Mariazell 1751): *Andertens werden alle und jede monatlich wenigst ainmalh und zwar an den ersten monnath-Sontag beichten und daß hochwürdigste altars sacrament empfangen, auch da sie dises verrichtet, dem spittl herrn (allenfahls er solches anverlanget) die beichtzödl beybringen und behandigen*; ebd. 934 [12] (Bürgerspital Wien 1745).

389 Ebd. 646 [9] (Spitalmeisterinstruktion 1731); ebd. 756 [3.6] (Herrschaftsspital Eferding 1762): *bei gefährlich anscheinender krankheit dem herrn beneficiaten alsogleich die erinderung geschehe, damit selbe mit denen heiligen sakramenten versehen werden.*

390 Ebd. 473 [64] (Hofspital Wien 1632).

391 Ebd. 646 [9] (Spitalmeisterinstruktion 1731).

392 Ebd. 390 [27] (Hofspital Wien 1551).

393 Scheutz, „Der blaue Herrgott" 284.

394 Scheutz–Weiss, Spital als Lebensform 625 [12] (Bürgerspital Klagenfurt 1756).

gelegenheit genueg haben, einen spitlverwalter an die handt zue stehen und gleichmässige vleissige obsicht zuhaben, das diser instruction ein volzug gelaist werde[395]. Der Spitalgeistliche kontrollierte den Spitalmeister, aber hatte auch ein waches Ohr für die Beschwerden der Insassen zu haben. Keinesfalls sollte der Spitalgeistliche *denen Armen wider disen* [den Spitalmeister] *in das Gesicht nicht recht gebe*[n] */ noch weniger in ihrem Ungehorsam steiffe*[n] */ und noch mehrers aufwickle*[n][396]. Lediglich im vertrauten Gespräch und unter Ausschluss der Öffentlichkeit sollte der Spitalgeistliche den Spitalmeister über „Excessen oder Ungebühr der Obrigkeit" informieren, auch durfte er kein Geld von den Insassen annehmen. Der Spitalgeistliche hatte öffters *zu denen Armen in die Zimmer zu gehen / und auf ihren Lebens-Wandel / und Unterhalt / ja auf das gantze Wesen deß Spittals sein fleißiges Aufmercken zu halten / und da er etwas ungebührliches und leichtfertiges befindete / dasselbige stracks allhero anzuzeigen*[397]. Verstießen die Insassen gegen das Betregime des Hauses, bewirkten die Spitalgeistlichen einen teilweisen Entzug der Essensration und konnten damit in Gegensatz zu den Anordnungen des Spitalmeisters geraten[398].

Der Spitalgeistliche zählte zu den offiziellen Respektpersonen im Spital, doch bestand zu ihm seitens der Insassen kein besonderes Vertrauensverhältnis. Die Behandlung von Insassen als *raudiges schaaf*[399] und die Androhung bzw. Verhängung von Strafen erweckten vermutlich Furcht und Argwohn unter den Insassen. Die Insassen gingen notgedrungen beim Hausgeistlichen zur Beichte, umgekehrt wehrten sie sich gegen das geistliche Kontrollregime, indem der Spitalgeistliche beim Spitalverwalter wegen seiner Wirtshausbesuche und wegen der Vernachlässigung seiner Pflichten angeschwärzt wurde[400]. Der Benefiziat des Klagenfurter Bürgerspitals Johann Baptist Plasnig erwähnte im März 1763 die *tumultierend, malcontent, und passionirte*[n] *spital-pfriendtner*[n], die gegen ihn ein *klag-libell* wegen Amtsmissbrauch und Dienstvernachlässigung eingebracht hätten. Der Klagenfurter Benefiziat gestand in seiner Replik großmütig ein, die *rädlführerin* nicht bestraft zu haben und argumentierte christlich: *Vatter! Vergib Ihnen, dann sie wissen nicht, was sie thun*[401].

Kritik an den Spitalgeistlichen äußerten aber nicht nur die Insassen, sondern auch zeitgenössische Autoren wie der Haller Spitalarzt Hippolytus Guarinonius (1571–1654) in seiner 1610 erschienenen Schrift „Die Grewel der Verwüstung Menschlichen Geschlechts", wo er meinte, dass die als arrogant und verzärtelt dargestellten Spitalgeistlichen „selbsten mehr einer guten scharpffen Beicht vnd Poenitentz bedörfftig, als daß sie andere Beicht hören solten / die / wann mancher armer Spittaler etwan vnuersehens Kranck / vnd seiner nottürfftig / man ihne im Wirthshauß suchen / der arme Kranck aber an Beicht vnd Geistlicher Nothwendikeit oft verkürtzt werden muß"[402]. Die Ausgaben für die Spitalgeistlichen belasteten das Budget der Spitäler zusätzlich, weshalb die Anstalt

395 Ebd. 640 [15] (Spittal an der Drau 1697).

396 Ebd. 646 [9] (Spitalmeisterinstruktion 1731).

397 Ebd. 646 [9] (Spitalmeisterinstruktion 1731).

398 So belegt für das Spital Hofheim bei Darmstadt, wo einige Insassen während der täglichen Betstunden „im feld und benachbahrten dörffern spazieren" gingen und „allerley excesse, sauffen und dergleichen, ohngestrafft treiben", Droste-Sahmland, Die hessischen Hohen Spitäler 498f.

399 Scheutz–Weiss, Spital als Lebensform 624 [6] (Bürgerspital Klagenfurt 1756).

400 Weiss, Unglück 219; der Spitalgeistliche sollte den Insassen mit *wohl anständigen beyspill vorleüchten*, Scheutz–Weiss, Spital als Lebensform 675 [15] (Bürgerspital Graz 1731).

401 Weiss, Unglück 219.

402 Guarinonius, Grewel 2 1315; Scheutz–Weiss, Gebet 353f.; Albertinus, Landstörtzer 236.

in „Verfall" geriet. Im Kärntner Markt Spittal an der Drau kam eine Untersuchungskommission deshalb zum Schluss, dass drei Benefiziaten der wirtschaftlichen Leistungsfähigkeit des Spital nicht gerecht wurden, weil „das spittl wäre nur zu unterhaltung deren armen, nicht aber zur aushaltung deren heren beneficiaten gestiftet". Die Spitalgeistlichen wollten sich mit den gekürzten Gehältern in Spittal/Drau nicht zufrieden geben, sondern machten umgekehrt den Vorschlag, das Gehalt des Spitalmeisters zu kürzen. Im untersteirischen Markt Schönstein kostete die Versorgung der Spitalgeistlichen nach einem Bericht an den Kreishauptmann in Cilli/Celje 101 fl. (40 % der Gesamtausgaben), während hingegen die Versorgung der fünf alten Männer und Frauen im Spital gerade 91 fl. verschlang[403].

Aber auch positive Belege für eine gute Beziehung von Insassen und Spitalgeistlichen finden sich, etwa im Bürgerspital von Salzburg, wo 1795 die Insassen im Rahmen einer Visitation auch zu den Spitalgeistlichen befragt wurden. Die Insassen äußerten sich positiv über die oftmaligen Besuche des Geistlichen, über die gute Tröstung der Sterbenden und über den Fleiss des Spitalkaplans und seiner Gehilfen[404]. Die Insassen äußerten den Wunsch, dass *wenigstens zur nachtszeit, der zuweilen schnell und gähe sterbenden halber ein geistlicher immer im spital selbst wohnen möchte. Allein dieser fromme wunsch dürfte wohl auch noch fernerhin um so mehr ein bloßer wunsch bleiben, als für die spitaler ohnehin immer zu wenig bequeme wohnungen vorhanden, und die geistlichen ohne dieß ganz in der nähe sind; bey schnell sterbenden aber auch in der spitalwohnung selbst manches mal noch zu weit entfernt seyn würden*[405]. Beispiele engagierter Spitalkapläne finden sich auch in anderen Spitälern, so ersetzte 1680 der Haller Spitalkaplan Simon Abfalter die „raittungsfresserey"[406] zum Kirchweihfest des Spitals durch die Verteilung eines Kirchtagsbreies an die Armen im Rathaus[407]. Auch im kärntnerischen Bürgerspital von St. Jakob in Völkermarkt ersetzten die geistlichen und weltlichen Aufsichtsorgane das kostenintensive Festessen der Stadträte zur Rechnungslegung durch eine kostengünstigere Jause[408].

Der Geistliche im Spital, gelegentlich als *geistlicher spittlmaister*[409] bezeichnet, verpflichtete die „Hauskinder" neben der *führung eines christlichen wandls* zu verschiedenen, leichten Arbeiten im Pfarrhof und im Spital, *damit sie nicht gänzlich in den verderblichen müssiggang verfallen*[410]. Daneben sprachen die Geistlichen verschiedene Erlaubnisse und Verbote im Spital aus[411]. Der Geistliche als Vertreter der geistlichen Obrigkeit und großer Überwacher des Spitals war einerseits vertrauensvoller Gesprächspartner und andererseits

403 StLA, RuK, Sach 127 II, Karton 401, fol. 450ʳ–459ᵛ, Marktrichter Simon Veternigg und Rat an den Kreishauptmann in Cilli, 1754 September.

404 Stadler, Bürgerspital in Salzburg 176–180; ders., Generalvisitation 142f., 152.

405 AT-AES 1.2 Altbestand – Akten 5/63/30, *Gehorsamste relation die im hiesigen bürgerspital vorgekehrte visitation betreffend*, 1795 Juni 27.

406 Guarinonius, Grewel 2 1317f.

407 Moser, Hall 574.

408 Tropper, Geschichte des Bürgerspitals 126; Scheutz–Weiss, Gebet 218f.

409 StLA, WStA 83, Teil 2, Karton 302, fol. 640ʳ–643ᵛ, hier fol. 640ᵛ, *Copia des dechand und statt-pfarrers Johann Dominici Romedi zu Judenburg an die hoff-comission erstatteten berichts*, undatiert; Scheutz–Weiss, Spital als Lebensform 624 [7] (Bürgerspital Klagenfurt 1756): *sollen alle spitäler, niemand außgenommen, dem geistlichen herrn beneficiaten und zweyen herren spitalverwältern, alß ihre vorgesezten geist- und weltlichen obrigkeit, wie auch der spital frauen die schuldige lieb und ehrerbiettung beweisen.*

410 StLA, RuK, Sach 127 II, K. 401, fol. 682ʳ–683ᵛ, hier fol. 683ʳ, Bericht des Dechants und Stadtpfarrers zu Judenburg Johann Dominik Romedi an den Kreishauptmann in Judenburg (Spital jenseits der Murbrücke, Magdalenaspital), 1754 September.

411 Scheutz–Weiss, Spital als Lebensform 622 (Bürgerspital Klagenfurt 1756).

ein besonders wirkungsvoller „Kontrollor" der Hausbewohner und des restlichen Spitalpersonals, doch verstanden es die Insassen und das andere Personal umgekehrt auch, sich diesem Kontrollregime zu entziehen.

4.4.9.1 Mesner

Die Dienstbeschreibung des Mesners bzw. des Sakristans war janusköpfig, weil der Mesner bezüglich der Hausordnung einerseits dem Spitalmeister, andererseits in allen Dienstverrichtungen dem Spitalgeistlichen unterstellt war. Neben der Wartung der Kirchenornate, dem Läuten der Kirchenglocken und der Säuberung der Kirche wie der Sakristei war er auch für das abendliche Versperren der Kirche bzw. für das morgendliche Aufsperren zuständig[412]. Der Mesner musste dem Geistlichen *bey der meß, vesper, speisßen, lezt öllung geben, künts tauffen und toden einsegnungen auf* [...] *warten und, waß sonst von ihme im kürchen sachen anbefohlen wird, solches unweigerlich zuverrichten*[413]. Besonders bei der Verwahrung der Messutensilien kam dem Mesner Wichtigkeit zu. *Hat er die paramenta, ornat und kürchen züer vermög eines absonderlichen inventari in seiner verwahrung, die selben solle er sauber und rain halten, damit nichts durch staub, unzüffer verderbt werde*[414]. Für Nachschub an Kerzen und Öl hatte er zu sorgen, außerdem sollten die Paramente in regelmäßigem Abstand *reparirt*[415] werden. Die Altäre mussten abgestaubt und die Kirche ausgekehrt werden; ein besonders sorgfältiges Auge hatte der Mesner auf die „schlimmen" Leute zu werfen, die Kirchendiebstahl begehen könnten. Auch die Pflege des Hauses oder allfällige Reparaturen des Turmes wie des Daches hatte er zu übersehen. Das akustische Regime über das Haus stand dem Mesner zu: Er hatte bei aufziehendem Unwetter die Glocke zu läuten, die Begräbnisse über Glockengeläut anzukündigen sowie morgens, mittags und abends mit der Glocke Ave Maria zu läuten. Die Messe, die Vesper und andere Gottesdienste wie Prozessionen wurden über die Glocken angekündigt. Eine enge Zusammenarbeit des Mesners bestand zum Totengräber[416], der in der Regel nicht im Spital angestellt war, sondern pro bestatteter Person eine aufwandsbezogene Abfindung erhielt[417].

4.4.10 Medizinalpersonen

4.4.10.1 Akademische Ärzte

Das Berufsbild der Medizinalpersonen entwickelte sich in der Frühen Neuzeit allmählich und war Veränderungen in der Ausbildung wie in der Berufspraxis unterworfen. Unter den ortsfesten oder wandernden Medizinalpersonen wurden „solche Personen [verstanden], deren Berufsgeschäft auf die Genesung der Kranken abzwecken, als Aerzte, Wundärzte, Geburtshelfer, Hebammen, Apotheker und Krankenwärter"[418]. Ver-

412 Art. „Küster", ZEDLER, Universal-Lexicon 15 Sp. 2065.

413 SCHEUTZ–WEISS, Spital als Lebensform 951 [1] (Bürgerspital Wien 1712).

414 Ebd. 951 [2] (Bürgerspital Wien 1712); ebd. 635 [36] (Bürgerspital Klagenfurt 18. Jh.).

415 Ebd. 635 [36] (Bürgerspital Klagenfurt 18. Jh.).

416 Am Beispiel der Infektionsspitäler WERFRING, Pestlazarette 394–417.

417 SCHEUTZ–WEISS, Spital als Lebensform 536 [17] (Bürgerspital Hall/Tirol 1553); ebd. 696 [12] (Bürgerspital Leoben 1695).

418 Art. „Medicinal-Personen", KRÜNITZ, Oekonomische Encyklopädie 86 675; ECKART, Medizinal-

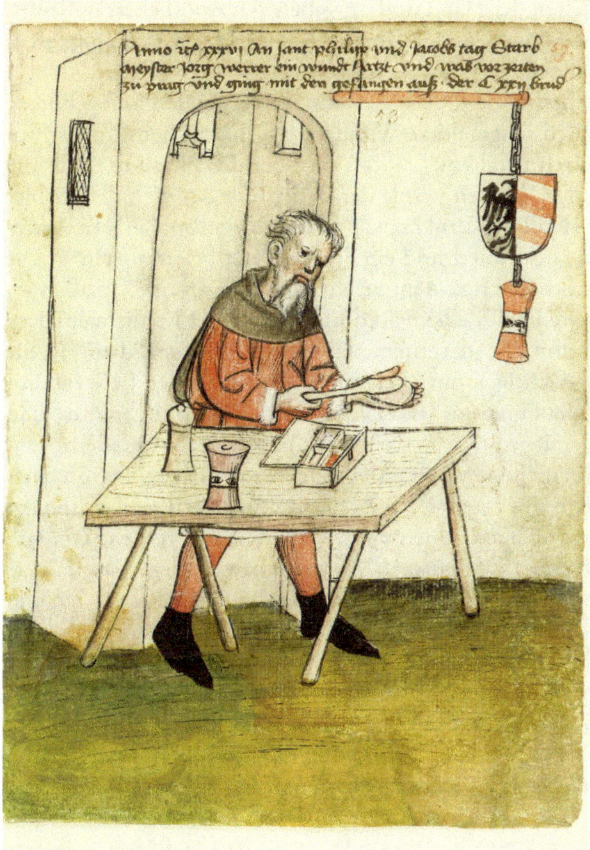

Abb. 68: Der Wundarzt Jörg Werrer hinter seinem Arbeitstisch, wie er gerade mit einem Spatel ein Pflaster mit Medizin bestreicht. Auf dem Tisch eine geöffnete Schatulle mit vier Einsätzen und zwei Apothekerbüchsen (1436), aus den Hausbüchern der Nürnberger Zwölfbrüderstiftungen (schwarze Tinte, graue, rote und grüne Wasserfarben, Höhung in Weiß und Zinnober) (Quelle: Stadtbibliothek Nürnberg, Amb. 317b.2°, fol. 59r [Mendel I]).

schiedene Felder der medizinischen Versorgung müssen geschieden werden: Neben den akademischen Ärzten und den Apothekern fanden sich die Handwerkschirurgen und die Geburtshelferinnen. Die in der Regel mindestens fünf Jahre währende Ausbildung der Ärzte vollzog sich an den medizinischen Fakultäten der Universitäten und erfolgte theoretisch im Hörsaal, erst nach dem Studium kam die Praxis im Umgang mit den Patienten dazu. Basis der Ausbildung war die Anatomie, die Botanik und der Bereich der „medicina theorica“ (res naturales, sex res non naturales, Diätetik) und der „medica practica“[419]. Neben den Latein- und Griechischkenntnissen bildete vor allem die Diagnose – und kaum die Wundarznei – in der akademischen Ausbildung eine essentielle Rolle. Die berufliche Domäne des akademischen Arztes – neben dem Geistlichen der einzige „Akademiker“ im Spital – war die nach den Richtlinien der Humoralpathologie betriebene innere Medizin. Seine Tätigkeit bestand vor allem darin, innerlich anzuwendende Arzneien zu verschreiben: Brech-, Laxier-, harn- und schweißtreibende Mittel wurden vom Mediziner, der in der Hierarchie des Medizinalpersonals an der Spitze stand, verordnet[420]. Das Ständebuch des Christoph Weigel (1654–1725) aus 1698 zeigt den noch lange als universalistisch ge-

personen.

419 Ebd. Sp. 289.

420 Konzise Beschreibung bei Sander, Handwerkschirurgen 41–44.

dachten Arzt mit dem Kräuterbuch in der Hand und umgeben von Apothekergefäßen[421]. Die erhaltenen Spitalinstruktionen erlauben nicht immer eine genaue Zuweisung, ob es sich um Wund- oder Leibärzte handelt.

Nur in großen Spitälern versahen ständig im Haus anwesende, akademisch gebildete Leibärzte/Physici und handwerklich ausgebildete Wundärzte[422] ihren Dienst, meist war in den Kleinstädten der akademisch gebildete Stadtarzt[423] oder der Physikus[424] für die medizinische Betreuung zuständig. Daneben wurde der Bader (der *Laßl*)[425], der Barbier oder fallweise die Hebamme für allfällige Krankheitsfälle zugezogen. Im Fall von Abwesenheiten musste die Spitalleitung informiert und ein Stellvertreter benannt sein[426]. Die Ärzte gehörten sozialgeschichtlich betrachtet dem gelehrten Stand an und besaßen im Rahmen der lokal und regional geltenden Medizinalordnungen und der Medizinalpolicey erhebliche Deutungs- und Kontrollmacht (darunter auch in der Gerichtsmedizin[427]), die sie im Fall von Seuchen zu einer wichtigen obrigkeitlichen Macht werden ließ. In einigen Stadträten saß der Stadtarzt qua Funktion (*im benöthigten fall*) auch im Stadtrat und stimmte bei medizinischen Problemlagen mit[428]. Weil viele Spitäler der Vormoderne Unheilbare oder ansteckende Kranke nicht aufnahmen[429], kam schon der am Beginn einer möglichen Spitallaufbahn als Pfründner stehenden Beschau durch Arzt und Wundarzt besondere Wichtigkeit zu[430]. Die Spitalärzte mussten über die Chance von *cur und hailung der armen schadthafften, so in das spital kommen*[431], urteilen bzw. festlegen, *ob sie auch in das spital gehören*[432]. Die Bedeutung der Ärzte innerhalb des Spitals nahm im 18. und 19. Jahrhundert deutlich zu, sie verdrängten – abhängig vom Institutionentyp – mehr und mehr den Geistlichen aus der Leitungsfunktion der Spitäler. So lautet etwa die Bestimmung für die Tiroler Versorgungshäuser 1839 knapp: *Der Spitalsarzt bildet mit dem Hausaufseher die unmittelbare Vorstehung der Anstalt, und hat mit selbem gemeinschäftlich die innere Hausordnung handzuhaben, und daher auch, ohne geradezu Kranke in der Anstalt zu behandeln, selbe mitunter, jedoch nur gelegentlich zu besuchen*[433]. Auf Anweisung des Spi-

---

421 Mit einer Fallstudie zur langsamen Professionalisierung des Arztberufes in der Frühen Neuzeit, Schilling, Scharfrichtersohn.

422 Zimmermann, Spitalsarzt 235–242; am Beispiel des Wiener Hofspitals Scheutz–Weiss, Spital als Lebensform 390–391 [29–34] (Hofspital Wien 1551); kurzer Überblick bei Begon, De Iure Hospitalium 231–234.

423 Am Beispiel von Feldkirch, wo der Stadtarzt im 16. Jahrhundert Apotheker und Hebamme kontrollierte, Somweber, Spital 438–440: „sind mehrere Wundärzte im Orte, so ist nur der geschicktere, fleißigere und gesittetere anzustellen"; Scheutz–Weiss, Spital als Lebensform 528 [23] (Versorgungshäuser Tirol 1839).

424 Eckart, Physicus; Art. „Physicus", Zedler, Universal-Lexicon 27 Sp. 2238f.; Blessing, Amt und Würden 82–85.

425 Sakouschegg, Spitaleinrichtungen 251.

426 Scheutz–Weiss, Spital als Lebensform 390 [29] (Hofspital Wien 1551); ebd. 442 [44] (Hofspital Wien 1568).

427 Siehe etwa die Instruktion für den Stadtarzt von St. Pölten ca. 1775: *Alle ärztlichen untersuchungen in kriminal- und zivil fällen sowie auch in polizey sachen hat er gewissenhaft zu pflegen und hierüber stets einen deutlichen und wahrhaften befund abzugeben*; ebd. 892 [2] (Stadtarzt St. Pölten).

428 Ebd. 892 [9] (Stadtarzt St. Pölten 1775).

429 Als Beispiel ebd. 431 [431] (Hofspital Graz 1561): *So sollen auch die personnen, so mit der pesstilennz, aussaz, franzosen oder anndern khrannckhaiten, die man contagiosos morbos nendt, beladen, deßgleichen die unsynig sein, sollen in gemelt spittall nit eingenomben" werden*; vgl. ebd. 444 [36] (Hofspital Wien 1568).

430 Kröger, Armenfürsorge 512.

431 Scheutz–Weiss, Spital als Lebensform 955 [2] (Bürgerspital Wien 1713).

432 Ebd. 955 [2].

433 Ebd. 528 [18] (Versorgungshäuser Tirol 1839); ebd. 530f. [36]: *Glaubt ein Pfründner, wie immer*

talmeisters hatte der Spitalarzt kranke Insassen, *da sich ain ihnerliche khranckheit erzaigt*, zu beschauen und weitere Behandlungen im Sinne von *taugliche*[r] *arznei*[434] zu veranlassen. Im Sinne einer wirtschaftlichen und medizinischen Abwägung hatte der Spitalarzt *die gebierliche leibs nottdurfft nach des armen spitals vermögen und geschaffenheit des patienten*[435] darreichen zu lassen.

Die akademisch ausgebildeten Spitalärzte sollten im Wiener Hofspital zwei Mal pro Tag (um 8.00 und um 15.00 Uhr) in allen Krankenzimmern Visite machen, Medikamente und Kuren anordnen und sich von deren Wirkung eine persönliche Fachmeinung verschaffen[436]. In einigen Spitälern setzten sich zu Beginn des 19. Jahrhunderts täglich festgelegte Ordinationszeiten von Spitalärzten durch. Der Beginn der Ordinationsstunde wurde mit einem Glockenzeichen ausgerufen, wodurch *alle kränkelnden ins ordinationszimmer berufen werden*[437]. Auf die vorgebrachten Beschwerden von Insassen und Wartpersonal hatten sie zu hören und *sich zu deren Abhülfe mit dem Hausaufseher ins Benehmen zu setzen*[438]. Nur auf Anweisung des Leibarztes wurden Rezepte für die Apotheke verfasst, auch nahm die Siechenmeisterin bzw. der Siechenmeister Anordnungen entgegen. Der handwerklich ausgebildete und praktisch agierende Wund- und der akademisch gebildete, deutlich im Diagnostischen angesiedelte Leibarzt mussten bei der Betreuung der Kranken eng miteinander kooperieren, wobei der Leibarzt die Behandlungsmethoden anordnete und der Wundarzt diese ausführte[439]. Auch bei dem vom Arzt angeordneten Aderlass oder bei der Auflegung von bestimmten Pflastern hatte der Leibarzt anwesend zu sein, damit dieser *seinen bevelch nach mit ordnung beschehe*[440]. Nicht immer war das Verhältnis von „Ober-" und „Unterarzt" friktionsfrei, weil etwa in der Instruktion für den Wundarzt von St. Marx in Wien festgehalten wurde, dass die Wundärzte alle Anordnungen des Leibarztes *mit gedult, sanftmuth und liebevollen benehmen genau in erfüllung*[441] bringen sollten. Wurden größere Eingriffe vom Wundarzt vorgenommen, hatte der Arzt zugegen zu sein[442]. Auch sollten schwierige Krankheitsfälle in Gesprächen mit anderen Ärzten, aber auch mit den Wundärzten abgeglichen werden. Neben der Behandlung der Krankheiten zeichnete der Leibarzt auch für die Reinhaltung von Haus wie Küche – generell also für Hygiene im Haus – verantwortlich. *Er hat für gehörige Reinlichkeit in der Anstalt, so wie für Darreichungen gesunder, gut bereiteter und passender Nahrung für die gesunden sowohl als kranken Pfründner und zeitlich Verpflegten zu sorgen, und die Speisen zu öftern selbst zu verkosten*[443]. Die Abstimmung der Kost auf den Gesundheitszustand

gegründeten Anlaß zu Beschwerdeführung zu haben, so hat er seine Beschwerde dem Hausaufseher oder dem Arzte der Anstalt, als seiner unmittelbaren Vorstehung, vorzubringen.

434 Ebd. 908 [8] (Bürgerspital Wiener Neustadt 16. Jh.).

435 Ebd. 912 [4] (Bürgerspital Wiener Neustadt 1609); vgl. auch ebd. 949 [24] (Bürgerspital Wien 1720): *jederzeit in beyseyn des arzten anzustellen undt daß, waß die partheyen geben, neben beyfüegung seiner und des artzen attestation herrn spittlmaister zur verrechnung anzuhändigen.*

436 Ebd. 474 [67] (Hofspital Wien 1632).

437 Ebd. 964 [3] (Physikus Bürgerspital Wien 1819).

438 Ebd. 528 [19] (Versorgungshäuser Tirol 1839).

439 Ebd. 959 [4] (Bürgerspital Wien 1720): *unndt weillen* [...] *dasiger herr pyhsicus obligirt ist, alltäglich die arme patienten auff allen stüeben zu besuechen unndt zu visitiren, alß solle er, arzt, auch sich jedesmahls bey ihme einfinden.*

440 Ebd. 474 [68] (Hofspital Wien 1632); ebd. 958 [2] (Bürgerspital Wien 1720).

441 Ebd. 961 [1] (Bürgerspital Wien 1819).

442 Ebd. 959 [5] (Bürgerspital Wien 1720).

443 Ebd. 528 [20] (Versorgungshäuser Tirol 1839).

der Insassen und die Verschreibung des zur Stärkung gedachten Weins und Biers oblagen ihm[444]. Die Verabreichung von Medizin hatte nach der Uhrzeit, der Quantität und der Qualität vom Arzt festgelegt zu werden[445], auch wurden vom Leibarzt mitunter Bäderkuren angeordnet. *Sollte von den herren ärtzten bei den kranken die gefahr des lebens bemerket werden, so ist ohne verzug dem für das bürgerspital bestellten seelsorger die anzeige zu machen, daß der kranke mit den heiligen sterbsakramenten, so wie es einem kristen gehört, versehen werde*[446]. Zudem hatte der Arzt im Sinne einer Gutachtertätigkeit auch die für den Betrieb eines Spitals essentielle Arbeitsfähigkeit der Insassen zu beurteilen. Sein Urteil war neben der Meinung des Spitalgeistlichen auch bei der Aufnahme von Wartpersonal, das er anschließend zu kontrollieren hatte, gefragt. Die Einrichtung von eigenen Krankenzimmern war in vielen frühneuzeitlichen Spitälern nicht Standard, sondern setzte sich erst an der Wende vom 18. zum 19. Jahrhundert durch[447]. Noch die Instruktion für den Stadtarzt von St. Pölten aus ca. 1775 legt fest: *Er hat darauf zu sehen, daß die krancken in das krankenzimmer abgegeben und gehörig gepflegt werden*[448]. Der Spitalarzt musste sich nicht nur um die fachgerechte Pflege und Wartung der Kranken im Spital kümmern, sondern auch um die Reinheit, die Heizung und die Lüftung des Krankenzimmers[449]. Auch der empathische Umgang mit den Kranken sollte unter seine Kontrolle fallen, [so]*daß die den kranken dienenden personnen* [...] *in einigkeit und liebevoller sanftmuth genau ihre pflichten erfüllen und jeder in seinen wirkungskreis den armen leidenten willig und liebreich die erforderliche hilfe*[450] leiste. Der Kostendruck bei der Behandlung von Kranken wurde den Ärzten in den Instruktionen vor Augen gestellt. Sie sollten dem Kranken nichts „entziehen", aber auch *sowohl in verschreibung der medicamente als in anordnung der diet und der übrigen dienlichen mittel alles theure und überflüssige*[451] vermeiden. Im Falle des Todes von Insassen musste der Verstorbene in die Leichenkammer überstellt werden, wo der Totenbeschauer und später die Totengräber ihres Amtes walteten.

4.4.10.2 Chirurgen/Wundarzt

Lange wurden die nicht unbedingt über intensive Lateinkenntnisse verfügenden Handwerkschirurgen stereotyp als wenig qualifiziert abgestempelt, doch zeigen neuere Studien, dass die für die äußere Medizin zuständigen Wundärzte über ein äußerst breites Wissensrepertoire verfügten, das sie, gestützt auf breite Praxis und Fachliteratur, qualifiziert abzudecken vermochten: Augenheilkunde, Chirurgie, Dermatologie, Geburtshilfe, Hals-, Nasen- und Ohrenheilkunde, Orthopädie, Urologie, Venerologie und Zahnmedizin[452]. Der Ausbildungsweg der noch wenig erforschten österreichischen Handwerkschi-

---

444 Ebd. 633 [19] (Bürgerspital Klagenfurt 18. Jh.): *Darf auser den bestellten hausärzten und von demselben vorgeschriebenen artztneyen den kranken keine anderen speisen und arztneyen verabreicht werden.*

445 Siehe etwa ebd. 1059 [3] (Zuchthaus Wien 1788).

446 Ebd. 634 [22] (Bürgerspital Klagenfurt 18. Jh.).

447 Nowotny, Bürgerspitäler 273; vgl. etwa das Wiener Zuchthaus, wo der Physikus die Einweisung ins Krankenzimmer vornahm, Scheutz–Weiss, Spital als Lebensform 1058 [2] (Zuchthaus Wien 1788).

448 Ebd. 892 [7] (Stadtarzt St. Pölten ca. 1775).

449 Ebd. 1061 [7] (Zuchthaus Wien 1788).

450 Ebd. 964 [5] (Bürgerspital Wien 1819).

451 Ebd. 965 [7] (Bürgerspital Wien 1819).

452 Sander, Handwerkschirurgen 60; am Beispiel der Infektionschirurgen Werfring, Pestlazarette 293–328.

rurgen[453] bzw. der Wundärzte bestand in der Regel in drei bis vier Jahren Lehrlingsausbildung bei einem Bader, dann folgten die Gesellenprüfung und die Arrondierung des chirurgisch-wundärztlichen Wissens durch Wanderschaft – die Meisterprüfung schloss den Ausbildungsweg ab (Abb. 68, S. 345). In Wien erfolgte die Trennung der Gewerbe Bader und Wundärzte 1511[454]. Die in den Spitalordnungen und -instruktionen auftretenden Wundärzte werden als erfahrene und gebildete Praktiker textlich dargestellt[455], die den akademischen Ärzten unterstellt waren. *Der herr primar-wundarzt hat vorzugsweise äussere krankheiten zu besorgen, die nothwendigkeit innerer arzneyen dem herrn physikus an*[zu]*zeigen und nothwendige chirurgische operationen mit zuseung des herrn physikus und secundarwundarztes* vor[zu]*nehmen*[456]. Weil der Leibarzt nur zu gewissen Zeiten im Haus weilte, kam den Wundärzten die Aufsicht über alle medizinische Praktiken zu. *Er muß sorgen, dass alle anordnungen des herrn physikus genau in erfüllung gehen, daß die krankentafeln ordentlich bezeichnet, daß medicamente, vesicatorien* [Pflaster], *clystiere und umschläge ordentlich aufgelegt und gereicht werden, er muß beym ausspeisen erscheinen, um zu sehen, ob die kranken die gehörige quantität und qualität der speisen und getränke erhalten, sich nicht auf die aussagen der wärterin verlassen, sondern die kranken selbst befragen und selbst kosten, speisen von schlechter qualität zurükschicken*[457]. Schon bei der Aufnahme von Insassen kam dem Wundarzt eine wichtige Rolle zu, weil er diese Personen *ehe und bevor sie auf die stuben gethan werden, noch mahlen alles fleises beschauen* sollte[458]. Gemeinsam mit den Leibärzten hatten die Wundärzte täglich die Visiten in den Krankenzimmern zu unternehmen, den Fortgang der Krankheiten zu beobachten und zu besprechen und allfällige weitere Vorschläge für Kuren zu erarbeiten[459]. Zusammen mit seinen Bindgesellen/-knechten[460] hatte er die Kuren und medizinischen Anwendungen sorgsam durchzuführen. Der Wundarzt hatte das Verbinden von Wunden durch die Bindknechte genau zu überwachen, auch um sicher zu stellen, dass die Medikamente und Pflaster auch wirklich am betreffenden Patienten zur Anwendung kamen[461]. Um die Übersicht über die von der Apotheke erhaltenen Medikamente zu wahren, musste er ein Rezepturbuch führen, worin die empfangenen Rezepte aufgeführt wurden[462]. Im Wiener Hofspital wird dem Wundarzt befohlen, dass er *sein zeug unnd die hanndt sauber halten, bedächtlich mit rat hanndlen, die schäden* [Wunden/Entzündungen] *offtmalen seübern unnd die schadhafften, sovil müglich, zur haillung fürdern*[463] solle. Die Wundärzte hatten auch über die Qualität der von der Apotheke gelieferten Medikamente zu wachen, die rechtzeitig und

453 Zum Begriff und zur „Rettung“ dieses vergessenen und unterschätzten Berufsstandes Sander, Handwerkschirurgen 11–21; als Regionalstudie für das heutige nördliche Burgenland Grass, Medizinische Versorgung; für Salzburg Besl, Entwicklung; für die Stadt Salzburg Kramml–Veits-Falk, Medizinische Versorgung 102–111. Zur Verschränkung von Wundarzt- und Chirurgentätigkeit Schilling, Scharfrichtersohn.

454 Horn, Examiniert 198–200; Durdik, Bader; zum Vergleich der gute Überblick bei Sander, Handwerkschirurgen 135–176; als Fallstudie für Köln Jütte, Handwerkschirurgen.

455 Scheutz–Weiss, Spital als Lebensform 961 [1] (Bürgerspital Wien 1819).

456 Ebd. 962 [5] (Bürgerspital Wien 1819).

457 Ebd. 962 [4] (Bürgerspital Wien 1819).

458 Ebd. 955 [3] (Bürgerspital Wien 1713).

459 Ebd. 475 [70] (Hofspital Wien 1632).

460 Zu den Bindgesellen, die zwischen Wartpersonal und Wundarzt standen, ebd. 1058f. [2], 1065 [17] (Zuchthaus Wien 1788).

461 Ebd. 955 [5] (Bürgerspital Wien 1713); ebd. 957 [8] (Bürgerspital Wien 1707); zu Bindknechten Ottner, Verwalten 277–285.

462 Scheutz–Weiss, Spital als Lebensform 959 [5] (Bürgerspital Wien 1720).

463 Ebd. 391 [31] (Hofspital Wien 1551).

möglichst *frisch, guet, gerecht*[464] geliefert werden mussten und nach den Maßgaben von Arzt und Wundarzt angewendet werden sollten. Die Abrechnung der gelieferten Arzneien erfolgte monatlich, um die Geschäftsgebarung der Apotheke kontrollieren zu können. Bei einem Aderlass hatte der Wundarzt ständig beim behandelten Patienten zu verbleiben. Rezepte sollten unter Aufsicht des Arztes in der Apotheke, mit der in der Regel ein fester Zuliefervertrag bestand, hergestellt werden; die Herstellungskosten waren vierteljährlich abzurechnen. Die im Haus befindlichen Arzneien bzw. flüssigen Medikamente durften nicht verderben, Visitationen durch Kundige – beim Wiener Hofspital etwa Mitglieder der medizinischen Fakultät – sollten deren Geltungsdauer überprüfen.

Nach dem Tod eines Insassen hatte der Wundarzt den Toten zu besehen und noch einige Zeit leicht zugedeckt im Bett zu belassen. Erst dann sollte der Leichnam *von den trägern, nicht zum abscheu der lebenden mißhandelt, sondern anständig, wie es die menschheit fordert, in den tragsarg gelegt und in die todenstube gelegt*[465] werden. Der Wundarzt hatte in die Leichenkammer zu folgen, *um sich von gehöriger heitzung, licht und anderen beym etwaigen wiederkehren des lebens erforderlichen dingen augenscheinlich zu überzeugen*[466]. In Pest- und Syphilisspitälern hatte der Wundarzt die Kleider der Verstorbenen zu verbrennen und durfte diese unter keinen Umständen weiterverkaufen[467].

4.4.10.3 Provisor, der Verwalter der Spitalapotheke

„Provisor, in einer Apotheke [ist] ein erfahrner Gesell, dem die Aufsicht über die Apotheke, und alle, so darzu gehören, anvertrauet ist, und der dem Herrn derselben davon Rechnung thut"[468]. Der Apotheker sollte nicht nur sorgfältig im Umgang mit seinen Heilmitteln sein, sondern *auch der lateinischen sprach nach notturfft erfahren*[469]. Der Apotheker war nicht mit der persönlichen Dienstleistung am Patienten beschäftigt, sondern wurde durch die Herstellung und Verteilung von Heilmitteln in die Medizinalversorgung der frühneuzeitlichen Menschen miteinbezogen (Abb. 69, S. 351). Nur wenige Spitäler – wie etwa das Wiener Bürgerspital[470], wo es seit 1542 eine Hausapotheke „Zum heilige Geist" und seit 1652 eine öffentliche Apotheke mit einem „Provisor" gab – verfügten über eine eigene Apotheke, sondern die meisten Spitäler kauften die Heilmittel bei den ortsansässigen Apotheken, die häufig auch Spezereien und Farben führten, zu. Der Apotheker sollte ein ausgewiesener Kenner sein, der nicht nur die *simplicia, so im lanndt, sondterlich bey der statt waxen*[471], sondern auch die ausgefalleneren und über die Wurzelgräber, die Kräuterweiber und die über den Fernhandel bezogenen Heilmittel kennen. Beim Handel mit Heilmittel hatte er nicht nur Kennerschaft zu beweisen, sondern auch Vorsicht gegenüber Betrug walten zu lassen: falsche, „abergläubische" Medikamente, gestreckte und verunreinigte Heilmittel oder abgelaufene Ware sollten ihm nicht untergeschoben werden. Er und sein Geselle hatten alle Medikamente in seiner möglichst sauberen Arbeitsstätte

464 Ebd. 391 [32] (Hofspital Wien 1551).

465 Ebd. 963 [8] (Bürgerspital Wien 1819).

466 Ebd. 963 [8] (Bürgerspital Wien 1819).

467 Ebd. 957 [9] (Bürgerspital Wien 1707).

468 Art. „Provisor", Zedler, Universal-Lexicon 29 Sp. 1009; Sander, Handwerkschirurgen 45–47; für Infektionsspitäler Werfring, Pestlazarette 372–376; Kröger, Armenfürsorge 207f., 514.

469 Scheutz–Weiss, Spital als Lebensform 970 [12] (Bürgerspital Wien 1707).

470 Czeike, Geschichte der Wiener Apotheken 459–477.

471 Scheutz–Weiss, Spital als Lebensform 968f. [4] (Bürgerspital Wien 1707).

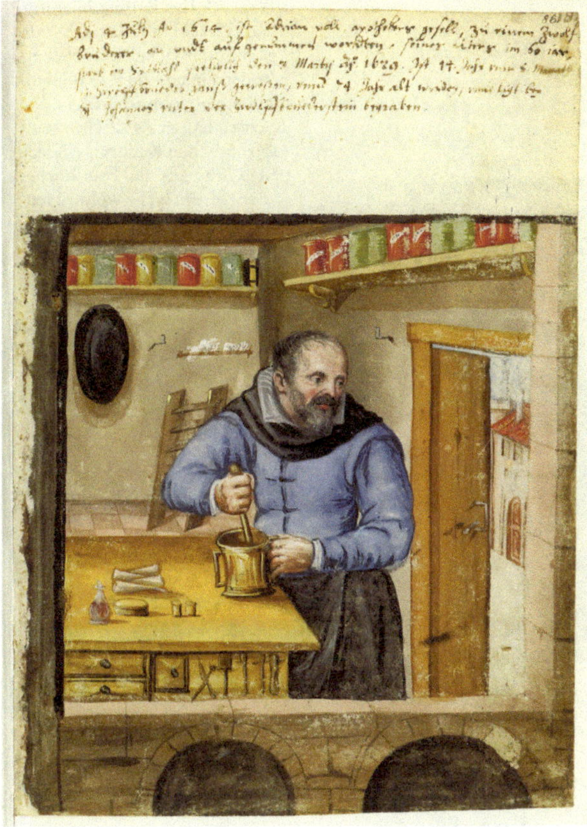

Abb. 69: Apothekergeselle Adrian Poll (1614) auf einem großen Arbeitstisch mit Mörser hantierend (Zutaten in Dosen und Fläschchen; am Wandregal weitere Ingredienzien), aus den Hausbüchern der Nürnberger Zwölfbrüderstiftungen (Wasser- und Temperafarben, Höhungen in Grau und Rot) (Quelle: Stadtbibliothek Nürnberg, Amb. 317b.2°, fol. 86r [Landauer I]).

zu produzieren, sie sollten aber darauf achten, dass sie *unnothwendige compositiones, so niemahls oder gar selten abgehen, nicht praepariren unndt zuerichten, auch* [...] *in keiner grossen quantität machen, damit sie nicht verligen bleiben*[472]. Er hatte seine *composition* von übergeordneter Stelle – den Medizinern – kontrollieren zu lassen und musste garantieren, dass er nur selbst hergestellte Medikamente verkaufte. Ein wichtiger Zweig der Beschäftigung von Apothekern war die Destillierung von Säften aus frischen Kräutern, die nur in gläsernen oder gebrannten Gefäßen aufbewahrt werden durften, zudem hatte das Datum der Abfüllung vermerkt zu werden. Der Provisor hatte *die pretiosa, kostbahre unnd theure arzneyen alß perl, edlgstain, pezoar, ainhorn, bisen, ambra, confectionem, alhermes, hyacinthi, balsamb unndt distillirte aromatische oliteten in seiner verwahrung* [zu] *halten*[473] und gut verschlossen zu lagern. Die qualitative Kontrolle der Heilmittel war streng und der Apotheker musste eine genaue Buchführung vorweisen, weil die Heilmittel zum Teil teure Bestandteile enthielten, die nicht verderben durften.

472 Ebd. 969 [6] (Bürgerspital Wien 1707).
473 Ebd. 970 [10] (Bürgerspital Wien 1707).

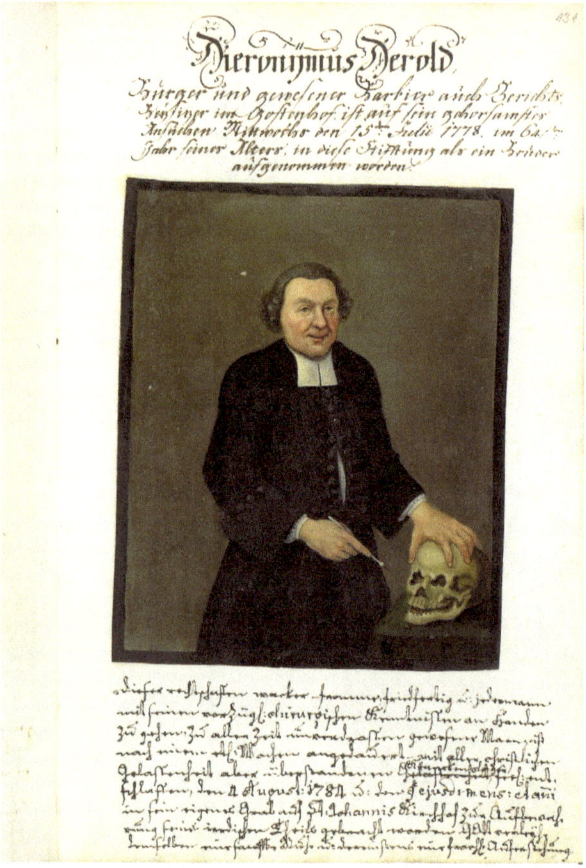

Abb. 70: Der Barbier Hieronymus Herold in Stiftstracht mit geknöpfter Jacke und Beffchen. Mit der Linken stützt sich Herold auf einen Totenschädel, in der Rechten hält er als Zeichen seiner chirurgischen Kenntnis ein Skalpell (1778), aus den Hausbüchern der Nürnberger Zwölfbrüderstiftungen (Ölfarben) (Quelle: Stadtbibliothek Nürnberg, Amb. 317b.2°, fol. 131r [Landauer II]).

4.4.10.4 Bader und Barbiere

Der Bader war nicht nur ein wichtiger Anbieter einer frühen Wellnesskultur[474], der vor allem in Städten Badestuben betrieb, sondern auch ein wichtiger Dienstleister von Heilanwendungen wie Aderlass und Schröpfungen (Abb. 70). Zu seinen Agenden gehörten, unterstützt von den Bademägden und -knechten, die Körper-, Haar- und Bartpflege, aber auch kleinere chirurgische Eingriffe, die Behandlung von Hautkrankheiten, die Zahnextraktion und vor allem das therapeutische Entziehen des Blutes durch Aderlass und Schröpfen. Als jüngere Berufsgruppe als die Bader lassen sich die Barbiere fassen[475]. Diese Berufsgruppe entstand vermutlich aus den in den Badstuben ausgebildeten Baderknechten, die aufgrund der begrenzten Anzahl von Badstuben ihre Dienste auch außerhalb der Badstuben anboten. Die Wundarznei wurde von dieser neuen, oft auch ambulanten Berufsgruppe beansprucht, während das Schröpfen vielerorts ein alleiniger

474 Sander, Bader Sp. 918f.; für Tirol Schretter, Pest in Tirol 180–193; für Regensburg Blessing, Amt und Würden 85.

475 Sander, Bader; dies., Bader und Barbiere; mit einem Überblick zur Wiener Situation im Spätmittelalter und der Frühen Neuzeit Hötzel, Badstube.

Arbeitsbereich der Bader blieb. Aus Gründen des Sozialprestiges benannten sich die Barbiere ab dem 17. und 18. Jahrhundert zunehmend als Chirurgen und als Wundärzte, wobei sich deren Haupttätigkeit von der Körperpflege zunehmend auf die Medizin verlagerte. Zudem drangen die Chirurgen vermehrt in die Geburtshilfe vor.

Nur große Spitäler verfügten über eine eigene Badestube im Spital, meist führte man aus Kostengründen die Insassen an bestimmten Tagen *zu irer seuberung*[476] in eine nahegelegene geheizte Bademöglichkeit außerhalb des Spitals. Im Wiener Kaiserspital sollte dagegen der Spitalmeister *das* [eigene] *pad alle vierzehen tag, oder so offts die notdurfft ervordert, haize*[n] *unnd von erst die mannen besonnder, volgundts den anndern tag die weibs pildt besonnder paden laßen*[477]. Ein eigener Bader sollte die nach Geschlechtern getrennten Insassen regelmäßig im Bad betreuen, die Häupter der Insassen waschen und deren Körper pflegen – regelmäßig hatten deshalb Rechnungen gelegt zu werden. Auch für die bei Kranken anlassbezogenen Aderlässe zur *remedirung*[478] der Schmerzen war der Bader zuständig und erhielt dafür eine reguläre Bezahlung[479]. Von dieser regelmäßigen Dotation waren explizit die *erzney, salm oder phlasster* ausgenommen, die *ime sonnderwar bezallt werden*[480] sollten.

4.4.10.5 Hebamme

Als einer der ältesten Frauenberufe überhaupt gilt die Tätigkeit der Hebamme, die meist von verheirateten oder verwitweten, „frommen" und „ehrbaren" Frauen mittleren Alters auch im Sinne der Subsistenzsicherung ausgeübt wurde[481]. Ab dem 16. Jahrhundert stellten viele Städte Frauen mit einem fixen Jahresgehalt im Sinne eines Wartgeldes an, banden sie an lokale Medizinalordnungen und ließen sie vereidigen. Die durch das Amt ermächtigten Hebammen unterstanden ab dem 18. Jahrhundert zunehmend entmachtet sowohl der Kontrolle der akademischen Ärzte wie Chirurgen als auch der Stadträte und der Geistlichkeit. Ab dem 17. Jahrhundert zeichnete sich europaweit ein Wandel der Medizinalordnungen ab, weil Ärzte aus städtischen Medizinalkollegien die geburtshelferische Qualifikation der Hebammen zu überprüfen begannen und die Ausbildung der „Hebefrauen" eine größere Bedeutung erlangte. Lediglich bei unkomplizierten Geburten waren die Hebammen zuständig, bei Komplikationen rief man dagegen Ärzte, Chirurgen und Geistlichkeit zu Hilfe. Das Berufsfeld der Hebamme war zwischen Selbstbestimmung und Reglementierung angesiedelt und zudem mit priesterlichen Funktionen (Nottaufe) amalgamiert[482]. Im Fall von Nottaufen sollte die Hebamme das sterbende Kind mit den Worten: *Ich tauffe dich in den nahmen Gott deß vatters † und deß sohns † und des heilligen geistes † amen*[483] versehen. Gleichzeitig wurden die Hebammen aufgrund ihrer anatomi-

---

476 Scheutz–Weiss, Spital als Lebensform 413 [22] (Hofspital Wels 1554).

477 Ebd. 389 [25] (Hofspital Wien 1551); ebd. 437 [19] (Hofspital Wien 1568).

478 Ebd. 916 [4] (Bürgerspital Wiener Neustadt 1658).

479 Ebd. 749 [10] (Bürgerspital Mariazell 1756); ebd. 771 [12] (Bürgerspital Efering 1756).

480 Ebd. 413 [22] (Hofspital Wels 1554); ebd. 423 [21] (Hofspital Laibach 1559).

481 Labouvie, Hebamme Sp. 263–266; Werfring, Pestlazarette 354–361; Kröger, Armenfürsorge 206f.; Grass, Medizinische Versorgung 21f., 46f.; für die Stadt Salzburg Kramml–Veits-Falk, Medizinische Versorgung 111–115; am Beispiel von Regensburg Blessing, Amt und Würden 86–90. Zum Arbeitsumfeld der Innsbrucker Gebärhausamme Hilber, Institutionalisierte Geburt 224–239.

482 Am Beispiel ländlicher Hebammen, aber sicherlich verallgemeinerbar, Labouvie, Beistand 43–98.

483 Scheutz–Weiss, Spital als Lebensform 966 [4] (Bürgerspital Wien 1719).

schen Kenntnisse auch zu wichtigen Auskunftspersonen in Gerichtsverfahren (Kindsmord, Schwangerschaftsabbruch, Feststellung von Schwangerschaften). Am Beginn der weiblichen Geburtshilfe stand in der Frühen Neuzeit aber noch das Gebet und der erbauliche Zuspruch, eine „moderne Versachlichung" und „Reduzierung auf die rein medizinische Dimension"[484] zeichnete sich verstärkt erst im 19. Jahrhundert ab.

Nur das Wiener Bürgerspital und hier besonders das Spital von St. Marx konnte sich die Anstellung einer ständig präsenten Hebamme leisten, die kleineren Spitäler griffen im Bedarfsfall auf die lokale „geschworene" Hebamme zu. Selbst die Hebamme des Wiener Bürgerspitals erhielt 1719 mit 10 fl. pro Jahr ein recht geringes Wartgeld, sie durfte aber für jede Geburt 24 xr. einfordern. Die in der Wiener Spitalstube ständig anwesende Hebamme sollte *denen armen weibern und menschern, die schwangern leibes anhero komben, ihren besten vermögen nach alles fleisßes vorstehen, und keiner gebährendten, sie seye gleich ehrlich oder unehrlich, ihre dienst verweigern*[485]. Bei den Geburten im Wiener Bürgerspital sollten neben der Hebamme auch die Hausverwalterin und die „Obermutter" (oder *arztin*) zugegen sein. Bei absehbar schweren Geburten sollten ein Arzt, ein Chirurg und eine hoch erfahrene Hebamme zusätzlich anwesend sein. Arzneimittel oder Aderlässe hatte sie nur in Abstimmung mit dem Arzt zu verabreichen, die Heilmittel aus der Apotheke bedurften der Genehmigung. Die Kindbetterinnen mussten sich drei Tage nach der Geburt vom Wein enthalten, um nicht in „Todesgefahr" zu geraten. Auch *wirdt sie, hebam, vermahnet, denen gebährendten weibern oder menschen unter wehrender geburt mit gueten worten und discretion, ohne sonderbahres geschrey, zuezusprechen und nicht in ungewöhnlichen gebrauch dieselbigen mit böſsen reden, schlägen oder stösſsen tractiren*[486].

4.4.11 Zwischen Personal und Insassen: Stubenmütter und -väter als „Bedienstete" des Hauses

Die Aufnahme in Spitähler und öffentliche Versorgungshäuser geschieht in der Regel, wenn nicht besondere Stiftungs-Widmungen bestehen, nur in Berücksichtigung der Armuth, und der Gebrechlichkeit oder Mühseligkeit eines oder des anderen Individuums[487]. Aufnahme fanden Personen ohne ansteckende Krankheiten, die arbeitsunfähig waren, einen ehrbaren Lebenswandel aufwiesen und sich – zumindest teilweise – mit einer gewissen Summe einkaufen konnten. Sozial schlechter gestellte, häufig auch in gemeinsamen Stuben nächtigende „Armenpfründner" gab es aber auch in jedem Bürgerspital[488]. Beim Eintritt in das Spital wurde den Pfründnern die Spitalordnung/Hausordnung[489] vorgelesen, die gleichsam als Vertrag bindend einzuhalten war. Insassen von frühneuzeitlichen Spitälern mussten sich angesichts der Personalknappheit im Pflegebereich und aufgrund der großen Personalaufwendungen für die spitaleigene Landwirtschaft bei jeglicher „anfallenden Arbeit"

484 Sander, Handwerkschirurgen 47.

485 Scheutz–Weiss, Spital als Lebensform 966 [2] (Bürgerspital Wien 1719).

486 Ebd. 966 [6] (Bürgerspital Wien 1719).

487 Ebd. 691 [13] (Bürgerspital Knittelfeld 1828); Gröchenig, Knittelfeld 98; Scheutz–Weiss, Spital als Lebensform 646f. [10] (Spitalmeisterinstruktion 1731).

488 Regional gab es unterschiedliche Modelle: In Hall gab es Ober- und Unterpfründner, daneben Waisenkinder, Geisteskranke, Hausarme und Bettler, Moser, Hall 95–114; für die Steiermark Watzka, Arme, Kranke, Verrückte 435. Reichere Pfründner wohnten im ersten Stock (Pfründnerzimmer), während die ärmeren Pfründner in einer Pfründnerstube (Armenzimmer) mit einem Tagraum wohnten.

489 Als verwandtes Beispiel Pitscheider, „Besserung" 132.

zum Dienst zur Verfügung stellen. Manche Spitäler, als Beispiel dient das Regensburger Spital St. Oswald, waren sogar Pfründnerselbstversorger-Institute. Nicht nur die Schafferin (Hausmutter), die für den Einkauf zuständige Wochnerin, sondern auch die beiden Kellerfrauen als Zuständige für Wein, Bier und andere Vorräte stammten aus dem Kreis der Pfründnerinnen[490].

Aufnahmen von Personen, weil sie entweder noch als Dienstboten oder als Köchin zu gebrauchen waren, kamen explizit vor[491]. Manche Aufnahmewillige fügten ihrer Supplikation beim Stadtrat bzw. Spitalmeister ausdrücklich an, dass sie in Zukunft für das Spital arbeiten wollten[492]. Mitunter wandelten sich die unter dem Nutzaspekt der Arbeit aufgenommenen Dienstboten bzw. Lohnarbeiter bald von einem Leistungsträger des „gemeinsamen" Hauses bzw. für das „gemeinsame" Haus zu einem im Haus Verpflegten[493]. Die Spitalinsassen gestalteten essentielle Bereiche der Wirtschaftsadministration, der Krankenpflege und des Disziplinierungsapparates des Spitals (etwa die Torwache) mit. Organisatorisch war die Spitalleitung auf die Mitarbeit der Insassen angewiesen, die Einteilung von mitunter eigens bezahlten oder sonst vergünstigten Zimmerverantwortlichen sollte die Umsetzung der Hausordnung garantieren[494]. Die Stube war die kleinste Organisationseinheit innerhalb des Spitals, viele Spitalordnungen sprechen explizit von „Stuben", die beten, Essen holen oder arbeiten[495]. Der Spitalverwalter hatte *einen stubenvater und eine stubenmutter aus den pfründlern zu ernennen, welche für die genaue beobachtung dieser verhaltungs regeln zu wachen und diejenigen anzuzeigen haben, welche sich in diese ordnung nicht fügen wollen. Der spitalverwalter hat daher jede woche öfters im spitale nach zu sehen und sich zu erkundigen, ob keine beschwerden vorgefallen sind*[496]. Die geschlechtlich getrennten Frauen- („Weiber"-) und Männerstuben wurden, analog zu frühneuzeitlichen Gefängnissen[497], von Stubenmüttern und -vätern verwaltet, die für Gebete, Disziplin und Reinheit unter den Spitalinsassen verantwortlich zeichneten. Der Spitalmeister (oft unter Einbeziehung des Spitalgeistlichen) bestimmte die Stubenverantwortlichen. Es musste in größeren Spitälern für jedes Zimmer *und zwar bey denen männern ein so genannter stubenvatter, bey denen weibern aber eine stubenmutter auß denen pfriendnern erwehlet und aufgestellet werden, welche dann die obsicht auf alle unordnungen tragen und die übertretter mit bescheidenheit ermahnen*[498]. Diese Stubenmutter bzw. dieser Stubenvater hatte für Ordnung in seiner Stube zu sorgen und sollte Streit schlichten, wofür diese Amtsträger auch

490 Kröger, Armenfürsorge 476–478.

491 Hofer, Weyer/Enns 145.

492 Schretter, Pest in Tirol 163.

493 Am Beispiel einer Köchin in Rattenberg Sakouschegg, Spitalseinrichtungen 116.

494 Gröchenig, Knittelfeld 98; Scheutz–Weiss, Spital als Lebensform 691 [10] (Bürgerspital Knittelfeld 1828): *Da Einigkeit unter den Pfründnern, Beobachtung der Hausordnung, und Gehorsam gegen die Hausaufsicht bey den gemeinschäftlich Wohnenden wesentlich erforderlich sind, so sind auch alle dagegen laufenden Handlungen gleich zur Kenntniß der Hausaufsicht zu bringen, zu welchem Endzwecke dieselbe auch einen der vernünftigsten und tauglichsten unter den Pfründnern zur Führung der Oberaufsicht auf das Betragen der Pfründner, und zur Uiberwachung des Vollzuges der gemachten Anordnung aufstellen kann.*

495 Exemplarisch ebd. 933 [3] (Bürgerspital Wien 1745).

496 Ebd. 931 [7] (Bürgerspital Zwettl 1828); zu den Stubenmeistern, Hofmann, Regeln 348f. (1580, Nr. 23), 353 (1724, Nr. 15); Werfring, Pestlazarette 422f., Weiss, Unglück 215f.; Fahringer, Mauerbach 38f.; Vanja, Aufwärterinnen 10.

497 Scheutz, Disciplinarium 76f.; ebd. 249–251: Edition der *Verhaltungs-Vorschriften für die Stuben-Väter und Stuben-Mütter in dem k.k. n. öst. Provinzial-Strafhause. Wien 18. Juni 1817*; für die Spitäler Watzka, Arme, Kranke, Verrückte 126.

498 Scheutz–Weiss, Spital als Lebensform 626 [12] (Bürgerspital Klagenfurt 1756).

mit *güttlich*[er][499] Disziplinierungsgewalt ausgestattet waren. *So vil die Tag-Ordnung anbelanget / selbe auf Arth und Weiß / wie sie weiters hierunten aufgezeichnet ist / genau beobachtet werden muß / worauf dann gleichfahls die Stuben-Vätter und Stuben-Mütter gute Obacht tragen sollen*[500]. Sie waren für das zeitgerechte Aufstehen und Schlafengehen ihrer Stube verantwortlich, sie führten die der Stube angehörigen Insassen in die Kirche und verrichteten die Morgen- und Abendgebete wie die Rosenkränze[501]. Auch für die Ablegung der Beichte durch die Stubenbewohner vor den hohen Feiertagen (Beichtzettel[502]) und den Empfang der Kommunion hatten sie Sorge zu tragen. Gemeinsam schritt „die Stube" zum „Ausfassen" der Speisen und aß gemeinsam unter dem Vorsitz von Stubenmutter/ -vater beim Tisch. Während des Tages wurde in vielen Spitälern Handarbeit angeordnet, auch hier gingen die Stubenverantwortlichen *mit gutten exempel*[503] voran. Übertreter der Hausordnung (Streit, Fluchen, Raufen, Trunkenheit etc.[504]) mussten unverzüglich nach „oben" gemeldet werden, aber auch die Stubeninsassen hatten Beschwerdemöglichkeit[505] – in jeder Stube war die Hausordnung des Spitals angeschlagen[506]. Der Stubenverantwortliche musste über Absenzen von Insassen beim täglichen Gebet oder über das Ausbleiben eines Stubenbewohners über Nacht informiert werden. Auch für die Hygiene in der Stube waren sie verantwortlich, die Kleider und Betten sollten in regelmäßigen Abständen von Ungeziefer gereinigt und Feuer[507] vermieden werden. Die Stubenlampen durften ausschließlich vom Stubenverantwortlichen bedient werden[508]. Zudem hatte er beim Auftreten von Krankheitsfällen unmittelbar bei den Spitalverantwortlichen Meldung zu machen. Die Stubenbewohner mussten deshalb nicht nur dem Spitalverwalter, sondern auch den Stubenverantwortlichen *alß ihren vorgesezten obrigkeiten schuldige lieb und ehrerbietung beweisen*[509].

4.5 Zusammenfassung

Spitäler der Vormoderne lassen sich mit idealisierenden Konzepten wie dem ganzen, alteuropäischen Haus Otto Brunners, den Totalen Institutionen Erving Goffmans oder dem „kasernierten Raum" von Heinrich Popitz kaum und nur unzureichend fassen. Einerseits waren diese Häuser aufgrund ihrer vielfältigen Aufgabenbereiche recht komplex strukturiert und durch vielfältige Beziehungen mit der Umwelt verbunden. Andererseits lassen sich Unterscheidungen von Personal und Insassen im gemeinsamen Haus mitunter nur mit Mühe treffen, weil die Insassen in vielen Bereichen der Hausarbeit zwingend mitarbeiten mussten. Unter der Oberleitung des Spitalerhalters fungierte der Spitalmeister mit einem Schreiber und suchte die Ordnung im Haus zu wahren, was besonders bei großen Spitälern nur mit erheblicher Mühe möglich war. Mehrere Hierarchien zeichnen

[499] Ebd. 628 [6] (Bürgerspital Klagenfurt 1756).
[500] Ebd. 667 [6] (Armenhaus Graz 1728).
[501] Ebd. 631 [1] (Bürgerspital Klagenfurt 1756); ebd. 667 [4] (Armenhaus Graz 1728).
[502] Ebd. 934 [12] (Bürgerspital Wien 1745).
[503] Ebd. 631 [5] (Bürgerspital Klagenfurt 1756).
[504] Ebd. 666 [2] (Armenhaus Graz 1728).
[505] Ebd. 668 [13] (Armenhaus Graz 1728).
[506] Ebd. 934f. [20] (Bürgerspital Wien 1745).
[507] Ebd. 668 [11] (Armenhaus Graz 1728).
[508] Ebd. 934 [15] (Bürgerspital Wien 1745).
[509] Ebd. 628 [7] (Bürgerspital Klagenfurt 1756).

sich bei der inneren Verwaltung der Spitäler ab: So konnte etwa für die großen österreichischen Hofspitäler eine vierstufige Hierarchie nachgewiesen werden. Auf der ersten Ebene standen die Superintendenten, dann folgte auf der zweiten Ebene der Spitalmeister gefolgt von den mit größerer Kompetenz ausgestatteten Offizieren des Hauses auf der dritten Ebene. In der vierten Ebene arbeiteten dann häufig schon nicht mehr vereidigte Dienstnehmer wie die Köchin oder der Spitalmeier. Kleinere Spitäler waren dagegen deutlich flacher organisiert, weil sich hier nur mehr zwei oder drei Hierarchieebenen abzeichnen. Vor allem die Wirtschaftsverwaltung der Spitäler war äußerst kosten- und personalintensiv, sodass sich viele Spitalerhalter im 17. und 18. Jahrhundert zu fragen begannen, ob es einer eigenen Spitalwirtschaft noch bedürfe. In der Einschätzung der Zeitgenossen wurden die erwirtschafteten Erträge der Spitalwirtschaft vom Vieh- und Wirtschaftspersonal der Spitäler wiederum „aufgefressen", sodass für die eigentlichen Nutznießer des Spitals – die kranken und alten Insassen – oft nur wenig überblieb.

In idealtypischen, mehr den großen als den kleinen Spitälern gerecht werdenden Einzelporträts wurden in diesem Kapitel die Tätigkeitsfelder der verschiedenen Funktionsträger in frühneuzeitlichen Spitälern aufgezeichnet, wie sie sich aus Spitalordnungen und Instruktionen ergeben. Acht Arbeitsbereiche lassen sich in den Spitälern unterscheiden: (1) die schreibende Kontrolle der Hauswirtschaft (Gegen-, Spital-, Grund-, Stadelschreiber, Remanenzer, Zehenthandler und Getreidekurrent, Bierschreiber), (2) die Vorratswirtschaft und deren Kontrolle (Kastner, Schaffer, Kellerer, Stadelmeier, Hofbinder, Krautbauer), (3) die landwirtschaftliche Hausversorgung (Meier und Gesinde, Weingartenknecht, Förster), (4) der Sperrdienst im Haus (Torwärter), (5) die Versorgung von Insassen und Personal (Einkäufer, Zuschroter/Fleischhacker, Koch und Köchin, Küchenmeister, Bäcker), (6) die Pflege im Haus (Krankenwärter/-in, Siechenmeister/-in, Aufwärter/-in, Zuchtmeisterin für Waisenkinder), (7) Seelsorge (Geistlicher, Mesner), (8) Medizinalpersonal (akademische Ärzte, Chirurg/Wundarzt, Provisor/Apotheker, Bader/Barbiere, Hebamme). Die Herkunft, das Geschlechterverhältnis, der Disziplinierungsgrad, der „Ausbildungsweg" und die Altersversorgung des Personals in Spitälern ist bislang für österreichische Spitäler kaum untersucht[510]. Sozialprofile der Funktionsträger und deren lebensweltliche Einbettung in das Spital sind gegenwärtig für österreichische Spitäler noch nicht erforscht. Als intermediäre, zwischen Personal und Insassen stehende Gruppe treten noch die Stubenväter und -mütter hinzu, die gegen geringe Entlohnung Aufsichtsarbeiten für die Spitalleitung übernahmen. Die Lebenswelt in den gemeinsamen Häusern war eng. Ähnlich wie in den frühneuzeitlichen Gefängnissen arbeiteten und wohnten Personal (etwa Spitalmeier) und Insassen mit dem Kalkül zusammen, dass das Personal die Insassen jederzeit kontrollieren können bzw. Hilfe leisten musste.

---

510 Als Versuch einer Aufarbeitung für das 19. Jahrhundert Hähner-Rombach, Alltag in der Krankenpflege 7–14 (mit breiterer Bibliografie).

5. Ordnungen für die Insassen – das geregelte Innenleben der Spitäler

5.1 Die Ordnung als Regelung des alltäglichen Lebens – eine Annäherung

Spitalordnungen dienten, verkürzt gesprochen, dem Zweck, Probleme im „gemeinsamen Haus" Spital zu vermeiden. Der Mensch sei es nun einmal gewohnt, Regeln zu befolgen. So vermeldete Kommissar Franz Joseph Schlägl in seinem Untersuchungsbericht vom Mai 1757 zur misslichen Situation im Spital von Bruck/Mur, denn dort regiere *der zanck, neyd und hasß* [...] *und wegen denen stüzigen köpfen der spittalmeister, wann er nicht sein leben abkürzen will, selbsten nachgeben mu߫*[1]. Dieser stereotype Vorwurf, denen die meist in den Quellen stumm bleibenden Insassen wenig entgegen setzen konnten, blieb daher unwidersprochen. Die allgemein gehaltene steirische Spitalordnung vom 22. September 1731 sollte daher – als Gegenstrategie – öffentlich im Spital verlesen und überdies im Haus aufgehängt werden, um den Regeln Nachdruck zu verleihen[2]. Unordnung fanden die Verfasser der reformierten Spitalordnung in Hall/Tirol im zweiten Jahrzehnt des 17. Jahrhunderts nicht nur im Haus- und Gebäudewesen, sondern auch die Insassen verstießen gegen die Sittlichkeit und wohnten gemeinsam in den diversen Räumen, sodass *etliche verenderungen*[3] notwendig wurden. Die angesprochene Unordnung[4] bestand nicht nur darin, dass sich Männer, Frauen und Kinder nicht an die Vorschriften hielten und dafür Sanktionen zu gewärtigen hatten. In manchen Bereichen des Spitals hatten sich Missbräuche gewohnheitsmäßig eingeschlichen, der Spitalmeister und seine Bediensteten gingen dagegen kaum mehr vor[5]. Das sich im Alltag manifestierende „eigensinnige Verhalten" der weiblichen und männlichen Hausbewohner[6], welches u. a. in der Verweigerung von Arbeitsleistung offenbar wurde[7], spiegelt sich gelegentlich in den „Vorreden" der (erneuerten) Hausordnungen wider. Die beinahe deckungsgleichen Einleitungen der Bürgerspital- und der Armenhausordnung der Stadt Klagenfurt aus dem Jahr 1756 thema-

---

1 StLA, WStA 74, K. 225, Nr. 130, Untersuchung des Bürgerspitals in Bruck/Mur, 1757 Mai; Scheutz–Weiss, Spital als Lebensform 171.

2 Scheutz–Weiss, Spital als Lebensform 171, 212, 650–653 (Generalspitalordnung Steiermark 1731).

3 Ebd. 539 (Hall/Tirol 1617).

4 Siehe dazu auch die Ordnung des Klosterspitals in Seckau (ca. Mitte des 18. Jahrhunderts), ebd. 710, Vorrede (Seckau 18. Jh.)

5 Noll, Pflege 271.

6 Vgl. dazu das Kap. 7, 489–586.

7 StLA, WStA 13, K. 70, Nr. 227, Administrator Peter Anton Schäbl an das Innerösterreichische Gubernium, 1773 März 30. Das klassische Argument einer Frau lautete, sie sei nicht in das Spital eingetreten, um dort zu arbeiten, sondern um Versorgung zu finden.

tisieren in der häufig mit Übertreibungen operierenden Sprache der Frühen Neuzeit die Probleme in den beiden Anstalten, die *zur allgemeinen ärgernuß und nicht ohne schwehrer beleidigung Gottes*[8] entstanden waren. Neben der Vernachlässigung der Gebets- und der Frömmigkeitspflichten wurde die Obrigkeit geschmäht, dem Bettel nachgegangen, die Hygiene vernachlässigt, Begräbnisse unwürdig gefeiert, dem Alkoholkonsum gefrönt, die Nacht außerhalb des Hauses verbracht etc., sodass das Spital nur mehr als ebenso verkommener wie unwürdiger Ort galt. Die Anschuldigungen zeigten zumindest im Bürgerspital wenig Wirkung, denn bereits am 2. November 1762 präsentierten Stände und Rat wiederum eine neue Ordnung, welche dem Aspekt der Strafe besondere Aufmerksamkeit schenken sollte[9]. Bereits 90 Jahre zuvor wurde in Mühldorf am Inn ähnlich argumentiert, dass das Spital nicht zum „zankhaus" mutieren dürfe, sondern die Insassen sollten *in aller Gottes forcht, zucht und erbarkheit gegeneinander wie brieder und schwestern leben, weilen dergleichen örther zu disem zihl und endt von gottseligen christen menschen gestifftet worden, hingegen sollen die widerspenigen und unfriedsamen durch geistlich- und weltliche obrigkheit, auch die verwalter abgestrafft, und da nichts helffen werde, gar auß dem spital verwisen werden*[10]. Auch der Melker Abt und Prälat Urban II. Hauer wollte um 1770 neue *lebensregl*[n] durchgesetzt wissen, da sich ebenfalls im Kloster- und Bürgerspital Missbräuche eingeschlichen hatten. Kein Insasse sollte künftig *ohne gesatz, ohne zucht und ordnung*[11] leben. Als realitätsfremd mutet hingegen die Forderung an, die im Herrschaftsspital Gleisdorf im Jahr 1743 in der Steiermark formuliert wurde: *alle spitäller* [sollen] *untereinander fein, hübsch, friedlich auferbaulich und ohne ärgernuß, wie auch in allen ganz sauberlich leben*[12]. Verwalter Franz Anton Senizer hatte vermutlich oft Grund, die allzu hoffnungsfrohe Hausordnung zu verfluchen.

Statuten, Ordnungen und Instruktionen – generell das „Ordnungsmanagement"[13] im Spital – entwickelten sich textlich oft nur langsam weiter[14]. Allgemein betrachtet wurden damit im Sinne der „guten Policey" Normtexte mit einem beinahe allumfassenden obrigkeitlichen Regelungs- und Verwaltungsanspruch erschaffen, die vor den Insassen beim Eintritt und danach regelmäßig öffentlich verlesen wurden. Neben der akustischen Repräsentation hingen die Ordnungen an gut zugänglichen Stellen in der Anstalt aus[15]. Die Hausinsassen mussten bei ihrem Eintritt Gehorsam gegenüber der Spitalleitung leisten, was auch in diversen Pfründverträgen festgehalten wurde[16]. Spitalordnungen regelten die Aufnahme- und Entlassungsverfahren, strukturierten den Spitalalltag sowohl für die Insassen als auch für das eventuell angestellte Personal, enthielten teilweise Dienstan-

---

8 Scheutz–Weiss, Spital als Lebensform 622f., Vorrede (Bürgerspital Klagenfurt 1756), 626f., Vorrede; Weiss, Alltag 412f.

9 Olexinski, Armen- und Krankenpflege 214–225; Mak, Alltag 125–143; Weiss, Alltag 413.

10 Scheutz–Weiss, Spital als Lebensform 557 [2] (Bürgerspital Mühldorf 1667).

11 Ebd. 879; Damm, Weitersfeld 299.

12 Scheutz–Weiss, Spital als Lebensform 662 [4] (Gleisdorf 1743/1751).

13 Stanislaw-Kemenah, Spitäler in Dresden 417.

14 Scheutz–Weiss, Spitalordnungen als essentielle Grundlage 154.

15 Scheutz, Argusaugen 310–312; als Beispiel für den Aushang das Hofspital in Graz ders.–Weiss, Spitalordnung 347 (Abb.); dies., Spital als Lebensform 486–491 (Hofspital Graz 1752). In Eferding schrieb man die *spittäller ordnung und derselben verpflegungs norma* auf Pergament und hängte sie im *gemain zimmer* auf, ebd. 757 [3] (Herrschaftsspital Eferding 1745). Im Dresdner St. Jakobsspital baten die Insassen um das Verlesen der Ordnung. Stanislaw-Kemenah, Spitäler in Dresden 430.

16 Just–Weigl, Spitäler 173.

weisungen (Instruktionen) für Beschäftigte und bestimmten Strafen[17]. Damit bildeten sie eine wesentliche Grundlage der Organisation der Spitäler ab dem Spätmittelalter[18]. „Mit der Aufnahme in das Spital war das Leben des Pfründners und des Armen den Gesetzen der Anstalt unterworfen, soweit er sich nicht Befreiungen hatte auswirken können. Bis ins einzelne greifen die Ordnungen in den Lebenskreis des Aufgenommenen ein und regeln seine Verpflichtungen zur Aufrechterhaltung eines geordneten Zusammenlebens der Insassen"[19]. Die Lebensumstände der Hausbewohner, die sich aus diesen normativen Quellen, Rechnungsbüchern, Testamenten oder Nachlässen rekonstruieren lassen, bleiben dennoch blass[20].

Die Spitalordnungen gewährten im Sinne von Inklusion und Exklusion verschiedene Anspruchsberechtigungen, eröffneten aber nur wenigen Einlass ins Spital. Im Herzogtum Steiermark lebten etwa um 1750 nur ca. 0,2 % der Bevölkerung in einer Anstalt, im Herzogtum Kärnten um 1780 0,3 %[21]. In manche städtische Spitäler gelangten nach den Bestimmungen der Spitalordnungen lediglich Bürger oder Bewohner der „Umlandgemeinden" (je nach Vermögenslage) zur Aufnahme, als Ausnahmen gelten z. B. die Bürgerspitäler in Graz und in Leoben[22]. Die Ausgrenzung fremder Armut – im Sinne einer „gefilterten Armut"[23] – erwies sich dabei als Notwendigkeit, um finanziell die Versorgung der eigenen Notleidenden in den Griff zu bekommen[24]. Die Spitalordnung versteht sich dabei nicht nur als zentrales Element des Spitallebens, sondern leuchtet darüber hinaus das Machtgefüge innerhalb der Anstalt aus[25]. Macht und Normdurchsetzung können jedoch nur zwischen Akteuren ausgehandelt werden, zwischen dem Magistrat und den Insassen, dem Personal und den Hausbewohnern[26]. Mit den „Orten der Verwahrung" verbindet sich beinahe unweigerlich die Vorstellung reglementierter Tagesabläufe bis zum Zeitpunkt des freiwilligen Austritts, des Verstoßes aus der Anstalt oder dem Tod im Haus. Das verschriftlichte Reglement reagierte auf aktuelle Missstände, sodass auch zeitlich

17 Vanja, Offene Fragen 30.

18 Ausführlich dazu: Scheutz–Weiss, Spitalordnungen als essentielle Grundlage 151–189; dies., Spital als Lebensform 31–65; Scheutz, Ausdifferenzierungsprozess.

19 Reicke, Das deutsche Spital II 224f.

20 Als große Ausnahme siehe die Studie zu den Insassen des Regensburger Katharinenspitals zwischen 1649 und 1809 von Neumaier, Pfründner.

21 Weiss, Hund 177f.

22 Watzka, Arme, Kranke, Verrücke 93–95; Haydinger, Fürsorge 21–23; Scheutz–Weiss, Spital als Lebensform 184 (Graz), 196 (Leoben). Im oberösterreichischen Herrschaftsspital Zell zählten zum versorgten Personenkreis sogar Bauern, ebd. 748 [2] (Zellhof 1756). Sehr breit formuliert sprach die Ordnung des Wiener Neustädter Bürgerspitals von *mann- und weibspersohnen, reich oder armb, jung oder alt,* die gegen Geld oder aus Barmherzigkeit Gottes in das Haus aufgenommen wurden; ebd. 902, Vorrede (Bürgerspital Wiener Neustadt 1622).

23 Dinges, Armenfürsorge 12.

24 Stanislaw-Kemenah, Spitäler in Dresden 426. Auch die Versorgung der eigenen Armen war nur ansatzweise möglich, Scheutz–Weiss, Spital als Lebensform 751 [24] (Zellhof 1756): *die anzahl deren in der herrschaffts jurisdiction befindlichen armen leithen so gros ist, das unmöglich alle in das spittall eingenohmen und in selben verpfleget werden können, dargegen aber gleichwohl ihnen von demselben einigen genuß zuekomen zu lasßen billich ist, als behaltet sich die grund- und vogtobrigkeit hiemit ein vor allemahl bevor, in soweith es die besizende mitl des spittalls zuelasßen und das vermögen nicht geschmähleret wierdet, denen vor anderen am nothdörfftigsten persohnen, auch ausßer dem spittall mit einer proportionierten geld oder traid abgab je- und allzeit ingedenck seyn zu können.*

25 Vanja, Offene Fragen 30f.

26 Vgl. dazu Landwehr, „Normdurchsetzung" 152–157; Lüdtke, Einleitung; Noll, Pflege 326f.; in diesem Band Kap. 1, 39–49.

nachfolgende Hausordnungen zunehmend umfangreicher ausfielen und weitere Bestimmungen aufnahmen. Als wichtiger und vielfach genannter Aspekt dieser „Anordnungen" darf neben den Gebeten die gemeinschaftliche Arbeit gelten, die jede Person zu leisten hatte, die körperlich dazu in der Lage war. Arbeit galt als Folge der Vertreibung aus dem Paradies als gottgefällig, sie war gleichsam eine Gegengabe für das empfangene Almosen im Spital[27].

Obwohl eine idealtypische Spitalordnung nicht existiert[28], kam in allen Spitalordnungen den Gebeten, dem Essen, teilweise auch der Arbeit tages- und wochenstrukturierende Bedeutung zu. Jede Woche und jeder Tag in der Institution war den himmlischen Mächten zu widmen. Das Gewissen sollte gereinigt (Beichte) und zu den wichtigen Feiertagen die Kommunion empfangen werden, im Sinne der Generalspitalordnung der Steiermark vom 22. September 1731 sollte *alles mit GOtt angefangen*[29] werden, Gott war das einzige *Ziel und Ende*[30], auch wenn die *seelen speis*[31] den Insassen im Gegensatz zum Essen meist nicht so wichtig erschien. Die Verpflichtung zu endlosen, meist beinahe mechanischen Gebetsübungen und zur Teilnahme an allen gelesenen Messen war eine aus dem (Spät-)Mittelalter überkommene Forderung, die noch bis ins 19. Jahrhundert, zumindest in den katholisch geführten Spitälern, Armenhäusern und sogar noch in den jungen Krankenhäusern Bestand hatte[32]. Erst im späten 18. Jahrhundert lässt sich im Rahmen der josephinischen großen Spitalreform (1781) sodann von ersten Vereinheitlichungstendenzen in den deutschen Erbländern sprechen, die sich im 19. Jahrhundert in den Anstalten fortsetzten und in allgemeinen Ordnungen widerspiegelten[33].

Die (Uhr-)Zeit spielte in den frühen Spitalregeln zunächst keine dominante Rolle und anfangs waren vor allem die religiösen Feiertage Fixpunkte des Jahres, da sie mehr und qualitätsvolleres Essen verhießen. Kalendertage und Uhren hatten dagegen wenig Bedeutung[34] und „henguhren"[35] finden sich eher selten in den Inventaren. Da es sich bei Spitälern allerdings um „Orte für Lebensgemeinschaften mit einer spirituellen Dimension"[36] handelte, um *ein gaistliche hausung und wonung*[37], musste auch der Tagesablauf eingehalten werden, der an die Horen, die Stundengebete, denken lässt[38]. Die Festlegung von Wiederholungszyklen wurde zur bestimmenden Regel[39]. Die Glocke der Kapelle bzw. die Hausglocke weckte zu früher Stunde (als Beispiel das Klosterspital Seckau, dort stand

---

27 Vanja, Orte der Verwahrung 39–41.

28 Scheutz–Weiss, Spitalordnungen als essentielle Grundlage 169–189; dies., Spital als Lebensform 37–40.

29 Ebd. 650, Vorrede (Generalspitalordnung Steiermark 1731); Weiss, „Spittall in gröster gefahr" 179.

30 Scheutz–Weiss, Spital als Lebensform 560 [1] (Bürgerspital Mühldorf/Inn 1799); dies., Spitäler 222.

31 dies., Spital als Lebensform 167 (Bürgerspital Bruck/Mur).

32 Weiss, Hund 190.

33 Scheutz–Weiss, Spitalordnungen als essentielle Grundlage 160, 168, 185f. mit Beispielen.

34 Siehe dazu die interessanten Ausführungen zur Schicht der Nichtsesshaften von Ammerer, Zeit der Welt 100.

35 Weiss, Hund 184; ders., Alltag 420.

36 Hofmann, Regeln 343.

37 Scheutz–Weiss, Spital als Lebensform 566 [1] (Bürgerspital Salzburg 1512); Weiss, Spitalgeistliche 223. Das Spital wurde auch verstanden als *gotshaus*, als *Wirtshaus Christi*, als markante „Schnittstelle zwischen einer bürgerlichen Welt der ökonomischen Welt und einem [unbekannten] Jenseits, dem man mit vielerlei frommen Stiftungen, Seelenmessen und Jahrtagen, Prozessionen und liturgischem Gepränge beizukommen suchte"; Pohl-Resl, Rechnen 7.

38 Knefelkamp, „Oratio" 104.

39 Stanislaw-Kemenah, Spitäler in Dresden 438.

man um fünf Uhr morgens auf)[40] und rief weiter zu den vielfachen Gebetsverpflichtungen und Messen[41] – die „Seelenverwandtschaft" der Spitäler zu den Klöstern wird dadurch unterstrichen[42]. Bisweilen stahlen sich die gesunden Insassen rechtzeitig aus dem Haus, um das akustische Signal geflissentlich „überhören" zu können[43].

Um Ordnung und Regeln überhaupt erst zu ermöglichen, war die Bewegungsfreiheit der Insassen nur im Haus einigermaßen uneingeschränkt, nach außen hingegen herrschte gleichsam eine mehr oder minder strenge Klausur vor. Die Bewohner (als Beispiel Abb. 71, S. 364) konnten sich „wie in einer kleinen Stadt oder einem Dorf bewegen, vor allem um ihren Arbeiten in Küche, Werkstatt oder Garten nachzugehen oder den Gottesdienst zu besuchen"[44]. Ausgangsgenehmigungen (mitunter in der Form von Blechmarken überliefert) zur Disziplinierung der bisweilen aggressiven Armen, aber auch Arbeitsverrichtungen außerhalb des eigentlichen Spitalbezirks ebenso wie gelegentliche Besucher, Händler und Handwerker, die in das Spital kamen, erzeugten offenbar eine Form von (unerwünschter) Durchlässigkeit[45].

Die vermehrte Produktion von Ordnungen, Statuten und Instruktionen ist ein deutlicher Beleg für die Verrechtlichung auch im Bereich der frühneuzeitlichen Spitäler[46], jedoch kein Beweis dafür, dass die Normen bedingungslos in die Praxis übersetzt wurden. Vielmehr wird in der Wissenschaft ein „Auseinanderdriften" zwischen rechtlicher Norm und sozialer Praxis angenommen[47]. Dennoch: Spitalregeln sind wichtige Quellen für verschiedene Bereiche des mittelalterlichen und frühneuzeitlichen Lebens; sie weisen deutliche Praxisbezüge auf, auch wenn ihre Normativität kein wirklichkeitsgetreues Abbild der Institution Spital zu zeichnen vermag[48]. Die Ordnungen erwuchsen einer langjährigen Erfahrung gleichsam aus „trial and error", die Regeln wurden modifiziert, der Zeit und den Umständen entsprechend angepasst[49]. Eine Bestätigung dieser Normen durch die Insassen war weder vorgesehen noch vonnöten[50]. Wer sich der Hausordnung nicht *gerne und mit freuden*[51] unterziehen wollte, so in der Stadt Mühldorf am Inn, galt als „verzärtelt und eigensinnig" und wurde ohnedies nicht im beschützenden Haus aufgenommen. Neben dem gebetsmühlenartig wiederholten Hinweis auf die Frömmigkeit der Insassen, mussten diese auch *ihre Armuth und Unvermögenheit in auferbaulicher Geduld*[52] zu ertragen versuchen. Wer arm war und im Spital oder im Armenhaus lebte, erfüllte lediglich den Willen Gottes, den der Mensch nicht hinterfragen sollte[53]. Hausordnungen waren trotz der damit verbundenen Problematik aus der Sicht des frühneuzeitlichen (Ordnungs-)Staates durchaus notwendige, wenn auch meist nicht positiv formulierte „Steuerungs-

---

40 Scheutz–Weiss, Spital als Lebensform 217, 710 [1] (Klosterspital Seckau 18. Jh.).

41 Ebd. XXIX, s. v. „Hausglocke".

42 Reicke, Das deutsche Spital II 60.

43 Weiss, Bürgerspital 140.

44 Vanja, Offene Fragen 28.

45 Ebd.; Scheutz–Weiss, Spitalordnungen als essentielle Grundlage 161.

46 dies., Spital als Lebensform 37f.

47 Watzka, Arme, Kranke, Verrückte 107.

48 Drossbach, Hospitalstatuten bes. 54.

49 Hofmann, Regeln 349.

50 Stanislaw-Kemenah, Spitäler in Dresden 444; Scheutz–Weiss, Gebet 351.

51 Scheutz–Weiss, Spital als Lebensform 562 [13] (Bürgerspital Mühldorf 1799); dies., Spitalordnung 328f.

52 Scheutz–Weiss, Spital als Lebensform 650, Vorrede (Generalspitalordnung Steiermark 1731).

53 Ebd. 627 [2] (Armenhaus Klagenfurt 1756).

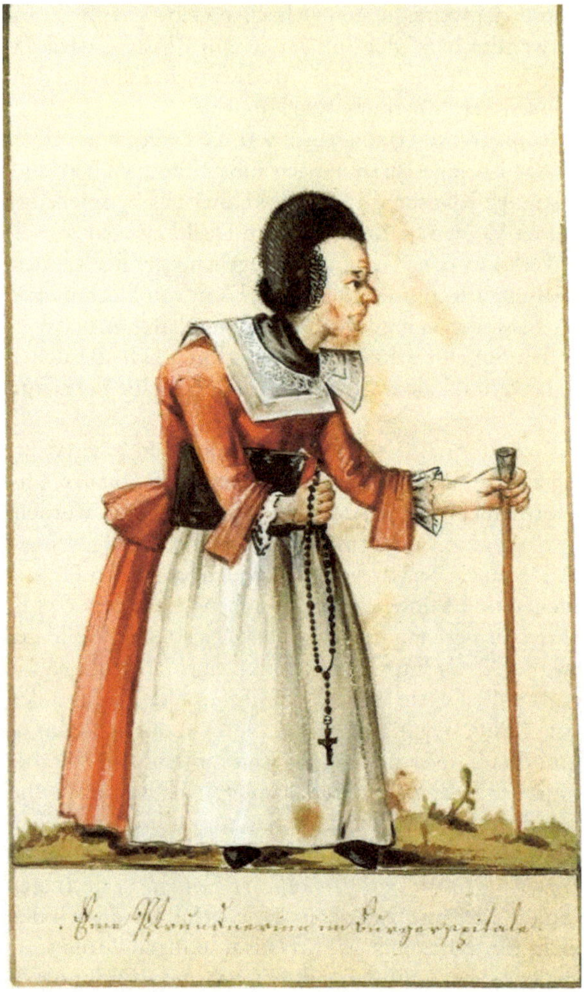

Abb. 71: Salzburg, Pfründnerin des Bürgerspitals mit schwarzer Pelzhaube, einem dunkelgrau-schwärzlichen Halstuch, einem hellgelbroten Wams sowie einem Rock; auffällig der weiße, große, viereckige, Schulter breite und die Brust bedeckende Halskragen (Quelle: Kostüm- und Trachtenbilder der Kuenburg-Sammlung [Ende 18. Jahrhundert], Privatbesitz).

elemente“ des Alltags. Waren dergleichen „arme leuth zuweilen ohne wissende obsorge und forcht“[54], so unterstellte ihnen die Obrigkeit rasch einen liederlichen Lebenswandel und das Laster des Müßiggangs. Die fehlende Nähe zu Klosterkirchen oder der Mangel an nahen Pfarrkirchen oder einem eigenen Spitalgeistlichen verunmöglichte regelmäßigen Messbesuch, aber auch andere Bestimmungen der Spitalordnungen waren schwer einzuhalten. „Wie sollten tägliche Räucherungen stattfinden und Betten mit Vorhängen umgeben werden, wenn kaum für Nahrung und Schlafgelegenheiten per se Mittel zur Verfügung gestellt wurden? Und wie sollten Ausgangszeiten von Insassen beschränkt werden, die sich – abgesehen von der kostenlosen Unterkunft im Spitalsgebäude – ihren Lebensunterhalt selbst erarbeiten oder erbetteln mussten“[55]? Ob die überlieferten Ordnungen tatsächlich nur „eine rechtlich-normierte Wunschvorstellung des Zusammenle-

54 Zit. nach Brunner, Neumarkt 220; Weiss, Hund 183.

55 Watzka, Arme, Kranke, Verrückte 115; Weiss, „Spittall in gröster gefahr“ 190.

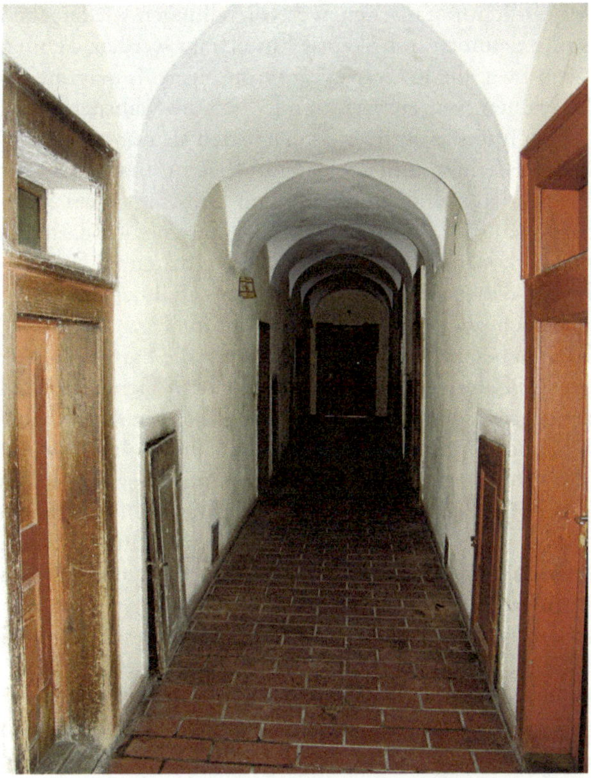

Abb. 72: Bürgerspital Weitra, gegründet 1340/41 (frühgotische Apsis der Heilig-Geist-Spitalkirche), anschließender Spitaltrakt 1729/31 (Foto: Martin Scheutz unter freundlicher Assistenz von Johann Mattes, 2015).

Abb. 73: Bürgerspital Weitra, gotischer Getreidekasten gegenüber dem Wohntrakt des Bürgerspitals von Weitra (Foto: Martin Scheutz unter freundlicher Assistenz von Johann Mattes, 2015).

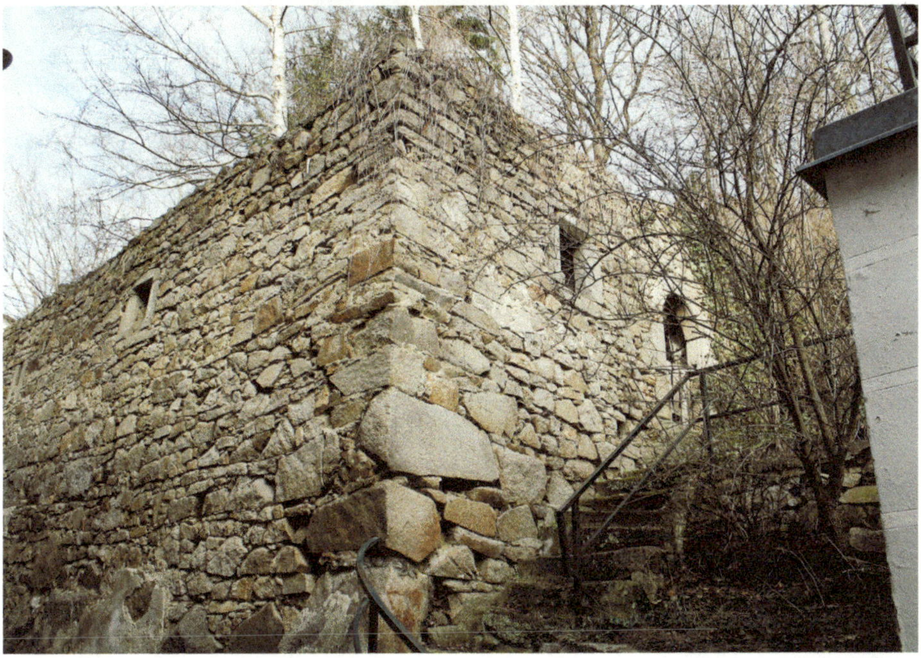

bens im Spital im Sinne der obrigkeitlich-moralischen Wertvorstellungen wiedergeben und kaum gelebte Realität"[56], sollte dennoch mit Skepsis hinterfragt werden. Fehlten jegliche Kontrollmöglichkeiten, dann war die Relevanz von Ordnungen als marginal zu veranschlagen[57]. Die Quellen der Frühen Neuzeit verzerren jedoch die Wahrnehmung: Sie berichten in den seltensten Fällen intersubjektiv, meistens bieten sie nur eine Negativauslese. Die Hausordnung war zu beachten und auch wenn diese nur nachlässig zur Kenntnis genommen wurde, unterwarfen sich doch die meisten freiwillig einem reglementierten Alltag, der „Ordnungssicherheit"[58] bot. Die Regeln forderten auch dazu auf, die anderen und sich selbst genau zu kontrollieren, um falsches Verhalten zu korrigieren[59]. Sogar vom Spitalmeister durften die Insassen erwarten, dass er sich ihnen gegenüber „ganz glimpflich" erzeigte und sie auch *ohne ursach mit wort und werkhen nicht übel*[60] behandelte. Die Bittsteller rekurrierten bereits in ihren Suppliken auf die Barmherzigkeit Gottes und verwiesen darauf, dass der Himmelsherrscher nicht nur den Tieren im Wald und den Vögeln in der Luft Quartier gäbe, sondern auch dem Mensch einen Aufenthaltsort im Spital zur Verfügung stelle[61]. Die Leitprinzipien des Spitals, Ruhe, Hausfriede und die Ordnung im Haus, mussten langfristig gesichert werden und in dem wiederholten Verlesen der Statuten durch den Verwalter oder den Spitalmeister bzw. dem Affichieren der Spitalordnung an einem auffälligen Ort sollte keine Schwäche der Leitung vermutet werden, sondern vielmehr das Bemühen um dauerhafte Normdurchsetzung und das damit verbundene Aushandeln von Spannungen sowie die Abänderung von normativen Strukturen[62]. Strebte der Stadtrat auch eine „Dressur" der Insassen an, die sich willig in der städtischen Öffentlichkeit (z. B. im Rahmen der Prozessionen) präsentieren ließen[63], so blieb dies doch ein bloßes Denkmodell, da der größte Teil eines etwaig vorhandenen Personals nicht für anstaltsinterne Aufgaben verantwortlich war, sondern zum Betrieb von Eigenwirtschaften (Meiereien) angestellt werden musste[64].

5.2 Ein exemplarisches Beispiel – das Ordnungsarrangement eines kleinen Spitals

Einigermaßen gut dokumentiert ist nicht nur die Geschichte des Murauer Bürgerspitals im Herzogtum Steiermark, sondern das auch in den Normtexten durchschimmernde Alltagsleben der Insassen[65]. Als Otto von Liechtenstein († 1311), Herr auf der Burg Murau und zugleich Stadtherr, im Jahr 1311 sein Testament abfasste, bestimmte er u. a.,

56 Landolt, Aspekte der Sozialpolitik 273; Ströbele, Rottenburger Spital 81.

57 Watzka, Totale Institutionen 247.

58 Scheutz–Weiss, Gebet 350f. Die Begrifflichkeit nach Popitz, Phänomene 187.

59 Stanislaw-Kemenah, Spitäler in Dresden 430.

60 Scheutz–Weiss, Spital als Lebensform 656 [5] (Bürgerspital Eisenerz 1763); ebd. 704 [5] (Bürgerspital Radkersburg 1781).

61 KLA, Klagenfurt Stadt I (AT-KLA 97), Fasz. 983/2, Bittschrift des Riemers Michael Fischer an das Grazer Gubernium um Aufnahme in das Klagenfurter Bürgerspital, 1785 September; Weiss, Österreichische Hospitäler 217.

62 Landwehr, „Normdurchsetzung" 157, 162; ders., Absolutismus 211–214.

63 Scheutz–Weiss, Spitäler 226; allgemein zu den Prozessionen in der Frühen Neuzeit Scheutz, Fleischhackerknecht.

64 Watzka, Totale Institutionen 245.

65 Die folgenden Ausführungen zusammengefasst nach Brunner, Murau 530–546; ders., Armut 110. Ausführlich dazu Naglis, Elisabethspital.

dass die Almosen aus dem Opferstock, der gegenüber den *spitalaeren* stand, entsprechend dem Kirchenrecht als Almosen zu verwenden seien. In den folgenden Jahren wurde dieses Herrschafts- und Bürgerspital mit großzügiger Unterstützung der Liechtensteiner ausgebaut und, wie üblich, mit einer Spitalkapelle, die der hl. Elisabeth geweiht war, ausgestattet. Die Verleihung eines Ablasses von vierzig Tagen durch Erzbischof Friedrich von Salzburg III. (reg. 1315–1338), Bischof Wocho von Seckau (reg. 1317–1334), Bischof Gerold von Gurk (reg. 1326–1333), Bischof Albert von Brixen (reg. 1324–1336) und Bischof Konrad von Freising (reg. 1324–1340) anlässlich der Kirchweihe 1329 belegt die Fertigstellung des Gotteshauses. Im Elisabethspital sollten nicht nur arme oder hilfsbedürftige Bürger, sondern – gleichberechtigt – Bedienstete der Herren von Liechtenstein versorgt werden. Bisweilen waren sogar Bauern willkommen, die Grundstücke stiften oder Zinserträge vermachen konnten. Das durch Stiftungen anwachsende Spitalvermögen – 45 zinspflichtige, untertänige Liegenschaften – sowie das Haus selbst wurden von zwei Spitalmeistern verwaltet, die auch im Meierhof für die Aufsicht verantwortlich waren. Seit 1334 las laut Stiftung ein Priester in der Kirche täglich die Frühmesse und ein Mal jährlich für den Stifter Otto von Liechtenstein den Gedenkgottesdienst, wobei den Hausinsassen Essen und Bier sowie Hemden und Schuhe ausgeteilt wurden. Neben dem „regulären" Spital gab es seit 1366 eine gesonderte Einrichtung für die „Sundersiechen" in der Stadt, die an Pest oder Aussatz litten. Die wohlbestallte Institution mit ihren 17 Bewohnern um 1750[66] konnte mit Erlaubnis des Stadtrates Findelkinder aufnehmen, Behinderte betreuen (u. a. „das Casperly", „das Hennsel Kernnerl")[67] und einigermaßen ausgeglichen bilanzieren. Aus dem bischöflichen Visitationsprotokoll des Jahres 1619 lässt sich belegen, dass neben dem Spital überdies die Fronleichnamsbruderschaft ähnliche Ziele wie das Spital hinsichtlich der Altenbetreuung anstrebte (als Beispiel einer Spitalbruderschaft Abb. 93, S. 494).

Im 18. Jahrhundert wandelte sich das einstige Herrschafts- und Bürgerspital in ein reines Hofspital der Familie Schwarzenberg, die armen Stadtbewohner fanden hingegen bereits seit Anfang des 17. Jahrhunderts Unterkunft im Bruderhaus. Im Jahr 1787 musste laut den Anordnungen Josephs II. die Anstalt geschlossen werden, durfte schließlich jedoch zur Pflege Kranker weitergeführt werden. 1803 kaufte die Herrschaft Murau Spitalgebäude und -kirche (Abb. 94, S. 505), verpflichtete sich allerdings, den Pfründnern Wohnung und Brennholz unentgeltlich zur Verfügung zu stellen. Die Elisabethkirche bei der Brücke zum Rindermarkt wandelte sich nunmehr zum evangelischen Gottesdienstraum und Diözesanmuseum[68].

Die Vorschriften oder Statuten dieser Anstalt wurden im Schloss Murau mit kaiserlicher Genehmigung am 30. September 1729 publiziert und haben sich in einer kollationierten Abschrift aus dem Jahr 1754 erhalten. Wie der Spitalmeister Paul Peter Kubel am 1. Dezember 1754 über die *alterlebten und preßhaften persohnen*[69] berichtet, beachteten die Insassen die 14 Punkte der Ordnung und er konnte kaum Klagen gegen seine Schutzbefohlenen vorbringen. Die *Reguln und Satzungen* thematisieren einleitend die Vermei-

---

66 Das Aktivkapital betrug 1756 9.956 fl.; Valentinitsch, Armenfürsorge 106, 112.

67 Brunner, Murau 540.

68 ders., Armenfürsorge 110; ders., Murau 531, 543f.

69 StLA, WStA 61, K. 200, Nr. 42, Bericht des Spitalmeisters Paul Peter Kubel an das Viertel Judenburg, 1754 Dezember 1; *Reguln und Satzungen. Wie die in denen Spittallern und Milden Stifftungen unterhaltende Armen sich aufzuführen haben, und was denenselben zuverrichten oblige*, 1729 September 30 (kollationiert 1754 Dezember 4). Diese Regeln wurden bislang nicht ediert.

dung von Streitigkeiten und Raufhändel im Haus, was dem Spitalmeister und seiner Frau aufgetragen wurde. Sprach man ungewöhnlicher Weise für die 1720er Jahre die Person Gottes im ersten Punkt noch nicht an, so folgte die Verpflichtung zur Gottesfurcht doch gleich anschließend; außerdem sollten die Spitalinsassen eventuelle Strafen ohne Widerrede annehmen. Ein Ausgang ohne Erlaubnis war nicht gestattet, z. B. in die nahegelegenen Wirtshäuser. Von besonderer Bedeutung waren die Verpflichtungen der Stiftungen, die erfüllt werden mussten, wie beispielsweise das Beten für den Kaiser und das Erzhaus von Österreich bzw. für die Förderer des Spitals, der jährliche mehrmalige Empfang der Beichte und des heiligen Sakraments sowie der tägliche Kirchgang. Zu Gebeten fanden sich die Männer, Frauen und Kinder ferner vor und nach dem Mittag- und Abendessen ein. Zur Sommerszeit ging man um 21.00 Uhr ins Bett, im Winter um 20.00 Uhr (jeweils nach dem Gebet), morgens stand man im Sommer um 6.00 Uhr, im Winter hingegen, wenn es Tag wurde, auf, danach erfolgte das Morgengebet, anschließend die Morgenmesse. Um Müßiggang zu vermeiden, ordnete die Herrschaft Schwarzenberg die Mitarbeit im Haushalt an. Wer allerdings nicht mehr anpacken konnte, sollte von den anderen ohne Gehässigkeiten und Gelderpressungen aus christlicher Liebe unterstützt werden. Das Essen, das den Armen geschenkt wurde, sollte vom Spitalmeister oder seiner Frau zur Verhütung von Streit verteilt werden. Wer in das Spital eintrat, musste bereit sein, einen Revers zu unterschreiben, dass sein Erbe an das Spital fiel, sofern er oder sie keine leiblichen armen Kinder hatte. Abhängig vom vorhandenen Vermögen sollten auch Messen für die Verstorbenen gelesen werden. Aus den Insassen wurde der Bedächtigste ausgewählt, der die Funktion der lokalen Aufsicht im Haus versah. Künftige Probleme hatte der gewählte Spitalbewohner dem Spitalmeister zu melden, damit dieser die Schuldigen mit Essensentzug und der Keuche bzw. auf andere Weise exemplarisch bestrafte. Die Bewohner hatten ihrerseits die Möglichkeit, sich beim Spitalmeister zu beschweren; sollte diese Maßnahme erfolglos bleiben, konnten sie Rekurs bei der höfischen Landessicherheitskommission einlegen. Wichtig erschien der Grundherrschaft auch die Sauberkeit des Spitals: Zimmer, Gänge und Höfe mussten täglich gekehrt werden, vor- und nachmittags waren Räucherungen mit *cronabeth-bör* vorgesehen, überdies sollten die Betten gesäubert werden, um Ungeziefer fernzuhalten. Eheleute durften ihre Betten mit Vorhängen verhüllen – wohl auch ein Hinweis auf eheliche Sexualität im Spital. Die Armen durften nur eine Truhe pro Person im Zimmer aufstellen, Tabakrauchen war hingegen in den Zimmern gänzlich verboten. Bei Übertretungen der Ordnung erfolgten Strafen (mündliche Zurechtweisung, Verringerung der Essensration, beim dritten Mal Einsperrung in die Keuche für einen ganzen Tag bei Wasser und Brot), nützten diese wenig oder nichts, dann war die letzte angedrohte Konsequenz der Spitalverweis durch die Landessicherheitskommission. Wer aus dem Haus floh, Gott lästerte und sich im Wirtshaus auf Raufereien einließ, kam sofort in einen Arrestraum – die Keuche. Bei blutigen Schlägereien folgten der Arrest sowie eine rasche Information an die Landessicherheitskommission, dies galt auch für Diebstähle und Unzucht. Wer die Arbeit verweigerte, bekam strafweise keine Portion; wer gegen den Spitalmeister opponierte, wurde exemplarisch bestraft und die Landessicherheitskommission informiert. Wie üblich, sollten die *Reguln und Obligationen colonen weis*[70] gedruckt und auf eine Tafel angeheftet werden, ihr Inhalt sollte mehrmals jährlich verlesen werden.

---

70 Ebd. *Reguln und Satzungen*; Naglis, Elisabethspital 56f.

5.3 Der Ausgang aus dem Spital – ein Problemfall

Hatten es die Armen vor den gestrengen Augen des Rates geschafft, in den Spitalverband aufgenommen zu werden, so wurde ihnen von der Leitung rasch vermittelt, dass das Haus zwar ein „Erquickungs- und Ruheort“[71] sein sollte, dessen einheitliche Grenzen aber nicht verlassen werden durften. Die Ausgangserlaubnis bzw. das -verbot korrespondierte mit den Ordnungsvorstellungen der Anstalten[72], besonders jedoch mit der Wahrung der mündlich tradierten oder in der Frühen Neuzeit schriftlich aufgezeichneten Hausordnung[73].

Lediglich der Spitalmeister hatte das Recht, den Insassen den Ausgang zu genehmigen. Das generelle Verbot der Aufenthalte in den Märkten und Städten dürfte dagegen wohl mit der Unterdrückung der Sichtbarkeit von „Mangel“ (d. h. der offiziell anerkannten Armut als dennoch störendem physischen Element) in der Öffentlichkeit, sowohl im katholischen als auch verstärkt im protestantischen Raum einhergegangen sein[74]. In manchen Anstalten mussten die Bewohner beim Verlassen des Hauses eine spezifische Kleidung tragen, mit der sie aufgrund ihrer Farbigkeit sofort als Angehörige eines bestimmten Spitals zu erkennen waren. Dieses Gewand stigmatisierte einerseits, bot aber andererseits auch den Schutz der Anstalt[75]. „Unnützes Umherlaufen“ sollte bereits in der Fürsorgeeinrichtung vermieden werden und während der Nachtstunden hatten alle im Haus zu schlafen. Wichtig waren diese Ausgehverbote vor allem während der Seuchenzüge (Pest), da man versuchte, die Krankheiten vor den Toren des Hauses abzuwenden[76]. Ein Visitationsprotokoll des St. Jakobs Spitals der Stadt Dresden aus dem Jahr 1555 belegt deutlich, dass die Insassen sich bisweilen unerlaubt aus dem Haus entfernten („außlauffen“), um in „die Bier- vnd Weinheuser, auch an andere vordechtige orter gehenn, etliche auch, in der Stadt vmb Bettelen gehen“. Der Spitalmeister reagierte mit der Anbringung eines „Doppel blindtschloß am Thore“[77] und beauftragte während seiner Abwesenheit den Torwart mit seiner Vertretung. Maßnahmen dieser Art dürften für eine Entschärfung der Situation gesorgt haben, denn eine Aufstellung der Abwesenheiten der Spitalbrüder aus dem Jahr 1595/96, welche genau die Namen, Zeiten und Gründe des Fernbleibens aus dem Haus auflistet, deutet an, dass die obrigkeitlichen Anordnungen ernst genommen wurden[78]. In anderen Städten reagierte man mit aus Blech oder Leder gefertigten Zeichen, welche die Frauen, Männer und Kinder verpflichtend an ihrer Kleidung zu tragen hatten. Diese Blechmarken wurden vom Spitalmeister, dem -vater, der -mutter oder dem Torwart ausgegeben und wieder eingesammelt, waren allerdings nicht fälschungssicher[79].

---

71 Stadler, Generalvisitation 158.

72 Scheutz, Ausdifferenzierungsprozess 123–127; vgl. ders.–Weiss, Spital als Lebensform 931 [6] (Bürgerspital Zwettl 1828): *Der guten ordnung wegen darf sich nach dem abend gebethe niemand aus dem spitale mehr entfernen.*

73 Reicke, Das deutsche Spital II 226.

74 Stanislaw-Kemenah, Spitäler in Dresden 427f.

75 Weiss, Almosen 110; Scheutz–Weiss, Spital als Lebensform XXXII, s. v. „Kleidungsfarbe“; Stanislaw-Kemenah, Spitäler in Dresden 442; Weiss–Gigler, „Thrännen“ 436.

76 Stanislaw-Kemenah, Spitäler in Dresden 437, 503, Ordnung des Spitals zu St. Jakob vor Dresden 1595 [4].

77 Ebd. 488f.

78 Ebd. 437.

79 KLA, Klagenfurt Stadt I (AT-KLA 97), Fasz. 983/2, Mitteilung an die Bürgerspitalverwaltung, 1803 November 10; Weiss, Österreichische Hospitäler 227f.; Scheutz–Weiss, Spital als Lebensform 154, 975 [28] (Bürgerspital-Siechenvater Wien 1670).

Zwei Beispiele mögen die Problematik des Verhaltens von Spitalinsassen in der Öffentlichkeit demonstrieren und zeigen, wie die Institutionen damit umgingen, wenn Frauen und Männer aus der Rolle fielen. Der „böse Michel" im Dresdener St. Jakobs Spital hatte sich um 1632 verbotenerweise aus dem Spital entfernt und sich laut Aussage eines Gastwirts in der „Bottenherberge" „zu einer losen Vettel" gesellt, mit der er für den folgenden Tag eine Reise nach Prag plante. Obwohl er völlig betrunken war, in der Anstalt randalierte und kaum in seiner Zelle untergebracht werden konnte, gelang ihm mit seiner Begleiterin in den folgenden Tagen die circa 20 Kilometer betragende Reise bis nach Pirna. Der Mann, der bereits mehrfach wegen Gotteslästerung ermahnt und bestraft worden war, wollte sichtlich wegen öffentlichen Fehlverhaltens aus dem Haus verwiesen werden. Michel transportierte absichtlich ein negatives Zerrbild des Spitals in die Öffentlichkeit – die soziale Kontrolle erfolgte somit über die Grenzen der Institution hinaus –, was die Obrigkeit letztendlich nicht dulden konnte. Sogar die Gruppe der Spitalbrüder führte Klage gegen Michel (Störung der Gebete, Missachtung der Hausordnung), sodass er schließlich aus dem Spital verwiesen wurde[80]. Sinnloses Betrinken, das nicht nur den Männern vorgeworfen wurde (*uberweinen*) und in *rumor händl* überging, endete für die Armen bisweilen im *gefennckhnus*[81].

Die Enge der städtischen und ländlichen Spitäler war für manche Insassen nicht erträglich und verleitete förmlich zum „außlauffen" oder sogar zur angestrebten dauerhaften Flucht. Der Adelige Alexander Baron von Nomis, der als „blödsinnig" charakterisiert worden war, kam aufgrund der Bemühungen seiner Schwester Julia von Haugwitz im Sommer 1768 in die karitative Anstalt im steirischen Schloss Sauerbrunn. Bereits nach wenigen Tagen floh er aus dem Spital, da er vom *ungeziffer aufgebissen* worden war und überdies die schlechte und eintönige Kost nicht länger ertrug, wie sogar der Benefiziat bestätigte. Nomis machte sich zu Fuß auf den Weg nach Graz, wo ihn der Bettelrichter Ende September 1768 ohne entsprechenden Unterhalt ertappte. In der Stadt nahm sich das Fräulein von Schrattin aus Barmherzigkeit seiner Person an und brachte ihn kurzfristig im Lakaienzimmer unter, doch dann wurde er gegen seinen Willen erneut in das Schloss Sauerbrunn verschoben. Da er wiederum entwich, erneut bei Fräulein von Schrattin wohnte, suchte man nach einer langfristigen Lösung und verbannte ihn schließlich in das Grazer Arbeitshaus in der Karlau zum Woll- und Garnspinnen, wo er Anfang Dezember 1771 im Alter von nur 44 Jahren verstarb[82].

Wer im *spitel* lebte, sollte nach Ansicht des Stadtrates nicht *unzimlich* in Wein- und Wirtshäusern sein Almosen vertrinken. Wer dies dennoch tat, musste mit dem Verlust der Pfründe rechnen. In Wien durften auch die Bürgerspital-Knechte nicht beim Wein sitzen und die Trinkstuben sollten im Sommer spätestens um 21.00 Uhr, im Winter um 20.00 Uhr geschlossen sowie *die trinckhgöst abgeschafft*[83] werden. Um die Frauen und Männer stärker ans Haus zu binden, war es in Einzelfällen erlaubt, sich zusätzlich neben dem zum Essen ausgeschenkten Alkohol *ein mässl wein*[84] ins Spital zu holen. Die Insassen der

---

80 Stanislaw-Kemenah, Spitäler in Dresden 444–447.

81 Scheutz–Weiss, Spital als Lebensform 752 [5] (Herrschaftsspital Eferding 1608).

82 Weiss, „Spittall in gröster gefahr" 197; StLA, WStA 7, K. 21, Nr. 23 (freundlicher Hinweis von Elke Hammer-Luza, StLA); ebd. WStA 13, K. 69, Nr. 250. Zur Geschichte des Armenhauses Hammer-Luza, Grazer Zucht- und Armenhaus.

83 Scheutz–Weiss, Spital als Lebensform 568 [20] (Bürgerspital Salzburg 1512), 947 [4] (Zitat) (Instruktion für Johann Baptista Rüpfel, Bürgerspital-Hauspfleger in St. Marx 1706).

84 Ebd. 696 [12] (Bürgerspital Leoben 1695).

Leprosenhäuser sollten generell nicht in den Städten einkaufen, sondern die Dienstboten mussten sie mit Essen und Trinken versorgen, doch kümmerten sich die Bewohner kaum um diese Vorgaben, wie Verstöße aus Bregenz und Salzburg deutlich belegen[85].

Der Schlüssel in die „Außenwelt" wurde vom Spitalmeister, sofern er im Haus wohnte, vom Benefiziaten, Torwart oder vom Hausvater verwaltet. Eine Reise zu Verwandten oder zu einer Wallfahrtsstätte konnte durchaus genehmigt werden, es wurde jedoch vom Verantwortlichen genau durchdacht, wie lange in etwa so eine Wanderschaft dauern durfte. Wer ohne Erlaubnis über Nacht ausblieb oder wegen Trunkenheit ausgesperrt wurde, musste mit entsprechenden Strafen (*billiche bueß*) rechnen. Wagte es ein Insasse drei Mal ohne Erlaubnis fernzubleiben oder sogar zu verreisen, dem drohte zumindest laut dem Inhalt der Ordnungen (beispielsweise im Klagenfurter Bürgerspital 1756) der Ausschluss[86]. Obwohl die Statuten zirkulierten und die Stadträte Informationen von anderen Orten einholten, konnte man sich in der Frage des Ausgangs nur auf generelle Punkte einigen: Der Besuch im Ort, sofern überhaupt gestattet, musste notwendig sein und hatte in möglichst kurzer Zeit zu erfolgen, der Aufenthalt in Schenken und der dortige Alkoholkonsum waren tabu, ebenso ein Treffen mit Frauen oder Männern; möglich waren hingegen Kontakte zur Familie und Gebetsdienste im Rahmen einer Wallfahrt. Bei den Details war man unterschiedlicher Meinung: Als Beispiele sei nur auf fixe Uhrzeiten (bzw. das Ave-Mariae-Läuten) oder auf den zusätzlich erlaubten/verbotenen Alkoholgenuss im Haus verwiesen[87]. Streng verboten waren neben dem Versäumen der Gottesdienste[88] außerdem der Einkauf auf Schulden, und unter anderem aus diesem Grund sollte die Hausaufsicht noch um 1830 die Wahrheit der angegebenen Motive der Insassen prüfen, warum sie das Spital verlassen wollten[89]. Um tatsächlich sicher zu gehen, dass die Frauen und Männer die Nacht im Haus verbrachten, sah die Instruktion für den Spitalmeister des Wiener Bürgerspitals, vermutlich aus dem 16. Jahrhundert, vor, dass sein Gesinde morgens im *armen gemach* nachsah, *wer anhaimbs oder nit*[90], also wer tatsächlich die Nacht im Haus verbracht hatte.

Ein Recht auf das Verlassen des Hauses bestand nicht, die Erlaubnis musste erbeten werden und wurde somit zum Aushandlungsgegenstand. Lediglich in kleinen Anstalten, meist am Land, mit geringerer Kontrollmöglichkeit lösten die Bewohner diese Frage auf ihre Art: Sie kamen und gingen, wie und wann sie wollten (zur räumlichen Situation eines kleinen Spitals Abb. 75, 76, S. 373). Dies war meist auch eine Notwendigkeit, da sie die Güter des täglichen Bedarfs in der (Klein-)Stadt oder im Markt einkaufen mussten.

Aber selbst größere Anstalten lösten den Ausgang unterschiedlich: Die bemerkens-

---

85 Ebd. 99f., 576 [8] (Bruderhaus St. Sebastian/Salzburg 1610); 580 [11] (Ordnung des Leprosenhauses Salzburg-Mülln 1619).

86 Ebd. 210, 593 [4] (Bruderhaus Zell/See 1800), 625 [12] (Bürgerspital Klagenfurt 1756), 629 [12] (Bürgerspital Klagenfurt 1756), 681 [10] (Lazarett Graz 1667), 704 [6] (Bürgerspital Radkersburg 1781), 756 [3.2] (Herrschaftsspital Eferding 1762), 870 [9] (Bürgerspital Horn 1728), 895 [8] (Herrschaftsspital Straß 1667), 931 [6] (Bürgerspital Zwettl 1828), 983 [9] (Wien Klagbaum 1717), 1076 [7] (Herrschaftsspital Forchtenau 1759).

87 Ebd. 666 [3] (Armenhaus Graz 1728). Im Armenhaus Graz durfte 1728 z. B. kein Wein aus der Stadt besorgt werden. Vgl. auch das Klosterspital in Mariazell 1751, Bier und Wein, ebd. 722 [5]; Bernhardt, Armenhäuser 165–167 (Alkoholabstinenz).

88 Scheutz–Weiss, Spital als Lebensform 899 [2] (Herrschaftsspital Weitersfeld 1673); Damm, Weitersfeld 43.

89 Ebd. 689 [5] (Versorgungshäuser Judenburg 1828).

90 Ebd. 906 [2] (Bürgerspital Wiener Neustadt 16. Jh.).

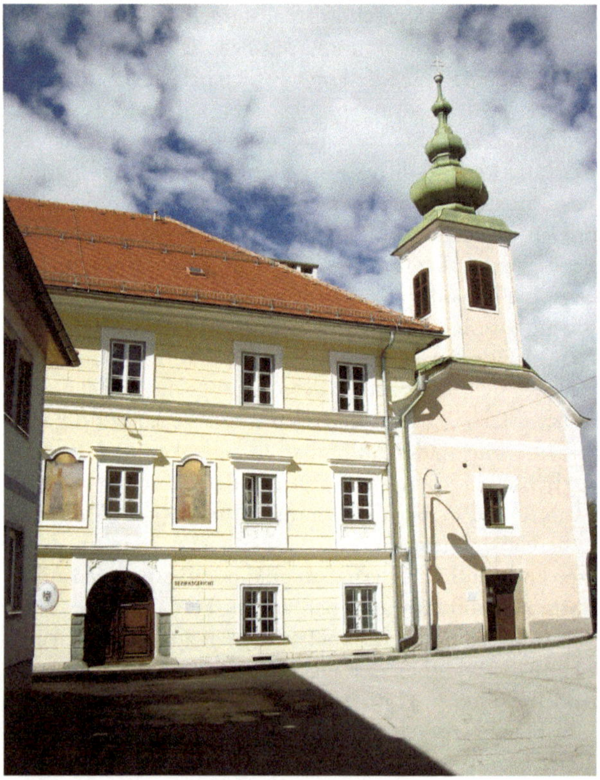

Abb. 74: Bleiburg, Erasmuskapelle (Spitalkapelle), benannt nach dem Johann Erasmus von Kumesch (Scheutz–Weiss, Spital als Lebensform 143f.). Nach 1945 wurden in dieser neben dem Spital gelegenen Kapelle evangelische Gottesdienste abgehalten, seit 1967 ist die Evangelische Pfarrgemeinde A. B. Völkermarkt auch die Eigentümerin der Kirche (Foto: Alfred Stefan Weiß, 2013).

werte Bewegungsfreiheit der reichen und armen Pfründner im Bürgerspital Würzburg im frühen 16. Jahrhundert, wo die Insassen in die Kirche oder die Stadt ausgehen konnten, erstaunt. Erst die Ordnung des Jahres 1541 schränkte den Ausgang für die Armen ein, die allerdings weiterhin sonntags und in der Fastenzeit eine Predigt außerhalb des Spitals besuchen konnten. Ein ähnlicher Befund ist für Wiener Neustadt zu konstatieren, wo die Insassen die Frühmesse in der Dom- und Pfarrkirche besuchten, während des Tages aber in allen Kirchen der Stadt beten durften. „Das in der Literatur vorherrschende Bild vom klausuriert lebenden Pfründner ist [...] insofern zu relativieren“[91].

5.4 Das Gebetsregime in den Spitälern

In allen Spitälern und auch in den frühen Krankenhausstiftungen stellt die seelsorgliche Betreuung durch den Ortsgeistlichen oder den Benefiziaten und die verpflichtenden religiösen Übungen einen, wenngleich nicht den wesentlichen Zweck des Spitals dar. Die geistliche Tagesordnung thematisiert die religiösen Aktivitäten und oszilliert thematisch zwischen den beiden Bereichen Gebet (als individuelle, verinnerlichte Frömmigkeit) und dem öffentlichen Messbesuch (der demonstrativen Frömmigkeit)[92]. Die Kapelle oder Kir-

91 Bergerhausen, Werk der Barmherzigkeit 66; Scheutz–Weiss, Spital als Lebensform 903 [9] (Bürgerspital Wiener Neustadt 1622).

92 Bergerhausen, Werk der Barmherzigkeit 76.

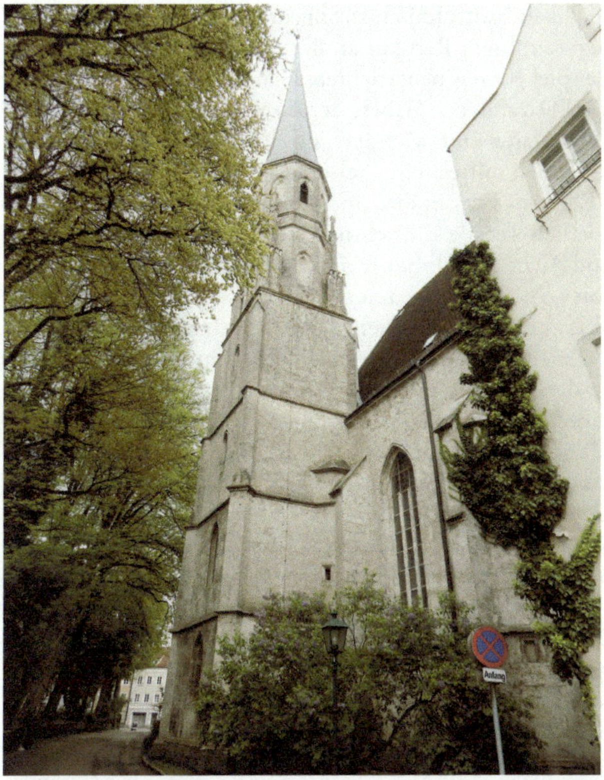

Abb. 75: Bürgerspital in Braunau am Inn (Zustand 2011). Der reiche niederbayerische Adelige Hartprecht der Harskircher von Zangberg stiftete 1416 1.000 ungarische Gulden zum Bau eines Spitals, das außerhalb der Stadtmauer errichtet wurde, Erbauer Konrad und Arnold Pürkhel aus Burghausen (Fertigstellung 1430). Das Spital ist ein dreigeschoßiger Bau (Erdgeschoß Gemeinschaftsräume für Männer und Frauen, darüber Pfründnerstuben). Der Bau wurde bis 1956 zur Versorgung städtischer Armer verwendet, Hofer, Braunau 3f.; Waltl, Braunau am Inn 77–85 (Quelle: Michael Kranewitter, Wikimedia Commons, CC-by-sa 4.0).

Abb. 76: Bürgerspitalkirche Braunau am Inn, ursprünglich zweischiffige Bürgerspitalkirche zum Heiligen Geist (Umbau 1687). Kirche und Spitaltrakt sind rechtwinkelig angeschlossen. Ein breiter, gewölbter Mittelgang, der sog. „Fletz" verbindet Kirche und Spital, Hofer, Braunau 4 (Foto: Alfred Stefan Weiß, 2016).

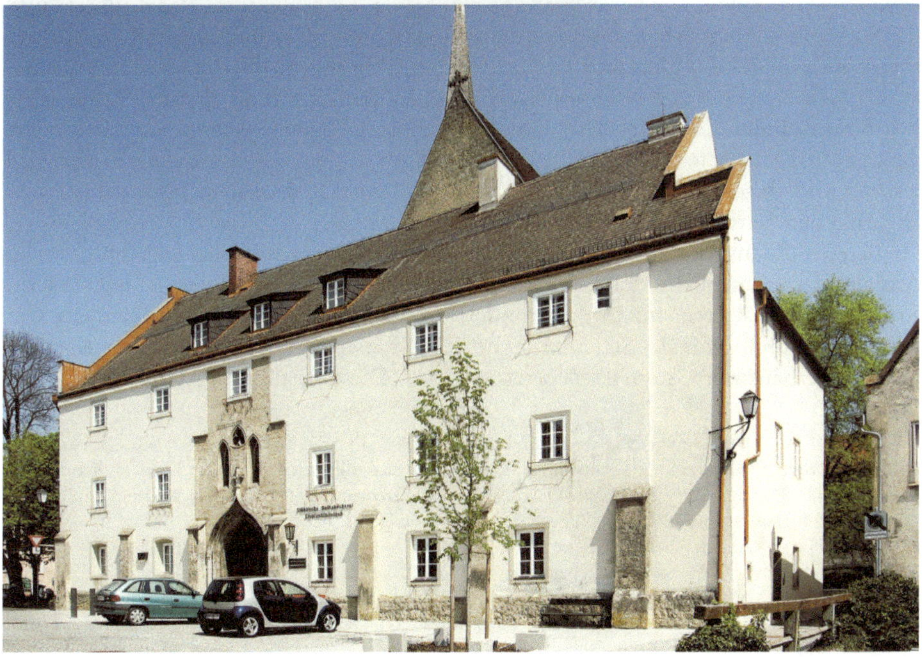

che der Anstalt sollte nach Möglichkeit bautechnisch so angeordnet sein, dass zumindest die kranken Frauen und Männer von ihrem Bett aus an der Messe teilnehmen oder sie immerhin hören konnten (als Beispiel gilt das neuerrichtete Haus in Bleiburg in Kärnten im Jahr 1762, Abb. 74[93], S. 372). Die zahllosen Gebete der Armen für das Seelenheil der männlichen und weiblichen Stifter waren eine wichtige und nicht zu vernachlässigende Tauschgabe der Insassen gegenüber den mittelalterlichen und frühneuzeitlichen Stiftungen. Das Spital blieb trotz des Einflusses der Städte und des sich formierenden Staates bis ins 19. Jahrhundert eine geistlich-sakrale Einrichtung[94]. Auch im protestantischen Hamburg dankten Vorsteher und Arme mittels der revidierten Ordnung des Gast- und Krankenhauses (1754), dass Gott „christliche hertzen erwecket, die solch heylsam werk der verpflegung der armen und krancken angeordnet“[95] hatte, doch kritisierte die Obrigkeit zugleich die abnehmende Spendentätigkeit, welche ihrer Meinung nach aus dem nicht regelkonformen Verhalten der Insassen resultierte. Die Spitäler und Armenhäuser sowie deren Gebete galten als „beste maur und wälle“, die den gerechten Zorn Gottes und dessen Strafe von der Stadt abwendeten und der Ansiedlung Schutz sowie Segen versprachen. Wesentlich war, dass man in der Kirche laut betete, um davor gefeit zu sein, sich mit anderen unnützen Dingen zu beschäftigen, *indeme das laute allgemeine und mit mehr anderen vereinigte gebett Gott angenehmer ist alß das stille und besondere gebett*[96]. Diese Äußerlichkeit, das *vleissig betten* begegnet ferner in der *grossen andacht* sowie in den *aufgehobnen hennden*[97], mit denen man Gott um Leistungen anflehte und zugleich dankte.

Gebete konnten sogar zur Kampfzone zwischen dem Geistlichen, der Oberbehörde und den Hausbewohnern werden. Im Armenhaus Graz hatten im März 1753 die Stubenväter und -mütter ohne Vorwissen des Geistlichen den Verpflegskommissar Joseph Ignaz Schrezmayr gebeten, das Vater Unser für kranke und sterbende Arme sprechen zu dürfen. Der jeweilige Vorbeter sollte auf Ersuchen der Stubenväter oder der -mütter diesem Ansinnen nachkommen. Der Maler Franz Joseph Schlagl als Haupt der „Rädelsführer“ und der Stubenvater Hans Georg Essig, welche sich für diese Maßnahme eingesetzt hatten, gerieten in das Visier der Obrigkeit und mussten für ihre angebliche Bosheit und *vngezimmende aufwükelungen in dem armen haus* für wenige Stunden in die Keuche (Arrestzelle). Mit Einverständnis des Benefiziatkuraten durften schließlich die Gebete gesprochen werden, er hingegen sollte sich bemühen, *die liebe deren leüthen möglichsterdingen an sich zu ziehen*[98] und die schlecht bekleideten Frauen und Männer in der kalten Jahreszeit nicht zu lange auf den Gottesdienst warten zu lassen.

Beteten die Insassen zunächst nur für die männlichen und weiblichen Wohltäter der Anstalt oder in kirchlichen Einrichtungen für die verstorbenen Brüder und Schwestern, so lassen sich spätestens im 18. Jahrhundert profanere Züge nachweisen. Laut der Generalspitalordnung für die Steiermark von 1731 musste zusätzlich für Kaiser Karl VI. und das Erzhaus von Österreich gebetet werden[99]. Diese Bestimmung nahmen einzelne

---

93 KLA, Milde Stiftungen, Stiftbriefe und Stiftungsakten (AT-KLA 189), I Sch. 27, Sch. 71, Fasz. 931, Nr. 30, undatiert (1766 November), Bauplan des Bürgerspitals Bleiburg; Scheutz–Weiss, Spital als Lebensform 143, 597 (Abb. 84, Bürgerspital Bleiburg); Weiss, Alltag 417; allgemein Knefelkamp, Das städtische Spital 57.

94 Schmauder, Seelsorge 36–42, bes. 36; Weiss, Spitalgeistlicher 223–243.

95 Hatje, Quellen 520–525 (Zitate 520f., Nr. 2).

96 Scheutz–Weiss, Spital als Lebensform 627 [4] (Armenhaus Klagenfurt 1756).

97 Ebd. 752 [3] (Herrschaftsspital Eferding 1608). Gelegentlich lassen sich für die Insassen in den Kapellen bestimmte Sitze (*stühle*) oder Sitzreihen nachweisen, ebd. 756 [3.1] (Herrschaftsspital Eferding 1762).

98 StLA, WStA 5, K. 24, Nr. 708.

99 Scheutz–Weiss, Spital als Lebensform 650, Vorrede (Generalspitalordnung Steiermark 1731).

Städte in ihre Statuten auf[100]. Um eine höhere Dotierung für das Haus zu erhalten, wurde sogar mit der Erhöhung der Gebetsleistung geworben: So wandte sich im Jahr 1547 der Spitalmeister des Hofspitals Aussee an die innerösterreichischen Behörden und versprach die Verrichtung eines täglichen Gebets durch die Hausbewohner für die verstorbene Königin Anna von Böhmen (1503–1546). Das Budget für die brandgeschädigte Anstalt war nicht mehr hinreichend und die Aussicht auf weitere Aufnahme in die Institution hob angeblich den Arbeitseifer der Salzarbeiter – außerordentliche Gebete und Geschäftigkeit bescherten dem Gesuch den erwünschten Erfolg[101].

Wer an den Gebeten und an den Messen nicht teilnehmen konnte, musste beim Hausvater oder -mutter gute Gründe vorbringen, um fernbleiben zu können, ansonsten drohte eine *wohlverdiente bueß*[102]. Den Insassen wurden in den Hausordnungen sogar die möglichen Verfehlungen aufgezählt, damit sie wussten, welche Sünden sie besonders meiden sollten. Gottesfürchtigkeit, Beichte, Gebete und Messen wurden im Kreis Judenburg (Herzogtum Steiermark) noch Ende der 1820er Jahre eingefordert, wenn nun auch öffentliche Versorgungshäuser primär der Aufnahme armer, alter, kranker oder sonst gebrechlicher Leute dienten[103].

Im Spital forderte die Obrigkeit Dankbarkeit ein und diese bestand, wenn nicht aus Arbeit, zumindest aus Gebeten, die ohne Widerspruch zu leisten waren. Klar formulierte diesen Zusammenhang die Ordnung des Kloster- und Bürgerspitals in Melk vom Februar 1770: *Welche aber die vermessenheit haben werden, sich dem müßigang zu ergeben oder wider ihr allmosen ohne billigen ursach zu schmähen und entweder mehr zu forderen, als ihnen nach ihren leibskräften gebühret, oder die empfangene gutthat zum wohlleben zu mißbrauchen, gegen solche wird also, wie es ihre undanckbarkeit erforderet, nach aller schärfe verfahren werden*[104]. Nur wer sich nach zeitgenössischer Auffassung im Stand der Gnade befand, dessen Gebete trugen zum Wohlergehen der Anstalt und des Kaiserhaues bei und diese fanden Gehör im Himmel[105]. Gebete und Glockengeläut waren bis ins Zeitalter der Aufklärung angeblich auch hilfreich, um Gewitter „wegzubeten", zumindest verstärkten sie das Zusammengehörigkeitsgefühl und nahmen vielen die Angst vor Donner und Blitz[106].

Die Hausordnungen hatten, von Abänderungen und Ergänzungen abgesehen, mitunter langen Bestand, bisweilen bis ins 19. Jahrhundert. Erzbischof Wolf-Dietrich von Raitenau (reg. 1587–1612), der das Salzburger Bruderhaus im September 1603 reich ausstatten ließ, gilt auch als dessen zweiter Stifter. Im Gegensatz zur Ordnung des Jahres von 1512 standen bei den Statuten vom Sommer 1610 religiöse Pflichten und strenge Verhaltensregeln im Vordergrund, die immerhin bis 1850 Gültigkeit hatten. Dem Erzbischof und Landesherrn war „zu forderist"[107] im täglichen Gebet zu danken, die Insassen sollten

[100] Watzka, Arme, Kranke, Verrückte 110.

[101] Ebd. 111; Nowotny, Heilig-Geist-Spital 22.

[102] Scheutz–Weiss, Spital als Lebensform 627 [1], 629f. [12] (Armenhaus Klagenfurt 1756).

[103] Ebd. 688f. [2] (Versorgungshäuser Judenburg 1828). Es änderte sich jedoch die soziale Herkunft der Spitalbewohner, die in der Frühen Neuzeit noch sehr variabel sein konnte; Bergerhausen, Werk der Barmherzigkeit 68.

[104] Scheutz–Weiss, Spital als Lebensform 880 [2] (Klosterspital Melk 1770).

[105] Ebd. 888 [1] (Bürgerspital St. Pölten 1756). Wer nicht zum Gebet erschien, erhielt einen Verweis, im Wiederholungsfall musste in St. Pölten 1 xr. bezahlt werden, ebd. 890 [2] (Bürgerspital St. Pölten 1775).

[106] Ebd. 247f. (Klosterspital Lambach); ebd. 1075 [3] (Herrschaftsspital Forchtenstein/Forchtenau 1759).

[107] Kramml, Bruderhaus zu St. Sebastian 131f.; Scheutz–Weiss, Spital als Lebensform 574f. [1–3] (Bruderhaus Salzburg 1610).

am Friedhof St. Sebastian in der bekannten Gabrielkapelle der täglichen Messe beiwohnen und neben Jesus Christus auch dem Verwalter treu ergeben sein.

Nahmen die Gebete und Gottesdienste im Haus oder in einer nahegelegenen Kirche bereits einen beträchtlichen Teil des Tages in Anspruch[108], so sollten die Armen noch zusätzlich an den Rosenkranzandachten teilnehmen, über die Predigten nachdenken oder die Bildsprache der Fresken im Spital bzw. im kleinen Gotteshaus verinnerlichen. Als bekannte Beispiele im ehemaligen Herzogtum Steiermark gelten die Heilig-Geist-Kirche in Windischgrätz (Slovenj Gradec/Slowenien), welche an der Nordwand des Presbyteriums in 27 Bildern Begebenheiten aus dem Leben Jesu darstellen (um 1450, Meister Andreas aus Otting/Bayern)[109], und in Seckau, bis in die Zeit Kaiser Josephs II. (reg. 1780–1790) Bischofssitz der gleichnamigen Diözese (danach Graz-Seckau). Die heute noch bestehende St.-Luzia-Kapelle (das Spital wurde 1912 abgebrochen) stellt in ihrem Freskenprogramm aus dem Jahr 1501 die Beziehung zum menschlichen Leid (Krankheit), zur wohltätigen Humanität und vor allem zur Caritas (Armut) dar. Die Heiligen (Elisabeth, Luzia, Martin) gruppieren sich um Christus und machten die Besucher mit dem überreichen Bildprogramm und daher mit dem Sinn und Zweck des Aufenthaltes im Spital bekannt[110]. Erhalten haben sich auch die gotischen Fresken an der Außenmauer des St. Antoniusspitals in der Kärntner Stadt Gmünd (hl. Elisabeth) (Abb. 80A–B, S. 389).

Die Fresken enthielten für die Menschen tröstliche Botschaften, aber überdies Warnungen, denen sie mit ihrer „Gebetsarbeit" in der Stille des Kirchenraums oder in der Gemeinschaft beizukommen suchten[111]. Gebet und Arbeit waren dabei zwei wichtige Pfeiler, die das Leben im Spital stützten, wobei auch das Gebetsregime als Mitarbeit der Insassen gesehen wurde. Vor allem die kranken Frauen, Männer und die Kinder hatten sich intensiv daran zu beteiligen, um ihren Anteil zum Wohlergehen der Institution zu leisten. Besonders augenfällig wird diese geistliche Dominanz im klösterlichen Spital von Seckau, wo sieben der acht Absätze der Statuten explizit religiöse Belange thematisieren[112]. Die Zeit zwischen Aufstehen (Morgengebet) und Schlafenszeit war gefüllt mit einer Messe, mehreren Gebeten, Arbeit und Versorgung möglicher Bedürftiger[113]. Die Dominanz des Religiösen gilt dabei als Kennzeichen jeder spätmittelalterlichen und frühneuzeitlichen Spitalordnung[114], wenn auch in protestantischen Armenhäusern zeitweise keine Fürbitten zu leisten waren[115]. In den katholischen Territorien waren hingegen die Statuten durchaus wirkungsvolle Instrumente der Gegenreformation und betonten bewusst die Differenz zum Protestantismus, wie die Verpflichtung zur mehrmaligen jährlichen Beichte, das häufige Hören der Messe, das öffentliche Tragen des Rosenkranzes, die Letzte Ölung etc. belegen. Die zuständigen Bischöfe versuchten in den Spitälern besonders fähige und erfahrene Priester einzusetzen, denn die Seelsorge erstreckte sich auf die Gesamtheit der

108 Reicke, Das deutsche Spital II 227f.

109 Scheutz–Weiss, Spital als Lebensform 230 (Herrschaftsspital Windischgrätz/Slovenj Gradec); Skuk, Pfarre Windischgraz 144; Komelj, Geschichtliche Lage 252; Marr-Bierger, Slowenien 407f., 410.

110 Scheutz–Weiss, Woche; Roth, Dom im Gebirge 452–456; ders., Seckauer Spital 7–16; ders., Seckau 160; ders., Dompropst Johannes Dürnberger 64–67.

111 Scheutz, Ausdifferenzierungsprozess 126; Scheutz–Weiss, Woche.

112 Scheutz–Weiss, Woche; dies., Spital als Lebensform 710–713 (Abb. 101 aus Seite 712); Watzka, Arme, Kranke, Verrückte 109.

113 Dazu allgemein Knefelkamp, Das städtische Spital 60.

114 Scheutz–Weiss, Spitäler 222.

115 Die Stifter hatten sich vom katholischen Glauben abgewandt, verlangten allerdings den aufmerksamen Besuch des Gottesdienstes: Bernhardt, Armenhäuser 144f.

Insassen und der für das Haus tätigen und dort lebenden Personen[116]. Die Verantwortung für die *ewige seeligkheit* übertrug die Spitalleitung des Armenspitals den Seckauer Hausbewohnern im Wortlaut der Zeit vor 1700: *So ihr dises alles recht und wohl halten werdet, so seyet versichert, das glückh unnd seegen bey dem spittall seyn würdt, so lang ihr bey einander löbet und nach disen löben würdet euch Gott anschauen und euch erfreyen mit allen außerwöhlten in dem himmel in alle ewigkheit und das würdt geschechen, so gwüß alß amen*[117]. Diese Stelle erinnert nicht mehr an eine Hausordnung, sondern vielmehr an ein Bibelzitat, an ein Versprechen, das Gott bei Wohlverhalten der Menschen auch einlösen würde. Nicht nur die Kirchen und Kapellen, sondern auch Stuben und Schlafräume der weiblichen und männlichen Pfründner wurden mit frommen Bildern und Kreuzen sowie Weihwasserbehältern ausgestattet, um sie an ihre Vergänglichkeit zu erinnern und auf die möglichen Freuden des himmlischen Paradieses vorzubereiten. Gelegentlich erhielten sie zudem in katholischen Spitälern Rosenkränze aus den Händen des Benefiziaten[118], der bei Bedarf für die notwendige Belehrung sorgte, um die Gebetsleistungen der Insassen, die in den Stiftsbriefen teilweise in Form eines „Leistungskataloges" verzeichnet wurden, einzufordern[119]. Nicht nur der Stadtrat und der Spitalmeister, sondern auch die Bewohner des Hauses sollten der ansässigen Bevölkerung als Vorbild dienen, *auf daß auch* […] *die leut und kleine kinder zu dem heiligen gebett angefrischet werden*[120], wie es bei den Plänen zur Errichtung des klein dimensionierten Armenhauses im Markt Schönstein in der Untersteiermark (Šoštanj, heute Slowenien) hieß.

Die Aufklärung im späten 18. Jahrhundert und vor allem das 19. Jahrhundert führten zu einer schleichenden Säkularisierung, nicht jedoch zu einer Dechristianisierung der Statuten und Normen, doch allmählich rangierte der Verwalter vor Gott und Christus; die wichtigsten Aufgaben waren auf der Erde zu erledigen, erst danach wendete man sich traditionsgemäß den religiösen Belangen zu[121]. Der monastische, seit dem Mittelalter wenig gewandelte Tagesablauf, für den Beichte, Gebet und Kommunion wichtig waren[122], begann allmählich weltliche Züge aufzuweisen. Im 16. Jahrhundert war der Wochen- und Festtag im Haus „von Gebeten geradezu durchtränkt"[123]. Wer sich nicht aus eigenem Antrieb an Gott wendete, war vergleichbar einem unvernünftigen Tier, das fraß und vor sich hinlebte, ohne die Gnade des Himmels erkennen zu können[124].

---

116 Scheutz–Weiss, Spitalordnung 331; Hofmann, Regeln 349f.; Begon, De Iure Hospitalium 228.

117 Scheutz–Weiss, Spital als Lebensform 713 [8] (Seckau 18. Jh.); dies., Spitalordnung 332.

118 Tropper, Geschichte des Bürgerspitals 124; Scheutz, Supplikationen 158; Scheutz–Weiss, Spital als Lebensform 578 [4] (Leprosenhaus Salzburg-Mülln 1619) (*petter oder roßenkhrannz*). Der Rosenkranz war an der Seite zu tragen, ebd. 798 [2] (Instruktion für den Bürgerspital-Spitalverwalter in Freistadt 1746).

119 Gramm, Zwettler Bürgerspital 262f.; Weiss, Spitalgeistlicher 230.

120 StLA, WStA 83/Teil 2, K. 302, fol. 896r–901v, bes. 897v–898r; Weiss, Spitalgeistlicher 232.

121 Als Beispiel Scheutz–Weiss, Spital als Lebensform 582 [2f.] (Bürgerspital Salzburg 1803); dies., Spitalordnung 331.

122 Winckelmann, Fürsorgewesen II 7 Nr. 4, Ordnung der Spitalkapläne in Straßburg, um die Mitte des 15. Jahrhunderts: „wan wer die liplich spisz in dem spittal wil nehmen, der soll ouch die spisz der selen empfahen"; Auge, Sakral-religiöse Aspekte 116; vgl. Knefelkamp, Das städtische Spital 53. Als Beispiel für Österreich: „Zum andern ehe und zuvohr jemandt eingenomben wirdt, soll dieselbe persohn vorhero oder doch lengst in 8 tagen hernach dem einstandt bey alhieiger thumbkhirchen oder wohin sonsten die andacht ihme weisen thuet, alßbaldt beichten unndt communiciern"; Scheutz–Weiss, Spital als Lebensform 902 [2] (Bürgerspital Wiener Neustadt, 1622).

123 Mischlewski, Alltag 165.

124 Scheutz–Weiss, Spital als Lebensform 218, 711 [4] (Klosterspital Seckau 18. Jh.); Weiss, Spitalgeistlicher 228.

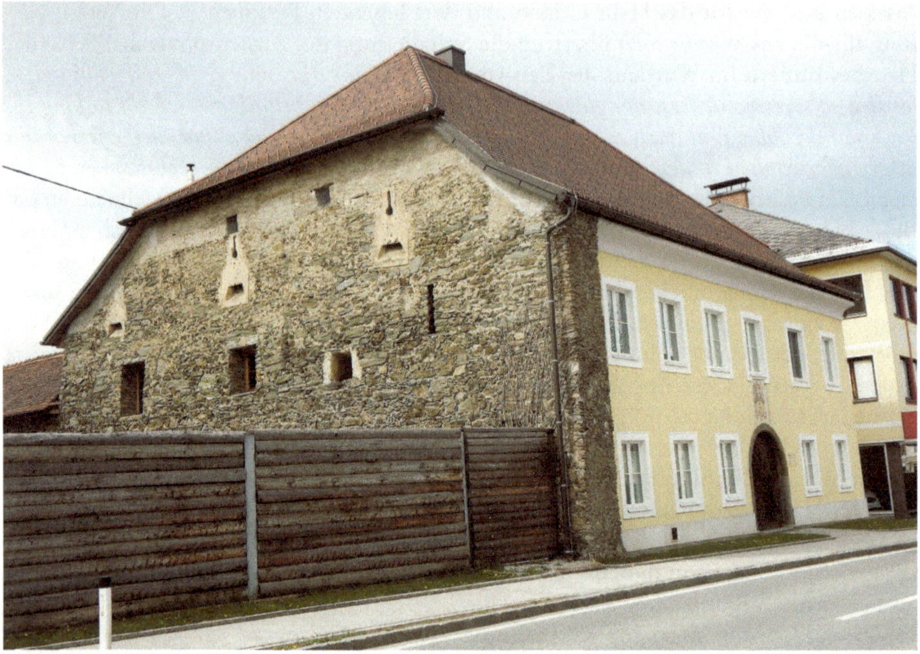

Abb. 77: Herrschaftsspital St. Andrä/K, das unter Bischof Leonhard Pewel im 16. Jahrhundert als Spital gewidmet war und später als Nebengebäude des Pfleghofes diente. Das Spital war direkt an die Stadtmauer angebaut (Foto: Alfred Stefan Weiß, 2017).

Klösterliche und herrschaftliche Einrichtungen konnten ihre Bewohner viel intensiver als öffentliche Anstalten (Bürgerspitäler) auf geistliche Verrichtungen verpflichten. Im berühmten Wallfahrtsort Mariazell herrschte im Vergleich zum oberösterreichischen Klosterspital von Lambach nicht unbedingt ein christlich-barmherziges Klima[125], sondern sehr strenge Zucht vor. Die zehn Punkte umfassenden Regeln bestimmten, dass die Insassen im Sommer bereits um 4.30 Uhr aufstehen mussten (dies war selbst für ein Spital ungewöhnlich früh[126]), um den umfangreichen Gebetsverpflichtungen nachkommen zu können. Aus Achtung vor Gott und Christus sprach man die Gebete und den Rosenkranz sowie weitere Rosenkränze in der Kirche *ehrbar geklaydter*[127]. Neben Arbeit, Andacht, Lesungen aus einem heiligen Buch, der allabendlichen Gewissenserforschung und der Einnahme von zwei Mahlzeiten dürften so manchem der älteren Bewohner die Augen erschöpft zugefallen sein. Im kleinen Lazarett in Graz, das von alten und kranken Frauen bewohnt wurde (Elisabethstiftung), die einer Mutter unterstanden, mussten die Insassen laut Ordnung des Jahres 1667 ihre Schwestern pflegen und ebenfalls die meiste Zeit des Tages beten. Für ihre Wohltäter durften sie auch geringe Arbeiten übernehmen. Allerdings war es ihnen nur erlaubt, mit ihren Mänteln und Hüten zu zweit in die Stadt oder in die Kirche zu gehen, vor allem an Tagen, an denen in der Kapelle keine Messe gelesen

125 Weiss–Gigler, „Thrännen" 440.

126 In Seckau wurde um fünf Uhr morgens mit Glockenzeichen geweckt, doch waren zumindest die Kranken davon ausgenommen; Scheutz–Weiss, Spital als Lebensform 217.

127 Ebd. 229, 721f. [3] (Bürgerspital Mariazell 1751).

wurde. Begehrte eine Frau auf oder fiel im Rahmen einer Wallfahrt negativ auf, so schloss sich rasch die Haustür hinter ihr. So verlor im Jahr 1769 Elisabeth Leblin im Anschluss an eine Pilgerreise nach achttägigem Hausarrest ihren Stiftungsplatz, da sie mit Soldaten auf der Gasse ertappt worden war und sich außerdem im Wirtshaus aufgehalten hatte. Gebetsordnungen aus dem 18. Jahrhundert legten detailliert für jeden Wochentag fest, welche Litanei zu sprechen war, und dienten so als Richtschnur für das christliche Leben. Gebete und Litaneien wurden memoriert und gerieten damit nicht in Vergessenheit[128]. Entsprechende Gebetsordnungen kannten auch die burgenländischen Herrschaftsspitäler in Forchtenstein/Forchtenau, in Neckenmarkt und in Pöttsching (alle drei Gründungen wurden finanziert durch die Fürsten Esterházy). Spitalpfleger Karl Hohenwarter hatte in Forchtenstein *mit vollkommener, freiwilliger übereinstimmung aller spittaller*[129] im August 1759 diese Ordnung im Gedenken an Spitalgründer Paul Esterházy (1635–1713) und *zur grösseren ehre Gottes und Mariae*[130] eingeführt.

Nicht in allen Häusern wurden die Gebetszeiten im Haus eingehalten und der Messbesuch grob vernachlässigt. Mancher Spitalmeister richtete sein Interesse vermehrt auf die Arbeits- denn auf die Gebetsleistungen und übersah mitunter geflissentlich die rauchenden Männer vor den Toren der Anstalt, die eigentlich zu dieser Zeit der Messe lauschen sollten. Auch die mangelnde Teilnahme an den Tagesgebeten störte manchen Spitalmeister weniger denn mangelnde Arbeitsleistung der Insassen[131]. Diese Nachlässigkeit des Personals war durchaus gefährlich, denn noch im Jahr 1592 hatte der Spitalmeister von Wiener Neustadt vor dem Hintergrund der Gegenreformation an den Stadtrat berichten müssen, wer von den Pfründnern „so schmählich und schimpflich“ über Beichte und Kommunion gelästert hatte[132]. Das Grazer Bürgerspital konnte in dieser Zeit des Umbruchs nicht einmal das spätmittelalterliche Benefizium aufrechterhalten, erst 1680 lässt sich erneut ein Priester nachweisen. Nach zeitgenössischer Meinung hingen vom christlichen Geist im Haus auch *göttliche protection unnd beschürmung*[133] ab. *Aller zauberey, teifflischer aberglauben, segen und ansprechen*[134] wurden in der Salzburger Exklave Mühldorf 1667 noch in der Hausordnung angesprochen, den Bewohnern strikt verboten und *als bewerthes remedium* [...] *zur abstellung teifflischer anfechtung*[135] das Weihwasser empfohlen. Als klösterliche Gegenstrategie galt die bereits erwähnte Tischlesung für die Mitbewohner aus dem 1556 publizierten kleinen Katechismus von Petrus Canisius (1521–1597); um 1800 verwendete man ein „Unterrichts- und Erbauungs-Buche“ des religiösen Schriftstellers Leonhard Goffiné (1648–1719).

Die Seelsorge im Spital war ohne den Ortsgeistlichen bzw. den Spitalkaplan nicht denkbar[136], dessen Pflichten auf die Insassen und deren Gebetsleistungen bezogen wa-

---

128 Ebd. 185f., 679–681 (Kleines Lazarett Graz 1667); ebd. 682–685 (Gebetsordnung des Kleinen Lazaretts in Graz 18. Jh.); Haydinger, Fürsorge 71–73; Reismann–Mittermüller, Stadtlexikon 62.

129 Scheutz–Weiss, Spital als Lebensform 301, 1072–1075, hier 1072, Vorrede (Gebetsordnung des Herrschaftsspitals in Forchtenstein/Forchtenau 1759); ebd. 1085 (Gebetsordnung des Herrschaftsspitals in Neckenmarkt 1776); ebd. 1085f. (Gebetsordnung des Herrschaftsspitals in Pöttsching 1778).

130 Ebd. 1072 (Herrschaftsspital Pöttsching 1759).

131 Scheutz–Weiss, Spital als Lebensform 177 (Bürgerspital Eisenerz).

132 Lechner, Wiener Neustädter Bürgerspital 187f.; Scheutz–Weiss, Spital als Lebensform 275 (Bürgerspital Wiener Neustadt).

133 Scheutz–Weiss, Spital als Lebensform 185, 578 [1] (Leprosenhaus Mülln/Salzburg 1619).

134 Ebd. 77, 121, 558 [9] (Ordnung und Speiseordnung des Bürgerspitals in Mühldorf/Inn 1667); zum Aberglauben und Zaubersegen vgl. ebd. 899 [1] (Ordnung des Herrschaftsspitals in Weitersfeld 1673).

135 Ebd. 558 [7] (Bürgerspital Mühldorf/Inn 1667).

136 Vgl. 337–344 (Kap. 4.4.9.); Weiss, Spitalgeistlicher 223–243. Auch Gebete wurden verlesen,

ren[137]. Bereits die Hofspitalordnungen für Wien (1551, 1568, 1562), Wels (1554), Laibach (1559, Ordensbruder), Graz (1561) und Aussee (1568) betonten die Wichtigkeit dieses Amtes und dessen Vorbildwirkung. Teilweise kümmerten sich zwei Priester (Wien) um die Belange der Alten und Kranken, die gesondert besucht werden mussten und denen in ihrem Zimmer die Messe auf dem Altarstein gelesen wurde[138].

Der Beichte wurde ebenfalls große Aufmerksamkeit zuteil, denn erst die Lossprechung von den Sünden ermöglichte die Teilnahme an der Kommunion. Je nach rechtlicher Position des Hauses und der Verfügbarkeit eines Priesters konnten die Insassen in der Anstalt oder beim zuständigen Pfarrer beichten. Meistens war es verboten, bei Konflikten einen anderen Geistlichen um diesen Dienst zu bitten[139]. Die Beichte erfolgte monatlich, zu den Quatemberterminen oder zu den katholischen Hochfesten (Ostern als Zeitpunkt der Rückkehr der Sünder, Pfingsten, Maria Himmelfahrt, Allerheiligen und Weihnachten), weitere Marien- und Aposteltage sowie Neujahr ergänzten in den Spitalordnungen diese Vorgaben. Die Beichtzettel durften die Insassen nicht bei sich behalten, sondern mussten diese als nachweisbaren Beleg ihrer Reue dem Spitalvater oder der -mutter übergeben[140]. Wenn allerdings jemand gezwungen war, außerhalb des Hauses – wie im burgenländischen Eisenstadt am nahegelegen Kalvarienberg (Abb. 78, 79, S. 381) – zu beichten, so räumte die Herrschaftsordnung ein, dass die betreffende Person gesundheitlich dazu in der Lage sein musste. Da die Statuten diesen Punkt jedoch als den wichtigsten für die Gottesfurcht und den Frieden im Haus erachteten, konnten nur altersbedingte Gründe und schwere Krankheit die Insassen von diesem Gang befreien[141]. Wer monatlich zur Beichte verpflichtet war, durfte sich den „füglichsten" Tag aussuchen, doch ganz ohne Ratschläge kam im regelkonformes Verhalten einfordernden 18. Jahrhundert die Obrigkeit nicht aus: *Könten sie sich aber richten, das sie jeden ersten Sontag jeglichen monnaths alle zusammen zur beicht und tische des herrn giengen, wäre es um so viell besser, doch dieses kann man nicht weiter als von ihren eigenen willen anverlangen*[142].

Als herrschaftlicher Wunsch der Fürsten Esterházy erwies sich die Vorstellung, *um 7 uhr winters und um 8 sommers zeit sollen erstlich die männer zwey und zwey, dann auch die weiber in solcher ordnung in die messe gehen*[143]. Meist ließ sich eine derartige Prozessionsordnung nur zu Fronleichnam und zu Hochfesten oder bei Leichenbegängnissen einhalten.

Scheutz–Weiss, Spital als Lebensform 776 [2] (Bürgerspital Freistadt 1635), 782 [2] (Freistadt 1653) 798 [2] (Freistadt 1746).

137 Als Beispiel ebd. 153, 598f. (Instruktion für den Bürgerspital-Benefiziaten in Klagenfurt, nach 1679, Holztafel!); ebd. 673–675 (Instruktion für den Bürgerspital-Seelsorger in Graz 1731).

138 Ebd. 390 [27] (Hofspital Wien 1551); ebd. 412 [19] (Hofspital Wels 1554); ebd. 422f. [18] (Hofspital Laibach 1559); ebd. 430 [15] (Hofspital Graz 1561); ebd. 440f. [41] (Hofspital Wien 1568); ebd. 458f. [21] (Hofspital Aussee); ebd. 473f. [63] (Hofspital Wien 1632/1652).

139 Weiss, Spitalgeistlicher 233; Scheutz–Weiss, Spital als Lebensform 566 [2] (Bürgerspital Salzburg 1512).

140 Ebd. 77, 627 [3] (Bürgerspital Klagenfurt 1756); ebd. 934 [12] (Bürgerspital Wien 1745).

141 Ebd. 1066 [1] (Ordnung des Herrschaftsspitals in Eisenstadt vor 1759). In Lambach in Oberösterreich sollten die Insassen des Spitals am Morgen in ihrem auffälligen blauen Gewand die Klosterkirche besuchen, lediglich kranke und alte Personen beteten in der Kapelle, im Winter in der Stube einen Rosenkranz. Bei Schlechtwetter galt dies für alle Hausbewohner; ebd. 246, 823f. [2] (Klosterspital Lambach 1691); Weiss–Gigler, „Thrännen" 435.

142 Scheutz–Weiss, Spital als Lebensform 1070 [12] (Herrschaftsspital Forchtenstein/Forchtenau 1759).

143 Ebd. 1070 [2] (Herrschaftsspital Eisenstadt 1759); vgl. ebd. 650 [1] (Generalspitalordnung Steiermark 1731).

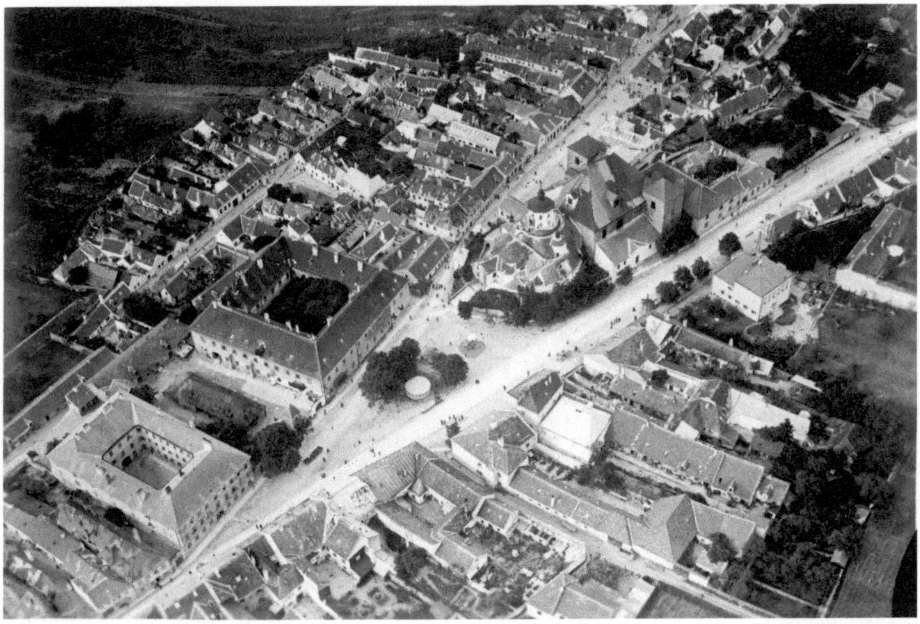

Abb. 78: Kalvarienberg Eisenstadt, Teilansicht der Stadt Eisenstadt – Kalvarienberg und Bergkirche, Flugbild aus der „Graf Zeppelin", 12. Juli 1931 (Foto: ÖNB, Bildarchiv, Inventarnr. L 51384-C, Originalnegativ).

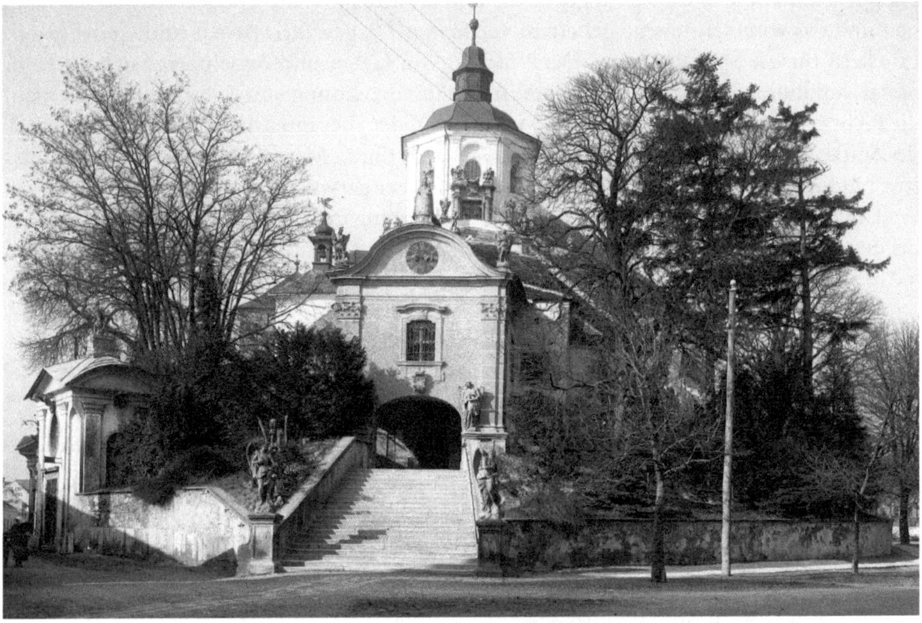

Abb. 79: Kalvarienbergkapelle Eisenstadt um 1930 (Foto: ÖNB, Bildarchiv, Österreichische Lichtbildstelle, Inventarnr. L 30433-C).

Morgen- und Abendgebete, Andachten und Rosenkränze sowie die Messe bildeten eine geistliche Einheit, die nicht durchbrochen werden durfte. Der Spitalmeister sollte streng darauf achten, dass die angestellten Knechte und Mägde sowie die Spitaler die (tägliche) Messe besuchten, *Gottes huldt und gunst haben wöllen*[144] und an Sonn- und Feiertagen die Predigt hörten. In einzelnen Orten, so in Mondsee, sollte aber die Arbeit nicht durch den Messbesuch unterbrochen werden (*ohne nachtail nothwendiger arbeit, die doch dem spital zu guetem geschehen solle*[145]). Der weiblichen und männlichen Stifter musste an besonderen Tagen gedacht werden, regionale kirchliche Besonderheiten fanden zusätzlich Eingang in die Spitalordnungen und das letzte Geleit galt als Ehrverpflichtung für alle Hausinsassen[146].

5.5 Harte Robotarbeit oder bloße Aushilfe im Haus

Die frühneuzeitlichen Quellen verweisen darauf, dass im Spital nicht nur Gebetsarbeit zu leisten war, sondern dass darüber hinaus die Insassen im Haus, auf den Feldern, Wiesen und Weiden, in den spitaleigenen Wäldern und in den Weingärten nach ihren jeweiligen gesundheitlichen und altersbedingten Möglichkeiten mithelfen mussten[147]. Gebet und Arbeit waren Teil des Pflichtenkataloges von Insassen. Der Stadtrat eines kleinen niederösterreichischen Marktes verpflichtete zwei Frauen, denen eine Spitalstelle abwechselnd verliehen wurde, dazu, sich *wegen des gebetts und der arbeith wochentlich ab*[zu]*wexlen*[148]. Arbeit im Spital interpretierten die Stadträte der Vormoderne einerseits als Agrar-, andererseits als Pflegearbeit. In Zwettl wurde 1787 beispielsweise einem Tuchmacher und seiner Frau die Aufnahme in das Spital gegen die Pflicht, den „kranken und sterbenden beizustehen und das vorgeschriebene gebett zu verrichten"[149], gewährt. Arbeit und Gebet waren Pflichten für die Spitalinsassen. Der Wechsel von Gebet und Arbeit zeigt sich auch im Spital Waidhofen, als der Spitalmeister in der Spitalrechnung von 1680 sogar explizit auf die nicht erfolgte Entlohnung eines Spitalinsassen, der aber intensiv an der *Meierwirtschaft* des Spitals mitgearbeitet hatte, hinwies: „Dan seint durch Matthias Leischer, spitaller, diss jahr hindurch 6 khölber abgetöedt worden, ihme aber darvon nicht[s] geraicht worden"[150].

Die Altersstruktur der Spitalbewohner – in Eferding um die Mitte des 18. Jahrhundert bei den Männern im Schnitt 55 (durchschnittliches Eintrittsalter 43 Jahre), bei den Frauen

---

144 Ebd. 906 [1] (Bürgerspital-Spitalverwalter Wiener Neustadt 16. Jh).

145 Ebd. 836 [1] (Bürgerspital-Spitalmeister Mondsee 1608).

146 Ebd. 77, 911 [1] (Bürgerspital Wiener Neustadt 1609); ebd. 922 [3] (Bürgerspital Wiener Neustadt 1691); ebd. 933 [3] (Bürgerspital Wien 1745); zum Thema Tod vgl. Kap. 5.9, 399–402.

147 Reicke, Das deutsche Spital II 231; Scheutz, Ausdifferenzierungsprozess 141f.; Bernhardt, Armenhäuser 152: „Arbeitspflichten für Pfründner [...] mögen auf den ersten Blick verwundern, da es sich bei ihnen um Menschen handelte, die nicht (mehr) eigenständig ihren Lebensbedarf erwirtschaften konnten. Doch die Pfründner waren zwar in ihrer Arbeitsfähigkeit so weit eingeschränkt, dass sie Hilfe zum Lebensunterhalt benötigten. Völlig arbeitsunfähig waren die meisten aber nicht".

148 StA Scheibbs, Hs. 3/10, fol. 390v (Ratssitzung 1717 Dezember 18).

149 Gramm, Zwettler Bürgerspital 272.

150 Moser, Waidhofen 126 (1680); siehe auch dies., Rechnungsbücher. Das Spannungsfeld zwischen *freiwilliger* und letztlich auch nicht zu erzwingender Arbeit und Bezahlung wird durch den Eintrag deutlich. Im Jahr zuvor hatten derselbe Spitalinsasse und seine Gehilfen dagegen für die Schlachtung (*Erschlagung*) des Spitalstiers Wein und Brot als Entlohnung erhalten, was offenbar auf Widerstand seitens der Rechnungskontrolle gestoßen war, ebd. 90 (Spitalrechnung 1679).

61 Jahre (durchschnittliches Eintrittsalter 48 Jahre)[151] – lässt Diversitäten und unterschiedliche Arbeitsoptionen erkennen. Im Jahr 1753 war die jüngste Eferdinger Spitalerin 43 Jahre (die älteste dagegen 82 Jahre), der jüngste Mann 38 (und der älteste 76) Jahre alt[152]. Schon bei der Aufnahme ins Spital scheint es zu Nützlichkeitsabwägungen gekommen zu sein, so wurde in Eferding eine Insassin 1753 folgendermaßen verbucht: „Eva Loipetsbergerin, kranckhenwarterin, jahr alt 75, in spitall 10 [Jahre]"[153]. Diese Bewohnerin des Eferdinger Spitals dürfte in einer Art Mittelstellung zwischen Personal und Insassen als Krankenpflegerin gearbeitet haben, wenngleich ihre Arbeit und eine allfällige Entlohnung dafür (etwa in Form einer Verbesserung der Kost)[154] nicht in den Spitalrechnungen transparent werden. Als Faustregel kann gelten, dass je ärmer die Petenten um einen Platz im Spital waren, um so stärker schienen sie zur Mitarbeit im Spital verpflichtet. Vielfach machten der über die Aufnahme mitentscheidende Stadtrat oder der Spitalmeister den um Aufnahme bittenden Kranken und/oder Alten schon vor der Aufnahme klar, dass sie sich *zum kranckhenwarthen in benöthigten fahl* [...] *gebrauchen lassen*[155] sollten. Alte Handwerker sollten ihre Berufskenntnisse zugunsten des Spitals einsetzen, was Beschwerden der städtischen Handwerker (etwa der Schneider, Leinweber usw.) hervorrief[156]. In manchen Bürgerspitälern waren die Aufgaben zudem nicht allein auf das Spital beschränkt, sondern Spitalinsassen hatten neben den Hausarbeiten nach Maßgabe ihrer Kräfte auch bei der Ausbesserung der Straßenpflasterung oder beim Putzen der städtischen Kanäle mit- und auszuhelfen[157]. Im Eferdinger Spital legte schon der Stiftbrief von 1421 fest, dass auch Arme in das Spital aufgenommen werden sollten, welche die Kranken im Spital als Gegenleistung zu pflegen hatten[158]. Die Eferdinger Spitalordnung vom 1. Juni 1777 legte nach Maßgabe von Alter und Gebrechlichkeit die Mitarbeit der Spitalinsassen detaillierter fest: die Mitarbeit bei der Gartenarbeit, das Schlichten der Holzscheiter im Holzstadel, der Einsatz bei der Ernte, beim Setzen und Ernten von Kraut und Rüben sowie die Hut von Schweinen und Kühen waren für die Insassen verpflichtend[159]. Zudem konnten die Insassen zur Feldarbeit herangezogen werden, wenn schlechtes Wetter bei der Ernte drohte – allerdings konnten die Spitalinsassen auch Ersatz stellen. Schon aus „schuldiger Dankbarkeit für die Versorgung im Spitale an Leib und Seele" sollten die Spitalinsassen „zur Ersparung von Unkosten bei der Meierwirtschaft auch Hand anlegen"[160].

---

151 Pollak, Erbstift 119.

152 Ebd. 128.

153 Ebd.

154 Moser, Waidhofen 90.

155 StA Scheibbs, Hs. 3/13, fol. 99r (Ratssitzung 1745 August 30), ähnlich ebda. Hs. 3/11, fol. 185r-v, (Ratssitzung 1728 Juni 19): *sie gleich vorhin bey der burgerschafft in kranckenwarthen und anderen vorkommende bedienung sich gebrauchen lassen solle.*

156 Gramm, Zwettler Bürgerspital 273. Manche der Spitalinsassen scheinen ihre Lebensumstände – mit oder ohne Wissen der Spitalleitung – weiterbetrieben zu haben. Eine alte Hebamme arbeitete fallweise, zur Aufbesserung ihrer Lebensumstände, weiter – mitunter verliehen die frühneuzeitlichen Stadträte lediglich den Platz im Spital an Bedürftige, allerdings ohne Zuweisung von Mahlzeiten.

157 StA Scheibbs, Hs. 3/10, fol. 270r (Ratssitzung 1710 November 17); ebda. Hs. 3/14, fol. 102v, (Ratssitzung 1755 Februar 27): *nebst dem gebett ihre vorhinige dienste praestire.* Weitere Belege bei Scheutz, Supplikationen 198.

158 Grienberger, Erbstift 31.

159 Ebd. 296 (Spitalordnung 1777): „Wer die vorerwähnten, leichteren Arbeiten nicht verrichten wollte, der wäre verpflichtet, eine Ersatzperson zu stellen, insoferne er aber dies unterließe, sollte demselben das Wochenbrot entzogen, verkauft und der Erlös zur Bezahlung der Aushilfe verwendet werden".

160 Ebd. Die Eferdinger Spitalrechnungen reflektieren die Mitarbeit der Insassen neben der verbesserten

Die Arbeitsverpflichtung der Insassen schonte nicht nur den Fonds der jeweiligen Anstalt, sondern nahm auch auf die Personalnot Rücksicht, da nur die größeren Institutionen über einen eigenen Meierhof samt Gesinde mit zusätzlichen Helfern in der Erntezeit verfügten. Wer behindert oder kränklich war, konnte zumindest noch Erbsen lesen oder Gerste zur Weiterverarbeitung in der Küche vorbereiten und leistete somit seinen kleinen Anteil für die Gemeinschaft[161]. Relativ früh, 1584, sah u. a. das Bürgerspital in Würzburg eine Haus- und Arbeitsordnung für die armen bzw. Unterpfründner vor; dieses „Verzaichnus der arbayt, so die armen pfründtner und pfründtnerin des Hauger spittals zu thun schuldig sinndt"[162], unterschied geschlechtsspezifisch nach „Manns arbaith" und „Weiber arbaith". Dominierten bei den Männern landwirtschaftliche und handwerkliche Arbeiten sowie Tätigkeiten zur Erhaltung des Hauses, so beschäftigten sich die Frauen ebenfalls mit Arbeiten im Garten, vor allem jedoch mit den vielfältigen Bereichen in Küche, Haushalt und in der Krankenpflege. Manche Arbeiten verrichtete man auch kollegial (z. B. „Heu und grummeth dürr zu machen"). Konnte sich jemand mit diesen Anordnungen nicht anfreunden, sollten die Insassen nicht außerhalb der Anstalt Klage führen, sondern sich direkt mit ihren Beschwerden an einen Spitalpfleger wenden. Manche Arbeitsvorgänge verstanden sich jedoch von selbst; Brennmaterial wurde zwar in der Regel vor das Haus geliefert, zerkleinern mussten die Insassen dieses jedoch selbst. Im Münsterland, wo sich teilweise seit dem späten 17. Jahrhundert für knapp 100 Jahre Torf als Brennmaterial nachweisen lässt, musste dieser im Moor nach der ersten Trockenphase gewendet, danach auf einen Wagen geladen, zum Spital transportiert und dort wieder entladen werden[163].

Die reichen Pfründner waren im Regelfall nicht zur Mitarbeit im Haus verpflichtet, doch bereits im Jahr 1416 wurden sie im Bürgerspital zum Hl. Geist in Würzburg gleichsam ermahnt, sie sollten sich aus eigenem Willen dafür zur Verfügung stellen. Sofern sie dazu bereit waren, findet man diesen Personenkreis häufig in leitender oder beratender Position in den Quellen vor, so überwachten die Pfründner die Weingarten- oder Feldarbeiter, berieten bei der Fütterung des Viehs und visitierten die Spitalgüter. Die armen Pfründner, die sich nur mit geringen Summen und unter Mitnahme ihres Bettes und ein wenig Hausrat in das Spital einkaufen konnten, wurden zwar zu den notwendigen Arbeiten „abkommandiert", aber dort durchaus nach ihren Vorkenntnissen und ihrem früheren Beruf eingesetzt. Das Spital war ein häufig profitabler Wirtschaftsbetrieb, in dem Arbeitspflicht herrschte[164], welche vom Magistrat der Stadt und vor Ort vom Spitalmeister eingefordert wurde. Dieser kannte das Haus am besten, wusste über die internen Abläufe Bescheid und teilte nach dem Frühstück und dem Mittagessen die Aufgaben zu[165]. Gelegentlich nahm die Hausleitung Personen nur aus dem Grund auf, weil sie noch als Dienstboten oder als Köchin für das Spital arbeiten konnten. Manche Aufnahme-

Kost (etwa in Form einer sauren Suppe vor Arbeitsbeginn) nur in geringem Maße: Einem Spitaler, „welcher sich zum hin- und widerschickhen brauchen last" [Pollak, Erbstift 148 (1695)] wurde jedes Jahr ein zweites Paar Schuhe angemessen. Vier weiteren Spitalinsassen, „welche sich das gannze jahr hindurch so woll in der ärndt unnd pauzeith alls auch sonnst zu unndterschiedlicher arbeit gebrauchen lassen, habe [der Spitalpfleger] derentwegen vom spitall löder 5 paar schuech machen lassen", ebd. (1715).

161 Neumaier, Pfründner 282.

162 Bergerhausen, Quellen 3–6 (Zitate 4, 1584); zu Männer- und Frauenarbeit vgl. Neumaier, Pfründner 292–302.

163 Bernhardt, Armenhäuser 154f.

164 Bergerhausen, Werk der Barmherzigkeit 64f.

165 Scheutz, Ausdifferenzierungsprozess 125.

willige fügten ihrer Supplikation beim Stadtrat expressis verbis an, dass sie künftig für die Einrichtung auch arbeiten wollten. Allerdings muss man einschränkend hinzufügen, dass diese Frauen und Männer im Haus wohnten und versorgt wurden, bisweilen auch erkrankten, aufgrund ihres Alters oft nicht mehr voll einsatzfähig waren und somit dem Fonds zur Last fielen[166].

Arbeiten, welche die Insassen regelmäßig zu verrichten hatten, fanden, sofern diese nicht in den normativen Quellen festgeschrieben wurden, üblicherweise keinerlei Niederschlag in den überlieferten Aufzeichnungen. Nur wenn diese Tätigkeiten ausnahmsweise von anderen Personen übernommen werden mussten und dafür Geld floss, sind diese Ausgaben in den Jahresrechnungen vermerkt. Erhielten die Bewohner der Armenstube für ihre Leistungen außerhalb des Hauses zusätzliches Essen, Weinzulagen, einen Ersatz für zerschlissene Kleidung sowie Schuhe oder bei besonderer Schwere und Dauer der Arbeit sogar einen Tagelohn, so weisen dies die Rechnungsbücher aus, wodurch auch unwillentlich eine Hierarchisierung innerhalb der verarmten Spitalgesellschaft hergestellt wurde. Insgesamt sollte aber die Arbeitsfähigkeit der Bewohner und der damit verbundene wirtschaftliche Nutzen der Arbeitspflicht für das Spital nicht überschätzt werden, da das körperliche Unvermögen eine der Zugangsvoraussetzungen darstellt[167]. Schon die Zeitgenossen zeigten sich bei der Bewertung der Arbeitskraft von Spitalinsassen skeptisch; der Zwettler Stadtrat bewilligte dem Bürgerspital aus diesem Grund professionellen Ersatz. Die Heuernte, „welches zwar sonsten die spittäller weiber verrichten haben müessen", sollte in Zukunft durch Tagelöhner versehen werden, weil die meisten Spitalinsassen „alters halber solchen [Arbeiten] nicht mehr haben vorstehen"[168] können. Geistliche Verrichtungen und Arbeit führten mitunter zu Streit und konterkarierten das Konzept eines friedvollen Hauses[169]. Nicht einmal die von den Hausverwaltungen dokumentierten kollektiven Arbeitseinsätze auf den Feldern, den Almen, in den Wäldern, in den Weingärten oder bei größeren Reparaturen des Hauses hatten einen dressierenden Charakter (im Sinne Michel Foucaults), sondern bezogen sich auf oft schlecht koordinierte Hilfsarbeiten. Als problematisch erwies sich überdies die Tatsache, dass das Kollektiv der „Spitaler" im Verständnis der Zeit nicht nur die Spitalinsassen, sondern darüber hinaus ihre Betreuer und das Wirtschaftspersonal umfasste, eine konzeptuelle Trennung von Personal und Bewohnern für die Frühe Neuzeit somit trennscharf nicht möglich ist[170].

Ein Spital verstand sich nicht primär als Ruhesitz oder -ort, sondern bis ins 18. Jahrhundert herrschte darin auch die Pflicht zu dienen. Der Mangel an arbeitswilligen Pfründnern im St. Katharinenspital in Regensburg Mitte November 1776 führte dazu, dass das Brennholz zur Neige ging und sich niemand fand, der freiwillig für Nachschub sorgen konnte oder wollte. Diese Arbeit galt als anstrengend und musste auch im Winter um 4.00 Uhr morgens aufgenommen werden. Im 18. Jahrhundert häuften sich im Regensburger Spital die Fälle von Arbeitsverweigerung, weshalb die Spitalführung durch Verwarnungen, durch Streichung von Kost wie Trank die Protestbewegung in den Griff bekommen wollte. Erst als die Pfründner im Kollektiv auftraten und die Arbeit (1702, 1781–1784) niederlegten, sah sich das Spitalamt gezwungen, eine nach Tätigkeiten ge-

166 Ebd. 142; Hofer, Weyer/Enns 145; Schretter, Pest in Tirol 163. Sakouschegg, Spitalseinrichtungen 116, zeigt dies am Beispiel einer Köchin in der Stadt Rattenberg in Tirol.

167 Bernhardt, Armenhäuser 153; Begon, De Iure Hospitalium 239f.

168 Gramm, Zwettler Bürgerspital 272; Scheutz–Weiss, Woche.

169 Ströbele, Rottenburger Spital 94.

170 Watzka, Totale Institutionen 246.

staffelte Lohnliste inklusive Bier- und Brotgabe festzusetzen. In den 1780er Jahren verhärteten sich die Fronten im gemischt protestantisch-katholischen Haus. Obwohl das Spital in finanzielle Schwierigkeit geriet, verweigerten die katholischen Pfründner die Knechtsarbeit, da sie ihre Ruhe genießen wollten. Erst als ihnen zusätzliches Bier genehmigt wurde, waren sie bereit, die gefährlichen Arbeiten zu übernehmen, das Verhältnis zum Spitalamt blieb jedoch nachhaltig gestört[171].

Ende des 16. Jahrhunderts ließ man sich von Arbeitsverweigerung und „Streikdrohungen" noch nicht einschüchtern. Der Armenpfründner Claus Bodamer sollte im Bürgerspital Würzburg dem Fleischhacker bei seiner Arbeit zur Hand gehen, doch widersetzte er sich dieser Anordnung. Daraufhin wurde ihm sein Wein entzogen und statt Weiß- nur mehr Gesindebrot verabreicht. Da er auch nicht um Verzeihung für sein Fehlverhalten bitten wollte, nahm er am 2. September 1592 seinen Rock und Mantel und sagte zum Pfleger, dass er „denn weg hinauß, denn er hereingangen were, gehen wollte"[172]. Der Pfleger replizierte: „Inn Gottes namen; wann er ihe nit anderst wolle, sollt er nur hinziehen, und do ihme die khleine pfortten zu eng, er ihme die große auffmachenn lassenn wollte"[173]. Bei seiner Rückkehr am 19. November desselben Jahres in das Spital wurde er nicht mehr Gnaden halber aufgenommen, sondern um 7.00 Uhr am Abend wieder zum Tor hinausgewiesen.

Die Bürger der Städte und die Landbevölkerung störten sich nicht an der Tatsache, dass die Insassen inner- und außerhalb des Spitals geringere Arbeitsleistungen erbringen mussten, dies entsprach durchaus der frühneuzeitlichen Praxis der Altersversorgung, dass alte Menschen versuchten, sich bis zum Tod nützlich zu machen. Besonders offensichtlich wurde dies bei öffentlichen Arbeiten, z. B. bei der Ausbesserung der Straßenpflasterung und bei der oft dringend notwendigen Räumung der städtischen Kanäle[174]. Endete die Arbeit jedoch in Ausbeutung oder konnte von den Insassen nicht mehr erbracht werden, so blieb dies nicht unbemerkt und nicht ohne Reaktion seitens der Behörden. Im kleinen steirischen Markt Ligist war im Jahr 1642 das herrschaftliche Spital von Karl Graf Saurau gestiftet worden, welches 1770 acht Frauen beherbergte. Aus diesem Jahr ist uns eine Arbeitsordnung überliefert, aus der die genauen Dienstleistungen der weiblichen Bewohner für die herrschaftliche Anstalt hervorgehen. Die Frauen mussten neben den Gebeten für die Familie im Schloss arbeiten (Zimmer und Säle kehren, Öfen reinigen, Schmutzwäsche einsammeln, Kranke pflegen etc.), die Gärten pflegen und die Erträge der Landwirtschaft weiterverarbeiten. Ursprünglich war die Stiftung gedacht für *acht recht arme leuth oder persohnen*, die vom Schloss Ligist *mit allen nothwendigkeiten von kleydung, speissen, holz, und winters-zeit ihren teckhen, wie es auf solche leuth gehörig*[175], versorgt werden sollten. Verwalter Joseph Denscherz zeigte sich dieser Arbeitsordnung gegenüber sehr distanziert, da er die alten und kränklichen Frauen zu den erwähnten Diensten nicht heranziehen wollte. Im Frühjahr 1771 reagierte die Hofkanzlei in Graz und ergriff Maßnahmen gegen die „Schuldigkeiten" der armen Frauen. Man sprach wörtlich von *robath*, welche den

---

171 Neumaier, Pfründner 284–289.

172 Bergerhausen, Quellen 246f.

173 Ebd. 246f. (1592 August 21/September 2; [1592 November 19]): „mit weiterm vermelden, do ihme nach acht oder 14 tagen der hunger inn leib kheme, er wohl wider zum kreuz khriechen würde."

174 Scheutz–Weiss, Woche; Valentinitsch, Armenfürsorge 104.

175 StLA, WStA 83/Teil 2, K. 302, fol. 723r–724v, Extract aus dem Testament des Karl Graf Saurau, 1642 März 25; ebd. 54, K. 193, Nr. 6, Hofkanzleidekret, 1771 Juni 22; Scheutz–Weiss, Spital als Lebensform 202f., 699f. (Herrschaftsspital Ligist 1770); Weiss, „Spittall in gröster gefahr" 191.

Frauen nicht angemessen war; lediglich eine mäßige Beschäftigung war hinkünftig noch erlaubt (Krankenpflege, Auskehrung der Kirche etc.). Geregelte Tätigkeiten dienten nicht nur der Bekämpfung des *miessiggang*[s], sondern letztendlich durch Ermüdung des Körpers auch zur Vermeidung teuflischer (sexueller) Gedanken[176]. Die verschiedenen Brett-, Würfel- und Kartenspiele („ehrliches Spiel")[177] bewertete man in vielen Spitalordnungen meist negativ, doch gibt es auch mitunter einschränkende Erlaubnis[178]. Während die geistlichen Gesänge und die Handarbeit[179] im Schifer'schen Erbstift in Eferding als sinnvoller Zeitvertreib galten, sah die Spitalleitung weltliche Gesänge ebenso ungern wie auch Wirtshausbesuche, die in vielen Spitalordnungen mit Alkoholgenuss gleichgesetzt wurden.

Im 19. Jahrhundert änderten sich die Bedeutung der Arbeit und der Sinn, den man ihr beimaß. Im Kreis Judenburg mussten zuerst die Hausarbeiten erledigt werden, um danach die heilige Messe besuchen zu können – und nicht umgekehrt[180]. In den Versorgungshäusern Tirols entschied um 1840 der Hausarzt, welche Arbeiten ein Pfründner laut dem jeweiligen gesundheitlichen Attest zu übernehmen hatte. War ein Insasse noch körperlich in der Lage, außerhalb des Hauses einen Beruf auszuüben, mussten die Insassen die Hälfte des Gehaltes *dem Hausaufseher zum Besten der Anstalt abliefern*[181].

Der Begriff Robot (also erzwungene Arbeit/Frondienst) im Spital lässt sich quellenmäßig belegen. Die Ordnung des Kloster- und Bürgerspitals in Melk (1770/1771) überschrieb die sechste Regel *Von der robath der armen*, welche zwar nicht als Inwohner angesehen wurden, aber nach der Landesordnung gegen Kost und Lohn (!) verpflichtet waren, die anfallende Arbeit in den Heu- und Kornställen zu erledigen. Der Pater Kämmerer bestimmte, wer körperlich in der Lage war, bei diesen Tätigkeiten mitanzupacken. Erwies sich eine Person als faul, hatte der betreffende Bewohner hingegen durch sein eigenes Elend und seine Not zu büßen[182]. In den Hofspitälern des 16. Jahrhunderts zog man die Insassen lediglich im Bedarfsfall heran, sie waren in der Regel noch mit genügend Personal versehen[183]. Schon um 1600 wurde bei der möglichst gleichmäßigen Verteilung der

---

176 Scheutz–Weiss, Spital als Lebensform 152 (Bürgerspital Klagenfurt). Zum methodischen, für die Frühe Neuzeit schwierigen Begriff „Freizeit" Arcangeli, Freizeit.

177 Grienberger, Erbstift 295 (Spitalordnung 1777). Als guten Überblick Mischlewski, Alltag 171f.

178 Grienberger, Erbstift 293 (Spitalordnung 1762): „Solle sich keine Mannsperson in abseitigen, verdächtigen Orten oder in ihren Kammerln bei einer Weibsperson antreffen lassen, wie auch mit brennenden Spänen in den Kammerln oder anderen Orten umgehen, noch weniger bei denen Ställen, Futterböden, Holzhütten oder unter den Dächern Tabakrauchen, wie ihnen dann auch das Karten- oder Würfelspiel um Geld, eitle unehrbare Gesänge zu singen sowohl in als außer des Spitales verboten ist"; siehe auch Pollak, Erbstift 148f.

179 Grienberger, Erbstift 295 (Spitalordnung 1777) 295.

180 Scheutz–Weiss, Spital als Lebensform 688 [2] (Versorgungshäuser Judenburg 1828). Vergleichbar war die Situation im Markt Zell im Jahr 1756: *vierzehentens sovill es ihre haus arbeith und andere nothwendige geschäfften zuelaßen, auch in der wochen öffters ein h(eilige) meß zu hörren*; ebd. 750 [14] (Herrschaftsspital Zellhof 1756).

181 Ebd. 530f. [35, 39] (Hausordnung Versorgungshäuser Tirol 1839). Auch in Mühldorf musste der Verwalter über außerhäusliche Tätigkeiten der Pfründner informiert sein, ebd. 562 [9] (Bürgerspital Mühldorf 1799).

182 Ebd. 880f. [5f.] (Kloster- und Bürgerspital Melk 1770/1771).

183 Ebd. 458f. [18] (Hofspital Aussee 1568): *Item so in veldt unnd hauß arbaitten furfallen, so mit den diennst potten unnd aussertag lönner nit woll verricht werden khünden, solle spitalmaister die spital personen, so schwachait halben etwo hanndtgriff und hilff thuen mögen, auch darzue nach gelegenhait, doch one beschwärung unnd ubertreibung, gebrauchen unnd sovil muglich die ausgab der taglöner dardurch verhuetten.*

Arbeit mit *mangl oder unsauberkeit*[184] argumentiert, die in den Spitälern nicht vorkommen sollten. Wer von der Mittags- bis zur *pfründt-zeit*[185] arbeiten musste, erhielt zusätzlich ein Stück Brot. Ähnlich sah die Ordnung des Grazer Armenhauses (1728) in ihrem typischen Kampf gegen den Müßiggang eine gehorsame Verrichtung der anbefohlenen Arbeiten vor, was sich erstaunlicherweise nicht in der Tagesordnung manifestierte. Diese regelte nur die Messen und Gebete, erwähnte jedoch die Arbeiten mit keinem Wort, erst bei den Strafandrohungen wird klar, dass die manuellen Beschäftigungen sehr wohl eine Bedeutung im Tageslauf hatten[186].

Im Bürgerspital Mondsee war es im Gegensatz zu anderen Einrichtungen strikt verboten, außerhalb der Anstalt gegen Tagelohn zu arbeiten und *des spitals zeug hierzue zu gebrauchen, daneben des spitals arbeit zuversaumben*[187]. Die Marktobrigkeit fürchtete vermutlich zu Recht, dass sich die Pfründner und Dienstboten vor allem bei ihren Dienstgebern oder im Anschluss im Wirtshaus zu weltlichen und politischen Vorfällen äußern und andere damit zum Schaden des Spitals verärgern würden.

Versucht man eine Antwort zu geben, ob die Armen in den Spitälern harte Arbeit zu leisten hatten, so kann diese nicht eindeutig ausfallen. Trotz *leibs gepersten*[188] verstand es sich von selbst, dass man zumindest leichtere Hausarbeiten übernahm, auch wenn manche Spitäler für das Holzhacken, das Wasser-Tragen, Kehrarbeiten etc. einen Hausknecht anstellten, um das Gejammere der Insassen zu vermeiden[189]. Die Vielfältigkeit der aufgezählten Tätigkeiten im Spital, auch als Schuldigkeit der Spitaler bezeichnet[190], deutet jedoch darauf hin, einen alten arbeitenden Mann oder eine alte arbeitende Frau als Regelfall zu betrachten, welche die Gebete und die Essenszeiten als willkommene Pausen betrachteten und deren Arbeitsleistung und -tempo nicht mit den bereits in der Sattelzeit üblichen Leistungen zwischen 1750 und 1850 verglichen werden kann.

Die Arbeitsleistung der alten Spitalinsassen erscheint in ihrer Qualität schon zeitgenössisch als umstritten und wohl auch schon zeitgenössisch nicht zuverlässig einschätzbar, der Zwettler Stadtrat bewilligte beispielsweise dem Spital deshalb professionellen Ersatz. Die Heuernte, „welches zwar sonsten die spittäller weiber verrichten haben müeßen", sollte in Zukunft durch Tagelöhner versehen werden, weil die meisten Spitalinsassen „alters halben solchen [Arbeiten] nicht mehr haben vorstehen"[191] können. Immer wieder finden sich versteckte Hinweise, etwa in den Spitalrechnungen, auf die erzwungene Mitarbeit der Spitalinsassen bei der Wirtschaftsführung dieser Häuser.

---

184 Zum Thema Hygiene siehe Kap. 5.7, 392–398.

185 Scheutz–Weiss, Spital als Lebensform 577 [10] (Bruderhaus St. Sebastian Salzburg 1610).

186 Zum Negativbefund vgl. StLA, Graz Stadt, K. 20, H. 209, *Eigentlicher Entwurff oder Nachricht Des in allhiesiger Lands-Fürstlichen Haupt-Stadt Grätz errichteten Armen-Hauses ...*, ca. 1725; Scheutz–Weiss, Spital als Lebensform 666–670 (Armenhaus Graz 1728).

187 Ebd. 836f. [3, 10] (Bürgerspital-Spitalmeister Mondsee 1608).

188 Ebd. 989 [16] (Bürgerspital-Obersiechenvater St. Marx 1715).

189 Ebd. 1072 [9] (Herrschaftsspital Forchtenstein/Forchtenau 1793).

190 Ebd. 767 [5] (Herrschafts-Spitalpfleger Eferding 1787); vgl. ebd. 934 [13] (Ordnung des Bürgerspitals, außerhalb der Krankenstuben, in Wien 1745).

191 Gramm, Zwettler Bürgerspital 272.

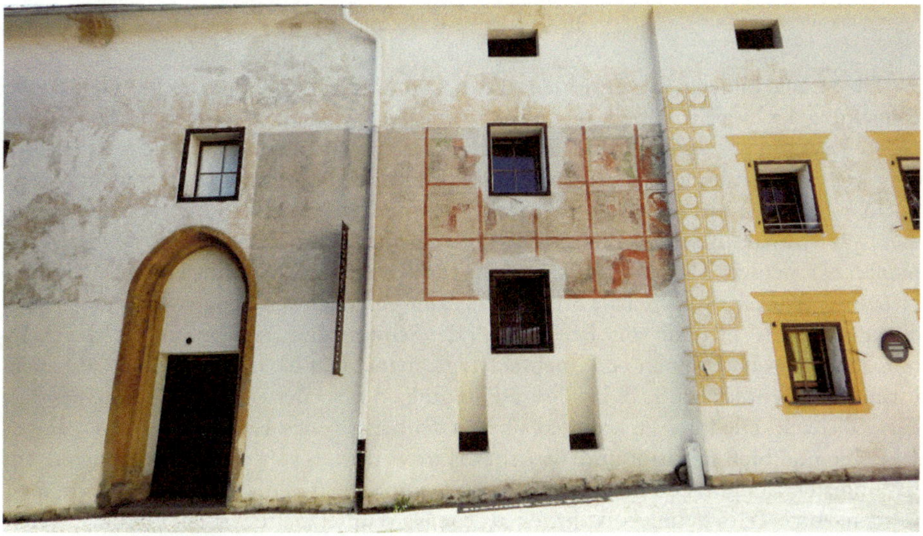

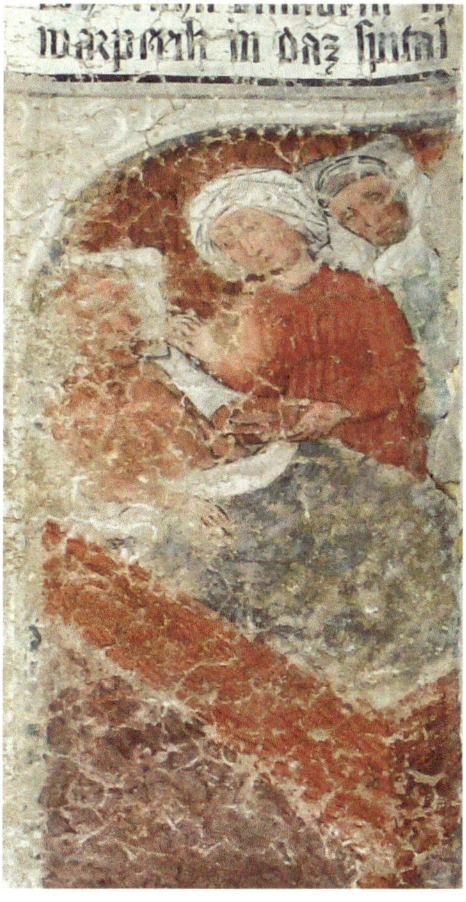

Abb. 80A: Bürgerspital Gmünd, St. Antonius-Spital, Hintere Gasse „Nr. 60" (erwähnt 1340), nach dem großen Stadtbrand von 1540 durch den Salzburger Bischof Leonhard von Keutschach wiederhergestellt. Reste der Fassadenbemalung des Spitals mit der „Vita der Heiligen Elisabeth" aus dem 15. Jahrhundert, Gesamtansicht (Darstellung der Heiligen Elisabeth von Thüringen) (Foto: Alfred Stefan Weiß, 2016).

Abb. 80B: Bürgerspital Gmünd, St. Antonius-Spital, Hintere Gasse „Nr. 60", Detail der Fassadenbemalung, Bild aus der Vita der Elisabeth von Thüringen (15. Jh.) (Foto: Alfred Stefan Weiß, 2016).

5.6 Strafen und ihre Wirkung

Die Strafen bildeten die Antithese zu den Ordnungsvorstellungen, sie versuchten die Einhaltung der bisweilen überkommenen Norm zu erzwingen und erwiesen sich als (perplexe) Reaktion seitens der Hausleitung. Die Strafen verbanden sich mit einem negativ definierten Begriffsbündel[192] (wie Ausschweifung, Hass, Neid, Schaden, Unzucht, Zwietracht etc.), die in den seltensten Fällen auf Akzeptanz der Spitalleitung stießen. Wurden diese Sühnerituale in den Ordnungen teilweise überhaupt nicht erwähnt, so bedeutet dies nicht, dass sie nicht Usus waren; ähnliches gilt für vage Hinweise. Im Laufe der Frühen Neuzeit entwickelte man präzise Strafkataloge, die einen teilweisen oder gar den vollständigen Entzug der Pfründe vorsahen. Je nach der Schwere und Problematik des Vergehens musste der Übeltäter einen oder mehrere Tage, manchmal sogar einen Monat auf seine Pfründe Verzicht leisten, z. B. bei Gotteslästerung oder bei der Wiederholung seiner Widersetzlichkeit. Die Insassen konnten auch in der hauseigenen Keuche („Kötterl") eingeschlossen und bloß mit Brot und Wasser ernährt werden, bis sie sich gefügig zeigten. Im schlimmsten Fall mussten sie das Haus verlassen und durften nicht mehr aufgenommen werden. Auch Peitschenhiebe konnten als ebenso schmerzhafte wie entehrende Strafen eingesetzt werden, lassen sich jedoch nur selten belegen. Für die Durchführung dieser Bestimmung war der Spitalmeister zuständig, der allerdings vom Rat überwacht wurde und daher kein Schreckensregime im Haus aufziehen konnte[193]. Dennoch muss man einschränkend erwähnen, dass die Realität vielfach anders aussah: Der Spitalmeister schrieb Berichte, die Obrigkeit tobte, schrieb Strafen vor, die vielfach nicht exekutiert wurden. Letztlich triumphierte die Fürsorgepflicht auch für die aufsässigen Insassen, die „räudigen Schafe"[194], über die Spitalordnung[195].

Bei Analyse der steirischen *Regulen / und Satzungen* von 1731 – also der Generalspitalordnung für die Steiermark – fallen einige Neuerungen auf. Neben dem fixierten Tagesablauf ist es vor allem die „Berichtskette", welche die Insassen dazu zwang oder es ihnen ermöglichte, Beschwerden und Missbräuche direkt beim Spitalmeister vorzubringen. Sofern dies ergebnislos blieb, hatte man die Möglichkeit, seine Klage bei der Landessicherheitskommission in Graz vorzutragen. Dieses effiziente disziplinäre System wurde ebenfalls auf die vorgesehenen Strafen übertragen, wobei man versuchte, ohne Drohung mit der Entlassung auszukommen. Bei schweren Vergehen, wie blutigen Schlägereien, Diebstählen, Unzucht *oder andere*[n] *grosse*[n] *Ubelthaten und Laster*[n][196] wurden die handelnden Personen gefangen genommen und an die Hofkommission ausgeliefert.

Um das Strafsystem im Haus nicht zur dominierenden Macht werden zu lassen, versuchte der Stadtrat, unbequeme Personen (Säufer, Spieler, leichtfertige Frauen und Männer etc.) generell von der Anstalt fern zu halten, da sie der *heilligen barmherzigkhait nicht wierdig*[197] waren. Eilte einer Person ein gewisser Ruf voraus, hatte sie beinahe keine Chan-

192 Scheutz, Ausdifferenzierungsprozess 142; als Beispiel ders.–Weiss, Spital als Lebensform 903 [8] (Bürgerspital Wiener Neustadt 1622).

193 Reike, Das Deutsche Spital II 229–231.

194 Scheutz–Weiss, Spitäler 223.

195 Vanja, Offene Fragen 31.

196 Scheutz–Weiss, Spital als Lebensform 652f. [9] (Generalspitalordnung Steiermark 1731); Watzka, Arme, Kranke, Verrückte 112–114.

197 Scheutz–Weiss, Spital als Lebensform 413 [22] (Hofspital Wels 1554); ebd. 424 [25] (Hofspital Laibach 1559); ebd. 431f. [18, 21] (Hofspital Graz 1561); ebd. 478 [80] (Hofspital Wien 1632/1652).

cen, sich erfolgreich um eine Aufnahme in eine Versorgungsinstitution zu bemühen. Andere waren geschickter und wurden erst durch den Alltag, verbunden mit seinen üblichen Beschwernissen, zermürbt, woraus sich Widerstand gegen die Hausleitung und Aggression gegen die Mitbewohner entwickelten. In den österreichischen Hofspitälern dürfte man sich der erwähnten problematischen Aspekte durchaus bewusst gewesen sein, da sie gemeinsam abgehandelt wurden. Insassen wurden bei einem Verstoß gegen *den gerüngsten articul*[198] ausgeschlossen. Es wurde daher sofort seitens des Spitals und mit Wissen der Niederösterreichischen Regierung und Kammer gegen den Regelbrecher vorgegangen.

Nicht nur den Insassen drohte ein abgestuftes Strafreglement, im besonderen Fall sogar der Ausschluss, auch die Pilger mussten sich in Acht nehmen, um überhaupt in das Spital kurzfristig aufgenommen zu werden. Man sollte *guette achtung* geben, besonders die Feuerstätten im Auge haben und *andere* [ver]*wahrlosung*[199] vermeiden. Konkret formulierte die Spitalleitung ihre Vorstellungen in Bludenz im Jahr 1668: *Wann etwan arme leüth, bilgramb oder dergleichen persohnen khomen, die ain selzamen handl, wandel, reden und dergleichen sachen yeben, solle auf selbige guete obacht gehalten und dergleichen widerumb abgeschafft, auch ohne vorwissen und bewilligen aines ambts burgermaisters nit ein*[ge]*lassen*[200] werden. Beherbergte hingegen ein Spitaler einen Fremden über Nacht ohne Nachfrage bei der Hausleitung, so verlor er einen Teil seiner Pfründe[201].

Problematisch erwies sich das im 18. Jahrhundert immer beliebter werdende *doback schmauchen*, das in den Kammern und Kommunstuben verboten wurde, da man über die Verrußung der Räume wusste und vor allem die Feuergefahr nicht unterschätzte. Geraucht werden durfte, wenn überhaupt [*wann ja einer wegen der allzusehr angenommenen Gewohnheit sich dessen nicht mehr enthalten könnte*] nur im Hof oder in den Gärten, meistens drohte allerdings eine Strafe[202]. Licht und Feuer waren jene Domänen im Spital, die als generelle Gefahrenbereiche galten, da die alten Menschen allzu sorglos damit umgingen[203]. Es durfte kein „Licht“ (Öllampen oder auch Holzspäne) *bei grosser straff*[204] in die Kammern getragen werden, lediglich abends waren Kerzen erlaubt, die den Insassen den Weg ausleuchteten. In der Regel konnte in den Stuben noch bis acht oder neun am Abend bei Kerzenschein gearbeitet werden. Auch in der Küche musste das Feuer sorgsam gehütet werden und nur zur *kochzeit* [205]durften die Frauen und Männer sich ihr Mahl zubereiten, sofern nicht ohnedies eine Köchin (als Beispiele Abb. 84–92, S. 413–466) für diesen Zweck angestellt war[206].

---

198 Ebd. 478–480, hier 480 [89] (Hofspital Wien 1632/1652): *Von aufnemmung der armen leuth und wie sy sich halten sollen.*

199 Ebd. 395 [52f.] (Hofspital Wien 1551), 480f. [93] (Hofspital Wien 1632/1652).

200 Ebd. 513 [17] (Bürgerspital Bludenz 1668). Schwangere sollten nicht aufgenommen werden. Ebd. 579 [9] (Leprosenhaus Salzburg/Mülln 1619).

201 Ebd. 881 [7] (Bürger- und Klosterspital Melk 1770).

202 Ebd. 584 [16] (Bürgerspital Salzburg 1803); ebd. 651 [6] (Zitat) (Generalordnung Steiermark 1731); ebd. 689 [4] (Versorgungshäuser Judenburg 1828); ebd. 756 [3.3] (Herrschaftsspital Eferding 1762).

203 Ebd. 888 [6] (Bürgerspital St. Pölten 1756): *solle auch ein jeder mit dem feur und licht behuetsamb umgehen, damit er oder sie durch ihre fährläsßigkeit im spittal keine feuersbrunnst verursache, alß worfür ein solcher sodann empfündlichst wurde gestraffet werden*; ebd. 934 [15] (Bürgerspital Wien 1745, Ordnung des Bürgerspitals außerhalb der Krankenstuben): *in die stuben solle von niemanden, bey würklicher ausstossung aus dem spital, weder liecht noch glut gebracht, auch die gemeinsame latern jedesmahl von den stubenvattern oder -muttern angezundet und ausgelöschet werden.*

204 Ebd. 752 [6] (Herrschaftsspital Eferding 1608).

205 Ebd. 576 [9] (Bürgerspital Salzburg 1610).

206 Plasser, Erhardspital 182; Scheutz–Weiss, Spital als Lebensform 576 [9], 593 [5], 752 [6], 947 [5], 976 [3], 1071 [2]; Noll, Pflege 225.

Wurde der Ausgang der Insassen zeitweise überwacht, wenn auch nicht gänzlich unterbunden[207], so fiel zumindest der Besuch des Wirtshauses und der Weinschenken ähnlich wie das Betteln im öffentlichen Raum in der Regel unter die „Verbote", er war *auf das schärfste untersagt*[208]. Das Betrinken und Vollsaufen in der Öffentlichkeit galt als Skandalon, welches dem Spital Spenden entziehen konnte und nicht mit dem gottesfürchtigen Leben im Haus vereinbar war[209]. Gelegentlich thematisiert wurde in den Hausordnungen der Diebstahl und das „Vertragen" von Lebensmitteln außer Haus, wofür man in die anstaltsinterne Kerkerzelle wanderte und die Pfründe für längere Zeit verlor. Begehrlichkeiten weckten die Nachlässe der Verstorbenen, wo sich die Insassen aus Truhen der Verblichenen gerne mit noch brauchbarer Kleidung und Kleinmünzen bedienen wollten[210].

Als durchaus wichtig, beinahe selbstverständlich galt der Aspekt, dass die Hausbewohner nicht *zwischen den eehalten und dinstpoten unzimlich und unpillich unwellen und unrue machen noch zwischen dem untermeister und dienstpoten noch undereinannder*[211]. Oberflächlich betrachtet, sprach diese Regelung den viel gepriesenen Hausfrieden an, doch verbarg sich dahinter wesentlich mehr, es ging darüber hinaus um die wichtigen zwischenmenschlichen Beziehungen, die nicht dauerhaft gestört oder zerstört werden durften[212]. Die Einordnung in den und die Selbstkontrolle im Hausverband sollten funktionieren, und außerdem wollte die Hausleitung den neu Eintretenden verdeutlichen, dass im Spital eine funktionierende Hierarchie bestand. Wer die von Menschenhand verfasste, *vorgeschriebene ordnung*[213], die frühneuzeitlich christlich inspiriert und als Religionsgebot angelegt war (Verlesen nach der heiligen Messe oder dem Rosenkranz), geflissentlich ignorierte, musste nach erfolglosen Ermahnungen letztendlich mit Bestrafungen rechnen, die den Leib kasteiten. Davon war auch der Spitalmeister nicht ausgenommen, der kein Recht hatte, von den Insassen „Trinkgeld" anzunehmen oder gar zu erpressen[214].

5.7 Sauberkeit und erste Ansätze der Hygiene im Haus

In größeren Städten wie Nürnberg, Regensburg oder Wien waren die frühneuzeitlichen Frauen, Männer und Kinder unentwegt üblen Gerüchen ausgesetzt, die sich der moderne Mensch kaum mehr vorzustellen vermag. Die „Fundamentalgerüche", die ebenso den Besuchern einer Stadt, eines Spitals oder eines Zuchthauses unbarmherzig entgegen-

---

207 Zuletzt mit interessantem Ansatz für das Bürgerspital in Würzburg Bergerhausen, Klientel 89–94.

208 Scheutz–Weiss, Spital als Lebensform 562 [12] (Bürgerspital Mühldorf 1799); Weiss–Kramml, Bürgerspital 79. Die Eferdinger Spitalordnung von 1777 normiert hier überraschend großzügig, wenn die Insassen auch sommers spätestens um 9, winters um 8 Uhr wieder ins Spital zurückzukehren hatten: „Jedoch ist ihnen [den Spitalinsassen] erlaubt, manchmal in den Wirtshäusern der Stadt allein oder mit ehrlichen Leuten einen Trunk zu thun, dabei sich aber des Volltrinkens, des Zankens, Scheltens, des Schwörens und unehrbarer Worte und Werke zu enthalten"; Grienberger, Erbstift 295.

209 Scheutz–Weiss, Spital als Lebensform 584 [13] (Bürgerspital Salzburg 1803); ebd. 899 [5] (Herrschaftsspital Weitersfeld 1673); ebd. 903 [11] (Bürgerspital Wiener Neustadt 1622): *auf das sie hiemit niemandts ärgernus geben*; ebd. 934 [18] (Bürgerspital Wien 1745); ebd. 1071 [3] (Herrschaftsspital Forchtenau 1793).

210 Ebd. 568 [17] (Bürgerspital Salzburg 1512); ebd. 583 [9f.] (Speiseordnung Bürgerspital Salzburg 1803).

211 Ebd. 569 [25] (Bürgerspital Salzburg 1512).

212 Vgl. ebd. 688–691, hier 691 [10f.] (Versorgungshäuser Judenburg 1828).

213 Vgl. ebd. 652 [Anmerkung] (Generalspitalordnung Steiermark 1731); ebd. 934 [19f.] (Bürgerspital Wien 1745).

214 Ebd. 658 [12] (Bürgerspital Eisenerz 1763); ebd. 705 [12] (Bürgerspital Radkersburg 1781).

schlugen, gehörten zu jenen Eindrücken, die auf das unmittelbarste mit dem erstmaligen Erleben einer Stadt oder einer Institution verbunden waren. Dem deutschen Aufklärer Immanuel Kant (1724–1804) schien daher der Geruch als „Organsinn“ sogar entbehrlich zu sein, denn es existierten für ihn zu viele Gegenstände des Ekels. Vor allem in der wärmeren Jahreszeit dominierten die Ausdünstungen der Aborte, der Kanalgase, der Totendünste und anderer Geruchskulissen, bevor die erste Hälfte des 19. Jahrhunderts „reine“ Luft einforderte und ein modernes Kanalsystem anlegen ließ[215]. Der Siegeszug der wissenschaftlichen Hygiene (erwähnt sei der „Homo Hygienicus“) vollzog sich jedoch erst im 19. Jahrhundert[216].

Der „widrige Spitalgeruch“ wurde ähnlich wie jener der Stadtluft spätestens im 18. Jahrhundert als gesundheitsgefährdend angesehen, wobei man sich auf medizinische Erkenntnisse berief, die im Verlauf von Epidemien gewonnen worden waren. In besonders drastischen Fällen wurde die „Spitalfäulnis“ heraufbeschworen, der Inhalt der Nachtstühle und der Geruch eiternder Wunden[217]. Generell sollte die „gute Policey“, im Speziellen die Gesundheitspolicey, die hygienischen Bedingungen in den Häusern nachkorrigieren, die Schmutz- und Kothaufen beseitigen sowie die Atemluft verbessern[218].

Verfügte bereits die Ordnung des Hl.-Geist-Spitals in Ingolstadt aus dem Jahr 1580, die Fenster am Morgen sowohl im Sommer als auch im Winter mindestens eine Stunde „von wegen des yblen Geschmaks halber“[219] zu öffnen, so konnte dies unter den Insassen zu gröberen Auseinandersetzungen führen. Um 1690 weigerte sich, um ein Beispiel zu geben, Catharina Märckhlin, Pfründnerin des St. Katharinenspitals in Regensburg, die Fenster zu öffnen. Sie wollte damit verhindern, dass Männer einen Blick in die sog. Küferstube erhaschen konnten, in der sie und sechs weitere katholische Frauen schliefen. Aufgrund der schlechten und feuchten Luft begannen die Speisevorräte ihrer Bettnachbarin Helena Lauterbeck zu schimmeln, doch rieten die Regensburger Spitalbeamten nur dazu, ihre Lebensmittel an einem anderen Ort zu verwahren. Lauterbeck musste auch mit dem Vorwurf leben, selbst den Mindeststandards der Hygiene nicht zu genügen, da sie angeblich jeweils an einem Samstag ihr Gesicht, ihre Hände und ihre Füße mit ihrem eigenen Urin wusch. In den Wintermonaten versuchte man ohnedies die Fenster geschlossen zu halten, da der hohe Holzverbrauch als größeres Problem als abscheuliche Raumluft galt[220].

In der erwähnten Pfründnerstube wurde auch Wäsche gewaschen[221], die zu weiterer Schimmelbildung führte und eine Frau hielt überdies Hühner, die sich ohne Einschränkung im Zimmer bewegen konnten, womit Ungeziefer einherging. Duldete die Regensburger Spitalleitung zumindest noch Hunde[222], so ging der Spitalmeister im Klagenfurter Bürgerspital in der zweiten Hälfte des 18. Jahrhunderts rigoros gegen Hühner, Geflügel und Haustiere in der Anstalt vor. Die Nutztiere sollten erwürgt und den Besitzern übergeben und die Hunde aus dem Spital vertrieben werden. Ein Teil der Truhen, Kisten und

---

215 Payer, Gestank von Wien bes. 9–77; Weiss, Stilles Örtchen 228; vgl. dazu einführend Kellner, Pesthauch; Corbin, Pesthauch; Frey, Der reinliche Bürger.

216 Thaler, Gesunde Kunst 93–101; Vigarello, Wasser 200–203; Labisch, Homo Hygienicus.

217 Neumaier, Pfründner 272f.

218 Iseli, Gute Policey 50, 70–76; Kellner, Pesthauch 145–151.

219 Hofmann, Regeln 348f.

220 Neumaier, Pfründner 273f.

221 Vgl. auch Hofmann, Regeln 352 [14], 354. Nasse Wäsche führte zu Schäden in der Stube.

222 Neumaier, Pfründner 274f.

Kästen, welche den Lichteinfall verringerten und die Luftzirkulation behinderten, wollte die Leitung beschlagnahmen und anschließend in einer konzertierten Aktion zerschlagen sowie verbrennen lassen. Hygiene konnte daher auch in absolute Kontrolle und drastische Maßnahmen umschlagen[223].

In der Frühen Neuzeit pflegte man, auch wenn es dem Magistrat nicht passte, noch einen sehr lockeren Umgang mit dem „Wasser abschlagen" und nicht einmal für Frauen war es ungewöhnlich, an öffentlichen Orten ihre Notdurft zu verrichten. Wer allerdings den Abtritt verschmutzte oder sich womöglich an der Hausmauer erleichterte, bekam rasch Probleme, die in blutigen Auseinandersetzungen münden konnten. Der Regensburger Pfründner Georg Perthold, der wegen seiner „unsauberkeiten" den Hass der Mitbewohner auf sich gezogen hatte, da er auch noch regelmäßig auf das Brennholz zu spucken pflegte, wurde schließlich mit einem Stock verprügelt. Trotz seiner Verletzungen entzog ihm die Spitalleitung fünf Tage lang Kost und Trank[224].

Die Sozialgeschichte des „Drecks"[225] belegt, dass der Akt der Defäkation mit der Anhebung der Schamgrenze im 16. Jahrhundert allmählich intimisiert, privatisiert und mit Scham sowie Peinlichkeitsgefühlen belegt wurde. Die Entsorgung der menschlichen Fäkalien stellte dabei kein unlösbares Problem dar, denn der menschliche Kot war in der Landwirtschaft als wertvoller Rohstoff begehrt. Die Spitalbetreiber ließen meist in unmittelbarer Nähe zum Haus eine Grube, einen „Ab-Ort"[226], also einen abseits gelegenen Ort in Form einer kleinen Holzhütte, errichten, der üblicherweise mit Sitzen und einer Überdachung als Schutz gegen Wetter und Kälte ausgestattet war. Existierten bereits Abtritte im Hausinneren, mussten die Exkremente nach unten entsorgt bzw. ausgeschöpft werden oder sie wurden wie in Bozen, Hall/Tirol oder Trient über Kanäle mit fließendem Wasser wegtransportiert[227]. Im erwähnten Hall/Tirol stand im Heiligen-Geist-Spital für die Kranken eine Siechenkammer zur Verfügung, welche laut Ordnung des Spitalunterpflegers aus dem Jahr 1511 *im winckl bey der vordern mauren ain gut starckh secret für die krannckhn auf den pach, so daselbs durchrint, richten*[228]. Für Personen mit psychisch-mentalen Erkrankungen („Narren", „Närrin") sollten zwei eigene *camern* gebaut werden, damit sie ebenfalls die Abtritte aufsuchen konnten. Die anderen Pfründner mussten sich das Sekret am Gang teilen. Obwohl man in der Siechenkammer und im anliegenden Sekret offensichtlich auf Sauberkeit viel Wert legte, beschwerten sich dennoch die Bewohner der höher liegenden Zimmer über die „Dämpfe"[229]. Die Fenster dieser Kammern sollten immerhin verglast werden, damit der üble Geruch nicht weiter *hinein swingen*[230] konnte.

Getrennte Sekrete oder Aborte für Kranke und Gesunde waren eher ungewöhnlich in Spitälern und üblicherweise fanden sich – wenn überhaupt – „Toiletten" nur im jeweiligen Stock[231]. Im Salzburger Bürgerspital sollte Hygiene zumindest laut der Norm

---

223 Weiss, Unglück 213; KLA, Milde Stiftungen, Stiftbriefe und Stiftungsakten (AT-KLA 189), I Sch. 27, Sch. 256, Fasz. 5, fol. 103r–105v.

224 Neumaier, Pfründner 275.

225 Siehe den Ausstellungskatalog: Dreck, Tiroler Volkskunstmuseum.

226 Einführend dazu Reith, Abort.

227 Weiss, Stilles Örtchen 228f.; Frey, Der reinliche Bürger 320f.; Reso, Fetzkacheln 83, 85.

228 Scheutz–Weiss, Spital als Lebensform 543 [18] (Bürgerspital Hall/Tirol 1511); Moser, Hall, hier 618.

229 Moser, Hall 112, 619; Weiss, Stilles Örtchen 230.

230 Scheutz–Weiss, Spital als Lebensform 543 [20] (Bürgerspital Hall/Tirol 1511).

231 Interessant und auffällig sind die Umbauarbeiten um 1800 in Merxhausen, um die Aborte ins Haus verlegen zu können; Noll, Pflege 216f.

von 1512 wortgewaltig erzwungen werden: *Item es sol auch ain yeglichs den haimlichen gemach oben unnd unnden brauchen unnd den sauber innhaben, imm ganng nit unseuberen in khain weis, darumb dann manigs groß mißvallen unnd grausen darob nymbt*[232]. Wie die alten Frauen und Männern mit bloß zwei „heimlichen Gemächern" angesichts der häufigen Durchfallerkrankungen ein Auslangen finden konnten und nicht weiterhin die Gänge verunreinigten, sei dahingestellt. Erst nach der Errichtung des dreigeschossigen Arkadentraktes nach der Mitte des 16. Jahrhunderts mit weiteren „Toiletten" dürfte sich die Situation deutlich entspannt haben. Wurde eine Person bei der „Unsauberkeit" in flagranti erwischt, konnte die Spitalleitung nur mit kurzfristigen Strafen reagierten, da man die alten, kranken Menschen ohnedies nicht auf die Straße jagen konnte. Kranke konnten lediglich den Nachttopf, die Leibschüssel oder einen von fünf Leibstühlen benutzen. Um den Insassen des Bürgerspitals die Möglichkeit zur umfassenden Körperreinigung im Sinn der mittelalterlich-frühneuzeitlichen Vorstellung zu bieten, stand am Ende der Salzburger Getreidegasse (Nr. 50) seit Beginn des 15. Jahrhunderts das Spitalbadehaus zur Verfügung (Aderlass, Haar- und Bartschur)[233].

Im herrschaftlichen Spital in Spittal (an der Drau) schliefen die Insassen um 1600 in zweispännigen Betten, wodurch Klagen, Streitigkeiten und mangelnde Hygiene bereits vorprogrammiert waren. In der Ordnung vom 1. Jänner 1654, in der dem Aspekt Sauberkeit besondere Bedeutung zukam, wurde die sog. Auswarterin zur Bekämpfung der Gerüche und „Dämpfe" verpflichtet. Sie hatte die Räume zu räuchern und die Armen waren ihrerseits verpflichtet, die Stuben zu kehren. Besondere Obacht galt auch den *secrethäusern*, deren Türen stets zu schließen waren, ein Hinweis auf den Bekanntheitsgrad der Miasmentheorie. Alle 14 Tage durften die Hausbewohner – wie in Salzburg – das reinigende Bad besuchen[234].

Bei den Neugründungen von Spitälern wurde auf die entsprechende Ausstattung des Hauses mit „Toiletten" (samt Sitzgelegenheiten) geachtet. Im burgenländischen Ort Forchtenstein, unterhalb der Namen gebenden Burg gelegen, wurde im Jahr 1759 ein Testament Pauls I. Esterházy von 1695 eingelöst. Für 24 Personen waren zumindest sechs Aborte vorgesehen. Abtritte wurden spätestens ab dem 18. Jahrhundert zunehmend ins Haus verlegt, wie sich anhand von Dokumenten aus dem steirischen Markt Eisenerz belegen lässt. Noch im Jahr 1764 mussten die Insassen des Bürgerspitals knapp 24 Meter aus dem Haus gehen, womit vor allem die älteren Menschen bei Wind und Wetter Probleme hatten und zu „eckelhafter unsauberkeit verleittet"[235] wurden. Die veranschlagten Kosten

232 Scheutz–Weiss, Spital als Lebensform 569 [21] (Bürgerspital Salzburg 1512): *Wer aber den gemach und seinen eingang unseubert und begriffen wirt, dem sol die pfrunt genomen werden desselben tags durch den unndtermaister oder durch dy geordennt perschon abgeschafft werden*; Stadler, Bürgerspital in Salzburg 51.

233 Weiss, Stilles Örtchen 231; ders., Bürgerspital 139; Scheutz–Weiss, Spital als Lebensform 126f.; dies., Spitäler 221; Stadler, Bürgerspital in Salzburg 67. Zur Frage der Leibstühle auch Scheutz–Weiss, Spital als Lebensform 907 [3] (Bürgerspital Wiener Neustadt 16. Jh.). Als besonders schwierig galt es, Kinder an Sauberkeit zu gewöhnen, ebd. 916 [2] (Bürgerspital Wiener Neustadt 1658); ebd. 922 [4] (Bürgerspital Wiener Neustadt 1691).

234 Ebd. 158f.; ebd. 638 [2] (Herrschaftsspital Spittal 1654); Türk, Ortsgeschichte 415; Weiss, Stilles Örtchen 231; ders., Hund 191f. In den österreichischen Hofspitälern war ebenfalls monatlich oder alle zwei Wochen der Besuch des Bades vorgesehen. Männer und Frauen badeten bisweilen aus moralischen Gründen getrennt; ebd. 423 [21] (Hofspital Laibach 1559); ebd. 437 [19] (Hofspital Wien 1568); ebd. 467 [30] (Hofspital Wien 1632/1652), vgl. zur Moral auch ebd. 571 [34] (Bürgerspital Salzburg 1512); zu den Bädern und ihrer Interpretation in Regensburg Kellner, Pesthauch 168–171.

235 Kloibhofer, Bürgerspital 115; Watzka, Arme, Kranke, Verrückte 88; Scheutz–Weiss, Spital als Lebensform 176.

beliefen sich auf knapp 156 fl., welche neben einer baulichen auch eine hygienische Lösung versprachen.

In der ständischen Stadt Klagenfurt lässt sich anhand der Spitalstatuten der Jahre 1688, 1756 und 1762 die Relevanz des Aspektes Hygiene sehr gut verdeutlichen. Die Argumente änderten sich kaum, doch verschob sich die Wertigkeit und der Stadtmagistrat sowie die Stände ließen den Gesichtspunkt der Sauberkeit um 1750 bereits zentral abhandeln. Die „Seiberkheit haltung in dem Spittall“[236] wurde allerdings schon in der zweiten Hälfte des 17. Jahrhunderts als wesentlich herausgearbeitet. Neben den üblichen Räucherungen mit *cranbethpeer* [237](Wacholder) und der eher seltenen Verwendung von Essig[238] mussten die Tische und Bänke in der Tafelstube wöchentlich abgerieben und die Bettwäsche regelmäßig gewechselt werden. Da nicht genügend Abtritte vorhanden waren, sollten im Hof zusätzliche errichtet werden, damit vor allem die „ainfalt“ besonders diese „Toilette“ benutzen konnten. Alle Ge- und Verbote halfen wenig, die „heimlichen Gemächer“ waren unsaubere Orte und die Hausbewohner verrichteten ihre Not bevorzugt an der Hausmauer oder im öffentlichen Raum. Wanzen, Flöhe und anderes Ungeziefer nahmen in der Anstalt zu, sodass die Spitalleitung 1762 sogar Stockstreiche androhte, die lediglich den „Blödsinnigen“ erspart bleiben sollten. Die Stubenväter und -mütter hatten dafür zu sorgen, dass nachts niemand nackt schlief und in diesem paradiesischem Zustand den Abort aufsuchte[239].

Im mittelalterlichen Wiener Bürgerspital zeigten sich vor allem die reichen Pfründnerinnen und Pfründner besorgt um die eigene „Toilette“ und so musste im Jahr 1454 für Anna Steirecker ein nur für sie bestimmter Abort gebaut werden. Die Spitalobrigkeit musste sich das Wasser des Wienflusses sichern, um die „Sekrete“ aus den Senkgruben spülen zu lassen. Konflikte ergaben sich mit den Brüdern des Heiligengeistspitals, welche das Flusswasser zu ihrer Mühle umleiteten und die Insassen des Bürgerspitals förmlich auf ihren Exkrementen sitzen ließen. Der schwelende Konflikt dürfte bereits in den Jahren 1271 bis 1289 gelöst worden sein, sodass beide Parteien weiterhin ihre Wasserrechte gewahrt sahen[240].

Die Spitalmeisterin oder -meierin hatte besonders darauf zu achten, dass die Körper- und Bettwäsche in regelmäßigen Abständen gewechselt wie gewaschen wurde (die Bettwäsche zumindest alle vier Wochen, die Körperwäsche wöchentlich) und sich auch die Insassen einer Körperreinigung unterzogen. Für den Erhalt der Kleidung sollte ein wenig Geld zurückgelegt werden[241]. In Gleisdorf in der Steiermark finanzierte die Herrschaft für zehn Personen die Identität stiftende blaue Kleidung, die sorgsam behandelt werden musste und alle zwei Jahre auszuwechseln war. Um sauber in der Öffentlichkeit auftreten zu können, stand zum Waschen für Hände, Gesicht und Körper auch ausreichend Seife

---

236 Mak, Alltag 180 [20].

237 Scheutz–Weiss, Spital als Lebensform 638 (Herrschaftsspital Spittal 1654).

238 Ebd. 972 [2] (Bürgerspital Wien 1670).

239 Mak, Alltag 180f. [20f.]; Scheutz–Weiss, Spital als Lebensform 624 [8] (Bürgerspital Klagenfurt 1756); ebd. 631 [8] (Bürgerspital Klagenfurt 1756), fast wortident für das Armenhaus Klagenfurt ebd. 628 [8]; Olexinski, Armen- und Krankenpflege 118f., 222f.; Weiss, Stilles Örtchen 231. Es galt generell als unangemessen, sich in der Stube zu entblößen; Neumaier, Pfründner 276.

240 Pohl-Resl, Rechnen 100; Weiss, Stilles Örtchen 230.

241 Weiss–Kramml, Bürgerspital 96; Scheutz–Weiss, Spital als Lebensform 584 [18] (Bürgerspital Salzburg 1803); ähnlich im Markt Spittal in Kärnten. Vgl. ebd. 638 [6] (Herrschaftsspital Spittal 1654) – die Kranken erhielten alle 14 Tage frische Leintücher.

zur Verfügung[242]. In den österreichischen Hofspitälern, in welchen die Insassen mit grauschwarzer Bekleidung ausgestattet wurden, durften die Hosen, Mäntel und Röcke (versehen mit einer Zahl, um einer Verwechslung vorzubeugen) je nach Notdurft getauscht werden. Das Ansehen der Anstalt und die *saubrigkeit*[243] der Menschen im Haus waren scheinbar wichtiger als die anfallenden Kosten. In den klein dimensionierten Häusern wurde hingegen mehr auf Wirtschaftlichkeit geachtet, ohne jedoch den Aspekt der Reinlichkeit auszuklammern[244]. Bereits im Spätmittelalter nahm die Spitalleitung den Kampf gegen das Chaos in den Anstalten auf und ließ im Jahr 1436 im Hôtel Dieu in Paris 36 herumstreunende Hunde, welche sogar auf den Betten schliefen, einfangen und töten[245]. Die arbeitsfähigen Bewohner mussten – wie erwähnt – die Stuben kehren, diese mit Wacholder räuchern, den hilfsbedürftigen Mitinsassen bei der Körperpflege helfen und ihnen die Medikamente reichen sowie beim Heizen der Öfen in der kälteren Jahreszeit Mithilfe leisten. Einen weiteren wichtigen Stellenwert genossen zudem die gesunde Zubereitung der Speisen und die Krankenpflege[246].

Ende des 18. Jahrhunderts kämpften die Verantwortlichen mit der Umsetzung der Vorgaben aus den Instruktionen, die nur bedingt Aussagen über die Sauberkeit der Bewohner der Spitäler und frühen Krankenhäuser zulassen. Im hessischen Spital Merxhausen kritisierte im September 1789 der Obervorsteher die „Unflätereien“, welche durch den Mangel an Hemden und Bettzeug entstanden waren. Obwohl die Wäsche mit Kot und Menstruationsblut besudelt war, musste diese oft wochenlang getragen werden, ohne getauscht zu werden. Das Haus stank nach Kot, Urin, Blut und Erbrochenem; Läuse sowie Wanzen fanden damit gute Lebensbedingungen vor[247]. Andere Spitäler suchten Armut mit Würde zu verbinden und legten auf reinliche Kleidung, gekämmte Haare[248], ein sauberes Gesicht sowie gewaschene Hände in den Spitalordnungen Wert[249]. Fand die Spitalkommission bei ihren Besuchen *gestank, geschmachen, säuerey, ungeziewer*[250] vor, so schadete dies eindeutig der Ehre des jeweiligen Spitalmeisters und der Stadtrat fühlte sich verpflichtet, zumindest wortgewaltig einzugreifen. Nicht ohne Grund befürchtete die Obrigkeit bei derartigen Verhältnissen den Verlust von möglichen Almosen und die Gunst der Wohltäter.

---

242 Ebd. 181, 663f. [5, 24] (Herrschaftsspital Gleisdorf 1743); ähnlich ebd. 702 (Bürgerspital Neumarkt/Steiermark 1764); ebd. 757 [1], ebd. 766 [2] (Herrschaftsspital Eferding 1745, 1787).

243 Ebd. 424 [26] (Hofspital Laibach 1559); ebd. 443 [49], ebd. 445 [64] (Hofspital Wien 1568); ebd. 476 [72] (Hofspital Wien 1632/1652); ebd. 489 [5] (Hofspital Graz 1752). Vgl. 865 [10] (Bürgerspital Horn 1596).

244 Als Beispiel ebd. 562 [11] (Bürgerspital Mühldorf 1799).

245 Vigarello, Wasser 70.

246 Vanja, Offene Fragen 25; Weiss, Stilles Örtchen 229; Stolberg, Homo patiens 173f.

247 Noll, Pflege 253f.

248 Die Haare sollten im Hof gekämmt werden, um die Läuse nicht im Haus zu verbreiten; Scheutz–Weiss, Spital als Lebensform 906 [1] (Bürgerspital Wiener Neustadt 16. Jh.).

249 Am Beispiel des Armenhauses Scheibbs im 19. Jh. Scheutz, Supplikationen 158f.; ders.–Weiss, Ort der Armut 185.

250 dies., Spital als Lebensform 890 [6] (Bürgerspital St. Pölten 1775); ebd. 900 [11] (Herrschaftsspital Weitersfeld 1673); ebd. 1077 [13] (Herrschaftsspital Forchtenau 1759).

5.8 Kranke und deren Versorgung

Dominierte das gleichsam klösterliche „Gebetsregime“[251] den Alltag, womit der Mensch auf die Wohnung des Herrn, den Himmel, vorbereitet werden sollte, so wurde dennoch auf die Versorgung der Kranken in den Spitälern nicht vergessen[252]. In der Instruktion für den Herrschaftsspitalpfleger (Schifer'sches Erbstift) in Eferding hieß es im Frühsommer 1793: *Die pflegung der kranken ist das heilsamste institut für die nothleidente menschheit, der pflegsbeamte hat daher bei seinem täglichen besuche der pfründler sich ihrer gesundheitsumstände wegen zu bekümmern, den kranken alsogleich in das krankenzimmer überbringen und dem in Eferding befindlichen medico die erkrankung des pfründlers wissen zu lassen. Die medizin ist von dortiger apotheke zu nehmen*[253]. Visitationsberichte und -protokolle, welche den Alltag dokumentierten, berichten jedoch von einer anderen „Wirklichkeit“: Eine Krankenwärterin fehlte vielerorts, die Pfründner pflegten einander unwillig und verlangten sogar eine Belohnung und der Arzt kam unregelmäßig ins Haus, „wan ihme gleich bißweilen ein pott geschickht“[254]. Die Würzburger Klagen wurden in Salzburg 1637 bestätigt. Kümmerten sich zwar Dienstboten und Insassen um die Erkrankten, so fehlte es auch nicht an Negativstimmen, die meinten, dass sie „zu wenig in obat [Obacht, Betreuung] genomben“[255] wurden. 1795 wünschten sich die Kranken in Salzburg neben eigener Kost aufgrund der Unruhe im Krankenzimmer eine bessere Verteilung, die Frauen begehrten die Einstellung von weiteren Dienstmägden, da sie nicht von Männern betreut werden wollten. Der zuständige Pfarrer kritisierte die zu häufige Inanspruchnahme der hl. Sakramente, die dadurch gering geschätzt würden. Außerdem sollte ein Priester im Haus schlafen, da manche Patienteninnen und Patienten plötzlich während der Nachtstunden verstarben und nicht mehr seelsorglich betreut werden konnten[256].

Wurde der Aspekt der Krankenpflege in die Ordnungen der österreichischen Hofspitäler aufgenommen und detailliert abgehandelt[257], so beschäftigten sich die Bürgerspitäler und kleineren Anstalten mit dieser Angelegenheit nur am Rande, als einen von mehreren Gesichtspunkten. Noch in der spätmittelalterlichen Diktion hieß es für das Salzburger Bürgerspital im Jahr 1512: *Item es sollen auch die ytzgeordenten mann und frauen mitsambt dem unndtermaister ordenen und schaffen bey tag und nacht über die kranngkhen, die da arbaitten und sich stellen zu dem todt demselben obzesytzen, wachen und beystanndt thun, ettliche vor und ettliche nach mitternacht treulich und on gever. Wo aber solch geschefft on zimlich und billich ursach widersässig wurde gefunden, der sol gestrafft werden nach gelegenhait*[258]. Wie die Ordnungen flächendeckend belegen, gehörten kranke Frauen und

---

251 Vgl. dazu das Kap. 5.4, 372–382.

252 Vgl. dazu bes. das Kap. 4.4.8.1, 333–337.

253 Scheutz–Weiss, Spital als Lebensform 773 [11] (Herrschaftsspital Eferding 1793).

254 So die Klagen im Würzburger Bürgerspital Bergerhausen, Quellen 239 [14], 1620 Juni 22.

255 Stadler, Bürgerspital in Salzburg 78.

256 Ebd. 177–179; ders., Generalvisitation 144f., 148, 151, 154. In Lambach separierte die Spitalleitung die Kranken von den Gesunden: Scheutz–Weiss, Spital als Lebensform 824 [9] (Klosterspital Lambach 1691); ähnlich in Niederösterreich 870 [7] (Bürgerspital Horn 1728); ebd. 895 [12] (Herrschaftsspital Straß 1667).

257 Siehe Kap. 4.4.8.1, 333–337; als Beispiele ebd. 442f. [49] (Hofspital Wien 1568), 475f. [72] (Hofspital Wien 1632/1652).

258 Ebd. 568 [13] (Bürgerspital Salzburg 1512); ebd. 574 [7] (Bruderhaus Salzburg 1512).

Männer durchaus zum Erscheinungsbild eines Spitals und mussten vor ihrer Genesung oder ihrem Tod mitunter längerfristig gepflegt werden. Spitäler wurden vornehmlich für arme und *preßhafte*[259] Menschen gestiftet, nicht jedoch für Personen, die an ansteckenden Krankheiten wie Syphilis, Aussatz etc. litten[260]. Die Kosten für die ärztliche Behandlung – sofern möglich – und für notwendige Medikamente übernahm die Anstalt, außer es besaß eine Person noch Restvermögen, dann griff der Spitalmeister darauf zurück[261].

Erkrankte eine verarmte Person, so stellte häufig die Versorgung mit den Grundnahrungsmitteln ein großes Problem dar. Interessant ist daher der Hinweis aus Schwanenstadt in Oberösterreich, wo der Spitalmeister explizit angewiesen wurde: *wann ein spittäller oder spittällerin kranckh oder ligerhafft wierdet, also das ihme sothanne person die lebensmitl selbst nicht mehr eroberen oder schaffen khann, solle der spitlmaister derselben mit vorwissen und bewilligung eines ehrsammen rahths die unterhaltung umb einen billichen pfening raichen lassen und solches in der raittung mit einem gschäfftl belegen*[262]. Es war zwar vermutlich schwierig, um einen Pfennig verträgliche Krankenkost besorgen zu lassen, aber zumindest war für eine (vorübergehende bis dauerhafte) Lösung gesorgt. Fürchtete das Aufsichtspersonal den nahen Tod eines Insassen, rief man sodann fürsorglicher Weise den Benefiziaten, der das Haus nicht ohne Nachricht seines Aufenthalts verlassen durfte[263]. Letztverantwortlich war der Spitalmeister, der dafür Sorge zu tragen hatte, dass die Kranken meist von den Mitinsassen gut gewartet wurden und sich ohne Murren ihrem Leid hingaben. Vor allem jüngere, gesunde Spitalbewohner sollten abwechslungsweise die Tages- und Nachtschichten übernehmen, um niemanden ohne Hilfe und Gesellschaft sterben zu lassen[264]. Die Ordnung des Wiener Neustädter Bürgerspitals aus dem Jahr 1622 sah sogar vor, dass die Hausbewohner den Superintendenten bzw. den Spitalmeister informierten, sobald sie *einen kranckhen, armen und trostlosen menschen auff der gasßen*[265] fanden, der christlicher Hilfe bedurfte.

5.9 Der Tod und die Folgen. Soziale sowie finanzielle Auswirkungen des Sterbens

Der Tod war in den Spitälern stets gegenwärtig, war demnach kein überraschender Gast[266], doch die meist kranken Frauen und Männer – so z. B. der bürgerliche Fleischhauer Franz Weiß im Bürgerspital Klagenfurt, der im Spätwinter 1808 stets von vier kräftigen Personen hochgehoben werden musste, um seine zahlreichen Wunden verbinden zu können –, blieben zumindest in der Phase der Todesvorbereitung nicht allein. Sie hatten die Pflege ihrer Mitinsassen anzunehmen und durften weniger mit medizinischer als vielmehr mit letzter menschlicher Zuwendung rechnen. Die Sterbenden wurden begleitet,

259 Ebd. 582 [1] (Bürgerspital Salzburg 1803).

260 Ebd. 646 [10] (Spitalmeister Steiermark 1731).

261 Ebd. 592 [4] (Bürgerspital Tamsweg 1789); ebd. 657 [9] (Bürgerspital Eisenerz 1763); ebd. 704 [9] (Bürgerspital Radkersburg 1781).

262 Ebd. 744 [13] (Bürgerspital Schwanenstadt 1756).

263 Ebd. 756 [3.6] (Herrschaftsspital Eferding 1762).

264 Ebd. 569 [22] (Bürgerspital Salzburg 1512), Kritik an den Kranken; ebd. 890f. [7] (Bürgerspital St. Pölten 1775). Detailliert für das Wiener Neustädter Bürgerspital, 908 [8] (Bürgerspital Wiener Neustadt 16. Jh.); 916 [4] (Bürgerspital Wiener Neustadt 1658).

265 Ebd. 903 [13] (Bürgerspital Wiener Neustadt 1622).

266 Just–Weigl, Spitäler 180.

die Pfründner verschieden in ihren Betten, sie wurden üblicherweise nicht in ein Sonderzimmer abgeschoben, der Tod war akzeptiert und fand in den Wohnstuben statt. Sofern jemand gläubig war, vergab ihm der Priester seine Sünden und die Gebete von Freunden geleiteten den Sterbenden ins Jenseits[267]. Die Hausglocke kündigte den Tod des kranken Spitalers an und die Pfründner sollten sich ruhig in ihren Wohnräumen zusammenfinden, um ihres Mitbewohners zu gedenken. Sie durften ihn jedoch nicht mehr stören oder ihm ins *gesicht gaffen*[268]. Vielmehr wurden sie ermahnt, um Vergebung ihrer eigenen Sünden zu bitten und auch an ihre eigene Vergänglichkeit zu denken[269]. In der berühmten steinernen Stiftungsurkunde des Juliusspitals in Würzburg, die vom Bildhauer Hans Rodlein vom Herbst 1576 bis Juni 1578 geschaffen wurde und auf der Fürstbischof Julius Echter von Mespelbrunn (1573–1617) von der Dreifaltigkeit Segen und Gedeihen für seine Stiftung erfleht, ist u. a. die Darstellung eines bettlägerigen älteren Mannes von überregionaler Bedeutung, vor dessen Bett ein Priester steht, der in der linken Hand ein geistliches Buch hält. Mit mahnend erhobener rechter Hand richtet er eindringliche Worte an den Kranken, um ihn auf das Ende des Lebens vorzubereiten[270]. Zu überlegen bleibt jedoch, dass viele unter unsäglichen Schmerzen starben und dass die Vorstellung des „guten" Todes ein Idealbild darstellt[271]. Sehr selten deutete die Anstaltsleitung nach der Beschauung des Verstorbenen[272] die Hygienemaßnahmen im Anschluss an das Ableben eines *vatters* oder einer *muetter* an: das *pettgewandt* wurde *auf ain poden oder sonsten in ain lüfftiges orth gelegt und vorhero geseubert* [...], *grausen und allerhandt contagiosische kranchheiten dadurch zueverhüetten*[273].

Die Verantwortlichen im Spital dachten auf jeden Fall auch profan und über das Ableben des Einzelnen bereits hinaus und ließen nach dem Versehgang einer Person dessen Kammer und *sein Haabschafft*[274] versperren. Damit wollte man vermeiden, dass sich Mitinsassen unmittelbar nach dem Tod eines Hausbewohners aus dem geringen persönlichen Besitz bereicherten oder es zu eventuellen Erbschaftsstreitigkeiten kam[275]. Nicht einmal das Bett der verstorbenen Person sollte ohne den „Verordneten" *angerurt*[276] werden, die Schlüssel zur Kammer (bei Einzelbelegung), für den Kasten und Truhe etc. mussten in die Kanzlei gebracht oder beim Verwalter abgegeben werden[277]. Die im Haus lebenden Menschen waren bestenfalls eine Variable im Spitalalltag, ein – hoffentlich – trauriger Anlassfall bei ihrem Ableben, der sich meist in den Quellen widerspiegelt. In Wiener Neustadt wurde, um ein Beispiel zu geben, *ein aigen puech oder register*[278] geführt, in welchem

267 Weiss, Alltag 417, 419; ders., Unglück 220f.; Neumaier, Pfründner 364f.; Dirmeier, Hospitalanlagen 36; Mischlewski, Alltag 173.

268 Scheutz–Weiss, Spital als Lebensform 624 [9] (Bürgerspital Klagenfurt 1756).

269 So die Vorschrift für das Bürgerspital in Klagenfurt ebd. 628 [9] (Bürgerspital Klagenfurt 1756); dies., Spitäler 225; Olexinski, Armen- und Krankenpflege 119.

270 Weiss, Spitalgeistlicher 227, 225 (Abb. 2); Bünz, Menschen im Hospital 673f., 676.

271 Nolte, Todkrank. Die Autorin prägte den Begriff der „Sterbebettgesellschaft" (10).

272 Das Wiener Bürgerspital hatte einen eigenen Beschauer, der pro beschauter Person 15 xr. erhielt. Scheutz–Weiss, Spital als Lebensform 967f. (Bürgerspital Wien 1680).

273 Ebd. 464 [13] (Hofspital Wien 1632/1652).

274 Ebd. 568 [16] (Bürgerspital Salzburg 1512): *nit dieberey beschehe und das gotshaus und gemainer nutz nit gefrävelt werde.*

275 Hofmann, Regeln 348 [11], 351f. [10–11], 354. Die kranke Person hatte noch Zugang zum persönlichen Besitz.

276 Scheutz–Weiss, Spital als Lebensform 568 [15] (Bürgerspital Salzburg 1512).

277 Ebd. 583f. [11] (Bürgerspital Salzburg 1803).

278 Ebd. 908f. [9] (Bürgerspital Wiener Neustadt 16. Jh.), 974 [22] (Bürgerspital Wiener Neustadt

die Toten mit Tauf- und Zunamen sowie mit ihrer Sterbestunde und Hinterlassenschaft vermerkt wurden. Waren die wenigen Pfennige, die nach dem Tod „überblieben", von Interesse für die Hinterbliebenen und für die Bezahlung der Seelenmessen, so konnte man die restliche Habe, vor allem das gebrauchte Gewand der Frauen und Männer, üblicherweise nicht verkaufen, da sich potentielle Käufer davor ekelten. Dem Spitalmeister blieb lediglich die Möglichkeit, die Kleidung der Verstorbenen an Freunde zu verschenken, die deren Tod begleitet hatten oder andere persönliche Gegenstände zu verlosen[279]. Als ein Beispiel für viele seien nur einige Kleidungsstücke des Jakob Faitsch aus Eisenerz genannt (Mai 1759), die sich in seiner Truhe fanden. Der Gesamtwert belief sich auf 4 fl. 31 xr. und umfasste unter anderem vier Hemden, ein Paar Schuhe, ein Paar Strümpfe und einen grünen Lodenrock, den er wiederum von einem verstorbenen Mitinsassen geerbt hatte[280]. Im Salzburger Bruderhaus verlangte das Konsistorium, die höchste geistliche Stelle, von den Nicht-Pfründnern, die eine Anwartschaft auf eine Pfründnerstelle hatten, eine schriftliche Erklärung, dass ein eventuelles Vermögen an die Institution fiel und von den Erben nicht dem Haus entzogen werden konnte[281]. Besitztum und zu erwartende Erbschaften mussten bereits vor der Aufnahme in das Spital dem Verwalter gemeldet werden. Wer sich diesem Ritual nicht unterwarf, konnte bei Aufdeckung von Problemfällen sofort aus dem Haus geworfen werden[282]. In Wiener Neustadt wies die Ordnung von 1622 mit sanftem Nachdruck darauf hin, *daß er solch, sein verlasßung zu besagt dißem spittal ordne undt schaffe, in bedenkchung er nit allein von demselben undt desßen einkhommen alle guet und wohlthaten empfangen, sondern auch auf daß hernach andern armen christen desto reichlicher mitgetheilt werden möge*[283]. Die vorhandene Barschaft, Realitäten und Sachgüter sollten inventarisiert und beschrieben sowie der Oberbehörde inklusive einer Liste möglicher Erben gemeldet werden, damit weitere Vorkehrungen getroffen werden konnten[284]. Im Wiener Hofspital konnten hingegen die Insassen über ihr Vermögen durch *erbar unnd unverdächlich leut* ein Testament aufrichten; verstarben sie allerdings ohne Verfügung, dann ging ein eventuell vorhandenes *güetl* an das Haus. Hatten die Verstorbenen arme Kinder, konnte dennoch der Superintendent *nach gelegenheit viel oder wenig zugeben unnd verfolgen zulaßen macht haben*[285].

Bereits im Hoch- und Spätmittelalter arrangierten sich die Spitäler mit den Pfarren, um eigene Friedhöfe anzulegen, doch blieb das Begräbnisrecht in der Regel auf die Insassen, zu dem auch das Personal gerechnet werden konnte, beschränkt. Die bereits in den städtischen Zentren gelegenen Gottesacker verloren meist noch im 18. Jahrhundert das Begräbnisrecht und wurden aufgelöst[286]. Pflicht der gesunden und gehfähigen Pfründner

---

1670); für Wien ebd. 980 [10] (Wiener Bäckenhäusel 1714); 990f. [21] (Wien St. Marx 1715).

279 Ebd. 142f., 767 [4] (Herrschaftsspital Eferding 1787); Kloibhofer, Bürgerspital 142f.

280 Weiss, „Spittall in gröster gefahr" 200.

281 Scheutz–Weiss, Spital als Lebensform 131 (Bruderhaus Salzburg), in ähnlicher Weise galt dies für das Bürgerspital. Das Vermögen durfte bis zum Tod genutzt werden; ebd. 567 [8] (Bürgerspital Salzburg 1512).

282 Ebd. 582 [2] (Bürgerspital Salzburg 1803); ebd. 593 [2] (Bruderhaus Zell im Pinzgau 1800); ebd. 652 [9] (Generalspitalordnung Steiermark 1731); 846f. [9] (Bürgerspital Steyr 1757) – die Zinsen durfte der jeweilige Spitalbewohner für sich verwenden.

283 Ebd. 903 [15] (Bürgerspital Wiener Neustadt 1622).

284 Ebd. 657f. [10] (Bürgerspital Eisenerz 1763); ebd. 705 [10] (Bürgerspital Radkersburg 1781); ähnlich im Wiener Bürgerspital 1670 ebd. 973 [5] (Wiener Bürgerspital 1670) und im Burgenland ebd. 1077 [18] (Herrschaftsspital Forchtenau 1759).

285 Ebd. 398f. [73] (Hofspital Wien 1551); dies., Spitalordnung 320 [73].

286 Just–Weigl, Spitäler 180f.; Stadler, Bürgerspital in Salzburg 72–74; Weiss, Bürgerspital 138.

war es, dem verstorbenen Mitinsassen das letzte Geleit zu geben, nachdem diese in ein Totentuch von einer „dürn" eingenäht worden waren[287] und an den Seelenmessen teilzunehmen. Wer unerlaubterweise dem Begräbnis fernblieb, der musste als Strafe auf das Essen verzichten[288]. Bei der Bestattung waren auch *Possen* verboten und niemand sollte aus Pietätsgründen laut schreien oder lachen[289]. Im Wiener Hofspital wurden sogar Partezettel gedruckt und der Trauergottesdienst – ähnlich wie in Salzburg – durch Gesang feierlich gestaltet[290]. In Laibach/Ljubljana wurde auch der besonderen Angst Ausdruck verliehen, ohne Sakramente versterben zu müssen. Scheinbar hatte es der Spitalmeister in mehreren Fällen verabsäumt, rechtzeitig den Priester zu rufen, ein *unfleiß und verwarlosung*[291], die künftig nicht mehr vorkommen sollten. Verunglückte eine Person außerhalb des Hauses, so wurde vermutlich nach Maßgabe der Kosten und des Zustandes des Leichnams entschieden, ob eine Rückführung in den Spitalfriedhof möglich war. Zwei Frauen aus dem Regensburger St. Katharinenspital, welche in der Donau ertrunken waren und von Fischern erst donauabwärts geborgen werden konnten, beerdigte man daher in Donaustauf[292]. Den „letzten Weg" beging man teilweise auch am Land sehr feierlich, so im Markt Lambach, wo sich aus den Spitalrechnungen des Stiftsarchivs um 1750 pro *Leichenbegängnis* eine Summe von 6 fl. ergibt[293]. Auf Wunsch der Trauerfamilie hielten männliche und weibliche Pfründner während der Tages- und Nachtstunden bezahlte Totenwache in Bürgerhäusern ab und beteiligten sich bei Almosensammlungen, wobei sie einen kleinen Teil des Ertrags für sich behalten durften[294].

---

287 Weiss–Kramml, Bürgerspital 94. Hatten die Spitaler keine Leinwand *zum überthann* hinterlassen, sollte der Spitalmeister diese ankaufen, Scheutz–Weiss, Spital als Lebensform 744 [15] (Bürgerspital Schwanenstadt 1756). Die Toten wurden bisweilen ohne Sarg bestattet, so im St. Jakobsspital in Dresden 1595; Stanislaw-Kemenah, Spitäler in Dresden 500 [18].

288 Dies wurde auch im Visitationsprotokoll des St. Jakobsspital von 1555 verlangt: „Vom Begrebnuß: So ofte ein bruder durch Thodes fahl apgehet, sol die gantze Samlunge denselbigen Christlich zu Erden bestatten helffen, vnd sich keiner, daruon absentiren, Bei straffe, vnd beraubunge der pfrunde, eines gantzen tages"; ebd. 489.

289 Scheutz–Weiss, Spital als Lebensform 625 [9] (Bürgerspital Klagenfurt 1756).

290 Nowotny, Wiener Hofspital 25f.; Scheutz–Weiss, Spitäler 225; dies., Spitalordnung 319f.; dies., Spital als Lebensform 398 [71] (Hofspital Wien 1551): *Wann ein person im spittal mit todt abget, sollen die ceremonia unnd begrebnus dermaßen, wie es bey gedachtem de Sarava unnd biß hiheer gebraucht, auch im druckh auf einer zetl aufgedruckht werden, hinfüro auch gehalten, deßgleichen den abgestorbnen gewendliche exequie der erst, siebend und dreißigist, auch järlich der gotsdiennst unnd jarzeit mit aller andacht volbracht unnd darunder in albegen unnserer geliebsten gemachl löblichister gedachtnus, auch unnserer unnd irer lieb voreltern, deßgleichen Diego unnd seiner freundschafft als anfenngers gedacht, für unnserer und unnserer geliebten sün unnd nachkhumen, glückhliche regierung unnd wolfart, unnd in summa alles gemain anligen der heilligen cristlichen khirchen mit innigkheit unnd diemut gegen Gott gebet werden, unnd sollen mit der leich die zwen priester, sacristanus unnd alle arme leüth, so one sonnder beschwerd geen mügen, mitgeen.* Ebd. 415 [39] (Hofspital Wels 1554); ebd. 426 [39] (Hofspital Laibach 1559); ebd. 433 [34] (Hofspital Graz 1561); ebd. 449f. [81] (Hofspital Wien 1568); ebd. 458 [20] (Hofspital Aussee 1568); ebd. 484f. [114] (Hofspital Wien 1632/1652). Für Salzburg Stadler, Bürgerspital in Salzburg 72.

291 Scheutz–Weiss, Spital als Lebensform 425 [35] (Hofspital Laibach/Ljubljana 1559).

292 Neumaier, Pfründner 367.

293 StiftsA Lambach, Schbd. 227, Fasz. E/IV/1 g 2, Spital-Rechnungen 1745–1775, Spitalrechnung 1747 (Lichtmess 1748); Scheutz–Weiss, Spital als Lebensform 250 (Klosterspital Lambach); für die übliche Wacht erhielten die Mitbewohner kein Geld, sondern Bier und Brot. Zu den Begräbniskosten in Murau vgl. Brunner, Murau 539f.

294 Stadler, Bürgerspital in Salzburg 67; ders., Generalvisitation 245.

6. Speisepläne frühneuzeitlicher, österreichischer Spitäler in Fest- und Fastenzeiten und die Kritik an der Ernährungssituation im Spital

6.1 Quellenlage: Speiseordnung und Inventar

Nachrichten über die Speisegewohnheiten und die Nahrung von Spitalinsassen lassen sich aus verschiedenen Quellengattungen gewinnen: Neben den Einnahmen und Ausgaben verbuchenden Küchenbüchern/-rechnungen[1] und den ähnlich angelegten, aber einen größeren Rahmen abdeckenden Spitalrechnungsbüchern[2], den Zimmer für Zimmer über das Spital berichtenden Inventaren[3] sind vor allem die Spitalordnungen und die seit dem 15. Jahrhundert vermehrt überlieferten Speiseordnungen eine essentielle Quelle für den Bereich von Küche und Tischgemeinschaft in den vormodernen Spitälern. Die zwischen Werktagen, Sonn- und Feiertagen sowie Fasten- und Nichtfastenzeit differenzierenden Speiseordnungen als normative Quellen verraten uns im Regelfall die Anzahl der Mahlzeiten pro Tag und deren Nahrungsbestandteile in den Normalwochen. „Speiseordnungen sind [...] normative Quellen von relativer formaler Gleichförmigkeit. Sie dienten [meist] der Festlegung von Einzelportionen, der Kalkulation in der Küche und der Rechnungsführung. Mehr oder minder detailliert regelten sie die Pfründzuwendungen für jeden Tage der Woche wie für die zahlreichen Fest- und Fastenzeiten“[4]. Generell gelten die mitunter nach Insassengruppen differenzierenden Speiseordnungen[5] als wichtiger Teil der Hausordnungen, weil sie das Zusammenleben von Personal und Insassen regelten, doch verrät diese unterschiedlich ausführliche Quellengattung nicht unbedingt viel über die Praxis der Mahlzeiten. Die Ausführlichkeit der Angaben ist unterschiedlich: Manche der Speiseordnungen führen etwa das Frühstück oder die Jausenzeit nicht an, manche nur die auf die Woche, den Monat oder das Jahr gerechnete Verbrauchsmenge an Lebensmitteln bzw. deren pekuniäres Äquivalent. Saisonale Abweichungen werden pauschal angeführt, auf Krisenzeiten mit unmittelbarer Auswirkung auf die gereichte Nahrungsmenge verweisen die Speiseordnungen nicht. Auch das sicherlich mitversorgte Personal fehlt in den Speiseordnungen. Manche Speiseordnungen liefern keine oder nur unvollständige Angaben zu den gereichten Getränken oder führen nur besondere Feiertage und deren als Pitanzen verabreichten, zusätzlichen Lebensmittelspenden an.

---

1 Krug-Richter, Fasten und Festmahl 26–30; Kühne, Essen und Trinken 31f. Der Text ist eine leicht überarbeitete Fassung von Scheutz–Weiss, Speisepläne.

2 Aspelmeier, Entwicklung

3 Kühne, Essen und Trinken 32.

4 Krug-Richter, Hafergrütze und Hirsebrei 180.

5 Kühne, Essen und Trinken 28–30; als Edition etwa Bergerhausen, Quellen 65–68, 70–78.

Für den österreichischen Raum konnten aufgrund eigener Quellenstudien insgesamt 29 unterschiedlich ausführliche Speiseordnungen erschlossen werden, wobei die meisten Speiseordnungen die Darstellung eines Wochenschemas (Normalwochen und Fastenwochen) erlauben. Das Gros der in Folge ausgewerteten 29 Speiseordnungen österreichischer Spitäler stammt aus dem 18. Jahrhundert (19 Texte; sechs Texte aus dem 17. Jahrhundert)[6]. Bei aller Vorsicht in der Beurteilung der Quellenlage lässt sich konstatieren, dass die Häufigkeit von Speiseordnungen im 17. und vor allem im 18. Jahrhundert deutlich zunahm. Verdeutlichen lässt sich dieser Befund etwa am Beispiel des Regensburger Katharinenspitals, wo vier der insgesamt sieben bislang aufgefundenen Speiseordnungen aus dem 18. Jahrhundert (1590, 1643, 1692/93, 1708, 1748, 1766, 1791) datieren[7].

Die meist mit dem Sonntag als dem eigentlichen geistlichen, aber auch kulinarischen Höhepunkt der Woche beginnenden Speiseordnungen erlauben durch die Nennung von bestimmten Feiertagen auch Einblick in die lokale Festkultur und in eine über den Magen erfolgte Konfessionalisierung. Die realen und zum Teil im Entwurf[8] vorliegenden Speiseordnungen – als *Speis-ordnung*[9], *Speiszöttl*[10], *Spittal kost*[11] oder *Wahrhaffte verzaichnuß*[12] bezeichnet – waren für den Spitalmeister von großer Wichtigkeit, weil sie die Menge der ausgegebenen Nahrung darlegten. Relativ exakt regelten die Kost- und Verpflegungsordnungen die Zuwendungen an Grundnahrungsmitteln, wobei der durchschnittliche „gesunde" Spitalinsasse – kranke Spitalbewohner als Kostnehmer werden kaum genannt – den Bezugspunkt für die Richtmenge darstellte; Unterschiede in der Ernährung zwischen Männern und Frauen werden nicht aufgeführt. Die Speiseordnungen

---

6 Für das 16. Jh. Scheutz–Weiss, Spital als Lebensform 832 (Bürgerspital Linz um 1550); ebd. 811–813 (Bürgerspital Freistadt 1554); für das 17. Jh. ebd. 768–769 (Herrschaftsspital Eferding 1608); ebd. 559 (Bürgerspital Mühldorf am Inn 1667); ebd. 896 (Herrschaftsspital Straß 1672); ebd. 897f. (Herrschaftsspital Straß 1667); ebd. 520–523 (Bürgerspital Feldkirch 1680); ebd. 827–830 (Klosterspital Lambach 1691); für das 18. Jh.: ebd. 670–672 (Bürgerspital Graz 1726); ebd. 716f. (Herrschaftsspital Tüffer/Laško 1728); ebd. 654f. (Bürgerspital Bruck/Mur 1728); ebd. 698 (Bürgerspital Leoben 1729); ebd. 686f. (Bürgerspital Hartberg 1731); ebd. 717–720 (Herrschaftsspital Tüffer/Laško 1731); ebd. 510–512 (Hofspital Innsbruck 1734); ebd. 663–665 (Herrschaftsspital Gleisdorf 1751); ebd. 488f. (Hofspital Graz 1752); ebd. 714f. (Herrschaftsspital Sauerbrunn 1754); ebd. 723–725 (Herrschaftsspital Windischgrätz/Slovenj Gradec 1754); ebd. 659–661 (Bürgerspital Eisenerz 1757); ebd. 754 (Herrschaftsspital Eferding 1762); ebd. 701f. (Bürgerspital Neumarkt 1764); ebd. 596f. (Bürgerspital Bleiburg 1766); ebd. 813f. (Bürgerspital Freistadt 1785); ebd. 548–554 (Bürgerspital Hall/Tirol 1785/1787), ebd. 591 (Bürgerspital Tamsweg 1789), 1080f. (Herrschaftsspital Forchtenstein/Forchtenau 18. Jh.); für das 19. Jh.: ebd. 585–588 (Bürgerspital Salzburg 1803), 1081f. (Herrschaftsspital Forchenstein/Forchtenau 1817).

7 Kühne, Essen und Trinken 30; ähnlich für die Steiermark Watzka, Arme, Kranke, Verrückte 65.

8 Scheutz–Weiss, Spital als Lebensform 596 (Bürgerspital Bleiburg 1766): *Unvorgreifflicher überschläg auf die nunmehro in dem zum theill vorferttigten burger spittal zu Pleyburg in die wohnung unterbringen kommende 14 armen würdigen pfrientnern, wie solchen von tag zu tag in der verpflegung könnte abgereichet werden*; ebd. 659 (Bürgerspital Eisenerz 1757): *Entwurf der natural-verpflegung auf 20 arme in dem spittal Eysenärzt, von tag zu tag mit der verbesserung nach gemachten Carl Hacklischen fundation.*

9 Ebd. 488 [4] (Hofspital Graz 1752); ebd. 585 (Bürgerspital Salzburg 1803): *Speisordnung, wie solche auf die 90 bürgerspital pfriender mit der anno 1699 beschehenen verbesserung eingereicht worden.*

10 Ebd. 510 (Hofspital Innsbruck 1734): *Speiszöttl, wie man die verpfriendte in kayserlichen hoffspithall verspeißen solle*; ebd. 1081 (Herrschaftsspital Forchtenau 1817): *Speiszettel*; ähnlich auch Schlenkrich, Sterbestroh 52.

11 Ebd. 701 (Bürgerspital Neumarkt 1764).

12 Ebd. 670 (Bürgerspital Graz 1726): *Wahrhaffte verzaichnuß, welcher gestalten die biß heüntigen dato in dem burger spittall alda zu Gräz einverleibt und sich befindtliche 71 persohnen von tag zu tag und consequenter daß ganze jahr hindurch ordinarie verpfleget und unterhalten werden.*

sprechen mitunter von klar strukturierten Speisefolgen bzw. getrennten Speisebestandteilen wie eine *richt* [im Sinne von einem Gericht] oder eine *speis*[13]. Die in den Ordnungen verzeichnete Ausgabe von Brot, Fisch, Fleisch und Käse erfolgte mitunter in festen Größenordnungen wie Pfund oder Stück, bei den Getränken in Angaben wie Bier oder Wein gab man meist Einheiten wie Becher, Fräggl, Seitel, eine „Halbe", Kandl oder Maß (und seine Unter- und Übereinheiten) an. Bei den Getreide- und Gemüsebreien lassen sich dagegen – anders als für den norddeutschen Bereich belegt – keine Schöpfer oder Kellen als relevante Maßeinheit für die Ausgabe finden[14]. Dieser Pflichtenkatalog für den Spitalmeister wird mitunter schon in der Überschrift der Speiseordnung deutlich: *Ordnung, was ain spittal keller, kellerin oder beschließerin denen pfründern deß Gotts hauß spittal alhie zue Veldtkhürch an speiß und tranch wochentlich geben, und dieselbige sich halten und richten sollen*[15]. Beim Herrschaftsspital Forchtenstein im Burgenland wurde in der Speiseordnung detailliert dargelegt, welche Nahrungsbestandteile der Spitalmeister von den verschiedenen Esterházy'schen Herrschaftsbeamten (wie Verwalter, Kastner, Schlosspfister etc.) einzufordern hatte[16].

Für die Insassen begründeten diese Speiseordnungen Ansprüche und Deputate[17], mitunter finden sich die von der Spitalleitung verabreichten Speisen in einem größeren Bündel an Verpflichtungen der Spitalleitung gegenüber den Insassen verzeichnet: *Hiebey volgt auch die beschreibung der kost und klaydung der spittaller durch daß ganze jahr*[18]. Manche der Speiseordnungen lassen hingegen als Pflichtenkatalog für den Spitalmeister und als Forderungskatalog für die Insassen nur ungefähre Rückschlüsse auf die ausgegebenen Nahrungsmengen pro Woche (weißes Brot und Meierleutebrot, Fleisch, Mehlmenge,

---

13 Ebd. 457 [16] (Hofspital Aussee 1568): *Zu morgens unnd der fruesuppen solle den armen leutten alweg ain richt, es sey ain milich, vleisch oder anndere suppen nach gelegenhait der zeit oder ain khoch geben werden und zu mittag mal zwo speis, auch nach gelegenhait der zeit oder was man gehaben mag*; ebd. 686 (Bürgerspital Hartberg 1731): *Mittag ein stückhl frisches fleisch in der rindtsuppen und ein richt krauth. Auf die nacht ein stückhl frisches rindtfleisch in der rindtsuppen und ein richt rueben*; als Vergleich eine „Tracht" als wichtiger Baustein mittelalterlicher Speisefolgen Fouquet, Festmahl 94.

14 Krug-Richter, Gemeinschaftsverpflegung Sp. 408.

15 Scheutz–Weiss, Spital als Lebensform 520 (Bürgerspital Feldkirch 1680); ebd. 768 (Herrschaftsspital Eferding 1608): *Verzaichnus der ordtnung, wie es ein spitlmaister mit den armen und dem dieneten gesindt der cost halber halten soll*; ebd. 811 (Bürgerspital Freistadt 1554): *Articl, was ain spitalmaister ausrichten sol, Verzeichniß derenjenigen speisen, welche denen pfriendlern in dem burgerspittal der k. k. landesfürstlichen stadt Freystadt von tag zu tag um 10 uhr früh ausgetheilet werden*; ebd. 832 (Bürgerspital Linz 1550): *Vermerckht die ordnung, wie es ain spitallmaister auf zwaynntzig personn mit der phruendt unnd annder notturfft wochennlichen durch das ganntz jar halten soll.*

16 Ebd. 1080 (Herrschaftsspital Forchtenau 18. Jh.): *Den empfang hat der spitallpfleger vor sammentliche spitaller von nachstehenden partheyen jährlich zu erhalten und zwar erstens an naturalien.*

17 Als Teil der Hausordnung Scheutz–Weiss, Spital als Lebensform 663 [6] (Herrschaftsspital Gleisdorf 1751): *Sechstens folget nun das deputat auf die zehen spitäller* [...]; ebd. 591 (Bürgerspital Tamsweg 1789): *Verzeichniß, was die einleiber in sankt Barbara spital in Damsweg zu ihrer unterhaltung an kost und anderen des ganzen jahr durch zu beziehen haben.*

18 Ebd. 654 (Bürgerspital Bruck/Mur 1728). Ähnlich ebd. 717 (Herrschaftsspital Tüffer 1731): *Entwurff nach welchem in den neüen spittall zu Tyffer die von dem herrn Johann Baptista Va*[l]*vasor nunmehro seelig in vorigen saeculo fundirte zwainzig spittäller so wohl in der kleydung alß unterhaltung nach arth und weiß der mit dem lezt verstorbenen herrn Joseph grafen von Moscon als restauratore vorgemelter stifftung gemachten und solemniter errichteten einverständnus von desselben successoribus in administratione zu versehen seynd.*

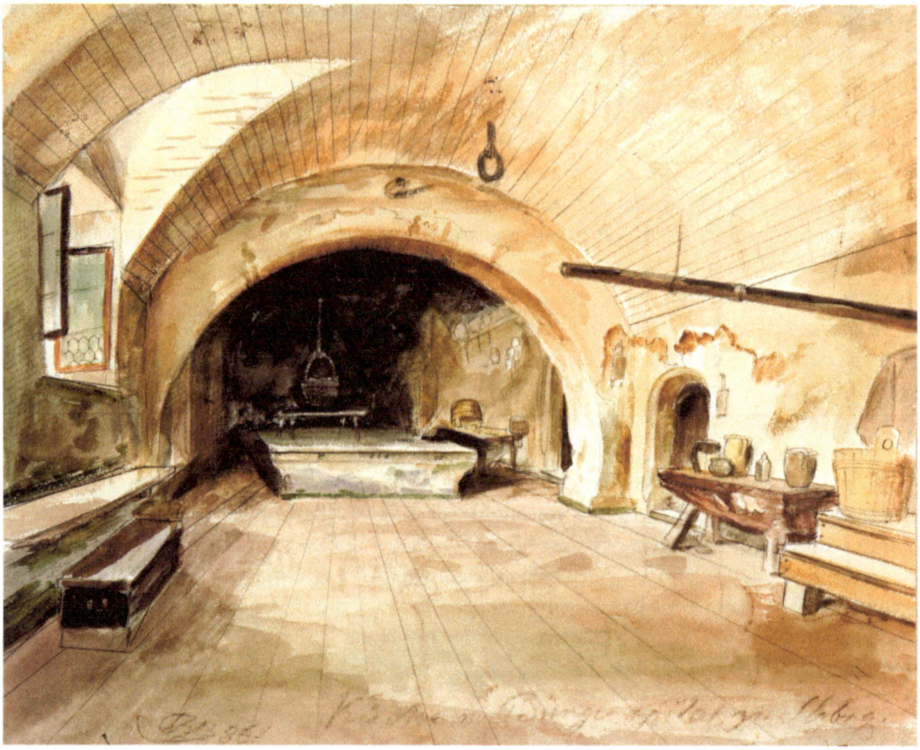

Abb. 81: Bürgerspital Salzburg, Küche des Bürgerspitals mit dem Kamin und dem eingehängten Eisenkessel; an der Wand Aufhängung für Pfannen (Gemälde von Georg Pezolt, 1861) (Quelle: Salzburg Museum InvNr. 933-49).

Salz)[19], pro Monat[20] oder für das ganze Jahr[21] zu. Diese im 19. Jahrhundert dann als „Consumations-Etats" bezeichneten Aufstellungen waren die mittels Durchschnittsverbrauch ermittelte Basis für die Vorratshaltung des Spitals, wodurch hochgerechnet werden sollte, was das Spital für das kommende Jahr als Gesamtanstalt benötigte, um dessen Finanzierung sicherzustellen[22]. Neben die normalen Wochen in den Speiseordnungen traten die Fastenzeiten und die Angabe der verabreichten Lebensmittel bzw. gekochten Speisen zu den Feiertagen. Die Fastengebote sahen vor, dass zu festgesetzten Zeiten im Jahr weder das Fleisch warmblütiger Tiere noch deren Produkte (Milch, Eier und Schmalz)

19 Ebd. 663 [7–8] (Herrschaftsspital Gleisdorf 1751): *Sibentes soll jeder spitaller die wochen siben pfund brod, als 3½ lb. weisses und 3½ lb. mayrleuth brodt, von den aufgestellten verwalter unserer herrschafft Freyberg alle Sambstag übernemmen, und sie, spitäller, solches samt allem, was ihnen gegeben wird, selbsten abhollen, darzu das jahr hindurch 30 viertl mehl erforderlich seye und solches samt salz, per 1 fl. 30 xr., betraget 45 fl. Achtens als Sonn-, Erch- und Pfingstag solle ein jede persohn ein halbes pfund rindtfleisch, mithin jede persohn die wochen 1½ lb. von ein fleischhacker zu Gleystorf abhollen und gnädigist zu nehmen erlaubet seyn, welches jährlich in summa 780 lb. per 13 den. auswürfet, 42 fl. 15 xr.* Ähnlich ebd. 585–588 (Bürgerspital Salzburg 1803); ebd. 813–814 (Bürgerspital Freistadt 1785); ebd. 896 (Herrschaftsspital Straß 1672).

20 Ebd. 716 (Herrschaftsspital Tüffer/Laško 1728).

21 Ebd. 769 (Herrschaftsspital Eferding 1608); ebd. 827–830 (Klosterspital Lambach 1691); ebd. 832 (Bürgerspital Linz 1554); ebd. 1080f. (Herrschaftsspital Forchtenau 18. Jh.).

22 Thoms, Anstaltskost 30–32.

verwendet werden durften[23]. Im Jahr verblieben damit rund 230 potentielle Fleischtage, weil die vierzigtägige Fastenzeit vor Ostern, die drei Bitttage vor Christi Himmelfahrt, die vier Quatember, die Vigilien der wichtigsten Heiligenfeste und allwöchentlich Freitag und Samstag als Fastentage deklariert waren.

Die erhaltenen Spitalinventare[24] behandeln bei ihrem textlichen Gang durch die Zimmer auch die Küchen und erlauben eine ungefähre Vorstellung dieser Räume. Bei den meisten Herdstellen handelte es sich bis ca. 1800 um offene, tischartige Herdstellen, die aus Ziegeln aufgemauert waren[25]. Unter der „gemauerten Herdplatte" befand sich meist eine für das Holz bestimmte Wölbung, der Fußboden der Küchen war im Regelfall, um die Brandgefahr zu minimieren, mit Steinplatten ausgelegt (siehe als Beispiel Abb. 81, S. 406). Um die Hitze am mit Holz befeuerten Küchenherd zu regulieren, hängte man den Topf auf eingesägte Halterungen und Schwenkarme/Wendebäume, die man näher und höher/entfernter zum Feuer platzierte, um so mit unterschiedlicher Hitze kochen zu können (*euserner galgen zum köstel aufhencken*[26]). An diesem Schwenkarm befand sich dann der *kupferne überhäng kösßl*[27]. In den österreichischen Küchen scheint – wie am Beispiel des Spitals in Mondsee deutlich wird – zwischen dem höher bewerteten Kupfer- und dem niederrangigen Eisengeschirr unterschieden worden zu sein. Kupfernes Geschirr wie ein Selchkessel, „alte" Kupfertöpfe, die Kupferschüsseln oder die zum Abschöpfen und Abseihen dienenden Seichpfannen[28] standen dem schweren zum Hantieren am offenen Feuer geeigneten Eisengerät gegenüber wie dem Feuerhacken, der Feuerzange und dem Schierhacken, der Eisengabel und der Ofenschaufel. Der eiserne Dreifuß diente als Untersatz für Pfannen wie Töpfe und zudem gab es den direkt am Herd dienenden eisernen „Feuerhund"[29] zum Auflegen des Holzes. Das Kupfergeschirr besaß aber durch unzureichende Reinigung und längeres Stehen den wesentlichen Nachteil der Gefahr von Grünspanbildung und der Bildung von sauren Flüssigkeiten, wobei dieser Umstand in der Frühen Neuzeit bereits bekannt war[30]. Direkt für den Einsatz beim offenen Feuer gedacht waren auch die großen und kleinen Eisenpfannen sowie die zum Garen dienenden Nudeltöpfe und die Schöpflöffel. Die Qualität des Kochgeschirrs war recht unterschiedlich und mitunter wird nicht deutlich, ob es sich um Kupfer- oder Eisengeschirr handelt. *Aindlif pfannen groß und khlain, guet und beß*[31]. Mitunter lassen Pfannenbezeichnungen auch spezielle Funktionsweisen erkennen. Die Schmalzpfannen dienten zum Auslassen der Butter oder eine *einbren pfann*[32] zum Binden von Flüssigkeiten. Immer wieder finden

---

23 Hundsbichler, Nahrung 220–231.

24 Scheutz–Weiss, Spital als Lebensform 678 (Inventar Bürgerspital Graz 1728); ebd. 839f. (Inventar Bürgerspital Mondsee 1748); ebd. 872 (Inventar Bürgerspital Horn 1593); ebd. 901 (Inventar Herrschaftsspital Weitersfeld 1673); ebd. 925 (Inventar Wiener Neustadt 1674); ebd. 878 (Inventar Bürgerspital Langenlois 1691); ebd. 1078–1080 (Inventar Herrschaftsspital Forchtenau 1778); als Vergleich Schlieper, Ernährung 228.

25 Zum Folgenden siehe als Vergleich und Kontrastfolie vor allem Kühne, Essen und Trinken 75–85; als Vergleich zum Adel Greindl, Essgewohnheiten 131f.

26 Scheutz–Weiss, Spital als Lebensform 1079 (Inventar Forchtenau 1778); zum „Langehael" (Kesselhaken) Schlieper, Ernährung 227.

27 Ebd. 678 (Inventar Bürgerspital Graz 1728).

28 Ebd. 839 (Inventar Bürgerspital Mondsee 1748).

29 Ebd. 901 (Inventar Herrschaftsspital Weitersfeld 1673).

30 Thoms, Anstaltskost 252–255.

31 Scheutz–Weiss, Spital als Lebensform 872 (Inventar Bürgerspital Horn 1592).

32 Ebd. 678 (Inventar Bürgerspital Graz 1728).

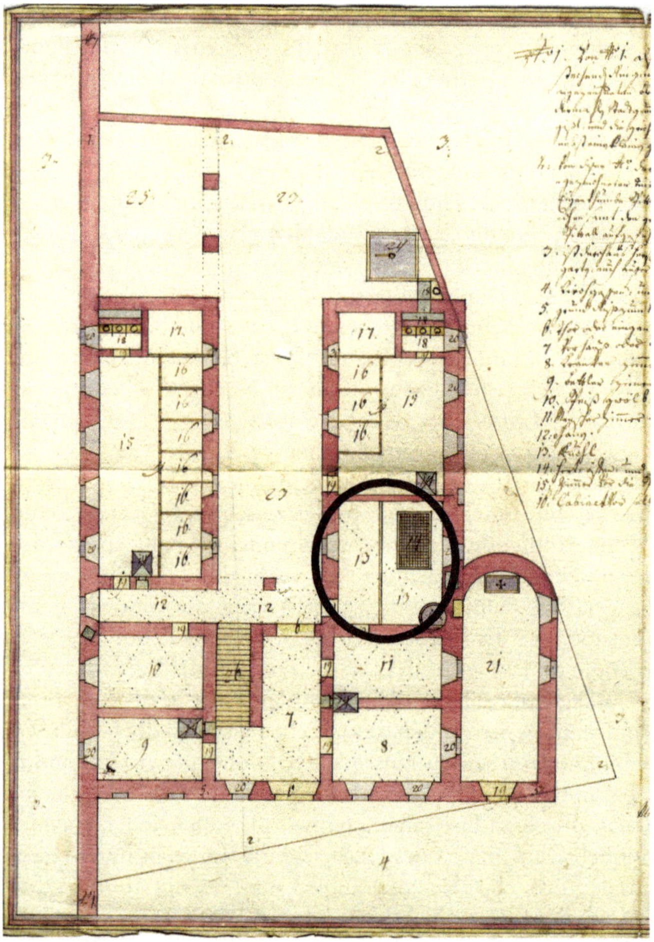

Abb. 82: Bleiburg; „Kumesch"-Plan des Bürgerspitals, Grundriss des Spitals, Teil 1. Die Küche (Nr. 13 und der Herd Nr 14) befinden sich hinter der Spitalkirche (Quelle: KLA, Milde Stiftungen, Stiftbriefe und Stiftungsakten [AT-KLA 189], I Sch. 27, Sch. 70, Fasz. 931, Nr. 30, undatiert, November 1766).

sich – schwer definierbar in ihrem zeitgenössischen Erhaltungszustand – *etlich alt höfen*[33] in den Spitalküchen wieder. Die kleinen und größeren Kessel verwendete man zum Sieden der verschiedenen Nahrungsbestandteile: *1 grösserer* […] *kössl zum supen sieden;* […] *1 kössl von metall zum kraut oder rueben sieden; 1 mehr dergleichen kössl zum wasser sieden*[34]. Zum Braten setzte man in den Spitalküchen eigene Bratenröster (*feyrrösßl*[35]), Bratenspieße und eiserne Roste ein, die aus drehbaren Eisenstäben mit Seitenteilen bestanden und auf eigenen Füßen standen. Die in der Winterzeit beliebten und in Öl herausgebackenen Krapfen wurden mittels eigener *krapffen spißl*[36] aus dem brutzelnden Öl gefischt. Der *faimlöffl*[37] oder *faimb leffel*[38] diente mittels seiner flachen, gelöcherten Laffe zum Abschöpfen des Schaumes von aufkochenden Flüssigkeiten. Zum Zerkleinern von Zutaten ver-

33 Ebd. 840 (Inventar Bürgerspital Mondsee 1748).
34 Ebd. 678 (Inventar Bürgerspital Graz 1728).
35 Ebd. 839 (Inventar Bürgerspital Mondsee 1748).
36 Ebd.
37 Ebd.
38 Ebd. 872 (Inventar Bürgerspital Horn 1592).

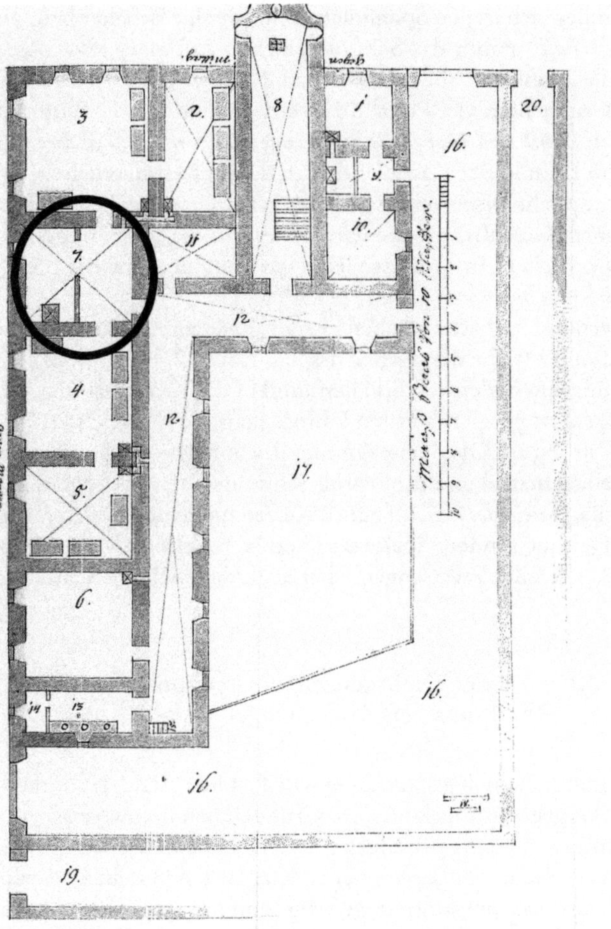

Abb. 83: Herrschaftsspital Neckenmarkt; Grundriss des Herrschaftsspitals mit der Küche und dem Herd (Nr. 7) (Quelle: BLA, FA Esterházy, Repositorum 82, Fasz. C).

wendete man einen aus Eisen oder Kupfer gefertigten Mörser (*mueßer*[39]) und das häufig zu findende Reibeisen[40]. Die Zubereitung von Fleischspeisen erfolgte mit Hackmessern[41] auf einem Hackbrett, mit Fleischmessern und *fleischackhen*, mit dem *näbinger*[42] (eine Art Hacken/Bohrer) und *scheuferl*[43]. Daneben finden sich kaum andere Messer, erwähnt wird mitunter das Krautmesser[44]. Um die Zutaten, aber auch die ausgegebenen Speisen portionieren und damit auch Streit vermeiden zu können, leisteten in manchen Spitälern Waagen gute Dienste: *1 schalwäg mit 3 gewichtern; 1 waag, so wögt 4 centen; 1 waag, so wögt 1 centen 16 lb.*[45].

39 Ebd. 839 (Inventar Bürgerspital Mondsee 1748).

40 Ebd. 901 (Inventar Herrschaftsspital Weitersfeld 1673).

41 Ebd. 878 (Inventar Bürgerspital Langenlois 1691).

42 Ebd. 872 (Inventar Bürgerspital Horn 1592); ähnlich ebd. 678 (Inventar Bürgerspital Graz 1728); als Vergleich Schlenkrich, Sterbestroh 57.

43 Scheutz–Weiss, Spital als Lebensform 901 (Inventar Herrschaftsspital Weitersfeld 1673).

44 Ebd. 878 (Inventar Bürgerspital Langenlois 1691).

45 Ebd. 678 (Inventar Bürgerspital Graz 1728).

Nach den Inventaren finden sich in den Spitalküchen nur wenige Behälter bzw. Töpfe zum Kochen. Ein *abwaschschaff*[46] nahm das Schmutzgeschirr auf, *zway visch wännll*[47] dienten wohl der Zwischenlagerung von Süßwasserfischen. Kraut und Rüben als wichtige Bestandteile der Spitalkost brauchten viel Platz in Fässern, wie am Grazer Bürgerspital deutlich wird: *17 poding zu kraut und rueben; 2 sõcht zuger; 1 wannen; 7 aichene züger zum kraut und rueben*[48]. Um Licht in der Küche und auch beim Essen zu erhalten, gab es eiserne Kerzenleuchter. Die Spitalinsassen verzehrten ihre Mahlzeiten von bescheidenem, meist hölzernem oder irdenem Geschirr, wie die seltene Erwähnung dieser Gegenstände in den Inventaren gut verdeutlichen. In Mondsee listet das Spitalinventar etwa *5 erdene schisßlen und 1 hölzene, etlich alte höfen und hölzene däller*[49] auf.

Neben der über die Inventare fassbaren Küchenausstattung erlaubt auch die fallweise Beschreibung der Speisekammer (siehe den Grundrissplan Abb. 82, 83, S. 408f.) einen Einblick in die Konservierungsmethoden von Spitälern und in die Vorratshaltung. Nachdem Frischfleisch nur kurze Zeit gelagert werden konnte, kam dem geselchten Fleisch und dem Speck große Bedeutung zu. Die Speisekammer des Spitals von Mondsee führte etwa sechs geselchte Schweineschenkel und fünf ganze Schweineseiten aus Speck an. Daneben werden noch *28* [Stück] *geselchtes fleisch*[50] neben Kerzen und einer größeren Menge gedörrter Äpfelspalten aufgelistet. Andere Speisekammern verzeichnen Mehl (Weizenmehl und Heidenmehl), Gerste oder Zwetschgen, aber auch das wichtige Schmalz und größere Mengen an Salz[51].

6.2 Zweimahlzeiten- oder Dreimahlzeitensystem und der Rhythmus der Wochen

Mahlzeiten lassen sich kulturalistisch als „soziologische Gebilde" (Georg Simmel), als „soziales Ereignis" (Mary Douglas) und als komplexe Grundeinheit des Lebensrhythmus in sozialen Gemeinschaften, die vielfältige Bezüge zu anderen Sachbereichen aufweisen, interpretieren. Die im sozialen Raum eingenommenen Mahlzeiten bestehen aus einzelnen Speisen, die wiederum aus Nahrungsmitteln gefertigt und mit speziellen kulturellen Zubereitungstechniken hergestellt werden[52]. Das frühe Aufstehen, das frühzeitige Einnehmen der Mahlzeit und das frühe Zubettgehen war das tagesrhythmische Erkennungszeichen der einfachen Leute. Dieses aus Mittags- und Abendmahl bestehende und bis ins 16. Jahrhundert währende Zweimahlzeitensystem erlebte erst im Laufe der Frühen Neuzeit einige Änderungen[53], im Bereich von körperlich arbeitenden Menschen hatte es davor schon durch die Verabreichung von Suppe, Brei und Brot eine Aufweichung erfahren. Noch im 15. und 16. Jahrhundert standen in Mitteleuropa das Zwei- und das Dreimahlzeitensystem nebeneinander[54]. Ab dem 17. Jahrhundert begann sich das Drei-

46 Ebd. 901 (Inventar Herrschaftsspital Weitersfeld 1673).
47 Ebd. 872 (Inventar Bürgerspital Horn 1592).
48 Ebd. 678 (Inventar Bürgerspital Graz 1728); ebd. 872 (Bürgerspital Horn).
49 Ebd. 840 (Inventar Bürgerspital Mondsee 1748).
50 Ebd. 839 (Inventar Bürgerspital Mondsee 1748).
51 Ebd. 678 (Inventar Bürgerspital Graz 1728).
52 Tolksdorf, Nahrungsforschung 242f.; Wiegelmann, Alltags- und Festspeisen 16.
53 Kühne, Essen und Trinken 123f.
54 Schubert, Essen und Trinken 245–247.

mahlzeitensystem allmählich durchzusetzen, wobei sich die Mahlzeitenfolge um das Zentrum des Mittagsmahles gruppierte. Das ursprünglich frühe Mittagsmahl verlagerte sich abhängig von der sozialen Schichtung auf eine spätere Zeit, wobei vor allem bürgerliche Schichten Katalysator dieser Entwicklung waren. Auch in den österreichischen Spitälern zeigt sich dieser Bedeutungswandel von Mahlzeiten deutlich. Im Komplex der großen Herrschaftsspitäler des Wiener Hofes lassen sich diese Änderungen gut verfolgen. Das Wiener Hofspital etwa koppelte das Auf- und Zusperren der Tore an den Rhythmus des Zweimahlzeitensystems: Der Torwärter hatte die Spitaltore *zu morgens unnd zu abendts, deßgleichen wann man das frue unnd abentmall einnemen, zu rechter zeit auf- unnd zuesperen*[55]. Das Spital von Windischgrätz/Slovenj Gradec wies noch Mitte des 18. Jahrhunderts ein Mischsystem auf: Im Sommer (von Georgi/23. April bis Martini/11. November) herrschte das Dreimahlzeitensystem vor, im Winter aß man dagegen nur zwei Mal[56].

Aber nicht nur das temporäre Gefüge der Mahlzeiten verlagerte sich, sondern auch die Anzahl der Nebenmahlzeiten steigerte sich im Laufe der Frühen Neuzeit allmählich. Im adeligen und bürgerlichen Bereich wandelte sich die Frühmahlzeit zu einer vollwertigen, aus Heißgetränken bestehenden Mahlzeit, was Auswirkungen auch im bäuerlichen Bereich zeitigte. Aus einem Zweimahlzeitensystem entstand folglich ein Dreimahlzeitensystem. Im 19. Jahrhundert setzte sich die „Egalisierung der drei Mahlzeiten“[57] fort und es zeigen sich sogar infolge der rasch fortschreitenden Eroberung der Nacht durch die Oberschichten Ansätze, die Hauptmahlzeit auf den Abend zu verlegen.

Das im Mittelalter noch stark am Tageslicht orientierte Mahlzeitensystem sah eine zwischen 4.00 und 5.00 Uhr angesiedelte, aus Suppe bestehende Frühmahlzeit, eine zwischen 9.00 und 10.00 Uhr terminisierte Hauptmahlzeit und eine zweite Hauptmahlzeit zwischen 16.00 und 17.00 Uhr vor[58]. Um 1800 frühstückte die Wiener Mittelklasse zwischen 8.00 und 10.00 Uhr, davor taten dies die arbeitenden Bürger und die weniger wohlhabenden Beamten, während nach 10.00 Uhr nur mehr die galante Welt beim Frühstück saß[59]. Nach den Darlegungen von Johann Pezzl nahmen die Wiener Bürger und Handwerker das Essen um 12.00 Uhr, die Kanzlisten, Kaufmannsdiener und Handwerksburschen zwischen 12.00 und 12.30 Uhr, die Beamten und Geschäftsleute um 13.00 Uhr, der kleine Adel um 14.00 Uhr und der Hochadel um 15.00 Uhr ein[60].

Angaben zu den Verabreichungszeiten der Mahlzeiten in den Speiseordnungen der österreichischen Spitäler fehlen aber meist, offenbar wollte man hier den Spitalmeistern keine fixen Vorgaben machen. In den von einem Zweimahlzeitensystem bestimmten Hofspitälern Wels (1554) und Graz (1561) nahm man das Morgenmahl um 9.00 Uhr und das Nachtmahl zwischen 16.00 und 17.00 Uhr ein. Die Mahlzeit war zudem der Zeitpunkt für die Danksagung an Stifter und im klösterlich-arbeitsteiligen Sinn an die Gesamtheit der Christen, wie das Hofspital Wels 1554 verdeutlicht: Die Spitalinsassen

---

55 Scheutz–Weiss, Spital als Lebensform 397 [61] (Hofspital Wien 1558). Schon in der testamentarischen, erst stark verzögert umgesetzten Verfügung von Maximilian I. von 1518 war das Zweimahlzeitensystem festgelegt: *morgen und abennds yedem ain gemuess, doch allzeit abgetailt und ain zimliche notdurfft prot*; Nowotny, Wiener Hofspital 6.

56 Scheutz–Weiss, Spital als Lebensform 723 (Herrschaftsspital Windischgrätz/Slovenj Gradec 1754).

57 Wiegelmann, Volkskundliche Studien 278–282.

58 Krug-Richter, Mahlzeit; Hundsbichler, Nahrung 218; als Vergleich Thoms, Anstaltskost 711–714.

59 Sandgruber, Zeit 460.

60 Ebd.

sollten *vor unnd nach der empfahung der malzeit morgens unnd abents* [...] *nieder khnien, ir gebet sprechen unnd dem güettigen Gott lob unnd dannckh sagen für die stiffter unnd wolthatter des spitalls unnd ganzes anligen gemainer christenhait zupetten*[61].

Das Gefüge der Mahlzeiten im Spital begann sich im Laufe der Frühen Neuzeit zu verschieben. Noch die Spitalordnung des Wiener Hofspitals von 1551 und 1568 hatte ein Morgenmahl im Sommer um 8.00 und im Winter um 9.00 Uhr vorgesehen (Abendessen um 16.00 Uhr)[62]. Im Wiener Hofspital wurde nach der Hofspitalordnung von 1632 das *morgenmahl* im Sommer dann schon um 9.30 und im Winter um 10.00 Uhr abgehalten, die Abendmahlzeit fand – unabhängig von den Jahreszeiten – immer um 16.00 Uhr statt[63]. Im Bürgerspital zu Freistadt erhielten die Insassen nach Auskunft der Speiseordnung nur ein Mal pro Tag Nahrung, die *von tag zu tag um 10 uhr früh ausgetheilet*[64] wurde.

In den österreichischen Spitälern, wo am Beginn der Frühen Neuzeit noch das Zweimahlzeitensystem vorherrschte, sprach man im 16. Jahrhundert konsequent vom Morgen- und dem Nachtmahl, sonst setzte sich sprachlich offenbar die Formulierung des Mittags- und des Nachtmahls – seltener des Abendmahls – durch (Tabelle 21, S. 468f.). Der Zeitpunkt des Frühstücks wird in den österreichischen Spital- und Speiseordnungen meist zeitlich nicht bestimmt bzw. das Frühmahl überhaupt nicht angeführt, obwohl die Formulierungen der Speiseordnungen (*Mittagmahl*) eine wie auch immer geartete Form des morgendlichen Mahles nahelegen.

Erst mit der Einführung der dritten Mahlzeit verschob sich das Frühmahl etwas nach vorne. Schon 1717 wurden im Wiener Kaiserspital die Speisen im Dreimahlzeitensystem verabreicht, ohne dass wir genaue Zeiten erfahren[65]. In dem von einem Dreimahlzeitensystem bestimmten Spital des Wiener Zuchthauses nahm man 1788 das Frühstück um 8.00, das Mittagessen um 11.00 und das Abendessen um 17.00 ein[66]. Den Saisonarbeitern im Eferdinger Schifer'schen Spital reichte man um die Mitte des 18. Jahrhunderts drei warme Mahlzeiten, bestehend aus Suppe am Morgen und aus Fleischmahlzeiten[67]. Im Regensburger Katharinenspital aß man dagegen 1590 noch zu morgens und auf die Nacht. Um die Mitte des 18. Jahrhunderts gab es vermutlich im Sinne eines bereits vorhandenen Dreimahlzeitensystems im Katharinenspital dann das durch Fleischgerichte akzentuierte Mittagsmahl um 10.00, das Abendmahl dagegen zwischen 16.00 und 18.00[68].

Das Dreimahlzeitensystem war auf jedem Fall auch nach dem Befund aus österreichischen Spitalordnungen gegenüber dem alten Zweimahlzeitensystem im Vormarsch. Ab dem 17. Jahrhundert findet sich vermehrt die Trias Frühstück, das oft aus Fleisch bestehende und damit aufgewertete Mittagsmahl und das Abendmahl in den Ordnungen (Tabelle 20, S. 425). Einzelne Spitalordnungen verzeichnen sogar – vermutlich in Verschriftlichung einer gängigen Praxis – vier Mahlzeiten. An die Trias der Mahlzeiten fügte sich zwischen Mittagsmahl und Abendessen noch Verpflegung *unndertags*, eine *Marenda*

61 Scheutz–Weiss, Spital als Lebensform 414 [29] (Hofspital Wels 1554).

62 Ebd. 397 [62] (Hofspital Wien 1551); ebd. 449 [81] (Hofspital Wien 1568).

63 Ebd. 483 [106] (Hofspital Wien 1632); Nowotny, Wiener Hofspital 103; als Vergleich Krug-Richter, Hafergrütze und Hirsebrei 185; Watzka, Arme, Kranke, Verrückte 66f.

64 Scheutz–Weiss, Spital als Lebensform 813 (Bürgerspital Freistadt 1785).

65 Nowotny, Wiener Hofspital 149f. (mit Angaben zu den Speisen); Sandgruber, Zeit 461f.

66 Scheutz–Weiss, Spital als Lebensform 530 [31] (Zucht- und Arbeitshaus Wien 1788).

67 Grienberger, Erbstift 281.

68 Kühne, Essen und Trinken 125.

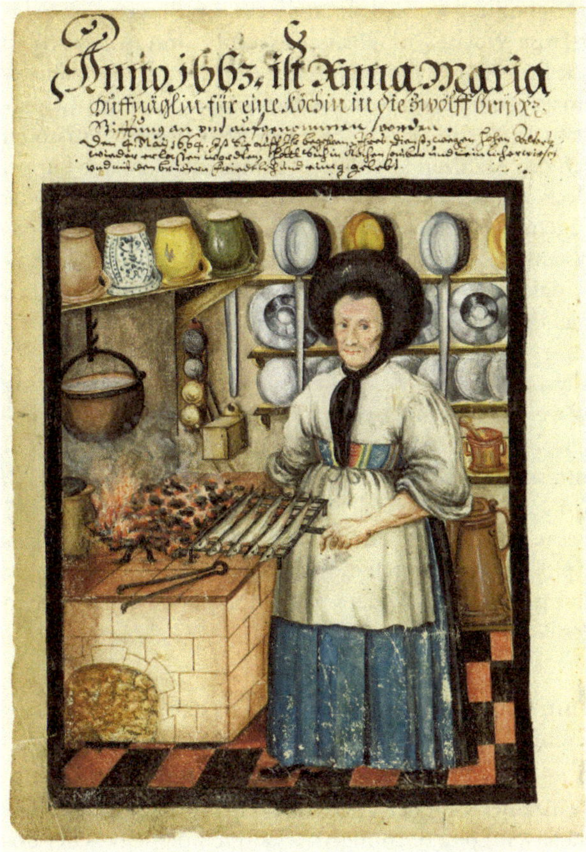

Abb. 84: Die Köchin Anna Maria Huffnägl steht in ihrer Küche und bereitet verschiedene Speisen zu. In der Rechten hält sie einen Kochlöffel, in der Linken fasst sie einen Deckel eines irdenen, am Feuer stehenden Topfes. Krüge und Teller finden sich an den Regalen der Küche (1661), aus den Hausbüchern der Nürnberger Zwölfbrüderstiftungen (Wasser- und Temperafarben, Höhungen in Rot) (Quelle: Stadtbibliothek Nürnberg, Amb. 317b.2°, fol. 143ᵛ [Mendel II]).

oder „gewöhnliche Jause", wie man am Beispiel der Speiseordnung des Hofspitals Aussee (1568), des Bürgerspitals Feldkirch (1680) oder des Bürgerspitals Leoben (1729) ablesen kann[69]. Auch der Speiseplan des Keller'schen Waisenhauses in Linz kannte für die Frühe Neuzeit ein Frühstück um 8.00 Uhr, das Mittagessen um 12.00 Uhr, die Jause um 15.00 Uhr und das Abendessen um 19.00 Uhr[70].

Im Regelfall bestanden die täglichen Mahlzeiten aus vier bis sieben Speisekomponenten (pro Verpflegungstag), wobei Spitäler mit einem Drei- oder Viermahlzeitensystem tendenziell mehr Speisekomponenten an ihre Insassen verabreichten als Spitäler mit einem Zweimahlzeitensystem (siehe Tabelle 21, S. 468f.)[71]. Alle Mahlzeiten wurden warm

---

69 Scheutz–Weiss, Spital als Lebensform 458 [16–17] (Hofspital Aussee 1568); ebd. 521 (Bürgerspital Feldkirch 1680); ebd. 698 (Leoben 1729).

70 Sandgruber, Zeit 462; Kisbán, Phasen des Wandels 186.

71 Siehe Tabelle 22, 470–477: Spital Mühldorf (1667) mit durchschnittlich vier Komponenten pro Verpflegungstag (Dreimahlzeitensystem); Leoben 1729 mit durchschnittlich fünf Komponenten (Viermahlzeitensystem); Bleiburg 1766 mit durchschnittlich fünf Komponenten (Zweimahlzeitensystem); Innsbruck 1734 mit durchschnittlich 6 Komponenten (Zweimahlzeitensystem), Straß 1667 mit durchschnittlich sechs Komponenten (Zweimahlzeitensystem), Windischgrätz 1754 mit durchschnittlich sechs Komponenten (Dreimahlzeitensystem), Feldkirch 1680 mit durchschnittlich sieben Komponenten (Viermahlzeitensystem), Eisenerz 1757 mit durchschnittlich sieben Komponenten (Dreimahlzeitensystem) und als Spitzenwert das Hofspital Graz

serviert, lediglich die „Jause" am Nachmittag wurde kalt ausgeteilt. Im Bürgerspital Feldkirch verteilte man ab 1680 zur Jause Woche für Woche Käse und Brot, in Leoben ab 1729 jeweils Tag für Tag ein Stück Brot. Die Hauptmahlzeit im Drei- und Viermahlzeitensystem wurde im Regelfall morgens und abends meist mit Suppen gerahmt (Mühldorf 1667, Feldkirch 1680, Leoben 1729, Eisenerz 1757). Das kleine Herrschaftsspital in Straß (NÖ) verabreichte täglich pro Mahlzeit jeweils drei Komponenten: eine Suppe, eine Hauptspeise (Rindfleisch, Fleck oder an den wöchentlichen Fasttagen Koch, Knödel oder Nudeln) und jeweils ein Zugemüse (Erbsen, Hirsebrei, Kraut, Linsen). Bei Spitälern mit einem Dreimahlzeitensystem fiel das Frühstück (und auch das Abendessen) mit einer Suppe meist einfacher aus, dafür gab es eine klar deklarierte Hauptmahlzeit mit dem Mittagessen (etwa am Beispiel Feldkirch, Leoben, Eisenerz ersichtlich). Beim Zweimahlzeitensystem (etwa Herrschaftsspital Straß, Hofspital Graz und Innsbruck) zeigt sich keine klare Hauptmahlzeit, sondern die beiden Mahlzeiten standen relativ gleichwertig nebeneinander. Im Innsbrucker Zweimahlzeitenbeispiel von 1734 (jeweils drei Komponenten) und im Grazer Gegenbeispiel von 1752 (jeweils fünf bis sechs Komponenten) wiesen die beiden Mahlzeiten unterschiedlich viele Speisekomponenten auf (Tabelle 22, S. 470–477). Es zeigte sich an den gewählten Beispielen, dass zu jeder „Hauptmahlzeit" (Mittag und Abend) im Schnitt eine Hauptspeise mit Beilage üblich gewesen ist[72]. Das Mittagessen wurde in manchen Spitälern noch durch die Verabreichung von Wein (Graz 1726 zu Mittag) oder Bier (Bleiburg 1766) akzentuiert – diese Alkoholmengen stellten einen wesentlichen Bestandteil des Nahrungsangebotes dar.

6.3 Der Konsum von Grundnahrungsmitteln in den österreichischen Spitälern der Neuzeit

Die Versorgungslage in den einzelnen Spitälern gestaltete sich grundsätzlich recht unterschiedlich. Nach den überlieferten Spitalordnungen versorgten die schwächer dotierten, meist ländlichen Spitäler ihre Insassen üblicherweise schlechter als die relativ gut fundierten städtischen Einrichtungen. Auch spielten geografisch-topografische Faktoren (Verkehrslage, Hinterland der Stadt, wirtschaftlicher Hintergrund des Spitals) bei der Ernährungssituation der Spitäler sicherlich eine Rolle. Manche der Speiseordnungen erlauben durch die überlieferten Aufstellungen der wöchentlichen oder gar jährlich verbrauchten Nahrungsmittelmengen lediglich einen groben Überblick. Nach den bisher vorliegenden Forschungsergebnissen kann man die Ernährungssituation in den untersuchten Spitälern, etwa dem Regensburger Katharinenspital[73], dem Münsteraner Leprosorium Kinderhaus und dem dortigen Magdalenenspital[74], dem Speyrer Georgsspital[75] oder den Münsteraner Adelsspitälern[76], abhängig von sozialen und regionalen Faktoren, zumindest als gesichert und von der Nahrungspalette als einigermaßen ausgewogen kom-

1752 mit durchschnittlich elf Komponenten (Zweimahlzeitensystem). Zu den Mahlzeiten etwa Dirlmeier-Fouquet, Ernährungsgewohnheiten 509–511.

72 Vgl. dazu mit ähnlichen Ergebnissen die Ausführungen von Watzka, Arme, Kranke, Verrückte 67.

73 Kühne, Essen und Trinken.

74 Krug-Richter, Fasten und Festmahl.

75 Kleinschmidt, Essen und Trinken.

76 Bernhardt, Armenhäuser 202–250.

poniert bezeichnen[77]. Der „gesunde" Alltag im Spital hinsichtlich der Ernährung[78] wurde seit mehreren Jahrzehnten intensiver untersucht, erinnert sei an dieser Stelle lediglich an die umfangreichen Studien etwa von Ulf Dirlmeier, Hermann Ilzhöfer, Wolfgang Kleinschmidt, Ralf Klötzer, Barbara Krug-Richter, Andreas Kühne, Ernst Schubert, Edith Schlieper, Ulrike Thoms oder Günter Wiegelmann[79].

Ländliche Spitäler waren bezüglich des Fleischkonsums deutlich schlechter gestellt als beispielsweise städtische Spitäler (Tabelle 25, S. 484–487). Nicht nur die Region, sondern auch die soziale Stellung der Versorgten (Bürger, Herrschaftsuntertanen, Waisenkinder) bildeten wichtige Faktoren bei der Zuerkennung von wertvollen und weniger nahrhaften Nahrungsmitteln. Die Ernährungsgewohnheiten offenbaren Schichtspezifika (auch innerhalb des Spitals, etwa zwischen Ober- und Unterpfründnern[80]), aber es herrschen auch beträchtliche Unterschiede zwischen den einzelnen Spitälern vor[81]. Im Gegensatz zur bürgerlich-adeligen „Herrenspeise" wurde in den Spitälern eine sozial gehobene Armenspeise, bei denen vegetabile Bestandteile, aber auch Fleisch eine wichtige Rolle spielten, verabreicht[82]. Während die traditionelle Armenspeise aus einer wenig fleischhaltigen und fettarmen Kombination von Brot, Brei, geschmalzten Suppen aus Gemüse und Getreide bestand, verabreichte man in den Spitälern nach anstaltseigener Rhythmik Fleisch (und Fisch/Mehlspeisen), verarbeitete Getreideprodukte und Hülsenfrüchte. Die Spitalbetreiber verabreichten neben dem „armen" dunklen Brot mitunter auch helles Brot oder gar als Feiertagsgebäck Semmeln.

Nach einer mit einigen methodischen und realen[83] Problemen behafteten Auswertung von sechs steirischen Speiseordnungen überschritten die täglich verabreichten Nahrungsportionen in den untersuchten Spitälern den Wert von 2.000 Kilokalorien (kcal) pro Tag, sodass der physiologische Nahrungsbedarf von älteren, nicht-arbeitenden Menschen „gerade ausreichend" abgedeckt wurde[84]. Manche der ermittelten Werte lagen im Bereich von ca. 2.200 bis 2.600 kcal[85], was der von Ernährungswissenschaftlern empfohlenen Nahrungsmenge für nicht-körperlich tätige Männer im Alter zwischen 19 und 65 Jah-

---

77 Thoms, Anstaltskost.

78 Vanja, Offene Fragen 24.

79 Dirlmeier, Untersuchungen; Dirlmeier–Elkar–Fouquet, Steuer- und Abrechnungswesen; als Pionierstudie aus medizingeschichtlicher Sicht darf gelten Ilzhöfer, Deckung; Kleinschmidt, Essen und Trinken; Klötzer, Kleiden, Speisen, Beherbergen; Krug-Richter, Fasten und Festmahl; richtungsweisend für die österreichischen Spitäler Kühne, Essen und Trinken; für die Hohen Spitäler als guter Überblick Schlieper, Ernährung; Schubert, Essen und Trinken; Thoms, Anstaltskost; Wiegelmann, Alltags- und Festspeisen; Teuteberg–Wiegelmann, Unsere tägliche Kost.

80 Deutlich wird dies in unserem Sample lediglich am Beispiel der Speiseordnung für Hall/Tirol von 1785 Scheutz–Weiss, Spital als Lebensform 548–554 (Bürgerspital Hall/Tirol 1785).

81 Dirlmeier–Fouquet, Ernährungsgewohnheiten 516.

82 Krug-Richter, Armenspeise.

83 So erweist sich die Umrechnung der historischen Maße, Gewichte und Hohlmaßangaben als Problem, Watzka, Arme, Kranke, Verrückte 70; zu weiteren Problemen der Rechnungslegung Thoms, Anstaltskost 33.

84 Jütte, Küche der Armen 39–43.

85 Watzka, Arme, Kranke, Verrückte 73: Bürgerspital Graz 1726 bis ca. 2.900 kcal; Bürgerspital Eisenerz 1754 ca. 1.750–2.600 kcal; Bürgerspital Leoben 1730 ca. 1.550–2.900 kcal; Bürgerspital Judenburg 1756 ca. 2.300–2.900 kcal; Bürgerspital Neumarkt um 1750 ca. 2.450–3.800 kcal; Spital Murau 1720er Jahre ca. 2.150–2.900 kcal. Die angegebenen Mengen entsprechen einem Durchschnitt von ca. 2.000–3.000 kcal pro Tag. Nach modernen Nahrungstabellen werden gegenwärtig für körperlich arbeitende und erwachsene Menschen abhängig von Alter und Geschlecht Nahrungsmittel zwischen 2.300 und 3.200 kcal pro Tag empfohlen; Aufstellung nach Elmadfa–Aign–Muskat–Fritzsche, GU Nährwert-Kalorien Tabelle 78–80.

ren entspricht. Auf die Population der österreichischen Spitäler bezogen bedeutet dies, dass die Insassen keinen Hunger leiden mussten, gesichert täglich Nahrung erhielten und physiologisch ausreichend, wenn auch nach dem Ausweis der Speiseordnungen monoton ernährt wurden. Aufgrund der Speiseordnungen, die deutlich bevorzugt Getreideprodukte und Fleisch in den Listen aufführen, kann man vermuten, dass diese beiden Produkte in vielen Spitälern „zusammen etwa 80 bis 90 Prozent des gesamten tatsächlichen Kaloriengehalts“[86] repräsentierten.

Das Bürgerspital Salzburg benötigte 1803 für seine 90 Insassen in den Normalwochen rund 250 kg Fleisch (Rindfleisch, daneben auch Hafenbraten, Fleck), 13 kg Schmalz und fast sieben kg Speck. Weiters waren 17 Liter Mehl (darunter die Hälfte Einbrennmehl), neun Liter Gerste oder fast sechs Liter Erbsen (als Basis für Suppe) Woche für Woche notwendig. Aufwändig gestaltete sich die Versorgung des Spitals mit Milchprodukten (Frischmilch, Milch zum Verkochen und zur Schmalzproduktion): Woche für Woche mussten hier zur Eiweiß- und Fettversorgung der Insassen über 1.500 Liter herbeigeschafft werden. Jeder Insasse des Salzburger Spitals erhielt zudem etwas mehr als ein Kilo Brot pro Woche. In der Fastenzeit verschob sich die wöchentliche Nahrungsmittelbeschaffung in Richtung vermehrter Zubereitung der Speisen mit Schmalz (rund 31 kg), Nudeln (Nudelmehl 28 kg), Grieß (4 kg), Linsen sowie Erbsen (rund 11 kg) und Zwetschgen (11 kg). Eine Hochrechnung des Verbrauchs auf ein Gesamtjahr im Salzburger Bürgerspital ist sicherlich schwierig, doch kann man von ca. 44 Normalwochen (unter Abzug der Quadragesima, der Quatemberfasten/erste Fastenwoche, Pfingst-, dritte Septemberwoche, dritte Adventwoche) ausgehen. Die Insassen wurden nach dieser Aufstellung mit über 120 kg Fleisch pro Jahr (großteils Rindfleisch über 100 kg, daneben Hackfleisch und Fleck) versorgt. Zusätzlich erhielten sie fast pro Person jährlich 950 Liter Milch in verarbeiteter Form und 50 kg Brot.

Tabelle 17: Wöchentlicher Verbrauch der 90 Insassen des Salzburger Bürgerspitals 1803 (gerundete Zahlen)

Produkt	Mengenangabe Normalwoche	pro Insasse/ Woche	Mengenangabe Fastenzeit	pro Insasse/ Woche
Rindfleisch (1 lb = 0,56 kg)	211 kg [376 lb]	2,35 kg	–	–
Hafenbraten (gehacktes Fleisch)	20 kg [36 lb]	0,20 kg	–	–
Fleck (Fleisch/Innereien)	20 kg [36 lb]	0,20 kg	–	–
Schmalz	13 kg [23 lb]	0,14 kg	30,8 kg [55 lb]	0,34 kg
Speck	6,8 kg [12 lb]	0,08 kg	–	–
Semmelmehl (1 Maß = 1,41 Liter)	14 l [10 Maß]	0,15 l	–	–
Aufschlagmehl	8,5 l [6 Maß]	0,09 l	34 l [24 Maß]	0,37 l
Einbrennmehl	8,5 l [6 Maß]	0,09 l	11,28 l [8 Maß]	0,13 l

86 Watzka, Arme, Kranke, Verrückte 73.

Produkt	Mengenangabe Normalwoche	pro Insasse/ Woche	Mengenangabe Fastenzeit	pro Insasse/ Woche
Nudelmehl	–	–	28,2 l [20 Maß]	0,31 l
Grieß	4,2 l [3 Maß]	0,04 l	4,2 l [3 Maß]	0,04 l
Rendelgerste (Gerstengraupe)	5,6 l [10 lb]	0,06 l	–	–
(gewittete) Gerste	3,5 l [2,5 Maß]	0,04 l	–	–
Brei	4,2 l [3 Maß]	0,04 l	–	–
Haferbrei	4,2 l [3 Maß]	0,04 l	2,8 l [2 Maß]	0,03 l
Erbsen	5,6 l [4 Maß]	0,06 l	11,3 Liter [8 Maß]	0,13 l
Linsen	–	–	nicht ausgewiesen	–
Semmeln	40 Stück	0,44	40 Stück	0,44
Eier	80 Stück	0,88	70 Stück	0,77
Milch zum Kochen (1 Viertel = 14,5 Liter)	979 l [68 Viertel]	10,9 l	Milch siehe unten	–
Milch zum Schöpfen	638 l [44 Viertel]	7,1 l	1.595 l [110 Viertel]	17,72 l
Essig	58 l [4 Viertel]	0,64 l	21,7 l [1,5 Viertel]	0,24 l
Brot	101 kg Brot (270 Wecken à 0,37 kg	1,12 kg	–	–
Zwiebel	–	–	nach Notdurft	–
Zwetschgen	–	–	11,2 kg [20 lb]	0,12 kg

Quelle: Scheutz–Weiss, Spital als Lebensform 585–588; Abkürzungen: l = Liter, lb = Pfund

Im Herrschaftsspital Gleisdorf erhielten die Insassen nach einer Speiseordnung aus der Mitte des 18. Jahrhunderts jede Woche sieben Pfund Brot (rund 4 kg), aufgeteilt in 3,5 Pfund weißes und 3,5 Pfund Meierleutebrot (also dunkles Brot). Die Insassen des Gleisdorfer Spitals verspeisten also 204 kg Brot pro Jahr. Drei Mal in der Woche (Dienstag, Donnerstag und Sonntag) erhielten die Insassen jeweils ein Pfund Fleisch (0,56 kg) – also wöchentlich 1,70 kg Fleisch. Auf das Jahr gerechnet (bei 52 Wochen) wäre das nach der Gleisdorfer Aufstellung 43 kg Rindfleisch, dazu kamen noch 2,5 kg Schweinefleisch zu Ostern und die Feiertagsspeise Kalbfleisch (5,6 kg). Insgesamt verbrauchten die Gleisdorfer Spitalinsassen also nach dieser Aufstellung 51 kg Fleisch – realiter wohl weniger, weil in den Fastenwochen das Fleisch sicherlich durch Fisch substituiert wurde, allerdings rechnete man in Gleisdorf wohl aus mathematischen Gründen in „Fleisch“. Die bescheidene Ausstattung des Gleisdorfer Spitals zeigt sich auch am niedrigen Brotkonsum (204 kg, also pro Woche rund 4 kg Brot), an den 18 Litern Mehl pro Person und Jahr. Feldbohnen, Hirse und Erbsen waren zudem wichtige Nahrungskomponenten.

Tabelle 18: Wöchentlicher Verbrauch der zehn Insassen des Gleisdorfer Herrschaftsspitals 1743/1751 (gerundete Zahlen, teilweise Angaben bestimmter Güter in Jahresmengen)

Produkt	Maß/kg gesamt	pro Insasse/Jahr
Rindfleisch	437 kg [780 lb]	43 kg
Schweinefleisch (Ostern)	25 kg [45 lb]	2,5 kg
Kalbfleisch zu hohen Feiertagen	56 kg [100 lb]	5,6 kg
Fisch (Fastenzeit)	13 den. [ca. 4 xr.]/Woche	–
Speck/Jahr	29 kg [52 lb]	2,9 kg
Schmalz/Jahr	56 [100 lb]	5,6 kg
Brot/Woche (7 lb [3,5 lb Weißbrot])	2.040 kg [3.640 lb]	204 kg [364 lb]
Leinöl (3 lb /Monat)	20 kg [36 lb]	2 kg
Wein zu Josef, M. Verkünd., Johann Nep., Johann d. T. (1 Maß = 1,45 l)	283 l [190 Maß]	2,8 l [19 Maß/Jahr]
Essig [1 Maß = 1,45 l]	113 l [78 Maß]	11,3 l
Salz [1 Fuder = 1,8 l]	7,2 l [4 Fuder]	0,72 l
Mehl (3 Maß Weizen, 2 Maß Heiden, 3 Maß braunes Mehl/Monat; 4 Viertel = 61 l)	183 l [12 Viertel = 3 Metzen]	18 l
Gerstengrieß	46 l [12 Maß]	4,6 l
Feldbohnen [1 Maß = 3,81 l]	92 l [24 Maß]	9,2 l
Hirse	92 l [24 Maß]	9,2 l
Erbsen/Linsen	46 l [12 Maß]	4,6 l
Gewürz	1 fl./Jahr	–
Kraut/Rüben	nach Bedarf	–

Quelle: Scheutz–Weiss, Spital als Lebensform 663–665 [Maße 316–319]. Hohe Feiertage mit Kalbfleisch waren etwa: Ostern, Christi Himmelfahrt, Pfingsten, Dreifaltigkeitssonntag, Fronleichnam, Maria Heimsuchung, Peter und Paul, Anna, Maria-Himmelfahrt, Fest des hl. Joachim, Maria Geburt, Allerheiligen, Martin, Leopold, Maria Empfängnis, Neujahr, Dreikönige, Maria Reinigung, Fasching

Das Klosterspital Lambach verpflegte seine zwölf Insassen wöchentlich mit 18 Pfund (10 kg) schwarzem Brot (520 kg im Jahr)[87] und 2,5 lb/1,4 kg Rindfleisch (61,6 kg bei 44 Fleischwochen). Zu den Fastenzeiten gab es Stockfisch und Grieß. Im kleinen Herrschaftsspital Straß erhielten die Insassen bei einem Zweimahlzeitensystem im Jahr bei 14 wöchentlichen Mahlzeiten nur sechs Mal Fleisch, allerdings vermerken die Aufstellungen bewusst (?) keine Mengenangaben. Auch die verabreichte Brotmenge lässt sich 1667 nur indirekt über das Backmehl erschließen. Für das Jahr 1672 liegen dann genauere Zahlen vor, die einen Fleischverbrauch von ca. 74 kg sowie 7,4 kg Schmalz erbringen. Zwei Laib Brot wurde den Insassen pro Woche verabreicht, wobei das Gewicht des Brotes nicht deutlich wird. Linsen und Erbsen spielten eine größere Rolle im Speiseplan des ländlich

87 Scheutz–Weiss, Spital als Lebensform 827–830 (Klosterspital Lambach 1691).

geprägten Herrschaftsspitals. Für eine Weinbauregion typisch erhielten die Spitalinsassen vergleichsweise viel Wein zum Essen (551 Liter pro Jahr). Die an die Pfründner verabreichte Brotmenge war recht groß. So erhielten die Pfründner des Herrschaftsspitals von Forchtenau noch jeden zweiten Tag einen Laib Roggenbrot im Gewicht von drei Pfund (1,68 kg; Gesamtsumme pro Jahr 305 kg). Stringente Angaben zum Fleischkonsum sind dagegen im burgenländischen Forchtenau eher schwierig[88]. Nach einer Aufstellung von 1817[89] erhielten die 25 Pfründner an den Fleischtagen (Sonntag bis Donnerstag) täglich 0,5 lb (0,28 kg) Rindfleisch – nach einer Hochrechnung (ein Drittel des Jahres Fasten- und Abstinenztage) kam man damit bei 230 Fleischtagen[90] auf rund 64 kg Rindfleisch, ohne die restlichen Fleischsorten und die recht üppigen Fleischgaben zu den hohen Feiertagen (etwa Schweinefleisch) einzurechnen. Das Spital empfing vom Esterházy'schen Verwalter jährlich sechs Schweine und ein Ferkel. Minutiös wurde in der Speiseordnung festgelegt, wie viel Mehl und Schmalz etwa für geschmalzte Nudeln, wie viel Speck für die Einbrenn (also das dunkel geröstete Mehl) verwendet werden durfte[91].

Tabelle 19: Jährlicher Verbrauch eines Insassen des Herrschaftsspitals Straß 1667 (gerundete Zahlen)

Produkt	historisches Maß 1667	kg/Liter/Jahr 1667	Maß 1672	kg/Liter/Jahr 1672
Rindfleisch	–	–	3 lb/Woche [44 Wochen]	74 kg
Schmalz (1 Küfel = 12,5 Pfund)	2 K [*kuffen*!]	14 kg	1 A	7,4 kg
Brot	–	–	2 Laibe/Woche	104 Laib
Backmehl/Roggen (1 Metzen 59,25 Liter)	11 M 1 V 1 A	674 l	–	–
Weizenmehl oder Gerstenmehl	1 M 1 V 1 A	81 l	1 M 1 V	74 l
Weizengrieß	2 V 1 A	37 l	2 V 1 A	37 l
gerollte Gerste	1 V	15 l	1V	15 l
Erbsen	1 V	15 l	1 V	15 l
Linsen	–	–	1 V	15 l
gemachter Brei (Hirsebrei)	1 V	15 l	–	–
Salz (1 Küfel = 12,5 lb)	2 K [*kuffen*!]	14 kg	1 K [*khueffen*]	7 kg
Wein	–	–	tägl. 1 Halbe Wein = 9,5 Eimer [à 58 l]	551 l
Holz	–	–	7 Klafter	

Quelle: Scheutz–Weiss, Spital als Lebensform 898; Abkürzungen:
A = Achtel, K = Küfel; l = Liter, M = Metzen, V = Viertel

88 Ebd. 1080f. (Herrschaftsspital Forchtenau 18. Jh.).
89 Ebd. 1081f. (Herrschaftsspital Forchtenau 1817).
90 Dirlmeier–Fouquet, Ernährungsgewohnheiten 512.
91 Scheutz–Weiss, Spital als Lebensform 1081f. (Herrschaftsspital Forchtenau 1817).

6.3.1 Der Fleischkonsum der österreichischen Spitäler in Normalwochen und zu Festzeiten

Die Häufigkeit der Verabreichung von Fleisch an die Insassen variierte von Spital zu Spital, was nicht nur mit den wöchentlichen Abstinenztagen, sondern auch mit der Wirtschaftskraft der Spitäler zusammenhing (Tabellen 22, S. 470–477). So erhielten die Insassen des Grazer Hofspitals und des Forchtenauer Herrschaftsspitals bei 71 % der Mahlzeiten Fleisch, ähnlich hoch lagen die Raten der Fleischausgabe im Bürgerspital Hartberg mit 64 %. Die größeren Spitäler konnten es sich leisten, bei rund der Hälfte aller Mahlzeiten Fleischspeisen zu verabreichen (Hofspital Innsbruck, Bürgerspitäler Graz, Salzburg, Hall/Oberpfründner 57 %; die Bürgerspitäler Mühldorf, Bruck/Mur 50 %). Wie deutlich Fleisch „zentrales Prestigeprodukt“[92] war, wird an der Speisesituation der kleinen Spitäler deutlich. Das untere Ende in der Hierarchie der eiweißhaltigen Spitalfleischkost bilden vor allem kleine Spitäler in den wirtschaftlich deutlich schlechter gestellten Kleinstädten. In Eisenerz und Feldkirch enthielt jede vierte Mahlzeit Fleisch, in Tamsweg dagegen nur jede zehnte Mahlzeit Fleischbestandteile. Am Ende der Fleischverteilung an Insassen standen kleine Spitäler wie das Bürgerspital Tamsweg (10 %), die Bürgerspitäler Leoben sowie Neumarkt (7 %) und die kleinen Herrschaftsspitäler Tüffer/Laško (7 %) und Windischgrätz/Slovenj Gradec (5 %). In den letztgenannten Herrschaftsspitälern konnte man bei 14 (Tüffer) bzw. 21 (Windischgrätz) Mahlzeiten lediglich mit einer Fleischmahlzeit rechnen! Neben den wöchentlichen Fastentagen Freitag und Samstag stellt sich der Mittwoch als Kampfzone innerhalb der wöchentlichen Fasten- bzw. Fleischtage dar. Zahlreiche österreichische Spitäler führten den Mittwoch noch im 17. und beginnenden 18. Jahrhundert als fleischlosen Fastentag[93]. An diesen Tagen erhielten die Insassen Kraut und Bohnen (Neumarkt 1764), Nudeln und Bohnen (Tamsweg 1789), Knödel und Grieß (Salzburg 1803) oder Roggendampfnudeln zu Mittag und geschmalzte Nudeln am Abend (Hofspital Innsbruck 1734). Im 18. Jahrhundert scheint sich dagegen der Mittwoch vermehrt zu einem Fleischtag gewandelt zu haben[94].

Die Konservierung von Fleisch warf angesichts unzureichender Kühlungsmöglichkeiten große Probleme auf. Meist wurde das Schlachten von Vieh durch einen ortsansässigen Fleischhauer vorgenommen. Nur wenige der größeren Spitäler verfügten über einen eigenen Fleischhauer, der Ochsen, Rinder und Kälber abstach; das Geflügel wie Hühner, Enten und Gänse wurde hingegen vom Küchenpersonal geschlagen. Ähnlich wie in anderen untersuchten Spitälern wurde das Rind- und Schweinefleisch durch Einsalzung und Räucherung haltbar gemacht[95]. Die österreichischen Speiseordnungen sprechen das Pökeln in Salzlake und das Selchen meist nicht an, sondern führen nur *flaisch*[96] oder spe-

---

[92] Hirschfelder, Fleischkonsum Sp. 1017.

[93] Mittwoch als Fastentag: Bürgerspital Mühldorf 1667, Herrschaftsspital Straß 1667, Bürgerspital Feldkirch 1680, Bürgerspital Leoben 1729, Herrschaftsspital Tüffer/Laško 1731, Hofspital Innsbruck 1734, Herrschaftsspital Sauerbrunn 1754, Herrschaftsspital Windischgrätz/Slovenj Gradec 1754, Bürgerspital Neumarkt 1764, Bürgerspital Hall/Tirol 1785, Bürgerspital Tamsweg 1789, Bürgerspital Salzburg 1803.

[94] Mittwoch als Fleischtag: Bürgerspital Graz 1726, Bürgerspital Bruck/Mur 1728, Bürgerspital Hartberg 1731, Hofspital Graz 1752, Bürgerspital Eisenerz 1757, Herrschaftsspital Eferding 1762, Bürgerspital Bleiburg 1766, Herrschaftsspital Forchtenau 1817.

[95] Kühne, Essen und Trinken 183; Kalb, Geflügel und Innereien wurden in Regensburg in Bier, Essig oder Wein eingelegt, um Haltbarkeit zu erzielen.

[96] Scheutz–Weiss, Spital als Lebensform 521 (Bürgerspital Feldkirch 1680).

zifizierend *rindfleisch*[97] oder selten Schweinefleisch, mitunter *speckh*[98] an. Man kann davon ausgehen, dass das am häufigsten verkochte Fleisch Selchfleisch war, obwohl nur wenige Speiseordnungen ausdrücklich *ein geselchtes stückhl fleisch*[99] oder schlicht *geselchtes fleisch*[100] thematisierten. In seltenen Fällen sprechen die Speiseordnungen explizit von Frischfleisch oder „grünem“[101] Fleisch, wie im Fall des Spitals von Hartberg, wo jeweils *ein stückhl frisches fleisch in der rindtsuppen*[102] angeführt wird.

Die Verwendung von Fleisch spiegelt auch soziale Hierarchien dieses wichtigen Eiweiß- und Fettspeichers wider, während der Woche wurden im Regelfall andere Fleischsorten verwendet, als dies am Sonntag oder zu den Feiertagen geschah. Als Faustregel für die österreichischen Spitäler könnte hier gelten, dass während der Woche geselchtes/gedörrtes Rindfleisch und an den Wochenenden mitunter frisches Fleisch oder besondere Bestandteile vom Rind (wie Innereien oder *fleck, lungl oder gröb*[103]) verabreicht wurden.

Das gängigste Fleisch war sicherlich das Rindfleisch, das in den gut fundierten Spitälern zur Alltagskost zu zählen ist. Mitunter stand das Rindfleisch in Kombination mit einer Fleischsuppe, wie dies für das Bürgerspital in Hall/Tirol 1785 deutlich wird. Die Oberpfründner erhielten dort an den Fleischtagen jeweils eine Fleischsuppe und danach Rindfleisch[104]. Schweinefleisch lässt sich in den österreichischen Spitälern – zumindest auf Grundlage der Speiseordnungen – dagegen kaum nachweisen[105]. In Feldkirch verabreichte man 1680 während der Woche Schweinefleisch, in Tamsweg 1789 war es dagegen als Delikatesse eher ein Sonntagsessen[106]. Andere Fleischsorten wie Kalb- oder Schaffleisch finden sich in den Normalwochen überhaupt nicht. Der Sonntagstisch der Spitalinsassen bestand bevorzugt aus Fleischspeisen. Am Sonntag erhöhte sich nicht nur die Anzahl der Speisen, sondern auch deren Qualität beträchtlich. Auch die Art der Zubereitung der Fleischspeisen wandelte sich am Sonntag deutlich. Der sprichwörtliche Sonntagsbraten/Hafenbraten aus dem Ofen der Spitalküche lässt sich etwa im Hofspital Innsbruck 1734 nachweisen, sonst scheint es sonntags häufiger frisches Fleisch, vermutlich abgebraten oder gesotten (Bruck/Mur 1728, Eisenerz 1757, Tüffer 1731), gegeben zu haben. Auch die besseren Innereien von Rindern stellten eine Sonntagsspeise dar. So servierte man den Haller Oberpfründnern ab 1785 am Sonntag eine Fleischsuppe, ein halbes Pfund Kuttelfleck und ein Pfund Rindfleisch zu Mittag. Am Abend folgte ein Pfund Rindfleisch als Braten – viel Fleisch also für die sozial besser abgesicherten Haller Oberpfründner. Die Haller Unterpfründner erhielten dagegen am Sonntag neben der Fleischsuppe Knödel mit Selchfleisch und am Abend dann schon, deutlich abfallend gegenüber der Oberschicht der Insassen, Rübenkraut. Auch im Bürgerspital Salzburg gab es noch zu Beginn des 19. Jahrhunderts am Sonntag *fleck*[107], als eine aus Innereien herge-

---

97 Ebd. 559 (Bürgerspital Mühldorf 1667).

98 Ebd. 521 (Bürgerspital Feldkirch 1680).

99 Ebd. 698 (Bürgerspital Leoben 1729).

100 Ebd. 714 (Herrschaftsspital Sauerbrunn 1754).

101 Grünfleisch als Synonym für frisches Fleisch, ebd. 714 (Herrschaftsspital Sauerbrunn 1754).

102 Ebd. 686 (Bürgerspital Hartberg 1731).

103 Ebd. 488 [4] (Hofspital Graz 1752). Zu Innereien als Teil der Festspeise Kleinschmidt, Essen und Trinken 99–112.

104 Scheutz–Weiss, Spital als Lebensform 548f. (Bürgerspital Hall/Tirol 1785).

105 Ähnlich für Speyer Kleinschmidt, Essen und Trinken 52.

106 Kühne, Essen und Trinken 185.

107 Scheutz–Weiss, Spital als Lebensform 585 (Bürgerspital Salzburg 1803).

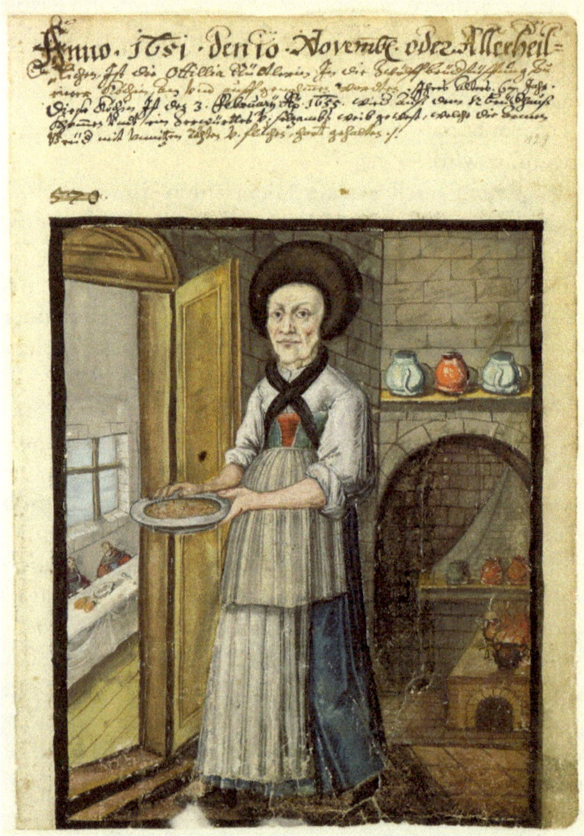

Abb. 85: Die Köchin Ottilia Rüdtler trägt einen Zinnteller mit Suppe (?) aus der Küche in den angrenzenden Essraum, wo schon Spitalbewohner warten (1651), aus den Hausbüchern der Nürnberger Zwölfbrüderstiftungen (Wasser- und Temperafarben, Höhungen in Rot); (Quelle: Stadtbibliothek Nürnberg, Amb. 317b.2°, fol. 128^{r} [Mendel II]).

stellte Speise, die aber als Spezialität angesehen wurde. Die ärmeren Spitäler waren bezüglich ihres sonntäglichen Speiseangebotes deutlich weniger variantenreich: Während man dort meist unter der Woche nur Brei und Hülsenfrüchte aß, gab es in Tüffer/Lasko 1731 und in Windischgrätz/Slovenj Gradec 1754 am Sonntag bescheiden nur Selchfleisch und nicht etwa Frischfleisch in entsprechender Zubereitung.

Die Feier- und Festtage, aber auch Faschingstage in den Spitälern erweisen sich auch als Feste einer Konfessionalisierung durch den Magen. Neben den klassischen Feiertagen wie Neujahr, Ostern, Pfingsten, Allerheiligen und Weihnachten sowie den Marienfeiertagen spielten auch in regionalen Abweichungen die Heiligenfeste eine große Rolle. Manche Speiseordnungen sprechen unspezifiziert von besonderen Speisen zu *heiligen zeiten*[108], mitunter auch von Speisereichungen zu *allen heiligen zeiten*[109], zu den *fünff heiligen zeiten*[110] oder zu den *vier festtäg*[111]. Andere Spitäler wie das Klosterspital von Lambach führen gleich über 30 Festtage im Detail an[112]. Besonders bedacht wurden die Beichttage (etwa

[108] Ebd. 698 (Bürgerspital Leoben 1729).

[109] Ebd. 714 (Herrschaftsspital Sauerbrunn 1754).

[110] Ebd. 718 (Herrschaftsspital Tüffer/Laško 1728).

[111] Ebd. 521 (Bürgerspital Feldkirch 1680).

[112] Ebd. 827–830 (Klosterspital Lambach 1691): Neujahr (1. I.), Dreikönigstag (6. I.), Fest St. Maurus (15. I.), Lichtmesstag (2. II.), Fest Scholastica (10. II.), Faschingssonntag, Faschingsdienstag, Fest St. Joseph

der Palmsonntag), an denen die Spitalleitung die Ablegung der Beichte mit besonderen Speisefolgen feierte, wie das Beispiel des Bürgerspitals Leoben aus dem 18. Jahrhundert verdeutlicht: *Leztlichen wirdt in dem Palmsontag, wan die spitaller zu der österlichen beicht gehen, umb 1 fl. 15 xr. abgeschmalzne brözen geben und ein jeden ein mäßl wein*[113]. Unter den Festtagen wurden auch nichtkirchliche Feste subsumiert, meist der Fasching (Faschingssonntag, -dienstag), mitunter schlossen sich auch noch die spitalintern als Festtage geltenden Schlachttage an. Die Feiertage führten zu gehäuften Portionen auf den vermutlich hölzernen Tellern der Spitalinsassen. Aufgrund der schieren Menge müssen diese großen Fleischportionen für ältere Menschen schwer zu verdauen gewesen sein (Tabelle 23, S. 478–480). Im Bürgerspital Leoben verteilte man etwa zu Fasching, Ostern, Pfingsten und Weihnachten doppelte Rindfleischportionen[114]. Viele Spitäler verkochten an hohen Feiertagen bevorzugt frisches Fleisch, wie im detaillierten Festkalender des Klosterspitals von Lambach deutlich wird[115]. Neben dem Seitel Wein und dem Weißbrot gab es zu den Feiertagen in Lambach immer ein halbes Pfund *jungfleisch*. Während sich sonst Schweinefleisch selten auf den Speiseplänen finden lässt, tischte man im Bürgerspital Graz zu Fasching zusätzlich drei bis vier Mal Schweinefleisch auf, aber auch zu Ostern ließ die Spitalleitung geselchtes Schweinefleisch verteilen[116]. Neben dem Schweinefleisch galt vor allem das Kalbfleisch als typisches Feiertagsessen. Im Bürgerspital Graz reichte man ab 1726 zum Neujahrstag, zu Fasching, zu Pfingsten, Martini (11. November) und zu Weihnachten ein Pfund Kalbsbraten[117]. Im Hofspital Graz versorgte man die Spitalinsassen am Christtag, am Ostersonntag, am Pfingstsonntag und am Faschingssonntag zu Mittag mit jeweils 0,33 lb Rindfleisch mit Kren, weiters mit Kalbseingemachtem und mit einem Kalbsbraten[118]. Im Bürgerspital Hall/Tirol gab es für die Oberpfründner zu Mittag des Ostertages neben der Fleischbrotsuppe ein halbes Pfund eingemachtes Kalbfleisch, ein Pfund Rindfleisch sowie Kraut, Semmeln und Wein[119]. Besser gestellte Spitäler konnten es sich leisten, ihren Insassen zu Martini sogar Teile einer gebratenen Gans zu reichen – Geflügel galt generell als Herrenspeise. Gerade um Martini – auch „Speckmartin" genannt – wurden Teile des gemästeten Viehs abgestochen, um diese Tiere nicht über den Winter füttern zu müssen, zudem war dieser Tag ein wichtiger Zinstag in der Vormoderne[120]. Im Herrschaftsspital Eferding reichte man den Insassen nach 1762 zu Martini neben der Rindsuppe, Kraut und Fleisch, zusätzlich (!) erhielten die Insassen zu diesem Mittagsmahl ein Viertel einer Gans und einen Schweinsbraten. Am Abend dieses Tages kredenzte man den Eferdinger Spitalinsassen Rindsuppe, Kraut, Fleisch und *die junge*

(19. III.), St. Benedikt (21. III.), Maria Verkündigung (24. III.), Ostersonntag, Ostermontag, Osterdienstag, Fest Michaels Erscheinung (8. V.), Johannes der Täufer (24. VI.), Pfingstsonntag, Pfingstmontag, Pfingstdienstag, Dreifaltigkeitssonntag, Peter und Paul (29. VI), Maria Heimsuchung (2. VII.), Benedikt-Erinnerung (8. VII.), Julian (?. VIII.), Maria Geburt (8. IX.), Rosenkranzfest (5. X.), Jahrtag Gotteshaus Stifter (6. X), Allerheiligen (1. XI), *Allerheyl. münch* (? XI.), Maria Opferung (21. XI.), Maria Empfängnis (8. XII.), Weihnachten (25. XII.), St. Stephan (26. XII.), Johannes (27. XII.).

113 Ebd. 698 (Bürgerspital Leoben 1729); ebd. 754 (Herrschaftsspital Eferding 1762): *auch an ihren ordinari beichttägen jedwederer spitäler ein seitel wein oder hierfür vier kreüzer an geld und um ein kreüzer semmel.*

114 Ebd. 698 (Bürgerspital Leoben 1729).

115 Ebd. 829f. (Klosterspital Lambach 1691).

116 Ebd. 671f. (Bürgerspital Graz 1726).

117 Ebd. 671f.

118 Ebd. 489 [4] (Hofspital Graz 1752).

119 Ebd. 552 (Bürgerspital Hall/Tirol 1785).

120 Scheutz, Geteilte Mäntel 120–122.

gans[121] sowie gedörrtes Obst, Milch und Semmeln. Hühner fanden sich nirgends auf dem Speiseplan, lediglich im Bürgerspital Feldkirch wurde ein Mal im Jahr an die Insassen ein gefüllter und gebratener Hahn sowie zwei bis drei „Voressen" gereicht[122]. Vor allem bei der im Herbst erfolgten Schlachtung von Schweinen fielen für die Insassen Würste ab[123], die im Regelfall aus den zerkleinerten Innereien des geschlachteten Schweins hergestellt und geräuchert wurden[124]. Die Brat- und Leberwürste waren eine typische Winterfestspeise. Die Spitalinsassen erhielten etwa zu Fasching[125], zu Ostern[126] oder *zu allen heiligen zeiten*[127] Innereien (Fleck) und Würste. Ärmere Spitäler besaßen auch zu den hohen Feiertagen nur geringe Möglichkeiten einer Zusatzverpflegung. Im armen Spital Hartberg gab es sowohl am Sonntag wie auch zu hohen Feiertagen lediglich die Zuwaage zum Fleisch, also vermutlich Innereien, als Speise-Indikator für einen Feiertag. Die Speiseordnung vermerkt mahnend, dass die Insassen des Hartberger Spitals *kein extra speiß, sondern werden verpfleget, wie sonst am anderen Sontägen, ausser was selbe von der burgerschafft bekhommen*[128].

Nach den immer noch kontrovers diskutierten Erhebungen von Wilhelm Abel[129] sank der jährliche Pro-Kopf-Fleischverbrauch im deutschen Sprachraum von 100 kg um 1600 auf rund 16 kg um 1800[130]. Eine dreiköpfige Familie verspeiste damit am Beginn der Neuzeit in der Woche rund zwölf Pfund Fleisch, zwei Pfund Fleisch täglich. Allerdings aßen die Menschen nicht nur das Muskelfleisch, sondern alle genießbaren Bestandteile von Tieren, vom Kopf bis zu den Beinen, aber natürlich auch die Innereien[131]. Verallgemeinerbar erscheint auf jeden Fall, dass ab dem 16. Jahrhundert im Zuge der Teuerungswelle die Viehpreise stiegen und Fleisch in der Gestehung wesentlich teurer kam, was zu einer langsamen Reduktion des Fleischkonsums führte[132]. Die bislang erhobenen Fleischkonsumzahlen zeigen nicht nur regionale Unterschiede, sondern auch Unterschiede bezüglich der Spitäler (und vielleicht auch der Spitaltypen). Eine Aufstellung von süd- und norddeutschen Spitälern offenbart hier beträchtliche Unterschiede, so wurden die Insassen im Münsteraner Leprosenhaus 1558 mit 133,8 kg pro Jahr üppig verpflegt, während die Spitalverpflegung in Heilbronn mit 54,5 kg pro Jahr vergleichsweise bescheiden war.

---

121 Scheutz–Weiss, Spital als Lebensform 754 [2.4] (Herrschaftsspital Eferding 1762).

122 Ebd. 522 (Bürgerspital Feldkirch 1680).

123 Ebd. 754 [2.8] (Herrschaftsspital Eferding 1762): *wierd zu Andreae von der jährlich geschlachteten salva venia schwein jeder person eine brattwurst gereichet*; ebd. 522 (Bürgerspital Feldkirch 1680): *Wann man die schwein mezget: Jedem auf dem tisch ain par brat-würst.*

124 Kühne, Essen und Trinken 186.

125 Scheutz–Weiss, Spital als Lebensform 672 (Bürgerspital Graz 1726): *Item vorhero in der Faschings zeith 3 oder 4 mallige extra schweinene fleisch speisen und würscht.*

126 Ebd. 718 (Herrschaftsspital Tüffer/Laško 1728): *dann auf Ostern zum weichen ein kölbernes brätl mit 5 lb. 2 schultern und jeden ein geselchte brattwurst.*

127 Ebd. 714 (Herrschaftsspital Sauerbrunn 1754).

128 Ebd. 687 (Bürgerspital Hartberg 1731).

129 Mehrere frühere Arbeiten zusammenfassend Abel, Stufen der Ernährung 9–11; dagegen etwa Jütte, Küche der Armen 36.

130 Hirschfelder, Fleischkonsum Sp. 1016.

131 Wiegelmann, Alltags- und Festspeisen 30.

132 Mit einer breiteren Diskussion der Ursachen Teuteberg, Studien zur Volksernährung 97–105.

Tabelle 20: Jährlicher Pro-Kopf-Verbrauch von Fleisch in ausgewählten Spitälern vom 15. bis 17. Jahrhundert

Spitaltyp/Ort	Datierung	Pro-Kopf-Verbrauch
Sondersiechen Pfullendorf	15. Jahrhundert	64,9 kg
Spital Heilbronn	15. Jahrhundert	54,5 kg
Spital Ulm (Spitalschmied)	1527	108,5 kg
Spital Wismar (Spitalhaushalt)	1564/65	94,1 kg
Magdalenenhospital Münster (Unter-/Oberpfründner)	1569/70	104,1 kg
Heilig-Geist-Spital Tübingen (Reiche Pfründner)	1575	108 kg
Fronleichnamshospital Danzig	1634/35	77 kg
Katharinenspital Regensburg (Wirkliche Pfründner)	1694	ca. 50 kg
Katharinenspital Regensburg (Wirkliche Pfründner)	1712/13; 1750, 1792	90,5 kg
Leprosorium Kinderhaus Münster	1558	133,8 kg

Quellen: Dirlmeier, Untersuchungen 358f.; Kleinschmidt, Essen und Trinken 96f.; Krug-Richter, Hafergrütze und Hirsebrei 190; Kühne, Essen und Trinken 195.

Das Regensburger Katharinenspital bot seinen Insassen ab dem 18. Jahrhundert bei fünf Fleischtagen und unter Einrechnung der Feiertagsgaben insgesamt 90,5 kg Fleisch pro Jahr an, wobei das Rindfleisch mit dem besseren Wampenfleisch und den Innereien einen Anteil von über 90 % aufwies; an den Feiertagen wurde vor allem Schweinefleisch (5 %) und Kalbfleisch (3 %) gereicht[133]. Die österreichischen Spitäler scheinen sich in dieses Fleischernährungsmuster einigermaßen einzupassen, wobei hier Detailuntersuchungen auf der Grundlage von Küchenrechnungen ausstehen. Die Insassen des Salzburger Bürgerspitals erhielten 1803 vermutlich rund 120 kg Fleisch pro Jahr (großteils Rindfleisch über 100 kg, daneben Hackfleisch und Fleck)[134]. Das Esterházy'sche Herrschaftsspital in Forchtenau ließ 1817 dagegen seinen Insassen rund 64 kg Rindfleisch und noch weiteres Fleisch zu den Feiertagen zukommen, sodass auch hier mit rund 80 kg Fleisch pro Insasse und Jahr gerechnet werden kann[135]. Vor allem die Spitäler auf dem Land fielen hier sicherlich ab. Der Fleischverbrauch im Klosterspital von Lambach, wo pro Jahr mindestens 61,5 kg Rindfleisch und rund 20 kg „Jungfleisch" konsumiert wurden, lag bei rund 82 kg Fleisch pro Jahr[136]. Ähnlich hoch dürfte die Fleischversorgung im Bürgerspital Graz 1726 gelegen sein (Normalwoche mit 2,5 Pfund/1,4 kg Fleisch pro Woche). Das Grazer Hofspital verabreichte seinen Insassen rund 3 Pfund/1,7 kg Fleisch pro Woche, sodass man mit rund 90 kg Fleisch pro Jahr und Kopf (unter Einrechnung der Feiertagsgaben) rechnen kann[137]. Das kleine Herrschaftsspital Gleisdorf konnte dagegen seinen Insassen nur 51 kg Fleisch pro Jahr (43 kg Rind-, 2,5 kg Schweine- und 5,6

133 Kühne, Essen und Trinken 186, 195; Jütte, Stationäre Krankenversorgung 232–236; Fouquet, Zwölf-Brüder-Häuser 70–74.

134 Siehe die Aufstellung bei Scheutz–Weiss, Spital als Lebensform 586 (Bürgerspital Salzburg 1803).

135 Ebd. 1081f. (Herrschaftsspital Forchtenau 1817).

136 Ebd. 827–830 (Klosterspital Lambach 1691).

137 Siehe die Tabelle 20, 425, und Tabelle 23, 478–480.

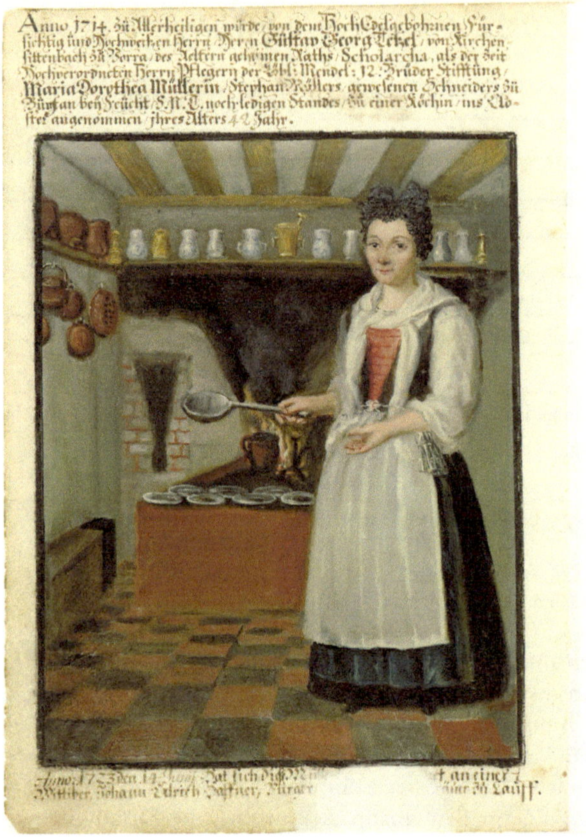

Abb. 86: Die Köchin Maria Dorothea Müller steht in der Küche mit einem großen Löffel in der rechten Hand; im Hintergrund Herdfeuer mit einem Henkeltopf, links kupfernes Kochgeschirr, oben am Wandbord Henkelkrüge, blau glasiertes Geschirr, zwei Kerzenleuchter, ein Mörser und ein Messingkrug (1714), aus den Hausbüchern der Nürnberger Zwölfbrüderstiftungen (Ölfarben) (Quelle: Stadtbibliothek Nürnberg, Amb. 317b.2°, fol. 223v [Mendel II]).

kg Kalbfleisch) zukommen lassen, was für die kleineren und schlechter dotierten Herrschafts- und Bürgerspitäler nicht untypisch gewesen sein dürfte[138].

6.3.2 Brei und Suppen

Nach den Erkenntnissen der Ernährungsforschung war die Verköstigung der frühneuzeitlichen Menschen lange Zeit durch den „Brei-Mus-Standard“[139] geprägt, d. h. Brei, Mus und Grütze aus Getreide und Hülsenfrüchten prägten die Ernährungsgewohnheiten im vorindustriellen Europa noch lange mit. Erst im Laufe der Neuzeit, besonders ab dem 17. Jahrhundert, zeigt sich ein allmähliches Versiegen der Breispeise und eine stärkere Betonung der festen Speisen (meist Mehlspeisen). Die Speisepläne der Spitalgroßküchen zeigen eine langsame Verdrängung von dünnerem Mus und dickerem Brei aus den Speiseplänen hin zu festeren Speisen. Mus bzw. bei Vergrößerung der Flüssigkeitsmenge

[138] Als Vergleich Ilzhöfer, Deckung 159: Wöchentliche Nahrungsmittel nach süddeutschen frühneuzeitlichen Spitalkostordnungen: Fleisch rund 1.100 gr, Speck 35 gr, Fette insgesamt 280 gr, Roggenbrot mindestens 2.800 gr, Schönmehl zu Mehlspeisen 500 gr, Hafermehl, Gerste, Hirse, Reise und Erbsen 350 gr.

[139] Teuteberg, Studien zur Volksernährung 135–138; Krug-Richter, Hafergrütze und Hirsebrei 194; Kühne, Essen und Trinken 170; Kleinschmidt, Essen und Trinken 219–221.

Suppen waren auch in österreichischen Spitälern wichtige Bestandteile der frühneuzeitlichen Speiseordnungen. Ähnlich wie in süddeutschen Spitälern kam dem Hirsebrei, in den Quellen meist *prein* genannt eine wichtige Rolle als Mittags- und Abendgericht zu. Die klimatisch empfindliche, auf nährstoffarmen Böden gedeihende Hirse galt bis ins beginnende 20. Jahrhundert als Alltagskost der ärmeren Bevölkerungsschicht unter der Woche, aber auch am Sonntag[140]. Am Ende der Frühen Neuzeit wurde die fast nur in Breiform gegessene Hirse allmählich von der einfacher zu bearbeitenden Kartoffel[141] und vermehrt durch Mehlspeisen ersetzt. Vor allem in kleineren österreichischen Spitälern, die ihren Insassen wenig Fleisch verabreichen konnten, besaß der Hirsebrei eine überragende Bedeutung. Viele Spitäler bauten auch die Hirse auf den Spitalgründen selbst an, sodass beispielsweise Spitalbewohner zum *ruben und breinhütten*[142], und vermutlich auch zum Ernten, eingesetzt wurden.

Im Herrschaftsspital Tüffer/Laško erhielten die Insassen vier Mal in der Woche Hirsegrieß. Dagegen stand im Herrschaftsspital Windischgrätz/Slovenj Gradec *brein*[143] an jedem Tag der Woche am Speiseplan. *Montag in der fruehe ein haidenen sterz und sauers krauth, zu mittag brein, saurer millich und brodt dorein, auf die nacht rueben und brein*[144]. In den Speiseordnungen unterschied man *hirschprein*/Hirse[145], *heidenprein*/Buchweizen[146] und *gerstprein*/Gerste (oder auch Ritschert genannt)[147] voneinander. Man aß die Hirse in den Spitälern in der Regel mit Schmalz[148], aber auch mit Milch[149] zubereitet und mitunter auch im Ofen überbacken. Gelegentlich findet sich der überbackene Brei als Suppeneinlage beim Abendessen wieder[150]. Brei konnte auch je nach Beilage süß gegessen werden, wie das in südösterreichischen Spitälern häufiger belegt ist[151]. Der Hirsebrei konnte abhängig von der verabreichten Menge als Beilage, aber auch als Hauptspeise konsumiert werden[152]. Seltener scheint Grieß und Weizenmehl für Breispeisen verwendet worden zu sein[153].

Vor allem in der Fastenzeit kam den Breispeisen als Ersatz für den Fleischkonsum erhöhte Bedeutung zu. Die Spitalköchinnen verfeinerten den Brei in der Fastenzeit mit gedörrten Zwetschgen[154]. Neben den Breispeisen erlangte auch der Reis größere Bedeu-

---

140 Wiegelmann, Alltags- und Festspeisen 112–156.

141 Für Merxhausen erste Erwähnung 1778 Schlieper, Ernährung 254f.

142 Scheutz–Weiss, Spital als Lebensform 767 [5] (Herrschaftsspital Eferding 1787).

143 Ebd. 723 (Herrschaftsspital Windischgrätz/Slovenj Gradec 1754).

144 Ebd.

145 Ebd. 1080 (Herrschaftsspital Forchtenau 18. Jh.): *hirschprein.*

146 Ebd. 488 [4] (Hofspital Graz 1752).

147 Ebd. 714 (Herrschaftsspital Sauerbrunn 1754): *Gerstprein*; ebd. 1080 (Herrschaftsspital Forchtenau 18. Jh.): *gerstprein.*

148 Ebd. 620 [76] (Bürgerspital Klagenfurt 1732): *2 mäßl pfennig prein unnd dan zum verweissen 2 lb. schmalz aufgehen*; ebd. 620 [76] (Bürgerspital Klagenfurt 1732): *Sambstags auf die nacht werdet selben zur speis prein geraichet, darzue 4. masl prein aufgehen unnd dan denen pfrientnern zu verweissen ¾ lb. schmalz, denen mayrleuthen aber mullich gegeben werdet*; ebd. 621 [80] (Bürgerspital Klagenfurt 1732): *Auf die nacht 4 ½ masl prein unnd 1 lb. schmalz.*

149 Ebd. 488 [4] (Hofspital Graz): *Nachts: Gleichfahls, ausser der brein wird in der milch kocht.*

150 Ebd. 596 (Bürgerspital Bleiburg 1766): *Abendts eben ein brein in der fleischsuppen.*

151 Ebd. 723 (Herrschaftsspital Windischgrätz/Slovenj Gradec 1754): *brein bey der suessen millich.*

152 Ebd. 1081 (Herrschaftsspital Forchtenau 1817): *dann gerstbrein mit rindfleisch.*

153 Ebd. 511 (Hofspital Innsbruck 1734): für Freitagabend: *grießmueß von gueter milch und suppen*; ebd. 550 (Bürgerspital Hall/Tirol 1785): *waizengriesmues von förmilch.*

154 Ebd. 621 [84] (Bürgerspital Klagenfurt 1732): *aber zwespen prein, darzue 4 mäßl prein unnd 4 mäßl zwespen, zum verweissen aber 1 lb. schmalz aufgehen.*

tung, wobei Reis im Europa der Frühen Neuzeit kein Grundnahrungsmittel, sondern eine Nahrungsergänzung darstellte[155]. Die Reisspeisen finden sich seit dem späten 16. Jahrhundert in den süddeutschen Spitälern in den Spitalakten[156], vor allem im westösterreichischen Bereich war der Reis als Speise weiter verbreitet. Reis scheint häufig, vor allem in Fastenzeiten mit Milch[157] zubereitet worden zu sein. In Feldkirch ersetzte man die Suppe fallweise durch *gemilchte*[n] *reiß*[158] – der Reis wurde offenbar in Form einer Suppe bzw. als Suppeneinlage kredenzt[159].

Die Suppen als Löffelspeise stellten einen wesentlichen Bestandteil vor allem der Morgenmahlzeit, aber auch der Abendmahlzeit dar. In den Speiseordnungen der im Zweimahlzeitensystem versorgten Spitäler durfte die Suppe bei keiner Mahlzeit fehlen: Im Hofspital Innsbruck aß man nach der Speiseordnung von 1734 zur ersten Mahlzeit Suppe, Kraut und Fleisch/Nudeln und zur zweiten Mahlzeit Suppe, Salat oder Kraut und Fleisch/Nudeln[160]. Spitäler mit einem Dreimahlzeitensystem verabreichten mitunter auch zu Mittag Suppen, aber eher selten. Typisch dafür war etwa das Bürgerspital Mühldorf, wo man nach der Speiseordnung von 1667 morgens lediglich Suppe und abends Suppe mit Kraut oder Fleisch aß – zu Mittag aß man dagegen Fleisch oder Kraut bzw. ein *koch*[161]. In einigen Speiseordnungen österreichischer Spitäler findet sich der Terminus oder feststehende Begriff der Früh- oder auch der Morgensuppe[162], wobei diese Suppen vielfach Reste des Vortages in neuer Form präsentierten. Auch der Begriff der Abendsuppe lag „in der Luft", lässt sich aber nicht als eigener Begriff in den Spitalordnungen fassen[163]. So heißt es etwa in der Hofspitalordnung von Aussee 1552: *Zu morgens unnd der fruesuppen solle den armen leutten alweg ain richt, es sey ain milich, vleisch oder anndere suppen nach gelegenhait der zeit oder ain khoch geben werden*[164]. In den Tiroler Versorgungshäusern aß man zu allen drei Mahlzeiten Suppe: *Morgens eine Suppe, Mittags eine Suppe und wohlausgekochte Mehl- oder auch Fleischspeise und Gemüse, Abends eine eingekochet nahrhafte Suppe und ein Stück Brod*[165]. Schon im Mittelalter gab es Speck- und Gemüsesuppen (Kraut, Erbsen), Suppenspeisen aus verschiedenem Getreidemehl (Gerste, Hirse, Roggen, Buchweizen), auch Wein-, Bier-, Käse-, Eier-, Fleisch-, Wild-, Geflügel- und Fischsuppen sowie süße und saure Suppen[166]. Der Komposition von Suppen war in der Frühen Neuzeit wenig Grenzen gesetzt, weil aus den verschiedensten Bestandteilen

---

155 Häberlein, Reis Sp. 975; Schlieper, Ernährung 219.

156 Kühne, Essen und Trinken 156f.

157 Für die Fastenzeit (Sonntag, Dienstag, Donnerstag): Scheutz–Weiss, Spital als Lebensform 549 (Bürgerspital Hall/Tirol 1785).

158 Ebd. 521 (Bürgerspital Feldkirch 1680); ebd. zu Fasching als *reißmueß*; ebd. 511 (Hofspital Innsbruck 1734): *reis in der milch geschmälzt.*

159 Ebd. 1059 (Zucht- und Arbeitshaus Wien 1788): *mittags eine gerollte gerste, reiß oder grieß in der suppe.*

160 Ebd. 510f. (Hofspital Innsbruck 1734).

161 Ebd. 559 (Bürgerspital Mühldorf 1667).

162 Ebd. 531 [38] (Versorgungshäuser Tirol 1839): Morgensuppe; ebd. 562 [8] (Bürgerspital Mühldorf 1667): *Was beym mittag und abendessen übrig bleibt, soll des andern tags zur frühesuppe oder sonst wieder zubereitet werden.*

163 Ebd. 698 (Bürgerspital Leoben 1729): *Sambtags in der fruehe ein suppen, zu mittag krauth und feldt pann und die gewehnliche jausen, auf die nacht ein suppen und gescharbte nudl und die burgers leith ein halbe wein.*

164 Ebd. 457 [16] (Hofspital Aussee 1568).

165 Ebd. 530 (Versorgungshäuser Tirol 1839).

166 Ruf, Suppe 173f.

Suppen gekocht werden konnten[167]. In dem Jahr 1719 erschienenen und von Conrad Hagger verfassten „Neuen Saltzburgischen Koch-Buch" finden sich insgesamt 417 Suppen, davon 281 Fleisch- und 136 Fastensuppen[168]. Meist wurden die Suppen in den österreichischen Speiseordnungen nicht näher spezifiziert, sondern die Wochenspeisepläne sprechen unspezifisch von *ain suppen*[169]. Eine Unterscheidung von Fleischsuppen und von sog. Fastensuppen[170] an den wöchentlichen Abstinenztagen erscheint in den Speiseordnungen der österreichischen Spitäler gängig. Während der Normalwochen dürften die Fleischsuppen häufig am Speiseplan gewesen sein, wobei meist unklar bleibt, ob es sich um Suppen mit Fleischeinlage[171] oder um Suppen auf der Basis von ausgekochtem Schweine- oder Rindfleisch (*leere rindsupe*[172]) handelte. Vor allem aufgrund des ungenügenden Fettgehaltes standen diese Suppen in der Kritik, wie ein Beispiel aus Freistadt belegt. *Die rindsuppe an diesen sowohl als anderen fleischtägen ist von darumen so schlecht, weilen 1mo die fette zur vertheilung, welche am Sonntag und Donnerstag beschiehet, wegkömt, 2do einige früh um suppen kommen, folglich wasser nachgeschittet werden muß und 3^tio^ weilen die stübler ihr zuständige portion von der fleischbank nehmen*[173]. Jeden Sonntag erhielten männliche und weibliche Insassen im Grazer Bürgerspital jeweils *2 mässl groß guetter rindtsuppen*[174], mitunter wurde die Fleischsuppe durch eingeschnittenes Brot aufgebessert (Fleischbrotsuppe)[175]. Zu den Suppen scheint zudem meist Brot gereicht worden zu sein, wie ein Beispiel aus dem Bürgerspital Klagenfurt belegt: *nun zu der suppen, wan von denen mayrleüthen 18 perschonen unnd von denen pfrientnern 53 perschonen sein, werden aufgeschnitten 3½ läb roggen broth* [...] *geraichtet*[176]. Kranke erhielten im Wiener Zucht- und Arbeitshaus Ende des 18. Jahrhunderts Rindsuppe mit Semmelschnitten[177].

Einige der in Spitälern verabreichten Suppen erhielten ihren Namen aufgrund der Beilage zur Suppe wie die Brot-, die Knödel-, die Nudelsuppe, die *schnittl-*[178], die Bre-

---

167 Scheutz–Weiss, Spital als Lebensform 511 (Hofspital Innsbruck 1734): *Die suppen khan, wie die zeit erfordert, abgewexlet werden, als fleisch, prenn, schotten, arbeiß, viselen, reis und gersten suppen, wie auch das khrauth zettl, rueben, kabas, piessen, spinnäth, auf geschnittene frische gedampfte rueben, scheer rueben.*

168 Ruf, Suppe 176.

169 Scheutz–Weiss, Spital als Lebensform 897 (Herrschaftsspital Straß 1667); ebd. 559 (Bürgerspital Mühldorf 1667); ebd. 521 (Bürgerspital Feldkirch 1680): *suppen*; ebd. 698 (Bürgerspital Leoben 1729); ebd. 510 (Hofspital Innsbruck 1734); ebd. 661 (Bürgerspital Eisenerz 1757); ebd. 702 (Bürgerspital Neumarkt 1764).

170 Jeweils am Freitag ebd. 488 [4] (Hofspital Graz 1752): *fastensuppen mit brodt, krauth oder ruben.*

171 Ebd. 717 (Herrschaftsspital Tüffer/Laško 1731): *Auf mittag solle ainem jeden spittäller gegeben werden ½ lb. frisches oder geselchtes fleisch in der suppen*; ebd. 686 (Bürgerspital Hartberg 1731): *Zu mittag jedes ein stückhl frisch fleisch in der rindtsuppen.*

172 Ebd. 1081 (Herrschaftsspital Forchtenau 1817); ebd. 731 (Bürgerspital Kefermarkt 1607/1754): *weill sie ihnen ain schweindl können aufziehen, von dem sie auch ihr suppen beßern mögen, so soll er, spittlmaister, dahin bedacht seyn, das sie die kleiben, so von obbemelten trayd außgemallen werden, neben den abwaschtranck also ertragen, damit sie solche nit mit haufen verschwenden und hernach nichts haben.*

173 Ebd. 814 (Bürgerspital Freistadt 1785).

174 Ebd. 670 (Bürgerspital Graz 1726).

175 Ebd. 548 (Bürgerspital Hall/Tirol 1785); ebd. 596 (Bürgerspital Bleiburg 1766): *brodt in der fleischsuppen*; ebd. 725 (Herrschaftsspital Windischgrätz/Slovenj Gradec 1754): *brodt in die rindt suppen.*

176 Ebd. 620 [70] (Bürgerspital Klagenfurt 1732).

177 Ebd. 1059 [4] (Zucht- und Arbeitshaus Wien 1788): *bestehet für die schwer kranken in einer schwachen portion, das ist früh in einer guten rindsuppe mit semelschnitteln.*

178 Ebd. 1059 [4]: *schnittlsuppe*, davor mehrmals *eine rindsuppe mit semelschnitteln.*

zen-[179] oder die Sterzsuppe[180]. Eine im österreichischen Bereich häufig anzutreffende Suppe war die Vizdum-Suppe, eine aus Erbsen und Gerste hergestellte Suppe, die in der Zeit vor der Rumfordsuppe auch im bayerischen Bereich breit vertreten war[181]. Auch die Sudsuppe – also die Suppe, in der beispielsweise die Knödel gekocht wurden – stellte man den Spitalinsassen auf den Tisch[182]. Eine der einfachsten Suppen war sicherlich die häufig in den Speiseordnungen anzutreffende Einbrennsuppe[183] oder verkürzt auch nur „Brennsuppen" genannt. Diese Speisen waren einfache, aus Mehl und Fett (und vermutlich zur Geschmacksverbesserung aus einigen Gewürzen) hergestellte Gerichte. Mitunter finden sich Einbrennsuppen an den wöchentlichen Abstinenztagen[184] und werden dezidiert als Fastensuppen bezeichnet. Ebenfalls an Fastentagen wurde die Milchsuppe ausgekocht, die aber in der fetteren, mit Rahm ausgeführten Variation eine Festtagsspeise war. Das Bürgerspital Hall/Tirol kredenzte am Sonntag eine *förmilchsuppe*[185]. In weiten Teilen Österreichs war die sog. Schottsuppe als typisches Arme-Leute-Essen weit verbreitet. Der „Schott" war ein Nebenprodukt der Käseherstellung und konnte gut zu Milch-/Käsesuppen verarbeitet werden, wie das Beispiel der Hofspitäler Aussee und Hallstatt 1552 verdeutlicht: *Den 20 personen, so man speist, gibt man alle tag zu morgens nach der fruemes ain kas, schott oder millichsuppen*[186]. Das Bürgerspital Eisenerz verabreichte am Sonntag eine Schottsuppe offenbar als Fastenspeise vor dem Gottesdienst[187]. Finanzschwache Spitäler verpflegten die Insassen mit dieser einfachen und kostengünstigen Suppe das ganze Jahr hindurch[188]. Vor allem am Abend scheint man die Käsesuppe gerne an die Insassen verabreicht zu haben[189]. Neben den Käsesuppen finden sich auch häufig die Sauersuppen, die eine große Rolle gespielt haben müssen und in manchen Spitälern, etwa dem Herrschaftsspital Eferding im 18. Jahrhundert, nahezu eine Standardsuppe am Abend gewesen sind[190]. Von größerer Wichtigkeit waren auch die aus unterschiedlichem Getreidemehl

---

179 Ebd. 550–551 (Bürgerspital Hall/Tirol 1785): *bretzensuppe.*

180 Zur Nudelsuppe ebd. 687 (Bürgerspital Hartberg 1731): *alß auf mittag nudl in der suppen*; ebd. 1081 (Herrschaftsspital Forchtenau 1817): *Nudln in der rindsuppe*; zur Sterzsuppe ebd. 620 [71] (Bürgerspital Klagenfurt 1732): *vor ein speiß sterz mit suppen.*

181 Ebd. 549 (Bürgerspital Hall/Tirol 1785): *fitzthum*; ebd. 511 (Hofspital Innsbruck 1734) *fizthumb*; zur Verballhornung siehe Schmeller, Bayerisches Wörterbuch 1 851.

182 Ebd. 1081 (Herrschaftsspital Forchtenau 1817): *Speck knödel in ihrer eigenen sudsuppe.*

183 Kühne, Essen und Trinken 161.

184 Einbrennsuppe bei Scheutz–Weiss, Spital als Lebensform 585 (Bürgerspital Salzburg 1803): *einbrennsuppe 2½ lb. schmalz et 1½ maßl brennmehl*; ebd. 549 (Bürgerspital Hall/Tirol 1785): *prensuppe*; ebd. 488 [4] (Hofspital Graz 1752): *Fastensuppen mit brodt, krauth oder ruben, ein meelspeis und brenn*; ebd. 620f. (Bürgerspital Klagenfurt 1732); ebd. 670 (Bürgerspital Graz 1726).

185 Ebd. 549 (Bürgerspital Hall/Tirol 1785); ebd. 551 (Bürgerspital Hall/Tirol 1785) am Sonntage Letare; ebd. 723 (Herrschaftsspital Windischgrätz/Slovenj Gradec 1754): *auf die nacht millich suppen.*

186 Ebd. 402 (Hofspital Hallstatt/Aussee 1552).

187 Ebd. 661 (Bürgerspital Eisenerz 1757); ebd. 591 (Bürgerspital Tamsweg 1789): *Sonntags in der fruhe um halbe 7 uhr die sogenannte schottensuppe mit gewohnlichen brod.*

188 Ebd. 714 (Herrschaftsspital Sauerbrunn 1754): *Alle morgen durch das ganze jahr schottsuppen.*

189 Ebd. 714 (Herrschaftsspital Sauerbrunn 1754): *auf die nacht von der milch kääß suppen*; 715 (Sauerbrunn 1754): *kääß suppen von milch*; ebd. 621 [76] (Bürgerspital Klagenfurt 1732): *Dan werdet auch das ganze jahr hindurch ausser Sonn- und feyertags zum fruestuckh daselbst der sterz geraichet unnd hierzue 2¾ mäßl haüden mell verbrauchet, zur verweissung aber müllich oder käßsuppen gegeben*; als Sonntagsabendspeise ebd. 698 (Bürgerspital Leoben 1729): *auf die nacht ein käsß suppen.*

190 Ebd. 765 [1.11] (Herrschaftsspital Eferding 1787): *Zu nachts ausser des Sonntags eine sauersuppe*; ebd. 770 (Herrschaftsspital Eferding 1756): *Fünftens zur nacht ausser des Sonntags eine säuer suppen*; ebd. 754 [2] (Herrschaftsspital Eferding 1762): *auf die nachte jedesmale eine sauere suppe und kraut;* ebd. 714 (Herrschaftsspi-

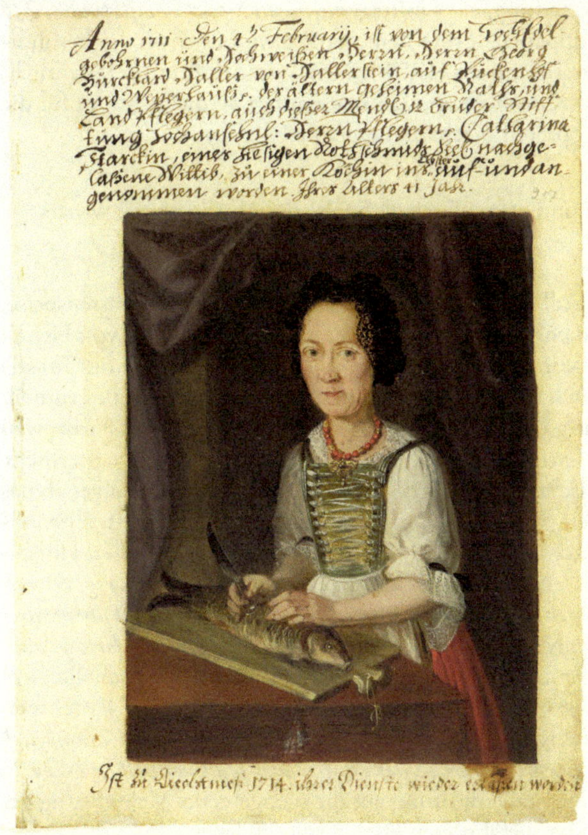

Abb. 87: Die Köchin Catharina Stark steht am Tisch und bereitet einen Fisch (Karpfen?) zum Kochen vor, der bereits zum Ausnehmen und Entschuppen auf einem Brett liegt; in der Rechten hält sie ein Messer (1711), aus den Hausbüchern der Nürnberger Zwölfbrüderstiftungen (Ölfarben) (Quelle: Stadtbibliothek Nürnberg, Amb. 317b.2°, fol. 217r [Mendel II]).

und Schmalz produzierten Suppen, die Haferbrei-[191] und die Gerstensuppe[192] spielten hier eine bedeutendere Rolle. Süße Suppen waren offenbar selten, nur bei der Dämpfsuppe gibt es Hinweise auf eine süße, durch Dörrobst erzielte Geschmacksrichtung[193]. Für die Herstellung von Suppen kam vor allem den Hülsenfrüchten in der Fastenzeit besondere Wichtigkeit zu. Erbsen konnten sowohl als Beilage, aber auch für Saucen und eben Suppen Verwendung finden[194]. Erbsensuppe galt tendenziell als Fastensuppe: *wenn aber Quatember fällt, gibt man arbessuppe*[195]. Weniger häufig als die Erbsen fanden die Linsen

tal Sauerbrunn 1754): *Montag, Mitwoch und Sambstag auf mittag krauth und pann, auf die nacht dörre öpfflspältl oder ritschet und ein seyersuppen.*

191 Ebd. 587 (Bürgerspital Salzburg 1803): *haaberbrey suppe 1 maßl haaber-brey, 3 maßl essig, 2 lb. schmalz.*

192 Ebd. 521 (Bürgerspital Feldkirch 1680): *Mittag gersten suppen mit dignem flaisch.*

193 Dazu zählten vermutlich auch die Dämpfsuppen: Ebd. 754 (Herrschaftsspital Eferding 1762): *auch wird ihnen an diesem tage gedörrtes obst zur dämpfsuppe*; ebd. 765 (Herrschaftsspital Eferding 1787); ebd. 770 (Herrschaftsspital Eferding 1756). Als Vergleich Wiswe, Obst und Gemüse.

194 Kühne, Essen und Trinken 164; Schlieper, Ernährung 219.

195 Scheutz–Weiss, Spital als Lebensform 549 (Bürgerspital Hall/Tirol 1785); ebd. 549 (Hall/Tirol 1785): Fastenzeit; ebd. 585 (Bürgerspital Salzburg 1803): *erbsen suppe 4 masl et 2 lb. schmalz*; ebd. 585, 587 (Bürgerspital Salzburg 1803): am Samstag zu Mittag außer der Fastenzeit; ebd. 687 (Bürgerspital Hartberg 1731): *Auf die nacht 1 speiß als zuzeiten ponn oder arbessuppen*; ebd. 800 [5.8] (Bürgerspital Freistadt 1746): *auf einprenn und arbes suppen 5 lb.* [Schmalz].

oder Bohnen in den Suppen Anwendung, etwa mittags als *linsen suppe 4 maßl linsen, 2 lb schmalz*[196]. Die Bedeutung der Suppen als Arme-Leute-Speise wird noch an der berühmten Rumfordsuppe des Benjamin Thompson (1753–1814), genannt Rumford, deutlich, der eine mit der Speiseinnovation Kartoffeln und Gerstengraupen verdickte Suppe für die Armenküchen vorschlug, die europaweit Nachahmung fand[197].

6.3.3 Vor allem Mehlspeisen und wenig Fisch als Speise der Abstinenztage wie als Fastenspeise

Der Fisch war vor allem im nördlichen, meernahen Europa die klassische Fastenspeise, der sowohl in der Fastenzeit als auch während der Abstinenztage als Substitut von Fleisch galt (etwa Tabelle 24, S. 482f.). Vor allem bei Fasttagen war der Fisch nicht nur für die gehobenen Schichten, sondern auch für die Spitalinsassen ein wichtiger Speisebestandteil. Exklusivität und besonderer Rang des Essenden zeigt sich an Fasttagen verstärkt, weil neben dem zunehmend teuren Hering auch andere Meeres- oder teurere Süßwasserfische verspeist werden konnten. Das Fischessen in der Fastenzeit war häufig kostspieliger als das Fleischessen in der Nichtfastenzeit[198], was in den österreichischen Spitälern zur allmählichen Substitution des Fisches durch Mehlspeisen führte. In den österreichischen Hofspitälern gab man für die Ernährung an den Fasttagen klare Richtlinien aus. *Freytag, Sambstag unnd anndern gebottnen fasttägen soll man den armen albegen morgens unnd abents drey speisen geben, aine von fisch, ain suppe, khrautt oder gemueß, wo man aber nit yeder zeyt visch gehaben möchte, was annders darfur alls von stockhvisch* [Kabeljau], *blatteisch* [Scholle], *ayr, öpfflkhoch, nach gelegenhait der zeyt*[199]. Die Spitalmeister/-pfleger mussten die Fastenspeisen *als stockhfisch und häring und dergleichen fisch gueth und in geringisten werth als möglich zur handt bringen und sonderlich feyrtags zeiten in der Fassten oder sonst verspeißen lassen*[200]. Besonderes Augenmerk hatte die Spitalverwaltung auf die sachgerechte Verwahrung der verderblichen und deshalb besonders gefährdeten Fischvorräte zu legen.

Die in Fässern aus dem Norden angelieferten Seefische – Stockfisch und Hering – finden sich auch in österreichischen Spitälern. Vor allem der vermutlich meist kalt gegessene Salzhering dürfte in der Fastenzeit und zu den Abstinenztagen eine durchaus alltägliche Speise gewesen sein. Häufiger in den österreichischen Speiseordnungen findet sich auch der eingesalzene und getrocknete Stockfisch oder Kabeljau – ein Produkt der Nordsee und des Atlantikhandels. Der getrocknete Stockfisch musste in einer langwierigen Prozedur durch Schläge mit einem Hammer weich geklopft und gewässert werden, um genießbar und weiterverwendbar zu sein. Danach kochte man meist *stockfisch in guter milch*[201] und aß das Gericht warm. Aber auch in Fett gebacken wurde der Stockfisch gerne gegessen[202]. Zudem findet sich Stockfisch im eigenen Sud gekocht und mit Erbsen verfeinert[203]

---

196 Ebd. 587f. (Bürgerspital Salzburg 1803); ebd. 488 [4] (Hofspital Graz 1752): *Linsen suppen mit brodt*, ebd. 597 (Bürgerspital Bleiburg 1766): *Auf mittag geschnittene nudl et linsen in der suppen.*

197 Weiss, Rumfordsuppe 399–408; Ruf, Suppe 175.

198 Jaritz, Fasten als Fest 164; Schlieper, Ernährung 221f.

199 Scheutz–Weiss, Spital als Lebensform 414 [32] (Hofspital Wels 1554).

200 Ebd. 506 [23] (Hofspital Innsbruck 1734).

201 Ebd. 550 (Bürgerspital Hall/Tirol 1785).

202 Ebd. 521 (Bürgerspital Feldkirch 1680): *zwayerley stockfisch, in schmalz und milch.*

203 Ebd. 551 (Bürgerspital Hall/Tirol 1785): *Oberpfrientner: Mittags: wie ordinari, als arbessuppe, stockfisch, zettelkraut und dampfnudel*; Kühne, Essen und Trinken 206f.

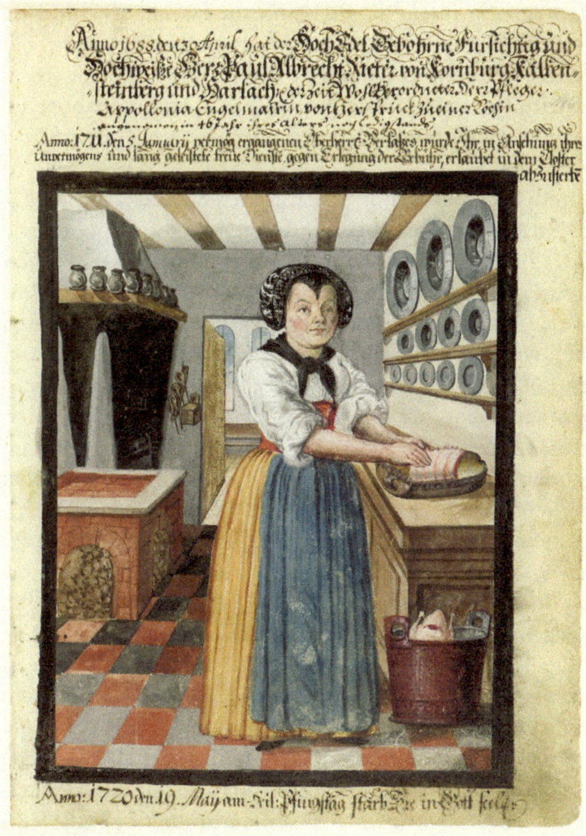

Abb. 88: Die Köchin Apollonia Engelmann trägt Rock, Bluse, eine blaue Schürze sowie Haube und hantiert an einem Braten (wohl für einen Feiertag). Neben der Anrichte steht eine gerupfte Gans; im Wandregal Zinnteller, auf dem Rauchabzug Zinnkrüge, verschiedene Holzlöffel in einem Gestell bei der Tür (1688), aus den Hausbüchern der Nürnberger Zwölfbrüderstiftungen (Wasser- und Temperafarben) (Quelle: Stadtbibliothek Nürnberg, Amb. 317b.2°, fol. 186r [Mendel II]).

in den Speiseordnungen. Schon deutlich seltener taucht dagegen die Scholle oder der Plattfisch (*plateys*) in den Speiseordnungen auf[204].

Süßwasserfische waren exklusiver als die eingesalzenen Meeresfische, wie die Speiseordnung des Bürgerspitals Hall/Tirol aus der Mitte des 16. Jahrhunderts verdeutlicht. *Item man gibt den pfrienttnern auf der obern pfruent zu Allerheiligenabenndt, Weihnechtabenndt unnd Unser-Frauentag in der Vassten und am Karfreytag ain essn, visch, karpfen oder, wo die nit sein, stockhfisch und plateys*[205]. Die Bewohner des Bürgerspitals von Freistadt erhielten an jedem Mittwoch der Fastenzeit Hering verabreicht, am Karfreitag setzte man ihnen dagegen als hohe Feiertagsspeise ein halbes Pfund Karpfen vor[206]. Die in Fischwannen lebend bis zur Verspeisung gehaltenen Süßwasserfische[207] wurden entweder gesotten oder gebraten. Der *gesotene karpfen*[208] war eine Speise der hohen Feiertage (etwa

204 Ebd. 534 [3] (Bürgerspital Hall/Tirol 1553): *Item man gibt den pfrienttnern auf der obern pfruent zu Allerheiligenabenndt, Weihnechtabenndt unnd Unser-Frauentag in der Vassten und am Karfreytag ain essn, visch, karpfen oder, wo die nit sein, stockhfisch und plateys*; siehe auch ebd. 425 [31] (Hofspital Laibach 1559).

205 Ebd.

206 Ebd. 800 [5.4] (Bürgerspital Freistadt 1746): *item 2 Mitwoch in der Fasten jeden 6 xr. vor härring, und am hey(ligen) Charfreytag jeden vor ½ lb. kärpffen 4 xr.*

207 Ebd. 872 (Bürgerspital Horn Inventar 1593): *zway visch wännll.*

208 Ebd. 522 (Bürgerspital Feldkirch 1680); ebd. 776 [4.1] (Bürgerspital Freistadt 1635); ebd. 778 [5]

zu Letare, Gründonnerstag, Karfreitag). Nachdem die Preise für die Fischkäufe im Laufe des 18. Jahrhunderts anstiegen, wurde den Insassen zu bestimmten Tagen in mehreren Spitälern ein fixes „Fischgeld" oder ein bestimmtes Quantum Fisch zu einem festgesetzten Preis ausgegeben, sodass die Spitalleitung damit von steigenden Fischpreisen unabhängig wurde: *wan das fleisch essen nicht erlaubet, solle ihnen anstadt des fleisches so vill an fisch, was das geld ausmachet, gegeben werden*[209].

Häufiger als die Fischspeisen finden sich in den österreichischen Spitälern die aus Eiern, Mehl, Milch und Schmalz hergestellten Mehlspeisen, die sich als feste Speisen wie etwa Backwerk, Knödel, Koch oder Nudeln sowohl in ihrer Herstellungsweise als auch nach ihrem Sättigungspotential von den Breispeisen unterschieden. Vor allem ab dem 17. Jahrhundert treten die Knödel, Nudeln und andere feste Speisen vermehrt in den Speiseordnungen der Spitäler auf[210], wie überhaupt die Mehlspeisen ab diesem Zeitpunkt im süddeutschen-österreichischen Raum im Gegensatz etwa zur norddeutschen Fleisch-Gemüse-Kost zu überwiegen begannen. Nicht nur als Fastenspeise, sondern häufiger auch an den wöchentlichen Abstinenztagen bzw. in den schlechter dotierten Spitälern konnten sich die fleischlosen, aber sättigenden Mehlspeisen seit dem 16. Jahrhundert vermehrt durchsetzen. Die Herstellung von feinerem Mehl als eine Folge der verbesserten Mahltechnik, die tischhohen Herde und eine lange Tradition der Mehlspeisenzubereitung ermöglichten es vielfach die teuren Fischgerichte in den österreichischen Spitälern zu ersetzen. Der aus eingeweichtem Knödelbrot (Semmeln), Mehl, Ei und Milch hergestellte Teig wurde beispielsweise zu großen Knödeln geformt und in Salzwasser gekocht[211]. Die Knödel lassen sich – ebenso wie die Nudeln – vor dem 16. Jahrhundert kaum nachweisen[212]. Neben den Mehl- gab es auch Grießknödel[213]. Man konnte die Knödel mit Fleisch (häufig Speck) vermengen und zur Hauptspeise auskochen, aber auch die Suppenknödel lassen sich immer wieder nachweisen. Die Speckknödel scheinen offenbar stärker in Westösterreich verbreitet gewesen zu sein, können aber auch im Burgenland auf den Holztellern der Spitalbewohner gefunden werden[214]. So aßen die Oberpfründner in Hall/Tirol Ende des 18. Jahrhunderts am Dienstagabend Speckknödel, aber auch sonst wurde der fleischlose Knödel gerne als Suppenknödel gereicht (Mittwoch). Dagegen erhielten die mit weniger Fleisch ernährten Unterpfründner häufiger Knödel mit eingeschnittenem Fleisch (Fleischsuppe mit Knödel, Selchfleisch mit Knödel)[215] – die Mehlspeise substituierte also in Hall/Tirol auch Fleisch (Tabelle 24, S. 482f.). Im kleinen, fleischarmen

(Bürgerspital Freistadt 1635); 834 (Bürgerspital Linz 1760).

209 Ebd. 663 (Herrschaftsspital Gleisdorf 1743); ebd. 517 (Leprosenhaus Bregenz 1565): *Zwaymal in der wuchen kuechlin oder fladen bachen und jedem ainen geben und den andern tag ettwo in der Vassten oder wann man heurling facht oder die visch nit gar zetheur sein oder so sy baden oder zum hochwurdigen sacrament geen, ain essen visch.*

210 Sandgruber, Konsumgesellschaft 142f. („Knödel als Nachahmung der oberschichtlichen Fleischbällchen"); Wiegelmann, Alltags- und Festspeise 39.

211 Scheutz–Weiss, Spital als Lebensform 671 (Bürgerspital Graz 1726): *Freytags auf mittag von waiz undt haiden meell mit semmell gemachte knödl, mit schmalz vermacht*; ebd. 585 (Bürgerspital Salzburg 1803): *knedl 6 maßl aufschlag, 20 paar semeln, 40 eyer, 2 lb. schmalz, 6 viertel gute milch.*

212 Wiegelmann, Alltags- und Festspeisen 232–234 (Knödel).

213 Scheutz–Weiss, Spital als Lebensform 766 [1] (Herrschaftsspital Eferding 1787): *Am Mittwoch gries oder mehlknödel.*

214 Ebd. 1081 (Herrschaftsspital Forchtenau 1817): *Mittwoch: Speck knödel in ihrer eigenen sudsuppe.*

215 Ebd. 548f. (Bürgerspital Hall/Tirol 1785). Als Vergleich ebd. 591 [2] (Bürgerspital Tamsweg 1789): *knödl mit darein geschniten geselchten rind- oder schweinfleisch.*

Herrschaftsspital Straß aß man in der zweiten Hälfte des 17. Jahrhunderts drei Mal in der Woche „trockene" Knödel (am Montag mit Linsen, am Mittwoch mit Erbsen und am Samstag mit Hirsebrei)[216]. Knödel wurde nicht nur als Hauptspeise, sondern auch als Beilage zu geselchtem Fleisch gegessen, wie etwa im Bürgerspital Leoben um 1729 am Dienstag zu Mittag belegt: *zu mittag krauth und knödl und ein geselchtes stückhl fleisch*[217]. Als ballgeformte Teige dürften Knödel aber auch als Hauptspeise zum allgegenwärtigen Kraut, fallweise in Kombination mit Fleisch, gegessen worden sein[218]. Als Sonntagsspeise, aber auch während der Woche, finden sich mitunter die gebackenen Knödel[219].

Häufiger als die Knödel waren die verschiedenen Formen von Nudeln, die aus Gersten-, Roggen- oder Weizenmehl[220] und Eiern gefertigt, auf großen Nudelbrettern[221] ausgewalkt und entweder getrocknet oder frisch in großen Nudeltöpfen[222] gekocht werden konnten. Ein typisches Mittagessen in einem kleinen Salzburger Spital bestand aus Kraut, Nudeln und Milch[223]. Nudelgerichte wurden in verschiedener Form gegessen, einerseits als Nudeln in der Suppe[224], andererseits als Hauptspeise. Die geschnittenen Nudeln – in Fäden geschnitten und in Schmalz gewendet oder gebacken – waren weit verbreitet[225], vereinzelt finden sich auch Würfelnudeln[226]. Neben diesen, unseren heutigen langen Nudeln ähnelnden Speisen gab es auch die geschutzten Nudeln (Schutznudeln[227]), worunter man dickere und länglich gewalzte Nudeln verstand, die in Schmalz abgebraten wurden. Für dieses Nudelgericht findet sich auch mitunter die Bezeichnung der frisch gefertigten, gebackenen Nudeln[228] oder der Schupfnudeln[229]. Als häufigere Nudelspeise finden sich auch die aus Mehl, Milch und Hefe hergestellten Dampfnudeln[230], die in einem Topf gekocht wurden und meist in einer sauren Variante verspeist wurden. Die Dampfnudeln

---

216 Ebd. 894 (Herrschaftsspital Straß 1667): Montag zu Mittag: *Ain suppen, knedl, linsen*; Mittwoch zu Mittag: *Ain suppen, arbes, knedl*; am Samstag zu Mittag: *Prein, suppen, knedl.*

217 Ebd. 698 (Bürgerspital Leoben 1729): Montag zu Mittag: *zu mittag krauth und knödl ohne fleisch*; Dienstag und Donnerstag zu Mittag: *zu mittag krauth und knödl und ein geselchtes stückhl fleisch.*

218 Ebd. 661 (Bürgerspital Eisenerz 1757): Dienstag zu Mittag: *suppen, ½ lb. frisches fleisch und kraut*; Dienstag und Donnerstag am Abend: Knödel und Kraut; Samstag zu Mittag: Knödel und Kraut; am Sonntag zu Mittag: Frischfleisch und Knödel; zum Knödel Gamerith, Mehlspeisen 84.

219 Scheutz–Weiss, Spital als Lebensform 701 (Bürgerspital Neumarkt 1764): Am Sonntag, aber auch am Dienstag und Donnerstag zu Mittag: *Sontags bachene knödl, so 2 beyläuffig ein kreuzer aestimirt, darzue knöspl suppen* [getropfter Teig], *fasttags milch und schmalz.*

220 Zu Roggen und Gerste ebd. 549 (Bürgerspital Hall/Tirol 1785): *wirfelnudel von roggen und gerstenmehl*; ebd. 636 (Herrschaftsspital Spittal 1654); Hinweise auf Weizenmehl; ebd. 510 (Hofspital Innsbruck 1734).

221 Ebd. 872 (Bürgerspital Horn 1593): *zwaay nudl pretter*; ebd. (Herrschaftsspital Forchtenau 1778): *1 nudl brett und 3 nudl walger.*

222 Ebd. 839 (Bürgerspital Mondsee 1748): *1 grosße nudlrein*; Kisbán, Phasen des Wandels 182f.

223 Scheutz–Weiss, Spital als Lebensform 591 (Bürgerspital Tamsweg 1789).

224 Ebd. 686 (Bürgerspital Hartberg 1731): *waizene nudl in der suppen*; ebd. 1081 (Herrschaftsspital Forchtenau 1817): *Zu nudln in die suppe 1½ gegupftes maßl mund mehl.*

225 Ebd. 597 (Bürgerspital Bleiburg 1766); ebd. 621 [78] (Bürgerspital Klagenfurt 1732); ebd. 506 (Hofspital Innsbruck 1734).

226 Ebd. 549 (Bürgerspital Hall/Tirol 1785).

227 Ebd. 587f. (Bürgerspital Salzburg 1803).

228 Ebd. 702 (Bürgerspital Neumarkt 1764); ebd. 714 (Herrschaftsspital Sauerbrunn 1754): *pachnudl.*

229 Ebd. 766 (Herrschaftsspital Eferding 1787): *schupfnudel*; ebd. 770 [12] (Herrschaftsspital Eferding 1756).

230 Kühne, Essen und Trinken 220. Belege für österreichische Spitäler Scheutz–Weiss, Spital als Lebensform 506 (Hofspital Innsbruck 1734); ebd. 549f. (Bürgerspital Hall/Tirol 1785); ebd. 585, 587 (Bürgerspital Salzburg 1803).

(hergestellt durch das Triebmittel „Dampfl“[231]) konnten zu Stockfisch, Rüben oder Kraut gegessen werden[232]. Auch das „Struckel“, eine gerollte Mehlspeise, die mit Butter übergossen wurde, findet sich mitunter[233]. Überhaupt konnten mehr Nachweise auf saure[234], denn auf süße Nudeln (Topfen-, Milchnudeln[235]) erbracht werden. Ebenfalls weitere Verbreitung fanden die Schornbladl, ein ausgewalkter Teigfleck aus Mehl, Salz und Wasser, der schließlich als eine Art Fladen ausgebacken wurde[236]. In ländlichen Gebieten traten neben Knödel und Nudeln auch zerbröckelnde und zerstoßene Teige wie der Schmarren[237], der meist in der Frühe genossene Heiden-Sterz und die verschiedenen „Koch“-Speisen[238] auf. Vor allem der aus Buchweizen hergestellte, festgekochte Sterz war sowohl als Früh- aber auch als Mittagsspeise eine Grundkost vieler österreichischer Spitäler[239]. Aus Mehl und Schmalz wurde ein Grieß-[240], Mehl-[241], Milch-[242] oder Schmalzkoch[243] hergestellt – eine schnell herzustellende und sättigende Speise. Für jedes Grießkoch als pfannenschmalzgewendeten Teig wurden beispielsweise im Bürgerspital Salzburg *3 maßl grieß* und *36 viertel gute* [nicht saure] *milch*[244] verkocht. Neben diesen Übergangsformen zu den Breispeisen fanden sich auch die im heißen Wasser gekochten Teigspeisen wie die abgebröselten Teigknötchen, die im österreichischen Kontext meist als Farverl[245] (kleine Klumpen) bezeichnet wurden. Als Feiertagsspeise finden sich in den österreichischen Spitälern häufig die in Rinder- oder Schweineschmalz[246] herausgebackenen Krapfen und die fettreichen „Küchel“. Auch der Ofenwecken (ein Teig aus Germ, Mehl und Schmalz) und die Nocken finden sich mehrmals in den österreichischen Spitalspeiseordnungen[247].

---

231 Gamerith, Mehlspeisen 85.

232 Zum Stockfisch Scheutz–Weiss, Spital als Lebensform 511 (Hofspital Innsbruck 1734); zu Rüben ebd. 511 (Hofspital Innsbruck 1734); zum Kraut ebd. 550 (Bürgerspital Hall/Tirol 1785).

233 Schmeller, Bayerisches Wörterbuch 2 810.

234 Scheutz–Weiss, Spital als Lebensform 549, 551 (Bürgerspital Hall/Tirol 1785).

235 Ebd. 814 (Bürgerspital Freistadt 1785): Milchnudeln; ebd. 588 (Bürgerspital Salzburg 1803): Topfennudeln.

236 Ebd. 511 (Hofspital Innsbruck 1734): *Auf mittag: suppen, khraut, scharnblätlen.*

237 Ebd. 559 (Bürgerspital Mühldorf 1667): *Anderten Sambstag ainer 7 rund waizene kiechl und driten Sambstag khlain roggene nudl, darunter wenig schmaren.*

238 Gamerith, Mehlspeisen 82.

239 Scheutz–Weiss, Spital als Lebensform 488 [4] (Hofspital Graz 1752): *heiden sterz* am Samstag zu Mittag; ebd. 596 (Bürgerspital Bleiburg 1766): *hayden sterz mit milch und ein krauth* am Freitag zu Mittag; ebd. 620f. [71] (Bürgerspital Klagenfurt 1732): *speiß sterz mit suppen* am Montag zu Mittag und Freitag; ebd. 661 (Bürgerspital Eisenerz 1757): am Mittwoch und Freitag als Suppeneinlage; ebd. 723 (Herrschaftsspital Windischgrätz/Slovenj Gradec 1754): Heidensterz und Kraut am Montag, Mittwoch und Samstag am Morgen.

240 Ebd. 585 (Bürgerspital Salzburg 1803); ebd. 770 (Herrschaftsspital Eferding 1756); ebd. 814 (Bürgerspital Freistadt 1785).

241 Grieß- oder Mehlkoch ebd. 754 (Herrschaftsspital Eferding 1762).

242 Ebd. 654 (Bürgerspital Bruck/Mur 1728): als Frühstück *mülch koch.*

243 Ebd. 765 [1.11 c] (Herrschaftsspital Eferding 1787): *Alle Quatember Mittwoch ein schmalzkoch, darzu 5 gupfte mässel gries und 4 lb. butter kommen*; ebd. 799 [5.8] (Bürgerspital Freistadt 1746); ebd. 805 (Freistadt 1746); ebd. 834 (Bürgerspital Linz 1760).

244 Ebd. 585 (Bürgerspital Salzburg 1803).

245 Ebd. 591 (Bürgerspital Tamsweg 1789): *Mittags kraut, milchfarfell oder koch*; ebd. 586 (Bürgerspital Salzburg 1803): *milchfarfeln.*

246 Ebd. 591 (Bürgerspital Tamsweg 1789).

247 Ebd. 766 [1 m] (Herrschaftsspital Eferding 1787): *Dienstag ofenweckel, hierzu rockenes auszugmehl 4½ mässel ½ lb. schmalz und um 2 xr. germ*; ebd. 770 [12] (Herrschaftsspital Eferding 1756); 987 (Bürgerspital Wien 1715).

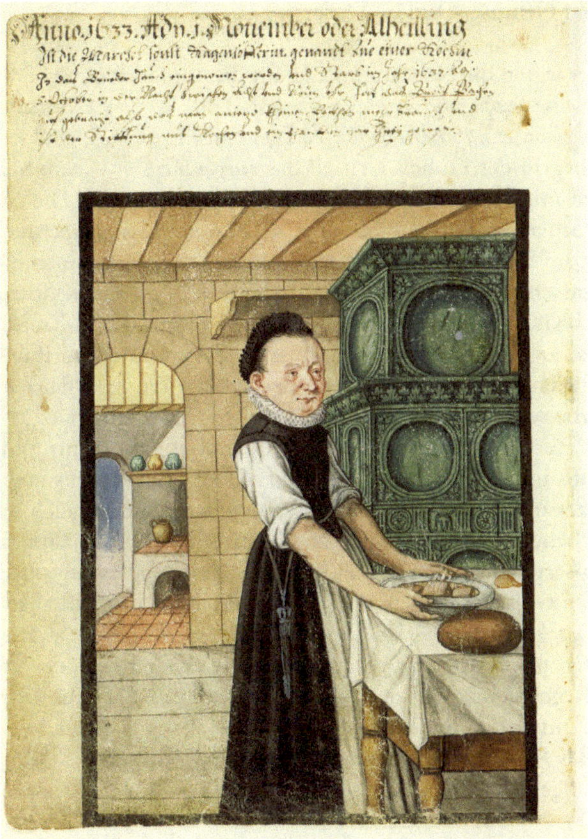

Abb. 89: Die Köchin Marchel Kagenhöfer stellt in dem mit einem Kachelofen ausgestatteten Speiseraum einen Teller mit Fleisch auf einen Tisch, auf dem Löffel und Brot liegen. Im Hintergrund die Küche (1633), aus den Hausbüchern der Nürnberger Zwölfbrüderstiftungen (Wasser- und Temperafarben, Höhungen in Weiß und Rot) (Quelle: Stadtbibliothek Nürnberg, Amb. 317b.2°, fol. 113v [Mendel II]).

Die mitunter in den Speiseordnungen als Faschingskrapfen[248] bezeichneten, fettreichen Siedegebäcke wurden vor allem zu hohen Feiertagen und im Fasching gegessen[249]. Die Insassen des Spitals von Tamsweg erhielten etwa zu Fasching, zu Ostern, zu Pfingsten, zur Kirchweihe und zu Weihnachten je fünf Stück dieser hochwertigen Weizenspeise[250]. Auch die meist aus Hefeteig bestehenden Küchel (*kiechl*[251]) waren großteils eine Festtags- oder eine Fastenspeise. Im Bürgerspital Feldkirch bekamen die Spitalbewohner jeweils am Freitag eine Schüssel mit brotartigen *küechlin*[252], die sie allerdings nur bei Tisch essen und nicht mitnehmen durften. Ebenfalls zu hohen Festtagen gab es Striezl[253] und andere süße Mehlspeisen (etwa gebackene Brotschnitten[254]).

248 Ebd. 834f. (Bürgerspital Linz 1760).

249 Ebd. 665 (Herrschaftsspital Gleisdorf 1743); ebd. 714 (Herrschaftsspital Sauerbrunn 1754); ebd. 800 (Bürgerspital Freistadt 1653).

250 Ebd. 591 (Bürgerspital Tamsweg 1789).

251 Ebd. 550 (Bürgerspital Hall/Tirol 1785); ebd. 511 (Hofspital Innsbruck 1734): *khiechl.*

252 Ebd. 521 (Bürgerspital Feldkirch 1680).

253 Zum Allerheiligenstriezel ebd. 665 (Herrschaftsspital Gleisdorf 1743).

254 Ebd. 588 (Bürgerspital Salzburg 1803).

6.3.4 Gemüse, Obst und Salat

Die Tiroler Versorgungshäuser legten die Nahrungsmenge für die Spitalbewohner klar fest: *Morgens eine Suppe, Mittags eine Suppe und wohlausgekochte Mehl- oder auch Fleischspeise und Gemüse, Abends eine eingekochet nahrhafte Suppe und ein Stück Brod*[255]. Dem Gemüse – oder nach dem Quellenbegriff der Frühen Neuzeit das *zuegemüesß*[256] – kam bei der Versorgung der Spitalinsassen mit Vitaminen eine wichtige Bedeutung zu[257]. Die zu Brei verkochten Nutzpflanzen wurden entweder im Sommer frisch oder in eingekochter, vergorener Form im Winter bzw. im Frühling verzehrt und waren ein wichtiger Bestandteil der Ernährung von Spitalinsassen. Die Spitäler bauten deshalb in ihren Eigengärten bzw. im spitaleigenen Kraut- und Küchengarten Bohnen, Erbsen, Karotten, Kohl, Kraut, Linsen, Rettich, Rüben und Salat an. Die Spitalinsassen mussten diese Gärten im Rahmen ihrer „Dienstpflichten" bestellen, Unkraut jäten, die Wasserversorgung der Pflanzen garantieren und bei den Erntearbeiten helfen[258]. In großem Umfang wurden zusätzlich im Herbst Kraut und Rüben zur Herstellung von Sauer- und Rübenkraut zugekauft und die Vorräte im spitaleigenen Kraut- und Rübenkeller[259] gelagert. Kraut und Rüben waren nicht nur ein fixer Bestandteil nahezu jeder Mahlzeit der Spitalinsassen, sondern auch in den Speiseordnungen eine feststehende Formulierung[260]. Das Kraut muss als ganzjähriges „Universalgemüse"[261] der Spitalkost, unabhängig von Wochen- oder Feiertag, Fasten- oder Festzeit, angesprochen werden. Ein typisches Gericht der österreichischen Spitallandschaft sah folgendermaßen aus: *Erchtag nachts. Suppen, krauth und ein bisßl geselchtes fleisch*[262]. Die Form der Zubereitung des Krautes, ob als eingelegtes Sauerkraut oder als frisches oder als eingekochtes Kraut, wird in der Regel nicht spezifiziert, aber meist wird es sich vermutlich um Sauerkraut gehandelt haben. Nur selten finden sich explizite Detailangaben wie Sauerkraut oder saures Kraut[263], süßes Kraut[264], Zettelkraut (eingelegtes Weißkraut)[265], Rübenkraut[266], Gabeskraut[267] oder, allgemeiner, Krautspeisen[268]. Als zweites Universalgemüse

---

[255] Ebd. 530 [31] (Versorgungshäuser in Tirol 1839).

[256] Ebd. 654 (Bürgerspital Bruck/Mur 1728).

[257] Zum schlechten Forschungsstand zu Gemüse Hirschfelder, Gemüse Sp. 418.

[258] Kühne, Essen und Trinken 237–245; Scheutz–Weiss, Spital als Lebensform 767 [5] (Herrschaftsspital Eferding 1787): *im pflanzen setzen, krautabwürmen, im mörengraben und hacken, im ruben häppen, schellen und hächeln, in der krautarbeit* [...]. Zum Spitalgarten, wo Birnen-, Apfel-, Pflaumen- und Nussbäume standen, Schlenkrich, Sterbestroh 60.

[259] Siehe den Grundriss bei Scheutz–Weiss, Spital als Lebensform 724 (Herrschaftsspital Windischgrätz/Slovenj Gradec 18. Jh.); ebd. 1079 (Herrschaftsspital Forchtenau 1788).

[260] Als Beleg für die feststehende Wendung „Kraut und Rüben" ebd. 720 (Herrschaftsspital Tüffer/Laško 1731), ebd. 731 (Bürgerspital Kefermarkt 1607).

[261] Kühne, Essen und Trinken 242.

[262] Scheutz–Weiss, Spital als Lebensform 654 (Bürgerspital Bruck/Mur 1728).

[263] Ebd. 488 [4] (Hofspital Graz 1752): *sauerkraut*; ebd. 670 (Bürgerspital Graz 1726): *sauerkrauth*; ebd. 814 (Bürgerspital Freistadt 1785): *ein saures kraut*; ebd. 1059 [4] (Zucht- und Arbeitshaus Wien 1788): *sauerkraut*; ebd. 1081 (Herrschaftsspital Forchtenau 1817).

[264] Ebd. 923 [15] (Bürgerspital Wiener Neustadt 1691); ebd. 1081 (Herrschaftsspital Forchtenau 1817): *Donerstag: Rindsupe, dann sauerkraut oder zur zeit auch süßes kraut mit rindfleisch und schweinenen, so lang solches dauert.*

[265] Mehrere Belege bei ebd. 548f. (Bürgerspital Hall/Tirol 1785).

[266] Ebd. 548 (Bürgerspital Hall/Tirol 1785).

[267] Dabei dürfte es sich um Kohlkraut gehandelt haben, Kühne, Essen und Trinken 239; Scheutz–Weiss, Spital als Lebensform 559 (Bürgerspital Mühldorf 1667).

[268] Ebd. 717 (Herrschaftsspital Tüffer/Laško 1731): *Auf mittag solle ainem jeden spittäller gegeben wer-*

neben dem allgegenwärtigen Kraut müssen die verschiedenen Rübensorten (Steckrüben, gelbe und weiße Rübe) gelten, die nach der Getreideernte noch auf den Stoppelfeldern angebaut werden konnten. Die Rüben in ihren zahlreichen Zubereitungsvarianten stellten eine wichtige Nahrungsergänzung dar und konnten beliebig als Gemüsebeilage mit anderen Speisen kombiniert werden, wie ein Eintrag aus dem Bürgerspital Graz verdeutlicht: *auf die nacht aber aine von waiz meell gemachte farffl und rueben mit verhackhet vermacht*[269].

Der seit der Frühen Neuzeit vermehrt angebaute Spinat findet sich dagegen kaum in den Speiseordnungen; nur wenige Belege können als „grünes Kraut" mit einiger Vorsicht als Spinat interpretiert werden[270]. Eine wesentliche Innovation der Frühen Neuzeit – ein Import seit dem 15. Jahrhundert aus Italien[271] – stellt der Feldsalat dar, der saisonal mit Essig zubereitet verzehrt wurde[272]. Schon beim Einkauf hatte das Spitalpersonal darüber zu wachen, dass man nicht versehentlich *distl*[n] für *sallat*[273] einkaufte.

Eine wichtige, vor allem auch gut konservierbare Gemüsesorte stellt die breite Palette an Hülsenfrüchten dar. Die zu Suppen gut verkochbaren Erbsen[274] und – weniger häufig – die Linsen[275] wurden *zur bösseren abwechslung*[276] der monotonen Speisefolge vor allem von den Bohnen und den Fisolen (Schnittbohnen) ergänzt. Die Leguminosen waren vor allem durch ihren hohen Eiweißgehalt, ihren Vitamin- und Mineralstoffreichtum eine wichtige Nahrungsergänzung. Die Bohnen unterbrachen die Monotonie der häufigen Krautspeisen, wie das Beispiel aus Tamsweg belegt: *Auf die nacht kraut oder bohnen und suppe*[277]. Die Fisolen scheinen dagegen nur eine untergeordnete Rolle im Ernährungshaushalt der österreichischen Spitäler gespielt zu haben[278]. Wenig präsent war auch der gut lagerbare Kohl, der sich aber vermutlich häufiger in den Speiseordnungen hinter der Bezeichnung Kraut verbirgt. Im Hofspital Graz erhielten die Spitalbewohner am Sonntag *Rindsuppen mit aufgeschnittenen brodt, ⅓ lb. rindfleisch, sauerkraut, keel oder ruben.*[279] Die leicht zu ziehende und gut konservierbare Zwiebel spielte in den Speiseordnungen eine überraschend geringe Rolle, vermutlich weil sie ein selbstverständlicher, im Spitalgarten gezogener Bestandteil der Nahrung von Spitalbewohnern gewesen ist. Die diesbezüglichen Bemerkungen in der Fastenspeiseübersicht für Salzburg – *zwiebl nach nothdurft*[280] – scheinen diese Vermutung zu bestätigen.

---

den ½ lb. frisches oder geselchtes fleisch in der suppen, dann ein krautspeis und ein gersten; abendts ein mellspeiß von waizenmell und rueben.

269 Ebd. 670 (Bürgerspital Graz 1726).

270 Ebd. 521 (Bürgerspital Feldkirch 1680): *gruen kraut* (auch eine Interpretation als grüner Kohl wäre denkbar); Kühne, Essen und Trinken 243.

271 Wiegelmann, Alltags- und Festspeisen 28.

272 Scheutz–Weiss, Spital als Lebensform 488f. (Hofspital Graz 1752), ebd. 510f. (Hofspital Innsbruck 1734) als wichtiger Bestandteil der Abendmahlzeit; ebd. 552 (Bürgerspital Hall/Tirol 1785) am Pfingsttag; ebd. 591 (Bürgerspital Tamsweg 1789): *Auf die nacht um 6 uhr kraut oder salat und suppe*; ebd. 992f. (Wien 1718).

273 Ebd. 969 (Bürgerspital Wien 1707).

274 Siehe die Belege bei ebd. XLV.

275 Siehe die Belege bei ebd. XLV; Jütte, Küche der Armen 35.

276 Scheutz–Weiss, Spital als Lebensform 1080 (Herrschaftsspital Forchtenau 18. Jh.).

277 Ebd. 591 (Bürgerspital Tamsweg 1789).

278 Ebd. 1017 (Herrschaftsspital Forchtenau 1778): *ein kleine schrein mit 3 abtheillungen zu linns, erbeis, fisollen.*

279 Ebd. 488 (Hofspital Graz 1752).

280 Ebd. 588 (Bürgerspital Salzburg 1803); ebd. 915 [35] (Bürgerspital Wiener Neustadt 1609): *Ebenermassen wan man über die notturfft auß zwifel, samen unnd anderen, so es in der wiertschafft gibt, verkhauffen und zu gelt machen khan, sol man solches nit underlassen unnd vleissig in raittung einbringen.*

Ebenfalls aus dem spitaleigenen Anbau kamen große Teile der Obstversorgung in österreichischen Spitälern. Dem Spitalmeister wurde Sorgfalt im Umgang mit den Obstbäumen des Spitals aufgetragen, mitunter durften die Spitalmeister den Fruchtgenuss dieser Bäume mit den Spitalbewohnern teilen[281]. Gerade Obst, wenn auch mit deutlich niedrigerem Stellenwert gegenüber der Gegenwart, erhielt durch seinen Vitamingehalt eine wichtige Position im Speiseplan, wenn auch die meisten Obstsorten nicht frisch, sondern gedörrt (Äpfel, Zwetschgen[282]) gelagert wurden oder zu Mus (Kirschen) verkocht werden mussten[283]. Vor allem die Äpfel und die Zwetschgen müssen als das Standardobst der österreichischen Spitäler bezeichnet werden – getrocknete Weintrauben spielen in den Speiseordnungen dagegen keine Rolle. Obst war in vielen Spitälern Teil des regulären wöchentlichen Speiseplanes, wie das „Freitagsmenü" des Grazer Hofspitals verdeutlicht. *Nachts: Einbrennsuppen, keel oder ruben, sallat oder ein speis von greislwerch oder dörn obst, um 2 den. semel, 1 seitl wein, id est 3 speisen*[284]. Die Bedeutung von Obst, etwa zur Vermeidung von Mangelkrankheiten, war den Spitalbetreibern sicherlich bewusst. Der Spitalverwalter des Freistädter Bürgerspitals wurde etwa explizit zum Kauf von Frisch- und Dörrobst verpflichtet, *das er alle jahr etwaas von gedörtem obst und auch 1 oder 2 mezen frische öpffl für die alten oder khranckhen spitaller erkhauffe*[285]. Der Spitalmeister hatte zudem darüber zu wachen, dass ausreichend Obst neben anderen Lebensmitteln vorhanden war[286]. Das Obst war aber auch eine Zugabe an hohen Feiertagen, so erhielten die Spitalbewohner des Eferdinger Spitals am Weihnachtstag zwölf Äpfel und *4 böck nuß*[287] oder anstelle von Fisch „Äpfelkoch" (eine Teigspeise mit Äpfeln[288]). Ebenfalls zur Ergänzung des eintönigen Speisealltages, aber auch zur Erleichterung der Verdauung und als wichtiger Vitaminspeicher dienten die gedörrten Zwetschgen[289], die etwa im steirischen Sauerbrunn zu Weihnachten, Ostern, Pfingsten, Martini und im Fasching neben dem Wein gereicht wurden: *Dan zu disen zeiten allzeit 2 mässl dörre zwöspen zum pföffer*[290]. Neben dem in den Speiseordnungen nie angeführten Honig diente das Obst sicherlich auch zum Süßen der

281 Ebd. 746 [28] (Bürgerspital Schwanenstadt 1756): *schlüesslichen das obst und zwetschgen, so künfftig (angesehen die alten obst baumb, durch die fürgeweste schaur wetter und rauche winter alle verdorben und hinweckh gehackhet worden seyndt) in disen gartten wachßen werden, anbelangend solle spitlmaister selbiges mit denen armen im spittall threulich theillen.*

282 Siehe etwa das Inventar von Mondsee, wo gedörrte Äpfelspalten aufbewahrt wurden, ebd. 839 (Bürgerspital Mondsee 1748).

283 Ilzhöfer, Deckung 170–173, geht von einer Unterversorgung in Spitälern mit Vitamin C aus.

284 Scheutz–Weiss, Spital als Lebensform 488 [4] (Hofspital Graz 1752); ebd. 521 (Bürgerspital Feldkirch 1680): *Zue nacht suppen und flaisch, öpfelschniz, grünen oder digen*; ebd. 714 (Herrschaftsspital Sauerbrunn 1754): *Montag, Mitwoch und Sambstag auf mittag krauth und pann, auf die nacht dörre öpfflspältl oder ritschet und ein seyersuppen.*

285 Ebd. 770 [5] (Bürgerspital Freistadt 1653).

286 Zur Vorratshaltung von Erbsen, Linsen, Zwetschgen etc. ebd. 1002 [8] (Bürgerspital Wien 1706).

287 Ebd. 770 [10] (Herrschaftsspital Eferding 1756).

288 Ebd. 414 [32] (Hofspital Wels 1554): *Freytag, Sambstag unnd anndern gebottnen fasttägen soll man den armen albegen morgens unnd abents drey speisen geben, aine von fisch, ain suppe, khrautt oder gemueß, wo man aber nit yeder zeyt visch gehaben möchte, was annders darfur alls von stockhvisch, blatteisch, ayr, öpfflkhoch, nach gelegenhait der zeyt, damit sy all malzeit drey speiß haben, gegeben werden*; ebd. 425 [31] (Hofspital Laibach 1559); ebd. 432 [27] (Hofspital Graz 1561).

289 Im regulären Speiseplan ebd. 800 [5.6] (Bürgerspital Freistadt 1746): *Sechstens pflegen denen sambentlichen 28 spitallern auf 52 Freytag jeden ½ lb. zwespen oder in geldt jeden 5 den. abgereicht zu werden*; ebd. 1081 [4] (Zucht- und Arbeitshaus Wien 1788): *gekochte zwetschgen.*

290 Ebd. 714 (Herrschaftsspital Sauerbrunn 1754).

Breispeisen und als Aufbesserung der Speisen in der Fastenzeit[291]. Die gedörrten Zwetschgen waren neben den Fleischspeisen auch kulinarische Höhepunkte an Feiertagen in den mehlspeislastigen, kleinen österreichischen Spitälern. Im steirischen Neumarkt reichte man am Christabend neben Fleisch: *nudl, zwespen und suppen*[292]. Ebenfalls in den eigenen Gärten wuchsen die fettreichen Nüsse, die von den Spitalinsassen geerntet werden mussten[293] und die an hohen Feiertagen unter den Spitalbewohnern verteilt wurden[294].

Dem Würzen der Speisen kam angesichts der Kritik der Insassen an den kulinarischen Künsten der Spitalköchinnen große Bedeutung zu – die Gewürze scheinen vielfach eine kulinarische Akzentuierung von Festtagen gewesen zu sein. Neben das für die Konservierung essentielle Salz[295] und den Essig traten der Pfeffer[296], aber auch der für Suppen und Fleisch verwendete Ingwer[297], der Lorbeer[298] und der bitter-herbe Safran[299]. Der Köchin im Freistädter Bürgerspital gab man Mitte des 16. Jahrhunderts *zu den Ostern pheffer unnd saffran, das sy die feirtag genug hab*[300]. Höhere Funktionäre innerhalb des Spitalpersonals erhielten zu den Feiertagen ein bestimmtes Quantum Pfeffer als vielleicht wichtigstes Importgewürz. Die Köchin hatte deshalb nicht nur auf die Kochtöpfe, sondern auch auf den *garthen und kreütlwerch obacht*[301] (Dill, Kren, Kümmel, Majoran, Rosmarin, Petersilie[302], Senf, Sellerie und Wacholderbeeren) zu geben. Das grüne „Kräuterwerk" gehörte zu den kleinen Küchenviktualien[303] und wurde nicht nur zum Würzen, sondern auch zu Heilzwecken[304] in den Spitalgärten gezogen.

---

291 Ebd. 586 (Bürgerspital Salzburg 1803); ebd. 621 [84] (Bürgerspital Klagenfurt 1732): *Zu mittag, wie an Freytag auf die nacht, aber zwespen prein, darzue 4 mäßl prein unnd 4 mäßl zwespen, zum verweissen aber 1 lb. schmalz aufgehen*; Greindl, Essgewohnheiten 124f.

292 Ebd. 702 (Bürgerspital Neumarkt 1764); ebd. 765 [1.11 f] (Herrschaftsspital Eferding 1787): *Am sankt Martinstage jedem der spitäler und mairleute 2 lb. schweinenes brätl, worzu allezeit 3 frischling gemästet werden, auch wird ihnen gedörrtes obst zur dämpfsuppe und jedem um 1 xr. semel gegeben, zu der dämpfsuppe werden abgegeben 2 massel spältel oder zwespen*; ebd. 776 [4] (Bürgerspital Freistadt 1635): *Zu den heiligen zeiten alß Weichnachten, Osstern, Pfingsten und dan zu Martini, an wellichen tägen sye beichten unnd communicirn sollen, jedes mall ain stuckh fleisch, prätl, zwespen und gerstl, ain seitl wein, ain halb pier und umb ain khreüzer semel, zuempfachen haben.*

293 Ebd. 699 (Herrschaftsspital Ligist 1770).

294 Ebd. 765 [1.11 i] (Herrschaftsspital Eferding 1787).

295 Schlieper, Ernährung 223; zu den Gewürzen ebd. 224.

296 Scheutz–Weiss, Spital als Lebensform 522 (Bürgerspital Feldkirch 1680); ebd. 536 [18] (Bürgerspital Hall/Tirol 1553), ebd. 551 (Bürgerspital Hall/Tirol 1785); ebd. 714 (Bürgerspital Sauerbrunn 1754): *Zum Weynachten, Ostern, Pfingsten, Martini und Fasching jede persohn ain halbe wein. Dan zu disen zeiten allzeit 2 mässl dörre zwöspen zum pföffer*; ebd. 812 [9] (Bürgerspital Freistadt 1554); ebd. 992 (Bürgerspital Wien 1718).

297 Ebd. 992 [2] (Bürgerspital Wien 1718).

298 Ebd.

299 Ebd. 812 [9] (Bürgerspital Freistadt 1554); ebd. 873 (BürgerspitalHorn 1593): *drey loth saffrian.*

300 Ebd. 812 [9] (Bürgerspital Freistadt 1554).

301 Ebd. 507 (Hofspital Innsbruck 1734); ebd. 720 (Herrschaftsspital Tüffer/Laško 1731): *kreütlwerkh.*

302 Ebd. 992 (Bürgerspital Wien 1718): *waß noch immer dahin zur verkochung alß petersill, sallath und kelch erforderlich ist, sonderlich daß gewürtz von pfeffer, ingber unnd lorber*; ebd. 1059 (Zucht- und Arbeitshaus Wien 1788).

303 Ebd. 1002 [8] (Bürgerspital Wien 1706).

304 Ebd. 1004 [5] (Bürgerspital Wien 1677).

6.3.5 Butter und Milch, Käse, Schmalz, Eierspeise

Milch, Rahm, Butter und Schmalz waren Produkte, die sowohl in der Gewinnung als auch in der Vorratshaltung schwer zu kontrollieren waren[305], was spitalintern Probleme aufwarf. Der Konsum der in der spitaleigenen Milchkammer[306] verwahrten Milch spielte eine eminente Rolle für die Versorgung der österreichischen Spitäler, weshalb dieses Produkt auch im elementaren „Warenkorb" der Spitalinsassen angesiedelt war: *wochentlich jedem 1½ lb. ründfleisch, ¼ lb. salz, 2 kandl milch, krautt und ruben nach gezimmender nothdurfft*[307]. Allerdings wurden Milchprodukte aufgrund der Konservierungsprobleme fast ausschließlich in verarbeiteter Form von Butterschmalz (selten Butter) und nur fallweise als Käse von den Insassen genossen. Frischmilch – im Sinne von „guter"[308], also nicht saurer Milch – zur Herstellung von Hirsebrei, „Milchmandl", Milchnudeln, Milchreis, Mus oder Stockfisch findet sich mitunter erwähnt[309]. Die Spitalköchinnen setzten Milch gerne zum verfeinernden „Verweißen"[310] der gekochten, trockenen Speisen ein. In Tamsweg verabreichte man den Spitalbewohnern mehrmals pro Woche regulär *kraut, nudeln und milch*[311]. Aber auch an Festtagen erhielten die Insassen vermutlich warme Milch[312]. Der hauseigene Viehbestand lieferte in der Regel ausreichend Milch, doch dürfte diese Menge in großen Spitälern für den wöchentlichen Konsum – allein das Bürgerspital Salzburg benötigte wöchentlich für seine 90 Insassen rund 638 bzw. in Fastenzeiten 1.595 Liter Milch – wohl nicht ausgereicht haben[313]. Kleinere Spitäler dürften dagegen vermutlich Selbstversorger bei Milchprodukten gewesen sein, so verfügte das Schifer'sche Erbstift in Eferding über immerhin sieben Kühe im Stall[314]. Die Frischmilch wurde entweder zu Butter oder vermutlich häufiger zu Butterschmalz verarbeitet, indem der Rahm abgeschöpft und weiterverarbeitet wurde. Zur Verkochung in der Spitalküche kamen auch Nebenprodukte der Käseherstellung wie „Schott"[315] zum Einsatz. Häufig erhielten die Insassen auch das bäuerliche Standardgericht der eingedickten Sauermilch, vor allem in Form von Suppen mit eingebröckeltem Brot[316]. Topfen konnte in Form von Topfennudeln weiter verarbeitet werden[317].

305 Ebd. 471 [52] (Hofspital Wien 1632): *Mehr solle er, gegenschreiber, umb des spitahls würthschafften, sonderlichen im mayrhof sein vleissige obacht haben, in samblung der milch, des milchrambs, putter, schmalz, ayr und deß gflüglwerchs, damit nit durchb die spittlmaisterin, mayrin oder jemandt anderen dergleichen sachen auf dem marckht oder sonst verkhaufft und zu iren aigenen nuzen angewendt* […].

306 Ebd. 724 (Herrschaftsspital Windischgrätz/Slovenj Gradec): Grundriss Nr. 16 und 17.

307 Ebd. 738 (Bürgerspital Perg 1757).

308 Ebd. 511 (Hofspital Innsbruck 1734): *grießmueß von gueter milch*; ebd. 586 (Bürgerspital Salzburg 1803): *gute milch zum kochen.*

309 Als Beispiel ebd. 488 [4] (Hofspital Graz 1752): Milch mit Hirsebrei; ebd. 511 (Hofspital Innsbruck 1734): Grießmus mit Milch und Reis mit Milch.

310 Ebd. 719 (Herrschaftsspital Tüffer/Laško 1731): *die milch zu verweisen angewendet.*

311 Ebd. 591 (Bürgerspital Tamsweg 1803).

312 Ebd. 714 (Herrschaftsspital Sauerbrunn 1754): *Wan sye ihre österliche beicht verrichten auf alle zwey tisch pachnudl, darzue milch und 2 lb. schmalz, auf jede persohn ain halbe wein.*

313 Siehe Tabelle 17, 416f.; ebd. 832 [8] (Bürgerspital Linz Mitte 16. Jh.): *Item die milich haben sy selbs von vier khuenn, es sey dann, das sy nicht melich sein, so mues man sy khauffen.*

314 Ebd. 769 [10] (Herrschaftsspital Eferding 1608): *Item soll man imerdar siben khie bey dem spitall, davon milch und schmaltz zu der armen underhaltung gebraucht werden, halten.*

315 Ebd. 403 (Hofspital Aussee 1552): *ungeverlich bey 12 rindern fueren, davon die nodturfft milich, käs, schotten unnd schmaltz.*

316 Siehe dazu vor allem in Windischgrätz/Slovenj Gradec ebd. 723 (Herrschaftsspital Windischgrätz/Slovenj Gradec 1754): *zu mittag brein, saurer millich und brodt dorein.*

317 Ebd. 588 (Bürgerspital Salzburg 1803): *topfennudl.*

Neben der Milch gehörte die Butter zu den wichtigeren Fettspeichern des Spitals, sodass sich in den Inventaren neben den Milchschaffen auch Rahmbehälter und Rührkübel zur Butterherstellung nachweisen lassen[318]. Die Dienstboten des Spitals erhielten den Auftrag, neben dem Vieh vor allem die *milch und den butter sauber und vleissig zu besorgen*[319]. Nach dem Abschöpfen des Rahms[320] von der frischen Milch wurde dieser im Butterfass gerührt bzw. geschlagen und zu Butter verdichtet. Die dabei ebenfalls anfallende Buttermilch wurde an Festtagen an die Spitalbewohner verabreicht[321]. Zu fast allen Speisen konnte Butter als wichtiges Fett vor allem zur Fastenzeit und zu Feiertagen verwendet werden, etwa für den Schmalzkoch, wozu *5 gupfte mässel gries und 4 lb. butter kommen*[322]. Die überschüssige Butter – ein ausgesprochenes „Luxusprodukt"[323] – wurde nicht nur für den Eigengebrauch hergestellt, sondern konnte auch verkauft werden, um so die Einkünfte des Spitals zu steigern[324].

Das „Auslassen" der Butter – also das Auskochen und Abfüllen der siedenden Butter und deren Umwandlung in Schmalz – war ein wichtiger Vorgang, weil das zähflüssige Butterschmalz (neben dem ebenfalls wichtigen Schweineschmalz[325]) das wichtigste dauerhafte Fett in den österreichischen Spitälern darstellte. Bei der Herstellung von Rinderschmalz fielen Nebenprodukte an, *wan man den putter außlässt, soll man den spittalern zu zeiten ein schmalzkhoch machen*[326]. Die Vorratshaltung für das im 18. Jahrhundert preislich stark steigende Schmalz war deshalb beträchtlich, so verwahrte das für neun Personen ausgelegte Spital Mondsee allein in *4 kibl schmalz*, also rund 80 kg, in seiner Vorratskammer[327]. Mit Schmalz wurden viele, nahezu alle Speisen gekocht, wobei sich der Schmalzverbrauch in der Fastenzeit deutlich erhöhte, weil Schmalz das Fleisch zum Teil ersetzte und zum essentiellen Bestandteil von Brei-, aber auch von Mehlspeisen zählte[328]: Die Spuren von Rinderschmalz (und mitunter Schweineschmalz) finden sich nicht nur in der Einbrennsuppe[329] und in den Speckknödeln, sondern auch in vielen anderen Speisebezeichnungen: *geschmalzte nudlen*[330], *reis in der milch geschmälzt*[331],

---

318 Ebd. 926 (Bürgerspital Wiener Neustadt 1674).

319 Ebd. 507 [32] (Hofspital Innsbruck 1734).

320 Zur Technik der Herstellung von Milchprodukten in Übersicht Schürmann, Milch 19–26; Scheutz–Weiss, Spital als Lebensform Rahm 610 [36] (Bürgerspital Klagenfurt 1732): *In fünffter rubrique der gelts rechnung solle ein zeitlicher spitlmaister jenes in empfang nemben, was selber durch das jahr hindurch umb das salva venia verkauffte viech, auch fleisch, putter, rämb unnd müllich eingenomben* [eingenommen].

321 Ebd. 512 (Hofspital Innsbruck 1734): *unnd wan das spithall selbsten kirche haltet, zu zeiten einen frischen butter oder milch, auch butter milch.*

322 Ebd. 765 [1.11] (Herrschaftsspital Eferding 1787); ebd. 551f. (Bürgerspital Hall/Tirol 1785).

323 Kühne, Essen und Trinken 230.

324 Scheutz–Weiss, Spital als Lebensform 949 [19] (Bürgerspital Wien 1706); ebd. 506 [23] (Hofspital Innsbruck 1734).

325 Ebd. 715 (Herrschaftsspital Sauerbrunn 1754): *Zum Fasching krapfen bachen vor die spittaller rinders schmalz 6 lb., schweines schmalz 6 lb.*; ebd. 878 (Bürgerspital Langenlois 1691): *6 achtl rindtschmalz, 4 achtl schweines schmalz.*

326 Ebd. 786 (Bürgerspital Freistadt 1653).

327 Ebd. 839 (Bürgerspital Mondsee 1748).

328 Ebd. 719 (Herrschaftsspital Tüffer/Laško 1731): *In schmalz beyzuschaffen 150 lb., so in fasttagen und in der Fasten zu dem ende erklecken wurde.*

329 Zur Fastenzeit ebd. 586 (Bürgerspital Salzburg 1803): *einbrenn suppe 1½ maßl mehl, 2½ lb. schmalz.*

330 Ebd. 510 (Hofspital Innsbruck 1734); ebd. 1081 (Herrschaftsspital Forchtenau 1817): *geschmalzene nudl.*

331 Ebd. 511 (Hofspital Innsbruck 1734).

öpfelschmalz[332], *ain schmälze mueß*[333], *abgeschmalzenes nudl brod*[334], *gescharbte nudl abgeschmalzen*[335] oder etwa *abgeschmalzne brözen*[336]. Weiters kennen die österreichischen Speiseordnungen geschmalzte Bohnen[337], Schmalz mit Rüben sowie Kraut und das oft kredenzte *schmalzkoch*[338].

Neben dem Schmalz gehörten die Eier zur täglichen Grundausstattung des Spitals, die als administrative Vorgabe an den Spitalmeister jederzeit vorhanden sein mussten[339]. Ein Großteil der Eier gelangte in verarbeiteter Form auf den Speiseplan der Spitäler. Der durchschnittliche Eierkonsum des städtischen Spitals von Speyer betrug beispielsweise im 16. Jahrhundert, berechnet auf den einzelnen Insassen pro Jahr, bei einiger Schwankungsbreite zwischen 90 (1597) und 172 (1539) Eier[340], wobei diese Eiweißgabe direkt an Abstinenztagen, zur Fastenzeit[341] und an Festtagen verabreicht wurde. Vor allem zur Osterzeit[342] – mit dem erneuten Einsetzen der Legetätigkeit der spitaleigenen Hühner – gab man an die Spitalinsassen mehrere Eier als zusätzliche Festtagsgabe zum Feiertagsessen ab. In Hall/Tirol erhielten die Ober- und Unterpfründner zu Ostern zwei Eier[343], in Sauerbrunn alle Insassen zum Auferstehungsfest zwei rote Eier[344]. Das Schifer'sche Erbstift verabreichte seinen Insassen zu Ostern und Pfingsten je zehn Eier[345]. Indirekt verkocht erhielten die Insassen aber eine Vielzahl an Eiern, die zum Teil sicherlich aus der spitaleigenen Produktion stammten: So setzten sich die herzhaft-deftigen Knödel des Salzburger Bürgerspitals aus folgenden Zutaten zusammen: *6 maßl aufschlag, 20 paar semeln, 40 eyer, 2 lb. schmalz, 6 viertel gute milch*[346]. Die Gabe von Fischen an Abstinenz- und Fasttagen konnte durch Früchte oder Eier ersetzt werden: *an fassttägen aber yetwederen ein häring unnd, wan die zeit der häring nit ist, yeder persohn ein pachnes oder zway gesottene ayr, dafür ein ayr, milch oder strauben mueß; wann fricht seint an feyrtägen ein richtags*[347]. Die Eier

332 Ebd. 521 (Bürgerspital Feldkirch 1680).

333 Ebd. 521 (Bürgerspital Feldkirch 1680).

334 Ebd. 654 (Bürgerspital Bruck/Mur 1728).

335 Ebd. 698 (Bürgerspital Leoben 1729).

336 Ebd.

337 Ebd. 620 [75] (Bürgerspital Klagenfurt 1732): *Auf die nacht werden selben geraichet pann, darzue 6½ mäßl pann unnd 1¼ lb. schmalz aufgehen.*

338 Ebd. 765 [1.11] (Herrschaftsspital Eferding 1787).

339 Ebd. 388 [15] (Hofspital Wien 1551): *Er soll neben den superintendenten bedacht sein, unnd zeitlich fursehung thuen, das yederzeit allenthalben zu unnderhaltung des spittals unnd der armen an traid, wein, schmalz, khas, gewurzt, ayr, geselcht unnd schweine fleisch, holz, lein unnd wullen tuech, federwerch, peth, petgewanndt unnd allem anndern, so zu der hauswierdtschafft vonnotten, so hie auszutruckhen unmuglich ist, guetter vorrat verhannden sey* [...]; ebd. 436 [11] (Hofspital Wien 1568); ebd. 944 [27] (Wien 1649).

340 Kleinschmidt, Essen und Trinken 190.

341 Scheutz–Weiss, Spital als Lebensform 414 [32] (Hofspital Wels 1554): *wo man aber nit yeder zeyt visch gehaben möchte, was annders darfur alls von stockhvisch, blatteisch, ayr, öpfflkhoch, nach gelegenhait der zeyt* [...]; ebd. 432 [27] (Hofspital Graz 1561).

342 Ebd. 769 [7] (Herrschaftsspital Eferding 1608): *Zu Osstern soll ihnen abermall ain khalb erkhaufft, ain mäsl wein und umb zwen pfening brot unnd jedwedern zehen, dem dieneten gesindt aber jedwedern vier ayr ausgethailt werden*; ebd. 812 [7] (Bürgerspital Freistadt 1554): *Item zu den Ostern sol man inen pachen lassen aynen flegkhen, auch weichpraten unnd ainem jeden armen menschen zwai ayr geben*; ebd. 834 [2] (Bürgerspital Linz 1760): *zu Ostern aber empfangt jede persohn 1½ pfundt kälberers brätl, nebst einen stikhl geselchtes fleisch 2 pfundt spekh und 4 eyer.*

343 Ebd. 552 (Bürgerspital Hall/Tirol 1785).

344 Ebd. 714 (Herrschaftsspital Sauerbrunn 1754).

345 Ebd. 754 [2.5] (Herrschaftsspital Eferding 1762); ebd. 770 [6] (Herrschaftspital Eferding 1756).

346 Ebd. 585 (Bürgerspital Salzburg 1803).

347 Ebd. 512 (Hofspital Innsbruck 1734).

galten neben dem Wein und dem Weizenbrot als Krankenspeise. Die Spitalleitung sollte den kranken Spitalbewohner *nach irer schwachait ayr oder sonnst geringe speiß mittaillen*[348].

Der Käse dagegen spielte in den Speiseordnungen der österreichischen Spitäler nur eine erstaunlich geringe Rolle und wurde als Hartkäse offenbar zum Frühstück und zur Jause[349] oder zum Abendessen in Form von Käse- oder Schottsuppe[350] kredenzt. Zusätzlich spielte Käse in der Fastenzeit[351], aber auch als Festtagsgabe[352] eine größere Rolle. Die zwanzig Insassen des Hofspitals Aussee erhielten *alle tag zu morgens nach der fruemes ain käs, schott oder millichsuppen*[353]. Den Bewohnern des Bürgerspitals Tamsweg verabreichte man jährlich drei Laib Käse, der aus der spitaleigenen Produktion stammte[354]. Mitunter lässt sich der Käse auch als zu bestimmten Feiertagen ausgegebener Gehaltsbestandteil nachweisen, so erhielt beispielsweise der Mesner des Haller Bürgerspitals zu Weihnachten einen Käse und ein Maß Wein[355].

6.3.6 Mehr als eine Zukost – das Roggenbrot als Grundpfeiler der Spitalernährung

Im frühneuzeitlichen Europa stellte das vorwiegend aus Roggen und seltener aus Weizen ausgebackene Brot seit dem 16. Jahrhundert das mit Abstand wichtigste Nahrungsmittel dar, das einen Anteil von 50 bis 75 % am Kalorienverbrauch der vormodernen Menschen abdeckte[356]. Doch stellt das Brot in den Speiseordnungen ein Problem dar, weil Brot dort offenbar vielfach nicht gesondert in den wöchentlichen Aufstellungen gelistet wurde. Die Wichtigkeit von Brot als essentielle Nahrungsquellen zeigt sich auch in der Zahl der verabreichten Brotlaibe – allerdings häufig ohne Gewichtangabe der Brotlaibe und damit nur schwer im jährlichen Gesamtverbrauch einschätzbar[357]. Das Katharinen-

---

348 Ebd. 457 [17] (Hofspital Aussee 1568).

349 Ebd. 521 (Bürgerspital Feldkirch 1680): *Marendt käß und broth*; ebd. 832 [10] (Linz Mitte 16. Jh.): *Item alle Sambstag ainen khes bey 4 phening*; ebd. 1081 (Herrshaftsspital Forchtenau 18. Jh.): *Den kaas hollet der hausknecht von dem Matterstorffer kaasmacher, welcher am ende des jahrs bezahlet wird.*

350 Ebd. 698 (Bürgerspital Leoben 1729): *auf die nacht ein käsß suppen*; ebd. 621 (Bürgerspital Klagenfurt 1732): in der Fastenzeit *millich oder käß suppen*; ebd. 661 (Bürgerspital Eisenerz 1757): *käß oder schottsuppe samt mehlspeiß*; ebd. 698 (Leoben 1729): *auf die nacht ein käsß suppen*; ebd. 701 (Bürgerspital Neumarkt 1764): am Sonntag am Abend *kääß oder sauer suppen*; ebd. 714f. (Herrschaftsspital Sauerbrunn 1754): *Sambstag abents kääß suppen von milch.*

351 Ebd. 716 (Herrschaftsspital Tüffer/Laško 1729): *In der 40 tägigen Fasten bekhomben sie sambentliche ein khiberl kässmachet, so vull das vor jede perschon auf die ganze Fastens zeit etwan ½ viertl khombt.*

352 Ebd. 812 [16] (Bürgerspital Freistadt 1554): *Item am Weinnacht abent ainem jeden armen menschen ain stuckh rauchwerkhen und ainen halben khäß*; ebd. 847 [10] (Bürgerspital Steyr 1757): *pfingst käß*; ebd. 551 (Bürgerspital Hall/Tirol 1785): am Karfreitag: ¼ *lb. käß*; ebd. 553 (Bürgerspital Hall/Tirol 1785): zu Weihnachten ¼tl lb. käß.

353 Ebd. 388 (Hofspital Wien 1551).

354 Ebd. 591 (Bürgerspital Tamsweg 1789): *Item jeder person eben jährlich 3 laibl käs. Wie es im spital gemacht werden.*

355 Ebd. 536 [17] (Bürgerspital Hall/Tirol 1553).

356 Hirschfelder, Brot Sp. 443.

357 Scheutz–Weiss, Spital als Lebensform 425 [36] (Hofspital Laibach 1559): Jedem Bewohner pro Tag zwei Laib Brot (ohne Spezifizierung des Gewichtes): *Item ainer yeden person ain tag zu irer undterhaltung roggen haußprodt zway laibl oder trenten, wie sich nach gelegenhait und wolfail des traidts aus ainem schaff oder stär gepachen, ungefär auf zwen phening*; ebd. 433 [31] (Hofspital Graz 1561): *Item ainer yeden personn ain tag zu irer unnderhaltung roggen haußbrot zway roggl, wie sy nach gelegenhait unnd wolfaill des traydts aus ainem mezen gepachen, ungefer auf zwen phening*; ebd. 715 (Herrschaftsspital Sauerbrunn 1754): *Vor die spittaller wochendtliches brodt, welches ihnen Sambstags gegeben wird, jeder manns persohn 2 laibl, denen weibern jeder ain laibl.*

spital in Regensburg verabreichte etwa seinen Bewohnern 1643 185 kg pro Kopf und Jahr, um 1665/66 bzw. 1750 264 kg und 1792 wieder 185 kg[358]. Diesem Wert stehen Berechnungen auf der Grundlage von deutschen Rechnungsbüchern und Spitalakten[359] gegenüber, der bei einer außerordentlichen Schwankungsbreite des Roggenbrotkonsums für das 16. Jahrhundert 255 kg Brot pro Kopf und Jahr nachweisen konnte. Am Beispiel süddeutscher Spitäler konnte ein täglicher Konsum von mindestens einem Pfund (also 560 Gramm) bis zu einem Kilogramm Brot pro Kopf und Tag (und damit zwischen 204 und 365 kg Jahreskonsum) belegt werden[360]. Auch für das Magdalenenhospital in Münster lassen sich für die zweite Hälfte des 16. Jahrhunderts rund 283 kg Brot pro Person und Jahr errechnen[361], für das Georgsspital in Speyer im 16. Jahrhundert gar über 300 kg[362]. Jährliche Brotmengen zwischen 200 und 260 kg scheinen demnach bei großen regionalen Schwankungen Durchschnittswerte gewesen zu sein.

Die österreichischen Befunde bezüglich der Spitalverköstigung an Brot reihen sich gut in diese große Schwankungsbreite ein, die natürlich auch durch das Verhältnis von Brotkonsum zum restlichen Nahrungskonsum der Spitalbewohner (etwa Fleisch, Mehlspeisen) wesentlich mitbestimmt ist. So verabreichte das Bürgerspital Hartberg jedem Bewohner alle zwei Wochen einen Laib Roggenbrot im Gewicht von rund 4,5 kg (Gesamtmenge 116 kg pro Kopf und Jahr)[363]. Belege für andere Spitäler lagen sogar unter diesem insgesamt niedrigen Wert[364]. Spitäler wie das Herrschaftsspital Windischgrätz/Slovenj Gradec wiesen einen jährlichen Brotkonsum von rund 146 kg pro Kopf und Jahr auf[365], das Bürgerspital Freistadt lag 1653 mit 174 kg jährlichem Brotkonsum pro Spitalbewohner nicht weit davon entfernt[366]. Andere Spitäler teilten an ihre Bewohner deutlich mehr Brot[367] – man-

---

Dem spittlmayr alda extra wochendtlich ain weises laibl brodt. Dan der spittlmayrin alle 14 täg ain extra weises laibl brodt; ebd. 747 (Klosterspital Spital am Pyhrn 1756): *Empfangt jede persohn deren 10 spitällern an gesindt brodt wochent(lich) 3 laibl, mithin jede jährlich 156 laibl, sunt auf alle 10 persohnnen 1.560 laibl; dann an denen hernach bey dem wein empfang specificierten 12 copi oder festivitäts tägen an officier brodt, jede 1 laibl, sunt durchs ganze jahr 120 laibl, ferrers wann sie daß sacristey gschier reiben 20 laibl, item wann sie die altär und hern ställ reiben 20 laibl, wann sie die frauen capell buzen 20 laibl, zu Pfingsten 20 laibl, zu den creuz Sontag 20 laibl, zu Allerheylligen 20 laibl, zu Weynachten 20 laibl; sunt 1.820 laibl.*

358 Kühne, Essen und Trinken 174.

359 Dirlmeier, Untersuchungen 330f.

360 Ilzhöfer, Deckung 164. Neben dem Brot in Laiben gab es zudem oft Brotsuppe und Brennsuppe (mit hochausgemahlenem Roggenmehl).

361 Siehe die Tabelle 27 bei Krug-Richter, Fasten und Festmahl 208.

362 Kleinschmidt, Essen und Trinken 202.

363 Scheutz–Weiss, Spital als Lebensform 687 (Bürgerspital Hartberg 1731): *Das ganze jahr hindurch wirdet jedweder pfriendner auf 14 tag ein läb brodt von khornmehl mit 8 lb. gegeben.*

364 Ebd. 786 [5] (Bürgerspital Freistadt 1653): 87 kg pro Kopf: *Jedem spitaller, wie auch der spitlkhöchin soll das ganze jahr hindurch wochentlich zway laibl brodt, jedes zu drey pfundten.*

365 Ebd. 725 (Herrschaftsspital Windischgrätz/Slovenj Gradec 1754): Gesamtmenge 5 lb (2,8 kg) pro Woche entspricht rund 146 kg Brot pro Jahr und Kopf; für einen außerhalb des Spitals versorgten Pfründner: *mithin ist solchen wochentlichen brodt passirt worden 7 lb.* [3,92 kg; gesamt rund 204 kg] *undt alle Sambstag ein halbe wein, davon andern aber nur 1 maßl gereicht wirdt, brodt passirung vor die andern wochentlichen auch nicht mehr alß 5 lb.* [2,8 kg, gesamt rund 146 kg].

366 Ebd. 794 (Bürgerspital Freistadt 1653): Durchschnittsmenge 174 kg Brot pro Jahr und Kopf: *Erstlich ist zu wisßen, das der spitaller diß jahr, welche die völlige cosst haben, sambt der khöchin allzeit 22 persohnen geweßen, denen ist wochentlich ainem jeden in ordinari 2 laibl brott, jedes zu 3 lb., geraicht worden, bringt auf ain persohn jährlich in 52 wochen 312 lb. und auf 22 persohnen 6.864 lb.*

367 Ebd. 1080 (Herrschaftsspital Forchtenau 1817): Durchschnittsmenge 296 kg Brot pro Jahr und Kopf: *Das brod übergibt der schlos pfisterer alle 2te täge vor jede persohn ein leib mit drey pfundt* [1,68 kg].

che sogar die doppelte Menge – aus. Das Bürgerspital Linz[368] verteilte um 1760 350 kg Brot pro Kopf und Jahr. Das nicht sonderlich gut dotierte Herrschaftsspital Gleisdorf[369] gab 1743 sogar 366 kg Brot pro Kopf und Jahr aus. Einen Spitzenwert darf das Herrschaftsspital in Eferding beanspruchen, wo an die Spitalbewohner wöchentlich fast neun Kilogramm Brot pro Woche ausgegeben wurden, sodass sich rechnerisch 465 kg Brot pro Kopf und Jahr ergeben würden[370]. Diese Brotmengen erscheinen recht groß. Manche der Spitalordnungen warnen deshalb ihre alten Insassen eindringlich davor, ihre überschüssigen Rationen zu verkaufen: *vil weniger dennen armen oder gesündt gestattet werde, ihr ersparendtes brodt oder wein anderen zuverkhauffen*[371]. Andere Spitäler gestatteten dagegen ihren Bewohnern den Verkauf von überzähliger Brotmenge explizit[372].

Die Umrechnung von Gesamtbrotmengen auf Insassen krankt mitunter darunter, dass nicht immer klar ist, ob sich Gesamtzahlen nur auf die Insassen und nicht doch auch auf das Personal beziehen. Manche Speiseordnungen verweisen auch ausdrücklich darauf, dass Brot bei den Spitalmahlzeiten „nach Notdurft“ aufgeschnitten wurde und deshalb nicht numerisch erfasst wurde[373]. Manche Spitäler gaben kein Brot an ihre Bewohner aus, sondern lösten dieses Problem mit einem täglichen Brotgeld[374]. Das Spitalbrot durfte aus diätetischen Gründen nicht zu frisch und nicht zu alt (und damit zu hart) ausgegeben werden, weil dies für die Verdauung der Spitalbewohner für schädlich erachtet wurde[375]. Auch die Sparsamkeit war für die Ausgabe von härterem Brot verantwortlich, weil selbst Dienstboten dem alten und harten Brot deutlich weniger zusprachen und dem Dienstgeber damit günstiger kamen. „Mühlwarm und ofenwarm / macht den größten Bauern arm“[376].

---

368 Ebd. 833 (Bürgerspital Linz 1760): Durchschnittsmenge 350 kg Brot pro Jahr und Kopf: *andertens dise spitaller (bis auf weitere verordnung einer etwo abändernten natural kost ins geld) zu ihrer verpflegung jeder wochentlich 12 pfundt brod empfanget.*

369 Ebd. 663 (Herrschaftsspital Gleisdorf 1743): Durchschnittsmenge 366 kg Brot pro Jahr und Kopf: *Sibentes soll jeder spitaller die wochen siben pfund brod* [3,92 kg], *als 3½ lb. weisses und 3½ lb. mayrleuth brodt, von den aufgestellten verwalter unserer herrschafft Freyberg alle Sambstag übernemmen, und sie, spitäller, solches samt allem, was ihnen gegeben wird, selbsten abhollen, darzu das jahr hindurch 30 viertl mehl erforderlich seye und solches samt salz, per 1 fl. 30 xr., betraget 45 fl.*

370 Ebd. 754 [2.3] (Herrschaftsspital Eferding 1762): 8,96 kg/Brot pro Woche ergeben 465 kg pro Kopf und Jahr: *Item wöchentlich jedwederem denen spitälern einen laib brot, der ausgebachener sechzehen pfunde wäget*; ebd. 770 [11] (Herrschaftsspital Eferding 1756): mit demselben Wert: *Eilffentens wochentlich denen mayrleuthen und spittällern einen laib brod der ausgebackener 16 lb. haben muß*; dagegen noch 1608 ebd. 768 [1] (Herrschaftsspital Eferding 1608): 262 kg Teig pro Jahr und Kopf (Ausbackmenge mit einem Schwund von rund 10 %): *Erstlich sol jedwedern armen alle vierzehen tag zwen laib brott, das jedlicher achtzehen pfundt in taig wigt, geraicht und gegeben werden.*

371 Ebd. 493 [11] (Hofspital Wien 1613).

372 Ebd. 584 (Bürgerspital Salzburg 1803): *Wird zwar für dießmal noch gestattet, daß die spitaller ihre pfründt um brod, wenn sie es nicht selbst geniessen mögen, verkaufen können.*

373 Ebd. 654 (Bürgerspital Bruck/Mur 1728): *Brodt wierdet allen die nothurfft täglichen vorgeschniten und ist also nicht genant.*

374 Ebd. 671 [7] (Bürgerspital Graz 1726): *Zu dieser täg als wochentlichen verpfleg- oder unterhaltung wird einer jeden persohn vor daß brodt (welches sie nach ihrer nodturfft selbst erkhauffen khönnen) wochentlich in paren gelt 11 xr.* [gegeben]; ebd. 729 (Bürger- und Herrschaftsspital Gutau 1756): *Erstlich sollen in disem spittal in hinkonfft sechs bis höchstens acht spittäller auf die bis nun gewohnliche arth, nemlich jeder des tags mit ein kreüzer brod nebst der freüen wohnung.*

375 Ebd. 912 [5] (Bürgerspital Wiener Neustadt 1609): *daß die spitals leüth ain guetes brodt haben und inen dasselb nit zu alt oder neupachen zum essen füertragen werde.*

376 Sandgruber, Konsumgesellschaft 144.

Das im Brotgewölbe[377] gelagerte Brot im Spital wurde jeweils in Form von Brotlaiben zu festgesetzten Terminen an die Spitalbewohner ausgeteilt. Nur selten überreichten die Spitalbetreiber täglich kleine Brotwecken an die Spitalbewohner[378]. Manche Spitäler gaben ihre Brotrationen ein Mal in der Woche aus (etwa Freistadt zwei Laib Brot pro Woche), andere Institutionen verabreichten das nicht mehr backfrische Brot im Abstand von einigen Tagen, so händigte man in Forchtenstein alle zwei Tage kleine Laibe Brot aus (1817). Wiederum andere Spitäler verteilten wöchentlich oder alle 14 Tage schwerere Brotlaibe (Eferding 1608, Hartberg 1731)[379]. Neben dieser Basisausgabe von Brotlaiben scheint das Brot aber auch zu bestimmten Speisen aufgeschnitten an die Esser verteilt worden zu sein, wobei sich die stärkeren Spitalinsassen zuungunsten der schwächeren Spitalbewohner durchsetzen konnten[380]. Vor allem Suppe, aber auch das bedeutsame Kraut[381] aßen die Menschen der Vormoderne gerne mit aufgeschnittenem Brot, das als „Suppenbrot"[382] nach Bedarf oder portioniert zur Verfügung stand. Ein typischer Eintrag der österreichischen Speiseordnungen lautet folgendermaßen: *Alle tag durchs jahr suppen, kraut oder anders, jedes mahls ain schniten broth*[383]. Rindsuppe mit aufgeschnittenem Brot[384], Schottsuppe mit Brot[385], aber auch Suppen mit eingebröckeltem „Hausbrot"[386] als Einlage finden sich häufiger: Fleischbrotsuppe[387] oder Brotsuppe[388], aber auch das sprichwörtliche „Stück Brot" als Jause lässt sich in den Speiseordnungen nachweisen[389]. Als Faustregel für den Verzehr von Brot kann gelten, dass das feine und weiße Brot sowohl in der Preisskala als auch in der Nahrungshierarchie höher rangierte. Während grobes Schwarzbrot das Ausgangsgewicht des gemahlenen Getreides erreichte, sank bei feingemahlenem Brot wie Semmeln und Brezeln der Ertrag auf deutlich unter die Hälfte ab[390].

---

377 Kühne, Essen und Trinken 172.

378 Scheutz–Weiss, Spital als Lebensform 812 [4] (Bürgerspital Freistadt 1554): *Item alle tag in das spital zwen wegkh prot.*

379 Zusätzlich zu den schon zuvor angeführten Belegstellen ebd. 694 (Bürgerspital Leoben 1695): *In brodt würdt damahls dennen spitallern wochentlich gegeben alß Mitwochs 10 laib und Sambstags 12 laib*; ebd. 800 [5.7] (Bürgerspital Freistadt 1746): *Sibentes bekhomben die 28 spittaller alle Pfingstag 2 laibl brodt, id est 7 lb., andere 14 persohnnen aber, so nicht im spitall wohnen, wie hiervor schon anregung beschehen, die wochen 1 laibl per 3½ lb.*

380 Ebd. 446 [68] (Hofspital Wien 1568): *Damit auch den armen durfftigen durch die gesundten unnd starkchen das brot nit abgeschnitten werde.*

381 Ebd. 620 [70] (Bürgerspital Klagenfurt 1732): *von denen mayrleüthen 18 perschonen unnd von denen pfrientnern 53 perschonen sein, werden aufgeschnitten 3½ läb roggen broth unnd zu verweissung des krauths geraichtet ¾ lb. verhakhet.*

382 Ebd. 715 (Herrschaftsspital Sauerbrunn 1754): *Suppen brodt auf jeden tisch, die wochen 10 laibl, jedes mit 5 lb.*; ebd. 972 (Bürgerspital Wien 1707): *unndt ain pährl schwaches brodt zum suppen aufschneidten.*

383 Ebd. 522 (Bürgerspital Feldkirch 1680); ebd. 621 [79] (Bürgerspital Klagenfurt 1732): *Auf die nacht vor alle prenn suppen und darzue 4 läb broth unnd 1 lb. schmalz zu verweissen.*

384 Ebd. 488 [4] (Hofspital Graz 1752): *Mittags: Rindsuppen mit aufgeschnittenen brodt.*

385 Ebd. 591 (Bürgerspital Tamsweg 1789): *die sogenannte schottensuppe mit gewöhnlichen brod.*

386 Zum Hausbrot aus Roggen und Hafer ebd. 636 (Herrschaftsspital Spittal 1654).

387 Ebd. 548 (Bürgerspital Hall/Tirol 1785): *fleischbrodsuppe 1 xr.*

388 Ebd. 596 (Bürgerspital Bleiburg 1766): *Auf mittag brodt suppen.*

389 Ebd. 698 (Bürgerspital Leoben 1729): *ein stikhl brodt zu einer jausen*; ebd. 521 (Bürgerspital Feldkirch 1680): *Marendt käß und broth*; ebd. 637 (Herrschaftsspital Spittal 1654): *Nachmitag umb drey uhr, winter und sommer, solle man ein jedlichen geben ein stickhl brott*; ebd. 577 (Bruderhaus Salzburg/Mülln 1610): *dargegen wann solche mithelfer von mittag biß auf die pfründt-zeit bey solcher arbeit verbleiben, soll jeden ein stuck brodt, wo sie aber allein ein oder 2 stundt arbeiten, nichts alß ihr pfründt gereicht werden.*

390 Dierlmeier–Fouquet, Ernährungsgewohnheiten 520; zur Brezel etwa Kleinschmidt, Festgebäcke 404.

An Feiertagen erhielten die Spitalbewohner weißes und feines Brot, was eine kulinarische Akzentuierung darstellte. Zu den Feiertagen galt folgende Regel in vielen österreichischen Spitälern: *an diesen tägen fur alle ein weissen läb brodt*[391]. Vorzugsweise zu den Feier- und Festtagen gab es kontrastiv zum dunklen Roggenbrot der Normalwochen das feine, festliche Weizenbrot und die Brotküchlein[392]. Neben dem Frischfleisch und dem Wein gehörte das „weiße" Weizenbrot untrennbar zu den heiligen Zeiten von Weihnachten, Fasching, Ostern und Pfingsten[393]. Zu diesen heiligen Zeiten türmten sich nicht nur Suppe, Braten, Siedfleisch und Kraut auf den Tellern der Spitalbewohner, sondern zu den Feiertagen gehörte *auch ein waizenes brod*[394]. Umgekehrt reiht sich der Entzug von Brot in die meist dreistufige Strafskala der österreichischen Spitäler als erste Stufe der Strafe (Gefängnis, Entlassung aus dem Spital)[395] ein.

Die Semmel war neben dem Ausschenken von Wein ein typisches Sonn-[396] und Feiertagsgebäck, mitunter bekamen die Spitalbewohner auch in den Quatember-Fasten oder an Beichttagen neben Wein noch Semmeln[397] oder gebackene Semmelschnitten[398]. Bei der Herstellung der in der österreichischen Mehlspeisküche wichtigen Knödel[399] kam den Semmeln in Form des Semmelbrotes Wichtigkeit zu. Während an der Tafel des Spitalmeisters auch unter der Woche Semmeln gegessen wurden, gelangten in Normalwochen meist nur kranke Spitalbewohner in den Genuss von Weißbrot[400]. Die aus Weizenmehl, Schmalz und Eiern hergestellten Mund- oder Rundsemmeln[401] kamen in der Gestehung

---

391 Scheutz–Weiss, Spital als Lebensform 663 (Herrschaftsspital Gleisdorf 1743); ebd. 714 (Herrschaftsspital Sauerbrunn 1754): *Zum Weynachten und Ostern hat jede spittall persohn nebst ihren ordinari brodt extra 2 weiße laibl brodt*; ebd. 536 [16] (Bürgerspital Hall/Tirol 1553): *Item zu den Weihnechten und Ostern allmall umb acht kreuzer weisprot auf den tisch.*

392 Ebd. 511 (Hofspital Innsbruck 1734): *den andern Sambstag sechs brodt khiechl von thaurer laiblen*; ebd. 551 (Bürgerspital Hall/Tirol 1785): *brodkiechel.*

393 Ebd. 661 (Bürgerspital Eisenerz 1757): *zu denen heiligen zeiten als Allerheiligen, Weynachten, Fasching, Ostern und Pfingsten ein extra brod von waiz, item ½ lb. frisches fleisch, dann ½ masß wein*; ebd. 714 (Herrschaftsspital Sauerbrunn 1754): *Zum Weynachten, Ostern, Pfingsten, Martini und Fasching jede persohn ain halbe wein. Dan zu disen zeiten allzeit 2 mässl dörre zwöspen zum pföffer, auch ein weißen laib brodt von ainen mässl meell auf jeden tisch.*

394 Ebd. 702 (Bürgerspital Neumarkt 1764).

395 Ebd. 752 [5] (Herrschaftsspital Eferding 1608)

396 Ebd. 425 [33] (Hofspital Laibach/Ljubljana 1559): *Alle Suntag und feirtag solle man yedem armen zum morgenmall durch das ganze jar ain semel geben*; wortident ebd. 432 [29] (Hofspital Graz 1561).

397 Ebd. 776 [4] (Bürgerspital Freistadt 1635): *Zu den heiligen zeiten alß Weichnachten, Osstern, Pfingsten und dan zu Martini, an wellichen tägen sye beichten unnd communicirn sollen, jedes mall ain stuckh fleisch, prätl, zwespen und gerstl, ain seitl wein, ain halb pier und umb ain khreüzer semel, zuempfachen haben.*

398 Ebd. 834 [2] (Bürgerspital Linz 1760): *an Grünndonnerstag 6 gebakene semmel schniten.*

399 Ebd. 585 (Bürgerspital Salzburg 1803): *knedl 6 masl aufschlag, 20 paar semeln, 40 eyer, 2 lb. schmalz, 6 viertel gute milch*; ebd. 671 [6] (Bürgerspital Graz 1726): *Freytags auf mittag von waiz undt haiden meell mit semmell gemachte knödl, mit schmalz vermacht und ein häverl rueben und jedem wein 1 mäsl.* Zum *semmel brodt* ebd. 808 [30] (Bürgerspital Freistadt 1746); ebd. 548 (Bürgerspital Hall/Tirol 1785): *Nachts: speckknodl von waizenmehl und semelbrod.*

400 Ebd. 468 [35] (Hofspital Wien 1632): *Nachdeme sich auch befunden, das bishero yber des spittlmaisters tafl allain semel verspeist, und dero nit wenig in die tag zetlen eingestelt werden, solle spittlmaister furbas ein jeder persohn an seiner tafl yber die malzeit ein semel neben ainen hauslaibl und auf jeden armen, so khranckh ist, und der hoflaibl nit genuessen khan, gleichsfahls ain semel raichen lassen*; ebd. 1059 [4] (Zucht- und Arbeitshaus Wien 1788): *bestehet für die schwer kranken in einer schwachen portion, das ist früh in einer guten rindsuppe mit semelschnitteln 2 den.*

401 Zum Begriff Mund- und Rundsemmel ebd. 552 (Bürgerspital Hall/Tirol 1785); ebd. 1059 (Zucht- und Arbeitshaus Wien 1788).

und im geringeren Backertrag deutlich teurer als das normale Brot und waren vom Herstellungsprozess aufwändiger. Martini, Weihnachten, Neujahr, Fasching, Ostern und Pfingsten[402] waren denn auch klassische Zeiten der Feiertags- bzw. Schönmehlsemmel[403]. Die seltene Brezel[404] und der an hohen Festtagen typische, aus Weizenmehl gefertigte Feiertagsstriezel[405] (Allerheiligen-, Weihnachts-, Osterstriezel) besserten den Nahrungsalltag der Spitalinsassen, aber auch des Personals zu den festlichen Hochzeiten auf.

6.3.7 Bier und Wein im Spital

Die europäische Trinkkultur ist zweigeteilt, weil sich nach einem langdauernden Konsummuster einerseits ein mediterraner, Wein bevorzugender Südtyp im Gegensatz zu einem Bier präferierenden Nordtyp nachweisen lässt[406] – das heutige Österreich liegt demnach in der „Kampfzone" dieser beiden Typen, was sich auch im Bereich des Spitales zeigt. Abhängig von sozialen und geschlechtergeschichtlichen Kriterien können ein bis zwei Liter Bier oder Wein pro Kopf und Tag als Faustregel des Konsums gelten, doch zeichnete sich regional eine große Schwankungsbreite ab. Der Wein war das höchstrangige, qualitativ beste und teuerste Getränk, das in österreichischen Spitälern ausgeschenkt wurde, wobei man bei der Ausgabemenge zwischen wein- und nicht-weinproduzierenden Regionen unterscheiden muss. Zudem spielte die frühneuzeitliche Klimaverschiebung eine Rolle, die zu einem Wandel im Weinpreis und im Konsum führte[407]; auch das Konsumverhalten von Bier und Wein änderte sich. Am Beginn des 18. Jahrhunderts wurden beispielsweise in Wien noch 160 Liter Wein pro Kopf getrunken, am Ende des 18. Jahrhunderts dagegen nur mehr 100 bis 120 Liter[408], der Konsum von Bier in der Residenzstadt zog dagegen deutlich an. In Wien wurde 1736 noch drei Mal soviel Wein als Bier getrunken, gegen Ende des 18. Jahrhunderts war der Bierkonsum höher als der Weinverbrauch[409]. Der Wein gab seine bevorzugte Stellung als das Getränk der unteren und auch mittleren Schicht zunehmend an das Bier und den Branntwein ab; Wein wurde aufgrund seiner Preisgestaltung vermehrt zu einem Oberschichtgetränk. Die Gabe von Wein war zudem mit Amtsautorität verbunden. Die neben dem Kellerer für die Weinlagerung auch mitzuständigen Spitalmeister der Hofspitäler erhielten beispielsweise täglich Wein als Be-

---

402 Ebd. 765 [1.11 h] (Herrschaftsspital Eferding 1787): *am Neüen jahrstage, Fasching, Ostern, Pfingsten, Martini und Weyhnachten, auch an ihren ordinari beichttägen jedwederer spitäler ein seitel wein oder hierfür vier kreüzer an geld und um ein kreüzer semmel*; ebd. 800 [5.4] (Bürgerspital Freistadt 1746): *khomben obigen 28 spitallern abzureichen an Neuen jahrstag jeden ain seitlwein à 3 xr. und 1 xr. semmel.*

403 Kühne, Essen und Trinken 172.

404 Scheutz–Weiss, Spital als Lebensform 698 (Bürgerspital Leoben 1729): *Leztlichen wirdt in dem Palmsontag, wan die spitaller zu der österlichen beicht gehen, umb 1 fl. 15 xr. abgeschmalzne brözen geben*; ebd. 749 (Bürgerspital Markt Zell/OÖ 1756): *Zur Fastens zeit aber neuntens anstatt dem ordinaren wochenfleisch alle wochen umb eilf kreuzer brezen unter dieselben zu verthaillen passieret.*

405 Zum Striezel als Feiertagsgebäck ebd. 591 (Bürgerspital Tamsweg 1789): Allerheiligenstriezel für den Spitalmeister; ebd. 637 (Herrschaftsspital Spittal 1654); 665 [21] (Herrschaftsspital Gleisdorf 1743); ebd. 694f. [9] [11] (Bürgerspital Leoben 1695); ebd. 702 (Bürgerspital Neumarkt 1764): *Allerheiligen tag kein fleisch, kein brätl, aber woll heiligen strizl*; ebd. 777 [4.2] (Bürgerspital Freistadt 1635); ebd. 785 (Freistadt 1653); ebd. 800 [5.5] (Freistadt 1746).

406 Spode, Alkoholkonsum Sp. 198.

407 Hirschfelder, Europäische Esskultur 152–154.

408 Sandgruber, Konsumgesellschaft 186f.

409 Ebd. 189; Scheutz, Injurien, Rebellion 162–164.

standteil ihres Gehaltes, aber auch als Zeichen ihrer Amtsgewalt[410]. Den hohen Rang von Wein innerhalb der Spitalgemeinschaft verdeutlicht auch der Umstand, dass Strafen gegenüber Spitalinsassen durch Entzug von Weinrationen ausgesprochen wurden[411].

Bier, Most und Wein – Branntwein spielte offenbar in den Spitälern nur eine geringe Rolle[412] – waren nach Ausweis der österreichischen Speiseordnungen nicht unbedingt alltägliche Getränke, wie etwa die Spitalordnung des Hofspitals Aussee aus der Mitte des 16. Jahrhunderts verdeutlicht. Dem Trinken als der „Komplementärhandlung zum Essen"[413] kommt in den Speiseordnungen deutlich weniger Bedeutung zu, auch über die je nach Personengruppe im Spital differenzierte Weinqualität erfahren wir wenig[414]. *Wein nuer zu den funff hechen festen im jar, dergleichen unnser Frauen tagen, Allerheiligen, Vaschanng, Antlas unnd Karfreytag unnd wann sy zum sacrament geen, aber auf sy alle miteinannder nit mer dan 2 viertl oder Wiener achterin*[415]. Manche Spitäler schenkten offenbar abhängig von Angebot und Preis noch Mitte des 16. Jahrhunderts zu Feiertagen entweder Bier oder Wein aus[416]. Andere Getränke wie das gefasste Quellwasser[417] oder Obstmost finden in den Speiseordnungen wenig Erwähnung, wie überhaupt die Getränke dort generell weniger textliche Beachtung erfuhren. Nur wenige Spitäler wie etwa das Hofspital Wels (1554)[418], das Hofspital Laibach (1559), das Hofspital Graz (1561, 1752), das Leprosenhaus Feldkirch (1565) oder das Bürgerspital Graz (1752)[419] konnten es sich leisten, ihren Spitalbewohnern täglich Wein sowohl zu Mittag als auch zum Abendessen zu verabreichen (14 Seitel pro Woche, rund 4,6 Liter). Allein in den Kellern des Grazer Bürgerspitals lagerten deshalb 1728 über 14.000 Liter Wein als Vorrat für die Versorgung der Spitalbewohner[420]. Vor allem Spitäler in Weinbaugebieten, wie das Bürgerspital in Radkersburg oder das Herrschaftsspital Straß, wo die Spitalbewohner täglich Wein zum Essen (insgesamt 551 Liter/Jahr) erhielten[421], waren dagegen diesbezüglich im Vorteil. Einige Spitäler reichten immerhin mehrmals die Woche Wein zu den Speisen, wie das Hofspital Innsbruck drei Mal (jeweils am Samstag, Dienstag und Freitag)[422] oder das Bürgerspital Hall/Tirol, das jeweils am Samstagabend ein *fragele* Wein an die Oberpfründner austeilte. Die Verteilung von bestimmten Weinquantitäten am Samstag vor der Messe

410 Scheutz–Weiss, Spital als Lebensform 412 [12] (Hofspital Wels 1554); ebd. 422 [12] (Hofspital Laibach 1559), 429 [9] (Hofspital Graz 1561).

411 Ebd. 480 [89] (Hofspital Wien 1632).

412 Ebd. 678 (Bürgerspital Graz, Inventar 1728): *prandtwein 28 viertl*; Kisbán, Phasen des Wandels 183f.

413 Hirschfelder, Wassertrinken 326.

414 Gut dargestellt am Beispiel von Stift Lambach im 18. Jahrhundert (Abt, Konvent, adelige Gäste, Personal, Landstände) bei Schwendinger, Zu Gast.

415 Scheutz–Weiss, Spital als Lebensform 402 (Hofspital Aussee 1552).

416 Ebd. 832 [6] (Bürgerspital Linz Mitte 16. Jh.): *Item an denn heilligen tagen jedem ain halbe pier oder ain drittaill weins, darnach der zechmaister hat.*

417 Hirschfelder, Wassertrinken 342–347.

418 Scheutz–Weiss, Spital als Lebensform 415 [33] (Hofspital Wels 1554): *Durch das gannz jar soll yeder armen personnen morgens ain seitl unnd zum abentmall auch ain seitl wein in sein khanndl oder amperlein gegeben werden*; ähnlich ebd. 425 [32] (Hofspital Laibach 1559); ebd. 432 (Hofspital Graz 1561); ebd. 488 (Hofspital Graz 1752); ebd. 516 [4] (Bürgerspital Feldkirch 1565): *Zum vierten, so soll ain jeder pfrunder, er seye weib oder man, seinen pfrundt wein, so man ime teglich über den tisch gibt, dessen deß tags ain halb maß sein, soll geben.*

419 Ebd. 670f. (Bürgerspital Graz 1752).

420 Ebd. 679 (Bürgerspital Graz 1728).

421 Ebd. 704 [8] (Bürgerspital Radkersburg 1781); ebd. 897 (Herrschaftsspital Straß 1667).

422 Ebd. 504 [15] (Hofspital Innsbruck 1734).

oder am Sonntag selbst in den Normalwochen dürfte gängig gewesen sein (Tüffer/Laško 1728, Windischgrätz/Slovenj Gradec 1754, Hall/Tirol 1785[423]). Im Bürgerspital Leoben scheinen dagegen nur die bürgerlichen Insassen jeweils am Mittwoch und am Samstag ein *mäßl* wein erhalten zu haben, die unterbürgerlichen Spitalbewohner dürften davon ausgeschlossen gewesen sein[424]. Die Devise *wein genueg*[425], galt aber für keines der österreichischen Spitäler, bestenfalls für die über Pfründnerverträge zugesicherten Kostrationen, wie dies etwa im Fall des Haller Bürgerspitals aus der Mitte des 16. Jahrhunderts belegt ist[426]. Der durchschnittliche Weinkonsum von Spitalbewohnern lässt sich schwer auf der Grundlage der Speiseordnungen schätzen. Im Georgsspital in Speyer lag er im 16. Jahrhundert bei durchschnittlich 1,3 Liter pro Kopf und Tag[427]. Erhebungen zu anderen deutschen Spitälern erbrachten eine Schwankungsbreite von 0,3 und 2,23 Liter pro Kopf und Tag[428] – sodass man von einem Schnitt von einem bis eineinhalb Litern Wein pro Kopf und Tag ausgehen kann.

Die Spitalbewohner kleiner Spitäler erhielten einige Viertel Wein pro Woche und zusätzlich vermehrt Wein zu den Feiertagen[429]. Ansonsten gilt aber, dass Wein ein kalorienreiches Feiertagsgetränk etwa zu Neujahr, zu Ostern und zu Pfingsten zu den spitalspezifischen Heiligenfesten, zur Beichte oder zum Aderlass war[430]. Eine Pawlow'sche Gleichung ließe sich formulieren: Jedes Hochamt zog eine erhöhte Weinration nach sich[431] – die Gegenreformation schlug sich auf den Magen. Typisch ist etwa der Eintrag für das Herrschaftsspital Sauerbrunn aus der Mitte des 18. Jahrhunderts: *Zum Weynachten, Ostern, Pfingsten, Martini und Fasching jede persohn ain halbe wein*[432]. Die Spitalleitung war sich bewusst, dass Alkohol einerseits ein wichtiger Bestandteil der Ernährung im Spital war, andererseits dass vom Alkohol eine große Gefahr für das seelische und geistige Heil der Insassen ausging. Zahlreich sind die Verbote an die Spitalbewohner, die „teuflischen" Gasthäuser zu meiden und keinen Alkohol (vor allem Wein, Branntwein) ins Spital „einzuschmuggeln"[433].

Manche Spitäler wie das seit 1432 mit dem Biermonopol ausgestattete Wiener Bürgerspital und das Herrschaftsspital Spittal/Drau[434], aber auch das Regensburger Katharinenspital konnten ihre Insassen mit Bier aus der eigenen Spitalbrauerei versorgen. Im

---

423 Ebd. 549 (Bürgerspital Hall/Tirol 1785); ebd. 718 (Herrschaftsspital Tüffer/Laško 1728); ebd. 723 (Herrschaftsspital Windischgrätz/Slovenj Gradec 1754).

424 Ebd. 698 (Bürgerspital Leoben 1729).

425 Ebd. 521 (Bürgerspital Feldkirch 1680).

426 Als Beispiel ebd. 533 [1] (Bürgerspital Hall/Tirol 1553): *Erstlichn dem Ruep Zimerman und seiner tochter gibt man yez all tag zway maß wein.*

427 Kleinschmidt, Essen und Trinken 276.

428 Dirlmeier, Untersuchungen 321f.

429 Scheutz–Weiss, Spital als Lebensform 718 (Herrschaftsspital Tüffer/Laško 1731): *Alle wochen wäre am Sonntag jeden spittäller ein mäsl weinn und denen 20 spittälern wochentlich 5 viertl wein zu geben, machet daß jahr 260 viertl oder 13 emmer; zu denen 5 heiligen zeiten jedem ein halbe, thuet 50 viertl oder 2½ emmer.*

430 Ebd. 522 (Bürgerspital Feldkirch 1680); ebd. 828–830 (Klosterspital Lambach 1691); ebd. 695 (Bürgerspital Leoben 1695); ebd. 718 (Herrschaftsspital Tüffer/Laško 1728); ebd. 661 (Bürgerspital Eisenerz 1757); ebd. 550–554 (Bürgerspital Hall/Tirol 1785).

431 Ebd. 769 [3] (Herrschaftsspital Eferding 1608): *So offt sie zu Gottes tisch gehen (welliches alle Quottember geschechen soll) soll der spittlmaister jedwedem armen ain mäsl wein und umb zwen pfening semel geben.*

432 Ebd. 714 (Herrschaftsspital Sauerbrunn 1754).

433 Ebd. 584 [13] (Bürgerspital Salzburg 1803); 651 [3] (Generalspitalordnung Steiermark 1731); ebd. 689 [7] (Versorgungshäuser Judenburg 1828).

434 Ebd. 642 [6] (Herrschaftsspital Spittal 1697); als Vergleich Jütte, Küche der Armen 38f.

Katharinenspital stellte das dunkle „ordinari“ Bier, das den Insassen ganzjährig ausgeschenkt wurde, einen wichtigen Nahrungsbestandteil dar. Die „wirklichen“ Pfründner erhielten täglich ein Köpfel (0,83 Liter) Sommer- bzw. Winterbier, wobei täglich um 10.00 Uhr mit der Bierglocke das Zeichen zur Ausschank von Bier im Spital akustisch gegeben wurde. Die „wirklichen“ Pfründner erhielten unter Einrechnung der erhöhten Feiertagsrationen 341 Liter Bier pro Kopf und Jahr, die „trockenen“ Pfründner dagegen „nur“ 179 Liter, auch das Spitalpersonal wurde mit Bierdeputaten bedacht. Als Durchschnitt gilt, dass im 16. Jahrhundert rund ein Liter Bier täglich getrunken wurde[435]. Diese vermutlich für das Wiener Bürgerspital vergleichbaren Rationen[436] fanden in den österreichischen Spitälern in der Regel keine Entsprechung[437]. Neben dem Herrschaftsspital Münzbach[438] und Kefermarkt[439] schenkte beispielsweise auch das Bürgerspital Bleiburg nach der Speiseordnung von 1766 täglich ein Seitel des für Kärnten typischen Steinbieres (0,35 Liter) neben dem „benötigen“ Brot an die Spitalbewohner aus (Jahresmenge zumindest um die 120 Liter Steinbier)[440]. Das Bürgerspital Freistadt gab 1635 vier Mal in der Woche eine Halbe Bier aus[441], wenige Jahre später nur mehr drei Mal pro Woche (1,5 Achtering: rund 6,2 Liter/Woche)[442]. Die 22 Insassen (mit Personal) des Freistädter Bürgerspitals tranken damit durchschnittlich 113 Liter Bier pro Kopf und Jahr[443] und zusätzlich zu den Feiertagen noch rund 16 Liter[444] (Gesamtmenge Bier pro Kopf und Person 129 Liter). Most und Bier konnten zum Teil substituiert werden. Manche Speiseordnungen erwähnen Bier oder Most als alternative Getränke auf derselben Stufe der Nahrungshierarchie: *Alle Sonntäge haben die spitäler jeder eine halbe maß most oder eine halbe bier*[445].

Eine klare Hierarchie von gewöhnlichem „dunklem“ Bier und dem in der Nahrungshierarchie höher rangierenden Wein zeichnet sich damit in mehreren österreichischen Spitälern ab. Nur an hohen Feiertagen wie dem Oster- und Pfingstsonntag, dem Christtag, dem Neujahrstag und dem Tage der Erasmusstiftung verabreichte man in Bleiburg neben dem Braten auch ein Seitel steirischen Wein – durchaus typisch für die österreichi-

---

435 Reininghaus, Gewerbe 38; Dirlmeier, Untersuchungen 320–323; Sandgruber, Konsumgesellschaft 188f.; Krug-Richter, Fasten und Festmahl 232–234; Thoms, Anstaltskost 620–634.

436 In den 1590er Jahren braute das Spital rund 5.–6.000 hl Bier pro Jahr, Landsteiner, Weinbau und Alkoholproduktion 280f.

437 Als neuer breiter Überblick zum Bier Hirschfelder–Trummer, Bier.

438 Scheutz–Weiss, Spital als Lebensform 236.

439 Ebd. 731 [4] (Bürgerspital Kefermarkt 1607).

440 Ebd. 596f. (Bürgerspital Bleiburg 1766). Beim Kärntner Steinbier wird während des Brauvorganges die Würze durch die Beigabe von erhitzten Steinen beigebracht, weil die hölzernen Pfannen nicht direkt beheizt werden konnten.

441 Ebd. 776 [4] (Bürgerspital Freistadt 1635).

442 Ebd. 785 [5] (Bürgerspital Freistadt 1653): *Item in der wochen dreymall jedem in ordinari ain halb pier, das ist wochentlich auff die persohn ain und ein halbe ächtering geraicht werden.*

443 Ebd. 795 (Bürgerspital Freistadt 1653): *Demnach der spitaller dises jahr, welche die völlige cosst haben, sambt der khöchin, allzeit 22 persohnen geweßen, als ist ihnen vermüg der instruction wochentlich 3 mall pier, jedes mall ainem ain halbe oder die wochen 1½ ächtring geraicht worden, khomben auf ain persohn in ordinari durchs jahr 78 khandl und auf 22 persohnen 1.716 khandl oder 43 emer* [2.494 l].

444 Ebd. 795 (Bürgerspital Freistadt 1653): *Zu heilligen und andern gwisßen zeiten als zum Neuen jahrstag, Faschangtag, Osstern, Pfingsten, Martini und Weinachten, dan an unser lieben Frauen geburthstag und zu Allheiligen tag, item am sankt Johannstag, heilligen Charfreytag und Fasstweinnachttag wiert ihnen allzeit vermüg instruction jedem 1 khandl pier geraicht, bringt auf 22 persohnen 242 khandl oder 6 emer* [348 l].

445 Ebd. 766 [n] (Herrschaftsspital Eferding 1787): [...] *Am Neuen jahrstag, Fasching, Ostern, Pfingsten, Martini und Weihnachten, auch an ihren gewöhnlichen beichttägen hat jedweder spitäler 1 seitel wein.*

sche Spitallandschaft[446]. Schwächer dotierte Spitäler gaben an ihre Spitalbewohner an den hohen Feiertagen meist nur erhöhte Mengen Bier aus – offenbar war der Wein zu teuer[447]. Bier galt auch als Belohnung für Spitalinsassen, die arbeitsaufwändigere Tätigkeiten – über die „Schuldigkeit" der Spitalbewohner hinaus – für das Spital verrichteten[448].

6.4 „schlechter als ein Hund verpflogen …". Qualitative Aussagen zur Spitalverpflegung

Wer den Armen und deren Speisen nachspürt, wird nicht nur in Spitälern, sondern in der Regel auch in den Kirchen fündig. Neben den Bettler- und Martinsdarstellungen, den Opferbüchsen speziell für die Bedürftigen, den Armenheiligen etc. finden sich bisweilen Wandmalereien und Altäre mit den Werken der Barmherzigkeit – „misericordia" dabei im Sinne von Thomas von Aquin als Summe christlicher Lebensart verstanden[449]. Lässt der fragmentarische Erhaltungszustand einer Wandmalerei aus der Mitte des 14. Jahrhunderts in der Spitalkirche im niederösterreichischen Weitra (Abb. 72, 73, S. 365) die Speisung der Hungrigen kaum mehr erkennen[450], so überrascht die moderne Darstellung (2014) eines entsprechenden Altarbildes in der mittelalterlichen Laurenskirche in Rotterdam. Eine Mutter mit Kind, welches den Betrachter direkt anblickt, und eine weitere Frau, die am Rande des Existenzminimums leben, räumen Lebensmittel in Plastiktaschen ein, die von einem älteren Mann und einer Frau ausgegeben werden. Die Waren sind in Plastikkörben gelagert und dürften als „Altware" aus Supermärkten stammen. Meist handelt es sich um preisgünstige Produkte, wobei jedoch das Ablaufdatum nicht verfallen sein sollte.

Der Aspekt der Qualität spielt(e) nicht nur in der Vergangenheit beim Werk der Barmherzigkeit „Die Hungrigen Speisen"[451] („De Hongerigen Voeden") eine fassbare Rolle. Die Schicht der reichen Adeligen, Honoratioren und Bürger kontrastierte in der Küche der Frühen Neuzeit sehr augenfällig mit dem Essensalltag der Armen auf der Straße, den sog. Hausarmen und den versorgten Frauen, Männern und Kindern im Spital[452]. Zu bedenken bleibt, dass sogar die Versorgungsanstalten den Unterschied zwischen reichen und armen Pfründner spiegeln konnten, das Gesinde und mittellose Personen aßen, wenn überhaupt, konserviertes Fleisch, die begüterten Frauen und Männer hinge-

---

446 Ebd. 754 [2.9] (Herrschaftsspital Eferding 1762): *Neuntens alle Sonntage haben die spitaler jeder ein halb maas most oder bier; am Neuen jahrstage, Fasching, Ostern, Pfingsten, Martini und Weyhnachten, auch an ihren ordinari beichttagen jedwederer spitaler ein seitel wein oder hierfur vier kreuzer an geld und um ein kreuzer semmel*; ähnlich ebd. 771 (Herrschaftsspital Eferding 1756).

447 Ebd. 591 (Bürgerspital Tamsweg 1789): *Zu heiligen Ostern, Pfingsten, und Weihnachten aber jedermalen eben 1 lb. rind- und 1 lb. kalbfleisch zuempfangen, desgleichen an diesen gemeldt 3 hochen festen zu mittag allzeit ¾tl bier ins comun*; ebd. 738 (Bürgerspital Perg 1757): *Item absonderlich in nachvolgenten heilligen zeiten als am Neüenjahrstag, am Faschingtag, am heiligen Ostertag, am heiligen Pfingstsontag, zu Johanni, auf Martini und an heiligen Christtag, jeden neben dem ordinari ründfleisch noch 1 lb. kälbernes prädl und 1 maas braun bier*; ebd. 764 [1.7] (Herrschaftsspital Eferding 1787): *Annebens ist der denen spitälern an gewissen ausgezeigten tägen gestiftete trunk an bier oder most nicht maß-, sondern viertl oder halb eimer weise beizuschaffen.*

448 Ebd. 767 [5] (Herrschaftsspital Eferding 1787): *bei schwerer oder länger anhaltender arbeit aber jeder person eine halbe most oder bier an den werktägen in der frühe eine sauersuppen.*

449 Schneider, Barmherzigkeit 42f.

450 Bacher, Wandmalereien 178.

451 Ausführlich Mehlhausen, Hungrigen 20–40.

452 Jütte, Küche der Armen 24f; ders., Diets 117, 119.

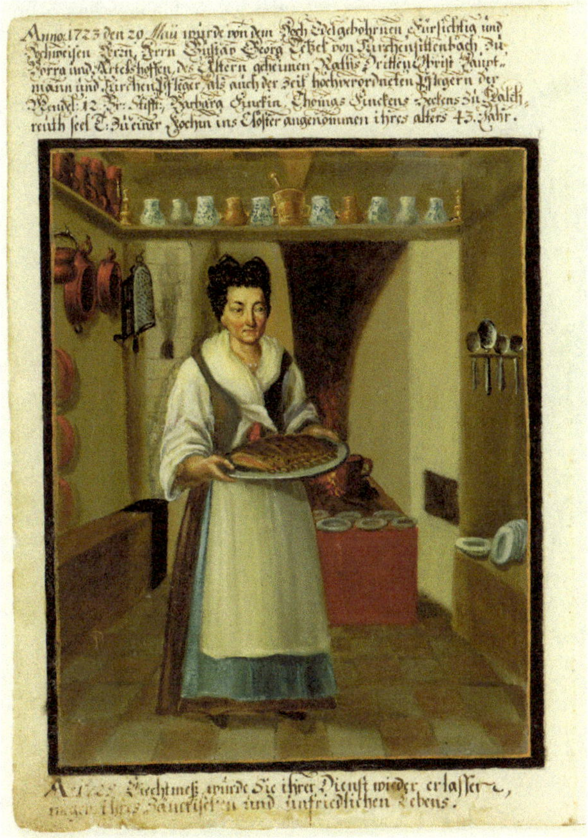

Abb. 90: Die Köchin Barbara Fink steht in der Küche mit einer großen Servierplatte und einem Braten darauf (Feiertag). Im Hintergrund das Herdfeuer mit einem Henkeltopf. Vorne am Rand der Herdstelle sind Teller vorbereitet, links an der Wand kupfernes Kochgeschirr und ein Warmhaltegestellt, oben auf dem Wandbord Henkelkrüge, blau glasiertes Geschirr und zwei Kerzenleuchter, ein Mörser und zwei Messingkrüge (1723), aus den Hausbüchern der Nürnberger Zwölfbrüderstiftungen (Ölfarben) (Quelle: Stadtbibliothek Nürnberg, Amb. 317b.2°, fol. 236ᵛ [Mendel II]).

gen den frischen, äußerst qualitätsvollen Braten[453]. Die implizit angedeutete Frage nach Quantität und Qualität der Speisen stellt sich beispielsweise bei der Erforschung der Ernährung der Leprosen des St. Gallener Siechenhauses Linsebühl im Spätmittelalter und in der Frühen Neuzeit, die gleichsam als Herrenpfründner mit guten Lebensmitteln aus Küche und Keller versorgt wurden. Essensqualität als Forschungsfrage rückt dabei zentral ins Blickfeld einer kulturgeschichtlich interessierten Geschichte[454].

Deutlicher werden diese Aussagen bei einem Blick auf die Quellen. Ein armer, siebzig Jahre alter und unruhiger Mann – so die amtliche Sprache im Oktober 1780 – wollte in das kleine, unbedeutende obersteirische Spital Kalwang aufgenommen werden. Joseph Sallfelner, der mit typischen Altersproblemen zu kämpfen hatte und als wunderlich galt, wurde seit dem Jahr 1778 vom Stift Admont betreut. [A]*llein ich werde alldort ellendlich, und schlechter als ein hund verpflogen, dann ich bekomme sonst nichts, alß zu mittag bey der porten eine schmeckende suppen, in welcher krauth, rueben, bohnen, und allerhand gemisch-gemäsch darinen ist. Auf die nacht habe gar nichts, nicht einmal ein brod. Ich habe öfters gebetten, nur um ein wenig rindsuppen, da hat man mich ausgescholten, gelästert und*

---

453 Krug-Richter, Armenspeise Sp. 664.

454 Sutter, Ernährung 45–47.

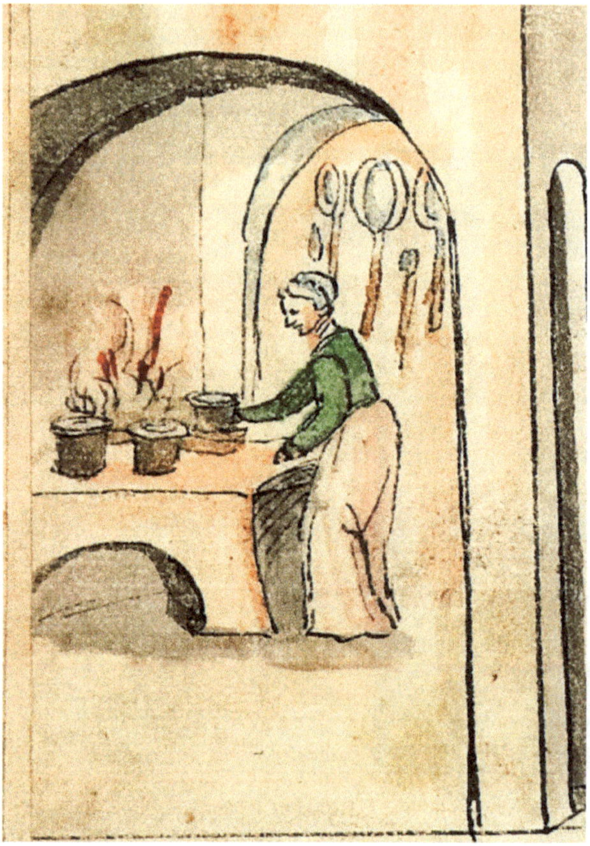

Abb. 91: Köchin im Schwazer Bruderhaus, Schwazer Bergbuch 1554 (Foto: Montanhistorisches Dokumentationszentrum beim Deutschen Bergbau-Museum Bochum, 3313 Schwazer Bergbuch).

nichts gegeben[455]. Sallfelner, der in seiner Supplik expressis verbis die schlechte Verpflegung ansprach, beharrte neben dem Wunsch auf einer Darreichung von Rindsuppe, die als gutes qualitätsvolles Essen galt, überdies auf der Zuteilung eines fixen Spitalplatzes. Der Hofrichter des Stiftes Admont, Joseph Lehr, zog sich Ende Dezember 1779 diplomatisch aus der Angelegenheit zurück, übertrug die Verantwortung an das Kreisamt, schwärzte jedoch den Greis zuvor als *unruhig, haicklich* [wählerisch, verwöhnt] *und unersätlich* an[456].

In Spitälern wurde in der Regel deutlich mehr als eine Grundversorgung geboten, seit dem Ende des 15. Jahrhunderts bemühten sich die Verantwortlichen überdies, die Qualität der Nahrung zu verbessern und die Zubereitung der Speisen sorgfältiger vorzunehmen, wenn auch zugegebenermaßen die übliche Spitalkost einfach und bisweilen wenig abwechslungsreich war[457].

Neben der unzureichenden Quantität bereitete häufig die Qualität – und dies nicht nur als Topos – im Spital Schwierigkeiten. In seltenen Fällen manifestierte sich diese Pro-

[455] StLA, WStA 83/Teil 1, K. 301, fol. 32r–33v (Zitat fol. 32r), *Joseph Sallfelner armer müheseliger mann in der verpflegung zu Admont fueßfallendes bitten an das k. k. i. ö. gubernium*, undatiert (1779 Dezember).

[456] StLA, WStA 83/Teil 1, K. 301, fol. 34r–35v, Hofrichter von Admont, Joseph Lehr, an das Kreisamt, 1779 Dezember 27.

[457] Mischlewski, Alltag 166f.; zum Problem der Inflation im 16. Jahrhundert und allgemein zum Fleischverbrauch Kleinschmidt, Essen und Trinken 88, 97f.

blematik sogar in der jeweiligen Hausordnung. Im Bergwerksort Rauris im Salzburger Gebirgsland hieß es im Jahr 1799, dass „die Pfrindner [mit] geniesbaren Victualien und guten Brod unklagbaar versehen“ sein sollten, wodurch auf die wahren Verhältnisse geschlossen werden kann[458]. Berühmtheit erlangte knapp zwei Jahrhunderte zuvor Hippolytus Guarinonius (1571–1654), Salinenarzt in Hall/Tirol und Humanist, der 1610 sein Werk „Die Grewel der Verwüstung des Menschlichen Geschlechts“ publizierte und als „vierdt SpittalAbschewligkeit“ unter anderem die „Formb der Spitallsuppen“ scharf kritisierte. Sein Fazit lautete, dass Hunde und Katzen oft bessere Speisen erhielten als die Armen in den diversen Spitälern[459].

Selbstverständlich intrigierten und arbeiteten die Insassen der geschlossenen Häuser auch für ihre eigenen Zwecke. Sie fanden heraus, dass kein *institutum* vorhanden war und sich mit dem Verweis auf alte Zeiten leichter argumentieren ließ. Die Behörden reagierten langsam, überprüften jedoch den Wahrheitsgehalt der Aussagen der Pfründner sehr genau, wenn damit künftig höhere Ausgaben verbunden waren. Die Menge und Qualität der Speisen wurden unangekündigt im Gefolge einer Kommission kontrolliert, der Wunsch nach zusätzlichen Fleischportionen oder -tagen sehr penibel überprüft. Der häufig geschmähte Spitalmeister und die Mitglieder der Untersuchungskommission fanden, allerdings geleitet von einer self fulfilling prophecy, nicht selten *alles in einem solchen stand* […], *daß ein bedürfftiger armer sich gar leicht damit begnügen kann*[460].

Die Abläufe im „Haus“ und damit auch die Quantität und Qualität des Essens erregten nicht nur die Aufmerksamkeit der Untersuchungskommissionen, der Hausobrigkeit (Spitalmeister und -meisterin, -pfleger, Benefiziat), von Richter und Rat, sondern waren ferner für die Öffentlichkeit von Interesse. Spielte in den großen Spitälern „räumliche Verhaltensnormierung“[461] eine wesentliche Rolle, so konnten in den kleindimensionierten Anstalten die Hausbewohner den sozialen Raum rascher für sich erobern und die vielfach kritisierten kecken Forderungen hinsichtlich der Speisequalität stellen[462].

6.4.1 Die Anstaltsküche als Tatort oder umstrittene Qualitätskriterien für das Spitalessen

Mit den Beschwerden um das angebliche Fehlverhalten der Köchinnen in den Spitälern der Frühen Neuzeit könnten Bände gefüllt werden. Das Personal erwartete, wenn schon nicht Dankbarkeit für die tägliche Leistung, dann zumindest Akzeptanz der gereichten Speisen. Als einer von vielen „Tatorten“ erwies sich die Küche des Regensburger St. Katharinenspitals, wo seit Ende Juli 1688 Barbara Rotter gegen Bezahlung eines jährlichen Lohns von 12 fl. wirkte. Seit Jänner 1690 kam es jedoch zu massiven Beschwerden aufgrund der mangelhaften Zubereitung der Speisen, welche die Oberschwestern dieses Hauses bestätigten. Die Köchin wurde ermahnt und ihr außerdem der Betrieb einer Garküche

---

458 Gruber, Raurisertal 50, Ordnung für das Bruderhaus in Rauris, 1799 Oktober 9, Punkt 10.

459 Guarinonius, Grewel 2 1316f.

460 Weiss, Österreichische Hospitäler 218; ders., Alltag 412; KLA, Milde Stiftungen, Stiftbriefe und Stiftungsakten (AT-KLA 189), I Sch. 27, Sch. 72, Nr. 939; Schreiben des Kreisamtsadjunkten Ferdinand Anton von und zu Aichelburg an die RuK, 1761 Jänner 27; Tropper, Geschichte des Bürgerspitals 129f.

461 Rau–Schwerhoff, Öffentliche Räume 51: „Das Problem der Verhaltensnormierung verweist auf ein in der Frühneuzeitforschung stets präsentes Spannungsverhältnis: jenes nämlich zwischen herrschaftlichen Setzungen und der Aneignung und Nutzung durch die Untertanen“.

462 Weiss, Bürgerspital 135, 140; ders., Karitativer Stadtraum 461f.; anregend Christina Vanja, die von Räumen der Individualität und Kreativität spricht, Vanja, Orte der Verwahrung 43.

untersagt. Da sich allerdings Barbara Rotter als beratungsresistent erwies, die Küchenhygiene deutlich zu wünschen übrig ließ, obwohl die antike Diätetik bei der Zubereitung der Speisen Reinlichkeit als oberstes Prinzip vorschrieb, drohten ihr und dem „Kuchelmensch“ die Kündigung. Die Aussage, die Pfründner mögen sich ihr Essen, falls es zu wenig mit Schmalz zubereitet sei, „selbiges nur mit – salva venia – roz schmalzen“ und die Umwidmung der Küche in ein Waschhaus führten schließlich zur Entlassung des Küchenpersonals im Februar 1693[463]. Als problematisch erwies sich ferner der Aufenthalt von Bettlern in der Anstaltsküche, die dort gelegentlich ihre Speisen wärmten, da auch diese Praxis negative Auswirkungen auf die hygienischen Verhältnisse in der Küche hatte[464].

Im herrschaftlichen Spital in Straß in Niederösterreich musste sich die hochbetagte Köchin Anna Maria Rachin ebenfalls der Anschwärzungen seitens des Benefiziaten und der Insassen erwehren. Sie selbst war mit ihrer Bezahlung sehr zufrieden, meinte jedoch in Bezug auf ihre Position: „[I]ch habe das Kochen über mich, und für ein Weib von 70 Jahren ist es halt schwer, die Kuchel für 12 Spittaller zu versehen, ich kann ohnmöglich allen recht thun und habe dahero mehrer Verdrus als die übrigen“[465].

Kritik über das Essen wurde auch im Erzstift Salzburg in den Jahren 1637 und 1795 laut: In diesen Jahren besuchte jeweils eine Kommission das Bürgerspital St. Blasius in der Stadt Salzburg und befragte die Pfründner sowie das Personal nach vorhandenen Problemen. Stereotyp lesen sich die Vorwürfe im Jahr 1637: Die Suppe sei schlecht oder entfettet, das Fleisch zu lange gesotten, das Kraut sauer, die bereits geschnittenen Nudel seien grau und damit ungenießbar sowie die Fleischportionen bisweilen zu gering bemessen. Konfrontiert mit den Vorwürfen, schlecht und *eckelhaft* zu kochen, äußerte die Köchin, die Kost sei für *abgehauste*[466] Bürger gut genug. Rund hundertfünfzig Jahre später lauteten die Vorwürfe im Spital recht ähnlich: Die Insassen beschuldigten die amtierende Köchin des Alkoholismus und der Veruntreuung. Der Stadtkaplan und Spitalgeistliche, der mit dem Verhalten der Insassen überhaupt nicht zufrieden war, musste dennoch die Richtigkeit dieser Angaben bestätigen[467]. Die geistliche Oberbehörde des Kirchenstaates, das Konsistorium, wollte eine funktionierende Anstalt führen und kam schließlich zur Einsicht: *Nichts ist in spitälern und anderen dergleichen milden stiftungshäusern gewöhnlicher, als daß, wenn es an der gebührenden verpflegung fehlt, auch die häusliche zucht und ordnung nie mit gehörigem nachdrucke betrieben werden könne, indem die pfründner jeder auch noch so billigen ahndung immer sogleich den vorwurf ihrer schlechten verpflegung entgegen setzen*[468]. Die Verwaltung sollte daher Sorge tragen, dass die vorgeschriebene Kost in entsprechender Quantität und Qualität ausgekocht wurde und dem Personal diesbezüglich kein Raum für eigene Entscheidungen blieb[469].

---

463 Dirmeier, Streit 78–83 (Zitat 79); Kühne, Essen und Trinken 111; zur antiken Diätetik Vanja, Nachwirken 16, 18; dies., Diätetik.

464 Kühne, Essen und Trinken 110.

465 HHStA, HA Grafenegg, K. 498, Konv. Nr. 1, zit. nach Damm, Weitersfeld 262; zur Anstalt Scheutz–Weiss, Spital als Lebensform 270f. (Herrschaftsspital Straß).

466 AT-AES 1.2 Altbestand – Akten 5/63/30, Relationsabschrift, Visitation im Bürgerspital Salzburg (1795 Juni 16–18), 1795 Juni 27.

467 Stadler, Generalvisitation 137–161; Scheutz–Weiss, Spital als Lebensform 127f. (Bürgerspital Salzburg); Weiss–Kramml, Bürgerspital 86f.; Weiss, Unglück 218; Weiss, Bürgerspital 77, 176–178; Weiss, Österreichische Hospitäler 226.

468 AStS, Städtische Stiftungsakten, Akten, Bürgerspitals-Generalvisitations-Akt 1795, Absatz 2; Scheutz–Weiss, Spital als Lebensform 128 (Bürgerspital Salzburg).

469 Weiss–Kramml, Bürgerspital 88.

Viele Speisenormen österreichischer Spitäler, ohne mit der Realität konform gehen zu müssen, benennen mehrere, mitunter drei bis vier Fleischtage, lediglich die Spitäler in der Untersteiermark, heute Slowenien (Tüffer/Laško und Windischgrätz/Slovenj Gradec)[470] kannten nur den Sonntag als Fleischtag, an den klassischen Fasttagen Freitag und Samstag wurden stets Mehlspeisen (Nudel, Knödel etc.)[471] gereicht. Die Speiseordnung des Bürgerspitals und Siechenhauses in Freistadt im oberösterreichischen Mühlviertel aus dem Jahr 1554 sah die siebenmalige Gabe von Fleisch vor (zwei Mal am Sonntag, ebenso am Dienstag und Donnerstag und eine weitere Fleischportion am Montag), zu Ostern griff die Köchin zu Safran wie Pfeffer und diverse Arbeiten der Insassen wurden mit zusätzlichen Speisen vergolten[472]. 1785 hatte sich die Situation im Bürgerspital grundlegend geändert, obwohl an fünf Tagen Rindfleisch oder „Hafenbraten" zur Verfügung stand. Der Schreiber der Ordnung kritisierte jedoch sehr deutlich die entfettete Rindsuppe, die nur am Sonntag genießbar war, an den folgenden Tagen jedoch mit Wasser vermengt wurde, welches reichlich nachgeschüttet wurde. Der Freitag bot einen weiteren unappetitlichen Höhepunkt, denn die saure Suppe soll angeblich menschliche Haare, Speichel, Spinnen etc. enthalten haben. Süffisant hielt der Verfasser zum Samstag fest: [B]*eynebens kann nicht unbemerkter gelassen werden, daß an einem solchen Samstage, wo milchnudel abgiebt, unsaubere leute zum nudelmachen genohmen werden, wo zu beförchten, ob nicht etwas unreines in die speise hineinkömmt; hieraus ist zu schliessen, was die pfriendler für gute täge haben*[473]. Leider ist nicht bekannt, wer diese harsche Missbilligung des Speiseplans verfasste und wie die Insassen auf die üble Qualität des Essens reagierten; interessant ist auf jeden Fall der Rück- oder Dorsalvermerk der Quelle[474], der den offiziellen Charakter der Überlieferung bestätigt.

Mussten die Insassen vor und nach den Mahlzeiten auch Gott für seine Güte danken[475], so bildete gerade das Mittagessen den heimlichen Höhepunkt des Tages, die *seelen speis*[476] wurde dafür in Kauf genommen. Aufgabe des Spitalmeisters war es, für saubere und wohl gekochte Speisen zu sorgen[477]. Im 18. Jahrhundert wurde bereits mehr Sorgfalt im Umgang mit Fleisch vorgeschrieben[478]. So sollte der Hofspitalpfleger Joseph Anton Gerold von Innsbruck laut seiner Ordnung vom Dezember 1734 das frische oder grüne Fleisch an der Fleischbank nur mehr wöchentlich kaufen und *keinen yberfluss nehmen*[479]. Außerdem musste beim Sieden, Dämpfen, Abbraten und Einmachen des Fleisches mit

470 Scheutz–Weiss, Spital als Lebensform 717–720 (Herrschaftsspital Tüffer/Laško 1731); ebd. 723–725 (Herrschaftsspital Windischgrätz/Slovenj Gradec 1754).

471 Kühne, Essen und Trinken 217f.; Krug-Richter, Armenspeise Sp. 664.

472 Scheutz–Weiss, Spital als Lebensform 811–813 (Bürgerspital Freistadt 1554). Auch im Hofspital Spittal (an der Drau, Herzogtum Kärnten) erhielten die Insassen, die in der Landwirtschaft tätig waren, eine qualitätsvollere Extra-Kost; Weiss, Österreichische Hospitäler 217.

473 Scheutz–Weiss, Spital als Lebenswelt 813f. (Zitat 814) (Bürgerspital Freistadt 1785).

474 Scheutz–Weiss, Spital als Lebensform 813 (Bürgerspital Freistadt 1785): *Verzeichniß derenjenigen speisen, welche die pfriendler allhier zu Freystadt wochentlich und von tag zu tag bekommen.*

475 Ebd. 711 [3] (Klosterspital Seckau Mitte 18. Jh.).

476 Ebd. 167 (Bürgerspital Bruck/Mur).

477 Weiss, Hund 191.

478 Beispiele für Missbrauch lassen sich finden: In Bruck/Mur (Steiermark) mussten die Insassen verdorbenes Rindfleisch essen, da Salz für das Einpökeln des Tieres fehlte. Zusätzlich hatte das geschlachtete Rind ein Geschwür in den Eingeweiden; StLA, WStA 74, K. 224, Nr. 123, Hofkommission an den Magistrat zu Bruck/Mur, 1754 Jänner 28; ähnlich 14, K. 77, Nr. 168, Absetzung des Spitalmeister von Leoben Paul Knapp, 1761.

479 Scheutz–Weiss, Spital als Lebenswelt 505 [21] (Hofspital Innsbruck 1734).

Zwiebel darauf geachtet werden, was *die pfriendtner am leichtisten esßen und geniesßen khönen*[480]. Essig sollte man in der Küche nicht übermäßig verwenden, *weillen denen alten pfriendtner das saure ohne das offtermall nit dienlichen ist*[481]. Meist wurde Fleisch gesotten, worauf der Verbrauch an Fleischbrühe hindeuten könnte, denn möglicherweise war es so zäh, dass es nur durch längeres Kochen ess- und damit genießbar wurde[482]. Generelle Skepsis gegenüber der Fleischqualität war im Spätmittelalter und am Beginn der Frühen Neuzeit durchaus angebracht, liest man die Eintragungen des Basler Gerichtsschreibers Niclaus Erenfels, der von 1464 bis 1468 tätig war. Laut Metzgerordnungen hatten die geschworenen Fleischbeschauer auf ihren täglichen Rundgängen durch das städtische Schlachthaus und die Metzgerbänke die wichtige Aufgabe, sowohl die ins Schlachthaus überbrachten Tiere als auch die ausgelegten Fleischstücke zu kontrollieren. Diese Qualitätskriterien galten übrigens auch für Fisch. Bei Spitalinsassen wurden diese Schutzmaßnahmen nicht so streng gehandhabt, denn in vielen Städten wurde beanstandete Ware zugunsten der Anstalten konfisziert. In Basel hatten die Insassen des Heilig-Geist-Spitals eine kranke Kuh und ein krankes Schwein aus der Spitalherde verzehren müssen, was zur Erkrankung der Insassen (Fleischvergiftung) führte und eine Anklage im Sommer 1465 beim Schultheißengericht provozierte. Der beschuldigte *keller* verteidigte sich mit der Ausrede, man dürfe mit dem Spitalgut „nicht leichtfertig" umgehen. Ein Urteilsspruch ist bedauerlicherweise nicht erhalten[483].

Fleisch hatte scheinbar in erster Linie sättigende Funktion[484] und es verwundert daher nicht weiter, dass sich zusätzliche Beispiele finden lassen, wo das Spital mit verdorbenem Fleisch beliefert und dieses den Insassen zugemutet wurde (mit Verweis auf die spätmittelalterlichen Städte St. Gallen und Zürich in der heutigen Schweiz bzw. Reval/ Tallinn im gegenwärtigen Estland)[485]. Um derartigen Missständen vorzubeugen, schlossen begüterte Insassen Pfrundverträge ab, die ihnen eine gewisse Vielfalt an Kost, ein Minimum an Quantität und Qualität zusichern sollten[486]. Um 1750 wurde die Frage nach der Güte der Speisen obsolet, da sich sehr viele Spitäler eine eigene Meierei ohnedies nicht mehr leisten konnten und die Natural- durch die Geldversorgung ersetzen mussten, welche aufgrund der Inflation zu einer deutlichen schlechteren Versorgung führte. Nunmehr kochten die Anstaltsbewohner ihr Essen selbst oder kauften es teilweise völlig überteuert. Am Land ließ der Spitalmeister bisweilen bloß Naturalien austeilen, da die Insassen mit Geld nur wenig vor Ort einkaufen konnten[487].

Unterschied ein Spital hinsichtlich der Verpflegung zwischen Ober- und Unterpfründnern[488], so manifestierte sich diese Ungleichheit meist bei der Qualität und Menge des Fleisches, des Brotes, des Weines und den gereichten Zuspeisen. In Hall/Tirol erhielten die begüterten Bürger vermutlich frisches Rindfleisch und *prätl*, ihre ärmeren Mitbe-

480 Ebd. 510–512 (Hofspital Innsbruck 1734).

481 Ebd. 505 [18] (Hofspital Innsbruck 1734).

482 Mayer, Hilfsbedürftige 162.

483 Rippmann–Simon-Muscheid, Quellen 364–370.

484 Krug-Richter, Alltag und Fest 75.

485 Sonderegger, Ernährung 16; Sutter, Ernährung 32; Mänd, Hospitals 255f.

486 Mayer, Hilfsbedürftige 163, 165.

487 Valentinitsch, Armenfürsorge 109; Scheutz–Weiss, Gebet 352; Weiss, „Spittall in gröster gefahr" 198; zum Kostgeld Watzka, Arme, Kranke, Verrückte 74f.; Scheutz–Weiss, Spital als Lebenswelt 185 (Bürgerspital Graz); ebd. 191f. (Bürgerspital Hartberg/Steiermark); Kühne, Essen und Trinken 281.

488 Scheutz–Weiss, Spitäler 224.

wohner bevorzugt geselchtes Fleisch und abends Kraut und Suppe. Bezahlte die Anstalt für einen Unterpfründner 46 fl. 29 ¼ xr., so mussten für einen Ober- oder Herrenpfründner sogar 68 fl. 48 ½ xr. pro Jahr berechnet werden[489]. In der bis 1802 zum Erzstift Salzburg gehörenden Stadt Mühldorf am Inn (heute Bayern) verspeisten die Oberpfründner bevorzugt Kalbfleisch in größeren Portionen zu den hohen Feiertagen („Prätlein“) und Brot gebacken aus feinerem Mehl, dennoch waren die Hausbewohner nicht restlos zufrieden und schimpften über das rohe Kraut, die fleischlosen Knödel und das brotlose Frühstück, um nur einige Beschwerdepunkte herauszugreifen[490]. Es versteht sich von selbst, dass bei den Ärmeren hinsichtlich der Auswahl der Speisen und der Qualität Einsparungen tatsächlich vorgenommen wurden. Vermisst man in anderen Ordnungen beinahe den gänzlichen Ausschank von Bier und die Zubereitung von Braten[491], so ließ man dafür in späteren Ordnungen die Qualität der Milch besonders hervorheben. Obwohl beim Beispiel Salzburg aus dem Jahr 1803 keine direkten Klagen über die Qualität der Milch vorliegen, darf man davon ausgehen, dass der Verfasser das Adjektiv „gut“ mit Absicht verwendete und auf bessere Qualität abzielte[492].

An den Speiseordnungen lässt sich noch gegenwärtig ablesen, wie vermögend ein Spital war und wie gut die jeweilige Anstalt ihre Klientel versorgen konnte. Wer nur zwei Mal pro Woche Fleisch und „grünes“ Fleisch im Fasching anbot (Markt Tamsweg im Lungau)[493] erzeugte ähnlich wie in den Orten Neumarkt oder Tüffer/Laško rasch Unzufriedenheit unter den Insassen. In Tüffer/Laško (Slowenien) sollte 1731 das sonntägliche Frischfleisch (0,5 Pfund) aufgrund von Einsparung durch Selchfleisch ersetzt werden, lediglich zu den heiligen Zeiten durfte weiterhin der begehrte Kalbsbraten gekocht werden[494]. Drei Jahre zuvor hatten die *armen leith*, insgesamt 17 Personen, nach Aussage zweier Inwohnerinnen lediglich ein Pfund Speck als Deputat zugeteilt bekommen, *undt ist dißer zimblich dünn*[495]. In Neumarkt in der Steiermark sah die magere Kost bloß am Montag *krauth fleisch* vor, ansonst Suppen, Bohnen, Kraut, Erbsen, gebackene Nudel etc. Über eine qualitätsvolle Bereicherung durften sich die Hausbewohner nur an den katholischen Festtagen erfreuen, denn sie konnten sich sodann am *heiligen strizl*, Weizenbrot, gesottenen Fleisch und Braten delektieren[496].

Der Alltag im Spital konnte sich auch anders gestalten. Im Herrschaftsspital Gleisdorf kochte eine Frau für insgesamt zehn Personen, die an drei Tagen Fleischportionen erhielten und denen auch weißes Brot zugeteilt wurde. An den Festtagen wurde selbstverständlich Kalbsbraten aufgetragen, in der Fastenzeit wurde Fisch gekocht, für Gewürze stand Geld zur Verfügung und ein verantwortlicher Fleischer aus dem Ort wurde ebenfalls genannt[497]. Interessant ist noch die Speiseordnung für das Bürgerspital der oberösterrei-

---

489 Scheutz–Weiss, Spital als Lebensform 548–554 (Bürgerspital Hall/Tirol 1785).

490 Hamberger, Heiliggeistspital 42–44.

491 Scheutz–Weiss, Spital als Lebensform 557–559 (Bürgerspital Mühldorf/Inn 1667).

492 Ebd. 586 (Bürgerspital Salzburg 1803). Einschränkend und interpretatorisch könnte sich „gut“ auch auf den Frischezustand der Milch im Gegensatz zur sauren Milch beziehen.

493 Ebd. 590–592 (Bürgerspital Tamsweg 1789); zum Begriff „grünes Fleisch“ Schlieper, Ernährung 221.

494 Ebd. 718 (Herrschaftsspital Tüffer/Laško 1731).

495 Ebd. 716 (Herrschaftsspital Tüffer/Laško 1728).

496 Ebd. 206; ebd. 701f. (Bürgerspital Neumarkt 1764).

497 Ebd. 180; ebd. 662–665 (Herrschaftsspital Gleisdorf 1751), vgl. auch die Ordnungen für Eferding in Oberösterreich: Ebd. 753–757 (Herrschaftsspital Eferding 1762); ebd. 768f. (Herrschaftsspital Eferding 1608).

chischen Stadt Linz um 1550, welche folgende Bestimmung vorsah: *Item alle tag soll der spitallmaister in geben ain mall fleisch unnd yedem ain stuckh vleisch, an den hohen feirtagen zway mall vleisch*[498]. In der Fastenzeit mussten die Insassen zwar auf das begehrte Fleisch verzichten und bekamen Fisch als Ersatzspeise, aber an Freitagen und Samstagen dürfte ihnen im Verlauf des späten 16. Jahrhunderts Fleisch ausgekocht worden sein[499]. Inwieweit dieser Kochbetrieb möglicherweise von protestantischer Glaubenspraxis beeinflusst war, lässt sich aufgrund dieses Einzelfalls nicht schlüssig beantworten.

Fragen nach der Qualität von Speise und Trank nahmen im Spital bisweilen merkwürdige Züge an. So führten im November 1729 die Insassen des Spitals in Tüffer/Laško Beschwerde gegen den geistlichen Spitalmeister, dass er seine Kuh in ihrem Kraut- und Rübenkeller hielt. Die Spitalbewohner besaßen ein kleines Feld, wo sie in Eigenregie Feldfrüchte anbauen durften und sie wollten nicht, dass vom *gestankh* [der Kuh] *daß wenige krauth undt rueben jahrlich zeitlichen verdirbt, daß sie eß hernach verwerffen miessen*[500]. Mit einer Zwischenmauer sollte künftig dieses Problem beseitigt werden. Dieses herrschaftliche Spital, welches auch im frühneuzeitlichen Verständnis äußerst schlecht geführt wurde, wurde 1747 und 1753 visitiert und erneut mit Beschwerden konfrontiert. Neben den Klagen über ungenügendes Brot erregten sich die Gemüter über das schlechte, „brandige" Getreide und das ungenießbare Mehl. Der zuständige Pfarrer von Tüffer/Laško Adam Ignaz Märinz bestätigte die Richtigkeit der Beschwerden und meinte, dass er das Getreide nicht einmal an seine Schweine verfüttern lasse. Besonders ärgerten ihn die Verbalangriffe gegen die Spitalinsassen und Drohungen mit Schlägen: *Wahrhafftig: Es ist die Lieb deß nächsten gänzlich erloschen*[501]. Hatte der Herrschaftsinhaber Johann Jakob Freiherr Moscon noch 1731 eine Speise- und Verpflegungsordnung erlassen, so zeigte er sich allerdings bereits seit 1734 äußerst bemüht, die ungeliebte Naturalwirtschaft durch sog. Geldportionen zu ersetzen, was ihm nicht gelang. Die Frauen und Männer in dieser Anstalt konnten nur von großen Essensmengen träumen, Qualität spielte in diesem Haus wenig bis gar keine Rolle.

Im Oktober 1754 wurde überdies das Spital in Eisenerz untersucht und u. a. der Aspekt der Verpflegung mit den Insassen abgesprochen. Für 30 Personen standen wöchentlich elf Pfund Geselchtes und 14,5 lb Frischfleisch zur Verfügung, eine durchaus magere Bilanz, wie auch die Versorgten des Hauses befanden und sich generell über die schlechte Kost beklagten sowie eine Gnadengabe Erzherzog Ferdinands aus dem Jahr 1536 in der Höhe von 200 fl. jährlich aus der Kameralkasse einforderten[502]. Waren die Portionen zu klein, auch nicht *wohl gekhocht und vermacht, mithin öffters kaumb zu geniesßen*, so stand rasch der Verdacht im Raum, dass die Küchenmagd, die Köchin oder sogar das Spitalmeister-Ehepaar Produkte und Speisen aus betrügerischem Interesse zurückbehielten[503].

---

498 Ebd. 832f. (Zitat 832 [2]) (Bürgerspital Linz Mitte 16. Jh.).

499 Ebd. 832f. (Bürgerspital Linz Mitte 16. Jh.).

500 StLA, WStA 68, K. 213, Nr. 15, Antoni Rägg, Herrschaft Tüffer, an Sigmund Rudolph Graf Wagensperg, Hauptmann und Vizedom zu Cilli, 1729 November 29.

501 Scheutz–Weiss, Spital als Lebensform 224–226 (Herrschaftsspital Tüffer/Laško); StLA, WStA 68, K. 214, Nr. 35, Visitation des Spitals in Tüffer/Laško, 1747 Jänner 25; Nr. 44, Visitation des Spitals in Tüffer/Laško, 1753 März 20.

502 StLA, WStA 22, K. 119, Nr. 182, Visitation des Spitals in Eisenerz, 1754 Oktober 10; Scheutz–Weiss, Spital als Lebensform 173 (Bürgerspital Eisenerz).

503 StLA, WStA 13, K. 67, Nr. 92, verordneter Kommissar Franz Joseph Kölbl an die Hofkommission, 1741 September 22.

Neben dem Jammern über Fleisch wurden auch Klagen über Wein und (Dünn-)Bier thematisiert, doch erreichte ihre Intensität meist nicht jene im Vergleich zum Grundnahrungsmittel Brot[504]. Häufig hieß es, dieses sei „elende gebacken“, ohne weitere Erklärungen zu liefern[505]. Mit guten Gründen darf feuchtes Getreide vermutet werden, das vor dem Mahlen nicht entsprechend austrocknen konnte und auf diese Weise das Mehl schneller schimmeln ließ. Frühneuzeitliche Öfen wiesen zudem häufig Sprünge auf, welche die Brotlaibe nicht gleichmäßig ausbacken ließen[506]. Dazu kam noch menschliches Fehlverhalten oder schlicht Gier, um am Elend der Armen zu verdienen. Wurden die Klagen amtsbekannt, wie dies Ende Februar 1746 in Bruck/Mur (Steiermark) geschah, dann musste auch die Obrigkeit handeln. Der Stadtpfarrer und Erzpriester in Obersteier Joseph Maximilian Heigl, eine durchaus ehrfurchtsgebietende Person, hatte die *lamentationes* der Insassen vernommen, ließ sich die kleinen „Portionen“ an Brot, die noch dazu miserable Qualität aufwiesen, zeigen, sodass er gegen den Spitalmeister und bürgerlichen Glasermeister Dominicus Walchegger vorgehen konnte. Erst im Rahmen einer Visitation im Spätsommer 1746 wurden die Missstände abgestellt, die umfangreichen Betrug, u. a. auch Weinverfälschung, Verminderung von Quantität und Qualität der Speisen zugunsten des Spitalmeister-Ehepaares an den Tag kommen ließen. Die Schadenssumme belief sich immerhin auf 743 fl. 24 xr., der Wert des Spitalhauses samt Stallungen betrug 1728 dagegen lediglich 400 fl.[507]. Wirtschaftete ein Spitalmeister nicht in die eigene Tasche – in der Regel war eher das Gegenteil der Fall und bei kleinen Anstalten musste der verantwortliche Leiter der Anstalt oft jahrelang das notwendige Geld vorschießen[508] –, so war er bisweilen mit der Situation konfrontiert, in akuten Notzeiten das Brot mit Hafer strecken zu müssen. In der Stadt Leoben versuchte der amtierende Spitalmeister im Jahr 1692 aufgrund der schlechten Ernteergebnisse drei Mal dieses Ansinnen im Stadtrat durchzubringen. Wie jedoch ohne weitere Begründung die Stadtratsprotokolle zu berichten wissen, scheiterte er mit diesem Ansuchen. Vermutlich mussten die Insassen statt mit schlechtem Brot mit weniger Brot vorlieb nehmen[509]. Farbe und Feinheit des Brotes markierten eindeutige soziale, zum Teil überdies regionale Unterschiede. Bisweilen reichten herrschaftliche Spitäler oder begüterte Bürgerspitäler ihren Armen das teurere und damit begehrtere Weißbrot mehrmals pro Woche oder zumindest an den Sonn- und Feiertagen[510]. In St. Gallen erhielt als Beispiel ein „Muespfründner“ um 1730 wöchentlich 21 Suppen und vier dunkle Brote. Im Jahr 1734 war dort weißes Brot (Weizenbrot) doppelt so teuer wie dunkles, wog allerdings auch ein halbes Pfund mehr als ein sog. Kernenbrot (weißes Brot insgesamt 1.011,5 gr) und war im Preis vergleichbar zu einer Portion Fleisch[511]. Bereits in der Frühen Neuzeit, verstärkt im 19. Jahrhundert, wurde das Argument ins Treffen geführt, dass Weißbrot für ältere Menschen leichter verträglich und daher bevorzugt dieses

504 Kühne, Essen und Trinken 179f.

505 Schlenkrich, Sterbestroh 54, 58.

506 Kühne, Essen und Trinken 179f.

507 StLA, WStA 74, K. 223, Nr. 58, Stadtpfarrer zu Bruck und Erzpriester in Obersteier Joseph Maximilian Heigl an die Hofkommission, 1746 Februar 28; Scheutz–Weiss, Spital als Lebensform 168–170 (Bürgerspital Bruck/Mur); Weiss, „Spittall in gröster gefahr“ 187f.

508 Weiss, „Spittall in gröster gefahr“ 182–184 (Bürgerspital Graz).

509 Abendstein, Leobener Bürgerspital 79; Watzka, Arme, Kranke, Verrückte 74; Scheutz–Weiss, Spital als Lebensform 200 (Bürgerspital Leoben); Jütte, Küche der Armen 33. Roggenmehl besaß einen Brotertrag von 86–90 %, Weizenmehl zwischen 30 und 60 %.

510 Krug-Richter, Armenspeise Sp. 664.

511 Mayer, Hilfsbedürftige 162; Jütte, Küche der Armen 33f.

bei den Bäckern anzukaufen sei. Neben der Qualitätsfrage kam nunmehr der Gesundheitsaspekt ins Spiel[512].

Die Ansprüche der Pfründner an die Verpflegung stiegen im Verlauf der Frühen Neuzeit und auch die Beschwerden häuften sich, die Insassen artikulierten ihre meist berechtigten Forderungen und brachten diese im Rahmen der angeordneten Visitationen durch. Verbranntes Brot, schlechtes und saures Bier sowie mangelnde Hygiene in der Küche wurden nicht mehr länger toleriert[513].

Die beinahe fleischlose und fettarme Kombination von Brot und gekochten Breien oder Suppen[514] war bereits dem erwähnten Arzt Hippolytus Guarinonius ein Dorn im Auge. Zur häufig kritisierten Spitalsuppe hielt er schon 1610 entrüstet fest: „Ein grosser Kessel voll sied heyß Wasser / darin ein klein Bröcklein Züger / oder faulen stinckenden Käß / oder ja nur das geschebig / vnnd die Milben von der Käßrinden / so die häußlichen Leuth etwan von allen Käsen abschaben / in ein Hafen zusammen trucken / ein Tröpfflein Wein drein giessen vnd für Züger oder faulen Käß den Armen geben / oder damit sie es nicht merken / in die Suppen verkochen“[515]. Der sichere Wohnplatz und die regelmäßige Verpflegung im Spital dürften nur den wirklich Armen als Wohltat erschienen sein, ehemalige wichtige Funktionsträger, so z. B. gewesene Spitalmeister, lehnten „auß undterschidlichen Motiven“ das Leben in der Anstalt, welches sie allzu gut kannten, ab[516]. Noch deutlicher wurde der Benefiziat des herrschaftlichen Spitals in Sauerbrunn (Steiermark), der zur Flucht des „blödsinnigen“ Adeligen Baron Alexander von Nomis aus dem Haus im Sommer 1768 befragt wurde. Der junge Mann hatte genug von Ungeziefer, saurer Milchsuppe, Bohnen und Kraut; die Kost *sey beim mindesten pauern besßer, als wie es die spittaller genüeßen*[517].

Wie dies auch in der Gegenwart noch leicht nachvollzogen werden kann, bildeten für groß dimensionierte Anstalten im Spätmittelalter und in der Frühen Neuzeit nicht nur die auszukochenden Mengen eine Herausforderung, sondern vor allem die damit verbundenen Qualitäts- und Hygieneanforderungen. Die „Großküchenverpflegung“ setzte eine zentrale Küche voraus, in der in der Regel eine Köchin mit ihren Mitarbeiterinnen arbeiten konnte. Es handelte sich um eine Massenverpflegung, wobei ein wöchentlicher und saisonaler Rhythmus der Speisen zu beobachten war, besondere Mahlzeiten wurden sowohl im katholischen als auch protestantischen Bereich zu den kirchlichen Hochfesten den Bewohnern vorgesetzt (Ostern, Fronleichnam, Weihnachten etc.)[518]. Die Kost bzw. die verminderte Qualität konnte nebenbei als Disziplinarmittel verwendet werden, um die Insassen unter Druck zu setzen und Normakzeptanz zu erzwingen. Essen wurde sicherlich auch in den Spitälern im Sinne von Belohnung (zusätzliches Essen, bessere Qualität) bzw. Strafe (Essensentzug, verminderte Qualität) eingesetzt[519]. Negativen Einfluss auf die allgemeine Versorgungslage im Spital hatten auch Kriege, erinnert sei nur an die

---

512 Bernhardt, Armenhäuser 215f.

513 Neumaier, Pfründner 250–258.

514 Krug-Richter, Armenspeise Sp. 663.

515 Guarinonius, Grewel 2 1316.

516 Huber-Reismann, Medizinische Versorgung 43. Der ehemalige Spitalmeister Simon Wällner verweigerte 1683 laut Ratsprotokoll die Aufnahme in das Bürgerspital.

517 StLA, WStA 7, K. 21, Nr. 23 (freundlicher Hinweis von Elke Hammer-Luza, StLA); ebd. WStA 13, K. 69, Nr. 250; Weiss, „Spittall in gröster gefahr“ 197. Zur wichtigen Funktion von Kraut Watzka, Arme, Kranke, Verrückte 69.

518 Kühne, Essen und Trinken 23–28; ders., Verpflegung 111, 118f.

519 Thoms, Anstaltskost 275.

Zerstörungen und die Einquartierungslasten im Gefolge des Dreißigjähriges Krieges und der sog. Koalitionskriege. 1809 wurde zum Beispiel im Salzburger Bürgerspital geklagt, dass aufgrund der Aufnahme von Soldaten keine Würste und zu Allerheiligen vor allem kein „Brattl“ gereicht werden konnten[520]. Die Diskussion um das „Brattl“ bewegte sich dennoch auf hohem Niveau, im Spital verhungerte – unabhängig von den Qualitätskriterien der Ernährung – in der Regel niemand, auch wenn zum Teil außerhäuslich gebettelt werden musste. Die „Normalbevölkerung“ der Frühen Neuzeit litt wesentlich intensiver unter Hunger und achtete kaum auf die Qualität des Essens, es ging in den Zeiten der Krise nur mehr darum zu überleben, man aß z. B. während des Dreißigjährigen Krieges sogar Eicheln. Noch um 1715 starben zahlreiche Menschen z. B. in der Nähe der Residenzstadt Graz in ihren Unterkünften und auf den Straßen[521].

Mussten die Insassen der steirischen Spitäler laut der Auswertung von Speiseplänen mit der sog. Zuwaage (= minderwertiges, billiges Fleisch, belegt u. a. für die Grazer Anstalt) vorliebnehmen[522], so gestalteten sich die Festessen bei der jährlichen Rechnungslegung für das Spital, an dem Vertreter des Rates, die Pfleger und Spitalmeister teilnahmen, völlig anders. „Die Raittungsfresserey / sag ich / die hält man fleissig / vnd läßt wol nichts abkommen / vnd solten die Armen vnd das Spittal all zu Grund gehen / so muß die Raittungsfresserey / und die Kuchel [Spitalküchlein] ihr Ordnung behalten / dann es trifft die Herrn / so selbsten mit vnd bey seyn / vnd nicht die Armen an / darumb wurdens die Stattherrn anten vnd nit leiden wöllen: Die Armen müssen den Rucken ducken / die Achslen in einander ziehen / still schweigen / vnnd dafür halten / es müsse also seyn“[523]. Diese übertriebenen Gastmähler mit sehr guten Weinen und einer Vielfalt von gekochtem Fleisch, Wildbret, Frischfisch, Krebsen etc. erregten bereits die Gemüter der Zeitgenossen, u. a. von Hippolytus Guarinonius, und standen in krassem Gegensatz zu den gereichten Speisen der Armenküche. Bereits Mitte des 17. Jahrhunderts wurden diese Feiern, die einen Ausnahmezustand spiegelten und den Etat des Spitals sehr belasteten, aufgrund der Armut vieler Anstalten und im Einverständnis mit der Stadt allmählich durch eine *einfache Jause mit Trunk*[524] ersetzt. In Windischgrätz/Slovenj Gradec hatten Richter und Rat mit ihren durstigen Kehlen und hungrigen Mägen in den 1720er Jahren pro Mahl mehr als 100 fl. verzecht, nach 1728 belief sich die Rechnung der „geringen erkhantnus“ nur mehr auf 26 fl.[525].

Wenig einsichtig erwiesen sich hingegen Pfleger und Ratsmitglieder in Ravensburg, die anlässlich der jährlichen Feuerbeschau vom örtlichen Spital in nahezu adeliger Manier verpflegt wurden. In den Jahren 1687 bis 1689 verzehrten sie zum „Kabisskraut“ Schnecken, Schaffleisch, Wildbret, Truthahn, Forellen, Stockfische, Heringe, Hechte, Gurken und Mandeltorte[526]. Besonderes Glück hatte überdies, wer als Herrenpfründner am Tisch des Spitalpflegers oder Spitalmeisters Platz nehmen durfte, hier gab es üblicherweise größere und qualitätsvollere Portionen, besseres und vor allem öfter Fleisch oder Fisch[527].

---

520 Weiss–Kramml, Bürgerspital 98.

521 Watzka, Arme, Kranke, Verrückte 65; Schlenkrich, Sterbestroh 51.

522 Watzka, Arme, Kranke, Verrückte 69.

523 Guarinonius, Grewel 1 317f.; zum demonstrativen Konsum von derartigen Festmählern exemplarisch Fouquet, Festmahl; Mahl und Repräsentation.

524 Scheutz–Weiss, Spitäler 218f.; Weiss, Österreichische Hospitäler 224f.; Tropper, Geschichte des Bürgerspitals 126; Krug-Richter, Fasten und Festmahl 318; dies., Alltag und Fest 79; Jütte, Diets 121.

525 Scheutz–Weiss, Spital als Lebensraum 232f. (Herrschaftsspital Windischgrätz/Slovenj Gradec). Die Anstalt hatte mit den Folgen von Brandschäden und gegen die Pfändung zu kämpfen.

526 Falk, Lebensraum 81.

527 Als Beispiel Scheutz–Weiss, Spital als Lebensraum 222 (Herrschaftsspital Sauerbrunn).

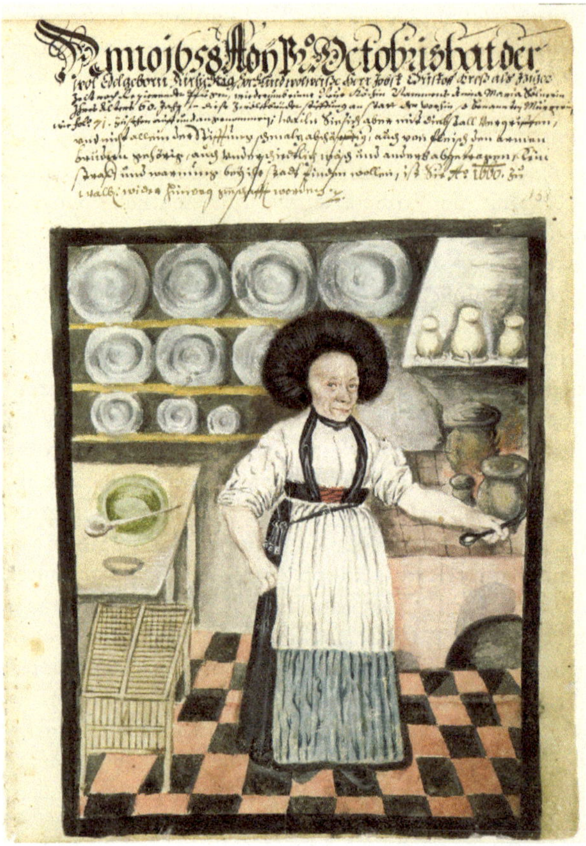

Abb. 92: Die Köchin Anna Maria Sölner vor dem Herd; in der Linken einen Schürhacken zum Verschieben der Töpfe auf dem Herd; auf dem Tisch ein langer Löffel (1658). Die Köchin wurde aufgrund von Diebstählen später entlassen, aus den Hausbüchern der Nürnberger Zwölfbrüderstiftungen (Wasser- und Temperafarben) (Quelle: Stadtbibliothek Nürnberg, Amb. 317b.2°, fol. 138r [Mendel II]).

6.5 „Die Armen müssen den Rucken ducken“: Nahrungsangebote in österreichischen Spitälern

Die Speisepläne der frühneuzeitlichen Spitäler waren nicht nur nach wirtschaftlichen, saisonalen und sozialen Gesichtspunkten organisiert, sondern im Bauplan dieser Nahrungskomposition bilden sich auch diätetische Prinzipien nach den galenschen Prinzipien der „sex res non naturales“ ab. Neben der Luft, der Bewegung und der Ruhe des Körpers, dem Schlafen und Wachen, der Regulierung der Körperausscheidungen und der Kontrolle der Gemütsbewegungen kam Speise und Trank eine bedeutende Rolle im Leben der frühneuzeitlichen Menschen, und natürlich auch der Spitalbewohner, zu. Zusätzlich zu den Eigenbauprodukten wie Getreide, Geflügel, Schweine- und Rindfleisch wurden teure Produkte wie Reis, Honig, Wein oder Gewürze auf regionalen und überregionalen Märkten angeschafft. Zielsetzung dieser Nahrungskomposition im Spital war eine möglichst reichhaltige und „gesunde“ Ernährung der Spitalbewohner und – entsprechend adaptiert – der bettlägerigen Kranken[528].

Anders als die wöchentlich geführten und einen Überblick über den Küchenhaushalt vermittelnden Küchenrechnungen erlauben die Speiseordnungen nur einen begrenzten

528 Als breiten Überblick Vanja, Nachwirken bes. 18f.; dies., Diätetik.

Einblick in „ideale“ Normal- und fallweise Fastenwochen. Als normative und formal gleichförmige Quellen bieten die Speiseordnungen einen Überblick über die Nahrungszuwendung an Spitalinsassen (und wohl auch an das Personal), ermöglichen aber kaum Einblick in tatsächlich verabreichte Portionen und Gesamtmengen an Fleisch, Bier/Wein, Brot oder Mehlspeisen. Diese als „Speisezettel“ bezeichneten Aufstellungen begründeten zudem Ansprüche von Insassen und dienten auch der Rechnungskontrolle bei der Ausgabe von Lebensmitteln an die Küche. Aus den Inventaren der Spitäler ergibt sich zudem ein Einblick in den Ausstattungsstandard frühneuzeitlicher Spitalküchen, wo sich beispielsweise die Krapfen-Spieße neben den Mörsern, die Hackmesser für das Fleisch neben der portionierenden Waage befanden. Die Auskunftsfreudigkeit der Speiseordnungen differierte in den österreichischen Spitälern textlich stark, mitunter lassen sich sogar Gesamtangaben zu den Jahresverbrauchsmengen von Spitälern erbringen (Tabellen 17–20, S. 416, 418f., 425): So erhielten die 90 Insassen des Salzburger Bürgerspitals am Beginn des 19. Jahrhunderts 120 kg Fleisch pro Jahr, daneben 950 Liter Milch in gekochter und ausgeschöpfter Form und 60 kg Brot pro Jahr. Bei den ländlichen Spitälern regierte dagegen „Schmalhans“, so speiste man die Bewohner des Gleisdorfer Spitals gerade einmal mit 50 kg Fleisch pro Jahr ab. Das Fleisch und der Fisch der Fastenzeit scheint in schwächer dotierten österreichischen Spitälern vielfach durch die in der Frühen Neuzeit stark aufkommende „österreichische“ Mehlspeiseküche – festgekochte Teige anstelle des alten Brei-Mus-Standards – ersetzt worden zu sein. Insgesamt entsprach die Kost der Spitalbewohner der Kost „des einfachen Landmannes“[529]. Vor allem in den ärmeren Spitälern hielt sich der „Brei-Mus-Standard“ aber weiterhin, doch wurden die Breispeisen zunehmend durch Mehlspeisen (Knödel, Nudeln, süße Mehlspeisen) ersetzt. In süddeutschen-bayerischen Spitälern wurden die Brei- und Musspeisen vor allem bei den Mittagsmahlzeiten durch erhöhten Fleischkonsum oder Mehlspeisen aus dem Speiseplan verdrängt; Brei und Mus hielten sich am längsten in den Abendmahlzeiten[530]. Die Verabreichung von Brot spielte nach den Speiseordnungen eine große Rolle, während sich die ausgegebenen Alkoholmengen an Bier und Wein oft nicht exakt in den Speiseordnungen finden.

Die Normalwochen waren von den Festtagen deutlich geschieden, die Fastenwochen brachten einen deutlich höheren Schmalzverbrauch und im österreichischen Bereich auch einen erhöhten Anteil an Mehlspeisen und beispielsweise Hülsenfrüchten. Die Festzeiten lassen eine Konfessionalisierung der Insassen über den Magen erkennen, wenn etwa die Steyrer Flößerzeche an das Spital den *kuchl dienst* in Form von *27 fasching hennen, 420 osterayren, 40 herbsthannen, 29 pfingst kas, 14 Martini gannsen*[531] zinste. Aber auch an Feiertagen ersetzte allmählich der Ofen-/Hafenbraten den am Feuer gegarten Braten. Reichere Spitäler konnten ihren Bewohnern in Festzeiten kalorienreiche Speisen und bessere Fleischsorten wie Schweins- und Kalbfleisch offerieren. Die armen Spitäler vermochten hier oft nur das Bier durch Weingaben zu ersetzen und bestenfalls doppelte Rationen des geselchten/gedörrten Rindfleisches anzubieten. Die neuen Heißgetränke des 18. Jahrhunderts (Kaffee, Kakao) können ebenso wenig wie eine andere Innovation des 18. Jahrhunderts, nämlich die Kartoffel, in den Speiseplänen nachgewiesen werden.

In einer Zeit der durch Kriege und zahllose Missernten ungesicherten Existenzgrundlage stellte die frühneuzeitliche Spitalversorgung etwas Besonderes dar, eine Fürsorge für

---

529 Schlieper, Ernährung 264.

530 Kühne, Essen und Trinken 170.

531 Scheutz–Weiss, Spital als Lebensraum 847 [10] (Bürgerspital Steyr 1757).

Privilegierte, auch wenn in den österreichischen Speiseplänen kaum Hühner und wenn dann eher – wie im Fall des Georgen- und Margarethenhospitals zu Zwickau 1593 – alte Hühner ausgekocht wurden[532]. Das Spital blieb trotz der massiv geäußerten Kritik an der Qualität der gereichten Speisen im Haus (Fleisch, Brot, Suppe etc.) laut einem Gutachten des Salzburger Konsistoriums ein *erquickungs- und ruheort*, an dem gute Nahrung aus christlichem Selbstverständnis gereicht werden sollte, solange die finanziellen Ressourcen dafür ausreichend waren[533]. Die Anstalt bot in erster Linie Schutz und geregelte Lebensumstände, erst in zweiter Linie ging es um eine angemessene Versorgung der Bedürftigen[534]. Qualitätsaspekte waren in dieser Hinsicht ebenfalls wesentlich, da sie die Gesundheit und das Wohlergehen der Insassen schützten (vgl. die aufkommende Debatte um Hygiene etc.). Die Umwandlung der in vielen Spitälern auch gelobten Speisen in Kostgeld bedeutete dann vor allem im 18. Jahrhundert einen gravierenden Einschnitt, denn die Hausbewohner konnten zwar nun über ihr Essen selbst bestimmen, aber dies vermutlich zu einer schlechteren Versorgungsqualität. Außerdem erfuhr das auf die Hand bezahlte Kostgeld in Krisenzeiten üblicherweise keine Erhöhung[535].

Tabelle 21: Mahlzeitensystem österreichischer Spitäler (gereiht nach Ein- [1], Zwei- [2], Drei- [3] und Viermahlzeitensystem [4]) auf der Grundlage der Speise- und Spitalordnungen [die Zahlen (1), (2), (3), (4) beziehen sich auf die Anzahl der Mahlzeiten]

Spital/Speiseordnung	1. Mahlzeit	2. Mahlzeit	3. Mahlzeit	4. Mahlzeit	Literatur
(1) Freistadt (1785)	*um 10 uhr früh*	–	–	–	Lebensform 813
Forchtenau (1817)	Mittagszeit	–	–	–	Lebensform 1081
(2) Wels (1554)	*morgenmal* [9.00]	*nachtmal* [16.00]	–	–	Lebensform 414 [29]
Freistadt (1554)	*zwai mall*		–	–	Lebensform 811
Graz (1561)	*des morgens* [9.00]	*nachtmall* [16.00]	–	–	Lebensform 432 [24]
Spittal/K. (1654)	*zue mittag*	*zum abent*	–	–	Lebensform 637 [1]
Straß (1667)	*zu mittag*	*zu der nacht*	–	–	Lebensform 897
Graz (1726)	*auf mittag*	*auf die nacht*	–	–	Lebensform 670
Bruck/Mur (1728)	*mittag*	*nachts*	–	–	Lebensform 654
Hartberg (1731)	*zu mittag*	*auf die nacht*	–	–	Lebensform 686

532 Bräuer–Schlenkrich, Tafel 173, 175 (Edition Bl. 10); Kühne, Essen und Trinken 292; Krug-Richter, Fasten und Festmahl 39, 325.

533 AStS, Städtisches Stiftungsarchiv, Bürgerspitals-General-Visitations Akt von 1795, Visitationsdekret des Konsistoriums, 1795 November 13; Weiss–Kramml, Bürgerspital 94.

534 Dross, Daily Bread 51.

535 Weiss, „Spittall in gröster gefahr" 198; ders., Hund 194.

Spital/Speise-ordnung	1. Mahlzeit	2. Mahlzeit	3. Mahlzeit	4. Mahlzeit	Literatur
Tüffer/Laško (1731)	*auf mittag*	*abendts*	–	–	Lebensform 717
Graz Hofspital (1752)	*mittags*	*nachts*	–	–	Lebensform 488
Eferding (1762)	*zu mittage*	*auf die nachte*	–	–	Lebensform 754
Neumarkt (1764)	*mittag*	*abends*	–	–	Lebensform 701f.
Bleiburg (1766)	*auf mittag*	*abendts*	–	–	Lebensform 596
Hall/Tirol (1785)	*mittags*	*nachts*	–	–	Lebensform 549
Eferding (1787)	*zu mittag*	*zue nachts*	–	–	Lebensform 765 [1.11]
Salzburg (1803)	*zu mittag*	*abends*	–	–	Lebensform 585
(3) Mühldorf (1667)	*morgens*	*mittag*	*auf die nacht*	–	Lebensform 559
Hofspital Innsbruck (1734)	*morgens*	*auf mittag*	*nachts*	–	Lebensform 510f.
Sauerbrunn (1754)	*morgen*	*auf mittag*	*auf die nacht*	–	Lebensform 714
Windischgrätz/ Slovenj Gradec (Sommer 1754)	*in der fruhe*	*mittag*	*nacht*	NB: Winter –Zweimahlzeitensystem	Lebensform 723
Eisenerz (1757)	*fruhe*	*mittag*	*nachts*	–	Lebensform 661
Zuchthauspital Wien (1788)	*frühstück* [8.00]	*mittagmahl* [11.00]	*nachtmahl* [17.00 im Winter, sonst 18.00]	–	Lebensform 1059f. [4]
Tamsweg (1789)	*in der fruhe*	*zu mittag*	*auf die nacht*	–	Lebensform 591
Versorgungshäuser Tirol (1839)	*morgens*	*mittags*	*abends*	–	Lebensform 530 [31]
(4) Aussee (1568)	*fruesuppen/ morgens*	*zu mittag*	*unndertags*	*abentmall*	Lebensform 457 [16–17]
Feldkirch (1680)	*morgens*	*mittag*	*marendt*	*nachts*	Lebensform 521
Leoben (1729)	*in der fruehe*	*zu mittag*	*gewehnliche jausen*	*auf die nacht*	Lebensform 698

Quelle: Lebensform = Scheutz–Weiss, Spital als Lebensform

Tabelle 22: Speisepläne der Normalwochen ausgewählter österreichischer Spitäler vom 17. bis 19. Jahrhundert

Spital/Tage	1. Mahlzeit	2. Mahlzeit	3. Mahlzeit	4. Mahlzeit	Anzahl der Speisekomponenten (mit Wein und extra Brot)
Straß 1667					
Montag	Suppe; Knödel; Linsen	Gersten; Koch; Nocken	–	–	3/3 = 6
Dienstag	Suppen; Rindfleisch; Kraut	Rüben; Hafenbraten [gehacktes Fleisch]; Gersten	–	–	3/3 = 6
Mittwoch	Suppe; Erbsen; Knödel	Suppe; Rüben; Linsen	–	–	3/3 = 6
Donnerstag	Suppe; Kraut; Fleck [Fleisch]	Suppe; Gerste; Fleisch	–	–	3/3 = 6
Freitag	Suppe; Nudeln; Erbsen	Suppe; Linsen; Rüben	–	–	3/3 = 6
Samstag	Suppe; Hirsebrei; Knödel	Suppe; Koch; Grünkraut oder im Winter anderes	–	–	3/3 = 6
Sonntag	Suppe; Rindfleisch; Kraut	Rüben; Dampffleisch; Gersten	–	–	3/3 = 6
Mühldorf 1667					
Montag	Suppe	2 Stück Rindfleisch;	Suppe; Ribeskraut (Rübenkraut) oder Gabeskraut (Kohlkraut)	–	1/1/2 = 4
Dienstag	Suppe	2 Stück Rindfleisch	Suppe; 1 Stück frisches Fleisch; Ribeskraut oder Gabeskraut	–	1/1/2 = 4

Spital/Tage	1. Mahlzeit	2. Mahlzeit	3. Mahlzeit	4. Mahlzeit	Anzahl der Speisekomponenten (mit Wein und extra Brot)
Mittwoch	Suppe	Kraut und Koch	*sözl* [Getreidekoch?] oder Nocken; Ribeskraut	–	1/1/2 = 4
Donnerstag	Suppe	2 Stück Rindfleisch	*prüdl* [Fleisch?]; Ribeskraut	–	1/1/2 = 4
Freitag	Suppe	Wassersuppe; Kraut; Roggenudeln	Erbsensuppe; Ribeskraut oder Gabeskraut	–	1/3/2 = 6
Samstag	Suppe	Kraut; Koch;	Roggennudeln; Ribeskraut oder Gabeskraut	–	1/2/2 = 5
Sonntag	nichts	2 Stück Rindfleisch	2 Stück Kalbfleisch; Ribeskraut oder Gabeskraut	–	– /1/ 2 = 3
Feldkirch 1680					
Montag	Suppe ohne Brot	Gerstensuppe mit Fleisch; Schweinef oder Birenstock (Birne mit Mehl) mit Speck oder Fleisch; Kraut	Käse; Brot	Suppe, Apfelschmalz	1/3/2/2 = 8
Dienstag	Suppe (mit Brot?)	Suppe; Kraut; Fleisch und mitunter Speck	Käse; Brot	Suppe; Apfelschmalz	1/ 3/2/2 = 8
Mittwoch	Suppe (mit Brot?)	Erbsensuppe oder Milch mit Reis; Kraut oder Rüben	Käse; Brot	Suppe; Apfelschmalz	1/2/2/2 = 7

Spital/Tage	1. Mahlzeit	2. Mahlzeit	3. Mahlzeit	4. Mahlzeit	Anzahl der Speisekomponenten (mit Wein und extra Brot)
Donnerstag	Suppe (mit Brot?)	Suppe; Fleisch; Birenstock; Rüben oder Kraut	Käse; Brot	Suppe; Apfelschmalz; Bratfleisch	1/4/2/3 = 10
Freitag	Suppe (mit Brot?)	Suppe; Kraut oder Rüben; Küchlein	Käse; Brot	Suppe; Apfelschmalz	1/3/2/2 = 8
Samstag	Suppe (mit Brot?)	Suppe; Milchbrei oder Schmalz mit Brei/Mus	Käse; Brot	Sauersuppe; Chirse-Stock (Kirsche mit Mehl)	1/2/2/2 = 7
Sonntag	Suppe mit Einlage	Suppe; Birenstock; Rüben oder Kraut; Rindfleisch	Käse; Brot	Suppe; Fleisch; Äpfelschnitten;	1/4/2/3 = 10
Leoben 1729					
Montag	Suppe	Kraut; Knödel ohne Fleisch	Stück Brot	Suppe	1/2/1/1 = 5
Dienstag	Suppe	Kraut; Knödel; Selchf	Stück Brot	Suppe	1/3/1/1 = 6
Mittwoch	Suppe	Kraut; gescharbte Nudeln mit Schmalz	Stück Brot	Suppe	1/2/1/1 = 5
Donnerstag	Suppe	Kraut; Knödel; Ritschert	Stück Brot	Suppe	1/3/1/1 = 6
Freitag	Suppe	Kraut; Ritschert [Eintopf aus Graupen und Hülsenfrüchten]	Stück Brot	Suppe	1/2/1/1 = 5
Samstag	Suppe	Kraut; Feldbohnen	Stück Brot	Suppe; geschabte Nudeln	1/2/1/2 = 6

Spital/Tage	1. Mahlzeit	2. Mahlzeit	3. Mahlzeit	4. Mahlzeit	Anzahl der Speisekomponenten (mit Wein und extra Brot)
Sonntag	Suppe	Suppe; frisches Rindf; Kraut	Stück Brot	Käsesuppe	1/3/1/1 = 6
Hofspital Innsbruck 1734					
Montag	Suppe; Kraut; Rindf	Suppe; Salat oder Kraut; Fleisch	–	–	3/3 = 6
Dienstag	Suppe; Voressen [Innereien, Wurst?]; Kraut; Rindfleisch	Suppe; Salat oder Kraut; Fleisch	–	–	4/3 = 7
Mittwoch	Suppe; Kraut; Roggendampfnudeln	Suppe; Salat oder Kraut; geschmalzte Weizennudeln	–	–	3/3 = 6
Donnerstag	Suppe; Voressen; Kraut; Rindfleisch	Suppe; Salat oder Kraut; Fleisch	–	–	4/3 = 7
Freitag	Suppe; Kraut; Roggennudeln	Suppe; Salat oder Kraut; Grießmus von guter Milch	–	–	3/3 = 6
Samstag	Suppe; Kraut; Schornbladl [Roggennudeln]	Küchel	–	–	3/1 = 4
Sonntag	Suppe; Voressen; Kraut; Rindfleisch	Suppe; Salat oder Kraut; Braten	–	–	4/3 = 7

Spital/Tage	1. Mahlzeit	2. Mahlzeit	3. Mahlzeit	4. Mahlzeit	Anzahl der Speisekomponenten (mit Wein und extra Brot)
Hofspital Graz 1752					
Montag	Rindsuppe mit Brot; ⅓ lb Rindfleisch; Kraut oder Grünzeug; Gerste; Semmel; 1 S. Wein	Rindsuppe mit Brot; ⅓ lb Rindfleisch; Kohl oder Rüben; Hirsebrei; 1 S. Wein	–	–	6/5 = 11
Dienstag	Rindsuppe mit Brot; ⅓ lb Rindfleisch; Kraut oder Grünzeug; Gerste; Semmel; 1 S. Wein	Rindsuppe mit Brot; ⅓ lb Rindfleisch; Kohl oder Rüben; Hirsebrei; 1 S. Wein	–	–	6/5 = 11
Mittwoch	Rindsuppe mit Brot; ⅓ lb Rindfleisch; Kraut oder Grünzeug; Gerste; Semmel; 1 S. Wein	Rindsuppe mit Brot; ⅓ lb Rindfleisch; Kohl oder /Rüben; Milchkoch; 1 S. Wein	–	–	6/5 = 11
Donnerstag	Rindsuppe mit Brot; ⅓ lb Rindfleisch; Kraut/Grünzeug; Gerste; Semmel; 1 S. Wein	Gedämpftes Rindfleisch; Kohl oder Rüben; Heidenbrei; Semmel; 1 S. Wein	–	–	6/5 = 11
Freitag	Fastensuppe mit Brot; Kraut oder Rüben; Mehlspeise und Einbrenn; Semmel; 1 S. Wein	Einbrennsuppe; Kohl oder Rüben; Heidenbrei, Semmel; 1 S. Wein	–	–	6/5 = 11

Spital/Tage	1. Mahlzeit	2. Mahlzeit	3. Mahlzeit	4. Mahlzeit	Anzahl der Speisekomponenten (mit Wein und extra Brot)
Samstag	Linsensuppe mit Brot; Kraut oder Rüben; Heidensterz; Milchbrei; Semmel; 1 S. Wein	Einbrennsuppe; Kohl oder Rüben; Mehlspeise mit Einbrenn; Semmel; 1 S. Wein	–	–	6/5 = 11
Sonntag	Rindsuppe mit Brot; ⅓ lb Rindfleisch; Sauerkraut; Kohl oder Rüben; Eingemachte Innereien (*fleck, lungl* oder *gröb*); Gerste; Semmel; 1 S. Wein	Rindsuppe mit Brot; Kohl oder Rüben; Hirsebrei; Semmel; 1 S. Wein	–	–	7/5 = 12
Windischgrätz/Slovenj Gradec 1754					
Montag	Heidensterz; Sauerkraut	Hirsebrei; Sauermilch und Brot	Rüben; Hirsebrei	–	2/2/2 = 6
Dienstag	Heidenfarverl [Ei-/Mehleinlaufsuppe]; Kraut	Hirsebrei; Sauermilch und Brot	Rüben; Hirsebrei	–	2/2/2 = 6
Mittwoch	Sterz; Kraut	Hirsebrei; Sauermilch und Brot	Bohnen; Rüben	–	2/2/2 = 6
Donnerstag	Gersten; Kraut	Hirsebrei; Sauermilch und Brot	Hirsebrei; saure Rüben	–	2/2/2 = 6

Spital/Tage	1. Mahlzeit	2. Mahlzeit	3. Mahlzeit	4. Mahlzeit	Anzahl der Speisekomponenten (mit Wein und extra Brot)
Freitag	Bohnen; Kraut	Heidenfarverl; Sauermilch mit Brot	Hirsebrei; Rüben	–	2/2/2 = 6
Samstag	Sterz; Kraut	Hirsebrei; Sauermilch mit Brot	Milchsuppe; Fisolen; 1 Maß Wein	–	2/2/3 = 7
Sonntag	Gerste; Kraut; ½ lb Selchf	Hirsebrei; Sauermilch mit Brot	Rüben; Hirsebrei	–	3/2/2 = 7
Eisenerz 1757					
Montag	Koch; Suppe	Suppe; Selchf; Kraut	Suppen; Kraut	–	2/3/2 = 7
Dienstag	Koch; Suppe	Suppe; ½ lb Frischf; Kraut	Knödel; Kraut	–	2/3/2 = 7
Mittwoch	Sterz; Suppe	Suppe; Selchf; Kraut	Suppen; Kraut	–	2/3/2 = 7
Donnerstag	Koch von Wasser oder Milch; Suppe	Suppe; ½ lb Frischf; Kraut	Knödel; Kraut	–	2/3/2 = 7
Freitag	Sterz; Suppe	Suppe; Struckel [Mehlspeise]; Kraut	Suppen; Kraut	–	2/3/2 = 7
Samstag	Koch; Suppe	Suppen; Knödel; Kraut	Brennkoch; Kraut	–	2/3/2 = 7
Sonntag	Schottsuppe [Topfen]	Knödel; ½ lb Frischf; Kraut	Käse- oder Schottsuppe; Mehlspeise	–	1/3/2 = 6
Bleiburg 1766					
Montag	Brotsuppe; 1 Stück Fleisch; Kraut	Hirsebrei in der Fleischsuppe; 1 S. Steinbier; Brot	–	–	3/3 = 6

Spital/Tage	1. Mahlzeit	2. Mahlzeit	3. Mahlzeit	4. Mahlzeit	Anzahl der Speisekomponenten (mit Wein und extra Brot)
Dienstag	Brot in Fleischsuppe	Hirsebrei in der Fleischsuppe; 1 S. Steinbier; Brot	–	–	1/3 = 4
Mittwoch	Zuwaage des Fleisches in der Suppe; Kraut	Mehlspeise; 1 S. Steinbier; Brot	–	–	2/3 = 5
Donnerstag	Brotsuppe; 1 Stück Fleisch; Kraut	Fleischsuppe; Hirsebrei; 1 S. Steinbier; Brot	–	–	3/4 = 7
Freitag	Heidensterz (Gerste) mit Milch; Kraut	Mehlspeise; Brot; 1 S. Steinbier	–	–	2/3 = 5
Samstag	Nudel- und Linsensuppe	Milchbrei; Brot; 1 S. Steinbier	–	–	1/3 = 4
Sonntag	Brotsuppe; 1 Stück Fleisch; Kraut	Fleischsuppe; Brei; 1 S. Steinbier; Brot	–	–	3/4 = 7

Quelle: alle Beispiele aus Scheutz–Weiss, Lebensformen; f = Fleisch, K = Komponenten, lb = Pfund, Rindf = Rindfleisch, S. = Seitel

Tabelle 23: Konsum von Fleisch und Fleischsubstituten nach österreichischen Speiseordnungen in Normalwochen

Spital/Ort/ Zeit	Montag	Dienstag	Mittwoch	Donnerstag	
Mühldorf 1667	2 Stück Rindf (M); Kraut (A)	2 Stück Rindf (M); „junges" Fleisch (A)	Koch (M); Nocken (A)	2 Stück Rindf (M); *prüdl* [Fleisch?] (A)	
Straß 1667	Knödel (M); Koch (A)	Rindf (M); Hafenbraten (A)	Knödel (M); Rüben (A)	Fleck (M); Fleisch (A)	
Feldkirch 1680	Schweinef oder Birenstock (Birne mit Mehl) mit Speck (M); kein (A)	Fleisch (M); Dampffleisch (A)	Milchreis (M); Äpfelschmalz (A)	Fleisch (M); Bratfleisch (A)	
Bürgerspital Graz 1726	½ lb Rindf (M); Hirsebrei mit Verhackert (A)	½ lb Rindf (M); Gerste (A)	½ lb Rindf (M); Farverl Weizen (A)	½ lb Rindf (M); Weizenmehl mit Verhackert (A)	
Bruck/Mur 1728	Selchf (M); Ritschert (A)	Selchf (M); Selchf (A)	Selchf (M); Kraut (A)	Selchf (M); Selchf (A)	
Leoben 1729	Knödel (M); Suppe (A)	Selchf (M); Suppe (A)	Nudeln (M); Suppe? (A)	Ritschert (M); Suppe (A)	
Hartberg 1731	Frischf (M); Frischf (A)	Frischf (M); Frischf (A)	Frischf (M); Weizennudeln (A)	Frischf (M); Frischf (A)	
Tüffer/Laško 1731	Heidenmehl (M); Hirsegrieß (A)	Bohnen (M); Hirsegrieß (A)	Heidenmehl (M); Hirsegrieß (A)	Weizenmehl (M); Weizenmehl (A)	
Hofspital Innsbruck 1734	Rindf (M); Fleisch (A)	Rindfl (M); Fleisch (A)	Roggendampfnudeln (M); geschmalzte Nudeln (A)	Rindf (M); Fleisch (A)	
Hofspital Graz 1752	⅓ lb Rindf (M); ⅓ lb Rindf (A)	⅓ lb Rindf (M); ⅓ lb Rindf (A)	⅓ lb Rindf (M); ⅓ lb Rindf (A)	⅓ lb Rindf (M); gedämpftes Rindf (A)	
Sauerbrunn 1754	Bohnen (M); Ritschert (A)	Selchf (M); Milchkäsesuppe (A)	Bohnen (M); Ritschert (A)	Selchf (M); Milchkäsesuppe (A)	
Windischgrätz/ Slovenj Gradec 1754	Hirsebrei (M); Brei (A)	Hirsebrei (M); Brei (A)	Hirsebrei (M); Bohnen (A)	Hirsebrei (M); Brei (A)	
Eisenerz 1757	Selchf (M); Kraut (A)	½ lb fri. Fleisch (M); Knödel (A)	Selchf (M); Kraut (A)	½ lb fri. Fleisch (M); Knödel (A)	
Eferding 1762	Fleisch (M); Kraut (A)	Fleisch (M); Kraut (A)	Fleisch (M); Kraut (A)	Fleisch (M); Kraut (A)	
Neumarkt 1764	Krautfl (M); Bohnen (A)	Knödel (M); Suppe (A)	Kraut (M); Bohnen (A)	Knödel (M); Käsesuppe (A)	

	Freitag	Samstag	Sonntag	Fleischanteil / Speisewoche
	Roggennudeln (M); Kraut (A)	Koch (M); Nudeln (A)	Rindf, Opf 2 Stück (M); Kalbfl (A)	7 Mal bei 14 Mahlzeiten (50 %)
	Nudeln (M); Rüben (A)	Knödel (M); Koch (A)	Rindf (M); Dampffleisch (A)	6 Mal bei 14 Mahlzeiten (43 %)
	Küchlein (M); Äpfelschmalz (A)	Milchmus / Schmalzmus (M); Chirse-Stock (Kirsche mit Mehl) (A)	Rindf (M); Fleisch (A)	7 Mal bei 26 Mahlzeiten (27 %)
	Knödel (M); Haferl [Mehlspeise] mit Schmalz (A)	Bohnen (M); Haferl mit Schmalz (A)	½ lb Rindf (M); Zuwaage Fleisch (A)	8 Mal bei 14 Mahlzeiten (57 %)
	Nudeln (M); Kraut (A)	Nudel (M); Milchkoch (A)	fri. Rindf (M); Milchsuppe (A)	7 Mal bei 14 Mahlzeiten (50 %)
	Ritschert (M); Suppe (A)	Feldbohnen (M); Nudeln (A)	fri. Rindf (M); Käsesuppe	2 Mal bei 28 Mahlzeiten (7 %)
	Hirsebrei/Brei (M); Bohnen (A)	Hirsebrei (M); Bohnen (A)	Fleisch (M); Zuwaage (A)	9 Mal bei 14 Mahlzeiten (64 %)
	Heidenmehl (M); Hirsegrieß (A)	Grießlwerk (M); Weizenmehl (A)	½ lb Frischf oder Selchf (M); Mehlspeise (A)	1 Mal bei 14 Mahlzeiten (7 %)
	Roggennudeln (M); Grießmus von Milch (A)	Schornbladl [Roggennudeln] (M); Küchel (A)	Voressen, Rindfl (M); Braten (A)	8 Mal bei 14 Mahlzeiten (57 %)
	Mehlspeise (M); Salat / Greislwerk [Mehlspeise] / Dörrobst (A)	Heidensterz, Milchbrei (M); Salat / Greislwerk / Dörrobst	⅓ lb Rindf; Fleck / Innereien (M); ⅓ lb Rindf (A)	10 Mal bei 14 Mahlzeiten (71 %)
	Nudeln (M); Nudeln (A)	Nudeln (M); Nudeln (A)	Selchf (M); Nudelschmalz (A)	3 Mal bei 21 Mahlzeiten (14 %)
	Heidenfarverl (M); Brei (A)	Brei (M); Fisolen (A)	½ lb Selchf (F); Brei (M); Brei (A)	1 Mal bei 21 Mahlzeiten (5 %)
	Struckel (M); Kraut (A)	Knödel (M); Brennkoch (A)	½ lb fri. Fleisch (M); Mehlspeise (A)	5 Mal bei 21 Mahlzeiten (24 %)
	Hirsebrei (M); Kraut (A)	Hirsebrei (M); Kraut (A)	½ lb Rindf (M); Rindf (A)	6 Mal bei 14 Mahlzeiten (43 %)
	Nudeln (M); Bohnen (A)	Bohnen (M); Nudeln (A)	Knödel (M); Käsesuppe (A)	1 Mal bei 14 Mahlzeiten (7 %)

Spital/Ort/ Zeit	Montag	Dienstag	Mittwoch	Donnerstag	
Bleiburg 1766	Fleisch (M); Hirsebrei (A)	1 Stück Fleisch (M); Hirsebrei (A)	Zuwaage Fleisch (M); Mehlspeise (A)	1 Stück Fleisch (M); Brei (A)	
Hall/Tirol 1785	Opf: Fleischsu, Rindf (M); Rindf (A); Upf: Fleischsu, Knödel mit Selchf (M); Rübenkraut A;	Opf: Fleischsu, Rindf (M); Speckknödel (A); Upf: Fleischsu, Knödel (M); Speckknödel (A)	Opf: Mus von Weizenmehl (M); Würfelnudeln (A); Upf: Knödelsuppe (M); Würfelnudeln (A)	Opf: Fleischsu, Rindf (M); Speckknödel (A); Upf: Fleischsu, Knödel (M); Speckknödel (A)	
Tamsweg 1789	Nudeln (M); Gerste (A)	Selchf (M); Nudeln (A)	Nudeln (M); Bohnen (A)	Knödel (M); Nudeln (A)	
Salzburg 1803	Fleisch (M); Fleisch (A)	Fleisch (M); Fleisch (A)	Knödel (M); Grieß (A)	Fleisch (M); Fleisch (A)	
Forchtenau 1817	Rindf	Rindf	Speckknödel	Rindf	

Abkürzungen: A = Abend; Fleischsu = Fleischsuppe; F = Frühstück; fri. = frisch/es; Frischf = Frischfleisch; gesel. = geselcht/es; Kalbfl = Kalbfleisch; Krautfl = Krautfleisch; M = Mittag, Opf = Oberpfründner; Rindf = Rindfleisch, Schweinef = Schweinefleisch; Selchf = Selchfleisch; Suppenf = Suppenfleisch; Upf = Unterpfründner

Freitag	Samstag	Sonntag	Fleischanteil / Speisewoche
Heidensterz (M); Mehlspeise (A)	Nudeln (M); Mehlspeise (A)	1 Stück Fleisch (M); Hirsebrei (A)	5 Mal bei 14 Mahlzeiten (36 %)
Opf: Dampfnudeln (M); Würfelnudeln (A); Upf: Dampfnudeln (M); Würfelnudeln (A)	Opf: Mus vom Weizenmehl (M); Suppe (A); Upf: Mus vom Weizenmehl (M); Suppe (A)	Opf: Fleischsu, 0,5 lb Kuttelfleck, 1 lb Rindf (M); 1 lb Braten (A); Upf: Fleischsu, Knödel mit Selchf (M); Rübenkraut (A)	Opf 8 Mal (57 %) / Upf 6 Mal (42 %) bei 14 Mahlzeiten
Nudeln (M); Bohnen (A)	Milchfarverl (M); Nudeln (A)	gesel. Rindf und Schweinef (M); Salat (A)	2 Mal bei 21 Mahlzeiten (10 %)
Milchbrei (M); Rüben (A)	Dampfnudeln (M); nichts (A)	Fleisch, Fleck (M); Fleisch (A)	8 Mal bei 14 Mahlzeiten (57 %)
Nudeln	Ritschert	Rindf	5 Mal bei 7 Mahlzeiten (71 %)

Tabelle 24: Konsum von Fleischsubstituten nach österreichischen Speiseordnungen in den Fastenzeiten

Spital/Ort/Zeit	Montag	Dienstag	Mittwoch	
Bürgerspital Graz 1726	generell: Mehl, Bohnen und grüne Speisen und viel mehr Schmalz als normal			
Hofspital Innsbruck 1734	Suppe, Kraut, Schornbladl (M), Kraut, Vizdum (A)	Suppe, Kraut, Reis in Milch (M); Salat oder Kraut, geschmalzte Nudeln (A)	Suppe, Kraut, Dampfnudeln (M), Salat oder Kraut, geschmalzte Nudeln, Suppe (A)	
Hall/Tirol 1785	Opf: Knödel, Stockfisch in Milch, Zettelkraut (M); Vizdum, Bohnensalat, Zettelkraut (A); Upf: Knödel, Zettelkraut (M); Vizdum, Rübenkraut (A)	Opf: Förmilchsuppe, Reis, Zettelkraut (M); Vizdum, Bretzensuppe, Rübenkraut (A); Upf: Förmilchsuppe, Reis, Zettelkraut (M); Vizdum, Rübenkraut (A)	Opf: Erbsensuppe, Wassermus, Stockfisch in Milch, Zettelkraut (M); Vizdum, Bohnensalat, Zettelkraut (A); Upf: Erbsensuppe, Mus, Zettelkraut (M); Vizdum, Rübenkraut (A)	
Salzburg 1803	Michlfarverl, Schmalz, Brei (M); Einbrennsuppe, Rüben und Schmalz (A)	Erbsensuppe, Grießkoch, Kraut (M); Haferbreisuppe, Rüben und Schmalz (A)	Nudeln, Kraut (M); Einbrennsuppe, Rüben und Schmalz (A)	

Abkürzungen: A = Abend; F = Frühstück; fri. = frisch/es; M = Mittag, Opf = Oberpfründner; Upf = Unterpfründner

	Donnerstag	Freitag	Samstag	Sonntag
	Suppe, Kraut, Milchmandl (M), Salat oder Kraut, Grießmus in Milch (A)	Suppe, Kraut, Dampfnudeln (M), Salat oder Kraut, Suppe (A)	Suppe, Kraut, Schornbladl (M), Salat oder Kraut, Suppe	Suppe, Kraut, Stockfisch oder Roggendampfnudeln (M), Salat, Scherrüben, Präzensuppe (A)
	Opf: Förmilchsuppe, Reis, Zettelkraut (M); Vizdum, Rübenkraut, Küchel (A); Förmilchsuppe, Reis, Zettelkraut (M); Vizdum, Rübenkraut, Küchel (A)	Opf: Erbsensuppe, Stockfisch in Milch, Zettelkraut, Dampfnudeln (M); Einbrennsuppe, Bohnen und Feigen, Rübenkraut (A); Suppe, Zettelkraut, Dampfnudeln (M); Einbrennsuppe, Rübenkraut (A);	Opf: Erbsensuppe, Zettelkraut, Weizengrießmus (M); Einbrennsuppe, Wein (A); Erbsensuppe, Zettelkraut, Weizengrießmus (M); Einbrennsuppe, Rübenkraut (A)	Opf: Förmilchsuppe, Reis, Zettelkraut (M); Vizdum, Prötzensuppe, Nudeln, Rübenkraut (A); Upf: Förmilchsuppe, Reis, Zettelkraut (M); Vizdum, saure Nudeln, Rübenkraut (A)
	Linsensuppe, Kraut (M); Haferbreisuppe, Schmalz (A)	Knödel, Kraut (M); Haferbreisuppe, Schmalz (A)	Erbsensuppe, Kraut, Dampfnudeln (M); nichts (A)	Einbrennsuppe, Stockfisch oder Nudeln, Zwetschgen, Kraut (M); Einbrennsuppe, Brei (A)

Tabelle 25: Konsum von Fleisch nach österreichischen Speiseordnungen zu Festzeiten

Spital/Ort/Zeit	Fleisch/Festzeiten
Bürgerspital Feldkirch 1680	
an den vier Festtagen (Ostern, Pfingsten etc.)	ein Voressen, Weißbrot, zusätzlich zum Sonntagsessen (Suppe; Birenstock; Rüben oder Kraut; Rindf)
Fasching	Erbsensuppe, Reismus, Küchlein, Milch, Stockfisch in Schmalz und Milch, Wein *genueg*
Weihnachten	*götenbroth* (besonderes Brot), Birnenzelten
An der külbe	Suppe, Fleisch, Braten, jedem einen gefüllten Hahn; 2 bis 3 Voressen
Letare	Suppe, Birnenzelten oder Kraut
Gründonnerstag	gesottener Karpfen, Wein
bei der Schlachtung der Schweine	Bratwürste, Korn
Klosterspital Lambach 1691 (Angaben pro Fest)	
Neujahr (1. I.), Dreikönigstag (6. I.), Fest St. Maurus (15. I.)	1 Seitel Wein, 1 weißes Brot, 0,5 lb junges Fleisch
Lichtmesstag (2. II.), Fest Scholastica (10. II.)	1 Seitel Wein, 1 weißes Brot, 0,5 lb junges Fleisch
Faschingssonntag, Faschingsdienstag	1 Seitel Wein, 1 weißes Brot, 0,5 lb junges Fleisch
Fest St. Joseph (19. III.), St. Benedikt (21. III.), Maria Verkündigung (24. III.)	1 Seitel Wein, 1 weißes Brot, 0,5 lb junges Fleisch
Fest Michaels Erscheinung (8. V.)	1 Seitel Wein, 1 weißes Brot, 0,5 lb junges Fleisch
Johannes der Täufer (24. VI.)	1 Seitel Wein, 1 weißes Brot, 0,5 lb junges Fleisch
Ostersonntag, Ostermontag, Osterdienstag	1 Seitel Wein, 1 weißes Brot, 0,5 lb junges Fleisch
Dreifaltigkeitssonntag	1 Seitel Wein, 1 weißes Brot, 0,5 lb junges Fleisch
Peter und Paul (29. VI)	1 Seitel Wein, 1 weißes Brot, 0,5 lb junges Fleisch
Pfingstsonntag, Pfingstmontag, Pfingstdienstag	1 Seitel Wein, 1 weißes Brot, 0,5 lb junges Fleisch
Maria Heimsuchung (2. VII.), Benedikt-Erinnerung (8. VII.)	1 Seitel Wein, 1 weißes Brot, 0,5 lb junges Fleisch
Julian (VIII.), Maria Geburt (8. IX.)	1 Seitel Wein, 1 weißes Brot, 0,5 lb junges Fleisch
Rosenkranzfest (5. X.), Jahrtag Gotteshaus Stifter (6. X)	1 Seitel Wein, 1 weißes Brot, 0,5 lb junges Fleisch

Spital/Ort/Zeit	Fleisch/Festzeiten
Allerheiligen (1. XI), *Allerheyl. münch* (XI.), Maria Opferung (21. XI.)	1 Seitel Wein, 1 weißes Brot, 0,5 lb junges Fleisch
Maria Empfängnis (8. XII.), Weihnachten (25. XII.), St. Stephan (26. XII.), Johannes (27. XII.)	1 Seitel Wein, 1 weißes Brot, 0,5 lb junges Fleisch
Bürgerspital Graz 1726	
Neujahrstag, Fasching	1 lb Kalbsbraten, Brot von Roggenmehl, 1 Maß Wein
Faschingszeit	3 bis 4 Mal extra Schweinef., Würste
Ostern	1 lb Schweinselchf.
Pfingsten, Martini (11. November), Weihnachten	1 lb Kalbbraten, Brot von Roggenmehl, 1 Maß Wein
Bürgerspital Leoben 1729	
Fasching, Ostern, Pfingsten, Weihnachten	doppelte Rindfleischportion
zu den Heiligen Zeiten (Ostern, Fasching)	Abstechen von jeweils zwei Kälbern und Verteilung unter die Insassen
Fasching, Ostern, Pfingsten, Allerheiligen, Maria Geburt, Weihnachten	2 Maß Weizen, doppelte Weinration
Palmsonntag (Osterbeichte)	abgeschmalzte Brezen, Wein
Bürgerspital Hartberg 1731	
Neujahr, Fasching, Ostern, Pfingsten, Weihnachten	keine Extraspeisen, sondern wie am Sonntag verpflegt: ein Stück Fleisch in Rindsuppe, Kraut, Gerste (M); Rüben oder Kohl und ein Richt von einer Fleischzuwaage (A)
Herrschaftsspital Tüffer/Laško 1731	
zu den fünf heiligen Zeiten	1 lb geselchtes Rindf, 1 Laib Brot, 2 Maßl Wein
Ostern	Kalbsbraten; jeder eine Bratwurst
Hofspital Graz 1752	
Christtag, Ostertag, Pfingstsonntag, Faschingssonntag	Rindsuppe mit Brot, 0,3 lb Rindf mit Kren, Kraut, Kalbseingemachtes, ein Kalbsbraten, Salat, Gerste, Brot, ein Halbe Wein (M); Rindsuppe mit Brot, 0,3 lb Rindf, Rüben, Gerste, Semmel, ein Seitel Wein (A)
Herrschaftsspital Sauerbrunn 1754	
Fasching, Ostern, Pfingsten, Martini, Weihnachten	2 Maß gedörrte Zwetschgen zum Pfeffer, Weißbrot, ein Mäßl Mehl/Tisch; eine Halbe Wein pro Person

Spital/Ort/Zeit	Fleisch/Festzeiten
Ostern, Weihnachten	2 lb frisches Fleisch, pro Tisch ein Stück Rückenfleisch; extra Weißbrot
Ostern	4 Schweineschultern, für jeden 2 rohe Eier; zur Osterbeichte gebackene Nudeln, Milch, Wein
zu allen heiligen Zeiten	Fleck, Würste, gekochtes Mus
Fasching, Pfingsten, Martini	1 lb Rindf und Hochrücken zum Krautfleisch
Fasching	Weizenkrapfen
Bürgerspital Eisenerz 1757	
Ostern, Pfingsten, Allerheiligen, Weihnachten, Fasching	ein extra Brot von Weizen, 0,5 lb Frischf, 0,5 Maß Wein
Herrschaftsspital Eferding 1762	
Martini (11. November); Fasching (ohne Ganszuteilung)	Rindsuppe, Kraut und Fleisch, Viertel einer Gans und Schweinsbraten (M), Rindsuppe, Kraut, Fleisch und Gans, gedörrtes Obst zur Dampfsuppe, süße Milch, Semmel (A)
Ostern, Pfingsten, Weihnachten	Rindsuppe, Kraut, Fleisch; Ostern und Pfingsten je 10 Eier
Andreastag (30. November)	Teile vom geschlachteten Schwein
Neujahr, Fasching, Ostern, Pfingsten, Martini, Weihnachten und Beichttage	ein Seitel Wein und eine Semmel
Bürgerspital Hall/Tirol 1785	
Letare Sonntag	Opf: Fleischbrotsuppe, Voressen aus Kuttelfleck, 1 lb Rindf, Zettelkraut [Sauerkraut] (M); Vizdum, Suppe, saure Nudeln, Rübenkraut (A); Upf wie Opf (M), Vizdum, Rübenkraut, saure Nudeln
Palmsonntag (als Beichttag)	wie zu Letare, extra Wein für die Beichte
Karfreitag	Opf: Erbsensuppe, Stockfisch, Zettelkraut und Dampfnudeln (M); 1 Fräggel Wein, ¼ lb Käse, ¼ Laib Brot (A); Upf: Suppe, Zettelkraut, Dampfnudeln (M); wie Opf (A)
Kirchweihfeste	Opf: Fleischbrotsuppe, Voressen: 0,5 lb Kalbfleisch, 1 lb Rindf, 0,5 lb Speck; Kraut, Bratwurst, Leberwurst, weitere Würste, Brei, Pfeffer, Wein (M); 1 lb Braten, 0,5 lb frisches Schweinef, Kraut (A); Upf: Fleischbrotsuppe, 1 lb eingemachte Fleck, 0,75 lb Rindf, Speck, Kraut, Bratwurst, Leberwurst, andere Würste, Brei, Pfeffer, Wein (M); 1 lb Braten, 0,25 lb frisches Schweinef, Kraut, Gerste (A)
Fasching	Opf: Fleischbrotsuppe, 0,5 lb eingemachtes Kalbfleisch, 1 lb Rindf, Zettelkraut, 0,25 lb Butter, Milch, Wein (M); 1 lb Braten, 0,3 lb geselchtes Schweinef, Knödel (A); Upf: Brotsuppe, 1 lb eingemachte Fleck, 0,75 lb Rindf, Zettelkraut, 0,25 lb Butter, Milch, Wein (M), 1 lb Braten, 0,25 lb geräuchertes Schweinef, Gerste, Kraut (A)

Spital/Ort/Zeit	Fleisch/Festzeiten
Ostertag	Opf: Fleischbrotsuppe, 0,5 lb eingemachtes Kalbfleisch, 1 lb Rindf, Kraut, Semmel, Wein, 2 Ostereier, Schinken (M); 1 lb Braten, 0,3 lb geselchtes Schweinef, Kraut (A); Upf: Fleischbrotsuppe, 1 lb eingemachte Fleck, 0,75 lb Rindf, Kraut, Wein, 2 Eier (M); 1 lb Braten, 0,25 lb geselchtes Schweinef., Kraut, Gerste (A)
Maientag	normale Kost, Opf: extra 0,25 lb Butter, Milch; Upf: extra 0,25 lb Butter, Milch
Pfingstabend	Opf: Erbsensuppe, Zettelkraut, Brotkuchen (M); Brennsuppe, Wein (A); Upf: Erbsensuppe, Zettelkraut, Brotkuchen (M), Brennsuppe, Rüben
Michaelilichtbraten	Opf: wie normaler Tag (M); 0,3 lb geselchtes Fleisch, Kraut, 1 lb Braten, Wein (A); Upf: wie normaler Tag (M); 0,25 lb geselchtes Fleisch sonst wie Opf
Dresch-Tag	Opf: wie normaler Tag (M); wie normaler Tag, extra 4 Brotküchlein, Wein (A); Upf: wie normaler Tag (M); wie normaler Tag, extra 4 Brotküchlein, Wein (A)
Allerheiligen	Opf: Erbsensuppe, Kraut, 5 Brotküchlein (M); Vizdum, Rübenkraut (A); Upf: Erbsensuppe, Kraut, 5 Brotküchlein (M); Vizdum, Rübenkraut (A)
Martini	Opf: wie normaler Tag (M), 1 lb Braten, 0,33 geselchtes Schweinef., Gersten, Kraut, Wein (A); Upf: wie normaler Tag (M); 1 lb Braten, 0,25 lb geselchtes Schweinef., Wein, Gerste, Kraut (A)
Weihnachtsabend	Opf: Erbsensuppe, Kraut, 5 Brotküchlein (M), 0,25 lb Käse, ¼ Laib Brot, Wein (A); Upf: Erbsensuppe, Kraut, Kraut, 5 Brotküchlein (M); 0,25 lb Käse, ¼ Laib Brot, Wein (A)
Weihnachtstag	wie Ostertag
fünf Frauentage und Corporis Christi	Opf: Erbsensuppe, Schadenblättel, Kraut, Wein (M); Vizdum, Rübenkraut (A); Upf: Erbsensuppe, Schadenblättel, Kraut, Wein (M); Vizdum, Rübenkraut (A)

Abkürzungen: A = Abend; M = Mittag, Opf = Oberpfründner; Rindf = Rindfleisch, Schweinef = Schweinefleisch; Selchf = Selchfleisch; Suppenf = Suppenfleisch; Upf = Unterpfründner

7. Normabweichung als Praxis – die Spitalinsassen im Blick

7.1. Handlungsspielräume von Insassen – informelle Arrangements mit dem Personal

Bedeutende Formen menschlichen Schutzes entstanden im Mittelalter, etwa das Kloster, die Burg und die Stadt[1]. Unter diese Errungenschaften muss auch das Spital eingereiht werden, wobei es in dieser Institution nicht darum geht, „sich gegen die Außenwelt ab[zu]sperren, sondern einen sinnvollen Rahmen [zu] schaffen, innerhalb dessen man die Gemeinschaft gestaltet“[2]. Obwohl die Insassen am kürzesten Ast des Baumes saßen, der stets vom Ansägen oder Durchbrechen bedroht war[3], scheute das Personal, in erster Linie der vor Ort tätige Spitalmeister, in der Regel vor seinem Durchgriffsrecht zurück. Weil dies aber häufig mit wenig Erfolg einherging, strebten fähige Amtsehepaare[4] unter Einbeziehung der Bewohnerinnen und Bewohner eher eine ausbalancierte Kontrolle an, als sich in zeitaufwändige Auseinandersetzungen zu verwickeln[5]. Die Spitalinsassen waren sich des Privilegs, in einer Versorgungseinrichtung leben zu dürfen[6], bewusst und zeigten der Hausleitung gegenüber meist ein devotes Verhalten, um ihre Wünsche durchsetzen zu können. Wer allerdings häufig fluchte und die Türen zuschlug, *daß das gepäu einfallen möchte*[7], der hatte wenig Möglichkeit, später bei Beschwerden Gehör zu finden, eine adäquate Kommunikationssituation war damit eindeutig misslungen[8].

„Behördliche“ Vorschriften und reale Umsetzungen waren im Europa der Frühen Neuzeit, auch noch im 18. Jahrhundert, dies sei hier nochmals deutlich herausgestrichen, zwei konträre Bereiche. Zu beachten bleiben multiperspektivisch weiter die zunächst von Geistlichen, dann vom Adel und vom Bürgertum mitbeeinflussten, oft weltfremd ausformulierten Ordnungen und auf der anderen Seite der Standpunkt der tatsächlich Betroffenen sowie die häufig nicht durchführbaren, jedoch angekündigten harten Sanktionen (z. B. Ausschluss aus dem Spital). „In vielen Bereichen gilt jedoch, dass sich zwar derartige Diskrepanzen berechtigt annehmen lassen, dass aber nur wenige Quellen über die nähere

---

1 Antenhofer, Verletzlichkeit 529.

2 Ebd.

3 Vgl. dazu die Vorschriften im steirischen Markt Mariazell, Punkt 12. Fassionseinlage über das Spital, fol. 509v–540r, hier fol. 510v. *Ist diese fundation in solang genüssbahr, als die hierzue aufgenohmene sich unsträfflich, und denen spitall-sazungen gemess aufführen, widrigenfalls sye von danen verstossen werden.*

4 Vgl. dazu Vanja, Auf Geheiß der Vögtin 76–95.

5 Weiss, Alltag 412f.; Scheutz, Austrian Hospitals 196.

6 Scheutz, Hôpital 142.

7 StLA, WStA 13, K. 70, Nr. 292, Administrator Peter Anton Schäbl an das I. Ö. Gubernium, 1795 Dezember 1795.

8 Vgl. dazu Stanislaw-Kemenah, Spitäler in Dresden 444–456 (Kap. Anspruch und Wirklichkeit – oder: Aus der Rolle gefallen).

Beschaffenheit der *tatsächlichen Verhältnisse* Auskunft geben könnten“[9]. Jedes „Verhandlungsergebnis“, das den Spitalmeister das Gesicht wahren ließ und die Spitalregeln nicht allzu sehr negierte, war für das Gedeihen der Anstalt besser, als nach dem Ausbruch von ungezügelten Aggressionen autoritäre Abhilfe schaffen zu müssen. Sofern die Ordnungen vierteljährlich verlesen wurden oder auch aushingen, konnte das Personal auf deren Einhaltung nachdrücklich hinweisen. In kleineren Spitälern existierten oft nur mündliche Überlieferungen oder die Generalspitalordnung auf Papier für das Herzogtum Steiermark vom 20. Juni 1731 verschimmelte in der Registratur eines eventuell vorhandenen kleinen Archivs und niemand erinnerte sich noch Jahre später daran[10]. Das Spital war kein anonymer Zufluchtsort und dort herrschte keine Goffman'sche „institutionelle Totalität“, die Welt der Frauen und Männern bestand eben nicht aus willenlosen Objekten, sondern aus lenkendem Personal und aus Insassen, denen Handlungsspielräume offenstanden[11]. „Zwayung und khrieg“[12], wie die Spitalquellen den Alltag gerne charakterisieren, implizieren eine konfliktreiche Lebenspraxis im Spital[13], wie Beispiele aus der Spitalpraxis gut belegen[14].

So richteten Ende Juli 1754 ca. 20 Frauen eine Bittschrift um Aufnahme an die Verwaltung des in Graz angesiedelten Kleinen Lazaretts (1617–1786), das ausschließlich weibliche Personen beherbergte. Von diesen namentlich aufgelisteten Frauen kamen lediglich acht in die engere Auswahl der Behörden. Primo loco gelistet wurde schließlich Maria Catharina Bernard, eine ledige, erst 39 Jahre alte Frau, die allerdings einen Schlaganfall erlitten hatte und schon seit ihrer Jugend als krank galt. Man erachtete sie als gänzlich arbeitsunfähig, jedoch als besonders fromm und tugendhaft, und sie würde – so die interessante Ausführung – *ohnfehlbar mit denen andern den frieden am besten halten*[15]. Obwohl die Frau scheinbar kein Geld in das Haus einbringen konnte und noch dazu jung in die Anstalt kam (die Grundkrankheiten ließen allerdings kein hohes Lebensalter erwarten), „spendete“ sie dem Haus soziales Kapital, indem man von ihr – im Sinne von Aushandlungspraktiken – nicht nur eine neutrale Haltung, sondern sogar eine vermittelnde Rolle gegenüber der Hausleitung erwartete. Fiel der Grazer Pfründnerin in dieser Hinsicht nur eine passive Rolle zu, so versuchte ein Stifter für das Klagenfurter Bürgerspital vor der Übergabe seines Vermögens ein Mitspracherecht für den Stoff und die Farbe seiner Kleidung, die er im und vor allem außerhalb des Hauses zu tragen hatte, zu erwirken. Obwohl das bürgerliche Schneiderhandwerk nicht zu den reichsten zählte, spielte die Berufsehre wohl unmittelbar eine besondere Rolle[16].

---

9 Watzka, Arme, Kranke, Verrückte 117, mit weiterer Literatur, Kursivsetzung durch den Autor.

10 Watzka, Totale Institutionen 247; vgl. Scheutz–Weiss, Spital als Lebensform 650–653 (Bürgerspital Wien 1731).

11 Vgl. Watzka, Interdepedenz 25–53; Bretschneider–Scheutz–Weiss, Machtvolle Bindungen 7–24.

12 Zit. nach Ströbele, Rottenburger Spital 94.

13 Wir haben im Folgenden bewusst Archivalien aus einer großen Fülle vornehmlich aus dem ehemaligen Herzogtum Steiermark ausgewählt, um Zusammenhänge aufzeigen zu können, jedoch nicht um das Auffällige zu demonstrieren, sondern um das Alltägliche nachzuzeichnen.

14 Während Kapitel 5, 359–402, die normative Seite der Spitalordnungen in den Blick nimmt, thematisiert das vorliegende Kapitel stärker die Praxis.

15 StLA, WStA 26, K. 146, Nr. 178, Bittschriften nach dem Tod der Pfründnerin Catharina Samuelin, 1754 Juli 24; zum Kleinen Lazarett Scheutz–Weiss, Spital als Lebensform 185–189 (Bürgerspital Graz).

16 KLA, Ständisches Archiv I (AT-KLA 207), Sch. 259, Fasz. 3, fol. 1r–20v; Weiss, Unglück 211.

Das „auslauffen" aus dem Spital unterlag laut den Ordnungen einer strikten Kontrolle[17], wurde jedoch vom Personal nur unzureichend kontrolliert[18], sodass dieser Punkt auch zur Verhandlungssache werden bzw. unter die Toleranz der Hausangestellten fallen konnte, sofern die Frauen und Männer außerhalb des Spitals nicht bettelten und „auffällig" wurden. Der Würzburger Unterpfründner Melchior Bathasar wurde 1593 auch nicht wegen des Verlassens des Hauses bestraft, sondern weil er zu spät ins Haus zurückgekommen war und um neun Uhr abends vor verschlossener Tür zu randalieren begann[19].

Wurden die Spitalleitung und sogar der Rat bei Entscheidungen übergangen, dann erfolgte eine rasche Reaktion der unmittelbar betroffenen Personen. Der Pfründner und Weltpriester Johann Caspar, der zu Beginn der 1770er Jahre dem Klagenfurter Bürgerspital die hohe Summe von 1.300 fl. zugesagt hatte, um im Haus ein separiertes Zimmer zur Verfügung gestellt zu bekommen, übergab schließlich nur 150 fl. und kaufte entgegen seiner ursprünglichen Planungen um 1.000 fl. ein eigenes Haus. Als er sein Zimmer nach zweijährigem Aufenthalt wieder verließ – seine *Wankelmütigkeit* wurde entsprechend kritisiert –, wollte daher der Verwalter Andree Philipp Schöller rasch einen Nachfolger finden. Der Priester, gewohnt Anordnungen zu geben, ließ der Obrigkeit jedoch mitteilen, er habe seine Pfründe bereits einer Armenhausbewohnerin versprochen, die schon mit ihrer *Equipage* vor den Toren des Bürgerspitals auf die hochbegehrte Aufnahme warte. Mit dieser versuchten Einflussnahme hatte allerdings der Geistliche eine rote Linie überschritten, denn der Verwalter teilte Johann Caspar unmissverständlich mit, *er habe in dem spittal das mindeste* [nicht] *mehr zu suchen* und ließ außerdem das *gerimpel* der armen Frau in das Armenhaus zurücktransportieren[20]. Auch im Salzburger Lungau, konkret im Markt Mauterndorf, hatte die „Siechin" (= die Herbergsmutter des Siechenhauses) zu lange auf die Bedeutung ihrer Arbeit im Haus und ihren Handlungsspielraum vertraut, obwohl die Institution aufgrund der dort verkehrenden Fremden stets von der Obrigkeit misstrauisch beäugt wurde. Sie hatte sich sogar mit zwei Söhnen des Abdeckers eingelassen und mehrere Kinder geboren, bevor schließlich die Verwaltung hart durchgriff und sie im Jahr 1609 des Landes verwies[21].

Bisweilen schienen die Bitten der Insassen durchaus einfach zu erfüllen zu sein, doch beharrten Verwalter, Spitalmeister oder die Ratsherren strikt auf die Einhaltung der Ordnungen. So hat sich in der Kuenburg-Sammlung[22], einer Serie von historisch und volkskundlich bemerkenswerten Kostüm- und Trachtenbildern aus dem letzten Viertel des 18. Jahrhunderts, u. a. folgendes Bild für die Nachwelt erhalten: „Eine Pfründnerin im [Salzburger] Bürgerspitale"[23]. Die dargestellte alte Frau wird im Profil gezeigt, sie stützt sich auf einen Stock und trägt in der rechten Hand einen schwarzen Rosenkranz sowie unter dem rechten Arm ein überdimensioniertes Gebetbuch. Neben einer schwarzen Pelzhaube, einem dunkelgrau-schwärzlichen Halstuch, einem hellgelbroten Wams sowie einem Rock fällt besonders der weiße, große, viereckige, Schulter breite und die Brust

17 Vgl. Kap. 5.3, 369–372.

18 Im steirischen Eibiswald wohnten 1754 neben der alten Spitalmutter sechs weitere Frauen. Die Aufsichtsperson wurde weder für ihre Aufgabe entlohnt, noch dürfte sie für die Kontrolle ihrer Mitbewohnerinnen geeignet gewesen sein. StLA, RuK 127, K. 400, fol. 104r–107v, Bericht und Gutachten an die Hauptkonferenz über das Spital in Eibiswald, 1729 März 9.

19 Bergerhausen, Klientel 93.

20 KLA, Klagenfurt Stadt I (AT-KLA 97), Fasz. 983/2, Schreiben des Spitalverwalters Andree Philipp Schöller an die Verordnetenstelle, vermutlich 1775 Sommer; Weiss, Österreichische Hospitäler 227.

21 Klammer, Altenbetreuung 585.

22 Prodinger, Kuenburg-Sammlung 19–55.

23 Heinisch–Prodinger, Gewand und Stand, Tafel 41.

bedeckende Halskragen auf[24]. Frauen und Männer im Salzburger Bürgerspital trugen ihre eigene Kleidung, wurden aber im Bedarfsfall zusätzlich mit Gewandteilen aus der ungeliebten *Tandelkammer* versorgt. Um jedoch in der Öffentlichkeit sofort als Pfründner des Bürgerspitals erkennbar zu sein, trugen die Frauen den angesprochenen Pfründnerkragen und die Männer den Pfründnermantel[25]. Der Spezerei- und Materialwarenhändler sowie Verwalter des Bürgerspitals in den Jahren 1773 bis 1801, Christian Zezi[26] (1742–1819), Ratsherr seit 1782, erklärte diese Maßnahme folgendermaßen: *Sind die krägen das unterscheidungszeichen, so wie bey den mannsbildern die mäntl, daß es bürgersleuthe sind, darum haben auch die kapitl spitaller und die leprosen ihre unterscheidungszeichen, ja sogar sind mehrere stiftungen, wo sie ganz besondere kleidungen bekommen, nur die einzige bruderhäusler haben kein kennbares zeichen, weill auch die dienstbothen keinen besonderen stand ausmachen*[27]. Die Frauen mussten den Pfründnerkragen vor allem an Feiertagen anlegen, wenn sie paarweise mit den Männern unter Vorantragung des Kreuzes zum Stundengebet gingen oder ebenfalls bei der Teilnahme an den Prozessionen. Im Rahmen der Generalvisitation des Bürgerspitals im Juni 1795 wurde vor den Visitatoren vereinzelt der unmissverständliche Wunsch geäußert, die Krägen nicht mehr in der Öffentlichkeit verwenden zu müssen[28], da sie nach Eigenaussage der Frauen nicht zu ihrer eher ärmlichen Kleidung – es sei an die Tandelkammer erinnert! – passten und sie deswegen verlacht würden. Verwalter Zezi interpretierte dies hingegen völlig anders: Er wollte die Frauen und Männer beim Gang durch die Stadt einer sozialen Beobachtung und Kontrolle unterwerfen und sah seine Pflichtbefohlenen als Repräsentanten einer öffentlichen Versorgungsanstalt. *Es ist also nicht das auslachen oder die alte mode [dann* [sic!] *galante frauenzimmer werden ohnedies nicht in das spital aufgenohmen] die Ursache, daß einige um abänderung bitten, sondern sie hätten sich näher erklären sollen, warum diese krägen zu der übrigen kleidung nicht passen, dann würde sich gezeigt haben, daß eben diese kragen eine gemeine bürgerliche, aber ganze und reinliche kleidung erfordern, also nur denen unwirthschaftlichen, unflättigen und versoffenen zum vorwurf gereichen, deren lumpichte, schmutzige und armseelige kleidung mit ihren krägen nicht harmonirt, und eben darum zur schau stellen*[29]. Der Stadtrat war an dieser Auseinandersetzung nicht interessiert und forderte lediglich Reinlichkeit der Insassen ein. Das Konsistorium als Letztinstanz, welche den angesehenen Verwalter wohl kaum kritisieren wollte, thematisierte den schwelenden Konflikt mit keinem Wort, sodass es bei der bestehenden Regelung zum Tragen der Pfründnerkrägen und auch der -mäntel blieb, die nach der Meinung des Verwalters ebenfalls *unschickliche kleidung*[30] zudeckten.

---

[24] Die Volkskundlerin und Trachterforscherin Friederike Prodinger, Direktorin des Salzburger Museums Carolino Augusteum (heute Salzburg Museum) in den Jahren 1969 bis 1978, stellte dabei die Nachfrage, ob es sich um eine spezielle Anstaltskleidung im Bürgerspital oder vornehmlich doch um Gewand aus dem eigenen Besitz handelte; ebd. 172 (Nr. 79). Auch die Frau im Siechenhaus trug einen auffälligen runden Halskragen in weißer Farbe. Ebd. Tafel 43 172f. (Nr. 81).

[25] Zur Analyse Weiss, Bürgerspital, 133f.

[26] Zur Person: Ammerer, Zezi 544.

[27] AT-AES 1.2 Altbestand – Akten 5/63/30, St. Blasius, Generalvisitation 1795, Christian Zezi an den Stadtrat, 1795 August 29.

[28] Stadler, Generalvisitation 146, 151.

[29] AT-AES 1.2 Altbestand – Akten 5/63/30, St. Blasius, Generalvisitation 1795, Christian Zezi an den Stadtrat, 1795 August 29; Stadler, Generalvisitation 156.

[30] AT-AES 1.2 Altbestand – Akten 5/63/30, St. Blasius, Generalvisitation, Schreiben des Stadtrats an das Konsistorium, 1795 Oktober 10, Punkt 8; vgl. SLA, Regierung, XLVI/B3, *Erneuerte spitals ordnung*, 1803 April 30, Punkt 18; Scheutz–Weiss, Spital als Lebensform 584 [18] (Bürgerspital Salzburg 1803).

Richter und Rat sprachen in den Quellen gerne von „ihrem" Spital und fanden es unzulässig, dass sie einem obrigkeitlichen Beamten die Kontrolle übergeben mussten. Im März 1730 besuchte der österreichische Regierungsrat und steirische Untersuchungskommissar Johann Adam Felix von Mainersperg u. a. das Bürgerspital in Knittelfeld und verlangte die Vorlegung der wichtigsten Dokumente des Hauses. Der Magistrat empfand es als *sehr schmerzlich*, dass er die Jurisdiktion über das Spital hatte abgeben müssen und nunmehr auch die per Schub in der Stadt eintreffenden Bettler zu verpflegen hatte. Der ursprünglich sehr enge Kontakt zu den Armen des Ortes war damit zwar nicht verlorengegangen, aber die wesentlichen Entscheidungen über Aufnahme und Ablehnung von mittellosen Mitbürgern wurden nunmehr im fernen Graz getroffen, informelle Vereinbarungen zwischen Spitalleitung und den Insassen deutlich erschwert[31].

Im Hofspital Graz, das im Zuge der maria-theresianischen Reformen im Sommer 1754 genauer visitiert wurde, legte der Spitalmeister Wert auf ein friedliches Zusammenleben im Haus. Die Haupt-Verfassung des Spitals hing in Tabellenform aus[32], angeregt wurde jedoch, dass die Armen mit einer ihren Kräften angemessenen Arbeit – die Frauen sollten Spinnen, die Männer in der Bleifabrik dienen –, versorgt werden sollten, ihnen allerdings auch der entsprechende Verdienst ausbezahlt werden durfte. Die Spitaler hielten sich aufgrund der reichlichen Nahrung sogar studentische Kostgänger gegen 1 xr., um sich *kleiner*[e] *nothwendigkheiten* kaufen zu können. Da sich für diese Vorgangsweise in der Spitalordnung keinerlei Begründung finden ließ, musste die Spitalleitung die *costgeherey*[33] rasch abstellen, um weiteren Zwist vor allem unter den Pfründnerinnen zu beenden.

In Spital Tüffer/Laško fungierte der Kaplan als geistlicher Spitalmeister, gegen den die 15 Insassen vorsichtig versuchten, ihre Rechte durchzusetzen. Sie besaßen einen Acker, auf dem sie Kraut und Rüben anbauten und diese im Keller des Hauses verwahrten. Allerdings hielt der Kaplan im Keller eine Kuh, um genügend Milch zu haben, sodass ihre Früchte aufgrund des Gestanks teilweise verdarben. Da ohnedies Bauarbeiten anstanden, wäre es möglich gewesen, eine Wand aufzuziehen, um Wein und Feldfrüchte zu lagern sowie sogar zwei bis drei Kühe zu halten[34]. Nicht nur Richter und Rat waren bestrebt, Vereinbarungen mit den Insassen zu treffen, um ein friedliches Miteinander im Spital zu gewähren, gelegentlich wurde die oberste Behörde selbst aktiv. Buchhalter Johann Sebastian Sebner aus Graz bemerkte in den Amtsrechnungen des Bürgerspitals in Rottenmann, dass die Frauen und Männer unterschiedliche Portionen in der monatlichen Höhe von 1 fl. 30 xr., 1 fl. 12 xr. oder nur 30 xr. erhielten. Sogar das Fleischgeld variierte zwischen 12 xr. und 48 xr. Um aber *wegen zerschidendtlich sich diesfahls ereignenden inconvenientien, dann zu vermeidung des neyd und hasses unter denen spittällern eine gleichheit respectu deren portionen unter selben eingeführet werden möge, als ist der unterhabenden buchhalterey gnädig aufgetragen worden, eine gleichheit in denen portionen zu treffen*[35]. Inklusive des Fleischgeldes sollte künftig jeder Insasse per 1. Jänner 1761 1 fl. 24 xr. erhalten.

---

31 StLA, WStA 39, K. 163, Nr. 4, Visitation des Bürgerspitals zu Knittelfeld durch Kommissar Johann Adam Felix von Mainersperg, 1730 März.

32 Scheutz–Weiss, Spital als Lebensform 486 (Hofspital Graz, Mitte 18. Jh.), Abb. 69 mit der genauen Quellenangabe.

33 StLA, RuK 127 II, K. 401, Hofspital Graz, fol. 45^{r-v}, 49^{v}, 64^{r}.

34 StLA, WStA 68, K. 212, Nr. 15, Antoni Rägg, Herrschaft Tüffer/Laško, 1729 November 29.

35 StLA, WStA 70, K. 216, Nr. 99, Johann Sebastian Sebner an die Milde Stiftungskommission, 1760 Dezember 17.

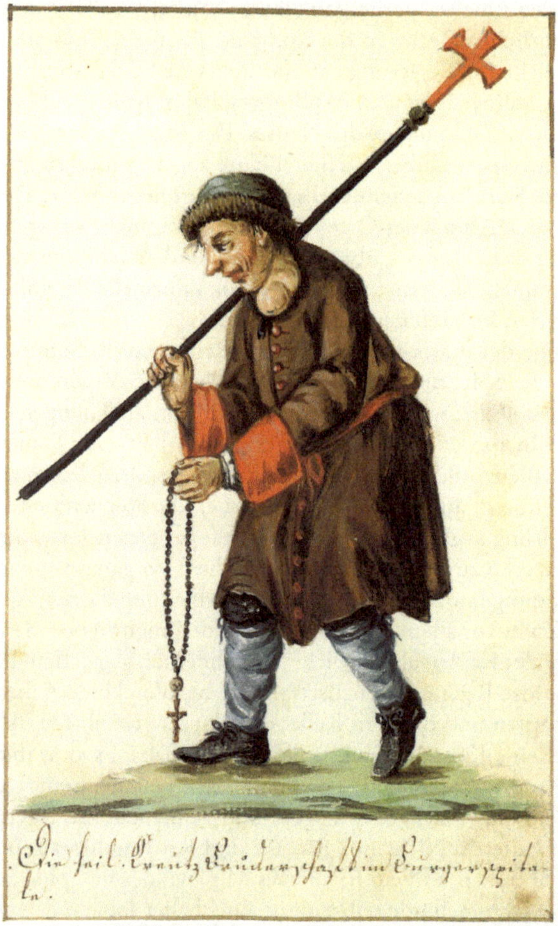

Abb. 93: Bürgerspital Salzburg, Heilig-Kreuz-Bruderschaft: Die Spitalbewohner traten nach außen hin auch als Gebetsverbrüderung auf, die Bruderschaft diente der Vernetzung, wie das Beispiel der Heilig-Kreuz-Bruderschaft im Salzburger Bürgerspital belegt. Das in eine Bruderschaftskutte gekleidete, mit einem Kropf versehene Bruderschaftsmitglied hält einen Kreuzstab in der Rechten und einen Rosenkranz in der Linken. Die Bruderschaftskutte ist rotbraun, mit roten Knöpfen und hellroten Ärmelaufschlägen; Prodinger–Heinisch, Gewand und Stand Tafel 44, zur Beschreibung S. 173 Nr. 82. (Quelle: Kostüm- und Trachtenbilder der Kuenburg-Sammlung [Ende 18. Jahrhundert], Privatbesitz).

Liest man Visitationsprotokolle gegen den berühmten Strich, so offenbaren diese ungewollt mehr über die Beziehungen zwischen Spitalmeister und Pfründnern. Der kaiserliche Hofkammer- und Hofkommissionsrat Peter Lukretius Ignatius Apostelen nahm Ende Oktober 1729 in Windischgrätz/Slovenj Gradec unter Mitarbeit des Spitalmeisters die Beschreibung der fünf Männer und der sieben Frauen vor, wobei bei allen einheitlich festgestellt wurde, dass sie weiterhin aufgrund ihrer Armut, ihrer Krankheit oder ihrer Tätigkeit für die Anstalt (z. B. Sauhalter) im Haus verbleiben durften. Die Armen revanchierten sich auf die einzig mögliche Art, die ihnen zur Verfügung stand. Befragt nach dem Leben im Spital und dem Verhalten des Amtsehepaares äußerten sie übereinstimmend: *Sie, pfründtner, wären mit den spitlmaister, und spitlmaisterin in allen woll zufriden*[36].

Im September 1759 bemühte man sich in Windischgrätz/Slovenj Gradec auch um die Aufnahme des schwerkranken bürgerlichen Schuhmachermeisters Joseph Scheriebl, der

36 StLA, WStA 34, K. 154, Nr. 16, Beschreibung der Pfründner in Windischgrätz, 1729 Oktober 20; zum Spital in Windischgrätz/Slovenj Gradec Scheutz–Weiss, Spital als Lebensraum 230–233, bes. 232 (Herrschaftsspital Windischgrätz/Slovenj Gradec).

aber kaum im Spital geduldet wurde, aber auch nicht unter freiem Himmel leben konnte. Stadtrichter und Rat dachten sogar an die Erblichkeit seines Gesichtskrebses und baten um eine Untersuchungskommission. Er hatte sein *häußl* aufgrund von Armut und seines andauernden Alkoholkonsums verkaufen müssen und man befürchtete, dass er im Spital weiterhin vom Alkohol abhängig wäre. Außerdem fand man aufgrund von Platzmangel kein geeignetes Zimmer für den Krebskranken, der einer Pflege bedurfte und aufgrund des schlimmen Geruchs allein liegen musste[37]. Inwieweit hier noch eine Lösung gefunden werden konnte, welche die Interessen aller betroffenen Parteien wahren ließ oder ob der Patient zuvor starb, ließ sich archivalisch nicht ermitteln. Entgegenkommend zeigte sich hingegen die Spitalleitung gegenüber einem blinden 56-jährigen Mann in Eisenerz, der 1740 im Alter von 48 Jahren zur Zeit der großen Teuerung und der Umbrüche bei Regierungsantritt Maria Theresias das überfüllte Haus freiwillig verlassen hatte. Er hatte in Ungarn, aber auch in der Steiermark gebettelt und bat unter Einbringung von 100 fl. im Juli 1748 um die neuerliche Aufnahme in das Spital Eisenerz. Obwohl er sich verbotenerweise jahrelang mit dem Bettel erhalten hatte, thematisierte man dieses Delikt nicht weiter, sondern akzeptierte seine besondere Behinderung und erinnerte sich an den freiwilligen Austritt aus dem Haus[38].

7.2. Überschreitung von Amtsgewalt – das Verhältnis von Insassen und Personal im Spannungsverhältnis von Allianz und Gegnerschaft

Wenig erfolgreich hinterfragten die im Haus lebenden Frauen und Männer nicht nur immer wieder die Qualität des Essens, sondern auch jene der Kleidung (z. B. waren Kopftücher aus „grobem Rupfer“ und ungefütterte sowie unförmige *mannsrögg*[39] nicht wirklich beliebt). Noch viel härter gingen die Insassen oft mit „ihrem“ Personal ins Gericht. Natürlich brachten sie zuvor ihre *diemiethige und fueßfallende klag* beim Stadtrat gegen Bedienstete im genauen Wissen darüber ein, wie mit untreuen Mitarbeitern zu verfahren sei. Sie wollten manche Personen mit allen Mitteln aus dem Haus haben und bemühten dafür ihre „Eigenmacht“[40]. Doch lässt sich tatsächlich derart skandalöses Verhalten von Spital- und Hausmeistern, Benefiziaten[41] sowie Dienstboten nachweisen, dass sich die Insassen vehement dagegen auflehnen mussten oder handelt es sich vielmehr um das Aufbegehren in einer strikt geführten Anstalt mit Vorgesetzten und den vielfach erwähnten Hauskindern? Ist das Aushandeln von kleinen Privilegien doch nur die Ausnahme geblieben?

Wohl kaum, wenn man die im mehrjährigen Rhythmus wiederkehrenden Vergehen der Verantwortlichen aufmerksam liest oder sich beispielsweise die kleinkriminelle Kar-

---

37 StLA, WStA 34, K. 155, Nr. 100, Richter und Rat von Windischgrätz/Slovenj Gradec an die Hofkommission, undatiert, 1759 September; Nr. 101, Spitalmeister Georg Teschäk an die Hofkommission, 1759 Oktober 10.

38 StLA, WStA 22, K. 188, Nr. 115, Bittschrift des Anton Grandmiller um Aufnahme in das Spital Eisenerz, 1748 Juli. Die Aufnahme erfolgte am 6. Oktober 1748.

39 StLA, WStA 68, K. 214, Nr. 35, Visitation des Spitals in Tüffer, 1747 Jänner 25; Nr. 44, weitere Beschwerden bei der Visitation durch den Kommissar Johann Jacob Lanzendorffer, 1753 März 20.

40 Weiss, Hund 193 mit einem Beispiel aus St. Veit in Kärnten.

41 Der Spitalpriester, meist ein Kaplan, welcher den Verwalter unterstützen sollte und die Armen zu überwachen hatte, avancierte in der Zeit Kaiser Karls VI. zum frühmodernen „Staatsbeamten“; Weiss, Spitalgeistlicher 233f.; Scheutz–Weiss, Spital als Lebensort 647 [9] (Generalinstruktion Steiermark 1731).

riere des Hausvaters Baptist Strumayr im Grazer Armenhaus ansieht, der von den Frauen und Männern für das Verlassen des Hauses eine „Schutzgebühr“ in der Höhe von 1 xr. einführte, um sich selbst einen Nebenverdienst zu verschaffen, bis dies bei der Behörde ruchbar wurde und diese das Fehlverhalten abstellte. Der frühmoderne „Beamte“ musste vor der Landessicherheitskommission Rede und Antwort stehen; ob er allerdings bestraft wurde, ist aktenkundig nicht überliefert[42].

Ein Spital und damit auch seine Insassen konnten sich rasch *in gröster gefahr* befinden, wenn ein Verwalter die ökonomische Basis und den guten Ruf des Hauses ruinierte. Franz Josef Kölbl († 1752)[43], zunächst Raitoffizier bei der Innerösterreichischen Hofkammer, anschließend Buchhalter der Repräsentation und Kammer in Graz, beschäftigte sich seit September 1741 jahrelang mit einem Skandal im Hofspital Sauerbrunn, an welchem der Verwalter Johann Fruewürth Schuld trug und der schließlich eine Verbindlichkeit bzw. einen Raitrest von rund 4.009 fl. zum Vorschein brachte, den der Beamte nicht erlegen konnte. Alleine die Untersuchung vor Ort nahm fünfeinhalb Tage in Anspruch, die neben der kritisierten Verwaltung und schlechten Meierwirtschaft auch die Behandlung der Insassen thematisierte. Der Stubenvater und sogar der Pfarrer von Pöls beanstandeten das schlechte Essen sowie die sechs unterschiedlichen Unterbringungsorte für die 30 armen Frauen und Männer (u. a. der Pferdestall, finstere Gewölbe, unbeheizte Kammern etc.). Es fehlte an geeigneten Schlafsälen und Krankenzimmern, die Dienstboten blieben unkontrolliert und die Insassen mussten wie Meierleute arbeiten[44].

Zu einer auf höchster Ebene geführten Auseinandersetzung kam es hingegen im Sommer 1728 zwischen Corbinian Graf Saurau (1692–1761)[45], dem Besitzer der Herrschaft Premstetten im Herzogtum Steiermark, in späteren Jahren Innerösterreichischer Statthalter, und der Landessicherheitskommission wegen *extradirlassung* von Susanna Krauser aus dem Grazer Armenhaus. Die Frau stammte ursprünglich aus Schlesien und hatte einen Wachesoldaten aus Graz geheiratet. Nach dessen Tod verehelichte sie sich noch zwei Mal, bevor sie als Witwe bettelnd durch die Straßen der Stadt zog. Gegen ihren Willen wurde sie in das Armenhaus gebracht, da sie noch 170 fl. in das Anstaltsvermögen einbringen konnte. Angeblich hätte sie es gegen Überlassung ihres Vermögens vorgezogen, von ihrer Schwiegertochter, einer Keuschlerin, in der Herrschaft Premstetten versorgt zu werden. Graf Saurau verglich das Armenhaus mit einem ewigen Arrest und argumentierte, *das durch sothanne versorgung der weeg zum beethlen von selbst abgeschnitten wurde, und bey solchen umständen kein armer wider willen in der verpflegung des alldasigen armenhaus erhalten werden könnte, wan er andern orths, und zwar bey einigen befreundten besseren unterhalt zu hoffen habe*[46]. Die Witwe, die ihre drei Männer überlebt hatte, war angeblich 99 (!) Jahre alt und hätte im Beisein von Zeugen erklärt, sie wolle im Armenhaus leben und sterben, wie der Verpflegungskommissar Johann Andree Caesar berichtete. Man beeilte sich ferner,

42 StLA, WStA 5, K. 20, Nr. 251, Landessicherheitskommission, 1728 September 3.

43 Obersteiner, Verwaltungsformen 96f.

44 Weiss, „Spittall in gröster gefahr“ 178, 188; StLA, WStA 13, K. 67, Nr. 92, Verordneter Kommissar Franz Joseph Kölbl an die Hofkommission, 1741 September 22; Nr. 100 Aniamus Antonius Städtler, Erzpriester und Hauptpfarrer von Pöls, an die Landessicherheitskommission, undatiert, 1742 Dezember; Nr. 106, Buchhalter Franz Joseph Kölbl an die Hofkommission, 1743 Oktober 24; Nr. 109 Buchhalter Franz Joseph Kölbl an die Hofkommission 1743 Dezember 12; vgl. Kap. 3.2.5, 273–276.

45 Zur Person: Brunner, Unterpremstätten 310; ders.–Heberling, Schloß Premstätten 167–178.

46 StLA, WStA 13, K. 20, Nr. 329, Hauptkonferenz an den Kaiser, 1732 April 1; Rekurs des Grafen Saurau, 1732 März 24.

darauf hinzuweisen, dass ihr Geld zu Unrecht erbettelt worden war und deswegen erneut den Armen zu Gute kommen müsse und dass die Verpflegung im Haus nicht mit einer „Bauernrauchstube“ verglichen werden könne. Graf Saurau, der auch bei Kaiser Karl VI. in dieser Angelegenheit petitionierte, wurde schließlich am 24. März 1732 endgültig abgewiesen. Der kritische Zeitzeuge, der davon überzeugt war, dass das Leben im Verband der Familie für eine höchst betagte Frau, die nicht für sich selbst sprechen konnte, eventuell wünschenswerter gewesen wäre, musste eine Niederlage gegen die uneinsichtige Behörde und gegen seine Herrschaft hinnehmen, der er sich letztendlich verpflichtet fühlte.

Vorwürfe und Auseinandersetzungen innerhalb des Hauses konnten dazu führen, dass dem Spitalmeister ein fixiertes Kostgeld seitens der Hofkammer diktiert wurde. Seit Jahren hatte es gegen den Spitalmeister im Grazer Hofspital dezidierte Missbrauchsvorwürfe gegeben, welche das Klima zwischen den Insassen und dem Vorgesetzten vergifteten. Die Innerösterreichische Behörde reagierte letztendlich im Mai 1713 und setzte neben einer Besoldung in der Höhe von 90 fl., den Ausgaben für den Schreiber (8 fl.) und für Kanzleimaterial (4 fl.) eine unglaublich hohe Summe für das Kostgeld in der Höhe von 350 fl. fest (zusätzlich wurde noch ein Weindeputat sowie weiches Holz aus den Spitalwäldern gereicht). Der Beamte konnte sich künftig nicht mehr so einfach bei den Spitaleinkünften „bedienen“, sodass man vermuten kann, dass seine vorhergehenden Einnahmen ein Mehrfaches betragen hatten[47]. Die häufigsten Klagen über Amtsanmaßung führten die Insassen über Drohungen mit Schlägen mit dem Prügel oder der Peitsche sowie mit dem Ausschluss aus dem Haus. Der nicht selten mit dem Hausmeister oder mit dem Verwalter in Konkurrenz tretende oder mit diesem verfeindete Pfarrer beklagte in derartigen Fällen demonstrativ den Verlust der Nächstenliebe, um selbst im Spital in Eigenregie herrschen zu können. Diplomatie war nicht unbedingt die Stärke der Spitalleitungen, sobald sie sich in Konflikte verstrickt hatten[48].

Nicht immer konnten sich die Spitalbewohner mit ihren Beschwerden bei den Kreishauptleuten durchsetzen, vor allem dann nicht, wenn nur wenige aus dem Haus diese unterstützten oder bei Befragungen mittrugen. So führten die Spitaler Michael Huebmann, Michael Wind und die Spitalerin Catharina Sittenberger 1763 bei der Landessicherheitskommission Klage gegen Spitalmeister Michael Oberhueber, dass sie zu viel arbeiten mussten und die Dienstleute dagegen geschont wurden, obwohl sie bessere Kost erhielten. Sie befürchteten auch Schläge mit dem spanischen Rohr (*leibsstraff*) und baten daher um Abhilfe. Als Totschlag-Argument verwendeten sie sogar die verschobenen Betstunden, um länger arbeiten zu können. Bei der Verantwortung des Spitalmeisters, des von Michael Huebmann so bezeichneten *spitalschinders*, und der endgültigen Entscheidung des Kreishauptmannes zeigte sich deutlich, dass die Kläger nicht unschuldig an der Affäre waren. Der 35-jährige Huebmann hielt sich nicht an die Ordnung, betrank sich wiederholt, hatte auch ein offen gezeigtes Verhältnis mit einer Insassin und verteilte die ihm anvertrauten Almosen willkürlich, wodurch blutige Schlägereien entstanden. Als Folge der Klage wurden die Frauen von den Männern getrennt, der Spitalmeister entschied künftig über das Almosen und der Kreishauptmann versuchte, die besondere Sparsamkeit des Spitalbeamten und willkürliche Drohungen abzustellen[49]. Anders verhielt es sich im Fall

---

47 StLA, RuK II, K. 401, Hofspital Graz, fol. 50^{r}.

48 Vgl. StLA, WStA 68, K. 214, Nr. 44, Visitation in Tüffer (Laško) durch Kommissar Johann Jacob Lanzendorffer, 1753 März 3; Bestätigung der Klagen durch Pfarrer Ignaz Märinz in Tüffer/Laško, 1753 März 22.

49 StLA, WStA 39, K. 165, Nr. 149, Bericht des Kreishauptmanns von Judenburg, Wolf Herrn von Stubenberg, 1763 September 9; Untersuchung des Spitals in Knittelfeld, 1763 August 16; Kommissionsproto-

des Spitalmeisters Joseph Strobl von Rottenmann, der im Winter und Frühjahr 1782 den Insassen nicht nur das Brennholz vorenthielt, sondern auch die „Geldportionen" nicht ausbezahlen konnte, da er die Spitalkasse bis auf den letzten Kreuzer wegen persönlicher Zahlungsschwierigkeiten geleert hatte. Strobl wurde umgehend abgesetzt und gezwungen, den Fehlbetrag in bar zu ersetzen, da der städtische Magistrat sofort die Behörde in Graz in Kenntnis gesetzt hatte[50].

Einen Brennpunkt hinsichtlich der vielfachen sozialen Konfrontationen stellte das Grazer Armenhaus dar, in dem 1749 von insgesamt 416 versorgten Personen 212 Frauen, Männer und Kinder tatsächlich in der Anstalt wohnten (51 %)[51]. Die Größe des Hauses bedingte kontinuierliche Spannungen innerhalb der heterogenen Gemeinschaft, führte jedoch überdies zu Problemen mit dem Anstaltsleiter (Hausmeister) und dem Benefiziaten. In den 1750er Jahren klagten die Armen gegen den Priester, dass dieser nicht als Armenvater in Graz bekannt sei, sondern als Verfolger und ärgster Feind der Notleidenden. Die Kirchenglocke läutete um 7.45 Uhr als Zeichen für den baldigen Beginn der Frühmesse, doch verließ der Geistliche erst um diese Zeit sein Bett, sodass sich die Gemeinde teilweise bis 9.00 oder sogar 9.30 Uhr gedulden musste. Die Armen klagten vor allem im Winter über ihre schlechte Kleidung und die Kälte in der Kirche, Fremde verließen erbost das Gotteshaus. Der Benefiziat wollte zeigen, wer der Herr im Haus sei und versäumte auch den gestifteten Rosenkranz, wofür er einen Verweis der Behörde erhielt. Der *verfluchte pfaffe* erteilte den Insassen das Verbot, vor Kranken, Sterbenden oder für bereits Verstorbene Gebete zu sprechen, eine Vorschrift, die nur auf taube Ohren stieß. Die tiefe gegenseitige Verachtung und der zunehmende Hass offenbarten sich in der Aussage der Spitaler, dass der Priester beim Segen stehenblieb, *als wan er über Gott wäre, wir soldaten würden gleich hundert prigl auf den hintern bekommen, er solte andern mit guten exempeln vorgehen, der Teufel wird ihn hollen, das ist ja ein schöner seelenfürst. Unß wundert recht von herzen, daß er alles durchdringet, wir arme unterdruckhet werden*[52].

Im Jänner 1758 kam der dramatische Fall des sechsjährigen Buben Franz Painagl ans Tageslicht, der bereits Jahre zuvor von seinen Eltern verlassen worden war, die einen „Glückshafen" (Glücksspiel) betrieben. Sobald der Junge betteln konnte, lebte er auf der Straße und wurde rasch ertappt und in das Grazer Armenhaus abgeschoben. Der körperlich schwache Jugendliche, der zusätzlich Probleme mit seinen Füßen hatte, eignete sich – wie beklagt wurde – kaum zur Arbeit und zeigte auch wenig Neigung dazu. Der Junge verübte die in der Kindheit üblichen *bubenstücke* und verbrachte die Zeit vornehmlich mit Freunden, deren geistige Fähigkeiten nicht der Norm entsprachen. Der wenig einfühlsame Hausmeister Christoph Kummer hatte den Jugendlichen daher wegen sexueller Verfehlungen mit 15 Hieben bestraft und ließ ihn anschließend in die Keuche einsperren. Seine Portion wurde auf 2 xr. reduziert. Aus diesen Gründen versuchte der verzweifelte Knabe, sich das Leben zu nehmen, was jedoch missglückte. Über den Hausmeister, der *an dem attentirten selbstmord einiger massen schuld habe*, verhängte die Behörde relativ rasch eine entsprechende Bestrafung. Nachdem Franz Painagl aus dem Zucht- wieder in das

koll zu Knittelfeld, 1766 Juli 22; Bericht des Kreishauptmanns zu Judenburg, Johann Edler von Heyß, 1767 Februar 23.

50 StLA, WStA 70, K. 217, Nr. 175, Richter und Rat zu Rottenmann an das Innerösterreichische Gubernium, 1782 April 15.

51 Watzka, Arme, Kranke, Verrückte 123.

52 StLA, WStA 5, K. 28, Nr. 1339, Bitte der Armen aus dem Armenhaus Graz an die Hofkommission, undatiert, vermutlich 1758 (1753?) April.

Armenhaus überstellt wurde, sollte der bestrafte Hausmeister über die Sitten des Kindes wachen. Der Junge nützte daher bei einem Prozessionsgang – wenig verwunderlich – die erste Gelegenheit, um aus dem Haus zu fliehen[53].

7.3 Verstöße gegen die Hausordnung

7.3.1 Verstöße gegen die religiöse Ordnung im Haus

In gemischt-konfessionellen Spitälern zeigte sich die Spitalleitung bemüht, ein reibungsloses Zusammenleben zu gewährleisten, auch wenn sich manche Insassen gegenseitig als papistische bzw. lutherische Hunde beschimpften und somit eindeutig bewiesen, dass unterschwellig konfessionelle Ressentiments an der Tagesordnung waren. Dabei handelte es sich in der Regel um spontane Provokationen und keineswegs um extreme Ausformungen der elaborierten Konfessionskultur, die sich ab der zweiten Hälfte des 16. Jahrhunderts entwickelte[54]. Spitäler „waren keine Institute des Friedens und der Eintracht, wie oft unterstellt, sondern hier setzten sich – unter den spezifischen Bedingungen des Hauses – auch die Konflikte fort, die in der gesellschaftlichen Öffentlichkeit des städtischen Alltags eine Rolle spielten“[55]. Während man verdächtige, in den österreichischen Erbländern in Spitälern aufgenommene Personen, die nach 1600 im Geruch des Protestantismus standen, bespitzelte oder genau beobachtete, zeigte sich dagegen die alltägliche kulturelle Praxis im gemischt-konfessionellen Spital der Reichsstadt Regensburg streng konfessionell geschieden. Jede Konfession hatte ihre Regeln genau zu beachten; allerdings konnte eine protestantische Bürgerswitwe am Aschermittwoch auch nicht beliebig Fleisch essen. Der geistliche Spitalmeister zeigte sie an, und die Frau wurde mit einer dreitägigen Pfrundsperre belegt[56].

Warnte der hl. Michael bildlich mit der Seelenwaage Frauen und Männer in den Pfarr- und Spitalkirchen in besonderer Weise vor religiösen Vergehen, so ließen sich einzelne Personen dennoch nicht davon abbringen, Bündnisse mit dem Teufel einzugehen. Die im Regensburger Katharinenspital wohnende Maria Hilz, die im katholischen Milieu wurzelte, verunsicherte Ende des 17. Jahrhunderts ihre Mitbewohnerschaft durch wilde Teufelsgeschichten, deren Narrativ vermutlich seinen Ursprung im Bayerischen Wald hatte. Mit ihren apokalyptischen Flüchen, die sie sogar in Gewitternächten brüllte, versetzte sie ihre Umgebung in Angst und Schrecken. Sie fluchte außerdem in der Kirche und am Friedhof, sodass sie mehrmals die Tat spiegelnd mit der Schandgeige und der Keuche bestraft wurde[57].

Frevel gegen die religiöse Ordnung konnten vielfältiger Art sein, Verstöße traten wiederholt im Rahmen von genehmigten oder ohne Erlaubnis angetretenen Wallfahrten

---

53 StLA, WStA 5, K. 28, Nr. 1294, Inquisition mit Franz Painagl, undatiert, 1758 Jänner; Nr. 1322, Überstellung Franz Painagls vom Zucht- in das Armenhaus, 1758 April 14 – das Kind dürfte zuvor noch zwölf Karbatschstreiche mit der türkischen Riemenpeitsche erhalten haben. Vgl. Weiss, „Karbatsch-Streiche“; StLA, WStA 5, K. 28, Nr. 1340, Hausmeister Christoph Kummer an die Hofkommission, 1758 April 28. Ob Franz Painagl mit Franz Bainnägl (siehe Kap. 7.4.2, 516–519) identisch ist, kann nur vermutet werden, da die archivalischen Quellen vor allem hinsichtlich seines Alters nicht eindeutig sind und auch bezüglich der Tatbestände differieren.

54 Neumaier, Pfründner 348.

55 Bräuer, Zwickau 96.

56 Neumaier, Pfründner 349.

57 Ebd. 350f.; zur Seelenwaage des hl. Michael Weiss, „Spittall in gröster gefahr“ 194.

auf, was meist zu schwerwiegenden Problemen mit der Spitalleitung führte. Elisabeth Lebl, die mit anderen Frauen unter der Aufsicht der Hausmutter im kleinen Lazarett in Graz (Griesviertel) lebte, durfte im Frühling 1767 mit Erlaubnis der Spitalleitung eine Pilgerfahrt antreten. Die Spitalbewohnerin ließ sich jedoch stattdessen in ihrem blauen Anstaltsmantel mit Soldaten auf der Gasse blicken und man ertappte sie überdies im Wirtshaus. Ihr wurde als frühneuzeitliche Schandstrafe ein „Maulkorb“ angelegt, ein achttägiger Hausarrest auferlegt und sie verlor ihre Pfründportion. Obwohl sie 150 fl. in die Stiftung eingebracht hatte und selbst um Entlassung ersuchte, verlor sie diese Geldsumme. Das Kleine Lazarett durfte sie nicht mehr betreten, denn man machte sie auch für Unruhen innerhalb des Hauses verantwortlich[58].

Gotteslästerung[59] war in den karitativen Häusern der Frühen Neuzeit gefürchtet und wurde daher bei *vermeidung der straff*[60] bereits in den Hofspitalordnungen des 16. Jahrhunderts verdammt. *Gotzlestern* setzten Stadtrat und Spitalleitung im 17. Jahrhundert immer noch mit schwerem Fluchen gleich[61], und es wurde deshalb normativ mit dem Verlust der Pfründe oder gar der Keuche gedroht – diese Bestimmungen finden sich häufig am Beginn der jeweiligen Spitalordnung behandelt[62]. Gotteslästerung als Gefährdung der Hausgemeinschaft galt ferner als böses Beispiel, das Nachahmer finden und vor allem den Zorn des Herrn herausfordern konnte[63]. Gelegentlich griffen die Normen auch die „Seelengefahren“ auf, *alß da seynd, das spilen, aydschwühr, zankhändel, rauffereyen und vollsaufen*[64]. Selbstverständlich sollten die Insassen diese Bedrohungen ernst nehmen und ihnen geflissentlich aus dem Weg gehen, um nicht vor Gott zu sündigen. Mit der Rezeption aufklärerischer Tendenzen tauchen in den österreichischen Spitalordnungen nach der Mitte des 18. Jahrhunderts kaum mehr fluchende und Gott lästernde Frauen und Männer textlich auf. Eine absolute Ausnahme stellt die Ordnung für das Bürgerspital Salzburg vom April 1803 dar, die noch explizit mit dem Terminus Gotteslästerung operiert[65]. Diese Passage dürfte aus der frühesten Hausordnung des Jahres 1512 herübergewandert sein, obwohl er nicht mehr zeitgemäß schien. Das Delikt verlor allmählich an Bedeutung, weil

---

58 StLA, WStA 26, K. 148, Nr. 196, Elisabeth Lebl an die Milde Stiftungshofkommission, undatiert, April 1767; Pro Memoria, Administrator Christoph Kummer an die Milde Stiftungshofkommission, undatiert, vermutlich September 1767; Haydinger, Fürsorge 71, 73; Scheutz–Weiss, Spital als Lebensform 186 (Armenhaus Graz).

59 Als Überblick Gottlosigkeit und Eigensinn.

60 Scheutz–Weiss, Spital als Lebensform 399 [76] (Hofspital Wien 1551); 426 [41] (Hofspital Laibach 1559); 431 [21] (Hofspital Graz 1561); 450 [86] (Hofspital Wien 1568); 456 [12] (Hofspital Bad Aussee 1568); 477 [76] (Hofspital Wien 1632); 485 [119] (Hofspital Wien 1632); 490 [7] (Hofspital Graz 1752).

61 Ebd. 519 [1] (Bürgerspital Feldkirch 1634); ähnlich ebd. 555 [6] (Bürgerspital Laufen 1618).

62 Ebd. 558 (Bürgerspital Mühldorf 1667); ebd. 566 [1] (Bürgerspital Salzburg 1512); ebd. 669 (Armenhaus Graz 1728); ebd. 824 [10] (Klosterspital Lambach 1691); vgl. ebd. 626 (Armenhaus Klagenfurt 1756); ebd. 647f. [11, 15] (Generalinstruktion für die Steiermark 1731); ebd. 651 [5], 652 (Generalspitalordnung Steiermark 1731); ebd. 657 [5] (Bürgerspital Eisenerz 1763); ebd. 683 [6] (Kleines Lazarett Graz 1753); ebd. 721 [1] (Bürgerspital Mariazell 1751); ebd. 889 [8] (Bürgerspital St. Pölten 1756); ebd. 903 [11] (Bürgerspital Wiener Neustadt 1622); ebd. 905 [9] (Bürgerspital Wiener Neustadt nach 1622); ebd. 906 [1] (Bürgerspital Wiener Neustadt 16. Jh.); ebd. 911 [1] (Bürgerspital Wiener Neustadt 1609); ebd. 915 [1] (Bürgerspital Wiener Neustadt 1658); ebd. 922 [3] (Bürgerspital Wiener Neustadt 1691); ebd. 937 [1] (Bürgerspital Wiener Neustadt 1649); ebd. 976 [1] (Lazarett Wien 1658); ebd. 979 [2] (Wien, Bäckenhäusel 1714); ebd. 982 [2] (Bürgerspital Wien, Klagbaum 1717); ebd. 989 [15] (Wien, St. Marx 1715); ebd. 1016 [15] (Wien Bürgerspital 1709).

63 Ebd. 681 (Kleines Lazarett in Graz 1667).

64 Ebd. 623 [6] (Bürgerspital Klagenfurt 1756); 627 [6] (Armenhaus Klagenfurt 1756).

65 Ebd. 566 [1] (Bürgerspital Salzburg 1512); ebd. 582 [1] (Bürgerspital Salzburg 1803).

die einsetzende Aufklärung die Herausforderung eines allmächtigen Gottes nicht mehr für denkmöglich hielt. Kein Zweifel, die „allgemeine Entwicklung der Gesellschaft im 18. Jahrhundert endete nicht an den Spitaltoren“[66]!

7.3.2 „Exzesse“ gegen das weltliche Hausregime

Konträr zu den Vorfällen im Alltag sahen die Ordnungen vor, dass sich die Armen *wider ire geordnete obherrn, wedter mit wortten noch wercken, im geringsten sich nit aufleünen, sondern, was ihnen geraicht würdet, alles mit danckhbarkkait in geduldt annemmen*[67], doch berücksichtigten die Insassen diese Forderung nicht immer in ihrer alltäglichen Verhaltensweise. Spitalseelsorger hatten in dieser Hinsicht die Aufgabe, *vorkombende excessen an gehörde in privato kund*[zu]*machen*[68]. Das Mikrogeschehen folgt jedoch anderen Regeln und die 73-jährige Maria Hilz, am 28. November 1703 auf die Regensburger Amtsstube bestellt, kümmerte sich wenig um die Spitalordnung. Als ihr vorgehalten wurde, dass sie in der Spitalkapelle, und zwar vor dem Altar, einen Streit angezettelt hatte und ihr deshalb der Ausschluss angedroht wurde, reagierte sie mit den Worten: „Meinetwegen, [...] es mir so nit andersten, alß wan ich unter hundten währe“[69]. Trotz dieses Eklats, den der Hausschreiber in direkter Rede protokollierte, geschah schlussendlich nichts. Kommissar Franz Joseph Schlägl konnte resümierend über die problematischen Zustände der „stützigen Köpfe“ im Bürgerspital Bruck/Mur nur resignieren. Sie zwangen den Spitalmeister zur Aufgabe seiner Position, *wenn er nicht sein leben abkürzen will*[70]. Wurden die Frauen und Männer in den Quellen gelegentlich infantilisierend als *hauskhünnder*[71] bezeichnet, so kann das nicht darüber hinweg täuschen, dass die Insassen eigenständig handelnde Individuen waren, welche durchaus vor dem verschlossenen Spitaltor randalieren konnten – „Exzesse“ (auch als Frevel, Mutwillen, Übermut tituliert), welche dem Rat sauer aufstießen[72].

Die Ursachen für die Auflehnung der Insassen gegenüber der Spitalleitung waren vielfältig. Der Obervorsteher des Hohen Spitals in Hofheim Friedrich von Stamford, der im August 1797 sein Spital Hofheim eingehend visitierte, versuchte darauf eine Antwort zu finden. Ohne Rücksicht auf die Person hielt er fest, „daß der vorige [verstorbene] hospitalmeister schon eine lange reihe von jahren sich sehr wenig, wie er sollte, um das wahre wohl der armen bekümmert haben müß[t]e. Ihm genügte, daß er nur wußte, sie seyn satt geworden, ohne daran zu dencken, auf welche weise es geschehen seye. Er wußte zwar, daß sie nicht auf der blosen erde und auf purem stroh lagen, aber es schien ihm einerley zu seyn, ob sie gleich wie thiere in löchern oder nestern nisteten“[73]. Die aufgelisteten Mängel könnten einen Ansatz bieten, um Ausschreitungen der Bewohner erklären zu können. Lösungsansätze der Spitalmisere bestanden in der Bestellung eines kompetenten personellen Stabes, so sah die Grazer Hausvater-Instruktion aus dem Jahr 1727 vor, dass

66 Neumaier, Pfründner 351.

67 Scheutz–Weiss, Spital als Lebensform 112, 555 [5] (Bürgerspital Laufen 1618).

68 Ebd. 675 [16] (Bürgerspital-Seelsorger Graz 1731).

69 Zit. nach Neumaier, Pfründner 15.

70 StLA, WStA 74, K. 225, Nr. 130, Untersuchung des Bürgerspitals in Bruck/Mur 1757, undatiert, 1757 Mai; Scheutz–Weiss, Spital als Lebensform 171 (Bürgerspital Bruck/Mur).

71 Ebd. 579 [8] (Leprosenhaus Salzburg/Mülln 1619).

72 Bergerhausen, Klientel 93, 98.

73 Droste–Sahmland, Die hessischen Hohen Hospitäler 485–493 (Zitat 487).

jeweils ein Insasse rotationsweise die Rolle des Hausportiers auszufüllen hatte. Durch die Umverteilung von Aufsichtspflichten wurden sich alle Insassen der Problematik von Ordnung im gemeinsamen Haus Spital bewusst. Vor allem in den kleineren Anstalten fehlte aber bis in die zweite Hälfte des 18. Jahrhunderts ein effektives Disziplinarsystem, es war allenfalls in „embryonaler Form“[74] vorhanden und bereits die unerlaubte *frequentirung deren schank und würthshäusern*[75] galt an manchem Ort als Exzess.

Versagten die Argumente, schritt man im 17. und 18. Jahrhundert auch in größeren Spitälern rasch zum Gebrauch von Händen und Fäusten; Frauen fügten sich gegenseitig bei wüsten Raufereien Beulen, blaue Augen und sogar Kopfwunden mit Spindeln zu. Beliebt waren ferner als Alltagswaffen der Besenstiel und der Gehstock behinderter oder älterer Frauen. Manche hatten ein Stück Holz im Bett, um sich gegen aggressive Stubennachbarinnen erfolgreich zur Wehr setzen zu können. Bei den Männern scheint geschlechtsspezifisch ein gewisses Maß an Gewalttätigkeit toleriert worden zu sein. Diese kleineren tätlichen Angriffe wurden als normal hingenommen, erst wenn Verletzungen entstanden und diese vom Bader versorgt werden mussten, griff die Spitalleitung ein. Bemerkte der Spitalmeister einen Streit und wollte vermitteln, wurde er anfänglich häufig ignoriert – die Kontrahenten dachten nicht daran, ihre Auseinandersetzung deshalb vorzeitig zu beenden. Die Spitalleitung mühte sich, den Ursachen der Prügeleien auf den Grund zu gehen und die Betreffenden mussten ihre Strafe akzeptieren. Unterlegene männliche Kontrahenten wandten sich nur im äußersten Notfall an den Spitalmeister, um sich in Zukunft selbst schützen zu können. Bisweilen wurde auch ohne Ursache aus purem Spaß gerangelt, um die Kräfte zu messen, Hierarchien innerhalb der Insassen zu bestätigen und Aggressionen abzubauen. Manche Verletzung ergab sich offenbar ungewollt, der Bader musste trotzdem deshalb mitunter gerufen werden. Geriet ein Pfründner und Spitalbediensteter an einen fremden Raufbold, der diesen verwundete, so wurde dem Aggressor von außen allerdings deutlich vor Augen geführt, dass der Spitalboden privilegiert war und dort jeder Raufhandel untersagt blieb[76]. Falls der Spitalmeister oder -verwalter selbst in Tätlichkeiten mit den Insassen verwickelt wurde, setzte man eine Kommission ein, die abzuwägen hatte, ob der meist männliche Täter das Haus verlassen musste oder nicht. Traf den Verwalter eine Mitschuld, so verbrachte der Insasse üblicherweise maximal nur ein paar Tage in Arrest bei Wasser und Brot, ohne eine Exklusion aus der Hausgemeinschaft zu erfahren[77].

Im meist überbelegten Grazer Armenhaus kam es im Jänner 1757 zwischen dem Stubenvater Johann Essig und seiner Frau, der Stubenmutter Maria Anna, wegen des ungestümen Benehmens ihrer eigenen Kinder bei Tag und Nacht zu einem hässlichen Streit. Die Lärmkulisse wurde stereotyp und judenfeindlich mit einer *rechte*[n] *juden schull*[78] verglichen und nervte die alten und kranken Menschen, die sich in einem benachbarten Zimmer aufhalten mussten. Der Stubenvater Essig hatte seinem achtjährigen Sohn einen harten Streich versetzt, worauf die Stubenmutter sofort heftig reagierte und ihrem Mann

---

74 Watzka, Totale Institutionen 246–248.

75 Scheutz–Weiss, Spital als Lebensform 1071 [3] (Herrschaftsspital Forchenstein/Forchtenau 1793).

76 Neumaier, Pfründner 386–392.

77 Als Beispiel StLA, WStA 13, K. 68, Nr. 201, Untersuchung gegen den Spitaler Michael Abstorffer in Sauerbrunn, 1759 Februar 2.

78 StLA, WStA 5, K. 27, Nr. 1204, Pro Memoria, Hausmeister Christoph Kummer an die Hofkommission, 1757 Jänner 27; an den Hausmeister des Armenhauses, ex Commissione, 1757 April 22.

mit dem Klopfholz auf den Arm schlug. Der Hausmeister ließ daraufhin den Knaben vom Schulmeister abstrafen und die Stubenmutter Essig ging angeblich wie eine „Furie" auf diesen los. Es kam zu turbulenten Szenen, in deren Folge die Frau mit dem Kind das Haus verließ. Der Stubenvater sollte zur Strafe ins Zuchthaus abgeschoben werden, beide mussten dort gemäß ihren Fähigkeiten arbeiten, auch die Frau, obwohl sie erneut schwanger war. Die Stubenmutter begründete ihr Verhalten mit einer Flucht vor dem prügelnden Hausmeister, der ihr Kind zum Krüppel schlagen wolle. Die Landessicherheitskommission wies die Beteiligten darauf hin, dass sich ein derartiges Verhalten für das Armenhaus nicht gezieme und sich die Familie friedlich verhalten möge, ansonsten würde die Behörde mit aller Schärfe gegen die Unruhestifter vorgehen.

Wurden Frauen und Männer beim verbotenen Wirtshausbesuch ertappt und anschließend noch bezecht ins Arrestzimmer geführt, so konnte sich dies zu Raufereien mit den Hausknechten oder im schlimmsten Fall sogar zu Messerattacken auswachsen, wie ein Fall aus dem Wiener Hofspital 1717 belegt. Die niederösterreichische Regierung, welche diesen Fall behandelte, fackelte nicht lange und verwies die vier Übeltäter, allesamt ältere Männer, des Hauses. Die gewalttätigen Männer legten Beschwerde direkt bei Hof ein und klagten ihrerseits über Missstände in der Anstalt, die eine Untersuchungskommission zu klären hatte. Obwohl sich die Anschuldigungen als haltlos erwiesen, wurde den ehemaligen Insassen, die sich alle reumütig zeigten, die Möglichkeit eröffnet, neuerlich in das schützende Haus zurückzukehren. Aber nur zwei Männer nahmen dieses Angebot dann auch wahr, sie wussten wohl um ihr verspieltes soziales Kapital, das ihnen das weitere Leben in der Anstalt nicht leicht machen würde[79].

Bisweilen vermeinte die Spitalleitung vorausschauend zu agieren, in dem sie den Insassen erlaubte, Bier im Spital *in ruhe genüssen*[80] zu dürfen. Wie der Handelsherr und Stadtrat Christian Zezi, zugleich Verwalter des Salzburger Bürgerspitals, mit gewisser Bitterkeit konstatierte, half diese Erlaubnis allerdings nicht viel, denn die Frauen und Männer bevorzugten den Lärm und Trubel im Wirtshaus und hielten sich trotz dieser Erlaubnis nicht an die Spitalordnung. Im Jahr 1758 fiel auch Carl Durst – nomen est omen – durch ein von der Spitalleitung Bruck/Mur als „ärgerlich" charakterisiertes Verhalten auf, denn Durst verbrachte viel Zeit in den Gasthäusern der Umgebung, an Kegel- und Spielplätzen, wo er heftig dem Alkohol zusprach. Durst war Anlass für vielfältige *grein-händl*[81] im Haus, zudem schlief er unerlaubt im Zimmer bei seiner Mutter. Da er überdies unvorsichtig mit offenem Feuer hantierte, reagierten Spitalmeister und Rat rigoros und versuchten den Mann nach dem Heimatprinzip in seine Geburtsgemeinde Waidhofen/Ybbs (Niederösterreich) abzuschieben.

Erlaubte der Verwalter oder der Spitalmeister ehemaligen Handwerkern im Spital tätig zu werden, so wurde diese Erlaubnis häufig missbraucht und die betreffende Person bzw. das Spital wurde von der jeweiligen Zunft als Störer angefeindet. Joseph Auf, im Bürgerspital Klagenfurt wohnend, war 1761 schon mehrmals mit der Schuhmacherzunft in Konflikt geraten, ohne dass die Hausleitung ihm Einhalt gebieten konnte. Als Ver-

---

79 Watzka, Arme, Kranke, Verrückte 118; Nowotny, Wiener Hofspital 148f.; Weiss, Österreichische Hospitäler 228.

80 AT-AES 1.2 Altbestand – Akten 5/63/30, 2. Absatz ad 2, Christian Zezi an den Stadtrat, 1795 August 29; Scheutz–Weiss, Spital als Lebensform 127f. (Bürgerspital Salzburg); ausführlich Stadler, Generalvisitation 137–161; ders., Bürgerspital in Salzburg 176–180.

81 StLA, WStA 74, K. 225, Nr. 162, Spitalmeister Joseph Kastl an die Landessicherheitskommission, undatiert, 1758 September.

treter der Schuhmacherzunft ihn in flagranti bei der Herstellung *neue*[r] *weiberschuch*[82] ertappten, reagierte er mit überbordender Aggressivität. Er beschimpfte die Vertreter des Handwerks, drohte ihnen mit dem Messer und übergoss sie mit Unflat, überdies ohrfeigte er am Gang den Handwerksmeister Gregor sehr hart. Sogar der Spitalmesner, der offenbar versuchte, mäßigend einzugreifen, wurde wütend beschimpft. Da das Haus nicht angemessen reagierte, kam das Schuhmacherhandwerk bei den Kärntner Landständen, genauer den Verordneten, um Bestrafung ein und forderte die sofortige Einstellung der Tätigkeit des Störers.

Konnten die geistlichen und weltlichen Obrigkeiten „Exzesse" unter den Insassen noch „übersehen", so war dies nicht mehr möglich, wenn sie selbst zum Ziel der Angriffe wurden. So ritt die Pfründnerin Rosina Windtpühler in den 1680er Jahren im Regensburger St. Katharinenspital eine längere Attacke gegen das Spitalamt. Wurde sie anfangs noch ermahnt, das Fluchen zu unterlassen und zu Gebeten aufgefordert, so konnten die Unruhen doch nicht kalmiert werden. Die Angriffe auf die ständische Ordnung nötigten die Spitalleitung schließlich zu Reaktionen. Die Pfründnerin überschritt das normale Maß an Kritik, als sie den Ruf des geistlichen Spitalmeisters öffentlich herabwürdigte. Sie wurde im April 1690 bei Androhung einer Schandstrafe („Geige") mit einem Hausverbot aus dem Spital entlassen und als „höllteufel und verzweiffelt böß mensch"[83] tituliert. Darf man in Regensburg wohl keine Führungsschwäche unterstellen, so muss man dagegen im steirischen Eisenerz vom genauen Gegenteil ausgehen. Ausnahmsweise beschwerte sich ein „armer Hascher", dass „alles ser ibl zue geth in den Spital, dan es gehen zum gebett, werr gern will, dann d(er) Herr schautt nicht nach, gehet Eines od(er) Keines, mit den Kirchen gehen ist es auch also, absonderlich die mansbilder Bleiben zu haus Dobackh Rauchen"[84]. Der in der Beschwerde direkt angesprochene Spitalmeister interessierte sich mehr für die Arbeitsleistung der Insassen, das „Nachtleben" der ihm Anvertrauten war ihm hingegen weniger wichtig. Es hieß, dass „manche Insassen zu nachts bis 11 und 12 Ur Spillen, Towackh Rauchen, auch schelten, fluechen oder gar fast Raufen, das mans in der Nachberschaft, ohne schröckhen nicht, hören kann"[85]. Um wirksame Kontrolle auszuüben, war es vermutlich notwendig, dass nicht nur die Bewohnerschaft sich sozial eng untereinander kontrollierte, sondern auch dass das Personal sowie die Insassen sich gegenseitig kritisch beäugten[86].

Zum überregionalen Skandalon entwickelten sich Fälle, wenn männliche und weibliche Insassen die Spitalleitung angriffen sowie an Bürgermeister, Richter und Rat oder sogar an den Landesherrn appellierten; manche Insassen verlangten überdies ihr in den städtischen Fonds angelegtes Geld zurück. Die im Salzburger Bürgerspital lebende, achtzigjährige Maria Lederhas, *beraits mit ainem fueß in Grab*[87], griff den Wirt und Spitalverwalter Franz Mosshammer in seiner Ehre an und behauptete, dieser hätte sie finanziell hintergangen. Unterstützt von Beratern wandte sich die begüterte Sattlerwitwe Ende Oktober 1765 an Fürsterzbischof Sigismund Graf Schrattenbach und bat um die Rückerstattung ihres Eigentums, eines Hauses im Wert von immerhin 3.000 fl. Weiter führte sie

82 KLA, Ständisches Archiv I (AT-KLA 207), Sch. 260, fol. 167r–168v.

83 Neumaier, Pfründner 398–400.

84 Kloibhofer, Bürgerspital 144.

85 Ebd.; die Analyse nach Scheutz–Weiss, Spital als Lebensform 177 (Bürgerspital Eisenerz).

86 Zuletzt Scheutz, Hôpital 151.

87 StA Salzburg, Städtisches Stiftungsarchiv, Schreiben des Salzburger Konsistoriums, 1765 Oktober 30; auch zum Folgenden; Scheutz–Weiss, Spitäler 214f.; Weiss–Kramml, Bürgerspital 214f.

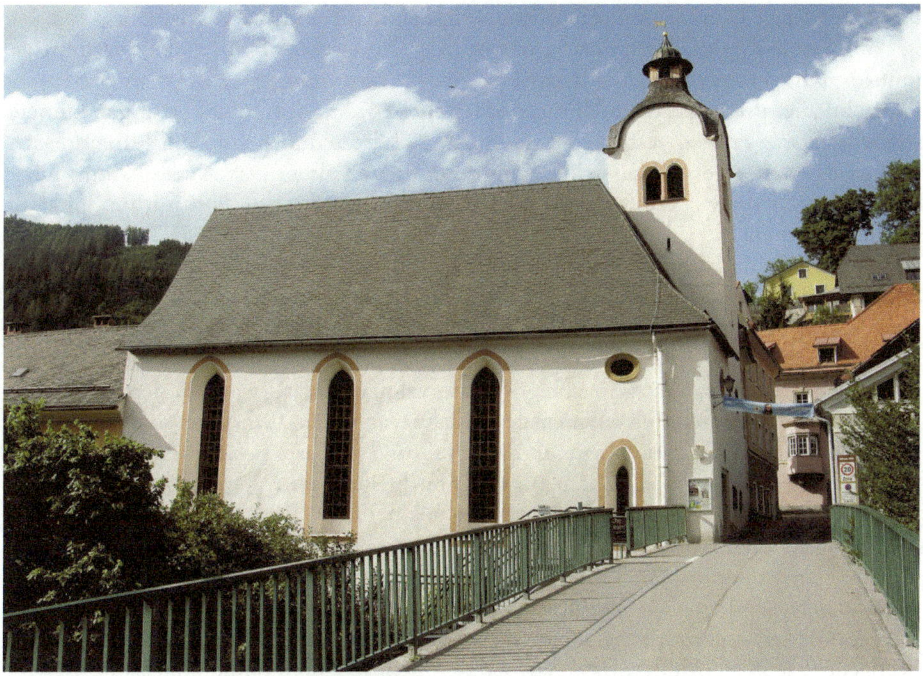

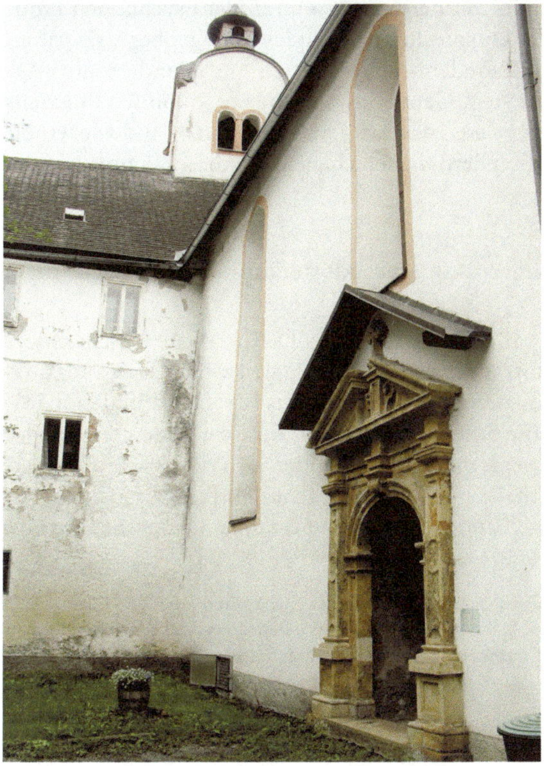

Abb. 94: Bürgerspital Murau, St. Elisabeth-Spitalkirche (erstmals 1454 genannt), Turm und Sakristei gotisch, seit 1979 evangelische Kirche und Diözesanmuseum. Die protestantische Grundherrin Anna Neumann von Wasserleonburg wurde 1623 als Protestantin in dieser rekatholisierten Kirche beigesetzt (Spitalkirche im Besitz der Schwarzenberg bis 1651); Kaiser, Restaurierung 58 (Foto: Martin Scheutz, 2017).

Abb. 95: Bürgerspital Murau, nördliches Spitalportal im Spitalhof (wohl erste Hälfte 17. Jahrhundert), Umbauten im Spitalhof im 19. Jahrhundert; Kaiser, Restaurierung 61f. (Foto: Martin Scheutz, 2017).

stereotype Klage über das schlechte Essen und den mangelnden seelischen Beistand. Sie bewohnte eine separate Kammer, hatte eine Magd zu ihrer Verfügung, doch träumte sie unrealistisch von angeblich „guldene[n] täg“ in der Versorgungsanstalt. Unter Beachtung ihrer ohnedies privilegierten Stellung wurden ihre Forderungen nicht ernst genommen, sondern als *sehr keck* eingestuft und sie musste sich letztendlich vor dem Bürgermeister verantworten, der sie anwies, sich künftig ruhig zu verhalten. Das Konsistorium prüfte die erhobenen Vorwürfe nicht ernsthaft, sondern benützte seine Position im Spital als Machtinstrument[88].

Die Spitalleitung konnte ihren Status häufig nur solange wahren, solange sie ihr Amt erfolgreich verwaltete. Schied der Spitalmeister aus, folgten ihm bisweilen nur Flüche und üble Nachrede der Insassen. Im Mai 1770 klagte Maria Prunner der verantwortlichen Behörde in Graz, dass ihr Mann bis Dezember 1769 sechs Jahre als Spitalmeister in Knittelfeld in der Steiermark laut Angaben des Rates erfolgreich tätig war. Seit dem Jahresende verweigerten die Frauen und Männer der Spitalmeisterin den Gehorsam und verfluchten das Ehepaar in der Öffentlichkeit; aus diesem Grund weigerte sich die ehemalige Spitalmeisterin weiterhin ihrer Tätigkeit im Haus nachzukommen. Um solche Vorfälle und „Exzesse“ möglichst zu vermeiden, legten die Städte und Märkte spätestens im 18. Jahrhundert Wert darauf, die Ordnungen entsprechend zu modifizieren[89].

Die Lebensumstände in der engen Welt der Spitäler begünstigten nicht nur Gewalt gegen andere, sondern auch gegen die eigene Person. Die wiederholt anzutreffenden Drohungen mit Selbstmord, der versuchte oder tatsächliche Suizid als Exit-Strategie eines als beengend erlebten Anstaltsalltags darf jedoch nicht nur dem Spital angelastet werden. Viele Frauen und Männer kamen bereits mit persönlichen und/oder psychischen Problemen in das Haus, wurden dort nicht entsprechend behandelt und gepflegt, sie galten den Zeitgenossen als „schwermütig“. Besondere Auffälligkeiten, insbesondere auch Aggressionen (Beschwerden, Schmähschriften, Gewaltanwendung etc.), können durchaus als Zeichen für psychische Belastungen gelesen werden. Die auftretenden und wiederholt unternommenen Fluchtversuche aus Spitälern dürfen ebenfalls in diese Richtung interpretiert werden[90].

7. 4. Sexualität im Spital – ein Ärgernis in einer klosterähnlichen Einrichtung

Sexualität innerhalb der Spitäler war einerseits in die frühneuzeitliche Geschlechterordnung, aber auch in Gewaltbeziehungen eingeschrieben, die sich zwischen den Insassen bzw. zwischen Spitalleitung und Insassen ergaben. Andererseits lassen sich in den spärlichen Quellen auch Hinweise auf gelebte Sexualität unter den Insassen finden. Neben der erlaubten Sexualität innerhalb von Ehepartnerschaften fanden sich dort auch unverheiratete Paare, die sexuelle Praktiken miteinander ausübten. Laut antiker Vorstellung galt die Sexualität als probates Mittel der „Säfteregulierung“ und zählte zu den „sex res non

[88] StA Salzburg, Städtisches Stiftungsarchiv, Schreiben des Salzburger Konsistoriums, 1765 Oktober 30.

[89] Weiss, House Rules 210, 212; StLA, WStA 39, K. 165, Nr. 165, Bericht an das I. Ö. Gubernium in Polizeisachen, 1770 Mai 11; zur Problematik Konflikt und Konfliktbewältigung zuletzt Drossbach, Konflikt, bes. 238–246.

[90] Vgl. Mayer, Hilfsbedürftige 217–221; Drossbach, Konflikt 241. Als Beispiel für wiederholte Fluchtversuche eines Mannes aus Sauerbrunn aus den Jahren 1775 bis 1778: StLA, WStA 13, K. 70, Nr. 292 – die Bestrafung erfolgte nach den Hospitalregeln.

naturales", war also nicht „natürlich", d. h. sie erfolgte nicht von selbst wie das Atemholen, sondern erforderte einen aktiven, disziplinierten Lebensalltag. In christlichen Spitälern durfte Sexualität nur für gemeinsam untergebrachte Ehepaare eine tatsächliche Rolle spielen, ansonsten galt Sexualität als unerwünschte und strafbare „Wollust". Das Bett und die lange Nachtruhe reizten förmlich zur Sünde, zumindest zur Beschäftigung mit den eigenen Genitalien, wogegen vorbeugend nur intensive Gebete und Arbeit halfen. Müßiggang sollte generell vermieden werden, um (sexuelle) Ausschweifungen von vorneherein zu unterbinden. Nur wer dauerhaft krank war, durfte sich morgens länger im Bett aufhalten und erhielt auch eine entsprechende Pflege[91].

Im Europa der Frühen Neuzeit wurde seit der Reformation Ehe und legitime Sexualität gleich gesetzt, nur innerhalb der Ehe war Sexualität gestattet, wobei seit dem 16. Jahrhundert Sexualität im Rahmen des Ehebundes als wichtiger Teil der menschlichen Natur angesehen wurde[92]. Galt nunmehr die Ehe als legitimer Ort der Sexualität, so diskriminierten Kirche und Staat die außereheliche Sexualität. In vielen Spitälern der Vormoderne fanden Ehepaare zwar Aufnahme, aber vielfach wurden sie nicht gemeinsam, sondern getrennt untergebracht. Wo ein gemeinsames Wohnen für Verheiratete möglich war, gestand man ihnen damit auch Raum für sexuelle Aktivität innerhalb der engen Spitalwelt zu. Kleinere Spitäler verfügten oft aus Platzmangel über keine konsequente Trennung der Geschlechter in eigenen Schlafräumen, sodass sich eheliche Sexualität vor den Ohren (und mitunter Augen) der Mitinsassen abspielte.

Sexualität wird in den Spitalquellen fast immer diskriminierend dargestellt, weil außereheliche Praktiken kriminalisiert wurden. Die auf Herrschaftsbeziehungen aufbauenden sexuellen Praktiken[93] zwischen Spitalpersonal und Insassen (darunter auch Fälle von Vergewaltigungen und Missbrauch) geraten in den Quellen nur gelegentlich in den Blick. Hausbedienstete, eventuell sogar Geistliche gingen sexuelle Beziehungen zu den Insassen ein, wobei hier seitens der Spitalverwaltung der Verdacht von Missbrauch und überdies der Begünstigung von Bewohnern im Raum steht. Die verordnete Enthaltsamkeit im Spital etwa beim Essen, beim Lebenswandel und bei der Sexualität funktionierte nur beschränkt, die Norm der Spitalordnung stand damit neben der Abweichung und dem vielfach bewussten Bruch der Ordnung. Viele Spitalstatuten erwähnen – horribile dictu – Sexualität unter den Insassen bzw. zwischen Personal und Insassen nicht einmal, was aus heutiger Sicht eine sorgfältig übertünchte Leerstelle darstellt. Dies ist dennoch kein Hinweis auf das Fehlen von sexuellen Aktivitäten im gemeinsamen Haus Spital.

Ein besonders problematischer Punkt, wenn auch quellenmäßig schwer nachweisbar und vom Überlieferungszufall abhängig[94], war die im Haus unter Androhung der Entlassung erzwungene geschlechtliche Enthaltsamkeit der Bewohner, welche umso schwerer durchzusetzen war, da auch junge Menschen im Spital lebten. Eine Pfründe im Spital war nicht unbedingt an eine klösterlich-enthaltsame Lebensform geknüpft[95]. Viele Spitalordnungen sahen aber zumindest nach Geschlechtern getrennte Schlafkammern für die Pfründnerschaft vor und entzogen bei Ehebruch oder Unzucht den Bewohnern ihre Pfründe kurzfristig oder gar dauerhaft[96].

---

91 Vanja, Nachwirken 19, 21; dies., Diätetik 43f.

92 Vgl. van Dülmen, Fest der Liebe.

93 Jäger, Machtbegriff, bes. 36–46.

94 Mischlewski, Alltag 172; Weiss, „Spittall in gröster gefahr" 199.

95 Bergerhausen, Klientel 97; Neumaier, Pfründner 420–431.

96 Begon, De Iure Hospitalium 245.

In sexueller Hinsicht „auffällig" wurde der ledige Bader Johann Michael Abstdorffer (51) im Spätwinter 1759, als er im Schloss Sauerbrunn in der Steiermark mit mehreren Frauen einen allzu vertrauten Umgang pflegte. Im *schaffs-feldt*[97] hatte Magdalena Stainwiderin (34) bei ihm nach Läusen gesucht[98], was der Bader als eine Art sexuelles Vorspiel ansah, *sie unter dem fürtuch am haimblichen ort angetastet, alß wan er sye kizlen wolle*[99]. Zum wiederholten Koitus kam es schließlich in der Küche, in der Männerschlafstube, in der Obstfrüchtehütte, in der alten Mühle im Garten, in der alten Spital- und in der Meierstube, wobei aus Gründen der Vorsicht stets die Kleidung anbehalten werden musste, wie Abstdorffer bedauernd zu Protokoll gab. Um eine mögliche Schwangerschaft zu vermeiden, gab der Bader seiner Sexualpartnerin, nachdem er sie nach Kindesregungen befragt hatte, ein nicht näher definiertes weißes Pulver als Abortivum. Der Bader, der sich überdies „aufrührerisch" gegen den Verwalter verhielt, wurde nach 24-stündigem Arrest aus dem Haus entfernt, die Frau erhielt 48-stündigen Arrest bei Wasser und Brot, durfte jedoch weiterhin im Spital wohnen[100].

Außereheliche Sexualität war den alleinlebenden Frauen und Männern, den heranwachsenden Jugendlichen und Waisen sowie den unverheirateten Dienstboten aufgrund der frühneuzeitlichen Normen, die nur eheliche Sexualität erlaubten, verboten. Normativ wird dies auch in Spitalordnungen deutlich, wenn es etwa in der Hausregel von Eferding aus dem Jahr 1762 heißt, dass sich kein Mann mit einer Frau in abseits gelegenen Zimmern oder in ihrer Kammer verabreden sollte[101]. Wird hier zumindest noch einvernehmlicher Geschlechtsverkehr unterstellt, so sah die Realität häufig viel brutaler aus; vor allem mental beeinträchtigte Frauen oder junge Mädchen fielen dem sexuellen Missbrauch von Insassen und Spitalbediensteten immer wieder zum Opfer.

Allgemein betrachtet spielte Sexualität im Alltagsleben des Spitals trotz Verbots dennoch eine nicht zu verleugnende Rolle. Verheiratete Paare durften in manchen Spitälern in separierten Räumen (vergleichbar zu den modernen Schlafzimmern)[102] wohnen oder hinter verbergenden Vorhängen gemeinsam die Nacht verbringen. Sexualität lief nicht immer ohne männliche Gewaltmaßnahmen ab, es lassen sich jedoch darüber hinaus tatsächliche Liebesbeziehungen nachweisen[103].

---

97 StLA, WStA 13, K. 68, Nr. 204, gütliches Verhör, 1759 März 2.

98 Neben den Läusen und Wanzen waren auch Flöhe allgegenwärtige, lästige und zum Zorn reizende, aber unvermeidbare Plagegeister. Nach Meinung des frühneuzeitlichen Menschen entstanden diese ungeliebten Tiere aus Schmutz, Unrat und Exkrementen. Flohfang war dabei Frauensache, wie dies häufig in den Quellen und auf bildlichen Darstellungen zum Ausdruck gebracht wird; Ruisinger, Flöhe 13, 47, 59; Vasold, Hunger, Rauchen, Ungeziefer 138–149.

99 StLA, WStA 13, K. 68, Nr. 204, gütliches Verhör, 1759 März 2.

100 Weiss, „Spittall in gröster gefahr" 199.

101 Scheutz–Weiss, Spital als Lebensform 74f., 756 [3.3] (Herrschaftsspital Eferding 1762).

102 Wurden Ehepaare getrennt, so konnte dies Probleme psychischer und sexueller Art nach sich ziehen. Mayer, Hilfsbedürftige 183, 185–187; Bergerhausen, Klientel 97. Ältere Ehepaare durften durchaus in einem Raum schlafen, jüngere versuchte man vermutlich zu trennen, da die Spitalleitung Nachwuchs befürchtete, der im Haus zu versorgen war.

103 Zu diesen Hypothesen vgl. ausführlich weiter unten. Zum Thema Homosexualität lassen sich bisher kaum Aussagen machen; Mayer, Hilfsbedürftige 188f..

7.4.1 Unerlaubte Sexualität in den Spitälern

Laut den Hausordnungen der Spitäler und Armenhäuser[104] waren jegliche sexuelle Aktivitäten (ausgenommen eheliche Sexualität) untersagt, da dies als „Unzucht" eingestuft wurde und den allgegenwärtigen göttlichen wie weltlichen Geboten zuwiderlief. Wer sich nicht daran hielt, musste mit drakonischen Strafen rechnen. Da es an geeignetem Aufsichtspersonal fehlte und die alten Häuser zudem meist verwinkelt waren, boten sich als räumliche Rückzugsmöglichkeiten sexueller Praxis vor allem die Wirtschaftsräume, der Abort[105], die Stallungen und auch Orte außerhalb des Hauses (Mühlen, Wirtshaus, Felder, Almen, Wiesen etc.) an. Durchaus üblich waren daher Liebesbeziehungen und sexuelle Kontaktaufnahmen zwischen den Bediensteten und den jüngeren und gesunden Insassen im Haus; aber auch „leichtfertige" Personen finden sich in den Akten[106]. Die tägliche Routine im Spital bestand aus den zahlreichen kirchlichen Verrichtungen, der Hausarbeit und der Feldarbeit – für Alkohol, Sex und andere sündigen „Ausschweifungen" blieb nur begrenzt Zeit[107]. Wer aufgrund der Fürbitten der „guetten freundte" im Spital Aufnahme gefunden hatte, musste sich, falls er „schandt und unzucht" über das Haus gebracht hatte, vor der Spitalleitung dafür verantworten[108].

Damit im Bürgerspital in Klagenfurt in den 1730er Jahren *keine nächtliche zusamben kunfft ervolg*[t]*e*[109], musste der *zuegebner*, der Amtsgehilfe des Spitalmeisters, darauf Acht geben, dass Frauen und Männer getrennt schliefen (*absonderung*). Die Spitalleitung wollte „Schandtaten" wie kostenintensive Schwangerschaften vermeiden und ließ aus diesem Grund die tauglichen Pfründner während des Tages mit Arbeit beschäftigen. Die solcherart ermüdeten Menschen sollten sich damit nicht dem *miessiggang* und letztendlich auch nicht den „teuflischen", sexuellen Verlockungen hingeben. Bemerkenswert war ferner, dass die Frauen, Männer und Kinder nicht nackt schlafen durften, sondern *alzeit bey tag sowohl als nachts ein hemet anhaben*[110] mussten.

Im gemischt-konfessionellen Regensburger Katharinenspital baute der 43-jährige protestantische Pfründner Tobias Kilian Höltzl im Jahr 1692 zur 28-jährigen, seit mehr als einem Jahr im Haus tätigen Krankenwärterin Margaretha Pugl eine Liebesbeziehung auf. Der Mann lebte schon mehr als zehn Jahre im Spital, litt an einem chronischen Leiden und bezeichnete sich selbst als arbeitsunfähig. Da sich zwischen Tobias Kilian Höltzl und Margaretha Pugl nicht nur eine sexuelle Beziehung entwickelte, sondern ernsthafte Hei-

---

104 Als Beispiel für das Münsterland zuletzt Bernhardt, Armenhäuser 73.

105 Mit der Verbesserung der hygienischen Verhältnisse im Spital und der damit verbundenen Zunahme der Abtritte stieg auch die Möglichkeit für die Frauen und Männer, sich am „heimlichen Gemach" zu verabreden, um dort Sex zu haben; Weiss, Stilles Örtchen 232; Watzka, Arme, Kranke, Verrückte 127f.

106 In seltenen Fällen berichteten Frauen in Verhören, dass Männer nicht zum Vollzug des Sexualaktes in der Lage waren. StLA, WStA 39, K. 165, Nr. 149, Befragung der Ursula Rummerin im Spital Knittelfeld, 1766 September 25: *Michel hätte seinen schlaff gespann auch öffters nachts zeit umb sie geschickhet, mithin sie zu ihnen in das beth hinauf gegangen, und zu ihnen geleget, er wäre sie zwar öffters mit seinen kleinen männlichen gliedt angegangen: und probiret, aber niemals zum werkh gekhommen, und nichtes machen können.* Da die Frau durch diese Aussage vehement die männliche Ehre untergrub, dürfte sie vermutlich die Wahrheit ausgesagt haben.

107 Watzka, Arme, Kranke, Verrückte 111; Scheutz–Weiss, Spital als Lebensform 37; dies., Spitäler 223; Weiss, Alltag 422.

108 Bergerhausen, Quellen 16f., Nr. 8, 1560 Oktober 7.

109 Scheutz–Weiss, Spital als Lebensform 152, 599f. [5] (Bürgerspital Klagenfurt 1732); dies., Spitäler 223; Weiss, Unglück 216. Auch zum Folgenden.

110 Scheutz–Weiss, Spital als Lebensform 631 [8] (Bürgerspital-Stubenväter und -mütter Klagenfurt 1756); Weiss, Unglück 216.

ratsabsichten bestanden, übten die Spitalbeamten besonderen Druck auf die Frau aus. Sie musste ihren Ring abgeben, den sie von ihrem Partner als Pfand des Heiratsversprechens erhalten hatte und gelobte auch aus wirtschaftlichen Überlegungen, die Verbindung zu beenden. Das Paar traf sich jedoch weiter, sogar nachdem die Frau ihre Stelle im Spital aufgegeben hatte. Der Domdekan als Direktor des Spitalrats stellte Höltzl schließlich vor die Wahl, das Haus zu verlassen und 150 fl. an Pfründverpflegung zurückzubezahlen oder seine Heiratsabsichten aufzugeben. Wie Höltzl sehr anschaulich demonstriert wurde, hatte er aufgrund seiner Rechtstellung keinerlei Möglichkeit, seine Partnerin ohne Einwilligung der Obrigkeit zu ehelichen. Letztendlich arrangierte er sich mit der Hausleitung, verzichtete auf sein persönliches Glück und übernahm bis zu seinem Tod das Amt des Kastenknechts[111].

Ähnlich hatten sich im Schloss Sauerbrunn im Sommer 1777 die 32-jährige Margareth Holler und der jüngere Franz Seywald, *etlich zwainzig* Jahre alt, ineinander verliebt und waren vom Administrator und dem örtlichen Benefiziaten dafür bereits abgemahnt worden. Beide flüchteten aufgrund ihrer Liebschaft heimlich aus dem Spital und begaben sich nach Graz, um dort die Eheerlaubnis zu erbitten. Da beide mittellos waren und keine Dienste verrichten konnten, blieb ihnen nur der Bettel als möglicher Ausweg. Wie Administrator Peter Anton Schäbl dem innerösterreichischen Gubernium mitteilte, bemühte man sich, die Flüchtigen in Graz zu ermitteln und nach Sauerbrunn zurückzustellen. Seywald erkannte bereits nach vier Tagen seinen *Felltritt* und kehrte reumütig zurück, bevor er erneut das Haus verließ, um sich wiederum mit seiner Partnerin zu treffen. Die Hausleitung befürchtete, dass dem Spital ein *unauschlöschlicher schandfleck* entstehen könnte, sofern das *mensch* schwanger werden sollte. Ende Oktober, man wollte schon die beiden Plätze neu vergeben, kehrte das Paar in das Haus zurück. Die Frau versteckte ihre Kleidung außerhalb des Spitals und drohte mit Suizid, da sie nicht längerfristig bleiben wollte. Franz Seywald verließ am 26. Februar 1778 zum dritten Mal die Anstalt, seine Pfründe wurde daher anderweitig vergeben[112].

Liebe spielt hingegen bei dem zufälligen Aufeinandertreffen zwischen einem vermutlich unbekannten Fuhrmann und der „einfältigen" Spitalbewohnerin Maria Knölling, die seit 1754 im Kärntner Markt Spittal (an der Drau) lebte, keine Rolle – die Frage des Missbrauchs steht im Raum. Die Spitalbewohnerin war auf einer Fahrt nach Villach geschwängert worden und musste trotz ihres eingebrachten Vermögens in der Höhe von 80 fl. das örtliche Hofspital aufgrund ihres Vergehens verlassen und zu ihrer Mutter nach Hause reisen, wo das Kind zur Welt kam, allerdings bald darauf verstarb. Die arme Witwe war jedoch nicht in der Lage, ihre Tochter längerfristig zu versorgen und bat daher 1757 Fürst Alphons Gabriel I. von Porcia um die Wiederaufnahme ihres Kindes, das nunmehr einen ehrbaren Lebenswandel versprach und gnadenhalber im Juli dieses Jahres in das Spital zurückkehren durfte[113].

---

111 Neumaier, Pfründner 421–424.

112 StLA, WStA 13, K. 70, Nr. 299, Peter Anton Schäbl an das I. Ö. Gubernium, 1777 August 17; 1777 September 26; 1778 März 9. Margareth Holler war bereits 1759 mit dem Spitaler Michael Abstorffer „auffällig" geworden, der sie *an der pristen angetastet* hatte, eine zufällige Namensgleichheit mit der später datierten Quelle scheint eher unwahrscheinlich; ebd. K. 68, Nr. 204. Zur Geschlechterdichotomie vor Gericht Gleixner, Mensch und Kerl.

113 KLA, Porcia, Herrschaftsarchiv (AT_KLA 30.2), Sch. 18 Nr. 77, Schreiben der Magdalena Knölling an Fürst Alphons Gabriel von Porcia um Wiederaufnahme ihrer Tochter in das Hofspital, 1757 Juli; Meyer, Geschichte Spittals 14; Scheutz–Weiss, Spital als Lebensform 161 (Herrschaftsspital Spittal).

Geschahen sexuelle Praktiken nicht einvernehmlich, dann scheinen – wie auch im letzten Beispiel – mental-beeinträchtigte Frauen bevorzugte Opfer gewesen zu sein. Wie ein Protokoll der Untersuchung im Spital der Stadt Knittelfeld im März 1761, an der auch Kreishauptmann Wolf Herr von Stubenberg teilnahm, ergab, war die *blödsinnig*[e] *und einfältige*[e] Regina N., rund 40 Jahre alt, seit 15 Jahren gegen Erlag von 40 fl. im Spital. Die behinderte Frau, die kaum sprechen konnte, wurde am Himmelfahrtstag 1760 vom betrunkenen Veit Baumann solange bedrängt, bis *sie es ihme thuen müssen*[114]. Die Spitalerinnen Liesl und Kathl, welche die beiden Beschuldigten bei der Tat auf einer Truhe gesehen hatte, *wo sie dann miteinander frey geziedert hätten*, verbreiteten den Vorfall rasch im Spital. Der seine Aufsichtspflicht vernachlässigende Spitalmeister Anton Wipplinger erfuhr erst sechs Wochen vor der Niederkunft der Frau von der Notzüchtigung. Er ließ dennoch nicht nur den Mann, sondern auch die Frau mit Schlägen strafen und sandte seinen Bericht nach Graz. Besonders pikant erscheint dabei, dass der mittlerweile verstorbene Kindsvater im Spital vermutlich sogar als „Aufseher" fungierte und seine Amtsgewalt eindeutig missbraucht hatte. Der Kreishauptmann reagierte verärgert, ordnete keine weitere Bestrafung der Frau an, sondern ließ den inzwischen abgesetzten Spitalmeister Wipplinger mit dreitägigem Hausarrest wegen Fahrlässigkeit strafen. Der vergewaltigende Veit Baumann hatte 21 Jahre im Haus gelebt und einst dem Spitalmeister 100 fl. übergeben; am 27. März 1761 starb er im Alter von 46 Jahren am hitzigen Fieber. In seiner Truhe fanden sich neben *alten fetzen* nur rund 3 fl., womit nur die Schuldigkeit des Baders, des Totengräbers und des Pfarrers bezahlt werden konnte, seinem Kind hinterließ er nichts.

Körperlich und geistig behinderte Frauen konnten sich in der Regel gegen sexuelle Übergriffe seitens der Männer kaum wehren, wussten meist nicht deren Namen und waren bei entsprechenden Befragungen völlig in die Defensive gedrängt. Elisabeth Plätzing aus dem Spital Merxhausen, die vor allem bei Neumond einen verwirrten Eindruck hinterließ, hatte sich wegen Streitigkeiten mit ihren Mitbewohnerinnen kurzfristig auf den Weg in die Heimat begeben, verlor allerdings bereits kurz nach dem Verlassen des Hauses die räumliche Orientierung. Ein Soldat zwang sie zum sexuellen Verkehr. Zur Aufklärung des Delikts sollte die vergewaltigte Frau das Haus und das Dorf als Tatorte wiedererkennen, was ihr jedoch unmöglich war. Um die gefürchtete Abschiebung aus dem Spital abzuwenden, wiesen die betroffenen Frauen, die als „Dirnen" klassifiziert wurden, auf ihre (vielfachen) Gebrechen hin, doch nahmen schwangere Personen „würdigen" Armen einen Platz weg und untergruben die Autorität der Behörden. Das Publikwerden des Falles desavouierte die Insassen und zog häufig Folgekosten für das Spital nach sich[115]. Im Zeitraum von 1725 bis 1807 wurden im hessischen Merxhausen bei 22 nachgewiesenen Fällen immerhin zwölf Frauen aus dem Haus verbannt, acht weitere duldete der Amtsvogt weiterhin im Spital, bei zwei Insassinnen fehlen die Belege. Besonders interessant sind die spitalinternen Bewältigungsstrategien, die vornehmlich bei mental beeinträchtigen Bewohnerinnen eingeschlagen wurden. Kamen diese Frauen aufgrund der Sozialprognose mit der Außenwelt nicht zurecht und konnten keine Arbeit verrichten, so blieb die Fürsorgeverpflichtung des Hauses aufrecht. Dennoch blieb die Schwangerschaft weiterhin

---

114 StLA, WStA 39, K. 164, Nr. 133, Spitalmeister Johann Michael Oberhueber an die Milde Stiftungshofkommission, undatiert, 1761 März; Nr. 134, 1761 März 27; Nr. 136, Bericht des Wolf Herrn von Stubenberg, Kreishauptmann zu Judenburg, Untersuchung im Spital zu Knittelfeld, Judenburg, 1761 April 17.

115 Sahmland, Fürsorge 209–212.

ein Skandal, sodass die Frauen während der Zeit ihrer Gravidität aus dem Haus entfernt und ab 1763 in Kassel, ab 1792 in Marburg untergebracht werden sollten. Neben der Unterbringung in der sog. Hurenstube, in welcher man die „gereizten Dirnen" nachts einsperrte, mussten die geschwängerten Frauen überdies mit spitalöffentlichen Hieben rechnen[116]. Missbrauch und Vergewaltigungen lassen sich in vielen Spitälern nachweisen und wurden, sofern die Frauen ihre Anzeige aufgrund von männlicher Intervention nicht zurückzogen, auch entsprechend geahndet. Anfang des 19. Jahrhunderts wurde beispielsweise eine „simple" Hospitalitin im hessischen Frauenspital Merxhausen von einem Aufwärter unter einem Vorwand auf den Dachboden gelockt und dort brutal vergewaltigt. Der Mann wurde wegen seines schweren Vergehens sofort suspendiert, allerdings, nachdem er sein Verbrechen eingestanden hatte, in das Spital Haina als Torwärter versetzt. Zu dieser Entscheidung hatte die Bitte seiner Ehefrau beigetragen, die darauf hinwies, dass sie und die Kinder bei der Dienstentlassung schuldlos hätten leiden müssen[117].

Einen besonders tragischen Fall einer Vergewaltigung eines zwölfjährigen Mädchens dokumentieren die Ratsbücher der Stadt Basel aus dem Jahr 1544. Melchior Vogt, Koch der armen Leute bei den Barfüßern im Neuen Spital und vermutlich Mitglied der Zunft der Rebleute, hatte mit dem Kind, „welches doselbst im allmusen enthalten, biss es an eim dienst hette mögen kummen, spät an einem oben, noch dem nachtmol, als sin husfrow schloffen gangen, unreinigkeit getriben, es entplöst, die hend ghept und mit zwang do hin brocht, das er sin můtwillen getriben, und dermossen an siner scham verletzt, das nochmols die geschwornen frowen, hebamen, und scherer dasselb töchterlin haben ein gute zit můg und arbeit ghept, biss im wider gholffen"[118]. Vogt wurde vom Rat zunächst zur schlimmsten Todesart, dem Pfählen („mit dem pfol zerichten"), verurteilt, dann allerdings auf Fürsprache von Ratsherr Rudolf Frey, der zur politischen Elite zählte, gegen Bürgschaft und Urfehde begnadigt. Er wurde aus der Stadt verbannt und durfte sich der Stadt Basel im Umkreis von zehn Meilen nicht mehr nähern. Der Täter musste die Gefängniskosten übernehmen, den Bader und die Hebamme, welche das Mädchen behandelt hatten, bezahlen und er hatte geschworen, „das er dem töcherlin für sin schand und schmertzen 20 guldin" übergeben wollte[119].

Das Ausleben von Sexualität konnte nicht nur zur Strafe für die betroffenen Pfründner geraten, sondern verursachte für ein Spital mitunter hohe Kosten. Ende des Jahres 1755 erkrankten im Bürgerspital der steirischen Stadt Knittelfeld[120] zwei Frauen an der durchaus tödlich verlaufenden Syphilis[121], deren Behandlungskosten die Spitalleitung stets fürchtete, da sich das Stiftungsvermögen der Anstalt 1756 nur auf magere 1.000 fl. belief. Die verantwortliche Grazer Behörde wollte die namentlich nicht genannten Frauen – eine war schwanger – möglichst rasch aus der karitativen Anstalt entfernt wissen, da sie erstens Ansteckungsgefahr fürchtete und zweitens die Frauen aufgrund ihrer Arbeitsfähigkeit der Spitalverpflegung nicht länger als würdig erachtete. Der Spitalmeister Johann Michael Moser sollte nach einer geeigneten günstigen Wohnung Ausschau halten und

116 Ebd. 215–222; Vanja, Kasseler Accouchier- und Findelhaus.

117 Noll, Pflege 307f.

118 Rippmann–Simon-Muscheid, Quellen 371 Nr. 1d 1544.

119 Ebd. 371f. Nr. 1d 1544.

120 Zum Spital in Knittelfeld Scheutz–Weiss, Spital als Lebensform 193–195 (Bürgerspital Knittelfeld); zur Problematik der beiden syphiliskranken Frauen Weiss, „Spittall in gröster gefahr" 119; Scheutz–Weiss, Woche 156.

121 Weiterführend für die Thematik Jütte, Syphilis 97–115.

den örtlichen Chirurgen Johann Michael Kraus mit der notwendigen Behandlung beauftragen. Dieser forderte insgesamt die hohe Summe von 50 fl. für die Medikamente und für die aufwändige Arbeit, da er zusätzlich eine Krankenwärterin für die Pflege der armen Frauen anstellen musste. Der Chirurg mutmaßte bereits anfänglich, dass die erkrankten Pfründnerinnen an der Syphilis versterben könnten. Die schwangere Frau, die schon vor drei Jahren ein Kind mit einem Soldaten gezeugt hatte, dürfte sich zudem gegen die Behandlung gewehrt haben[122]. Wie der Spitalmeister[123] einräumte, konnte er gegen das wiederholte „Einschleichen" der österreichischen Soldaten nichts ausrichten, welche die Pfründnerinnen mit Syphilis ansteckten und so das Haus verseuchten.

Die Kur wurde am 15. Jänner 1756 begonnen und mit 9. Februar desselben Jahres beendet, in welchem Zeitraum die sich in anderen Umständen befindende Frau Zwillinge gebar, welche allerdings beide rasch verstarben. Zwei Wochen nach der Entbindung verschied die Kindsmutter und hinterließ *kheinen kreützer*. Ihre gehörlose und stumme Zimmergenossin konnte mit medizinischem Geschick hingegen kuriert werden, da sie – so der Wortlaut des Berichts – allen Anweisungen des Chirurgen Folge geleistet hatte. Bei der Untersuchung stellte sich auch heraus, dass es sich bei der „Frau" offenbar um eine Hermaphroditin[124] handelte, die zu einem Sexualakt mit einem Mann physisch nicht in der Lage war und von der verstorbenen Zimmergenossin im gemeinsamen Bett lediglich angesteckt worden war. Da die Person unschuldig gelitten hatte und vorverurteilt worden war, jedoch als arbeitsfähig galt, sollte sie laut Bitte des Spitalmeisters weiterhin im Haus verbleiben dürfen[125]. Die Sorge um die Insassin war auch in diesem Fall höher zu werten als eine mögliche Verfehlung[126].

In der Gewaltkultur der Männer im Spital kam es immer wieder zu Schlägereien um begehrte Sexualpartnerinnen nicht nur inner-, sondern auch außerhalb des Spitals. Insassen besuchten vor allem gemeinsam Dorf-, Kirchweih- und Stadtfeste, deren Besuch aufgrund der gelockerten sozialen Kontrolle sexuelle Übergriffe und Schwängerungen erleichterten[127]. Aufgrund der angestellten Untersuchungen angesichts von „Unordnung" im Spital – darunter auch die Schwangerschaften von Bewohnerinnen – wurde rasch klar, dass nicht nur Männer, sondern auch Frauen ihre Unterkünfte regelmäßig des Nachts verließen, um sich mit ihren Partnern unbemerkt zu treffen. Meist spielte beim sich anbahnenden Sexualkontakt Alkohol, der Frauen gefügiger machen sollte, oder die angekündigten (Geld-)Geschenke eine einleitende Rolle, was manche Spitalerin rasch in den Ruf der „Leichtfertigkeit" geraten ließ. Kam es zur Schwangerschaft, lief das Gerücht rasch durch das Haus und wurde damit der Hausleitung zu Gehör gebracht, wobei die Frauen versuchten, mit Schürzen ihren Bauch abzubinden, um die anderen Umstände

122 StLA, WStA 39, K. 164, Nr. 103, Landessicherheitskommission an Spitalmeister Johann Michael Moser zu Knittelfeld, 1756 Jänner 9; Nr. 104, undatiert, 1756 Jänner.

123 Der Spital- und Sensenschmiedmeister Moser, der auch Ratsmitglied war und als Oberkämmerer fungierte, fühlte sich generell von seinem Amt überfordert. Er hatte wenig Ahnung von der landwirtschaftlichen Arbeit und spendete als Ausgleich monatlich einen Gulden für gutes Fleisch für die Armen; StLA, WStA 39, K. 164, Nr. 94, undatiert, 1754 Juni.

124 StLA, WStA K. 164, Nr. 105, Spitalmeister Johann Michael Moser an die Landessicherheitskommission, undatiert, 1756 Februar. Die vom Chirurgen erfolgreich behandelte Person war nach dessen Aussage nicht nur eine Hermaphroditin, sondern *mit denen mannsbildern gemeinschafft zu halten gäntzlich außer standt*, d. h. eine sexuelle Vereinigung schien ihm von medizinischer Seite unmöglich.

125 Ebd.

126 Vanja, Offene Fragen 31.

127 dies., Diätetik 46; Neumaier, Pfründner 427.

möglichst lange leugnen zu können. Sogar Abtreibungen und Kindsmorde lassen sich in diesem Ausnahmezustand nachweisen. Den Insassinnen war durchaus bewusst, dass sie mit einem ledigen Kind stigmatisiert und vielfachen Angriffen ausgesetzt waren, sofern sie überhaupt in der Sozialanstalt verbleiben konnten[128].

Von sexuellen Kontakten zwischen Pfründnern und Spitalangestellten bzw. zwischen Spitalangestellten erfahren wir gelegentlich aus überlieferten Hausprotokollen, wobei die Männer nach der vorherrschenden Geschlechterdichotomie[129] bevorzugt die Frauen als Verführerinnen zu klassifizieren suchten. Im Juli 1683 beschuldigte, um ein Beispiel zu geben, der katholische Hausbedienstete Georg Schwarzenberger („Pfründnerkastenknecht") des Regensburger Katharinenspitals die Dienstmagd des Spitalmeisters, sie habe ihn zwei Mal im Stall zum sexuellen Verkehr angestiftet, als er sich gerade auf dem Heimweg befand. Bei Schwangerschaft wurden die Frauen nach dem zeittypischen Geschlechtermuster häufig meist der Promiskuität bezichtigt. Aussagen der Spitalbewohnerinnen und einer weiteren Angestellten, denen Schwarzenberger eindeutige Avancen gemacht hatte, ließen seine Angaben jedoch mehr als unglaubwürdig erscheinen. Er wurde zunächst nur verwarnt, verlor jedoch aufgrund der Entscheidung des Spitalrats endgültig seine Pfründe und musste das Haus schleunig verlassen[130].

Waren Hausbedienstete nicht verheiratet, jedoch eng an das Spital gebunden, so ergaben sich vor allem nachts Gelegenheiten, die sexuellen Bedürfnisse zu befriedigen. So erfuhr im Frühjahr 1754 die Behörde in Graz, dass der Spitalmeier Hans Hausberg in Knittelfeld eine Beziehung zu einer Sennerin (*prentlerin*) eingegangen war. Nach Ableistung einer Geld- und Keuchenstrafe sollte er daher in eine andere Herrschaft abgeschoben werden. Der Knittelfelder Spitalmeister Mathias Allgeyer sah hingegen die Angelegenheit äußerst nüchtern und wollte auf seinen Meier, der als ausgezeichneter Arbeiter und Experte in seinem Fach galt, nicht verzichten. Spitalmeier Hausberg hatte zwar die Schwängerung zugegeben, musste aber dennoch die angekündigte Keuchenstrafe nicht antreten, sondern lediglich eine Geldstrafe in Höhe von 4 fl. an seine Sexualpartnerin bezahlen[131]. Um intime Beziehungen zwischen Frauen und Männern von vorneherein zu unterbinden, wurden gelegentlich männliche Bedienstete auf ihren Diensteid eingeschworen. Im Würzburger Bürgerspital musste 1529 der Kellner folgenden Eid leisten: „Ich solle und will auch die zeit, ich keller bin, mit keiner meydt oder kochin kein bulschafft oder unzucht im spital treyben, auch kein frauenbild zu solchem bey tag oder nacht ins spital

128 Noll, Pflege 271, 275–278, 281f. Die Autorin weist für das hessische Frauenspital Merxhausen ein eigenes Zimmer für geschwängerte Frauen nach, welches die Aufschrift trug: „Quartier der liederlichen oder der Unwürdigen". Der Oberpfründner Wolf Haslberger aus Mühldorf a. Inn hatte mit der Dienstmagd Susanne Mautner seit 1622 eine regelmäßige sexuelle Beziehung und schenkte ihr „khiechl". Bei der gütlichen Befragung im August 1624 gab er an, er hätte die Absicht, seine Sexualpartnerin zu heiraten. Die Obrigkeit erkannte in ihm einen Verführer und verwies ihn mit einer Strafe von zehn Pfund Pfennig des Spitals, die Magd musste für acht Tage im städtischen Gefängnis einsitzen. Die Magd Barbara Mayr, welche sich drei Mal zum Oberpfründner Jakob Zißebl in das Bett gelegt hatte, um zu überprüfen, „ob er man seye", verbrachte ebenfalls einige Tage bei Wasser und Brot im Arrest, durfte jedoch ihren Dienst nicht mehr aufnehmen; Hamberger, Heiliggeistspital 41f.

129 Gleixner, Mensch und Kerl 83–102.

130 Neumaier, Pfründner 425.

131 StLA, WStA 39, K. 164, Nr. 91, Landessicherheitskommission an Spitalmeister Mathias Allgeyer, 1754 April 23; undatiert, April 1754. Als weiteres Beispiel Bergerhausen, Quellen 95, Nr. 74, 1589 Oktober 30.

furen oder bestellenn"[132]. Der Versuch, das Sexualverhalten der Dienstboten zu überwachen, manifestierte sich bisweilen sogar in den Instruktionen für die Hausbeamten. So hieß es bezeichnenderweise im Jahr 1746 in Freistadt, dass das weibliche und männliche Gesinde paarweise und geschlechtergetrennt im Meierhof zu schlafen hatte, um die Gelegenheiten zur sexuellen Zusammenkunft einzudämmen[133].

Generalisierend gesprochen, bemühten sich das Verwaltungspersonal und der Spitalmeister neben den Zugriffsmöglichkeiten des Priesters auch die Insassen zu Spitzelaufgaben und zur wechselseitigen Kontrolle heranzuziehen. Während der Superintendent oder der Spitalmeister in der Regel außerhalb der Anstalt wohnte, hatte der Priester/Benefiziat sein Zimmer meist im Spital und konnte die Bewohner besser überwachen. Spätestens seit 1731 wurden ihm seitens der Wiener Regierung dezidiert „Spitzeldienste" übertragen, die ihn nicht beliebter machten, und er hatte *ungebührliches und leichtfertiges stracks allhero anzuzeigen*[134]. So konnte es bereits Konsequenzen nach sich ziehen, dass eine Pfründnerin aus Regensburg sich geweigert hatte, ihre Stubengenossin anzuzeigen, die sich im Nachbarbett mit einem Soldaten vergnügt hatte. Wer sich absichern wollte, der berichtete derartige Vorfälle – bisweilen unter dem besonderen Druck des Beichtvaters – möglichst rasch der Hausleitung, auch wenn die beiden Sexualpartner danach bereit waren, ihre Unschuld auf die Bibel zu schwören, um der Strafe des Pfründenverlustes zu entgehen. Bei den überlieferten Anzeigen scheinen aufgrund der unterdrückten sexuellen Bedürfnisse gelegentlich sogar der Sexualneid und die Konkurrenz eine gewisse Rolle gespielt zu haben. So warf eine Frau im Jahr 1714 ihrer Klägerin vor, auch sie hätte gerne „gelöffelt" – vulgär eine Bezeichnung für Geschlechtsverkehr[135].

Schandstrafen wie die Halsgeige blieben den Männern auf jeden Fall erspart, selbst wenn sie eine „leichtfertige Frau" in das Spital mitgenommen hatten. Gegen Frauen ging die Spitalleitung härter vor; sogar Mitwisserinnen, die im Nachbarbett den Geschlechtsverkehr beobachten konnten, sich jedoch schlafend stellten und den Vorgang nicht meldeten, wurden belangt. Frauen erhofften sich in der Regel von diesen sexuellen Zusammenkünften wesentlich mehr als ihre Partner, die nicht einmal genau wussten, wo und wann sie Geschlechtsverkehr hatten. Die Spitalerinnen erinnerten sich im Detail, sie wären gerne geheiratet worden und maßen der Beziehung eine tiefere, emotionale Dimension bei. Der Name des „Täters" oder „Imprägnators" sollte ermittelt werden, es wurden Zeugen verhört, die Spitalerin wurde schließlich dem Beschuldigten gegenübergestellt. Gaben die Männer zu, Unzucht getrieben zu haben, so leugneten sie dennoch vielfach und hartnäckig, die möglichen Kindsväter zu sein. Nicht selten flohen die betroffenen Väter sogar aus dem Spital oder der umliegenden Nachbarschaft, um sich ihrer Verantwortung zu entziehen. Im Bericht an die Obrigkeit wurden die Frauen der moralischen Verfehlung beschuldigt, überführt und als geeignete Bestrafung die Ausweisung empfohlen. Die Frau hatte nunmehr nicht nur ihre Ehre verloren, sondern ihr Fall hätte auch vor dem Malefizgericht abgeurteilt werden sollen, in der Praxis beschäftigten sich jedoch Niedergerichte mit dieser Problematik oder die Spitäler handelten diese Angelegenheit stillschweigend selbst aus. Die betroffenen Frauen mussten in der Regel nach den Befra-

---

132 Bergerhausen, Quellen 146, Nr. 114, 1529.

133 Scheutz–Weiss, Spital als Lebensform 802 [6] (Bürgerspital Freistadt 1746).

134 Weiss, Spitalgeistlicher 234; Scheutz–Weiss, Spital als Lebenform 646 [9] (Spitalmeister für Waisen- und Armenhäuser Innerösterreich 1731).

135 Neumaier, Pfründner 427 (bes. Anm. 2318); zur Denunziation Kröger, Armenfürsorge 638.

gungen das Haus verlassen und möglicherweise Strafgeld bezahlen. Es lassen sich jedoch auch Fälle nachweisen, dass manche nach der Geburt des Kindes wieder in das Spital aufgenommen wurden[136].

7.4.2 Die öffentliche Rezeption von Sexualität im Spital

Papier ist bekanntlich geduldig, der Stadtrat und die Öffentlichkeit hingegen bei Skandalen weniger. Klagten bereits im Jahr 1673 die Mitglieder der Untersuchungskommission des Leprosenhauses in der salzburgischen Stadt Mühldorf am Inn: *Statuta nulla habent*[137], so wurde im Juli 1692 die Obrigkeit über die Gerüchteküche informiert, dass der Hausmeister Thomas Hamiller mit einer Mitbewohnerin geschlafen hatte und *nachts, ganz bloß und nackhet, von der Sällingerin ligerstatt gehent, erwischt worden*[138]. Die beschuldigte Frau, die sich das Amt der Hausmeisterin anmaßte, und ihr Liebhaber, waren beim Bürgermeister, Stadtrat und beim Vertreter des Salzburger Erzbischofs („Pflegsverwalter") angezeigt worden, wodurch der „Sexskandal" vermutlich in der Stadt ruchbar und genüsslich diskutiert wurde. Im Haus mit seinen nur fünf bis sechs Bewohnern herrschte ein frostiges Klima, da man mit gegenseitigen Anschuldigungen vorging, die darauf abzielten, einzelne Personen aus dem Haus zu verdrängen. Catharina Schickinger und Eva Scher, später selbst Opfer von Intrigen, baten die Obrigkeit, Maria Sällinger rasch aus dem Haus zu entfernen, da die Stadtbewohner aufgrund der Gerüchte kaum mehr Almosen gaben[139]. Der Hausmeister hingegen sollte künftig wieder seiner eigentlichen Arbeit nachkommen und vor allem an seine gottesdienstlichen Pflichten erinnert werden.

Skandalträchtig war auch ein Fall, der sich im Leprosenhaus der Stadt Salzburg Anfang Oktober 1779 vermutlich zutrug. Der Priester und Konsistorialrat Ernst Sigmund Raacher befragte die 36-jährige Emerentiana Strasser, die seit sechs Jahren im Spital lebte und wahrscheinlich an epileptischen Anfällen („Fraisen") litt. Sie beschuldigte den Hausvater Peter Steinbichler, dass er sich während ihrer Anfälle in der Sakristei und auf ihrem Zimmer vor ihr entblößt, aber auch onaniert hätte und sogar zum Orgasmus gekommen wäre. Außerdem hätte er sie unsittlich berührt – der Hausvater stellte alles in Abrede. Der Beichtvater trug ihr daher auf, sich bereits zuvor der Situation zu entziehen. Da ihr der Hausvater Steinbichler „wie ein Hund nachgelaufen" sei, erwies sich diese Strategie aber als nicht erfolgreich. Da beide Kontrahenten bereit waren, auf die Bibel zu schwören und sich der Wahrheitsgehalt der Aussagen als nicht überprüfbar herausstellte, beendete die Kommission ihre Nachforschungen frühzeitig und ohne weitere Konsequenzen. Die

---

136 Neumaier, Pfründner 426–431. Im Jahr 1590 wurden in Regensburg noch zwei Frauen, die mit dem Spitalkellner „hurerey und bluetschand" getrieben hatten, an den Pranger gestellt und durch die Backen gebrannt. Auch der Kellner wurde öffentlich mit Ruten bestraft. Ebd. 431; Sahmland, Fürsorge 201–225, die 22 Fälle auswertete.

137 AT-AES 1.2 Altbestand – Akten 11/77, Generalvisitationen 1671, 1672, 1673, *Visitatio leprosi extra civitatem Mildorff facta*, 1673 Juli 28, fol. 644ʳ; Veits-Falk, Armenfürsorge 70; Scheutz–Weiss, Spital als Lebensform 115 (Bürgerspital Mühldorf).

138 Zitate nach StA, Mühldorf a. Inn, Abgabe BayHstA, Hochstiftsliteralien Salzburg 989, Acta, das Spital-, Bruder- und Leprosenhaus zu Mühldorf betr. 1560–1799, pag. 59–62, 1692 Juli; Scheutz–Weiss, Spital als Lebensform 115f. (Bürgerspital Salzburg); dies., Unbekannte Brüder 370f.; Schwarz, Leprosenhäuser 122f.; Weiss, House Rules 212.

139 BayStA, Hochstiftsliteralien Salzburg 989, Acta, das Spital-, Bruder- und Leprosenhaus zu Mühldorf betr. 1560–1799, bes. pag. 59–62: *ursach ist, daß unser leibes allmusen, umb ain mirckliches ain zeither abgenommen und wir hierdurch unschuldig leiten miessen.*

Frau durfte noch weitere 19 Jahre im Leprosenhaus wohnen, danach wurde sie für gesund erklärt und aus dem Haus entlassen, obwohl sich der Verwalter intensiv für ihr Verbleiben einsetzte. Lediglich ihr Bett durfte sie mitnehmen. Hausvater Steinbichler, der, vertraut man den Archivalien, nicht mehr „auffällig" wurde, konnte bis zum Ende des Erzstifts 1803 sein Amt behalten, triumphierte damit also über seine Kontrahentin, die vor ihm das Haus verlassen musste[140].

Mit erneuten Vorwürfen sah sich das Salzburger Leprosenhaus und das verantwortliche Konsistorium ab September 1798 konfrontiert. Der Perückenmacher Anton Hager, bekannt für seine „incorrigible Aufführung" (darunter Trunkenheit), schwängerte die Leprosin Maria Wenger. Wie der Hausverwalter seiner vorgesetzten Stelle mitteilte, hatte er den Vorfall unter möglichster Geheimhaltung dem Stadtgericht mitgeteilt und die Frau unter einem Vorwand aus dem Haus „entfernet". Das Konsistorium verwies zunächst Hager des Hauses, doch kam dieser trotz Verbotes häufig in die Anstalt zurück. Da er an den „Fraisen" litt und außerhalb des Spitals nicht überleben konnte, wurde er gegen den intensiven Protest des Hausverwalters im Jänner 1800 wiederaufgenommen. Nachdem im folgenden Jahr Gertraud Moser, eine junge Frau, eine sexuelle Beziehung zu dem „eisrigst schlechten Kerl Anton Hager" einzugehen schien, beabsichtigte der Hausverwalter, einen neuerlichen Skandal zu vermeiden und versuchte, die junge Frau aus dem Spital auszuschließen. Gegen Hager wollte er nicht erneut vorgehen, da ihm dies aussichtlos erschien[141].

Die Statuten und Normen der Spitäler sahen Sexualität nicht vor bzw. wollten dieses „Übel" schon im Vorhinein vermeiden. Die penible Tagesordnung für das Armenhaus Graz aus dem Jahr 1728 kannte nur die Termini Arbeit, Gebet, Moral, Ordnung und Strafe[142]. Doch die bauliche Realität strafte die frommen Normen bald der Lüge. Ende der 1730er Jahre hieß es in einem Bericht an die steirischen Landesbehörde: Die dreizehn vorhandenen Zimmer wurden von jeweils acht bis 35 Personen bewohnt; lediglich in sechs Räumen konnten Frauen oder Männer getrennt untergebracht werden, was den ursprünglichen Anforderungen der Spitalordnung massiv entgegenstand. Bloß ein Raum durfte gemeinsam von Ehepaaren bewohnt werden. Körperbezogene und disziplinierende Normen konnten im Grazer Arbeitshaus im laufenden 18. Jahrhundert kaum umgesetzt werden. Noch 1780 sah sich der Armenhausverwalter veranlasst, ein Gesuch an die Behörde zu stellen, um für die 50, mental erkrankten Frauen und Männer ordentliche Bekleidung einkaufen zu dürfen, sie sollten nicht weiterhin halbnackt durch die Anstalt laufen – ein Notstand, der zumindest sexuelle Gedanken unter den Insassen aufkommen ließ[143].

Aufhorchen lässt ein brutaler Fall von männlicher Misshandlung und – aus heutiger juristischer Sicht betrachtet – ehelicher Vergewaltigung aus dem Frühsommer 1754. Constantia Leopold bat um die Erteilung der Armenhausportion und wollte dazu 100 fl. beitragen. Ihr Mann Hans Leopold, ein abgedankter Soldat, der sie scheinbar nur des Geldes wegen geheiratet haben dürfte, schlug sie so intensiv, dass sie nicht mehr mit ihm zusammenleben wollte. Er hatte ihr die rechte Hand zerquetscht, sodass sie große

---

140 SCHWARZ, Leprosenhäuser 194–200.

141 Ebd. 189–194.

142 SCHEUTZ–WEISS, Spital als Lebensform 666–670 (Armenhaus Graz 1728).

143 WATZKA, Arme, Kranke, Verrückte 127f.; DERS., Totale Institutionen 247f.; SCHEUTZ–WEISS, Spital als Lebensform 188 (Armenhaus Graz); zum Armenhaus allgemein HUBER-REISMANN, Anfänge 206–211.

Schmerzen litt, sie hatte ein Kind verloren und Blessuren am Leib erlitten. Überdies hatte er Leinwand verkauft, die seiner Frau gehörte. Wäre nicht der Benefiziat rechtzeitig eingeschritten, hätte er die Frau vermutlich sogar erschlagen. Sexuell war der abgedankte Soldat an seiner Ehefrau nur mehr gelegentlich interessiert, er behandelte sie als Objekt[144]. Sein Vergnügen suchte er in trunkenem Zustand und öffentlichkeitswirksam bei *gefälligen mägdlen*, die er zu Sexualpartnerinnen degradierte und bloß mit einem Glas Wein bezahlte. Constantia Leopold versteckte sich vor ihrem Mann und schlief sogar im Freien, da sie den Trinker, der in einem Jahr durch *schwelgen und saufen* 78 fl. verbraucht hatte, fürchtete. Obwohl die Frau in akuter Gefahr war, wurden die Eheleute zur Einigkeit aufgerufen und Hans Leopold unter Strafe der Wirtshausbesuch verboten. Da er künftig kaum mehr Geld zum Ausgeben hatte, ließ sich diese Regel wohl durchsetzen. Ob die Frau nachfolgend geschützt werden konnte, ist archivalisch nicht überliefert[145].

Um solche Ereignisse möglichst zu vermeiden, rang sich die verantwortliche Kommission zum Mittel der Musterung durch, die vor allem für das Armenhaus ungeeignete Personen offenbaren sollte. Ende Oktober des folgenden Jahres teilte die Landessicherheitshofkommission dem Hausmeister der Armenanstalt die Ergebnisse der Musterung vom 31. Juli 1755 mit. Der Alkoholgenuss war verboten, wer zu lange dem Haus fernblieb, verlor die Pfründe, wer die Kirche nicht besuchte, musste auf einen Kreuzer verzichten und es sollten *ungebührlichkeiten* vermieden werden. Seit längerer Zeit trafen sich Invalide, auswärtige Soldaten und andere Männer in den Zimmern der Frauen und nützten zusätzlich die vielfachen *schlief-winkel* des Hauses, besonders die Sekrete (= Aborte), als Treffpunkte. Als zusätzliches Problem erwiesen sich heimliche Ehen, deren Segnung dem Benefiziaten strengstens untersagt wurde. Auch die erwachsenen jungen Männer durften nicht mehr bei ihren Müttern schlafen und selbstverständlich nicht bei jungen Mädchen, wie dies zuvor üblich gewesen war[146].

Auch Kinder und Jugendliche wurden in den Spitälern und Waisenhäusern im Rahmen ihrer pubertären Entwicklung genau überwacht[147]. Im Augsburger Waisenhaus, um ein Beispiel zu nennen, mussten sich die Kinder unter Aufsicht waschen und ankleiden, bevor sie zur Inspektion antreten durften. Zudem unterlagen die Jungen einer besonderen Kontrolle, sobald sie den Abtritt benützten und es wurde darauf geachtet, dass sie nicht zu zweit dort allzu viel Zeit verbrachten, um (gemeinsam) onanieren zu können. In der Ludwigsburger Anstalt (bei Stuttgart), die bevorzugt den „Jaunerkindern" gewidmet war, lebte eine Klientel, die zum Teil gewaltsam ihren Familien entrissen wurde und die man aus sozialpolitischen Überlegungen im Haus interniert hatte[148]. Da die Kinder und Jugendlichen vor allem bei der gemeinsamen Arbeit mit den weiblichen und männlichen Bewohnern des Zucht- und Arbeitshauses in der angeschlossenen Tuchfabrik Bekanntschaft schlossen[149], übernahmen sie auch die (teilweise gescheiterten) Lebensmodelle der Erwachsenen. Dachte die Anstaltsleitung, die Kinder seien ohne Erfahrung im Bereich

144 StLA, WStA 5, K. 24, Nr. 815: *er könne mit ihr und mit seinen sachen umgehen, wie er wolle.*

145 StLA, WStA 5, K. 24, Nr. 815, Constantia Leopold an die Landessicherheitshofkommission um die Erteilung der Armenhausportion, undatiert, Ende Juni/Anfang Juli 1754.

146 StLA, WStA 5, K. 25, Nr. 966, Landessicherheitshofkommission an den Hausmeister des Armenhauses, 1755 Oktober 31.

147 Siehe die ausgezeichnete Mikrostudie zum Ludwigsburger Waisenhaus von Ritzmann, Erregte Gemüter; dies., Sorgenkinder 239–244; dies., „Jaunerkinder" 250f., 253–255.

148 Ritzmann, Erregte Gemüter 75, 77.

149 Ritzmann, Moral 325.

von Sexualität, so wurde im Oktober 1795 in Ludwigsburg eine „Schande“ publik, welche die Verantwortlichen sichtlich erschütterte. Ein Junge hatte mit einer Katze sexuell verkehrt, die sofort getötet wurde. Man zeigte intensive Bemühungen, den Fall möglichst geheim zu halten. Allerdings waren vier männliche und sieben weibliche Kinder und Jugendliche in den Skandal verstrickt, die ebenfalls bereits auf sexuelle Erlebnisse miteinander, u. a. verschiedene Praktiken oder zumindest Wissen verwiesen. Diese Freizügigkeit, welche die Beteiligten in ihrem Umfeld erlebt hatten, war den Waisenhausvorstehern ein Gräuel und das Verhalten der Jugendlichen erschien ihnen als medizinisch krank. Die weiblichen und männlichen „Täter“ wurden daher mit der Rute gezüchtigt und drei der vier hauptangeklagten Jungen mussten zusätzlich viele Monate im Karzer verbringen. Die Kinder sollten künftig strengstens überwacht und mit moralischer Literatur abgelenkt werden; luftige Hängekleider, welche das Reiben an den Genitalien vermieden und das sexuelle Empfinden einschränkten, wurden von der zeitgenössischen Literatur besonders empfohlen. Die Waisenhausleitung hatte Angst vor den „räudigen Schafen“ und „Hurenkindern“, die sexuelle Laster im Haus verbreiten konnten, im späten 18. Jahrhundert eine angebliche Krankheit, die einen regelrechten Verfolgungswahn auslöste: die Selbstbefleckung oder Masturbation[150].

Der „Skandal“ oder das Entdecken der kindlichen bzw. jugendlichen Sexualität war in den geschlossenen Anstalten ein ubiquitäres Phänomen, doch schweigen die Quellen in der Regel dazu. Zwei einschlägige Archivalien aus dem Armenhaus Graz erhärten aber die Tragweite des „Problems“. Im Dezember 1756 sollte der Truhenträger Mathias Neudegger gemeinsam mit seiner Frau und seinen drei ehelichen Kindern nach St. Michael (Obersteiermark) abgeschoben werden. Gründe für den Ausschluss waren neben der angeblichen Faulheit des Vaters und des Wahnsinns der Mutter auch die sexuellen Erkundungsspiele seines achtjährigen Sohnes, der ein gleichaltriges Mädchen bei der Grazer Heuwaage unter einer Brücke „unzüchtig“ berührt hatte. Nachdem er entdeckt und bestraft worden war, stellte man ihm die Frage, wo er dieses Verhalten gelernt habe und er verwies auf seine Mutter[151]. Wenige Monate später, am 10. Juli 1757, halfen mehrere geistig gehandicapte junge Männer bei Dacharbeiten im Armenhaus und wurden dabei vom Bäcker beobachtet. Plötzlich tauchte seine sechsjährige Tochter auf und berichtete, der 18-jährige Franz Bainnägl hätte sie aufgehoben, sie in den Taubenschlag getragen und ihr an die Scham gegriffen. Der davon informierte Hausmeister versetzte dem Täter 15 Hiebe mit dem Ochsenziemer und sperrte ihn in die Keuche. Der Inquisit versuchte daraufhin mit einem Strumpfband am Fenstergitter Selbstmord zu begehen. Der äußerst verärgerte Benefiziat, der diesen Vorfall gerne geheim gehalten hätte und seine Köchin kümmerten sich um den jungen Mann. Die Bäckersfrau, welche hingegen das Geschehen rasch verbreitet hatte, erhielt vom Priester einen scharfen Verweis. Der *boßhaffte bueb* entkam in der Folge gemeinsam mit einem „Trottel“ aus dem Armenhaus, wurde jedoch rasch wieder gestellt. Als Strafe drohten ihm lediglich acht oder 14 Tage Keuche, wie dem Benefiziaten mitgeteilt wurde[152]; der Hausmeister sollte künftig ohne Vorwissen der Kommission von schweren Prügelstrafen Abstand nehmen[153].

---

150 Ritzmann, Erregte Gemüter; zur Onanie vgl. Braun, Onania.

151 StLA, WStA 5, K. 27, Nr. 1151, Pro Memoria an die Hofkommission, 1756 November 29.

152 Ebd. Nr. 1224.

153 Ebd. Nr. 1226, An den Hausmeister, ex commissione, 1757 August 19.

7.5 Das ewige Jammern – der Chor der Insassen und die Strategie der Klage

Ordnungen wie Instruktionen zählen neben den Rechnungsbüchern sicherlich zu den wichtigsten Quellen, die zur Erforschung der Alltagsgeschichte der spätmittelalterlichen und frühneuzeitlichen Spitäler zur Verfügung stehen. Allerdings sehen diese Ordnungen das „Jammern" per se nicht vor, sondern sie versuchen bereits einleitend dagegen vorzugehen. Das Außergewöhnliche und das zutiefst Menschliche werden mittels der Norm ausgespart, man geht von einem geregelten Miteinander im Haus aus. Gibt es neben den Ordnungen eine quellenmäßige Parallelüberlieferung, so wird schnell ersichtlich, „dass das Leben der Armen nicht [...] nur aus Gottesdienst und Gebet für den Stifter bestanden haben kann – dass es Regengüsse geben konnte, die statutarisch vorgeschriebene Prozessionen ins Wasser fallen ließen"[154]. Dies konnte für die Insassen konkret bedeuten, dass sie auf Almosengeld, welches ihnen für die Teilnahme an der kirchlichen Feier ausgehändigt worden wäre, verzichten mussten. Dagegen regte sich Missmut und es entstand Unverständnis im Haus, denn Gott konnte doch unmöglich wollen, dass den Armen ihr gerechtes Almosen entzogen würde.

Diese „historischen Regengüsse" sind für die Historikerzunft – neben dem herkömmlichen Alltag – von besonderem Interesse, da sie offenbar werden lassen, wie Denkstrukturen der Insassen und der Obrigkeit aufeinandertrafen und wie „Herrschaft" ausgehandelt wurde. Ein großer Teil der Beschwerden betraf das Essen, welches als nicht ausreichend, zu wenig schmackhaft, von zu geringer Qualität und Quantität erschien[155]. Beispiele aus Salzburg und Innsbruck belegen, dass die Obrigkeit diese Problemlage erkannte und nach Möglichkeit Vorkehrungen traf[156]. Verschmolzen die Beschwerden bezüglich des Essens mit Anklagen gegen körperliche Gewalt und übermäßigen Arbeitsleistungen, so konnte durchaus von den Insassen der Begriff *sclaven* in den Mund genommen werden und es war mit größerem Widerstandspotenzial zu rechnen. Leibesstrafen, verschobene Gebetsstunden und Einnahmegebühren vertrugen sich nach Ansicht der im Haus wohnenden Frauen und Männer nicht und führten in Knittelfeld im Sommer 1763 auch folgerichtig zu einer entsprechenden Untersuchung. Die Unruhe im Haus konnte nicht beseitigt werden, und noch 1766 drohte der neue Spitalmeister angeblich *mit der einsteckung in das narrenhäußl und mit eisen und band*[en][157]. Bisweilen verlangten die Insassen bessere (Anstalts-)Kleidung, zusätzliche Schuhe und Socken. In Völkermarkt in Kärnten versuchte eine eingesetzte Kommission im Jänner 1761, die geäußerten Vorwürfe unangemeldet und direkt vor Ort in der Mittagszeit zu prüfen. Dechant Philipp Wedenig und Stadtrichter Primas Strutzmann besahen die Speisen, probierten jedoch nicht davon, *aber alles*

---

154 Vgl. Behrens, Stifterwillen 82.

155 Siehe 454–465; als Beispiele sei nur herausgestellt StLA, WStA 83/Teil 1, H. 4, fol. 31r–35v, Beschwerde des Joseph Sallfelner, undatiert, November/Dezember 1779; ebd. 74, K. 225, Nr. 123, Hofkommission an den Magistrat Bruck/Mur, 1754 Jänner 28 (u. a. verdorbenes Fleisch aufgrund erkrankter Tiere); siehe auch Dirmeier, Streit.

156 Weiss, Österreichische Hospitäler 226f.; Senoner, Hofspital 53 § 25. Laut Ordnung des Innsbrucker Hofspitals von 1734 sollten die Speisen derart zubereitet werden, *das die verpfriendte solche in frieden mit lieber dankhsagung genisen khönnen und die clagen der yblen gekochten speisen verhiettet werden*, Scheutz–Weiss, Spital als Lebensform 506 (Hofspital Innsbruck 1734).

157 StLA, WStA 39, K. 165, Nr. 149, Bericht des Wolf Herrn von Stubenberg, Kreishauptmann zu Judenburg, 1763 September 2; ebd. Untersuchung in Knittelfeld, 1764 August 16; ebd. Kommissionsprotokoll, Johann Joseph Edler von Heysß, Kreishauptmann von Knittelfeld, 1766 Juli 22; ebd. Beschwerdepunkte von vier Insassen, 1766 August 9.

in einem solchen stand gefunden, daß ein bedürfftiger armer sich gar leicht damit begnügen kann[158]. Wie ältere Pfründner bestätigten, hatte sich die Situation unter dem aktuellen Spitalmeister nicht verschlechtert. Die Speisemenge schien ausreichend, es blieben sogar Reste von den Speisen über, die in die Küche zurückgetragen wurden. Da keine schriftliche Spitalordnung aufgefunden werden konnte, hatten die klagenden Spitaler ohnedies das Nachsehen und sie mussten sich im wahrsten Sinn des Wortes mit dem Gereichten „begnügen“. Wie der Kreisamtsadjunkt in seinem Bericht feststellte, waren alle Klagen gegen den Verwalter entweder haltlos oder nicht beweisbar, sodass sich die Kläger bei ihm entschuldigen mussten, da sie seine Ehre angegriffen hatten[159]. Nur selten leisteten die Insassen nach Beschwerden bei der Spitalleitung freiwillig Abbitte[160], die Streitigkeiten blieben nach Auskunft der Akten ungelöst im Raum stehen.

Ideenreicher gestaltete sich die Vorgangsweise eines am Rotlauf (Wundrose) und an offenen Füßen leidenden ehemaligen Riemermeisters aus dem Markt Wildon (in der Nähe der Residenzstadt Graz gelegen), der aufgrund seiner schwerwiegenden, übelriechenden Krankheit beinahe aus dem Spitalverband exkludiert worden war und im Jahr 1739 132 Beschwerdepunkte zusammenschrieb. Johannes Andreas Walner aus dem Markt Straß (bei Leibniz/Steiermark) lebte seit acht Jahren im Haus und verfasste sein Werk am nahegelegenen Schlossberg[161]. Da der Markt und somit auch das seit 1666 nachweisbare Spital (Stiftungskapital 1.000 fl.) durch ein Großfeuer am Palmsonntag (6. April) des Jahres 1727 vernichtet worden waren[162], bezeichnete er die Bewohner, die immer noch auswärts schlafen mussten, als getrennte Schafe, die das Ungeziefer auffraß. Er sprach von großer Unordnung im Haus, beklagte das Fehlen eines Spitalmeisters, die Notwendigkeit des Bettels und deutete nebenbei sexuelle Verfehlungen an[163].

Wie für März 1729 festgestellt werden musste, war nach dem verheerenden Marktbrand nur das Haus, gebaut aus Stein, als Teilruine zurückgeblieben. Drei Wohnungen konnten zwar weiterhin benützt werden und das Spital konnte man lediglich mit einem Notdach versehen und dort neun Personen versorgen (vier Männer, fünf Frauen; zwei Personen verschob die Spitalleitung in die Verpflegung). Der Berichterstatter Thaddäus Graf Attems räumte ein, dass somit Probleme zu erwarten waren: *könten diese armen spittaller bey disen ihnen fallenden interessen* [78 fl. 30 xr. für ursprünglich insgesamt 20 Personen] *unmöglich leben, wan nicht ein oder andere barmherzige burger oder pauers mann ihnen mit ein und andern lebensmittlen an die handt giengen, die klaidungen, so von loden, werden ihnen ingleichen von ein und andern barmherzigen christen verschafft und geschenckhet*[164]. Bereits vor der „Spitalreformation“ 1739 gab es in den 1720er und 1730er

158 KLA, Milde Stiftungen, Stiftbriefe und Stiftungsakten (AT-KLA 189), I Sch. 27, Sch. 70, Nr. 939, Kreisamtsadjunkt Ferdinand Anton von und zu Aichelburg, Völkermarkt, 1761 Jänner 27.

159 Ebd.; Tropper, Geschichte des Bürgerspitals 129f.; Weiss, Inmates 207.

160 StLA, WStA 74, K. 226, Nr. 182, Spitalmeister Joseph Kastel aus Bruck an die Landessicherheitshofkommission, undatiert, 1760 Februar. Als weiteres Beispiel einer unbegründeten Klage, die von den Insassen nicht mitgetragen wurde, da sie den Spitalmeister in Schutz nahmen, ebd. Nr. 188.

161 StLA, WStA 43, K. 167, Nr. 25; Spitalreformation an die Hofkommission verfasst von Johannes Andreas Walner, ehemaliger Riemermeister und Spitalinsasse, undatiert, vermutlich 1739 Oktober.

162 Joherl, Wildon 91; zum Spital allgemein 108f.

163 Weiss, Inmates 207; ders., „Spittal in gröster gefahr“ 196f.; Wichner, Heilwesen 75; StLA, WStA 43, K. 167, Nr. 1/8, Stiftung des Johann Baptista Jäger für das Spital und für hl. Messen, 1666 Juli 2; ebd. Nr. 2, *Sammel brieff für das arme abgebrendte spittall zu Wildon, und der alda befindlichen armen leuth*, 1727 April 27; ebd. Nr. 25, Spitalreformation an die Hofkommission, 1739 Oktober.

164 StLA, WStA 43, K. 167, Nr. 3, Thaddäus Graf zu Attems an die Hauptkonferenz, 1729 März 9.

Jahren wiederholte Kritik am Rechnungswesen, die auch der Riemermeister Walner, der Verfasser des „Gutachtens", erneut aufgriff. Die Schuld wies er dem Rat zu, welcher die Rechnungen nicht ordnungsgemäß an die Hofkommission zur Überprüfung übermittelte. Da der Spitalmeister verstorben war, kursierten unter den älteren Spitalbewohnern Gerüchte, dass ausreichend Geld vorhanden wäre, um die Insassen entsprechend zu ernähren und zu kleiden (in der Fastenzeit gab es beispielsweise nur Wasser und Brot, in Summe wurden 30 xr. gereicht). Außerdem hieß es, der Vizespitalmeister „bediene" sich unerlaubterweise aus der Almosentruhe und nehme überdies Hühner sowie Kalbfleisch mit nach Hause. Ein Insasse verdeutlichte die seiner Meinung nach vorhandenen Probleme: *Wen wür keine bessere spittl maister sollen bekummen, so were besser ein spittallvatter zu spittall (der das commando hette) und die nöthige portiones manathlich von einer hochlöblichen hoffcommission etc. herab kummeten, und hingegen die pia legata hinauf an sicheres orth angelegt wurden*[165]. Gewünscht wurde, dass die Insassen alle im Spital wohnen konnten und nicht in Behelfsquartiere ausgelagert werden mussten. Der Rat verlegte die Spitalbewohner sogar in die Dörfer, damit sie dort erfolgreicher betteln konnten[166]. Und als ein äußerst seltener Beleg für den Wunsch nach einer Ordnung – als deutlicher Ausdruck der sog. Ordnungssicherheit[167] – schrieb der Protokollant: *Allein alda ist bis dato kein ordnung, weder in spiritualibus, weder in temporalibus, ain spittaller mueß palt dorthin, palt dahin bethlen gehen, und in winter in andere haußer sich anwärmen gehen*[168].

Als besonders konfliktreich erwies sich das unerwünschte Zusammenleben mit der Familie des Mesners und Totengräbers, die weder für die Spitalinsassen kochte oder wusch noch den Spitalbewohnern in irgendeiner Weise dienlich war. Dennoch lebte auch dieser Personenkreis von den geringen Zinserträgen des Spitalfonds und hatte den Insassen zusätzlich eine Einnahmequelle aus Webereiarbeiten entzogen. Kritisiert wurde ferner, dass die Spitaler die Kirche ohne Almosenspende reinigen sollten und Fleisch- sowie Brotspenden an die „Graberischen" erfolgten, welche den oberen Stock des Spitals bewohnten und angeblich ein unchristliches Leben mit Alkoholgelagen und Raufereien führten, *daß ein gerauß und ein schant ist, seÿnd auch die andern spitaller zeugen*[169]. Die zumeist älteren Frauen und Männer wünschten sich für das Spital das geziemende „Silentium".

Der ehemalige Riemermeister Walner galt als vehementer Gegner des Bettels[170] im Markt und seiner Umgebung, da er wusste, dass ältere Frauen sich in sog. Winkelherbergen aufhielten, aber auch Fremde durch den Markt zogen. *Ich, meines theils, halts auch vor vernünfftiger, wan jeder armer, alter, miheselliger mensch die gnad hette, in loco zu verbleiben und den läend zu durchstreichen entübrigt seye, so wird vill klaidung erspart, vill mühe, und wuste jedes sein haimbet, und da eines erkranket, gleichwol seine anverwahnte selben ein trunk wasser raichen, auch sichet man, wie der mensch lebt, wie dan auch nöthig, daß theils in correction gehalten werden, und sich die arme auch saubrer halten können und besser dankpar seyn gegen Gott und die wohlthäetter*[171]. Nicht nur die Hausleitung wurde kritisiert, auch

165 Ebd. Nr. 25, Spitalreformation an die Hofkommission, 1739 Oktober (Zitat Punkt Nr. 42).

166 Zu Frage der Landgerichtsgrenzen Hammer-Luza, „Keuche" 8–11.

167 Popitz, Phänomene 187; Scheutz–Weiss, Gebet 350f.

168 StLA, WStA 43, K. 167, Nr. 25, Spitalreformation an die Hofkommission, 1739 Oktober (Zitat Punkt Nr. 54).

169 Ebd. Punkt 72. Aus diesem Grund wurde für getrennte Behausungen plädiert.

170 Das Betteln von Spitalangehörigen zu bestimmten Zeiten war ein Recht der Spitalbewohner, siehe etwa zum „Freitagsbettel" Richter, „Freitag Kreuzer".

171 StLA, WStA 43, K. 167, Nr. 25, Spitalreformation an die Hofkommission, 1739 Oktober (Punkt 97).

der Ortspfarrer kam nicht ungeschoren davon, denn er weigerte sich seit Jahren, die gestiftete Spitalmesse zu lesen[172]. Der Riemermeister Walner produzierte aber nicht nur ein umfangreiches Dokument des Ist-Zustandes, sondern legte außerdem einen Forderungskatalog von 18 Punkten vor[173]. Unter anderem sollte das Spital *außgefertigt* (nach dem Brand wieder aufgebaut) werden, ein Spitalmeister oder -vater seinen Dienst aufnehmen, die Spitalmessen regulär gehalten werden, das Rechnungswesen zugunsten der Insassen überprüft werden, der Bettel abgestellt werden, die Mesner und Totengräber im Schulgarten eine neue Wohnung bekommen. Spitaler, die über zwei Wohnungen verfügten, mussten eine davon aufgeben, da auch andere Personen dringend eine Wohngelegenheit suchten.

Walner, der sein faszinierendes Egodokument[174] der Nachwelt hinterließ, richtete dieses an die Hofkammer, wobei wegen *mangl der gelegenheit* [...] *diß werkh droben im Schlosßberg unterm haaßlstrauch zusammengeschriben* worden war. Sich selbst bezeichnete er als *armer teufel, arm in beutl, arm an klaidung, arm an gesunt*. Er setzte sich dabei nicht nur für die Gemeinschaft ein, sondern verfolgte auch einen Eigennutz. Um eventuell eine Besserung seiner Rotlauferkrankung zu erzielen, bat er um ein Kurgeld, wofür er lebenslänglich beten wollte[175]. Bedauerlicherweise wissen wir nicht, wie die Grazer Behörden auf diese detaillierte und wohlbegründete Schrift und die darin enthaltenen Klagen reagiert haben oder ob die Lotterwirtschaft im Spital weiterhin aufrecht blieb. Zur Zeit der Berichterstattung erwies sich die Situation für den Rat, den Richter und die Behörden als äußerst schwierig, denn nach dem katastrophalen Brand im April 1727 verzögerte sich die Wiederherstellung allein des Rathausturms bis zum Jahr 1734 (trotz der bewilligten Brandsteuer)[176]. Die Aussicht auf Besserung blieb daher auch in den 1750er Jahren noch ein Wunschtraum. Eine vergleichbare Problematik lässt sich auch für Wiener Neustadt nachweisen, wo nach der Schleifung der Vorstädte aufgrund der exponierten Lage im Kontext der Ersten Osmanenbelagerung Wiens (1529) die einstigen Spitalbewohner ihr Quartier verloren und mehrere Jahre in ungeeigneten Notunterkünften zusammengepfercht leben mussten. In ihren berechtigten Beschwerden an den Landesfürsten Ferdinand I. schilderten sie ihre Lage und legten dar, wie viele Menschen aufgrund der ungesunden Wohnumstände verstorben waren und baten dringendst um ein neues Wohnhaus. Erst 1545 wurde an der Westseite des Domplatzes endlich ein neues Bürgerspital errichtet[177].

Eine interessante Innensicht bieten Belege aus dem kärntnerischen Moosburg für das Jahr 1760. Anton Kusternig hatte, um gemeinsam mit seiner Frau im Spital versorgt zu werden, 1755 300 fl. zur Fertigung des Hochaltars gestiftet. Da das Paar die Streitigkeiten im Haus jedoch nicht länger aushielt und auch ohne Pflege auskommen musste, wollte der Mann fünf Jahre später sein Geld wieder zurück haben. Wie der Oberpfleger zu Moosburg Johann Anton Moser im September 1760 mitteilte, konnte lediglich ein Kapital von 43 fl. 50 xr. rückerstattet werden, da die restliche Summe bereits längst aufgebracht worden war. Mit dieser Bagatellsumme konnte sich das Ehepaar keine Wohnung außerhalb des Spitals suchen und Kusternig machte deutlich, dass er es bereute, dem

---

172 Ebd. (Punkt 124).

173 Ebd. (Punkt 132, Nr. 1–18).

174 Vgl. zur Gattung ausführlich: Ego-Dokumente.

175 StLA, WStA 43, K. 167, Nr. 25, Spitalreformation an die Hofkammer, 1739 Oktober, Interrogatoria.

176 Obersteiner, „Canzlei“; ders., Geschichte des alten Rathauses, bes. 29–31.

177 Scheutz–Weiss, Spital als Lebensform 273 (mit weiterer Literatur) (Bürgerspital Wiener Neustadt).

Haus eine so große Spende übergeben zu haben. Die Bitte um Auszahlung eines Kapitals in der Höhe von zumindest 200 fl. wurde endgültig am 31. März 1761 abgelehnt[178].

Die vielfachen Klagen im Spital waren keineswegs unbegründet, *mürrische Reden*[179] und Beschwerden über die Zustände im Spital keine Seltenheit. Sie belegen die oftmalige Unzufriedenheit mit den Lebensbedingungen in einem typischen Haus spätmittelalterlich-frühneuzeitlicher Prägung, worauf bereits der bekannte Haller Salinenarzt und Humanist Hippolytus Guarinonius (1571–1654) ausführlich hinwies und im Jahr 1609 eine Spitalreform einleiten konnte, der eine landesweite Visitationskommission vorausgegangen war. Der Mediziner thematisierte die überzogenen Festmähler der Ratsherren („SpittalFresserey"), die den Spitalfonds belasteten, die hygienischen Missstände in den Häusern, insbesondere auch die Zubereitung der Spitalsuppe[180]. „Es gehet zu wie im Spital" war für ihn ein Synonym für „Vnrichtigkeit vnd Elend", ausgelöst in erster Linie durch die Spitalpfleger und -meister[181]. Ferner kritisierte er die Anstaltsgeistlichen, die „selbsten mehr einer guten scharpffen Beicht vnd Pœnitentz bedörfftig, als daß sie andere Beicht hören solten / die / wann mancher armer Spittaler etwan vnuersehens Krank / vnd seiner nottürfftig / man ihne im Wirtshauß suchen / der arme Kranck aber an Beicht vnd Geistlicher Nothwendikeit oft verkürtzt werden muß"[182].

Die Priester ihrerseits verteidigten sich und sprachen von *verdriesligkheiten*, die sie von den Insassen zu erleiden hatten, denn bisweilen bereiteten ihnen vor allem die mental gehandicapten Frauen und Männer besondere Probleme[183]. Agierte der Geistliche als Agent des frühmodernen Staates und versuchte sich als „totaler Überwacher", so konnte die Situation vollends eskalieren. Der Klagenfurter Benefiziat des Bürgerspitals, Johann Baptist Plasnig, wurde im Spätwinter 1763 mit einem *klaglibell* bedacht, das ihm Amtsmissbrauch und Dienstvernachlässigung vorwarf (er besuchte die Kranken nicht und verachtete angeblich die Armen). In der Gemengelage der undurchschaubaren Normen und wohl im geheimen Eingeständnis eigener Verfehlungen verzichtete er jedoch auf die Bestrafung der Aufmüpfigen[184].

Der Unmut der Frauen und Männer in den karitativen Häusern richtete sich häufiger gegen die Köchin[185] oder die Meierin, mit denen sie tagtäglich zu tun hatten. Mitte des 17. Jahrhunderts beschwerten sich sämtliche Insassen des kärntnerischen Spitals St. Veit und warfen der Meierin Untreue, Betrug, Fluchen und „ärgerliche" Zusammenkünfte vor. Sie wünschten sich vom Magistrat die Anstellung einer vernünftigen Magd, die ihren Pflichten auch nachkam. Zur Meierin meinten die Bittsteller definitiv: *sie kehrt fort*[186].

---

178 KLA, Milde Stiftungen, Stiftbriefe und Stiftungsakten (AT-KLA 189), I Sch. 27, Sch. 70, Fasz. 927, Beschwerde des Anton Kusternig, 1760 Juli; Johann Anton Moser, Oberpfleger zu Moosburg, an die Milde Stiftungskommission, 1760 September; Anton Kusternig an die Milde Stiftungskommission, 1761 Jänner.

179 Weiss–Kramml, Bürgerspital 96.

180 Guarinonius, Grewel 1 786, 2 1312–1323; Scheutz–Weiss, Spital als Lebensform 49, 107.

181 Guarinonius, Grewel 2 1312.

182 Ebd. 2 1315; Weiss, Spitalgeistlicher 235.

183 Ebd. 226.

184 KLA, Ständisches Archiv I (AT-KLA 207), Sch. 260, fol. 173r–174v, Bürgerspitalbenefiziat Johann Baptist Plasnig an Joseph Maria Rechbach, Dompropst zu Gurk und Erzpriester im Gurktal, 1763 März; Weiss, Unglück 219; ders., Spitalgeistlicher 232, 235; ders., Alltag 418f.; Scheutz–Weiss, Spital als Lebensform 153 (Bürgerspital Klagenfurt).

185 Dirmeier, Streit.

186 KLA, Klagenfurt Stadt I (AT-KLA 97), Fasz. 201/1, Bitte der sämtlichen Pfründner im Spital St. Veit, undatiert, Mitte des 17. Jahrhunderts.

Wurden die Ordnungen nur hausintern übermittelt, jedoch nicht schriftlich fixiert, so konnte sich dies als nachteilig für die Insassen erweisen. Die aus dem Jahr 1448 stammende herrschaftliche Armenanstalt Tüffer/Laško im heutigen Slowenien, welche Graf Friedrich (II.) von Cilli ins Leben gerufen hatte, erfuhr ihre Bestätigung durch Kaiser Friedrich III. 1462. Bei der Übernahme der Herrschaft Montpreis durch die Familie Moscon war bereits darauf aufmerksam gemacht worden, dass keinerlei Interesse an einer frommen Stiftung bestand. Im frühen 18. Jahrhundert weigerte sich daher – wenig überraschend – Joseph Graf Moscon mit Verweis auf die schlechten Ernteerträge, die Anstalt in Tüffer weiterhin stiftungsgemäß zu dotieren. Im Jahr 1703 wurde berichtet, dass die Mauern des Hauses einzustürzen drohten und nicht einmal für die Insassen Betten vorhanden waren[187]. Um Rechtssicherheit für die Insassen zu erlangen, wurde im Juni 1731 eine Speise- und Verpflegungsordnung verschriftlicht, doch sämtliche weitere Bemühungen der Frauen und Männer, unterstützt vom Pfarrer in Tüffer, ihr Recht durchsetzen zu wollen, endeten mit Drohungen gegen ihre körperliche Unversehrtheit, man wolle sie *sogleich aus dem spittall prüglen*[188]. Laut Aussage des Erzpriesters und Hauptpfarrers in Pöls herrschte auch im herrschaftlichen Spital zu Sauerbrunn Anarchie. Angeblich hatten die beiden *dienstmenscher* des Verwalters die Macht übernommen und bedrohten jeden, der sich ihren Anordnungen nicht fügte, mit Schlägen, wie der Spitaler Bartholomäus Kriner zu berichten wusste, der trotz Krankheit nachts nach Judenburg gehen musste[189]. Ähnlich ausgenützt wurden die vier Spitalinsassen im Friesacher Deutschordensspital in der St. Veiter Vorstadt zu Beginn der 1720er Jahre. Das Spitalgebäude wurde als Hausschmiede zweckentfremdet, die vier männlichen Insassen lebten unter schlechten Bedingungen in der Torstube. Ein Pfründner beklagte sich, dass er die Arbeit eines Knechts verrichte, dafür jedoch nicht einmal einen ordentlichen Rock erhalten habe[190].

Ging die Obrigkeit gegen den Spitalleiter vor, konnte es vorkommen, dass ehemalige Mitarbeiter, die nach dem Ausscheiden aus ihrem Dienst in den Spitalverband aufgenommen worden waren, eine Untersuchung begünstigten oder sogar vorantrieben. Im März 1741 wurde Spitalmeister Joseph Stüger aus Windischgrätz/Slovenj Gradec (heute Slowenien) seine fahrlässige und eigennützige Amtsführung, die zu seiner Entlassung geführt hatte, vorgeworfen. Der über 80-jährige Bartholomäus Sultschggo, der 30 Jahre lang als Spitalamtmann gedient hatte, verlor unter Stüger sein Amt und lebte ohne obrigkeitliche Zustimmung im Haus. Die schlechte Versorgung und Behandlung verleiteten ihn, außer Haus zu betteln. Seit 1740 gab es Beschwerden beim Hauptpfarrer in St. Martin bei Windischgrätz, Johann Georg Schrökinger von Neyenberg, dennoch musste Sultschggo wieder in das Spital zurückkehren – der Rückkehrer prangerte nun seinerseits die miserable Hauswirtschaft und die vorhandenen Bauschäden aufgrund des letzten Stadtbrandes an. Schuld an der Misere trug die tiefe Feindschaft zwischen dem erwähnten Pfarrer, welcher die Insassen auf seine Seite zu ziehen vermochte, und dem Spitalmeister. Dieser wurde

187 StLA, WStA 68, K. 212, Nr. 3, Entwurf, in welcher Weise die Herrschaft Montpreis künftig die 18 Spitalbewohner erhalten sollte, 1703 März 17.

188 StLA, WStA 68, K. 214, Nr. 35, Johann Max Graf Wildenstein, Herrschaft Tüffer, an die Landessicherheitshofkommission, undatiert, 1747 Mai; Scheutz–Weiss, Spital als Lebensform 224–226, 716–720 (Herrschaftsspital Tüffer/Laško 1728/1731).

189 StLA, WStA 13, K. 67, Nr. 100, Aniamus Antonius Städler, Erzpriester und Hauptpfarrer zu Pöls, an die Landdessicherheitskonferenz, 1742 Dezember.

190 Demel, Generalvisitation 363; Stenitzer, Deutschordensprovinz 146–152; Weiss, Hund 187.

daher zunächst nur an seine Dienstpflichten erinnert, sodann aber durch einen anderen Kandidaten ersetzt, da das Spitalvermögen in seiner Dienstzeit deutlich abgenommen hatte[191].

Gegenseitige Beschuldigungen bilden einen Teil des Spitalalltags und wenn dies hier gebündelt dargestellt wurde, so soll doch umgekehrt nicht der Eindruck erweckt werden, als sei das Leben im Spitalverband ausschließlich von Konflikten geprägt gewesen. Selbstverständlich stellte sich die Gemeinschaft als heterogen dar, vergleichbar mit dem Dasein auf einem Großbauernhof mit all seinen Schattenseiten, doch wenn es notwendig war, standen die Frauen und Männer füreinander ein und fraternisierten sich mit der Spitalleitung, die sie letztendlich – trotz aller Bedenken – für ihr Auskommen bis zum Tod benötigten.

191 StLA, WStA 34, K. 155, Nr. 51, 1741 Februar–März, Untersuchung der siebenjährigen Amtsadministration des Spitalmeisters Joseph Stüger und Entlassung aus dem Amt; undatiert, Februar 1741, Spezifikation der Pfründner (11 Personen: 7 Männer, 4 Frauen), insbesondere Bartholmäus Sultschggo.

8. Der leistungsfähige Motor der multifunktionalen Spitäler – die Spitalwirtschaft

Geschichtswissenschaftliche Zugangsweisen zum Thema Spital sind vielfältig. Eine kunstgeschichtliche Annäherung an Spitäler interessiert sich beispielsweise zwangsläufig für die architektonischen Bauformen und die spitalimmanente Repräsentationsarchitektur[1], für die Fassadengestaltungen[2] der Spitäler und vor allem für die Spitalkirchen und Friedhofskapellen[3], die vielfach wichtige Kunstschätze enthalten. Der Bautyp Spital lässt sich dabei architekturgeschichtlich als Mischung von Sakral- und Profanbauten verstehen. Kirchen- und bürgerliche Profanarchitektur (etwa Arkadenhöfe) verbinden sich zu einem eigenen Bautyp. Die wirtschaftliche Bedeutung der Spitäler wird dagegen in den kunstgeschichtlichen Annäherungen kaum gespiegelt, doch nahm die Anzahl der Ökonomie- und der Personalräumlichkeiten (daneben die eigene Apotheke, das Badehaus/die Badestube) in den Spitalbauten ab dem Spätmittelalter deutlich zu: Spitaleigene Ställe, Meierhöfe oder Wirtschaftsgebäude[4], Brauhäuser, Kornhäuser/-stadel, Heuschober, Spitalmühlen, Wagen- und Vorratsgebäude[5] finden sich in vielen Stadtvedutten oder Vogelschauplänen als fixe Bestandteile der Spitaleinrichtungen und damit als wichtiger Teil des frühneuzeitlichen Stadtbildes verzeichnet[6]. Weniger bildliche Beachtung finden dagegen beispielsweise die spitaleigenen Presshäuser, die Pferdeschwemmen, die Tennen und Almhütten des Spitals oder etwa in größeren Spitälern das spitaleigene Waaghaus.

Der gegenwärtige Kenntnisstand über die Raumgestaltung der Spitäler selbst ist gering, obwohl die räumliche Ausdifferenzierung innerhalb des Spitals, wie eine Auswertung von Instruktionen und Inventaren[7] belegt, mitunter groß war. Unbeheizte und meist versperrbare Kammern (mit gewölbten Decken) erweisen sich als Lager-, Schlaf- und Aufenthaltsräume für die Spitalbewohner und -bediensteten. Kraut-, Mehl-, Milch- und Speisekammern als Wirtschaftsräume fanden sich in Spitälern neben den Schlafkammern der Dienstboten, den Siechen-, den Gast-, den Leichen- und den Arrestkammern. Als

---

1 Kuhn, Krankenhäuser; Braun, Spitalkirchen in Süddeutschland; Leistikow, Hospitalbauten 61–69; Murken, Armenhospital; ders., Bauliche Entwicklung; tief verwurzelt – hoch hinaus; Hentschel, Stellung der Franckeschen Stiftungen; Jetter, Grundzüge; ders., Hospitalpläne.

2 Hermann, Luzerner Armenspital; an Einzelbeispielen Birngruber, Bürgerspital; Herzog, Bad Leonfelden; Döring-Williams–Esser, Spitalkirche(n); Hibler, Architektur; am Beispiel eines bestimmten Spitaltyps Mühling, Bürgerspitäler.

3 Druzynski von Boetticher, Forschungen.

4 Steiner–Wutschnig, Bürgerspital 73–82.

5 Als Beispiel Maurer, Bürgerspital 28–50; Brunner, Martinsspital 78–80; Wurmbrand, Wiener Neustädter Bürgerspital 148–150; Pangerl, Ennser Bürgerspital 153–158.

6 Hermann, Luzerner Armenspital 201.

7 Siehe im Folgenden das Register bei Scheutz–Weiss, Spital als Lebensform XLIXf.

Aufenthaltsraum bei Tag und vor allem bei Nacht diente der Raumtyp „Zimmer“, etwa das Hausknecht-, das Kranken- und das Männer- sowie Frauenzimmer. Die große oder kleine, untere oder obere bzw. mitunter „gemeine“ Stube als beheizbarer Raum diente dagegen im Spital eher als Aufenthaltsort für Menschen unter Tags oder ganztags: Amts-, Arbeits-, Bade-, Bettel-, Gesellen-, Kranken-, Gast-, Meier-, Rauch-, Schlaf-, Speise-, Gesinde- und Herrenstuben oder allgemein die Spitalstuben fanden sich beispielsweise neben einer Kommunstube. Die Wohnstube mit Verschlag, *alwo die arme bey tag wohnen*[8], war der gängige Wohnraum im Spital. Schon diese kleine, raumorientierte Tour d'Horizon am Beispiel der Begriffsgeschichte von Räumen zeigt bereits, wie wenig Beachtung in der Spitalforschung bislang die für das ökonomische Überleben der Spitäler essentiellen Wirtschaftsräume und die funktionale Ausdifferenzierung der Raumstrukturen in Spitälern[9] fand.

8.1 Quellen zur Wirtschaftsgeschichte der Spitäler – Inventare, Grundrisse und vor allem Spitalrechnungen

Die in Spitalarchiven häufig vorfindlichen, etwa im Kontext der Bestellung von Spitalmeistern erstellten Inventare betonen im Regelfall weniger eindrucksvoll die Versorgungsleistung des Spitals als deren Wirtschaftskraft; die Wohnräume der Insassen kommen deshalb in den Inventaren kaum vor. Das Grazer Bürgerspital führt neben den sakralen Gerätschaften, den *Haußfahrnußen*[10], der Küchengerätschaft auch die Nahrungsmittelvorräte in den Inventaren an. Eigene Inventarposten stellen das unausgedroschene wie das gedroschene „Getreide im Kasten“ und den Wein wie die leeren Weinfässer sowie Kraut und Rüben, aber auch das Vieh dar. Unter der Rubrik *Mayr zeug*[11] findet sich der gesamte Wagenpark des Grazer Bürgerspitals samt Egge, Ketten und Landwirtschaftsgeräten (Mistgabel, Stemmeisen, Säge und Pflug) verbucht. Das Freistädter Bürgerspital verfügte nach Ausweis des Spitalinventars von 1674 nicht nur über einen oberen und einen unteren Spitalkasten zur Getreideverwahrung, sondern auch über weitere Lagerorte für Getreide und Landwirtschaftsgerät[12]. Daneben gab es einen vorderen und einen hinteren (*stall negst daran*) Ochsen- und Kuhstall sowie große Lagerräume für Acker-, Wagen- und Weingeschirr. Das kleine Mondseer Bürgerspital besaß neben der Küche nicht nur eine Speisekammer, verschiedene Pfründner- und Dienstbotenkammern, sondern auch ein Krautgewölbe, einen Keller, einen Stall und eine Sakristei[13]. Die Gerätschaft zur Bewältigung der für den Betrieb des Spitals lebensnotwendigen Landwirtschaft befand sich in Mondsee im Stall (Heugabeln, Rechen zur Heuernte, eine von Hand betriebene Getreidemühle, Sägen). Spitäler in Weinanbaugebieten besaßen neben dem unumgänglichen Getreidekasten auch ein eigenes Presshaus sowie einen oder überhaupt mehrere Weinkeller[14]. Das Herrschaftsspital

8 Am Beispiel der Außenansicht des Spitals von Rottenmann 1728 ebd. 214 (Bürgerspital Rottenmann).

9 Zur Ausstattung der Stuben Hermann, Luzerner Armenspital 217–222; zur Benennung der verschiedenen Stuben im Wiener Bürgerspital nach 1697, etwa Barbara-, Martha-, Sebastiani-, Rochusstube, Altmann, Bürgerhospital 52.

10 Scheutz–Weiss, Spital als Lebensform 678 (Bürgerspital Graz 1728), gesamtes Inventar 676–679.

11 Ebd. 679 (Bürgerspital Graz 1728).

12 Ebd. 814–818 (Bürgerspital Freistadt 1674). Als weitere Lagerorte für Getreide werden der *Zünspanhoff* und der *pürckhlpeurische cassten* angeführt.

13 Ebd. 838–840 (Bürgerspital Mondsee 1748).

14 Ebd. 870–874 (Bürgerspital Horn 1593); ähnlich ebd. 875–878 (Bürgerspital Langenlois 1691).

Forchtenstein wies gemäß dem Hausinventar vom Ende des 18. Jahrhunderts ein *männer-* und ein (großes sowie ein kleines) *weiber zimmer* auf, weiters ein Dienstbotenzimmer, eine Krankenstube, eine Küche, eine Mehl-, eine Kraut- und schließlich eine mit Landwirtschaftsgerät vollgeräumte Arrestkammer auf[15].

Abgesehen von den Inventaren erlauben auch die in unterschiedlichem Maßstab vorliegenden Grundrisse Einblick in die materielle Wirtschaftsgebarung der Spitäler. Neben den verschiedenen Ackerflächen und Spitalgärten (etwa einem Obst-, einem Küchengarten)[16], dem Raum für den Waschkessel und den im Plan verzeichneten Abtritten für die Spitalbewohner kommen auf den Grundrissen auch die verschiedenen Tierställe und funktionsdifferenzierten Hütten in den Blick. Das Eisenerzer Bürgerspital verzeichnet beispielsweise in seinem Grundriss aus dem 18. Jahrhundert den für die Düngerwirtschaft des Spitals essentiellen Misthaufen (*müststatt*), die Wagenhütte und den frühneuzeitlichen „Motor" des spitaleigenen Wagenparks – den Ochsen- und Pferde-Stall[17]. In der Badestube des Eisenerzer Spitals beherbergte man außerhalb der regelmäßigen Badezeit und der Zeit des Flachsbrechens entweder eine arme Person oder, *wan aines unsinig, khunte es alda wohnen*[18]. Deutlich wird die differenzierte, funktional aufgefächerte Gebäudestruktur frühneuzeitlicher Spitäler auch am Beispiel des Grundrisses des Bürgerspitals von Windischgrätz/Slovenj Gradec: Darauf finden sich eine Totenkammer, eine „Keuche" (eine Arrestkammer), ein Kuh- und ein Saustall, aber auch eine *wagenstöllung*[19].

Den besten Einblick in die Wirtschaftsführung der frühneuzeitlichen Spitäler erlauben aber sicherlich die seit dem 15. und verstärkt ab dem 16. Jahrhundert seriell vorliegenden Spitalrechnungen[20], welche die Einnahmen- und Ausgabenstruktur des Spitals vor dem Hintergrund von Eigen- und Pachtwirtschaft verraten bzw. eine spitalische Mischwirtschaft von Kreditvergabe[21], Transportunternehmertum oder Eigenwirtschaft verdeutlichen[22]. Die ältesten Spitalrechnungen in Österreich liegen – nach gegenwärtigem Forschungsstand – für Klosterneuburg aus den 1320er Jahren vor[23]; im Wiener Landesarchiv datiert die älteste Spitalrechnung des Wiener Bürgerspitals aus 1385, gefolgt von den ältesten Ennser Spitalrechnungen aus 1394[24]. Die älteste, auch edierte Rechnung des Kremser Spitals führt in die Jahre 1459 bis 1461 zurück[25].

---

15 Ebd. 1078–1080 (Herrschaftsspital Forchtenau 1778).

16 Ebd. 1083, Grundriss (Herrschaftsspital Lockenhaus 19. Jh.).

17 Ebd. 660, Grundriss (Bürgerspital Eisenerz 18. Jh.).

18 Ebd. 660, Grundriss (Bürgerspital Eisenerz 18. Jh.).

19 Ebd. 724, Grundriss (Bürgerspital Windischgrätz/Slovenj Gradec).

20 Landolt, Aspekte der Sozialpolitik 275f.; Pohl-Resl, Rechnen 55–66; Raths, Materialität des Alltags 140: Die Rechnungen des Frankfurter Heiliggeistspital sind seit 1398 überliefert, die Rechnungen des Wiener Bürgerspitals seit dem späten 14. Jh. (1386–1390, 1392–1396, 1401–1402, 1404, 1406). Die Hauptüberlieferung setzt kurz vor der Mitte des 15. Jhs. ein: seit 1437 für das St. Jakobsspital in Trier, seit 1443 für das Basler Spital, seit 1444 für Spital Markgröningen und im Hamburger St.-Georgs-Spital, seit 1445 für das Heiliggeistspital St. Gallen, seit 1496 in Lindau, seit 1500 in Biberach, seit 1505 im Spital von Esslingen; für Österreich Weigl–Just, Quellen 247f.; im städtischen Kontext Rausch, Rechnungswesen 186; als Beispiel die Judenburger Serie ab 1521 Ebner-Wanker, Leben und Sterben 50; Naglis, Elisabethspital 68 (Spitalrechnungen ab 1479).

21 Am Beispiel von Haina Friedrich, „Geld auf Pension ausgetan" 98–101.

22 Der Abrechnungszeitraum ist unterschiedlich, etwa im Wiener Bürgerspital im Spätmittelalter von Februar zu Februar Pohl-Resl, Rechnen 55.

23 Mit einer Auswertung Holubar, Spital 58–91.

24 Weigl–Just, Quellen 249.

25 Jaritz, Leute. Edition von Spitalrechnungen sind leider noch rar, etwa Bottanová, „Die armen

Die hochformatigen, auf Papier und meist in Deutsch verfassten Rechnungsbücher, die kontrollierbare Ordnung schaffen sollten, lassen sich gattungsmäßig dem Bereich pragmatischer Schriftlichkeit zuschlagen[26]. Ein Schreiber übertrug die Belege aus den während des Jahres gesammelten Zetteln, Auszügen, Quittungen oder von Kerbhölzern sowie die schriftlich erhobenen Vorratsstände an Getreide und Wein/Bier in das tradierte Rubrikensystem der Spitalrechnungen; die einzelnen Rubriken wurden, nach Ausgaben und Einnahmen getrennt, meist mit Zwischensummen abgeschlossen und am Ende summiert[27]. Die Ordnung im Haus und die Kontrolle der Wirtschaftsführung wurden mit den Spitalrechnungen gewährleistet. Ein Textsystem aus Überschriften, Einrückungen, Fließtext, Kennzeichnung neuer Absätze und von Rechnungszwischensummen entstand; die für den Schreiber selbstverständlichen Maße, Gewichte (etwa für Garn, Gemüse, Getreide, Gewürz, Holz oder Stein) und numismatische Einheiten fanden eine meist nicht näher erklärte Anwendung, das auf systematischen Überlegungen der Spitalschreiber/-meister zur Handbarmachung der Spitalrechnungsbücher gründet. Die nur interdisziplinär auszuwertenden Spitalrechnungsbücher verbuchen in ihrer schriftlichen Erinnerungsform Arbeitsleistungen der Dienstboten in Form von Löhnen, aber auch zugekaufte Leistungen von Handwerkern und von gelernten/ungelernten Tagwerkern; auch Realien (wie etwa Veränderungen am Bauzustand des Hauses), Ernteerträge, Schulden, Zehente und Zinsen werden damit gut fassbar.

Verschriftlichte Rechnungslegungen gelten seit dem Spätmittelalter neben der rechnerischen Planbarkeit von Verwaltungshandeln als Ausdruck von Herrschaftspraxis und generell als Ausdruck von Herrschaft über ein Territorium bzw. über eine Institution[28]. Die Rechnungen erlauben Einblicke in die materielle Alltagskultur, in die wirtschaftliche Rhythmik einer Institution und in die konkrete Verwaltungspraxis[29] (Abb. 96, 97, S. 531). Die Buchungstechniken der Rechnungen eröffnen aber auch zahlreiche methodische Schwierigkeiten, etwa den als Übertrag von Jahr zu Jahr verbuchten „Rechnungsrest", das Problem von Netto- und Bruttoverrechnung sowie das Verhältnis von zentraler und dezentraler Rechnungslegung. Die detaillierten, nach feststehenden und sich wenig ändernden Kategorien gegliederten Spitalrechnungen[30] liegen meist nur als Gesamtrechnungen und in Reinschrift vor – in österreichischen Stadtarchiven stellt diese Quellengattung meist den größten zusammenhängenden Einzelbestand innerhalb der Spitalarchive dar, im Regelfall umfangreicher als die oft fragmentierten Spitalakten[31]. Die Spitalrechnungen fanden bislang nur vergleichsweise wenig Beachtung in der österreichischen und in der deutschsprachigen Spitalforschung, aber auch generell in der Wirtschaftsgeschichte

---

spitaler"; für die Schweiz Jäggi, Rechnung des Heilig-Geist-Spitals; Militzer, Markgröninger Heilig-Geist-Spital 129–211.

26 Gleba–Petersen, „Int erste" 7; siehe die knappe, aber präzise Einleitung 7–11.

27 Als Beispiel etwa Raths, Materialität des Alltags 143; Beispiele auch bei Bottanová, „Die armen spitaler"; Jaritz, Leute.

28 Mersiowsky, Anfänge; Pühringer, Rechnungen.

29 Am Beispiel der adeligen Verwaltungspraxis Feller, Rechnungsbuch 11–21; zur städtischen Verwaltungspraxis Pühringer, Contributionale; Fouquet, Finanzverwaltung; Katzler, Rechnungsbücher.

30 Als Freistädter Beispiel einer Vorlage für zu erstellende Spitalrechnungen Scheutz–Weiss, Spital als Lebensform 782–797 (Bürgerspital Freistadt mit Spitalrechnungsformular 1653).

31 Am Beispiel einer Sekundärverwendung (Spitalrechnung als Makulatur für Einbandverstärkung von Büchern) Plassmann, Spitalrechnung 401–405; mit Beispielen aus Tirol Sakouschegg, Spitalseinrichtungen 98–107, 191–197; für Niederösterreich Nowotny, Bürgerspitäler 271f.

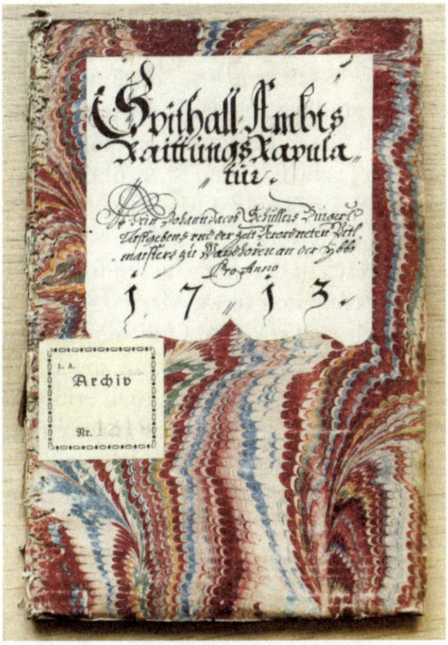

Abb. 96: Spitalrechnung des Bürgerspitals von Waidhofen/Ybbs aus dem Jahr 1713, Umschlag (StA Waidhofen, SpR) (Foto: Martin Scheutz, 2017).

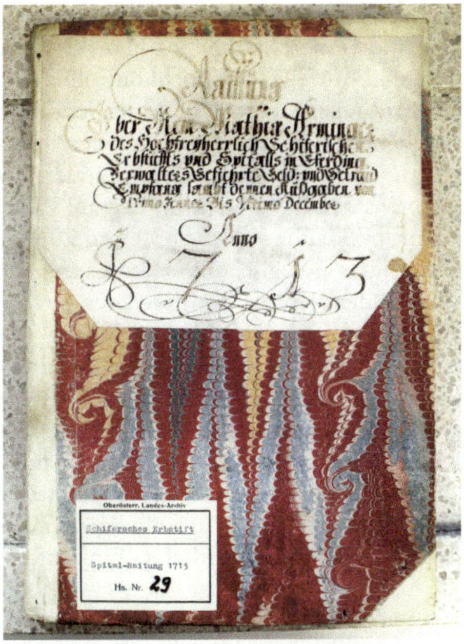

Abb. 97: Spitalrechnung des Schifer'schen Erbstiftes Eferding aus dem Jahr 1713, Umschlag (OÖLA, Schiferches Erbstift, Hs. 29 [1713]) (Foto: Martin Scheutz, 2017).

von Mittelalter und Früher Neuzeit, wenngleich die Spitalwirtschaft in den Hausgeschichten der Spitäler immer wieder thematisiert wird[32].

Spitalrechnungen stellen dabei die „ergiebigste Quelle"[33] zur Erforschung der jeweiligen Spitalgeschichte dar, weil neben den Einnahmen und den Ausgaben des gemeinsamen Hauses auch die Verpflegung der Spitalbewohner/-bediensteten und die generelle Dotation des Hauses ersichtlich werden. Meist dienten Spitalrechnungen als Grundlage und ertragreicher Steinbruch für Einzeluntersuchungen, die an der Alltagskultur des Spitals[34], an den Realien in und um das Spital[35], an der Baugeschichte von Spitälern[36], an der grundherrschaftlichen Einnahmen- und Ausgabenstruktur der Spitäler (Weinausgaben

[32] Als Ausnahme können etwa gelten (nach alphabetischer Ordnung): essentiell Aspelmeier, Entwicklung; ders., Haushalts- und Wirtschaftsführung; Berger, St.-Georgs-Hospital; Hatje, Gott zu Ehren; Heimpel, Entwicklung; Knefelkamp, Heilig-Geist-Spital; Landolt, Aspekte der Sozialpolitik; Lambacher, Memmingen; Militzer, Markgröninger Heilig-Geist-Spital; Raths, Materialität des Alltags; Reddig, Bürgerspital und Bischofsstadt; Safley, Kinder; Sonderegggger, Financing Strategy; ders., Heiliggeist-Spital St. Gallen; ders., Landwirtschaftliche Entwicklung; Stunz, Hospitäler im deutschsprachigen Raum. Für den österreichischen Bereich: Bottanová, „Die armen spitaler"; Jaritz, Leute 21–64; Moser, Waidhofen; Pollak, Erbstift. Als Beispiel für klima- und preisgeschichtliche Auswertungsmöglichkeiten: Landsteiner, Wenig Brot und saurer Wein 105–115, 137–142; Přibram, Materialien 269–370, 570–603.

[33] Bottanová, „Die armen spitaler" 434, Transkription der Waidhofner Spitalrechnung 1607 455–486; mit Auswertungsmöglichkeiten Just, Österreichische Rechnungen 463f.

[34] Jaritz, Leute 21–30.

[35] An mehreren Beispielen (etwa Wasserleitung, Tanzstube, Bürstung der Innenräume mit roten „römischen" Ziegeln) Raths, Materialität des Alltags.

[36] Aspelmeier, Entwicklung 91–115; ders., Norm und Praxis 169–190. Siehe auch die ungedruckte Dissertation ders., Haushalts- und Wirtschaftsführung.

und -einnahmen)[37], an Beschäftigungsverhältnissen der Spitalbediensteten[38] oder an den Ess- und Trinkgewohnheiten in den Spitälern (etwa über Küchenrechnungen[39]) interessiert sind[40]. Meist vom hochkontrollierten Spitalmeister[41] seit dem 15. Jahrhundert für den Stadtrat als Abrechnung einer Sonderkassa geführt, sind die Spitalrechnungen – prinzipiell in Einnahmen- und Ausgabenseite und innerhalb dieser Kategorien, abhängig vom Spitalmeister, nach sich fallweise ändernden Rubriken gegliedert – meist in Buch- oder kartonverstärkt in Libellform und auf Papier angelegt. Bei größeren österreichischen Spitälern im Schnitt zwischen 30 und 70 Folien umfassend[42], verzeichnen die Spitalrechnungen chronologisch die verschiedenen Rechnungsposten in den festgefügten Rubriken von Gulden, Kreuzer und Denaren bzw. in Hohlmaßeinheiten (etwa Metzen, Eimer). Während die bei der Rechnungslegung verpflichtend einzureichenden Quittungen, *auszügl* oder *scheinl* noch im Beilageverzeichnis bzw. bei den Rechnungsposten angeführt sind, „verbuchen" viele Stadtarchive diese Quittungen als wohl schon zeitnah erfolgte, spätmittelalterliche und frühneuzeitliche Verluste. Die vielfach aufgrund der angeführten Rechnungsreste und der an die Landstände abgeführten Landsteuern[43] und Rüstgelder[44] aufgebläht erscheinenden Spitalrechnungen verschriftlichten einnahmenseitig neben dem „Geldrest"[45] – den ausständigen und oft uneinbringlichen Kapitalien –, den Zinsen und den grundherrschaftlichen Einkünften/Gelddiensten (Grundzins[46], Robotgeldern[47],

---

37 Landsteiner, Wenig Brot und saurer Wein.

38 Zum Themenfeld Arbeit im Spital (etwa Gesinde, Lohnauszahlung, Waschleistung, Weinbau) Rippmann–Simon-Muscheid, Quellen 351–422; am Beispiel von Abrechnungen für Nahrungsmittel und der Rechnungslegung des Spitalmeisters Krauer–Sonderegger, Quellen des Heiliggeist-Spitals 437–441.

39 Kühne, Essen und Trinken; Krug-Richter, Fasten und Festmahl; Zeiringer, Nahrung und Speisen; Sutter, Ernährung; Brauer–Edlmayr, Herrenspeise und Knechtwein 291f.; als Vergleich Pelzer-Reith, Lebensmittelkonsum.

40 Jaritz, Leute 28–30.

41 Als Beispiel für die Kontrolle von Spitalmeistern etwa das seit dem späten 15. Jh. überlieferte Pilgerlied der spanischen Stadt Burgos „Wer das elent bawen wel": Der Spitalmeister soll den Einzelpilgern zu kleine Brote gereicht und unsaubere Suppe verabreicht haben, außerdem soll er Pilger vergiftet haben und wurde deshalb nach dem Liedtext hingerichtet; Landolt, Aspekte der Sozialpolitik 294; zu Unterschlagungen des Spitalmeisters ebd.; zum Spannungsverhältnis von Kontrolle und Organisation Pohl-Resl, Rechnen 137–142.

42 Bottanová, „Die armen spitaler" 434f.; Moser, Waidhofen 45; Pollak, Erbstift 29f.

43 Die Landsteuer im Land ob der Enns wurde nach der Gültenschätzung von 1527 eingehoben, wobei die Gültenschätzung von 1527 nicht revidiert wurde, sodass den Grundherrschaften aus der Einhebung der Landsteuer beträchtliche Überschüsse erwuchsen. Zusätzlich wurden ab 1691 noch unregelmäßig eine Kopfsteuer (auch „Türkensteuer") erhoben; Grüll, Bauer, Herr und Landesfürst 37f. Zur Verteilung von „staatlichen" und grundherrschaftlichen Abgaben an einem niederösterreichischen Beispiel Winkelbauer, Robot und Steuer 191–206.

44 Die Rüstgelder dienten seit dem 16. Jahrhundert dazu, die Kriege gegen die Osmanen zu finanzieren (anfangs Feuerstattgeld, Leibsteuer genannt). Auch beim Rüstgeld wurden die 1527 erfassten Untertanenhäuser als Grundlage der Steuer verwendet, die „verschwiegenen Gülten" eröffneten auch hier den Grundherrschaften ein Zusatzeinkommen. Das Rüstgeld betrug 1692–1698 und 1713/1714 auf Vorschlag des Hofes das vierfache Rüstgeld, 1715 dann 4 ¾ Rüstgelder; Grüll, Bauer, Herr und Landesfürst 38.

45 OÖLA, Schifersches Erbstift, Hs. 17 (1693), fol. 1r: *Erstlichen den in voriger jahrs raittung verblibenen geldtrest, samt den unterthannen ausstendten*; ebd. Hs. 29 (1713), fol. 1r: *Erstlichen der biß ende 1712 verblibene raithrest sambt denen untertanns ausstandt.*

46 Zu den Grunddiensten und Überländzinsen (bei Überländen) und Burgrechtsdiensten (bei Burg- und Bergrechten) Feigl, Grundherrschaft 53.

47 Die Robotgelder zählten neben dem Zehent zu den wichtigen grundherrschaftlichen Einnahmen. Die Untertanen hatten die Robot (1597 für das Land ob der Enns 14 Tage/Jahr) entweder selbst zu leisten oder ein Robotgeld zu erlegen. Die Robot wurde im Laufe der Frühen Neuzeit gesteigert (ungemessene Robot); Grüll, Bauer, Herr und Landesfürst 46–48; Feigl, Grundherrschaft 56–58.

Geld- und Küchendienst[48]) auch das verkaufte Getreide und Vieh, mitunter auch Strafgelder (Tabelle 26 am Beispiel des Schifer'schen Erbstiftes in Eferding)[49]. Vor allem der „Raitrest" (also die nichtbezahlten Außenstände des Spitals) ließ die Spitalrechnungen stark anschwellen und führte dazu, das aktive Budget eines Spitals überzubewerten[50].

Tabelle 26: Eferding, zeitgenössischer Kontenplan/Rechnungsposten der Einnahmen (1693–1695, 1713–1715, 1751–1753, 1781–1783)

Einnahmen des Spitals	1693–1695	1713–1715	1751–1753	1781–1783
Bargeld und Untertanenschulden	+	+	+	+
Kapital und Zinsen	+	+	–	+
Landsteuer (Stände)	+	+	+	+
Rüstgelder (Stände)	+	+	+	–
(eingelangte) Zinsen	+	+	+	+
angekündigte Gelder (Zinsen)	–	+	–	–
Robotgelder	+	+	+	+
Burgrechtsabgabe der Spitaluntertanen (Überlendsteuer, Grundherrschaft)	+	+	–	–
Gelddienst (grundherrschaftliche Abgaben)	–	–	+	+
Abgaben der Inleute	+	+	+	+
Protokollgebühr, Waisengelder	+	+	+	+
Getreide-, Vieh- und Krautverkauf	+	+	+	+
Außerordentliche Einnahmen	+	+	+	+
Strafgelder der Spitaluntertanen	+	+	+	+
Küchendienst, Maria-Geburt-Dienst, Nikolai-Dienst	–	–	+	+
Rechnungsgebühren	–	–	+	+
Stiftungsgelder	–	–	–	+

Quelle: Pollak, Erbstift 34; OÖLA, Schifersches Erbstift.

48 Der Küchendienst war ursprünglich eine grundherrschaftliche Naturalleistung, die zur Unterstützung der herrschaftlichen Küche diente (meist Produkte der Viehwirtschaft wie Hühner, Lämmer, Teile von geschlachteten Rindern). „Geldburgrecht" und „Küchendienst" sind Urbar-Einnahmen des Spitals; die „Inleutesteuer" war eine grundherrschaftliche Abgabe; der Nikolai- oder Maria-Geburt-Dienst waren grundherrschaftliche Abgaben der Spitaluntertanen an das Spital; Feigl, Grundherrschaft 54, zur Inleutesteuer ebd. 53 (Anm. 157); als vergleichender Überblick Knittler, Nutzen, Renten, Erträge 86–116.

49 An zwei Beispielen: Moser, Waidhofen 54 (Grafik); Pollak, Erbstift 34.

50 Pollak, Erbstift 36: In der Spitalrechnung des Schiferschen Erbstiftes von 1694 macht der „Geldrest" 1.579 fl. und die Zinsen für das ausständige Kapital 20.990 fl. aus. Das Gesamtbudget des Spitals beträgt nach dem Rechnungsbuch 26.560 fl. (realiter aber nur rund 4.000 fl.), OÖLA, Schifersches Erbstift, Hs. 17 (1693), fol. 1^{r-v}.

Ausgabenseitig verbuchen die Rechnungen neben den Steuerleistungen vor allem Ausgaben für die Besoldung von festangestelltem Personal, die Abgeltung von Dienstaufträgen an Tagelöhner für Erntearbeiten auf dem Feld und allfällig für den Weingarten, für Handwerker, für Reparaturen am Spital und an den Wirtschaftsgebäuden und für die Nahrungsmittelversorgung von Personal und Insassen (Tabelle 27)[51]. Ausgaben für fest- und sonntägliche Getränke beziehen sich auf die an diesen Tagen gesondert verabreichten Getränke der Spitalbewohner und des Personals. Die Reisekosten beziehen sich auf Reisen des Spitalverwalters in die Landeshauptstadt Linz zur Landesregierung und zu den Landständen, etwa zur Übergabe der Steuer- und Rüstgelder und auf die Post- und Botengelder. Unter den „Extra-Ausgaben" fallen etwa Kosten für die Spitalkirche und für die Errichtung des Opferstockes an; der „Abzug" bezieht sich auf die in Geldwert zu entrichtenden Zehentabgaben für die vom Spital genutzten Wiesen. Das „Recognitions-" oder Schutzgeld galt als grundherrschaftliche Abgabe zur Anerkennung eines Rechtsverhältnisses.

Tabelle 27: Eferding, zeitgenössischer Kontenplan/Rechnungsposten der Ausgaben (1693–1695, 1713–1715, 1751–1753, 1781–1783)

Ausgaben des Spitals	1693–1695	1713–1715	1751–1753	1781–1783
Landsteuer (Stände)	+	+	+	+
Bezahlte Rechnung für Leistungen („Schein" und „Auszüge")	+	+	–	+
Personalkosten	+	+	+	+
Baumaterial	+	+	–	–
Baukosten (Arbeitsleistung)	–	–	+	+
Hand- und Tagwerkerleistungen	+	+	+	+
Reisekosten und Botenlohn	+	+	+	+
Spenden und Almosen	+	+	+	+
Viehkauf	+	+	+	+
regelmäßige/außerordentliche Ausgaben	+	+	+	+
„Abzug" (Heuzehentgeld etc.)	+	+	+	+
Kapitalien und Zinsendienst	–	+	+	+
Recognitionsgeld	–	–	+	+
Festtagsgetränke, Kleider der Insassen	–	–	+	+
Angelegtes Kapital	–	–	+	–

Quelle: Pollak, Erbstift 35; OÖLA, Schifersches Erbstift.

51 Moser, Waidhofen 70 (Grafik); Pollak, Erbstift 35.

Die Einnahmen und die Ausgaben der Spitäler korrelierten deutlich miteinander. Für die rechnungsführenden Spitalmeister war klar, dass sie während ihrer Amtsführung kein oder zumindest kein großes Defizit erwirtschaften durften. Für allfällige Defizite hatten die Spitalmeister mit ihrem privaten Vermögen „gerade" zu stehen[52], die komplexe und durch die Beilagen aufwändige Rechnungslegung der Spitäler erfolgte oft mit jahrelanger Verzögerung. Am Beispiel sowohl des Bürgerspitals von Waidhofen/Ybbs (1678–1680, 1711–1713, 1750–1753, 1790–1793) als auch von Zwettl (1589–1699) wird ersichtlich, dass sich die operative Spitalleitung um eine Balance von Ausgaben und Einnahmen bemühte[53]. Während in Zwettl im späten 16. und frühen 17. Jahrhundert ständig ein leichtes Defizit in den Spitalrechnungen vorherrschte (Grafik 12, S. 536), bilanzierte das Waldviertler Bürgerspital in der zweiten Hälfte des 17. Jahrhundert überwiegend positiv. Die Auflösung der Eigenwirtschaft im Zwettler Bürgerspital 1698 entspannte dann die Situation offenbar deutlich. Die Spitalbudgets waren für Klimakrisen, aber auch politische Problemlagen anfällig. Die Stadt Zwettl befand sich am Beginn des Dreißigjährigen Krieges de facto im Auge eines kriegerischen Orkans; Einquartierungen bestimmten auch während des Krieges den Alltag der Stadt. Schließlich wurde die landesfürstliche Stadt 1645 von den Schweden besetzt[54], was unmittelbare Auswirkungen auf das Budget zeitigte. Umgekehrt trat bald nach dem Abzug der Schweden eine Entspannung ein. Als die Stadt Zwettl 1665 die „Tatz", eine landständische Steuer auf alkoholische Produkte, erwarb, veräußerte die Stadt im Gegenzug Wald und eine Wiese aus dem Besitzstand des Spitals[55]. Die Einstellung der Eigenwirtschaft des Spitals 1698 begründete der Zwettler Stadtrat explizit mit dem langjährigen Defizit des Spitals. *Alldieweillen sich nuhn zaiget, daß mann beye der spitallwürthschafft dennen spitlmaistern fast jährlich hinauß schultig verbleybt, massen allein in dennen jüngern 16 jahren (von 1681 biß hiehero) uber des spittals ordinary einkhaufften noch beye 600 fl. hinach bezalt sein wordten, alß hat ein ehrsammer rath nach reiffer überlegung der sachen ainhöllig beschlossen und für guett befundten, die würthschafft völlig zu cassiern und gäntzlich auffzuhöben, die paue grünndt umb parr geldt in zünß zu erlassen und die wißmatten selbsten zu fechßen*[56]. In den Jahren zwischen 1676 und 1698 bilanzierte das Zwettler Bürgerspital nach den Einträgen im Ratsprotokoll 13 Mal negativ und nur sieben Mal positiv – die zweite Hälfte des 17. Jahrhunderts galt als Krisenzeit der Zwettler Spitalwirtschaft (Grafik 13, S. 536). Größere Anschaffungen für das Spital – 1678 ein neuer Altar für die Spitalkirche (45 fl.) – resultierten zwangsläufig in einem negativen Jahresabschluss[57]. Mit der Verpachtung der Spitalwiesen und -äcker nach 1698, durch die Reduktion des Personals aber auch mit der verstärkten Kreditwirtschaft des Spitals stabilisierte sich die Bilanzlage des Zwettler Bürgerspitals, erst die Franzosenzeit 1805 brachte schwere Einbußen, vor allem bei der Spitalkirche.

Die Analyse der Waidhofner Bürgerspitalbilanzen offenbart ebenfalls den Parallelschritt[58] von realen Einnahmen und Ausgaben (Grafik 14, S. 537) – die „Gutmachung"[59] verschleiert die reale Bilanz des Spitals. Die jährlichen Überschüsse der Waidhofner Spi-

---

52 Zum Spitalmeister siehe 234–273.

53 Moser, Waidhofen 106; Gramm, Zwettler Bürgerspital 282–289.

54 Als Überblick dazu Gretzel, Stadt Zwettl.

55 Gramm, Zwettler Bürgerspital 284.

56 StA Zwettl, SpR 12, fol. 193v (1698); Gramm, Zwettler Bürgerspital 287.

57 Gramm, Zwettler Bürgerspital 287.

58 Als Vergleich das „reiche" Leprosorium in Lüneburg (1410–1470) Schmidt, Arm in Saus und Braus 264; Wagner, Bürgerspital von Langenlois 110.

59 Moser, Waidhofen, 46f.

tals waren marginal: 1678 rund 16 fl., 1711 rund 80 fl. und ab 1790 (etwa 112 fl. 1790) recht hoch, sonst aber bilanzierte das Spital weitgehend ausgeglichen. Auffällig erscheint sowohl in Waidhofen/Ybbs als auch in Zwettl, dass der Budgetrahmen im Laufe des 18. Jahrhunderts deutlich anstieg und dass die Spitalmeister durch geschickten Einsatz der Finanzmittel und planmäßige Vorratswirtschaft (Getreide, Wein) größere Defizite vermeiden konnten. Einige der realen Einkünfte verzeichnen die Rechnungen nicht oder in speziellen Verzeichnissen, etwa die Erträge der Obst- oder Krautgärten oder die „Einnahmen" und „Ausgaben" aus dem eigenen Getreide.

Grafik 12: Zwettl, Einnahmen und Ausgaben des Bürgerspitals (1589–1699, Beträge in fl.)

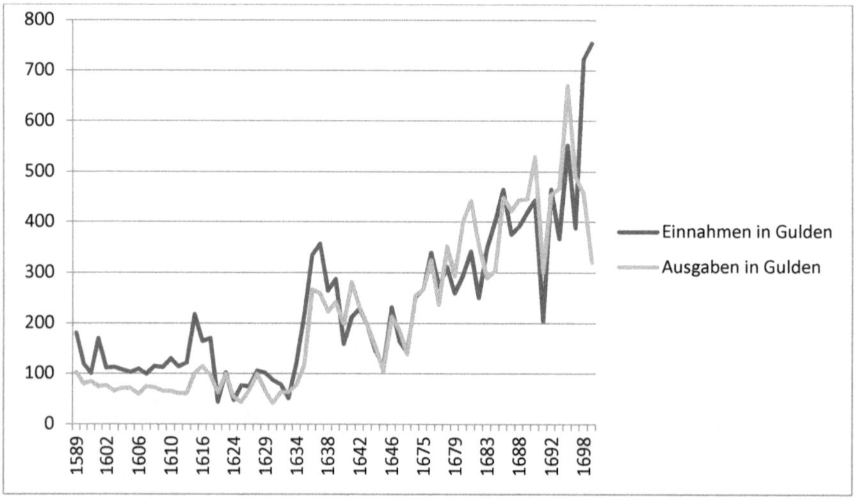

Quelle: Gramm, Zwettler Bürgerspital 282f.

Grafik 13: Zwettl, Bilanz der Spitalrechnung (1660–1699)

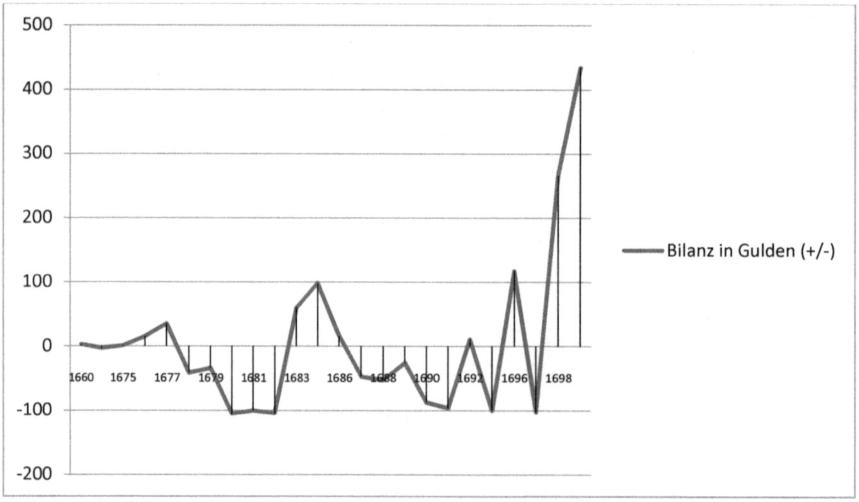

Quelle: Gramm, Zwettler Bürgerspital 288f.

Grafik 14: Waidhofen/Ybbs, Einnahmen, Ausgaben und „Gutmachung" („Raitrest"/Außenstände) des Spitals 1678–1680, 1711–1713, 1750–1753, 1790–1793

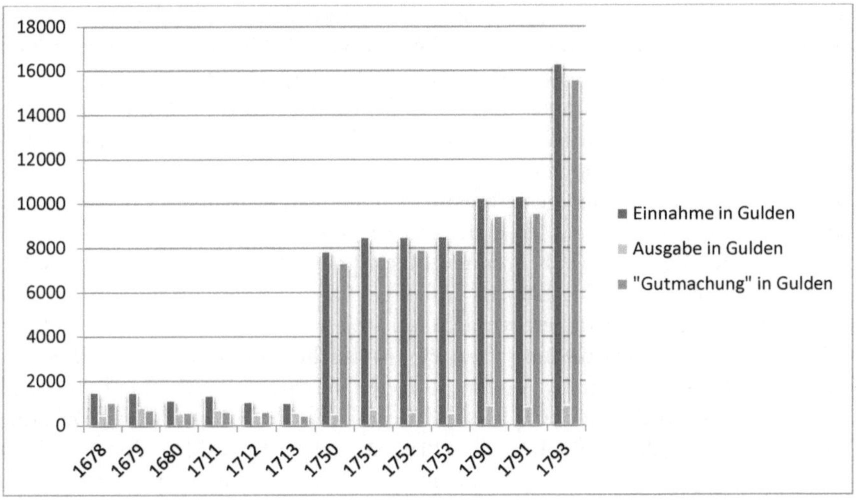

Quelle: MOSER, Waidhofen 106

8.2 Caritas oder Mammon? Die Wirtschaftsstruktur frühneuzeitlicher Spitäler in einer allgemeinen Annäherung

Bis heute erscheint bei Lektüre der deutschsprachigen Spitalliteratur strittig, ob die Wirtschaftsführung von Spitälern eine Wirtschaftsform mit einer Art angezogener, marktwirtschaftlicher Handbremse vor religiös-karitativem Hintergrund[60] (und damit im Bourdieu'schen Sinne der Kapitalkonvertierung mit geringer Gewinnmaximierung) oder doch eher eine rein kapitalistische Wirtschaftsform (mit Gewinnorientierung)[61] darstellt. Wichtig auf jeden Fall ist, dass die Spitalwirtschaft erst die Basis einer Versorgung von Insassen erwirtschaften musste. Erst ein entsprechendes Wirtschaftsvolumen des Spitals erlaubte es, sowohl die Versorgungskapazität als auch die Versorgungsqualität der Insassen zu erhöhen. Die insgesamt doch deutlich auf Effizienz ausgelegte Wirtschaftsführung der österreichischen Spitäler lässt sich vermutlich in eine Mittellage zwischen den beiden skizzierten, idealtypischen Polen einordnen[62], verschiedentlich ist dies mit kreativen Wortschöpfungen wie „Wirtschaft[en] mit sozialem Auftrag"[63] oder „Rechnen mit der

[60] Als Beispiel für diesen Ansatz, STUNZ, Hospitäler im deutschsprachigen Raum 131f.: „Letztlich diente das Wirtschafen der Hospitäler nicht der Gewinnmaximierung, sondern kam dem Willen der Stifter nach, die ihr diesseitiges Kapital dem Hospital übergaben, um im Jenseits davon zu profitieren [...]".

[61] Als Beispiel für Gewinnorientierung, LANDOLT, Aspekte der Sozialpolitik 285: „In der wirtschaftlichen Betriebsführung vieler mittelalterlichen Hospitäler läßt sich schon früh ein ökonomisches Denken feststellen, welches einen möglichst hohen finanziellen Nutzen zu erzielen suchte".

[62] NOWOTNY, Bürgerspitäler 271, spricht von einer „gewinnbringenden Bewirtschaftung" der Spitäler; mit Blick auf die Waisenhäuser spricht SAFLEY, Kinder, 63–65, von „kapitalistischen Praktiken" der Caritas.

[63] SONDEREGGER, Wirtschaft mit sozialem Auftrag; DERS., Financing Strategy; DERS., Heiliggeist-Spital St. Gallen. In zahlreichen Arbeiten belegt der Autor überzeugend, wie planmäßig und gewinnorientiert das St.

Ewigkeit"[64] umschrieben worden. In wirtschaftlicher Hinsicht lassen sich nicht nur verschiedene Spitaltypen, sondern auf der Grundlage einzelner Falldarstellungen auch separierte, idealtypische Phasen der Spitalentwicklung und damit auch der Wirtschaftsführung unterscheiden. Nach einer „spitalischen Sattelzeit"[65] im 13. Jahrhundert kam es in vielen Teilen des Heiligen Römischen Reiches – angestoßen von Adeligen, von kirchlichen und städtischen Gruppierungen – zu (1) einer intensiven „Stiftungsphase"[66] von Spitälern. Wirtschaftlich wurden die Spitäler in dieser Phase vor allem durch die in rascher Folge getätigten Stiftungen (Ablässe, Grundstücke, Renten etc.), bestehend aus Natural- und Geldleistungen und gestützt vom beginnenden Kapitalverkehr (Seelgeräte, Leibrente), bestimmt. Nach dieser „Ausbau- und Konsolidierungszeit"[67] folgte bei städtischen Spitälern häufig eine (2) „Kommunalisierungs- und Diversifizierungsphase"[68], in deren Rahmen die ehemals kirchlichen Stiftungen bzw. die von kirchlichen/sozialen Eliten begründeten Spitalstiftungen von den Stadträten übernommen wurden[69]. Ein Zeitabschnitt intensiver Verpfründung setzte ein, in welcher der „Einkauf" von Herrenpfründnern bzw. die generell hohen Einkaufsummen die Spitalwirtschaft entscheidend mitprägten. Die Eigenwirtschaft des Spitals spielte eine essentielle Rolle bei der Deckung des Nahrungsmittelangebotes für Insassen (Pfründner und arme Pfründner) und für Dienstboten. Das expandierende Spital trat als planmäßiger Käufer von Grundstücken auf, Mühlen und Badestuben[70] dienten der finanziellen Deckung des Aufwandes; im eigenen Schankbetrieb wurden spitaleigenes Bier und/oder -eigener Wein ausgeschenkt. Zudem besaßen Leibrenten und Naturaldarlehen, aber auch die vom Spital gewährten Darlehen (und damit verbunden Zinseinnahmen) eine wichtige Bedeutung für die Spitalökonomie. (3) Die ab dem 15. Jahrhundert situierbare „Bankperiode" und die „Bürokratisierungstendenzen"[71] der Spitalwirtschaft erbrachten eine Zunahme der Geldwirtschaft. Viele Spitäler wiesen im Sinne einer Bank Ewiggelder und Zinsen als größte Geldeinnahmequellen aus, gleichzeitig ging die Phase der regen Stiftung von Grundbesitz weitgehend zu Ende. Mit dem Aufschwung der Geldwirtschaft im Spital nahm die Bedeutung der Eigenwirtschaft tendenziell ab und Spitäler betätigten sich intensiv im Immobilien- und Kapitalhandel. Die hohen, verborgten Kapitalsummen bewirkten, dass die Buchführung und die Verschriftlichung bürokratischer Vorgänge – darunter auch die planmäßige Erstellung von Spitalrechnungen – deutlich zunahmen; neues Dienstpersonal in der Verwaltung musste nachweislich dafür eingestellt werden. Der Handel mit Ren-

---

Galler Spital die auf seinen Gütern erwirtschafteten Agrarprodukte einsetzte und regelrechten Handel (Getreide, Milch/Käse) betrieb. Auch Militzer, Markgröninger Heilig-Geist-Spital, betont, dass der Heilig-Geist-Orden zwar das Spital nach der Armutsregel führen hätte sollen, dass dies aber in der Praxis scheiterte.

64 Pohl-Resl, Rechnen.

65 Stunz, Hospitäler im deutschsprachigen Raum 143. Ich folge dem von Holger R. Stunz vorgeschlagenen und tendenziell auf größere Stadtspitäler bezogenen Modell, die vorgeschlagenen vier Phasen beziehen sich auf seine Forschungen.

66 Stunz, Hospitäler im deutschsprachigen Raum 143–146.

67 Ebd. 145.

68 Ebd. 147–151.

69 Kritsch zur „Kommunalisierung" der Spitäler Just–Weigl, Spitäler 157f.; Simon-Muscheid, Spitäler in Oberdeutschland 236–238; Borgolte, Kirche 120f.; Pauly, Peregrinorum [...] receptaculum 406: „Nichtsdestoweniger wäre es falsch, die sog. Kommunalisierung der kirchlichen Spitäler als Regelfall anzusehen."

70 Hötzel, Badstube 95, 97; Vlasaty, Spital 84.

71 Stunz, Hospitäler im deutschsprachigen Raum 151–156.

ten, Rechten und Zinsen stieg deutlich an, überregionale Tendenzen zeigen sich – die Bankfunktion des Spitals erreichte in dieser Zeit des beginnenden 16. Jahrhunderts einen ersten Höhepunkt. Eine finale Phase, die oft schon mit dem Beginn der Frühen Neuzeit ansetzt, kann als (4) beginnender Teil der „Krisenphasen"[72] der Spitäler angesehen werden. Die Reformation führte die lange als Basis und Lebensader der Spitalstiftungen geltende Werkfrömmigkeit in eine Krise, die Verschuldung der Spitäler stieg, die Anzahl der Verpfründungen sank einerseits und umgekehrt stieg andererseits der Anteil der „armen" Pfründner, die unter Bezahlung von geringen Mitteln oder kostenlos Aufnahme im Spital fanden. Der Prestigeverlust der Spitäler als Versorgungseinrichtungen bewirkte, dass sich viele Spitäler vermehrt in Armeneinrichtungen verwandelten – die Spitalbewohner rekrutierten sich zunehmend aus einer pauperisierten Gesellschaft. Der eigenbetriebliche Deckungsgrad der Spitalwirtschaft gestaltete sich ungünstiger. Die Eingriffe der regionalen und vor allem – im Zeitalter des Aufgeklärten Absolutismus – überregionalen Obrigkeit in die Wirtschaftsführung der Spitäler mehrten sich, weil Sozialfürsorge „ein knappes kapitalintensives Gut"[73] darstellte.

Bei unscharfer Grenzziehung lassen sich spätmittelalterliche und frühneuzeitliche Spitäler funktionalistisch als landwirtschaftlicher (Groß-)Betrieb, als mehr oder minder große Grundherrschaft, als eine Art Bank und Kapitalgesellschaft und schließlich – oder doch primär? – als eine Fürsorgeeinrichtung für Bedürftige verstehen[74]. Die Wirtschaftsführung der Spitäler gestaltete sich einerseits nach spitalinternen Gesichtspunkten, andererseits wirkten auch äußere Einflüsse – etwa durch den Landesfürsten und/oder durch kirchliche Amtsträger – auf die Wirtschaftsführung der Spitäler ein. Die beträchtliche Besitzlage der Spitäler[75] und eine frühneuzeitliche Tendenz zur Vereinheitlichung der spitalischen Verwaltungsstrukturen sowie der Armenversorgung, aber auch Kompetenzstreitigkeiten zwischen geistlichen und weltlichen Behörden riefen ab dem 17. und vor allem dem 18. Jahrhundert verstärkte Kontrollvorgänge des frühmodernen und aufgeklärten Staates hervor[76]. Die Bürgerspitäler suchten zwar eine möglichst gewinnbringende Bewirtschaftung (Meiereiwirtschaft) ihrer Güter durchzuführen, doch wurden die Zeiten für die Spitäler, vermutlich aufgrund mangelnder Stiftungen und aufgrund wachsender Pauperisierung der Bevölkerung bei gleichzeitigem, demografischen Wachstum im 18. Jahrhundert, schlechter. Die steirischen Spitäler gingen beispielsweise nach der Mitte des 17. Jahrhunderts dazu über, ihre Eigenwirtschaft zu reduzieren und Gründe zu verpachten oder gar zu verkaufen[77]. Zahlreiche Dienstboten der Spitäler wurden entlassen[78], das Zugvieh verkauft, die großen Speicher und Wirtschaftsgebäude der Spitäler standen deshalb

[72] Ebd. 151–156.

[73] Ebd. 158.

[74] Aspelmeier, Haushalts- und Wirtschaftsführung 41. Aspelmeiers von Ulf Dirlmeier betreute und leider nicht gedruckte Dissertation stellt eine der wichtigsten systematischen Aufarbeitungen zur Spitalwirtschaft dar und muss als Pionierstudie gelten.

[75] Als Beispiel Wagner, Heilig-Geist-Spital 146–148 (Karte 155); Stadler, Bürgerspital in Salzburg 98–142.

[76] Siehe etwa den jahrelang (ab 1732) zwischen dem Geistlichen Rat und der Hofkammer ausgetragenen Streit um die Spitäleraufsicht im Hochstift Würzburg, der mit der Bildung einer Spitalkommission endete, Kolb, Aufsicht über die Landspitäler 103–128; Stadler, Generalvisitation 137–161.

[77] Vlasaty, Spital 78; für das Martinsspital (1752) in Eggenburg Brunner, Martinsspital 87–95.

[78] Für Zwettl, wo die Eigenwirtschaft 1698 eingeschränkt wurde, Gramm, Zwettler Bürgerspital 287, 297; Forstreiter, Horner Bürgerspital 65f.: In Horn wurde die Eigenwirtschaft 1771 verkauft, die Weingärten auf Leibgedinge vergeben, das Brotbacken im Spital eingestellt. Für Hall/Tirol Moser, Hall 198–213.

leer und wurden meist bald darauf veräußert. Das Wiener Bürgerspital verkleinerte seine Eigenwirtschaft unter landesfürstlichem Druck 1735 und schaffte die Naturalverpflegung (mit Ausnahme der Kinder) ab[79]. Die „Gaisruckschen Instructionen", die 1745/47 im Zuge der theresianischen Staatsreformen eine Vereinheitlichung der Verwaltungsstrukturen der hoch verschuldeten, landesfürstlichen Städte und Märkte im Land unter der Enns bewirken sollten, führten beispielsweise konsequent zur Auflösung der Eigenwirtschaft und zur Einführung des Kostgeldes in den Spitälern[80]. „Was der Pflug gewinnt, frisst das Gesinde"[81], wie die Salzburger Behörden bezüglich des Mühldorfer Spitals und unter Hinweis auf die Spitalorganisation mehrerer Städte 1790 feststellten. Die Ausgabe von Brot und Fleisch wurde in vielen Spitälern durch feststehende Beträge, das sog. Kostgeld, ersetzt[82]. Die Bürgerspitäler begannen ihr Geld stärker in Fonds gegen fixe Verzinsung anzulegen[83], die Eigenwirtschaft wurde im Gegenzug dafür aufgegeben. Die Veranlagung der Spitalgelder in Fonds bedeutete infolge der Inflation der Napoleonischen Kriege und des Staatsbankrotts 1811 in der Habsburgermonarchie langfristig eine massive Bedrohung für die Wirtschaftsführung der Spitäler.

Die Spitäler der Vormoderne versuchten auf unterschiedlichen Wegen Insassen und Personal zu ernähren und dabei wirtschaftlich zu überleben. Der Eigenwirtschaft kam eine wichtige, allerdings unterschiedlich zu interpretierende Rolle zu[84]. Eigen- und Pachtwirtschaft standen häufig in einem ertragstechnischen Spannungsverhältnis nebeneinander, die Anzahl des für die Bewirtschaftung angestellten Personals minderte die Einnahmen oder konnte diese im Gegenteil sogar erhöhen. Überschüsse wurden in manchen Spitälern konsequent monetarisiert, umgekehrt stellten die Zukäufe unterschiedlicher Getreidesorten – vor allem in ernteschwachen Jahren – eine starke Belastung des Spitalbudgets dar. Abhängig von regionalen Faktoren spielten die Eigen- und die Weinwirtschaft innerhalb der Spitalökonomie eine unterschiedlich zu gewichtende Rolle, vor allem die Weinwirtschaft erlaubte es, die Erträge in Form von gefüllten Weinfässern auf längere Zeit zu speichern oder Überschüsse mit Gewinn zu verkaufen. Seit Längerem ist die besondere Bedeutung der Spitäler für den lokalen und regionalen Kreditmarkt sowie den städtischen Finanzmarkt bekannt, weil die Spitalleitungen aus Kreditvergaben bei Zinssätzen von drei und mehr Prozent gute Einnahmen lukrieren konnten[85].

Die Kreditvergabe der Spitäler überstieg mitunter sogar die Gesamtausgaben der „restlichen" Stadtkammer, die vom Stadtrat dominierte Spitalleitung interpretierte die Spitalkassa meist als eine Art städtische Sonderkassa und als Prototyp städtischer Sparkassen, deren Kreditvergabe von den regionalen Eliten kontrolliert wurde. Die multifunktio-

---

79 Altmann, Bürgerhospital 43, 49.

80 Schachinger, Reformen in Niederösterreich 103f.; Nowotny, Bürgerspitäler 272: Die Weingärten sollten versteigert, der Kornzehent und die Äcker verpachtet, das Vieh und die Wirtschaftsgebäude verkauft werden. Am Beispiel von Wiener Neustadt Wurmbrand, Wiener Neustädter Bürgerspital 302–304; für Zwettl Gramm, Zwettler Bürgerspital: Aufgabe der Eigenwirtschaft und Verpachtung der Weingärten 1698 S. 287, Einführung des Kostgeldes 1776 S. 300. Die Aufgabe der Eigenwirtschaft in den Spitälern erfolgt übrigens parallel zur Aufgabe der Meierhöfe in den Grundherrschaften: Knittler, Nutzen, Renten, Erträge 194f.

81 Gollwitzer, Mühldorf 100.

82 Vlasaty, Spital 85f.

83 Hofer, Weyer/Enns 143. Das Bürgerspital in Weyer zeichnete zwischen 1798 und 1856 Staatsanleihen; Brunner, Martinsspital 102: Das Martinsspital legte alle verfügbaren Geldbeträge beim Wiener Stadtbanco an.

84 Aspelmeier, Haushalts- und Wirtschaftsführung 77f.

85 Ebd. 128–130.

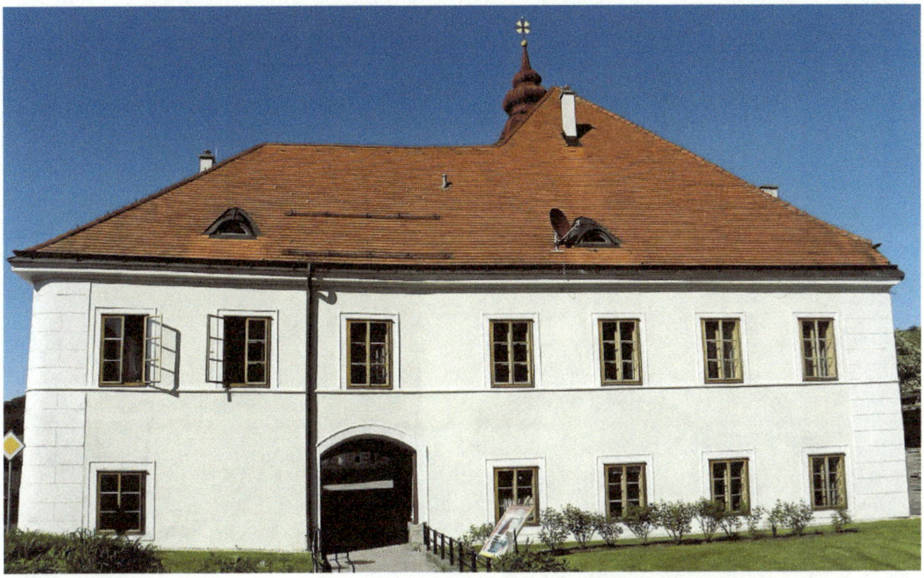

Abb. 98: Bürgerspital Waidhofen/Ybbs: das vor der historischen Stadt gelegene Spital (Foto: Martin Scheutz, Winter 2017).

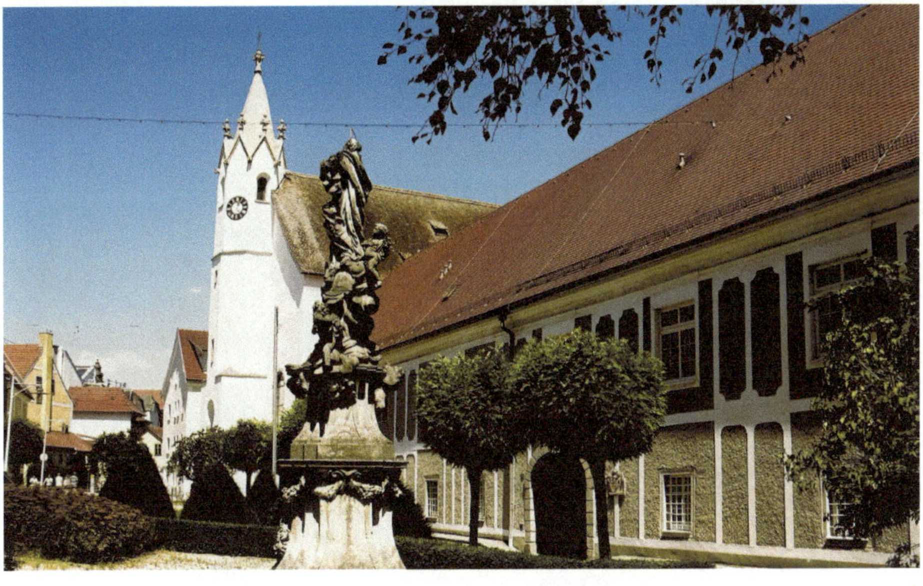

Abb. 99: Das Schifer'sche Erbstift in Eferding, eines der größten oberösterreichischen Spitäler (Foto: Martin Scheutz, Sommer 2013).

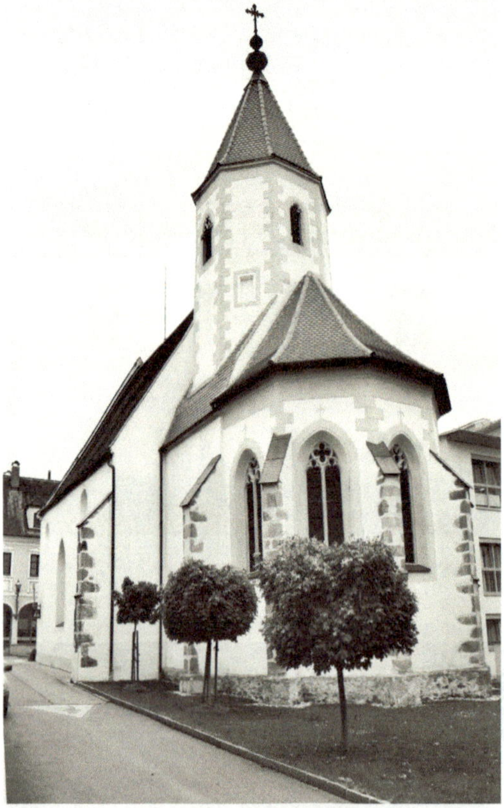

Abb. 100: Bürgerspital Zwettl, die spätgotische Bürgerspitalkirche aus 1438/48 (Foto: Werner Fröhlich, Zwettl, um 1995).

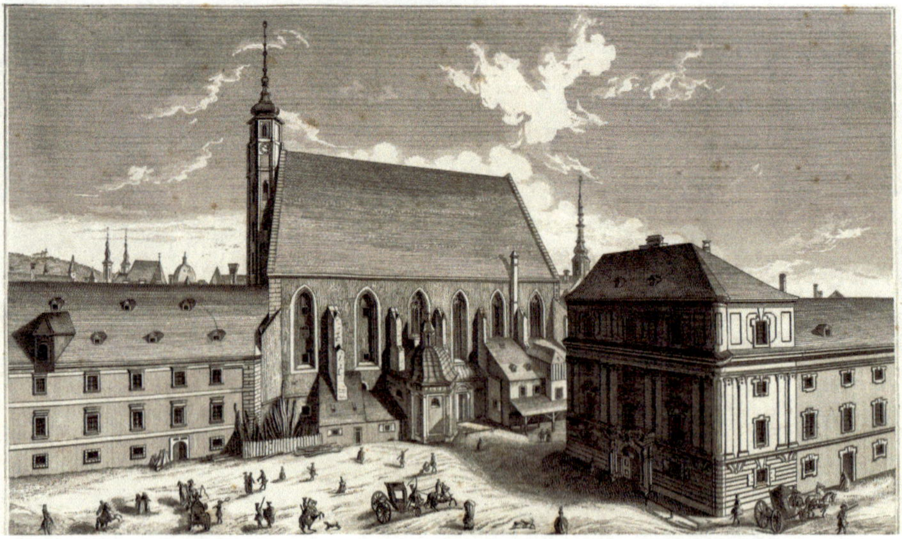

Abb. 101: Wien, Bürgerspital: die Bürgerspitalkirche St. Clara (heute Lobkowitzplatz 1) und das alte Kärntnertor-Theater (Quelle: ÖNB, Bildarchiv, Inventarnr. KAR0500198).

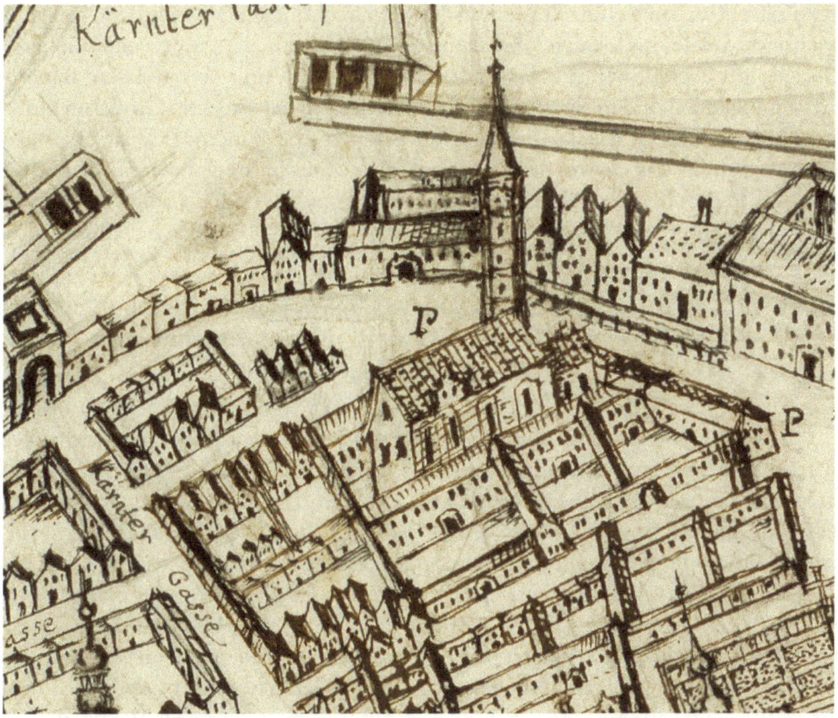

Abb. 102: Wien, das riesige Bürgerspital zwischen Kärntnerstraße und Augustinerkirche, in der handgezeichneten Vogelschau des Dessauer Gesandten Bernhard Georg Andermüller (1644–1717) um 1703, Quelle: Bibliothèque royale de Belgique, Brüssel, XXXI Vienne 1703 – Andermaller – Manuscrits – III 8.237; Opll–Scheutz, Transformation 75, 135, 140f. (Foto: Ferdinand Opll, 2017).

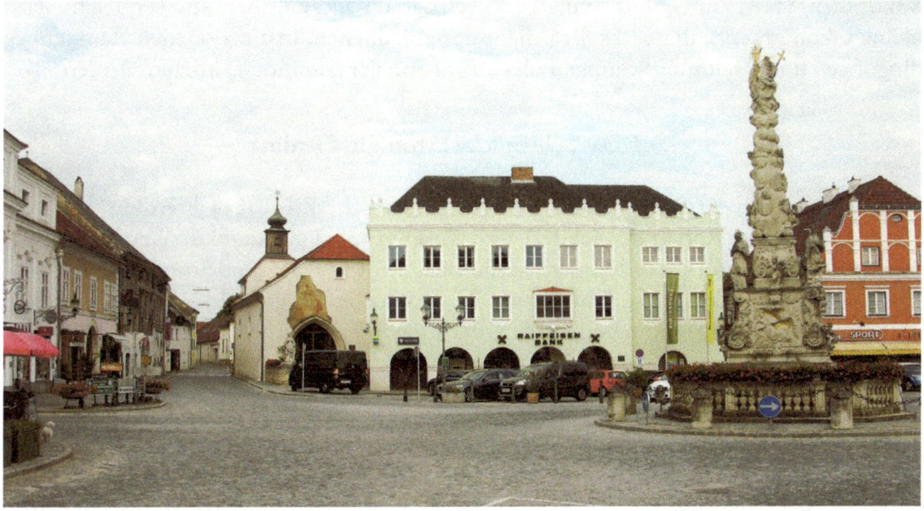

Abb. 103: Bürgerspital von Langenlois am Kornmarkt (Kornmarkt Nr. 9) mit Bürgerspitalkirche zur Heiligen Elisabeth (im Kern gotisch, Brand 1532, 1752 Barockisierung). Das Bürgerspitalgebäude wurde im Zuge des Neubaues der Bezirksbauernkammer 1961/64 umgestaltet; im Erdgeschoß Reste einer zweischiffigen und 3- bis 4-jochigen Halle mit Kreuzgratgewölbe auf drei großen Rundpfeilern (um 1584), heute Bankfiliale (Foto: Martin Scheutz, 2018).

nalen Spitäler erweisen sich nach Analyse der Spitalrechnungen als wichtiger, mitunter als der wichtigste Spieler im lokalen Wirtschaftsgefüge. Die Spitäler „waren einer der größten Arbeitgeber für Tagelöhner, für das städtische Handwerk und ortsansässige Bauern; sie regulierten maßgeblich den Finanzbedarf der Städte; sie belebten als Großabnehmer mit regelmäßigen Einkäufen das Geschäft lokaler Händler und Bauern; [...] sie organisierten direkt und indirekt das gesamte Fürsorgewesen der Städte; sie gehörten mit den in der Spitalverwaltung zu besetzenden Leitungspositionen und als bedeutendste halböffentliche Stiftung zum Karriereweg und Ort der Selbstvergewisserung bürgerlicher Eliten“[86].

8.3 Fünf Spitäler und ihre Rechnungslegung im Vergleich: Eferding, Langenlois, Waidhofen/Ybbs, Wien und Zwettl in der Frühen Neuzeit

Auf der Grundlage von fünf, in ihrer Anlage- und Verbuchungsform unterschiedlichen, frühneuzeitlichen Spitalrechnungsserien – das von der Familie Schifer betriebene Erbstift in Eferding und die Bürgerspitäler Waidhofen/Ybbs, Langenlois, Wien und Zwettl – soll der, zugegeben schwierige und in seiner Tiefenschärfe unterschiedlich zu gewichtende Versuch unternommen werden, die Einnahmen- und Ausgabenstruktur verschieden großer Spitäler in einer verwaltungsgeschichtlichen Perspektive wenigstens annähernd zu umreißen. Vergleichende Studien, die mit modernen Kontenplänen arbeiten, kann diese Herangehensweise aber natürlich nicht ersetzen[87]. Die untersuchten Spitalökonomien sind regional auf Nieder- und Oberösterreich und damit auf den erweiterten Donauraum aufgeteilt, zeigen aber dennoch unterschiedliche Akzentuierungen der Spitalwirtschaften. Das Wiener Bürgerspital als größter Bier-, essentieller Wein- und außerordentlich wichtiger Getreideproduzent des Landes Niederösterreich lässt sich bezüglich seiner Spitalökonomie als „hors système“ verstehen. Das Eferdinger Spital stellt dagegen ein für österreichische Verhältnisse sehr großes „Bürgerspital“ dar. Die Bürgerspitäler Waidhofen/Ybbs, Langenlois und Zwettl verfügten dagegen über eine vergleichsweise kleine Ökonomie. Einleitend sollen die unterschiedlichen, institutionellen Rahmenbedingungen und Rechnungslegungen dieser fünf Spitäler zumindest skizziert werden.

8.3.1 Das Schifer'sche Erbstift in Eferding

Das innerhalb der Stadtmauern gelegene Schifer'sche Erbstift in Eferding (benannt nach dem Gründer Rudolf der Schifer) als das größte Spital im Raum des heutigen Oberösterreich, wurde im 14. Jahrhundert, vermutlich um 1325, gegründet und erfuhr vor allem im 15. Jahrhundert große Zustiftungen (erste Spitalordnung aus 1421)[88]. Ursprünglich sollten zwölf Arme aufgenommen werden, doch schon bald dürfte es in diesem Spital, das als das reichste oberösterreichische Spital galt, üblich geworden sein, je zwölf arme Männer und Frauen (also insgesamt 24 Personen) aufzunehmen (Abb. 99, S. 541). Die Personal-

---

86 Ebd. 344.

87 Der Vergleich basiert auf eigenen Forschungen und einem Vergleich von Gramm, Zwettler Bürgerspital; Moser, Waidhofen; Pichlkastner, Insassen, Personal; Pollak, Erbstift. Eine Einnahmen- und Ausgabenanalyse ist nicht bei allen Spitälern möglich, weil sich die zeitgenössische Anlageform unterscheidet.

88 Grienberger, Erbstift; Weigl–Just, Quellen 286–293; knapp Scheutz–Weiss, Spital als Lebensform 239–241 (Herrschaftsspital Eferding); mit einer Auswertung von Spitalrechnungen Pollak, Erbstift.

struktur des Eferdinger Spitals umfasste im 17. bis 18. Jahrhundert zwischen sechs und acht Personen: Mitte des 18. Jahrhunderts gab es neben dem Meierehepaar drei Knechte (großer, mittlerer und kleiner Knecht) und zwei Mägde (große und kleine Magd)[89]. Die seit 1693 mit wenigen Lücken erhaltenen Rechnungen des Schifer'schen Erbstiftes verdeutlichen die starke Eigenwirtschaft des Spitals[90]. Eine Untersuchung von zwölf Jahrgängen (1693–1695, 1713–1715, 1751–1753, 1781–1783) verdeutlicht aber auch Unterschiede zu anderen Spitalökonomien, so findet sich etwa ab 1751 eine Liste der Spitalbewohner, die integraler Bestandteil der Spitalrechnung war. Diese Bewohnerliste diente sicherlich als rechnungstechnische Referenz für Nahrungs- oder Kleiderkosten der Spitalbewohner. Das Eferdinger Spital als große Grundherrschaft verkaufte immer wieder Getreide (auffällig viel 1713, 1715, 1783), Kraut wie Vieh (Kälber und Ferkel), lukrierte Klee- wie Heuzehente und erzielte Einnahmen aus seinem grundherrschaftlichen Strafregime und aus den Zinsen für verborgtes Geld (Zinssatz zwischen 3 und 5 %). An Ausgaben listete man die an die Landstände abgeführte Landsteuer, die Bestallungen der Angestellten (etwa Mesner, Spitalverwalter), die Ausgaben für Vieh, für die aufgrund der großen Spitalgrundherrschaft gewichtigen Besoldungen und vor allem für Fleisch- und Weinkäufe, aber auch Almosen für Bettler und Spenden auf. Anders als viele Bürgerspitäler konnte das als größere Grundherrschaft anzusprechende Eferdinger Spital auf umfangreiche Grunddienste der Untertanen zurückgreifen. Die robotleistenden Spitaluntertanen mussten das Korn schneiden und einführen, das Heu ernten, Zäune errichten, Dung ausführen usw.[91].

8.3.2 Das Bürgerspital von Langenlois

Das 1420 am Kornmarkt gegründete und neuzeitlich für rund 20 Insassen ausgelegte Bürgerspital von Langenlois baute seine Existenz, bedingt durch seine Lage im unteren Ende des Kamptales, vor allem auf die Weinwirtschaft auf[92] (Abb. 103, S. 543). Im Jahr 1666 zählte Langenlois 375 Häuser und erfuhr vor allem durch die Besetzung des Weinviertels durch die Schweden 1645 einen Einbruch, zudem geriet in der zweiten Hälfte des 17. Jahrhunderts der Weinhandel in eine tiefe Krise, was sich auch auf die Wirtschaft des Spitals auswirkte. Als größter Wirtschaftsbetrieb des landesfürstlichen Marktes scheinen 1675 die Wirtschaftsführung des Marktes und des Spitals dermaßen verwoben, dass man seitens des Rates ab diesem Zeitpunkt beschloss, die Spitalwirtschaft „ganz separiert und von gemainen markth abgesöndert"[93] zu führen. Diese Trennung der Wirtschaftsführung bewirkte, dass das Langenloiser Spital im 18. Jahrhundert Überschüsse erzielte – in den 1670er Jahren bilanzierte man auch negativ.

---

89 Ebd. 78.

90 Als Untersuchungsjahre dienten die Spitalrechnungen 1693–1695, 1713–1715, 1751–1753, 1781–1783, siehe ebd.

91 Ebd. 107.

92 Als Überblick Wagner, Bürgerspital von Langenlois; Scheutz–Weiss, Spital als Lebensform 263f. (Bürgerspital Langenlois).

93 Wagner, Bürgerspital von Langenlois 26.

8.3.3 Das Bürgerspital Waidhofen/Ybbs

Das 1274 erwähnte Bürgerspital der freisingischen Patrimonialstadt Waidhofen[94] umfasste in der Frühen Neuzeit an Personal neben dem Spitalmeierpaar, einer Viehmagd, einem „Meiermensch" und -knecht, einem Krautschneider auch vier Dienstboten bei 30[95] (Beginn 17. Jahrhundert) bzw. 22 bis 30 Spitalinsassen (17./18. Jahrhundert)[96]. Räumlich verfügte das Waidhofner Bürgerspital neben dem Spitalgebäude (mit Kapelle) über einen gesonderten Meierhof (vor dem Spitaltor der Stadt), worin sich Vieh (im 18. Jahrhundert zwei Ochsen, ein Zuchtstier, sechs bis sieben Kühe, zwei Kälber und zwei Schweine), Holzlade und Stadel für Stroh und Heu befanden. Zudem besaß das Waidhofner Spital Weingärten (bei Göttweig und Krems) sowie Äcker, Viehweiden und Wald im Umfeld von Waidhofen (Abb. 98, S. 541). Seit 1588[97] erhalten erlauben die Spitalrechnungen gute Einblicke in die Wirtschaftsstruktur des Spitals. Das Waidhofner Bürgerspital als Kreditanstalt (und in nuce städtische „Sparkasse"[98]) bezog große Einnahmen aus dem Verleih von Geld, das sowohl an Bürger, Ratsmitglieder, aber auch Handwerksgilden bzw. von der Stadt selbst gegen Zinsen verliehen wurde. Der Verleih von Vieh (Zugochsen, Spitalstier) und von Wagen, der vom Ernteertrag abhängige Verkauf von Getreide sowie Grunddienste und Zinsen waren im 17. und 18. Jahrhundert wichtige Einnahmequellen für das Waidhofner Bürgerspital[99]. Ausgabenseitig stellten vor allem Steuern sowie die Ausgaben für Wein, Essen, Fleisch und Fleischhacker wichtige Posten dar. Die Kosten für Reparaturen im Haus und die Besoldung für das Spitalpersonal verstehen sich zudem als die größten Ausgabeposten.

8.3.4 Das Bürgerspital Wien

Das im 13. Jahrhundert vor den Toren Wiens gegründete Bürgerspital stellt einen Sonderfall innerhalb der österreichischen Spitallandschaft dar, weil es von seinen Dimension her eher an Bürgerspitäler von Reichsstädten erinnert (Abb. 101, 102, S. 542f.). Das Wiener Bürgerspital entwickelte sich nach 1529 und nach der Verlegung in die heutige „Innenstadt" zu einem großen, weitverzweigten Versorgungsbetrieb mit einer breiten Aufgabenstellung (Waisenversorgung, Kranken- und Altenpflege, Gebäranstalt). Ab 1706 inkorporierte das multifunktionale Wiener Bürgerspital das auf Syphiliskranke spezialisierte Spital St. Marx und das kleine Siechenhaus St. Hiob zum Klagbaum (zwölf Insassen)[100]. Ab 1709 verfügte das Bürgerspital mit dem „Bäckenhäusel" über eine weitere dauerhafte

---

94 Als Abriss zur Geschichte des Bürgerspitals Waidhofen/Ybbs Richter, Siechenhaus; Maier, Waidhofen 34–37.

95 Bottanová, „Die armen spitaler" 448.

96 Moser, Waidhofen 39.

97 Dieses neue Rechnungslegung steht wohl in Zusammenhang mit der „Kapitulation" (dem Waidhofner Konfessionskonflikt 1587) und mit der Einsetzung eines neuen Stadtrates Bottanová, „Die armen spitaler" 429–454.

98 Als Vergleich Vlasaty, Spital 85: Die Stadt Leoben schuldete 1679 dem Spital 1.097 fl., dann wurde vom Stadtrat beschlossen, dem Spital nur mehr 600 fl. zurückzuzahlen; als Vergleich Pauly, Fremdenherberge 114f.

99 Mit einer Auswertung einiger Rechnungsjahrgänge (1678–1680, 1711–1713, 1750–1754, 1790–1793) Moser, Waidhofen.

100 Als neuer, knapper Überblick Pichlkastner–Swatek, Fürsorge und Ökonomie.

Filiale (1775 300 Insassen) – diese Außenstellen bewirkten eine allmähliche Funktionsdifferenzierung der Bürgerspitalräumlichkeiten (St. Marx wurde für Schwangere und Wöchnerinnen umgewidmet, 1775 mit rund 300 Insassen). Im Bürgerspital (um 1775 Belegung mit 650 Personen) verblieben ab 1715 vor allem alte und versorgungsbedürftige, meist bürgerliche Personen, aber auch Kinder; im Bäckenhäusel kümmerte man sich vor allem um Kranke und um Verletzte und in St. Marx neben den Schwangeren auch um psychisch beeinträchtigte Personen[101]. Zusätzlich hatte das Bürgerspital auch die fallweise betriebenen Pestlazarette zu verwalten (St. Johannes an der Als, Spittelau als Donauinsel). Die Anzahl der versorgten Insassen nahm im Laufe der Neuzeit zu: Am Beginn des 16. Jahrhunderts versorgte das größte Wiener Spital wohl rund 200 Personen, um 1600 dann schon 1.000, um 1700 rund 1.200 und in den 1770er Jahren dann über 2.000 Insassen – und dies bei einem allmählich ansteigenden Personalstand von 60 (1538) auf 180 Personen (1776)[102]. Ab 1735 vermittelte das Wiener Bürgerspital abgestillte Kinder und ab 1752 auch Säuglinge an Pflegefamilien – um 1775 befanden sich 1.000 Kinder bei Pflegefamilien, das Bürgerspital agierte hier als Findelhaus!

8.3.5 Das Bürgerspital Zwettl

Das 1295 erstmals erwähnte Bürgerspital der landesfürstlichen Stadt Zwettl stellt sich dem Betrachter als kleiner zweigeschossiger, länglicher Bau (mit Stadel, Getreidespeicher und Garten) dar, der einer Spitalkirche rechtwinkelig angeschlossen ist[103] (Abb. 100, S. 542). Im Jahr 1766 wohnten zehn reguläre Pfründner im bis heute bestehenden Zwettler Bürgerspital, vier Anwärter auf zu vergebende Pfründe lassen sich nachweisen[104], daneben gibt es Hinweise auf Findelkinder. Im Jahr 1698 gab es ein Spitalmeierpaar und noch zwei bis drei Knechte sowie zwei Mägde als Personal. Deutlich kleiner als Waidhofen/Ybbs und Eferding orientierten sich die Ausgaben des Spitals klar an den Einnahmen – die Erträgnisse aus dem Eigenanbau von Roggen, Weizen und Gerste dienten der Eigenversorgung von Insassen und Spitalpersonal. Das Zwettler Spital erwirtschaftete häufig negative Zahlen, was zur Verringerung der kostenintensiven Eigenwirtschaft und zur Verpachtung der Spitalgründe Ende des 17. Jahrhunderts führte. Die gut in ihrer budgetären Entwicklung planbare Kreditvergabe des Zwettler Spitals nahm dagegen im 18. Jahrhundert breiteren Raum ein[105].

8.4 Einnahmenstruktur der fünf untersuchten Spitäler

Die nominellen Budgetgrößen der verschiedenen, untersuchten Spitäler differieren stark. Das Wiener Bürgerspital verzeichnete beispielsweise im Jahr 1776 Einnahmen von 213.600 fl. gegenüber Ausgaben von 207.680 fl.[106]. Die riesigen Dimensionen der Wirtschaftsführung des Wiener Bürgerspitals werden durch einen Vergleich mit den anderen

101 Pichlkastner, Vom Physikus 48f.

102 Pichlkastner, Insassen, Personal 130f.

103 Hofer, Archäologische Grabungen 294–301; Gramm, Zwettler Bürgerspital 207–309; mittlerweile veraltet: Teufl, Bürgerspital 476–496.

104 Gramm, Zwettler Bürgerspital 267, 269f.

105 Ebd. 291; als Vergleich Aspelmeier, Norm und Praxis 181–185.

106 Pichlkastner–Swatek, Fürsorge und Ökonomie 7.

Spitälern deutlich: Das immer noch große Schifer'sche Erbstift in Eferding erwirtschaftete 1783 24.629 fl. (davon 20.813 fl. Rechnungsrest) an Einkünften, als Ausgaben verbuchte man 2.604 fl.[107]. Das Bürgerspital Waidhofen/Ybbs verzeichnete im Jahr 1790 Einnahmen von 10.241 fl. (davon Rechnungsrest 9.364 fl.) bei Ausgaben von 877 fl.[108]. Das Zwettler Bürgerspital weist dagegen 1699 – unmittelbar nach Einstellung der Eigenwirtschaft – gerade einmal 754 fl. an Einnahmen und 320 fl. an Ausgaben auf[109]. Vor allem die ohne Rechnungsrest bilanzierenden Ausgaben verraten am deutlichsten den ungefähren, jährlichen Budgetrahmen des jeweiligen Spitals.

Grafik 15: Wien, Einnahmen des Bürgerspitals nach den Spitalrechnungen 1538, 1588, 1638, 1688, 1738, 1776 (auf der Grundlage eines bereinigten Kontenplanes, Angaben in Prozent an den Gesamteinnahmen) Quelle: PICHLKASTNER, Insassen, Personal 126.

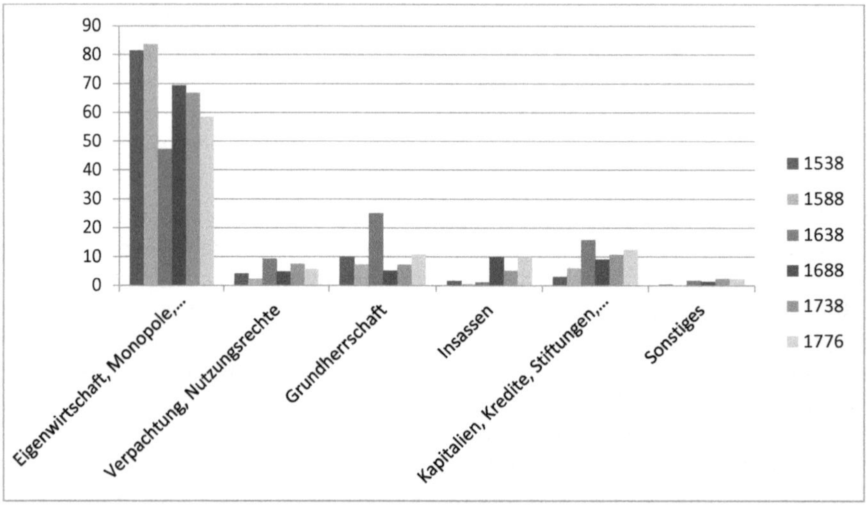

Die Eigenwirtschaft der verschiedenen Spitäler entwickelte sich im Laufe der Frühen Neuzeit zu einer Achillesferse der Spitalökonomie, hohe Personalkosten und oft schwierige Arbeitsbedingungen bei der Bestellung von weit entfernt liegenden Gütern waren die Folge, die konjunkturelle Abhängigkeit von Ernteerträgen erwies sich als zusätzliches Problem. Das Rückgrat der Spitalökonomie im Wiener Bürgerspital, ein wirtschaftlicher „Großunternehmer" in der kaiserlichen Residenzstadt[110], blieb demnach eindeutig die Eigenwirtschaft, das selbstständige Bearbeiten der Äcker, aber auch der Monopolbetrieb des Bierbrauens in Wien, der Wein und der im heutigen Niederösterreich betriebene Getreideanbau (Grafik 15, S. 548). Wie schwierig aber diese Form der Ökonomie im Wiener Bürgerspitals war, zeigt sich an den Spitalrechnungen. Die Personalkosten fraßen die am Feld und in der Brauerei erwirtschafteten Erträge förmlich auf[111].

[107] OÖLA, Schiferscches Erbstift, Hs. 88 (1783), pag. 16, 38.

[108] MOSER, Waidhofen 106.

[109] GRAMM, Zwettler Bürgerspital 288.

[110] PICHLKASTNER, Bier, Wein, Kapitalien.

[111] Die folgenden Ausführungen beruhen auf den Auswertungen von PICHLKASTNER, Insassen, Personal 125–130. Die Autorin untersucht am Beispiel von sechs Auswertungsschnitten (1538, 1588, 1638, 1688,

Seit 1432 besaß das Wiener Bürgerspital mit dem Bierrecht das Biermonopol in Wien und somit das Privileg über Erzeugung, Einfuhr, Verkauf und Ausschank dieses Braugetränkes innerhalb des Stadtgebietes[112] – das Rückgrat der Bürgerspitalökonomie. Das Wiener Bürgerspital hob gegen vielfältigen Widerstand eine Abgabe auf Biereinfuhr und -ausschank durch dritte Personen ein. Im 18. Jahrhundert verfügte das Wiener Bürgerspital über drei verpachtete Brauereien – im Haupthaus (neben der Bürgerspitalkirche), in der Leopoldstadt und in St. Marx[113]. Neben der Bierproduktion zählte das Wiener Bürgerspital zu den größten Weinproduzenten des Landes unter der Enns, doch zeichnete sich aufgrund der durch die „kleine Eiszeit" bewirkten schlechten Weinkonjunktur in der zweiten Hälfte des 16. Jahrhunderts eine allmähliche Verlagerung zur Bierproduktion ab. Ab der zweiten Hälfte des 17. Jahrhunderts rangierte die Bierproduktion innerbetrieblich vor der Weinherstellung[114]. Während Wein und Bier häufig verkauft wurden, diente bis zur Einführung der Kostgelder für die Insassen (Abschaffung der Naturalversorgung 1735) umgekehrt die Bewirtschaftung der Äcker, Forste, Wiesen und Weiden vorwiegend der Eigenversorgung des Wiener Bürgerspitals. Das Wiener Bürgerspital verwaltete als Resultat der Stiftungen, Schenkungen und Käufe von seiner großen „Grundstube"[115], dem spitalischen Verwaltungsmittelpunkt, aus seinen Grundbesitz: Am namengebenden Spittelberg (heute Wien VII), in Reinprechtsdorf (Wien V) und Nußdorf (Wien XIX) stellte man im Dorf den größten Grundherrn. Das Dorf Penzing (Wien XIV) unterstand zwischen 1542 bis 1747 dem Bürgerspital und auch im Oberen (Rossau, Wien IX) und Unteren Werd (Leopoldstadt, Wien II) besaß man die Grundherrschaft. Größere Grundstücke verwaltete das Bürgerspital in der Spittelau und im Stadtgut, einem Auwaldgebiet beim Prater. Der große Waldbesitz des Bürgerspitals im heutigen 14. Wiener Gemeindegebiet (Weidling, Hadersdorf, Hütteldorf) sicherte Brenn- und Bauholz in ausreichendem Maß[116].

Der Anteil der kapitalintensiven Eigenwirtschaft im Wiener Bürgerspital sank im Laufe der Frühen Neuzeit von über 80 % im 16. Jahrhundert auf unter 60 % im endenden 18. Jahrhundert, dennoch blieb die Eigenwirtschaft die wichtigste Einnahmequelle für das Wiener Bürgerspital in der Frühen Neuzeit[117]. Bei dem in der Residenzstadt Wien tobenden Konsumkampf zwischen Wein und Bier setzte sich das mit vielen städtischen Abgaben beladene Bier allmählich durch. Vor dem Hintergrund der schlechten Weinernten[118] des 16. Jahrhunderts überstiegen im Wiener Bürgerspital seit dem 16. Jahrhundert die Einnahmen aus dem Biermonopol im Regelfall die Einkünfte aus der Weinproduktion – das Wiener Bürgerspital verfügte aber auch über große Weingartenbesitzungen

1738 und 1776) die Wirtschaftsführung des Wiener Bürgerspitals. Das Jahr 1638, also ein Jahr in der Mitte des Dreißigjährigen Krieges, muss in verschiedener Hinsicht als kriegsbedingter Ausreißer gelten.

112 Sailer, Bierbrau- und Schankmonopol 1–3; zum Erwerb des Bierbrau- und Schenkrechtes 1432 Pohl-Resl, Rechnen 143f. Das Wiener Bürgerspital pachtete zudem den „Biertaz" (Zapfenmaß) seit der zweiten Hälfte des 16. Jahrhunderts und brachte 1688 das Zapfenmaß an sich, Sailer, Bierbrau- und Schankmonopol 9f.; siehe auch s. v. „Brauhaus des Bürgerspitals" https://www.wien.gv.at [27. 11. 2018].

113 Scheutz–Weiss, Spital als Lebensform 282 (Bürgerspital Wien); Pichlkastner–Swatek, Fürsorge und Ökonomie 18.

114 Pichlkastner, Bier, Wein, Kapitalien 314.

115 Sheriff, Ämter 99–104.

116 Als wichtiger Beitrag zu diesem kaum erforschten Thema Sonnlechner, Überlegungen.

117 Pichlkastner, Bier, Wein, Kapitalien 314.

118 Rohr, Naturereignisse 243–273, 561f.; Landsteiner, Wenig Brot und saurer Wein.

und war einer der größten Weinproduzenten des Landes Niederösterreich[119], wenn auch die Weingüter im Laufe der Frühen Neuzeit zunehmend verpachtet und nicht mehr in Eigenwirtschaft betrieben wurden. Bier- und Weinproduktion und -konsum in Wien waren für das wirtschaftliche Überleben des Spitals essentiell. Der Verkauf von Getreide und damit eine Partizipation an der Preisrevolution des 16. Jahrhunderts waren aufgrund der Verpflichtung des Spitals zur Eigenversorgung von Personal und Insassen nicht möglich, die Erlöse aus dem Verkauf von Getreide stiegen erst im 18. Jahrhundert an – 1735 kam es zum Ende der Naturalversorgung im Wiener Bürgerspital[120]. Ein wachsender Stellenwert innerhalb der Einnahmenstruktur des Wiener Bürgerspitals kam den Einkünften aus dem Rechnungsposten Kapitalien, Kredite, Stiftungen und Almosen zu – vor allem aus dem Zinsertrag der Stiftungskapitalien konnten Zuwächse (ausgehend von 3 % im 16. Jahrhundert auf 13 % im 18. Jahrhundert) lukriert werden. Das Bürgerspital profitierte von der sich entwickelnden frühneuzeitlichen Kreditinfrastruktur. Im 16. Jahrhundert bildeten die Einkünfte auf der Grundlage von Renten (Burgrecht) noch das Zentrum, im 17. und 18. Jahrhundert veranlagte die Bürgerspitalleitung Gelder zunehmend beim städtischen Oberkammeramt, den niederösterreichischen Landständen und später dem 1705 geschaffenen „Stadt-Banco" („Banco-Hauptkassa")[121]. Vor allem im Bereich der heutigen Wiener Stadtbezirke Brigittenau und Leopoldstadt[122] verfügte man über wichtige grundherrschaftliche Einnahmen – im langjährigen Schnitt beliefen sich diese Einnahmen auf rund 10 % der Gesamteinnahmen. Die Einkünfte aus der Rechnungsposition Verpachtungen von Wiesen, Äckern, Weingärten, aber auch von Häusern, Zimmern und Gewölben belief sich in der Frühen Neuzeit auf einen Betrag von unter 10 %. Das „Einkaufen" von Insassen in das Bürgerspital spielte eine geringe Rolle, auch weil das Wiener Bürgerspital in der Frühen Neuzeit zunehmend zu einem „Armenhaus" und einer „Kinderversorgungsanstalt" mutierte. Auch aus dem Verkaufserlös des Gewandes von Verstorbenen („Totengewand") wurden Einkünfte erzielt. Die Einnahmen von den Spitalbewohnern, etwa Zahlungen für die Aufnahme und den Aufenthalt von Insassen, lagen am Beginn des 17. Jahrhunderts bei 1 bis 2 % (bis 1638), erreichten Ende des 17. Jahrhunderts 10 % (1688), schwankten im 18. Jahrhundert und sanken 1738 auf 5 (1738) bzw. 10 % (1776) ab.

Bescheiden im Gegensatz zum exzeptionellen Wiener Bürgerspital, aber dennoch vergleichbar entwickelten sich die Einnahmenstrukturen in den kleineren österreichischen Bürgerspitälern. An erster Stelle der Einnahmen des Bürgerspitals Waidhofen/Ybbs in der Frühen Neuzeit rangierten die Einkünfte aus dem Kreditgeschäft[123] (Kredite an Spitaluntertanen, an Bürger und an die Stadtkassa), danach folgten die konjunkturanfälligen Einkünfte aus der Eigenwirtschaft, also vorwiegend dem Verkauf von Vieh und Getreide und Einnahmen aus dem „Stiergeld"; der Wein wurde meist nur zum Eigenbedarf verwendet und gelangte selten in den Verkauf (Grafik 16, S. 552). An dritter Stelle rangieren die Einkünfte aus der grundherrschaftlichen Dimension des Waidhofner Spitals – der Grunddienst war ein sicherer, wenig schwankender Einnahmeposten. Das Waid-

119 Essentiell dazu Landsteiner, Trübselige Zeiten 85–98; ders., Wenig Brot und saurer Wein 87–147; ders., Weinbau und Alkoholproduktion 278f.

120 Altmann, Wiener Bürgerspital 53.

121 Pichlkastner, Bier, Wein, Kapitalien 315.

122 Altmann, Bürgerhospital 36f.

123 Zur Kreditvergabe von niederösterreichischen Spitälern 1757 an die Landstände Godsey, The Sinews 233.

hofner Spital war ein wichtiger Wein- und Holzspediteur im lokalen städtischen Raum, die Vermietung von Ochsen und Wagen stellte eine wichtige Einnahme dar. Neben den gelieferten Gütern gehörte das häufige Ausführen von *reverendo 2 fuehr gaill*[124] (Dung), der Transport von Truhen[125], Stroh und Heu[126], Getreide[127], Sand[128], Stein[129] und Erde, leeren und gefüllten Fässern[130] zu den wichtigen Transferleistungen des Spitals, aber auch zum Ackern der bürgerlichen Felder benötigte man die Spitalochsen[131]. Eine wichtigere, regelmäßig verbuchte Einnahme bildete das unter den Spitalbewohnern vierteljährlich verteilte „Milchgeld" (Spendengeld)[132]. Verschiedene kleinere Einnahmen, etwa die Vermietung von Spitalgründen als sommerliche Textil-Bleiche der Bürger[133], die Köhlerei[134] oder Einnahmen aus der Verlassenschaften verstorbener Insassen waren neben der durchlaufenden landesfürstlichen Rustikalsteuer wichtigere, „sonstige" Einnahmeposten.

Die vergebenen Kredite des Waidhofner Bürgerspitals bzw. die eingenommenen Zinsen lassen sich als zentrale Einnahmeposition verstehen (siehe Grafik 18, S. 553). Vor allem die Stadt bzw. der Stadtrat benutzte die Kapitalreserven des Bürgerspitals als eine Art Hausbank. Während im 17. Jahrhundert die Kredite an die Waidhofner Bürger oder an einzelne Handwerkszünfte (etwa Leinweber, Kürschner)[135] noch von Bedeutung waren, gelang es den Waidhofner Bürgern im 18. Jahrhundert nur mehr sehr eingeschränkt, Kredite vom Bürgerspital zu erhalten. Der Stadtkämmerer scheint in den Spitalrechnungen fast als ein Mitarbeiter des Spitalmeisters auf.

Im 17. Jahrhundert finanzierte das Kapital des Waidhofner Bürgerspitals den Kauf der „Tatz", also der landständischen Alkoholsteuer[136], durch die Stadt Waidhofen. Die mit 4 % festgelegten Zinsen der Tatzpachtsumme von 3.300 fl. finden sich dann über Jahre

---

124 StA Waidhofen, SpR 1680, unfol.

125 Ebd. SpR 1678, unfol.: *Den 26. dito Jacob Lixenlachner 1 truchen von Maurer am feldt zu seinen haus geführt, zalt 12 den.*

126 Ebd. SpR 1678, unfol.: *Den 21. dito herrn Georg Christoph Hoffman, des raths, ½ tag hey geführt, entricht 2 xr.*

127 Ebd. SpR 1678, unfol.: *Dito herrn Georg Christoph Hoffman, des raths, ½ traydt geführt, zalt 2 xr.*

128 Ebd. SpR 1680, unfol.: *Den 19. Michael Funckh Rädlbatter 3 fuhr sandt geführt, entricht 2 xr. 12 den.*

129 Ebd. SpR 1678, unfol.: *Den 28. dito herr Paul Eberhardt, deß raths, von stainpruch stain herein geführt, entricht 2 xr.*

130 Ebd. SpR 1678, unfol.: *Den 7. dito herr Johann Heuserer, des raths, 2 väßlwein auf die zell, darvon fuhrlohn, entricht 2 xr.*

131 Ebd. SpR 1678, unfol., etwa: *Den 25. dito herrn Johann Heuserer, deß raths, wegen umpauung 4 kraut ackher, entricht 3 xr.*

132 Ebd. SpR 1753, pag. 14: *Den 17ten Märtii ist in gegenwarth der armen spittällern die milch- und sammelpixen eröffnet worden, worinnen sich befundten 21 fl. 19 xr., kommet also nach abzug des gewöhnlichen 1 fl. bevor auf jede deren 23 persohnen 53 xr., danenhero des mayr, mayrin und des kuchlweib ihre anthaill nebst dem 1 fl. bevor anhero setze.*

133 Ebd. SpR 1678, unfol.: *In der gottsackher wissen und preinfeldt seint disen sommer von underschiedlichen persohnen 286 leng leinwath geblaicht worden, von jeder 2 xr. sunt 9 fl. 4 xr. 8 den.*; ebd. 1680, unfol.: *In der gottsakher unnd eiswisen, dann in preinfeldt seint disen sommer von underschiedlichen persohnen 167 lenn leinwath geblaicht worden, von jeder 2 xr. sunt 5 fl. 4 xr. 16 den.*

134 Ebd. SpR 1713, unfol.: *Mathiaß Feyrschlager an Schlag ist erlaubt wordten auf diß jahr 1713 in den Hochegg das schadtschafftige holz zu kolln, wahrvon 24 förth daß khollrecht à xr. 15 austragt, empfange 6 fl.*; ebd. 1751, pag. 11: *Den 30ten December entrichtet der paur an der obern Sulz von gemachten 70 förth koll von spittall holz das stockhrecht von jeder forth 12 xr., zusammen per 14 fl.*

135 StA Waidhofen, SpR 1680, unfol.; als Vergleich siehe die „Darlehensselbstbedienung" des Stadtrates beim Villacher Bürgerspital Neumann, Wohltäter 69f.

136 Zum 1657 eingeführten und an die Stände überlassenen Zapfenmaß („Tatz") Feigl, Grundherrschaft 193.

Grafik 16: Waidhofen/Ybbs, bereinigte Einnahmen des Spitals (ohne Rechnungsreste) 1678–1680, 1711–1713, 1750–1753, 1790–1793 (Angaben in fl., gerundet)

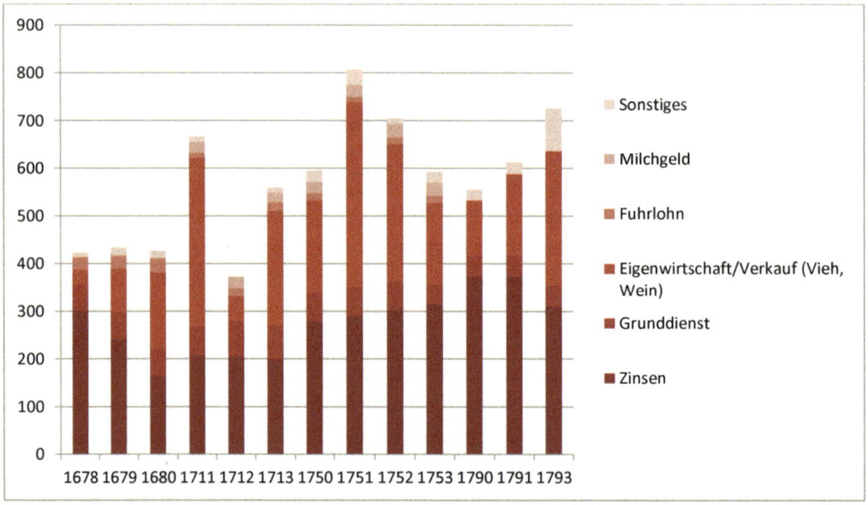

Quelle: StA Waidhofen, SpR; eigene Berechnungen.

Grafik 17: Waidhofen/Ybbs, Durchschnittseinnahmen des Spitals 1678–1680, 1711–1713, 1750–1753, 1790–1793 (Angaben in fl., gerundet)

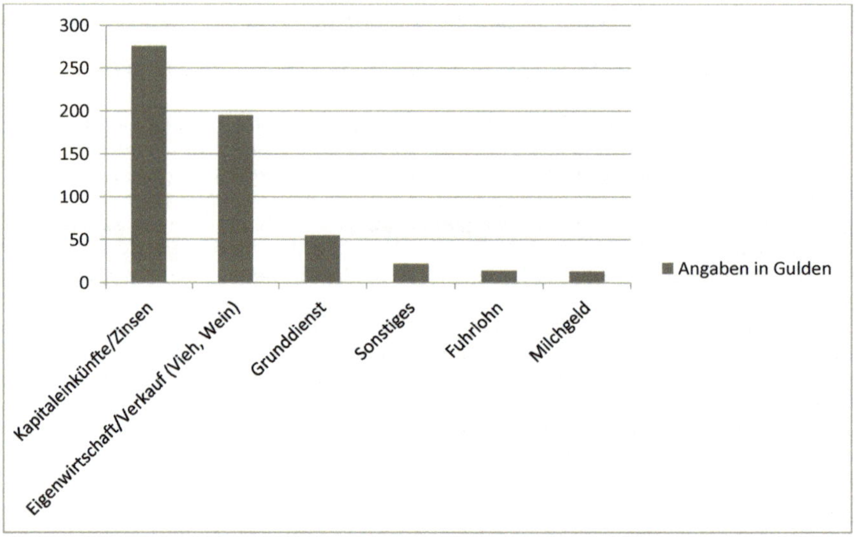

Quelle: StA Waidhofen, SpR; eigene Berechnungen.

Grafik 18: Waidhofen/Ybbs, Einnahmen aus Kapitalverleih (Stadtrat, einzelne Bürger) des Spitals 1678–1680, 1711–1713, 1750–1753, 1790–1793 (Angaben in fl.)

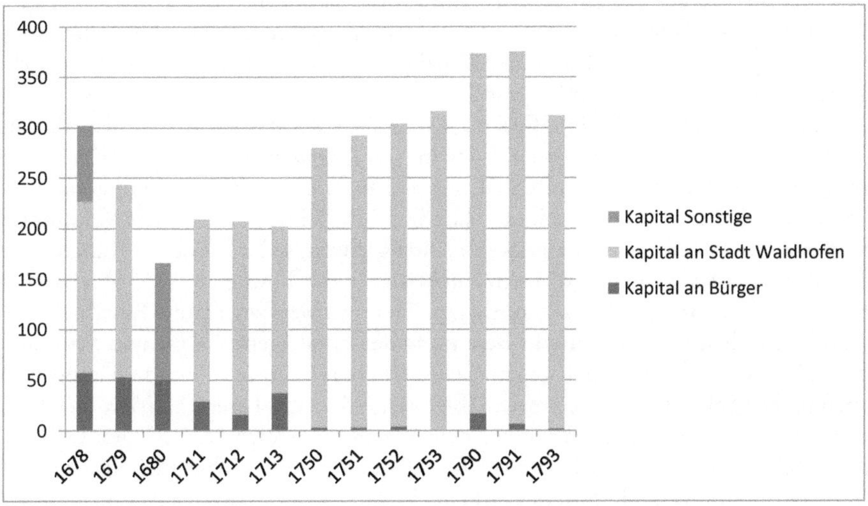

Quelle: StA Waidhofen, SpR; eigene Berechnungen.

Grafik 19: Waidhofen/Ybbs, Einnahmen aus Getreide-, Vieh- und Weinverkäufen und „Sonstigem“ aus dem Spital 1678–1680, 1711–1713, 1750–1753, 1790–1793

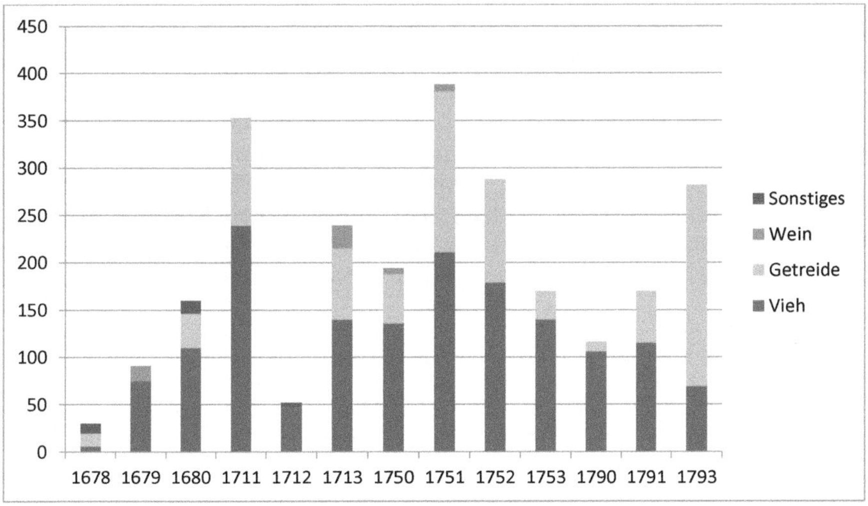

Quelle: StA Waidhofen, SpR; eigene Berechnungen.

hinweg in den Spitalrechnungen. Die im Regelfall mit 4 oder 5 % verzinsten Kredite[137] an die Bürger und mitunter einzelne Handwerkszünfte[138] oder explizit „Spitaluntertanen"[139] beliefen sich zum Großteil in einer Größenordnung zwischen 100 und 200 fl., aber auch Kleinkredite – etwa 1680 30 fl. an das Waidhofner Kürschnerhandwerk (Grafik 18, S. 553)[140] wurden vergeben. Am Beginn des 18. Jahrhunderts (1711–1713) ist der städtische „Tatz"-Kassier ein ständiger Beiträger von Zinsen[141].

Die Eigenwirtschaft des Waidhofner Bürgerspitals basierte vor allem auf dem Verkauf von Vieh und weniger stark auf Getreide; der aus spitaleigenen Weingärten in Krems und Göttweig[142] erzielte Wein wurde offenbar nur in erntestarken Jahren – und da naturgemäß zu einem geringen Preis – verkauft (Grafik 19, S. 553). Der Stall des Waidhofner Spitals bestand im Durchschnitt aus zwei bis drei Ochsen, sechs bis sieben Kühen, einigen Kälbern, zwei Schweinen und einem Zuchtstier (siehe Tabelle 28, S. 556). Lediglich die Kälber züchtete man selbst, die restlichen Tiere wurden zugekauft. Ein Zuchtstier und ein Saubär dienten nicht nur zur Besamung der spitaleigenen Kühe und Schweine, sondern diese Tiere wurden auch gegen Geld verliehen („Stiergeld" und „Bärengeld"). Die männlichen Schweine wurden regelmäßig bis auf den „Saubären" kastriert (geschnitten). Im Schnitt überschritt der Erlös aus dem Verkauf von Vieh (121 fl.) den Erlös aus Getreide (63 fl.) meist um das Doppelte. Die Bedeutung der Viehwirtschaft innerhalb der Spitalökonomie veränderte sich merkbar. In den 1680er Jahren scheint das Spital – ähnlich wie dann im 18. Jahrhundert – in regelmäßigen Abständen die als Zugtiere wichtigen Ochsen verkauft zu haben. Das Mästen von Ochsen erscheint in der ersten Jahrhunderthälfte als einträgliches Geschäft: Im Jahr 1711 kaufte man zwei Ochen um 67 fl. und veräußerte im selben Jahr an einen bürgerlichen Fleischhacker drei *gemeste oxen*[143] um 139 fl. Der Einkauf der Ochsen schlug pro Tier mit rund 25 bis 30 fl. zu Buche, als gemästeter Ochse betrug der Verkaufspreis dann zwischen 35 und 45 fl.[144]. Im Regelfall verkaufte bzw. tauschte man die beiden Mastochsen ein Mal pro Jahr, fallweise aber auch häufiger. So argumentierte man 1680 den Verkauf eines Ochsen um 32 fl. an einen bürgerlichen Fleischhauer damit, dass der Ochse *nit mehr zum ziehen tauglich gewesen*[145]. Im endenden 17. Jahrhundert schlachtete man das Vieh häufig zum Eigenverzehr selbst und verkaufte es nicht, wie die häufige Erwähnung von Kuh-, Kalbs-, Stierhäuten belegt. Im Jahr 1678 veräußerte man eine Stierhaut, sieben unbearbeitete Kalbfelle, 1679 zwei Stierhäute, eine Kuhhaut und sechs *rauche kalbfell*[146]. Im Jahr 1680 verkaufte man ein Kuh- und ein Kalbfell. Kühe veräußerte man nur in Notfällen – etwa 1711, als man *1*

---

[137] Kredite mit 4 % werden in der Rechnungslegung gesondert ausgewiesen: StA Waidhofen, SpR 1711, fol. 3v: *Hannß Geörg Gleich, burgerlicher gastgeeb, von 290 fl. capital das interesse zu 4 pro cento 8* [!] *fl.*

[138] In größerem Umfang lassen sich nur 1678 Kredite an Handwerkszünfte bemerken: Die Kürschner erhielten 30 fl. (StA Waidhofen, SpR 1678, unfol.); ebd. SpR 1680, unfol., die Leinenweber (100 fl.) und erneut die Kürschner.

[139] StA Waidhofen, SpR 1678, unfol.

[140] Ebd. SpR 1680, unfol.

[141] Ebd. SpR 1712, unfol.: *Den 31. Decembris abermahlen von herrn Hannß Geörg Dirniger, deß raths und täz-cassieren alhier, von den bey gmeiner statt anligenden haubt capitall per 3.300 fl. zu 5 pro cento auf diß jahr daß interesse empfangen mit 165 fl.*

[142] Moser, Waidhofen 40.

[143] StA Waidhofen, SpR 1711, fol. 5v–6r.

[144] Moser, Waidhofen, 62 (Tabelle).

[145] StA Waidhofen, SpR 1680, unfol.

[146] Ebd. SpR 1679, unfol.

kleine, unnuzbahre kue und wenig später *2 unnuzbahre küe*[147] versilberte, 1751 gab man alte[148] Kühe oder Rinder, die trotz des spitaleigenen Stiers nicht trächtig werden wollten, als *golte* [„gölle"][149] Kuh ab. Am häufigsten wurden Kälber aus den Spitalställen geführt, wobei hier zwischen kleinen, mittleren und den teureren „normalen" Kälbern[150], die man um rund 4 fl. veräußerte, unterschieden wurde. Mit den Resten der Schlachtungen ließen sich weitere Geschäfte machen: Unschlitt wurde an die Seifensieder[151] verkauft, manche Ochsenhaut – ein Ochse wurde 1751 wegen *defect*[152] im Spital geschlachtet – fand seinen Weg zu einem Riemer. Unter „Sonstiges" lassen sich die Verkäufe aus der Verlassenschaft der verstorbenen Spitalbewohner anführen: die Bettstatt der Toten, aber auch die Bettgewänder[153] und die Truhen, mitunter wurde auch Leinwand aus dem Spital verkauft.

Das Waidhofner Spital mit seinen zwischen 22 und 30 Insassen und dem fünfköpfigen Dienstpersonal (Spitalmeierpaar, Meierknecht, Viehmagd, Spitalköchin) erwirtschaftete 1680 an Getreide (Zehent, Eigenanbau) 19 Metzen Weizen (1.168 l; 0,87 t), 152,75 Metzen Roggen (9.393 l, 6,34 t), rund 122 Metzen Gerste (7.501 l; 4,65 t), 46 Metzen Hafer (2.829 l; 1,4 t) und rund 3 Metzen Haiden/Buchweizen (186 l; 0,11 t)[154]. Rund 13,4 Tonnen an Getreide bildeten also die Basis der Versorgung des Spitals. Der Verkaufserlös an Getreide war im Vergleich zur Viehwirtschaft grosso modo ungefähr halb so ertragreich. Wenn man eine Reihung vornimmt, so waren vor allem Gerste, und dann Roggen und Hafer im Verkauf wichtig. Dennoch blieben die Einnahmen aus dem Getreideverkauf mit durchschnittlich 125 fl. bescheiden (siehe Tabelle 29, S. 556). Im Jahr 1711 verkaufte das Waidhofner Bürgerspital 38 Metzen (also 2.337 l) Gerste, was einem Gewicht von rund 1.450 Kilogramm entspricht. Die Jahre 1751 und 1793 erwiesen sich als Spitzenjahre, in denen man 166 bzw. 173,25 Metzen Getreide veräußern konnte. Versucht man den Ertrag von 1793 in Kilogramm umzurechnen, so wurden in diesem Jahr insgesamt rund 6,6 Tonnen Getreide (3,755 t Gerste, 0,693 t Hafer und 2,15 t Roggen[155]) verkauft – insgesamt auch ein bescheidener Umsatz aus dem Verkauf. Der Getreideanbau sollte vor allem den Eigenbedarf des Spitals decken. Die Käufer des Spitalgetreides waren einerseits der Spitalmeister selbst, der Müller und der Bäcker aus Waidhofen; aber auch Personen aus Ybbsitz oder Weyer, also aus der näheren Umgebung, lassen sich als Einkäufer nachweisen. Während der Roggen als gewöhnliches und Weizen für die Striezel als festtägliches Brotgetreide diente, verwendete man Gerste und Hafer auch als Schweinefutter. Das von Tagelöhnern ausgedroschene Getreide wurde dann von einem Müller gemahlen und in der Spitalküche weiterverwendet bzw. das ungemahlene Getreide diente als Saatgut für das nächste Jahr; die Kleie verfütterte man an die Schweine.

---

147 Ebd. SpR 1711, fol. 6r.

148 Ebd. SpR 1751, pag. 8.

149 Etwa ebd. SpR 1753, pag. 10: *ain golte khue*; ebd. SpR 1752, pag. 8: *1 golte khue.*

150 Ebd. SpR 1711, fol. 5v: *2 müttere keibl*; ebd. 6r: *2 kleine keibl.*

151 Ebd. SpR 1711, fol. 5v; ebd. SpR 1752, pag. 8.

152 Ebd. SpR 1751, pag. 8.

153 Ebd. SpR 1680, unfol. : *Den 8. dito der verstorbenen Anna Maria Obendorfferin, gewesten spittallerin, verlassenes pöthgwändt verkhaufft per 5 fl.*; ebd. SpR 1750, pag. 9.: *Den 21ten Februar verkhauffe dem Hannß Mittermayr, zürkhlschmidt maister, von der verstorbenen Hayndlin ain duchtel per 3 fl.*, daneben auch *altes röckhl, zway alte unterröck, ain herr yberrtragene s. v. herr schuech, alte hemmeter et füertuch.*

154 Ebd. SpR 1680, unfol.

155 Die Umrechnung erfolgt nach dem niederösterreichischen Landmetzen = 61,49 Liter. Der Hektoliter Gerste wurde mit 62 kg, der Hektoliter Hafer mit 49,5 kg, der Hektoliter Buchweizen mit 60 kg, der Hektoliter Roggen mit 67,5 kg und der Hektoliter Weizen mit 74,5 kg gerechnet.

Tabelle 28: Waidhofen/Ybbs, Verkauf von Vieh aus dem Bürgerspital (1678–1680, 1711–1713, 1750–1753, 1790–1791, 1793)

	Kalb	Kuh	Stier	Ochse
1678	–	–	–	–
1679	–	–	–	2
1680	–	–	–	3
1711	6	3	1	3
1712	2	–	1	–
1713	6	–	1	2
1750	6	–	1	2
1751	4	1	1	3
1752	7	1	2	2
1753	5	1	1	2
1790	5	–	2	–
1791	6	1	1	–
1793	5	–	1	–

Quelle: StA Waidhofen, SpR.

Tabelle 29: Waidhofen, Verkauf von Getreide aus dem Bürgerspital (1678–1680, 1711–1713, 1750–1753, 1790–1793)

	Gerste Metzen/ Liter	Hafer Metzen/ Liter	Roggen Metzen/ Liter	Linsen Metzen/ Liter
1678	–	35/2.152 l	–	–
1679	–	–	–	–
1680	37/2.275 l	15/922 l	–	–
1711	38/2.337 l	14/861 l	24/1,476 l	9/553 l
1712	–	–	–	–
1713	11/676 l	11,25/692 l	20/1.230 l	–
1750	25,75/1.583 l	22/1.353 l	–	3/184 l
1751	33/2.029 l	25/1.537 l	90/5.534 l	18,25/1.122 l
1752	32,5/1.998 l	–	54/3.320 l	–
1753	10/615 l	19/1.168 l	8/492 l	–
1790	1/61 l	6/369 l	–	–
1791	17/1.045 l	14,5/892 l	–	3/184 l
1793	98,5/6.057 l	22,75/1.399 l	52/3.197 l	–

Quelle: StA Waidhofen, SpR; eigene Berechnungen; 1 Landmetzen = 61,49 Liter

Der Grunddienst war die nach den Kredit- und den Viehwirtschaften drittwichtigste Einnahmeform – generalisierend könnte man sagen, dass dieser Rechnungsposten rund ein Viertel der Viehwirtschaft einspielte. Das Waidhofner Spital besaß nach Ausweis des

Urbars von 1636 auch mehrere Liegenschaften, die zum Teil verpachtet waren. Zu den verpachteten Grundstücken gehörten eine Alm (mit Viehweide), einige Gärten, Stadel und Holzhütten – vor allem in der ehemaligen Vorstadt Leithen und entlang des Kettenbachs. Im Jahr 1679 erhielt man an Gesamteinnahmen aus dem Grunddienst 56 fl.: Fast die Hälfte davon resultierte aus Pacht für die *heusern, kollsteig, gärten und städlen und holzhütten*[156] (23 fl.), weiters gab es Zehentrechte (10 fl.) und kleinere Einnahmen. Zu den festgesetzten Terminen[157] wie Pauli Bekehrung (25. Jänner), Lichtmess (2. Februar), Georgi (23. April), Ostern, Johannes der Täufer (24. Juni), Simon und Judas (28. Oktober), Martini (11. November), Nikolaus (6. Dezember), Thomas (21. Dezember), Weihnachten (24. Dezember) wurden dem Bürgerspital *grunddienst* [...] *von etlichen heusern, schmidten, kolsteigen, gärten, stadln, holzhütten*[158] gereicht. Ein Großteil der Stiftungen des Bürgerspitals stammte aus dem Mittelalter und wurde von Bürgern getätigt, ein Teil der Spitalbesitzung gelangte aber auch durch den „Einkauf" von Spitalbewohnern an das Spital.

Das im Vergleich zu Waidhofen/Ybbs deutlich größere Eferdinger Spital eröffnet auf der Grundlage der Spitalrechnungen andere Aussageoptionen als die Waidhofner Spitalrechnungen – viele Rechnungsposten wurden im Schifer'schen Erbstift nur summarisch aufgeführt. Der größte Einnahmeposten dieses Spitals stellen die als Durchlaufposten der Spitalrechnungen anzusprechenden Steuern und Abgaben dar (Grafik 20, S. 558): Die Rüstgelder machten 1693/95 und 1713/15 mit rund 1.300 bzw. 1751/53 mit rund 1.750 fl. den Löwenanteil aus, die „Landsteuer" belief sich stabil auf rund 270 bis 280 fl. Lediglich die „Inleutesteuer" variierte im Untersuchungszeitraum zwischen 12 und 28 fl. Starken Schwankungen unterworfen waren die Einnahmen aus den Waisenrechnungen und Protokollgebühren (Durchschnitt 1.186 fl.) – das Schifer'sche Erbstift war für die Waisenversorgung bzw. für die Auszahlung der grundherrschaftlichen Waisengelder aus den drei spitaleigenen Ämtern Hofamt, Grubhofamt und Wassermeieramt (mit den jährlichen Waisenrechnungen) verantwortlich[159]. Einnahmen aus dem Kreditgeschäft, also aus dem Verborgen von Kapital, bezog das Spital unter der Rubrik Zinsen – im Durchschnitt des Untersuchungszeitraumes waren dies 800 fl. Während das Spital im endenden 17. Jahrhundert Gelder an die Familie Schifer (zwischen 324 und 339 fl.) verborgt hatte, lassen sich im 18. Jahrhundert vor allem Vormundschaftsgelder nachweisen, aber auch bürgerliche Schuldner der Umgebung finden sich: 1713 stammten etwa 313 fl. der Zinsen aus Vormundschaftsgeldern, 400 fl. aus den Schulden von Bürgern und 200 fl. von Untertanen des Erbstifts[160]. Auch in den Folgejahren kam den Vormundschaftsgeldern größere Bedeutung zu. Die viertgrößte Einnahmengruppe stellen die Grunddienste der Spitaluntertanen und die Robotgelder dar: Der in Geld abgelöste *kucheldienst*, der in Geld abgelöste Schweinedienst und der Nikolai-Dienst waren Zahlungen der Spitaluntertanen, auch das in Geld abgelöste Robotgeld rubriziert unter dieser Einnahmengruppe.

---

156 StA Waidhofen, SpR 1679, unfol.; ähnlich ebd. SpR 1711, fol. 2^r; ebd. SpR 1750, pag. 5.

157 Scheutz, Geteilte Mäntel 113.

158 StA Waidhofen, Urbar 1636, fol. 16^r.

159 Pollak, Erbstift 41f.

160 OÖLA, Schifersches Erbstift, Hs. 29 (1713), fol. 2^v–3^r.

Grafik 20: Eferding, bereinigte Einnahmen des Spitals (ohne Rechnungsreste) 1693–1695, 1713–1715, 1751–1753, 1781–1783 (Angaben in fl., gerundet)

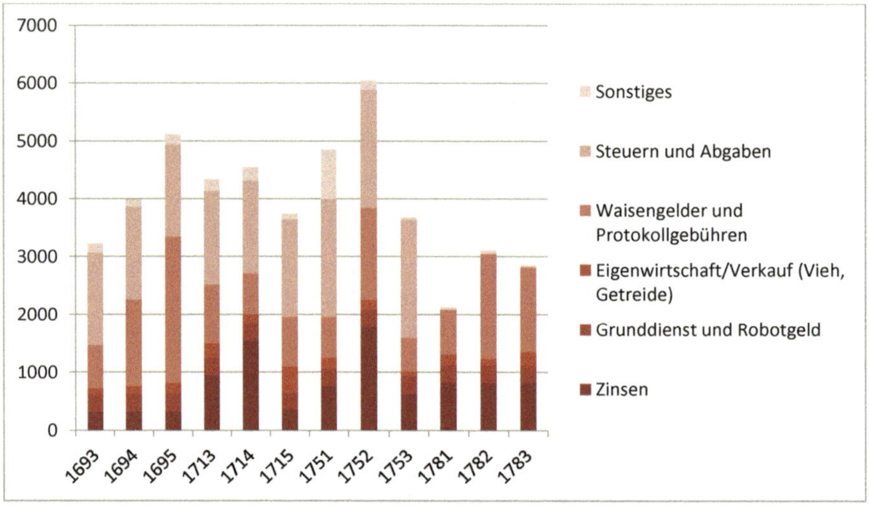

Quelle: OÖLA, Schifersches Erbstift.

Grafik 21: Eferding, Durchschnittseinnahmen des Spitals 1693–1695, 1713–1715, 1751–1753, 1781–1783 (Angaben in fl., gerundet)

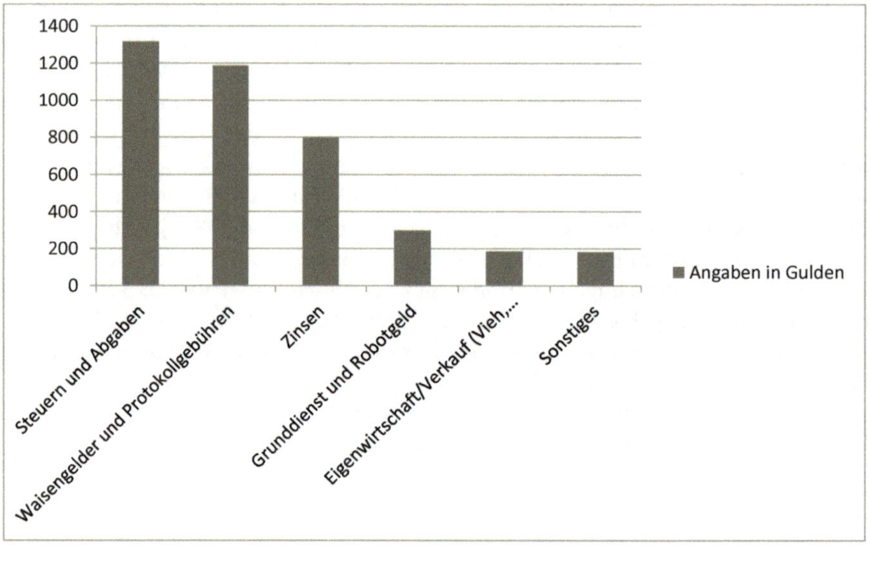

Quelle: StA Waidhofen, SpR; eigene Berechnungen.

Einen Einblick in die Eigenwirtschaft des Eferdinger Spitals erlauben die Einnahmen aus dem Getreideverkauf sowie die lukrierten Gelder aus dem Kraut- und Viehverkauf (Grafik 22, S. 560). Das Getreide rangierte mit durchschnittlich 143 fl. vor den Einkünften aus dem Viehverkauf mit durchschnittlich 30 fl. und dem Krautverkauf mit durchschnittlich 11 fl. (Grafik 21, S. 558). Das Schifer'sche Erbstift veräußerte regelmäßig Getreideüberschüsse, im Spitzenjahr 1715 verkaufte man etwa 4.872 Liter Roggen (84 Metzen), 1.798 Liter Winterweizen (31 Metzen) und 1.740 Liter Weizen (30 Metzen) und 348 Liter Linsen (6 Metzen). In Getreidegewicht umgerechnet also rund 6,4 Tonnen Getreide. Das Eferdinger Spital verkaufte auch regelmäßig Kälber und Ferkel – darunter auch Stiere – aus der spitaleigenen Viehproduktion[161]. Der Verkauf von Kraut und fallweise Rüben – mitunter veräußerte man qualitativ minderwertige Krautköpfe – spielte nur Ende des 17. und um die Mitte des 18. Jahrhunderts eine größere Rolle[162].

Die Rubrik „Sonstiges" umfasste differierende Einnahmen (im Durchschnitt 181 fl.), etwa Erlöse aus verschiedenen Verkäufen – darunter aber auch als typische Einnahme des Spitals die Aufnahmegebühr für finanziell potentere Spitalbewohner und zum anderen auch testamentarische Hinterlassenschaften von Spitalbewohnern. Das Jahr 1751 brachte hier Rekordeinnahmen: Die Aufnahme von vier Spitalinsassen eröffneten dem Spital Einnahmen von 226 fl.[163] und ein verblichener Spitalbewohner vererbte dem Spital 104 fl.[164]. Das Schifer'sche Erbstift in Eferding übte im Rahmen der Grundherrschaft auch die Niedergerichtsbarkeit über die Spitaluntertanen aus. Aus dieser Gerichtsherrschaft resultierten in geringem Maße auch Strafgeld-Einnahmen – der Großteil bestand aus Fornikationsstrafen für voreheliche Sexualdelikte, mitunter auch aus Strafgeldern für Räufhändel und Injurien[165]. Als Einnahme für das Spital wurden auch die von verschiedenen Personen, darunter Spitalbewohnern, getätigten Stiftungen in den Rechnungen angeführt. Meist umfassten diese Stiftungen nur wenige Gulden pro Jahr, darunter die jährlichen 2 fl. für die Wachsbeleuchtung beim Gedenkgottesdienst für den Stifter des Spitals. Mitunter stifteten Spitalbewohner aber beträchtliche Summen für die Totenmemoria, so 1714 eine Spitalbewohnerin 50 fl. für eine jährliche Seelenmesse[166] und im Jahr 1751 ein Spitalinsasse sogar 500 fl. für jährlich zwei Seelenmessen zu seinen Gunsten[167].

---

161 OÖLA, Schifersches Erbstift, Hs. 17 (1693), fol. 9[r]: 1 Stier, 7 Kälber; ebd. Hs. 18 (1694), fol. 9[r]: 7 Kälber; ebd. Hs. 19 (1695), fol. 9[r]: 2 Kühe, 9 Kälber, 7 Ferkel; ebd. Hs. 20 (1713), fol. 27[r]: 2 Kälber, 5 Ferkel; ebd. Hs. 30 (1714), fol. 26[v]: 3 Kalb, 8 Spanferkel; ebd. Hs. 31 (1715), fol. 29[r]: 6 Kälber, 1 Stier und 1 Kuh.

162 Pollak, Erbstift 38.

163 OÖLA, Schifersches Erbstift, Hs. 63 (1751), pag. 8–9: *Des den 28ten Jenner diß jahr in daß spitall aufgenohmenen Gällus Hintermayr pupillär vermögen hat* […] *ertragen, so hiemit verrechnet wird 72 fl. 1 xr. 10 den.*; *Der anno 1747 in daß spitall aufgenohmene Paul Obermoser hat ebenfahls* […] *pupillär vermögen gehabt,* […] *und hieher in empfang zu nehmen ist 30 fl.*

164 Ebd. Hs. 63 (1751), pag. 8: *Der voriges jahr verstorbene spitäller Andree Planck hat bey herrn Matthias Ärminger, resignirten pflegs verwaltern allhier, ein capital per 100 fl. anligend gehabt, so mir den 2ten Jenner diß jahr samt einem verfahlenen jahrsinteresse per 4 fl. bezahlt worden, zusammen also 104 fl.*

165 Ebd. Hs. 19 (1695), fol. 12[r]: Ein Spitaluntertan musste, weil *sein weib einen ihrigen nachbarn einen dieppstall bezichtiget und solches nicht probieren khönnen*, eine Strafe zahlen. Als weiteres Beispiel ebd. Hs. 21 (1714), fol. 29[v]: *Erstlichen ist Gerhardt Wibmer, ein leedtiger diennstkhnecht beym Stöger zu Prening, umb daz er sich mit Barbara Griesmayrin, eben einer leedtigen diennstmagdt beim paurn auf der Edt, unter Starhnberg gehörig, vor der verehelichung unehrlich vergriffen unnd selbige geschwangert hat, gestrafft worden per 5 fl. 2 ß.*

166 Ebd. Hs. 21 (1714), fol. 27[r].

167 Ebd. Hs. 63 (1751), pag. 8: *Den 1ten Jenner erlegt Matthias Reithinger, spitäller allhier, mit hochgnädigen herrschäftlichen consens zu dem erbstift ein capital per 500 fl. ad perpetuum mit dieser condition an, daß nach seinem ableiben jährlich für sein seel 2 heilige seelenmessen gelesen und hiervor dem herrn beneficiaten 2 fl., dem meßner 30 xr., dem ministranten 6 xr. gegeben und denen spitällern 1 fl. 36 xr. ausgetheillet bis zu erfolgend seinen tod aber dieses capital mit 2 percento verinteressiret werden sollte, welches hiemit per empfang genohmen wirdet, id est 500 fl.*

Grafik 22: Eferding, Einnahmen des Spitals aus der Eigenwirtschaft – Getreide, Vieh und Kraut 1693–1695, 1713–1715, 1751–1753, 1781–1783 (Angaben in fl., gerundet)

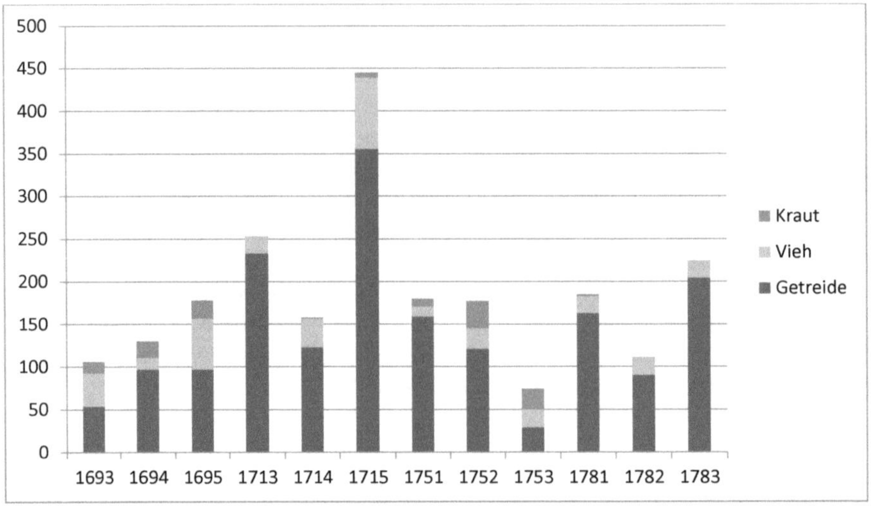

Quelle: Pollak, Erbstift 37.

Das hier nur kursorisch analysierte Bürgerspital der landesfürstlichen Stadt Zwettl fügt sich tendenziell in den Befund des Waidhofner und Eferdinger Spitals ein[168]. Die seit den 1630er Jahren sukzessive erweiterte Eigenwirtschaft des Spitals war von großer Bedeutung – im Jahr 1678 erwirtschaftete das Spital 155,25 Metzen Roggen (6,4 t), rund 17 Metzen Weizen (rund 0,78 t), 29 Metzen Gerste (1,1 t), 98 Metzen Hafer (rund 3 t) und 9 Metzen Erbsen sowie 16 Eimer Wein[169]. Ein Teil der angebauten Gerste und ein Großteil des Hafers dienten der Fütterung der spitaleigenen Tiere, ein Teil der Gerste wurde zudem an die städtische Brauerei verkauft. Der Viehbestand des Spitals machte im Jahr 1678 nicht weniger als 28 Stück Vieh aus: Neben den für Fuhrzwecke[170] verborgten bzw. zur Eigenwirtschaft eingesetzten zehn Zugochsen gab es sechs Kühe, zwei kleinere Stiere, zwei Kälber, zwei Zucht- und zwei Mastschweine. Daneben gab es noch zwei Zuchtstiere und zwei Zuchteber – auch das eine wichtige Einkunftsmöglichkeit für das Spital. Der Ein- und Verkauf von Vieh stellte auch in Zwettl eine wichtige Wirtschaftsform dar. 1680 wurde etwa vom Bürgerspital Vieh im Wert von 82 fl. ver- und um 81 fl. gekauft[171]. Eigene, beim Spital angestellte Tagwerker halfen dem festangestellten Spitalgesinde bei der Feld- und Holzarbeit. Eigene Weinhüter, welche die Weinernte des Spitals vom Reifwerden der Trauben bis zur Lese bewachten, kümmerten sich um die spitaleigenen Weingüter. Aufgrund der wirtschaftlichen Schwierigkeiten des Spitals wurde die Eigenwirtschaft des Spitals 1698 drastisch eingeschränkt[172], sodass der Zukauf von Vieh danach deutlich zurückging, auch das Gesinde wurde drastisch reduziert, sodass

---

168 Die vorliegende Auswertung basiert auf Gramm, Zwettler Bürgerspital 280–292.

169 Zur Umrechnung siehe 415, Anm. 83.

170 Als Vergleich Moser, Hall 186.

171 Gramm, Zwettler Bürgerspital 285.

172 Watzka, Arme, Kranke, Verrückte 59; Brunner, Martinsspital 87; Herrmann, Eggenburger Bürgerspital 33, zur Auswirkung 69 (Grafik).

im Spital nur mehr eine Spitalmeierin (samt einer gelegentlich erwähnten Gehilfin) verblieb – davor verfügte das Zwettler Bürgerspital noch über ein Spitalmeierpaar samt zwei Knechten und zwei Mägden[173]. Ab diesem Zeitpunkt wurde Getreide teils zugekauft, teils aber auch über das Zehentgetreide bezogen. Die Eigenwirtschaft des Spitals erlebte einen drastischen Einbruch, so wurden 1712 etwa nur mehr zwei Metzen Weizen in Eigenregie angebaut, der Gesamtverbrauch des Spitals an Roggen reduzierte sich auf die Hälfte. Der Konsum an Hafer, davor Futter für die Zugochsen, konnte nur aus dem Zehentgetreide des Spitals bestritten werden[174]. Die Äcker und Wiesen des Spitals waren nun verpachtet und die Pachtzinse stellten in weiterer Folge eine wichtige Einnahmesäule des Zwettler Bürgerspitals dar. Sogar der spitaleigene Stadel, der zuvor die Vorräte des Spitals barg, war nun nutzlos geworden und musste verpachtet werden. Die Einnahmen des Zwettler Spitals aus den meist mit 5 % verzinsten Kreditvergaben nahmen nun deutlich zu – durch den Verkauf der zahlreichen spitaleigenen Zugochsen und durch die Pachteinnahmen stand Kapital bereit – 1712 konnten 156 fl. an Krediten eingenommen werden (im Vergleich zum Jahr 1730: Einnahmen an Verpachtungen 83 fl., grundherrschaftliche Dienste 21 fl.)[175]. Die Verpachtung der Weingärten trug mit zur Stabilisierung des Zwettler Bürgerspitals nach 1698 bei – die Ausgaben für den arbeitsintensiven Weinanbau entfielen. Ab 1698 stellten die Verpachtung der Äcker und in geringerem Umfang die steigende Kreditvergabe den finanziellen Bestand des Bürgerspitals sicher[176] – die Krise der Napoleonischen Zeit konnte aufgrund des Realitätenbesitzes des Spitals gut überwunden werden.

Das Bürgerspital Langenlois befindet sich in einer der wichtigen Weinbauregionen des heutigen Landes Niederösterreich und war ein wichtiger Weinproduzent des landesfürstlichen Marktes – allerdings veränderten sich für Wein die „terms of trade“ in der zweiten Hälfte des 17. Jahrhunderts nachhaltig. Dennoch blieb die Spitalwirtschaft deutlich von den Erlösen der Weinverkäufe abhängig, wie die Analysen von vier Spitalrechnungen (1673/74, 1773/74) belegen. Die Einnahmen aus dem Weinverkauf überstiegen die Ausgaben für die Weinproduktion in schlechten Jahren um das Dreifache, in guten Jahren dagegen sogar um das Siebenfache[177]. Als Tendenz lässt sich ausmachen, dass die Einnahmen aus dem Weinverkauf im 18. Jahrhundert deutlich absanken (Grafik 23, S. 562). Im Jahr 1672 hatte das Langenloiser Bürgerspital fast 30.000 Liter Wein in seinem Keller liegen (1772 rund 28.000 l), im Jahr 1673 verkaufte man rund 16.000 Liter Wein an regionale und überregionale Käufer[178]. Der Erlös aus verkauften Produkten (darunter vor allem Vieh, 1673: vier Pferde, vier Kühe, zwei Stiere, 22 Schweine) war dagegen vergleichsweise gering, der Verleih von Wagen und Zugvieh erbrachte geringe Einnahmen, ebenso der Einkauf von Spitalbewohnern ins Spital[179].

173 Gramm, Zwettler Bürgerspital 245.
174 Ebd. 290.
175 Ebd. 291.
176 Ebd. 297.
177 Wagner, Bürgerspital von Langenlois 27.
178 Ebd. 27–31.
179 Ebd. 36–40.

Grafik 23: Langenlois, Einnahmen des Bürgerspitals nach den Spitalrechnungen 1673–1674, 1773–1774 (auf der Grundlage eines bereinigten Kontenplanes, Angaben in Prozent an den Gesamteinnahmen)

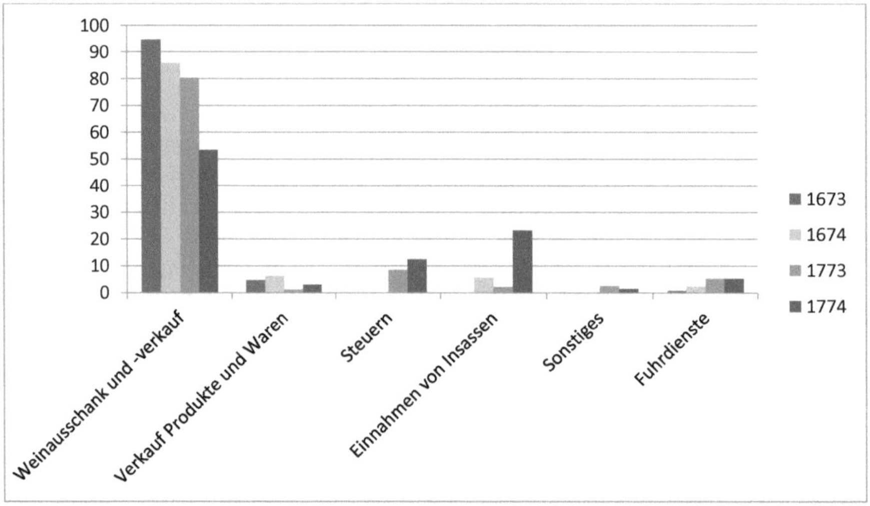

Quelle: Wagner, Bürgerspital von Langenlois 27.

8.5 Ausgabenstruktur der fünf untersuchten Spitäler

Vergleicht man die Einnahmen mit den Ausgaben des Wiener Bürgerspitals, so zeigen die Ausgaben eine größere inhaltliche Varianz. Als Folge der Umstellung von Eigen- auf Pachtwirtschaft sanken die Ausgaben des Wiener Bürgerspitals für die Eigenwirtschaft vom 16. bis zum 18. Jahrhundert ab, auch weil das Schank- und Biermonopol vergleichsweise weniger Ausgaben erforderte (1538 50 %, 1588 40 %, 1638 30 %, 18. Jahrhundert rund 20 %). Genau gegenläufig gestalteten sich die Ausgabenstruktur im Rechnungsposten Küche und Verpflegung, wo die Ausgaben von rund 20 auf über 40 % der Gesamtausgaben im 18. Jahrhundert kletterten. Die frühneuzeitlich stark steigende Insassenzahl und der dadurch notwendig gewordene, vermehrte Zukauf von Lebensmitteln, die zuvor auf den Eigengütern erwirtschaftet werden konnten, und steigende Zehentverpachtungen machten sich in den Rechnungen deutlich (Grafik 24, S. 563).

Stetig steigend gestalteten sich auch die Ausgaben für Verwaltung und Personal im Wiener Bürgerspital. Lagen die Ausgaben dafür anfänglich unter 10 % (bis 1738), stiegen die Ausgaben bis zum Ende des 18. Jahrhunderts auf knappe 20 %, was seine Ursache auch in der Umstellung der Naturalverpflegung im Jahr 1735 auf tägliche „Geldportionen" (Kostgeld) für die Insassen und in der Umwandlung von Deputaten[180] in fixe Geldbeträge hatte[181]. Das Wiener Bürgerspital erwarb regelmäßig verschiedene Produkte und Waren, was im Durchschnitt aber deutlich unter 8 % der Ausgaben erforderlich machte. Rund ein Zehntel der Ausgaben fiel ab dem 16. Jahrhundert für den Ankauf von Handwerksleistungen, für Bautätigkeit und für Tagwerker an (1688, in einer Phase des Spitalumbaus, 18 %). Meist lagen die Kosten für Bautätigkeit jedoch deutlich darunter (1638,

[180] Altmann, Wiener Bürgerhospital 58.

[181] Pichlkastner, Insassen, Personal 130; auch zum Folgenden 129f.

1738, 1776 unter 5 %). Auch die Ausgaben für die Bewirtschaftung der Grundherrschaft waren gering (16. Jahrhundert, 1688 rund 3 %), erst im 18. Jahrhundert ist ein leichtes Ansteigen dieser Ausgaben zu vermerken, im 18. Jahrhundert pendelten diese Ausgaben zwischen 5 und 8 %. Der Ankauf von Grundstücken spielte nach der intensiven hoch- und spätmittelalterlichen Stiftungsphase nur mehr eine geringe Rolle (etwa 1688 4 %) – als Ausnahmefall muss hier der Erwerb von Teilen des Unteren und Oberen Werd in Wien (Brigittenau, Leopoldstadt) 1588 gelten. Ökonomisch betrachtet waren die an das Bürgerspital gemachten Stiftungen ein großes Geschäft, weil ausgabenseitig hier nur geringe Kosten (1588 0,3 %, 1688 5 %) anfielen. Ähnlich wie in vielen anderen Bürgerspitälern lassen sich für Wien nur geringe Ausgaben für Arzneimittel und Medizin nachweisen, weil die spitaleigenen Kräutergärten hier viele, nicht in den Rechnungen verbuchte Heilmittel lieferten. Diesbezügliche Ausgaben, aber auch Behandlungskosten oder Begräbnisausgaben tauchen in den Rechnungen nur am Rande auf; zwischen 1 und 3 % wandte das Wiener Bürgerspital in der Frühen Neuzeit dafür auf.

Grafik 24: Wien, Ausgaben des Bürgerspitals nach den Spitalrechnungen 1538, 1588, 1638, 1688, 1738, 1776 (auf der Grundlage eines bereinigten Kontenplanes)

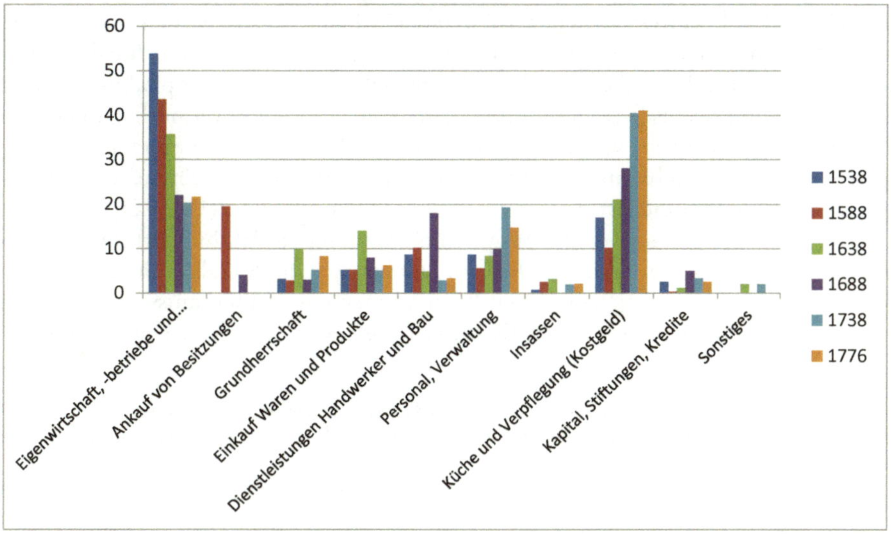

Quelle: Pichlkastner, Insassen, Personal 129.

Vergleicht man das Wiener Bürgerspital mit dem wesentlich kleineren Waidhofner Bürgerspital bezüglich seiner Ausgabenstruktur, so wird prima vista deutlich, dass die Eigenwirtschaft dort gegenüber dem Einkauf von Waren (vor allem Fleisch, Getreide, Wein) eine weniger wichtige Rolle spielte (Grafik 25, S. 565; 26, S. 565). Das Fleisch – hier vor allem Rindfleisch – spielte für die Ernährung von Insassen und Personal des Waidhofner Spitals eine zentrale Rolle. Meist nach Weihnachten schlachtete man im Spital Schweine, um sie nicht durch den Winter füttern zu müssen[182]. Im 17. und beginnen-

[182] StA Waidhofen, SpR 1678, unfol.: *Den 24. January wegen schlachtung zway reverendo schwein den fleischhackherz zalt 3 xr. 6 den.* Ebd. SpR 1680, unfol.: *Den 2. January wegen schlachtung 2 reverendo schwein dem fleischhakher zalt.*

den 18. Jahrhundert erstellte ein bürgerlicher Waidhofner Fleischhacker vierteljährlich eine Rechnung, die laufenden Fleischlieferungen wurden also gebündelt abgerechnet. Einerseits nahm der Fleischhacker Schlachtungen, um 1678 meist gegen 3 xr. pro Tötung (sowie 2 xr. Trinkgeld), im Spital vor[183]. Vor allem das Schlachten und „Aufarbeiten" der Mastochsen und -schweine war eine aufwändige Tätigkeit[184]. Andererseits lieferten die Fleischhacker auch Schlachtfleisch direkt ins Spital. Vor allem zwischen 1711 und 1713 und in den 1790er Jahren stiegen die Kosten für den Fleischkauf deutlich an. Mitunter scheinen auch einschlägig befähigte Spitalinsassen Schlachtungen vorgenommen zu haben[185]. Das Waidhofner Spital hielt sich als Einnahmequelle auch einen Zuchteber – diese „Saubären" wurden einige Wochen vor der Schlachtung vom Waidhofner Fleischhacker vergleichsweise kostenaufwändig (19 xr. pro Tier)[186] kastriert, wohl um stärkeren Fleischansatz zu gewährleisten – parallel zur Kastrierung des Saubären wurde, offenbar zur Verarztung, auch Olivenöl („Baumöl") erstanden[187]. Die im Spital gemästeten und dann geschlachteten Tiere wurden verarbeitet, indem man das Fleisch mit dem zugekauften Salz konservierte oder daraus Wurst produzierte. Die Spitalleitung kaufte für die Bratwurstherstellung Pfeffer, Anis und Koriander in der Stadt als Gewürzmittel zu[188].

Der Ankauf von Salz war eine Konstante in den Spitalausgaben von Waidhofen: Zwischen 15 und 29 fl. wurden zwischen 1678 und 1793 jährlich ausgegeben, meist kaufte man ein Mal im Monat Salz: Um die Mitte des 18. Jahrhunderts verbrauchte das Waidhofner Spital um die 200 kg Salz pro Jahr[189]. Obwohl das Waidhofner Spital in der Nähe von Göttweig und Krems Weingüter besaß, kam dem Zukauf von vermutlich billigerem Wein eine große Bedeutung zu – umgekehrt verkaufte das Waidhofner Spital immer wieder eigenen Wein. Durchschnittlich um 48 fl. kaufte das Spital im Untersuchungszeitraum Wein auf, wobei die Extremwerte bei 24 (1751) bzw. 75 fl. (1679) lagen (Grafik 27, S. 569)[190]. Insgesamt sanken die Ausgaben für Wein im 18. Jahrhundert im Vergleich zum Vorgängerjahrhundert aber deutlich ab. Die Insassen des Spitals erhielten ihre, gemäß den Speiseordnungen verabreichten Weinrationen regelmäßig, mussten den Erhalt der jeweiligen Weinration mit einem Kerbholz (*rabisch*) bestätigen[191]. Die angekauften

---

183 Ebd. SpR 1713, unfol.: *Den 5. Jenner anno 1713 weegen schlachtung zway salva venia schwein zu der armen spitaller underhaltung dem fleischhacker Hannß Holzenberger bezalt 3 fl. 6 xr.; item vor daß gebreuchige essen und trunckh 2 xr. 24 den.*

184 Ebd. SpR 1751, pag. 19: *Item habe ainen spittall oxen auß noth schlagen miessen lassen, worzu an weinn und brodt bey aufarbeithung und außhakhung hergöben 24 xr.*; ebd. SpR 1753, pag. 21: *Den 9ten Jenner dem Lechner fleischhakher vor ain salva venia möstschwein zu schlächten daß ordinari geben 12 xr., seinen sohne, so ihnen gholffen, trinkhgeld 7 xr., 3 maasß weinn darbey getrunckhen 28 xr.*

185 Ebd. SpR 1679, unfol.: *Den 30. Martii ist reverendo der spittallerische stier durch Matthias Liescher, der zeith spittaller, geschlagen, also ihme, Liescher, und seinen mitgehilffen vor ihre miehewaltung 2 ächtl wein, sambt 2 xr. brodt geraicht worden.*

186 Moser, Waidhofen 71.

187 StA Waidhofen, SpR 1751, pag. 19: *Den salva venia schweine perr schneiden lassen 19 xr., baumöhl darzu khaufft per 2 xr. 2 den.*

188 Ebd. SpR 1679, unfol.; ebd. SpR 1711, fol. 13r.

189 Ebd. SpR 1751, pag. 23; ebd. SpR 1752, pag. 23; ebd. SpR 1753, pag. 25: Im Jahr 1751 352 lb, 1752 374 lb, 1753 367,5 lb.

190 Ebd. SpR 1678, unfol.; ebd. SpR 1679, unfol.; ebd. SpR 1680, unfol.; ebd. SpR 1711, fol. 15v; ebd. SpR 1712, unfol.; ebd. 1713, unfol.; ebd. SpR 1750, pag. 24; ebd. SpR 1751, pag. 22; ebd. SpR 1752, pag. 22. In den 1790er Jahren gibt es keine Angaben mehr zu den gekauften Weinmengen.

191 Ebd. SpR 1711, fol. 15v: *Dan seze ich alhero wider per außgab die jenige 5 emmer wein, welche ich dem spitall alß aignes gewäx anhero gebracht und anheyr zu der armbe leith notturfft vermög rabisch abgegeben 190 achtering zu emmer angeschlagen 5 emmer.*

Grafik 25: Waidhofen/Ybbs, Ausgaben des Spitals 1678–1680, 1711–1713, 1750–1753, 1790–1793 (Angaben in fl., gerundet)

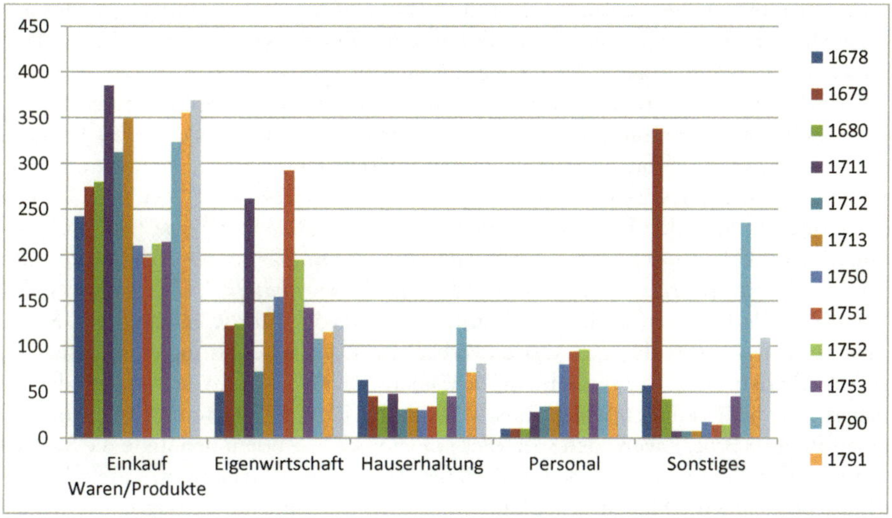

Quelle: StA Waidhofen, SpR; eigene Berechnung

Grafik 26: Waidhofen/Ybbs, durchschnittliche Ausgaben des Spitals nach Gruppen 1678–1680, 1711–1713, 1750–1753, 1790–1793 (Angaben in fl., gerundet)

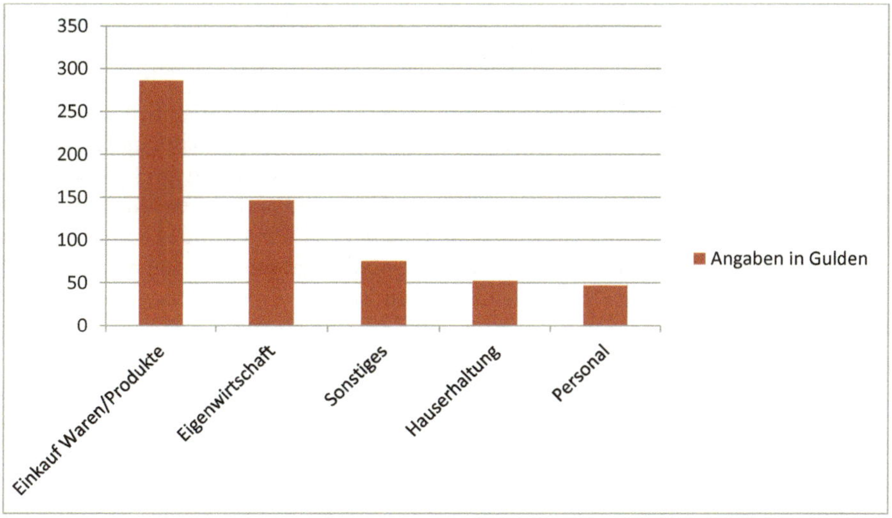

Quelle: StA Waidhofen, SpR; eigene Berechnung

Weinmengen schwankten, sicherlich auch abhängig vom Weinpreis, gehörig. Kaufte das Waidhofner Spital um 1680 rund 1.400 Liter Wein, so variierte der Weinkauf am Beginn des 18. Jahrhunderts beträchtlich (712 l für 1711, 1.566 l für 1713) und pendelte sich um die Mitte dann auf rund 440 Liter pro Jahr ein – Ende des Jahrhunderts liegen dann nur mehr die Einkaufssummen für Wein ohne Mengenangaben vor.

Trotz der eigenen Getreideproduktion kaufte das Waidhofner Spital im Schnitt um 30 fl. verschiedene Getreidesorten an, wobei derartige Einkäufe am Ende des 18. Jahrhunderts nicht mehr verbucht wurden. In den meisten Jahren findet sich beim Eintrag von Getreidekäufen, dass *daß gefexnete spitall traidt nit erkhlecklichen*[192] gewesen. Im Jahr 1679 vermerkte man den Kauf von Saatgetreide, etwa *schene sambgerste*[193]. Ein Getreideankauf wurde damit begründet, *weillen der armen spittaller gersten aines thailß etwas schlecht und unlauter gewesen, zu ansähung der grundtstuck khaufft*[194]. Der Roggen stellte das traditionelle Brotgetreide im Waidhofner Spital dar[195], für die Allerheiligen-Strizel zu den Festtagen wurde dagegen Weizen verbacken. Die Bäckerleistungen mussten von den bürgerlichen Bäckern zugekauft werden, ebenso das Schroten von Weizen oder das Rollen der Gerste[196] von den Waidhofner Müllern. Im Jahr 1679 verfertigte man aus 8,67 Tonnen Roggen Brot, davon auch spezielles *jausenbrodt*[197]. Zudem benötigte die Schweinemast größere Mengen an Gerste und Hafer (1679 0,86 t Gerste und 0,43 t Hafer). Als besonderes Essen erhielten die Spitalbewohner zu den höheren Festtagen – etwa zum Kirchweihfest, zu Maria-Himmelfahrt, Allerheiligen und Weihnachten[198] – Semmeln, wie der Rechnungsposten *sonderbahre notturfften*[199] verrät. Zur Fastenzeit kaufte der Spitalmeister zudem einige wenige Kilogramm an Stockfisch ein, um den Fastenspeiseplan bedienen zu können. Weitere Ausgabenposten in diesem kleinen Segment (durchschnittliche Ausgaben 17 fl.) finden sich für Rüben, Rübensamen und Erbsen. Dem Essig als Konservierungs- und Kochmittel und vielleicht auch als Reinigungsmittel kam große Bedeutung zu – im Jahr 1680 wurden etwa rund 32 Eimer Essig um rund 3 fl. pro Eimer erworben[200].

Die Eigenwirtschaft stellte den zweitgrößten Bestandteil der Ausgabenstruktur des Waidhofner Bürgerspitals dar – insgesamt wurden dort im Untersuchungszeitraum im Schnitt 146 fl. ausgegeben. Die Eigenwirtschaft des Spitals zerfällt in zwei große Gruppen: einerseits in die ausgabenintensive Viehwirtschaft und andererseits in eine Ausgabengruppe, die sich mit der Bewirtschaftung der spitaleigenen Gründe beschäftigt. Die Viehwirtschaft war ein arbeitsintensiver Teil der Spitalökonomie, obwohl das Spital nur Kälber selbst zog und jährlich Schweine, Stiere und Zug- sowie Mastochsen aus der Umgebung aufkaufte. Selten wurde dagegen eine Kuh oder ein Kalb zugekauft. Im Jahr 1711 wendete der Waidhofner Spitalmeister 187 fl. für vier Zugochsen (132 fl.), einen Stier (13 fl.), zwei Saubären (12 fl.) sowie zwei Kühe und zwei Kälber (30 fl.) auf[201]. Das Jahr

---

192 Ebd. SpR 1678, unfol.

193 Ebd. SpR 1711, fol. 16r.

194 Ebd. SpR 1679, unfol.

195 Ebd. SpR 1679, unfol.

196 Kleinschmidt, Essen und Trinken 220.

197 StA Waidhofen, SpR 1679, unfol.

198 Ebd. SpR 1680, unfol.

199 Ebd. SpR 1713, unfol.

200 Ebd. SpR 1680, unfol.

201 Ebd. SpR 1711, fol. 13r–v.

1751 war ähnlich intensiv bezüglich der Viehankäufe: vier Ochsen (155 fl.), ein Stier (15 fl.), zwei Zuchteber (13 fl.), ein Mastschwein (7 fl.), eine tragende junge (24 fl.) und eine gewöhnliche Kuh (17 fl.).

Neben der Viehwirtschaft musste das Bürgerspital seine Erträge auf den eigenen Feldern, den Weingärten, Forsten, Wiesen und Äckern erwirtschaften[202]. Die Bewirtschaftung der spitaleigenen Flächen, die Saat und die Ernte, war trotz der Mitarbeit der Spitalbewohner und der -bediensteten nur durch die Aufnahme von Tagelöhnern möglich – im Jahr 1712 nahm man vier *spitaltagwercher*[203] auf, die im Frühjahr Dung ausführten, spitaleigene Grundflächen mit Zäunen versahen, Holz hackten, die Wiesenmahd und die Heuernte im Juni und September erledigten sowie bei der Ernte von Getreide und Linsen halfen[204]. Das Ausdreschen des spitaleigenen Getreides wurde in insgesamt 82 Tagwerken von den Spitaltagwerkern vorgenommen. Für den Roggenschnitt nahm das Waidhofner Bürgerspital im Jahr 1712 119 Personen auf, jede davon arbeitete je fünf Stunden[205]. Neben dem Getreide war die Krauternte – das „Krauthacken“ – ein wichtiger Teil der Spitalökonomie, aber auch das Herstellen von Brennholz war für das Spital essentiell. Die Einlieferung des dem Spital gehörigen Zehents musste ebenfalls bezahlt werden.

Ungefähr gleichrangierend in der Ausgabenstruktur der Waidhofner Bürgerspitalrechnungen lesen sich die Ausgaben für die Hauserhaltung (Durchschnitt 52 fl.) und für das Personal (Durchschnitt 47 fl.). Jedes Jahr mussten für die Erhaltung des Spitalgebäudes, für die Ausbesserung der Dächer, die Reparatur der Wagen, für den Ersatz von Kochgeschirr und Kesseln, für das Ausweißen des Hauses, für das Dachdecken der Kraut- wie Rübenhütte und das Ausbessern des Schweinestalles, für neue Türen, für Binderarbeiten an den Wein- und Krautfässern, für die Wiederherstellung der hölzernen Wasserrohre oder – beispielsweise – für neue Fenstergläser im Spital beträchtliche Aufwendungen gemacht werden. Man beschäftigte dafür einschlägige Handwerker aus der näheren Umgebung und kaufte dort auch das Material ein – etwa 1679 neben Lattennägeln und *verschlagnögl*[206] auch 2.000 Schindelnägel für die hölzernen Dachschindeln. Die Ausgaben schwankten zwischen 1678 und 1793 in einer Bandbreite von 30 bis zu 120 fl.

Die Personalkosten lassen eine sich langsam entwickelnde, stabilere Aufgabenverteilung und dementsprechend verfestigte Besoldungsstruktur des Bürgerspitals erkennen. Der Waidhofner Spitalmeister erhielt als Aufwandsentschädigung für seine mühevolle und verantwortungsvolle Tätigkeit 10 fl. pro Jahr. Ausgaben für das Spitalmeierpaar lassen sich allmählich nachweisen. In den 1670er Jahren erhielt der Spitalmeier und seine Ehefrau vierteljährlich einen Gulden und am Magdalenentag noch einen halben Gulden zusätzlich. In den Jahren um 1710 scheint der Spitalmeier bereits mit 24 fl. Gehalt auf[207]. Um die Mitte des 18. Jahrhunderts verfügte das Meierehepaar über 24 fl. Einkommen – in den 1790er Jahren finden sich dann Hinweise auf den verwitweten Meier und seine Tochter. Im Jahr 1751 wurden dem *spittall mayr und seinem weib* [für] *ihren*

---

202 Moser, Waidhofen 73f.

203 StA Waidhofen, SpR 1712, unfol.; als Vergleich ebd. SpR 1750, pag. 26; ebd. SpR 1752 pag. 24.

204 Zur Lohnstruktur: Scheitern von Holz 15 xr./Klafter; Einhegen einer Wiese 10 xr./Tag; Dreschen 10 xr./Tag; Sägen von Holz, Transport ins Spital 10 xr./Tag; Heuarbeiten 10 xr./Tag; Mahd des Heus 10 xr./Tag; Abmähen einer Wiese 15 xr./Tag; Ausbringung von Mist 10 xr./Tag; Moser, Waidhofen 75.

205 StA Waidhofen, SpR 1712, unfol.

206 Ebd. SpR 1679, unfol.

207 Ebd. SpR 1711, fol. 20r: *Den lesten Decembris dem mayr in spitall auf diß jahr sein ¾ jährige besoltung zuegestelt mit 18 fl.*; ebd. SpR 1712, unfol.: *den lesten December dem mayr alda sein jahrlohn zuegstelt mit 24 fl.*

gewöhnlichen jahrlohn[208] 20 fl. bezahlt. Neben dem für die Eigenwirtschaft verantwortlichen Spitalmeierpaar gab es noch männliche und weibliche Dienstboten: Insgesamt vier weitere Dienstboten lassen sich in den Rechnungen nachweisen. Um die Mitte des 18. Jahrhunderts gab es einen für die Zugochsen zuständigen Meierknecht, ein *mayr mensch* (*viehmensch*)[209] und schließlich eine Spitalköchin (*kuchlmensch*)[210]. Das Bürgerspital verfügte also über fünf festangestellte Bedienstete, dazu kamen die vier, zeitweise offenbar auch im Spital wohnenden „Spitaltagwerker", die in der landwirtschaftlich nutzbaren Zeit für das Spital tätig waren. Unter die Besoldung des Spitalpersonals fällt auch der regelmäßig auftretende, nur geringfügig entlohnte Bote, der die Nachrichten des Spitals in verschiedene Richtungen hin überbrachte und Dienstgänge erledigte. Zudem wurde fallweise der Gerichtsdiener für das kontrollierende Nachschauen auf den spitaleigenen Feldern bezahlt[211].

Eine breite Kategorie stellte die von uns künstlich gebildete Rubrik „Sonstiges" mit durchschnittlich 75 fl. Ausgaben dar, weil sich darunter die Ausgaben für die Rechnungserstellung des Bürgerspitals, also der Kauf von Papier, die Ausgaben für die Rechnungskontrolle, für den die Spitalrechnung reinschreibenden Stadtschreiber und den Buchbinder, verbergen. Weiters war das Spital nicht nur Pächter, sondern pachtete umgekehrt auch Gründe, wofür Pachtzinse und Zehente entrichtet werden mussten. Die Steuer an die Landstände, weiters die Dominikal- und Rustikalabgaben mussten abgeführt werden, ebenso galt es, die von den Spitalbewohnern gestifteten Messen zu bezahlen. Unter die Rubrik „Sonstiges" fallen auch vereinzelt Rechnungsposten, die einen Ankauf von Medizin für die Spitalinsassen belegen[212].

Betrachtet man das Schifer'sche Erbstift in Eferding und seine Ausgabenstruktur, so fällt sofort ins Auge, dass die meisten Ausgaben in der von uns künstlich gebildeten Rubrik „Sonstiges" anfallen (Grafik 32, S. 575). Das hängt vor allem damit zusammen, dass die Spitalrechnungen in Eferding die an die Landstände abzuführende Steuer – *bezalte landtsanlagen*[213] – breit anführen (um 1693 rund 1.280 fl., um 1713 1.283 fl., um 1750 2.115 fl. und um 1780 320 fl.). Innerhalb der Rubrik „Sonstiges" fielen weiters die nicht eindeutig zuordenbaren „Extra-Ausgaben" an – darunter verbergen sich Ausgaben für die Bürokosten (Tinte, Papier, Federkiel)[214], Ausgaben für das Leichenbegängnis von Insassen (Totenträger, -gräber, Mesner)[215], Rekrutengelder[216], Ausgaben für Bier (Insassen und

---

208 Ebd. SpR 1751, pag. 30.

209 Ebd. SpR 1752, pag. 30; ebd. SpR 1790, pag. 30.

210 Ebd. SpR 1752, pag. 30: Meierknecht 6 fl., Dienstmagd 6 fl. und Küchenhilfe 5 fl.; mit einer Gehaltssteigerung ebd. SpR 1790, pag. 34: Meierknecht 9 fl., Dienstmagd 6 fl. und Spitalköchin 6 fl.; ähnlich ebd. SpR 1793, pag. 39.

211 Ebd. SpR 1753, pag. 32: *Dem stattgrichts dienner Stephan N. vor fleissige obsicht deren spittall gründten ein jährliches deputat 30 xr.*

212 Ebd. SpR 1790, pag. 37: *Laut no 16 bezalle herrn Ignaz Holhey, chyrurg allhier, für medicin 16 fl. 52 xr.*; ebd. SpR 1791, pag. 37: *Den 31ten Dezember bezahle herrn Ignatz Holzhey, chyrurgus allhier, laut conto no 13 9 fl. 17 xr.* Mitunter scheint das Spital bei Behandlungen auch nur „mitgezahlt" zu haben: ebd. SpR 1793, pag. 44: *Ausgab auf medicamenten laut conto no 16 bezahle herrn Holzhey 3 fl. 20 xr.; demselben für die Hollerin zwey tritl theil bezalt mit 8 fl.*

213 OÖLA, Schifersches Erbstift, Hs. 30 (1714), fol. 31r.

214 OÖLA, Schifersches Erbstift, Hs. 63 (1751), pag 29.

215 Ebd. Hs. 17 (1693), fol. 30r; ebd. Hs. 19 (1695), fol. 29v; ebd. Hs. 30 (1714), fol. 49r.

216 Ebd. Hs. 17 (1693), fol. 30r (Liefergeld für Rekruten); Stellungsgeld ebd. Hs. 30 (1714), fol. 49r.

Grafik 27: Waidhofen/Ybbs, Ausgaben des Spitals für Waren/Produkte 1678–1680, 1711–1713, 1750–1753, 1790–1793 (Angaben in fl., gerundet)

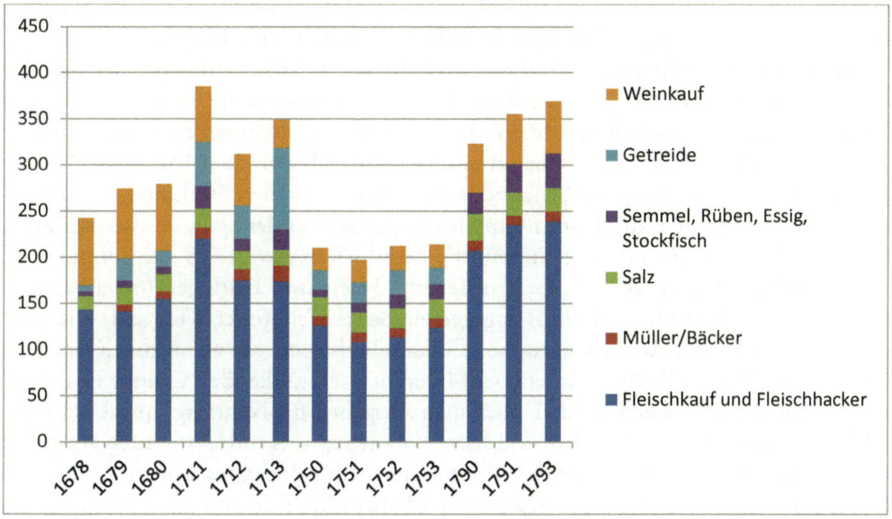

Quelle: StA Waidhofen, SpR; eigene Berechnungen

Personal)[217], Dünger[218] und Weihrauch[219], Kosten für die Fahndung („Generalstreife") auf Bettler[220], für die Meldezettel[221] und für die Errichtung des Heiligen Grabes zu Ostern[222], Kastrationskosten für den spitaleigenen Saubären[223] – und mitunter Ausgaben für Getreideankäufe[224]. Seiner Verantwortung als karitativer Großbetrieb[225] kam das Schifer'sche Erbstift durch eine ausgiebige Spenden- und Almosentätigkeit nach. Zwischen 33 fl. (1713) und 91 fl. (1781–1783) schüttete das Spital jährlich an Bedürftige und an verschiedene Ordensgemeinschaften (etwa die Minoriten in Enns, die Dominikaner in Steyr, die Franziskaner in Pupping bei Eferding oder die Trinitarier in Wien)[226] aus. Einsiedler, vertriebene Frauen, vagierende Geistliche und Bettler wurden auf diese Weise unterstützt[227], aber auch die Neujahrsgaben an die Schützen (Fronleichnamsprozession) und den städtischen Turnermeister, das Trinkgeld etwa für Müller und Fleischhacker oder die Bezahlung des Stadtkaplans für das Räuchern zum Drei-Königs-Tag wurde darunter subsumiert[228]. Einen vergleichsweise geringen Anteil der „sonstigen" Kosten nahmen die Reise- und Lieferkosten ein; Heu, Kraut und Stroh mussten zum Verkaufen in die Städte und Märkte

217 Ebd. Hs. 30 (1714), fol. 49r.
218 Ebd. Hs. 63 (1751), pag 29.
219 Ebd. Hs. 63 (1751), pag 29.
220 Ebd. Hs. 63 (1751), pag 29; ebd. Hs. 86 (1781), unfol.
221 Ebd. Hs. 86 (1781), unfol.
222 Ebd. Hs. 86 (1781), unfol.
223 Ebd. Hs. 63 (1751), pag 29.
224 Ebd. Hs. 17 (1693), fol. 30v; ebd. Hs. 19 (1695) 29v; ebd. Hs. 30 (1714), fol. 49r.
225 Auf der Ebene von Reichsstädten Haug, St. Katharinen-Hospital 102–139; Lambacher, Memmingen 265–365.
226 OÖLA, Schifersches Erbstift, Hs. 64 (1752), pag. 18.
227 Ebd. Hs. 31 (1715), fol. 37r–38v.
228 Pollak, Erbstift 48f.

der Umgebung transferiert werden, manche Waren wie Öl holte man von auswärts. Der Spitalverwalter hatte jährlich die „Rüstgelder“ zu Pferd oder auf dem Wasserweg bei den Behörden abzuliefern[229], aber auch Botenlohn und diverse Postgelder fielen an. Auch das Salz für das Spital holte das Schifer'sche Erbstift direkt in Gmunden ab[230].

Der Einkauf von Waren und Produkten (Grafik 31, S. 575) stellte noch vor den Personalkosten die zweitwichtigste Ausgabeposition dar. Vor allem die geblockt in die Spitalrechnungen eingetragenen Ausgaben für Fleisch und Fleischhackerleistungen waren ebenso beträchtlich wie ständig steigend und beliefen sich zwischen 150 fl. (1693) und 298 fl. (1781). Als nahezu gleichbleibend in der Höhe (zwischen 50 fl. und 70 fl. betragend) werden die Kosten für die sonn- und feiertägliche Kost der Spitalinsassen verbucht. Die 23 Spitalbewohner und die Spitalmeierleute erhielten etwa 1715 alle Sonntage ein halbes Maß Bier[231] oder Most[232], zu den Beicht-, Feier- und Festtagen (etwa Neujahr, Fasching, Ostern, Pfingsten, Martini) dagegen ein Seitel Wein (oder Weingeld) und Semmeln[233]. Innerhalb der Ausgabengruppe „Einkauf“ schlagen vor allem die „Gemainen Ausgaben“ deutlich zu Buche – unter dieser inhaltlich schwankenden Gruppe lassen sich Ausgaben für den Heuzehent finden, aber auch Ausgaben für Nahrungsmittel wie Essig, Fisch[234], Getreide, Linsen[235], Obst und Salz[236], daneben – vermischt – auch Ausgaben für den Kondukt von verstorbenen Spitalbewohnern, für gebleichtes Leinen[237], für grobe („rupfene“) Rossdecken[238] oder Ausgaben für Medizin für Tier und Mensch[239]. Weiters listete man Beträge für den Ankauf von Heugabeln, Kehrbesen[240], Körben[241], Rechen, Saupech, Sensen und etwa Wagenschmier[242] auf. Die Produktion von Sauerkraut wird deutlich infolge der Ausgaben für die Krautschneider, die vier *eintretter* und die Träger[243]. Gelegentlich werden auch Tagelöhnerdienste in dieser Rubrik verzeichnet: So erhielt 1714 ein *scherfanger*[244] für 47 gefangene Maulwürfe insgesamt 1 fl. 4 ß 16 den. Fallweise werden unter den „gemainen Ausgaben“ auch die Kleiderkosten für die Spitalbewohner aufgeführt: Kosten für Tuch, Strümpfe, Knöpfe, den Arbeitslohn der Schneider, Hutmacher und Schuster listete man unter diesem Posten auf[245].

Das Schifer'sche Erbstift betrieb eine personalintensive Eigenwirtschaft (Grafik 28, S. 573), was sich deutlich auch in den hohen Personalkosten mit durchschnittlich 509 fl. (Grafik 29, S. 574) – der drittgrößten Ausgabengruppe im Eferdinger Untersuchungs-

229 Zu den *landschafftsgföhln* OÖLA, Schifersches Erbstift, Hs. 30 (1714), fol. 40v; Pollak, Erbstift 53–55.
230 OÖLA, Schifersches Erbstift, Hs. 17 (1693), fol. 20r–22v.
231 Ebd. Hs. 31 (1715), fol. 47r–v.
232 Ebd. Hs. 65 (1753), pag. 32–33; ebd. Hs. 87 (1782), unfol.
233 Ebd. Hs. 31 (1715), fol. 45v–47r; ebd. Hs. 65 (1753), pag. 30–31; ebd. Hs. 87 (1782), unfol.
234 Ebd. Hs. 18 (1694), fol. 23v.
235 Ebd. Hs. 87 (1782), unfol.: Ankauf von 118 Metzen Linsen für 156 fl.
236 Ebd. Hs. 87 (1782), unfol.: 12 Zentner Salz für insgesamt 84 fl.
237 Ebd. Hs. 30 (1714), fol. 44v.
238 Ebd. Hs. 30 (1714), fol. 42r.
239 Ebd. Hs. 18 (1694), fol. 24r.
240 Ebd. Hs. 30 (1714), fol. 42v.
241 Ebd. Hs. 30 (1714), fol. 42r.
242 Ebd. Hs. 18 (1694), fol. 24r.
243 Ebd. Hs. 87 (1782), unfol.
244 Ebd. Hs. 30 (1714), fol. 42v.
245 Ebd. Hs. 63 (1751); pag. 31: 229 fl. für Kleidung; ebd. Hs. 87 (1782), unfol.: Ausgaben von 98 fl. für *deren spitällern bedürftige klaydung.*

zeitraum – niederschlägt[246]. Der Pfleger des Spitals erhielt Ende des 17. und zu Beginn des 18. Jahrhunderts 100 fl.[247], in den 1710er Jahren 150 fl. Lohn, 1751 dann schon 250 fl.[248]. Die Landwirtschaft des Spitals erforderte Personal in einer Stärke von sechs bis acht Personen. Neben dem Meierpaar versahen Ende des 17. Jahrhunderts ein großer und ein kleiner Knecht sowie eine große und eine kleine Magd ihren Dienst. Ab den 1710er Jahren lässt sich auch ein mittlerer Knecht nachweisen: Die Dienstbezeichnungen für die im Schifer'schen Erbstift angestellten Knechte variierten, indem man etwa von einem Rossknecht, einem mittleren Knecht und einem Futterschneider in den Rechnungsbüchern sprach – in den 1780er Jahren trat ein vierter Knecht hinzu. Der Meier erhielt, ein Mal jährlich ausgezahlt, 1713 18 fl., der große Knecht 9 fl., der mittlere und kleine Knecht je 6 fl.[249], zusätzlich erhielt das Spitalpersonal die tägliche Nahrung, die Fest- und Feiertagsakzidentien und allenfalls auch Krankenversorgung[250]. Die Meierin bekam 1713 8 fl., die große Magd 5 fl. 4 ß und die kleine Magd nur 5 fl. Ebenso wie den Spitalbewohnern wurde dem Personal die Wäsche mehrmals im Jahr gewaschen. Ein kostenintensiver Punkt des Spitalpersonals war der hauseigene Benefiziat[251], der für die Lesung der Messen im Spital zuständig war, und der Mesner[252]. Zusätzlich zahlte das Spital auch fallweise Pensionsgelder, etwa für eine verwitwete Spitalmeisterin[253]; aber auch Gelder für den die Begräbnismessen lesenden Stadtpfarrer, für die Musikanten (*vocalmusic*[254]), für einen Advokaten, den Rauchfangkehrermeister, den Spitalbäcker und fallweise den Uhrmacher finden sich.

Die Eigenwirtschaft des Eferdinger Spitals schlug sich vor allem in den „Scheinen“, den Auszügen der Handwerker, und den Lohnkosten für die Tagwerker zu Buche, die Viehausgaben waren dagegen meist bescheiden. Die Kosten für Handwerker – etwa Glaser, Hafner, Lebzelter, Schlosser, Seiler, Wagner und Zimmerleute[255] – machten einen beträchtlichen Teil der Ausgaben in dieser Gruppe aus – zwischen 244 fl. und 639 fl. wurden hierfür ausgegeben. In dieser ständig steigenden Ausgabengruppe tauchen etwa die Ausgaben für den Bader erst ab der Mitte des 18. Jahrhunderts auf, davor lassen sie sich nicht nachweisen. Für die Feldarbeit griff man – wie auch in Waidhofen/Ybbs – auf Tagwerker zurück, die mit und ohne Kost tagweise angestellt wurden. Oft lässt sich der Grund der Anstellung aus den Rechnungseinträgen nicht erschließen, mitunter findet sich als Zusatz einer Tagwerkerleistung der Vermerk *schlag- und schneidung*[256]; manche Tagwerker wurden *sonderlich zur erndtzeit*[257] angestellt, andere arbeiteten im Holz und

---

246 Pollak, Erbstift 76–78.

247 OÖLA, Schifersches Erbstift, Hs. 18 (1694), fol. 14^{v}.

248 Ebd. Hs. 63 (1751), pag. 15.

249 Ebd. Hs. 29 (1713), fol. 34^{r-v}.

250 Ebd. Hs. 18 (1694), fol. 24^{r}: *Dito dem apodeckher vor die khrancken dienstpotten und spithäller gegebene purgiern, rothe müehrn und andere geholte medicin.*

251 Ebd. Hs. 18 (1694), fol. 14^{v}: Gehalt von 150 fl. (samt Opferwein); ebd. Hs. 29 (1713), fol. 34^{r}; ebd. Hs. 64 (1752), pag. 16.

252 Ebd. Hs. 18 (1694), fol. 14^{v}: Gehalt von 55 fl. (samt Gnadengeld); ebd. Hs. 29 (1713), fol. 34^{r}: 10 fl. Gehalt; ebd. Hs. 64 (1752), pag. 16.

253 Ebd. Hs. 18 (1694), fol. 14^{v}: „Provision“ von 36 fl.

254 Ebd. Hs. 64 (1752), pag. 16.

255 Als Beleg etwa ebd. Hs. 30 (1714), fol. 32^{r}–33^{r}; ebd. Hs. 31 (1715), fol. 34^{r}–35^{r}.

256 OÖLA, Schifersches Erbstift, Hs. 19 (1695), fol. 19^{v}.

257 Ebd. Hs. 19 (1695), fol. 19^{v}.

schlugen Brenn- und Bauholz[258]. Auch der Müller erhielt Geld für das Schneiden von Holzstämmen zu Brettern; das Säubern der Senkgruben (*salva venia außgäng*[259]) wollte bezahlt werden.

Die Ausgaben für die Viehwirtschaft des Spitals variierten gehörig (Grafik 33, S. 576). Während sie in den 1690er Jahren mit 9 fl. noch sehr gering ausfielen, stiegen diese 1713/15 und 1751/53 deutlich an. Das Spital kaufte Ende des 17. Jahrhunderts jährlich sechs Schlachtkälber[260] an; im Jahr 1713 (Ausgaben 151 fl.) erstand man drei Rinder, zwei *spöckschwein* und sechs Kälber[261]. Im Untersuchungsjahr mit den höchsten Viehausgaben (1751) tauschte das Spital einen fünfzehnjährigen Hengst gegen einen sechsjährigen Wallachen, kaufte einen weiteren Wallachen an, erstand eine junge Kuh, ein Mastschwein und sechs Kälber[262]. Gegen Ende des Jahrhunderts sanken die Ausgaben für die Viehwirtschaft dann deutlich ab – der Tauschhandel altes gegen junges Vieh blieb aber weiterhin eine Konstante der Spitalviehwirtschaft[263].

Lediglich einen geringen Stellenwert im Ausgabengefüge des Eferdinger Spitals (Grafik 29, S. 574) nahmen die Erhaltungskosten für das Gebäude selbst ein (Durchschnitt 58 fl.). Es ist in der Rechnungspraxis schwer, die Ausgaben für Handwerker (Eigenwirtschaft) und die materiellen Erhaltungskosten exakt zu trennen. Unter dieser Rubrik finden sich Ausgaben für Bretter wie Holz[264], für Zaunbretter[265], für Kalk[266], für die ständig zu erneuernden hölzernen Dachschindeln und Schindelnägel[267], für Farbe[268], Sand[269] und Bleiweiß[270], für Leim[271], für steinerne Rossbarrieren[272] oder auch Ziegel[273] und hölzerne Brunnenrohre[274]. Aber auch Kosten für Zimmerleute[275] sowie für den das Schindeldach verlegenden Tischlermeister[276] oder für den Maurermeister sind in den Spitalrechnungen unter dieser Rubrik verbucht.

Der Weinbau bzw. Weinverkauf zählte nicht nur zu den Haupteinnahmequellen des Bürgerspitals Langenlois, sondern verursachte auch hohe Kosten (Grafik 34, S. 576), im 18. Jahrhundert musste das Bürgerspital von Langenlois ein Fünftel seiner Ausgaben darauf aufwenden[277]: Fässer mussten gekauft, Weinstecken für den Weinberg erstanden und

---

258 Ebd. Hs. 19 (1695), fol. 20r: *herrichtung deß khrechtholz, auch anderen nottwendigkheiten gearbeit.*

259 Ebd. Hs. 19 (1695), fol. 20r.

260 Ebd. Hs. 18 (1694), fol. 22r.

261 Ebd. Hs. 29 (1713), fol. 43r–v.

262 Ebd. Hs. 63 (1751), pag. 21.

263 Ebd. Hs. 87 (1782), unfol.: *Laut verzeichnus No 55 ist den 17ten Martii von Schöringhuebmer, herrschaft dachsbergischer unterthann, für ein altes pferd ein junges eingetauschet und aufsaz zahlt worden 40 fl.*

264 Ebd. Hs. 30 (1714), fol. 37v; ebd. Hs. 87 (1782), pag. 25.

265 Ebd. Hs. 29 (1713), fol. 37r.

266 Ebd. Hs. 18 (1694), fol. 16v; ebd. Hs. 63 (1751), pag. 19; ebd. Hs. 87 (1782), pag. 25.

267 Ebd. Hs. 18 (1694), fol. 16v; ebd. Hs. 63 (1751), pag. 19.

268 Ebd. Hs. 64 (1752), pag. 20.

269 Ebd. Hs. 88 (1783), pag. 24.

270 Ebd. Hs. 87 (1782), pag. 25.

271 Ebd.

272 Ebd. Hs. 63 (1751), pag. 19.

273 Ebd. Hs. 17 (1693), fol. 17v.

274 Ebd. Hs. 88 (1783), pag. 24.

275 Ebd. Hs. 63 (1751), pag. 19.

276 Ebd. Hs. 64 (1752), pag. 20.

277 Wagner, Bürgerspital von Langenlois 44–48.

Grafik 28: Eferding, Ausgaben des Spitals 1693–1695, 1713–1715, 1751–1753, 1781–1783
(Angaben in fl., gerundet)

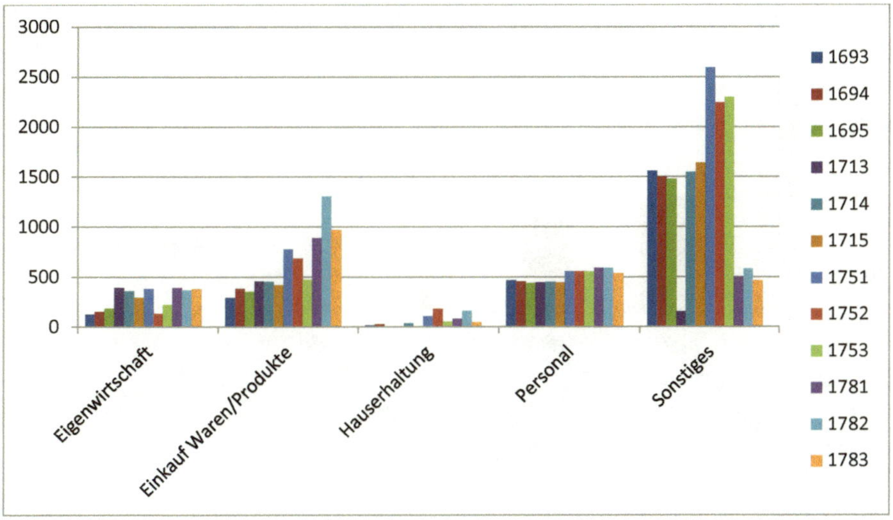

Quelle: OÖLA, Schifersches Erbstift; eigene Berechnungen

Tagelöhner für das Ansetzen von neuen Weinpflanzen (*gruben*[278]) bestellt werden. Die Aussaat von Weizen, Roggen, Gerste (Sommergetreide) und Linsen erforderte ebenfalls Kapitalmittel. Der Einkauf von Waren für den Wirtschaftsbetrieb betrug im Schnitt 15 % der Gesamtausgaben[279]: Bauholz, Gerätschaften für den Ackerbau, aber auch Tierfutter lassen sich in dieser Rubrik finden. Daneben waren die Ausgaben für die im Spital beschäftigten Handwerker, für die Tagelöhner und das Personal wichtige Faktoren der Ausgabenstruktur des Langenloiser Spitals. Die Ausgaben für Küche und Verpflegung machten im Untersuchungszeitraum zwischen 6 bis 25 % der Gesamtausgaben aus; 1673 ließ man etwa insgesamt 8.500 Liter Mehl in der Mühle mahlen[280].

278 Als Vergleich Scheutz–Weiss, Spital als Lebensform 909 [12] (Bürgerspital Wiener Neustadt 16. Jh.).

279 Wagner, Bürgerspital von Langenlois 58–60.

280 Ebd. 76.

Grafik 29: Eferding, durchschnittliche Ausgaben des Spitals nach Gruppen 1693–1695, 1713–1715, 1751–1753, 1781–1783 (Angaben in fl., gerundet)

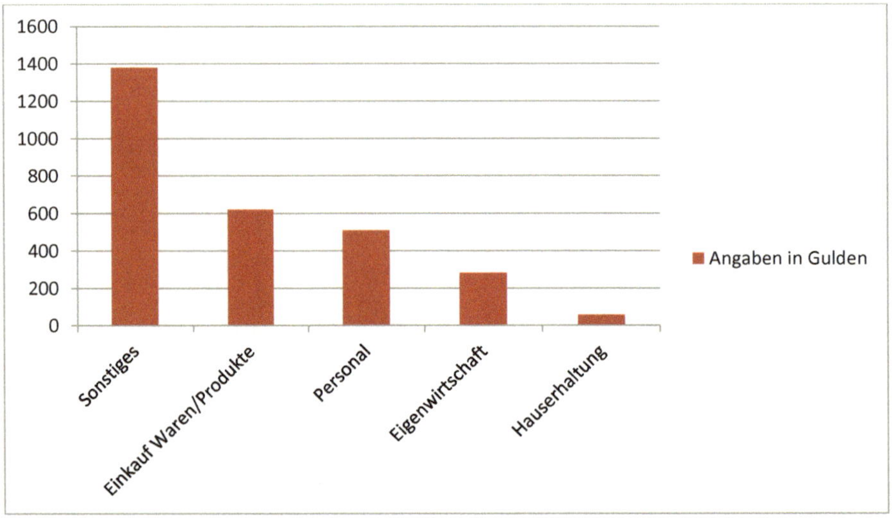

Quelle: OÖLA, Schifersches Erbstift; eigene Berechnungen

Grafik 30: Eferding, Ausgaben in der Gruppe Eigenwirtschaft 1693–1695, 1713–1715, 1751–1753, 1781–1783 (Angaben in fl., gerundet)

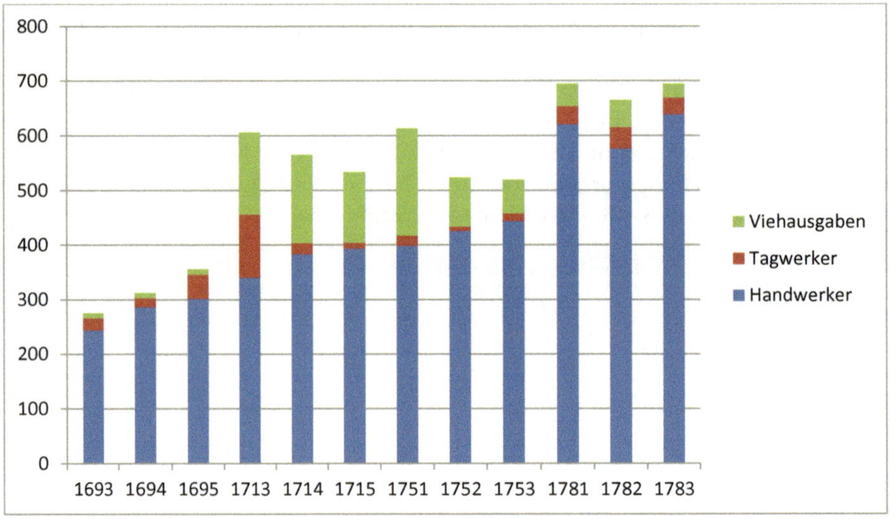

Quelle: OÖLA, Schifersches Erbstift; eigene Berechnungen

Grafik 31: Eferding, Ausgaben in der Gruppe Einkauf Waren/Produkte 1693–1695, 1713–1715, 1751–1753, 1781–1783 (Angaben in fl., gerundet)

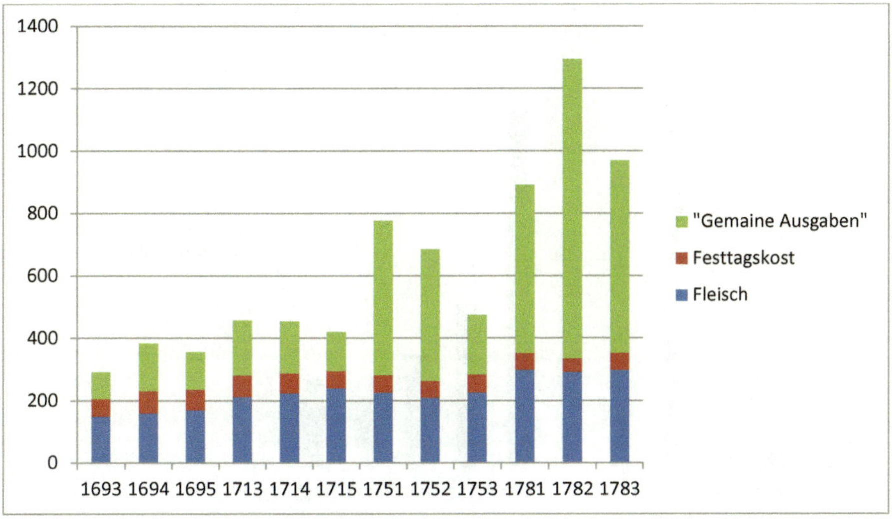

Quelle: OÖLA, Schifersches Erbstift; eigene Berechnungen

Grafik 32: Eferding, Ausgaben in der Gruppe Sonstiges 1693–1695, 1713–1715, 1751–1753, 1781–1783 (Angaben in fl., gerundet)

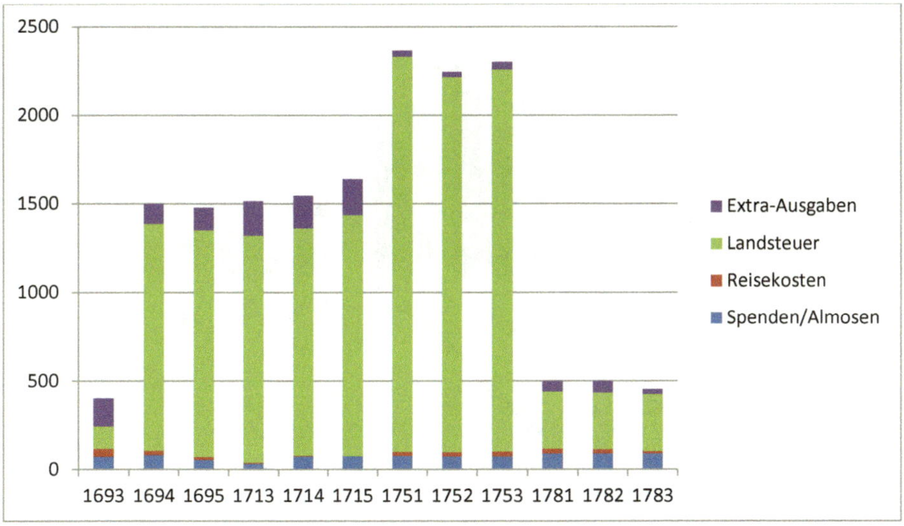

Quelle: OÖLA, Schifersches Erbstift, eigene Berechnungen

Grafik 33: Eferding, Ausgaben für Vieh 1693–1695, 1713–1715, 1751–1753, 1781–1783 (Angaben in fl., gerundet)

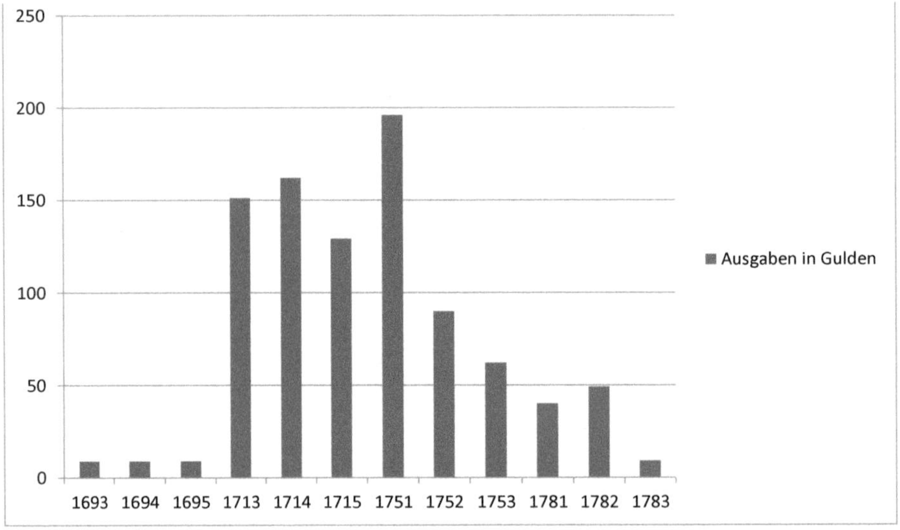

Quelle: OÖLA, Schifersches Erbstift, eigene Berechnungen

Grafik 34: Langenlois, Ausgaben des Bürgerspitals nach den Spitalrechnungen 1673–1674, 1773–1774 (auf der Grundlage eines bereinigten Kontenplanes, Angaben in Prozent an den Gesamteinnahmen)

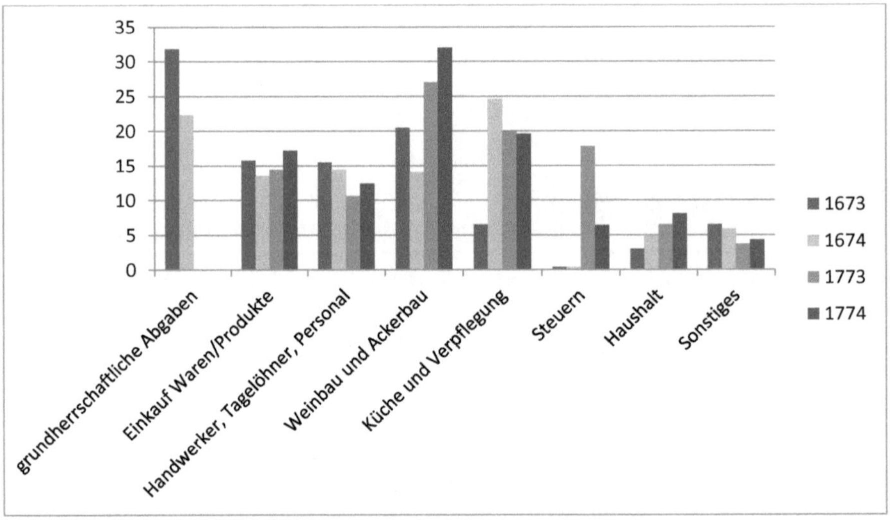

Quelle: Wagner, Bürgerspital von Langenlois 43.

8.6 Arbeitsrhythmus im Spital: Agrar-, Vieh- und Hauswirtschaft

Den jährlichen Arbeitsrhythmus von Personal, Tagelöhnern, „zugekauften" Handwerkern wie Spitalbewohnern zu beschreiben, fällt aufgrund von gravierenden Quellenproblemen, aber vor allem einer unzureichenden Forschungslage äußerst schwer[281], ist aber mit den Spitalrechnungen zumindest ansatzweise möglich: Das Haus und sein Regime (der Alltag der zur Mitarbeit in der Hauswirtschaft verpflichteten Spitalbewohner) stand neben der intensiven Land-, Holz, Vieh- und Weinwirtschaft. Anders als über die Organisation, Struktur und die Wirtschaftsführung der Spitäler weiß die Spitalforschung bislang über die Tätigkeitsfelder von Insassen und Personal in der Arbeitspraxis wenig. Die Spitäler lassen sich im Sinne eines multifunktionalen Betriebes als Kreditanstalt, als breitgefächerter Wirtschaftsbetrieb und als Versorgungsanstalt abbilden. Das Spital als Versorgungsanstalt der Alten, Kranken, geistig Benachteiligten und der Waisenkinder – aus der Sicht der Spitalrechnungen eine de facto nicht kalkulierte Nebenfunktion des Wirtschaftsbetriebes Spital – wird nur in manchen Spitalquellen sichtbar, nur die zugekauften Produkte und Waren oder etwa die Ausgaben für die Verpflegung/Küche lassen die Versorgung der Insassen erkennen. Die Spitalrechnungen erlauben durch die Verbuchung der zugekauften Handwerker- und Tagelöhnerleistungen, aber auch durch die Verschriftlichung der Aufwendungen für das gemeinsame Haus Spital Einblicke in den internen Jahresablauf und die Arbeitsorganisation des Hauses, im Folgenden werden, gegliedert nach Frühjahr, Sommer, Herbst und Winter, die Arbeitsabläufe in Land-, Holz-, Viehwirtschaft, Weinbau und spitalischer „Haushaltsführung" dargestellt (Tabelle 30).

Tabelle 30: Waidhofen/Ybbs, das Arbeitsjahr im Bürgerspital (1678–1680, 1711–1713, 1750–1754, 1790–1793) und Eferding (1693–1695, 1713–1715, 1751–1753, 1781–1783)

	Agrarjahr	Wein	Haus/Spital	Viehwirtschaft
Jänner/Februar	Holzhacken (Heizung, Küche)	Düngung Weingarten, Weinstecken	Reparatur von Gerätschaft	Kastrierung des Saubären
März/April/Mai	Einfrieden der Äcker, Ausbringen des Düngers auf den Feldern, Saat	Rebenschnitt, Biegen der Reben	Kontrolle der Wagen und Gerätschaften, Dachkontrolle	Schlachtung, Kauf von Schweinen
Juni/Juli	Wiesenmahd (Heu), Getreideernte Mitte Juli, Rübensaat	Weingartenarbeiten	Reparaturen der Zimmerleute, Maurer etc.	Kauf/Verkauf von Vieh
August/September	Dreschen, Mahd der Wiesen, Krauternte	Weinlese	Kontrolle der Wagen, Küche/Kessel	Kauf/Verkauf

281 Anders als die Waidhofner und die Langenloiser Spitalrechnungen erlauben die Eferdinger Spitalrechnungen keine genauere Zuordnung der Tätigkeiten zum Jahreskreislauf, wenn auch das agrarische Jahr und die Tätigkeiten an und um das Haus vermutlich ähnlich abliefen; als Vergleich Scheutz–Weiss, Woche 160–166. Als Klassiker dieser „alltäglichen" Annäherung an den Spitalbetrieb Mischlewski, Alltag.

	Agrarjahr	Wein	Haus/Spital	Viehwirtschaft
Oktober/ November/ Dezember	Schwefeln des Getreides, Kraut-/ Rübenernte, Krauverarbeitung, Holzhacken, Enthülsen der Gerste, Mahlen des Hafers, Dreschen des Weizens	Abfüllen in Fässer, Transport der Fässer	Ausbesserung der Öfen, Fassbinderarbeiten	Schlachtung von Vieh

8.6.1 Landwirtschaft

Ein durchschnittliches Jahr in der Ackerwirtschaft begann nach der Reparatur der Gerätschaft meist mit der Einfriedung der Felder und Wiesen, um sie besser vor dem Wild oder dem weidenden Vieh zu schützen[282]. Das Waidhofner Spital baute beispielsweise – durchaus typisch für niederösterreichische Spitäler[283] – Buchweizen, Gerste, Hafer, Roggen und Weizen, zudem noch Linsenfrüchte, Kraut, Rüben und Erbsen an; Roggen und Gerste waren hierbei am bedeutendsten. Für die Aussaat, aber auch die Pflege der Felder und die Ernte verwendete man in der Regel Tagelöhner[284]. In den Spitalrechnungen listete man die mit Geld bezahlten (aber auch mit der täglichen „notturft" versorgten) Tagwerker für folgende Tätigkeitsfelder auf: Düngen, Eggen, Mähen, Schneiden, Heu- und Getreideernte, das Streifen der Felder und das Dreschen[285]. Meist stammte das Samenmaterial aus der Eigenproduktion; Gersten- und Linsensaatgut oder Meerrettich wurde dagegen angekauft[286]. Regelmäßig im April, nach dem Ende der Frostsaison, wurden die Felder durch das Ausbringen von Stallmist für die Aussaat vorbereitet und die spitaleigenen Ochsen kamen hier zu ihrem pflügenden Einsatz. In der frühen Sommerzeit (meist Juni oder Juli) wurden die Wiesen gemäht, um Heu für die Viehnahrung, aber auch Stroh von den Feldern für den Stall zu gewinnen. Im Hoch-/Spätsommer erntete man das Getreide, brachte die Früchte in den Stadel des Spitals ein und schließlich drosch man die Ähren aus. Vor allem zur Ernte auf den Feldern bedurfte das Spital – wie jeder andere Grundbesitzer auch – der Hilfe von zahlreichen, saisonal angestellten Tagelöhnern[287]. Viele Spitäler bauten zudem die für die Ernährung der Spitalbewohner so wichtigen Rüben an, die spät im Jahr von den Rübenhackern geerntet und zur Haltbarmachung eingelegt wurden[288]. Der Herbst war auch die Erntezeit für das am Spitalspeiseplan essentielle Kraut, das im endenden Herbst (Oktober/November) von Tagelöhnern, aber auch den

282 Moser, Waidhofen 76; Scheutz–Weiss, Spital als Lebensform 784 [4] (Bürgerspital Freistadt 1653).

283 Als Vergleich: Alpi, Freistadt 101f.: Hafer, Gerste, Roggen, Weizen; Wurmbrand, Wiener Neustädter Bürgerspital 46 für 1674: Mais, Roggen, Gersten, Hafer, Haiden.

284 Wagner, Bürgerspital von Langenlois 48f.

285 Bottanová, „Die armen spitaler" 450f.

286 Moser, Waidhofen 87; als Vergleich Gramm, Zwettler Bürgerspital 281, 284f.; zum Ankauf von Krautpflanzen Wagner, Bürgerspital von Langenlois 59, 76.

287 Militzer, Markgröninger Heilig-Geist-Spital 85.

288 Gramm, Zwettler Bürgerspital 265f.

Spitalbewohnern[289] aus dem eigenen Krautgarten bzw. -acker[290] mit Krautmessern geerntet und ausgeschlagen, sodann von eigenen Krautschneidern und -hoblern eingehobelt, in die Krautfässer eingetreten, eingesalzen sowie mit Kümmel[291] gewürzt wurde. Im Tagelohn angestellte Frauen trugen das schwere Kraut zum Hobeln herbei, das Spital zahlte Trinkgelder und reichte vor allem Bier und Most zu dieser Arbeit[292]. Die Erntemengen an Kraut und Rüben waren beträchtlich, so erzeugte das Langenloiser Spital beispielsweise 1673 rund 2.100 Liter Sauerkraut und rund 1.200 Liter Rüben[293]. Manche Spitäler verkauften sogar, abhängig vom Ernteertrag, Kraut auf den Märkten der Umgebung[294]. Die landwirtschaftliche Arbeit im Jahreskreislauf war aber mit der Ernte nicht vorbei, sondern im Dezember wurde beispielsweise Gerste enthülst, Hafer gemahlen und Weizen ausgedroschen[295]. Die landwirtschaftlichen Geräte, etwa die hölzerne Egge, der nur am Rand mit Eisen beschlagene Pflug[296], die Räder oder die Wagen mussten im Winter gewartet und erneuert werden.

8.6.2 Holzwirtschaft

Die Spitäler benötigten viel Holz zum Heizen, für den Küchenbetrieb ebenso wie zum Brotbacken und vor allem auch immer wieder Bauholz zum Decken der Dächer, für die Verschalung und die Zäune oder etwa für Zimmermannsarbeiten im Haus[297]. Deshalb musste die Spitalverwaltung nachhaltig mit dieser kostbaren Ressource umgehen und der Spitalmeister für das rechtzeitige, häufig im Winter erfolgte Schlägern des Holzes sorgen[298], zudem Sparsamkeit beim Holzverbrauch im Haus einfordern[299]. Als Waldweide kam dem Wald zudem eine wichtige Stellung in der Viehwirtschaft zu[300], auch die Gerber oder andere Handwerker konnten vom Spitalwald beliefert werden. Um die Mitte des 18. Jahrhunderts bemerkte etwa der Zwettler Stadtrat, dass das spitaleigene „gehölz schon so dün, daß in zuekunfft das brennholz zum spittall wird erkhaufft werden müeßen"[301]. Das Zwettler Spital benötigte für den Betrieb um 1750 allein rund 70 Klafter (also 238 Raummeter) Holz. Das Schifer'sche Erbstift in Eferding benötigte im 18. Jahrhundert 201 Klafter Holz, das von 29 Tagelöhnern, aber auch robotenden Spitaluntertanen gehackt werden musste[302]. Manche Spitäler mussten Brennholz zukaufen, so erwarb 1673 das Langenloiser Spital 137 Kubikmeter Tannenholz um 21 fl. als Brennholz für den

289 Pollak, Erbstift 147.

290 Gramm, Zwettler Bürgerspital 277; Pollak, Erbstift 56; Wurmbrand, Wiener Neustädter Bürgerspital 189–192.

291 Wagner, Bürgerspital von Langenlois 50.

292 Pollak, Erbstift 78f.

293 Wagner, Bürgerspital von Langenlois 33.

294 Pollak, Erbstift 38.

295 Bottanová, „Die armen spitaler" 451.

296 Zum Spitzen des Pfluges Wagner, Bürgerspital von Langenlois 48.

297 Ebd. 57.

298 Scheutz–Weiss, Spital als Lebensform 917 [12] (Bürgerspital Wiener Neustadt 1658); Wurmbrand, Wiener Neustädter Bürgerspital 193–195.

299 Scheutz–Weiss, Spital als Lebensform 931 [2] (Bürgerspital Zwettl 1828).

300 Ohngemach, Spitäler 271.

301 Gramm, Zwettler Bürgerspital 293, 305.

302 Pollak, Erbstift 107; als Vergleich Wagner, Bürgerspital von Langenlois 62f.

Winter bzw. für die Küche[303]; im Jahr 1773 kaufte man dagegen 106 Kubikmeter weiches Holz ein. Die Zugochsen des Spitals lieferten das Holz anschließend aus dem Wald ins Haus[304]. Das Schlichten der Scheiter oder das Kleinhacken von Holz wurde oft dann von Spitalbewohnern gegen zusätzliche Entlohnung oder Verbesserung der Spitalkost oder von Tagelöhnern bewerkstelligt.

8.6.3 Viehwirtschaft

Abhängig vom Grad der Eigenwirtschaft erscheint die Viehhaltung von mehr oder minder großer Bedeutung für das Spital[305]. Die Zugochsen als Antriebsaggregate, aber auch in Kombination mit einem Wagenpark als begehrtes Transportmittel spielten für die spitaleigenen Äcker und Wiesen eine größere Rolle; den vor allem als Zugtieren eingesetzten Pferden scheint dagegen nach den untersuchten Spitalrechnungen meist nur eine untergeordnete Bedeutung beigemessen worden zu sein[306]. Für die Fleischversorgung war die Schweinehaltung essentiell. Im Bürgerspital von Waidhofen/Ybbs wurden etwa die Ferkel oder kleinen Schweine im Frühjahr angekauft, um sie zu mästen[307]. Die unter anderem mit den Mahlresten (Kleie), dann mit Linsen, Roggen und Gerste gefütterten[308] Schweine wurden meist über den Sommer und Herbst gemästet. In manchen Spitälern findet sich in den Spitalrechnungen eine dezidierte Unterscheidung zwischen Mast-, Zucht- und Nährschweinen, wobei Letztere für die Aufzucht von Frischlingen genutzt wurden[309]. Das Bürgerspital von Langenlois besaß 1673 etwa vier Pferde, vier Kühe, zwei Stiere, 22 Schweine und 20 Hühner, in der zweiten Hälfte des 18. Jahrhunderts hielt man zudem noch Schafe[310]. Die Hühner wurden zusätzlich zu den Küchenabfällen mit Getreide (etwa Gerste und Buchweizen) wie Heu gefüttert und lieferten im Gegenzug Eier, Federn und Fleisch[311]. Die Kastration der Schweine konnte im Mai erfolgen[312], zudem musste im Sommer immer der Schweinestall mit Kalk zur Vermeidung von Ungeziefer geweißt werden[313]. Die Spitäler mästeten aber nicht nur zum Eigenbedarf Schweine, sondern auch der Verkauf von Spanferkel – das Bürgerspital Langenlois veräußerte 1773 21 Stück – lässt sich nachweisen[314]. Die mit Gerste, Roggen und Stroh ernährten Rinder dienten der Produktion von Käse und Milch, vor allem Kälber wurden deshalb immer wieder angekauft[315].

303 Wagner, Bürgerspital von Langenlois 64.

304 Gramm, Zwettler Bürgerspital 285.

305 Für Perchtoldsdorf etwa Holubec, Spitalrechnungsbücher 50–63.

306 Lediglich im Schiferschen Erbstift Eferding und in Langenlois lassen sich Pferde nachweisen, in Zwettl, und Waidhofen spielten Pferde keine Rolle; Wagner, Bürgerspital von Langenlois 34, 37; Pollak, Erbstift 49, 131; Brunner, Martinsspital 71; etwa im Barbaraspital von Judenburg Ebner-Wanker, Leben und Sterben 59f.

307 Moser, Waidhofen 60, 131; als Vergleich Pollak, Erbstift 49, 64.

308 Moser, Waidhofen 126, 138; Wagner, Bürgerspital von Langenlois 51.

309 Wagner, Bürgerspital von Langenlois 37; Gramm, Zwettler Bürgerspital 285.

310 Wagner, Bürgerspital von Langenlois 37; Alpi, Freistadt 95: 1572 besaß das Bürgerspital von Freistadt: 12 Kühe, 5 Ochsen, 2 jährige Stiere, 2 junge Stiere, 5 zweijährige Kuhkälber, 5 Kälber, 3 jährige Schweine, 12 Hennen und einen Hahn.

311 Wagner, Bürgerspital von Langenlois 52.

312 Moser, Waidhofen 60.

313 Ebd. 85; Wagner, Bürgerspital von Langenlois 57.

314 Wagner, Bürgerspital von Langenlois 38, 40.

315 Ebd. 38, 52.

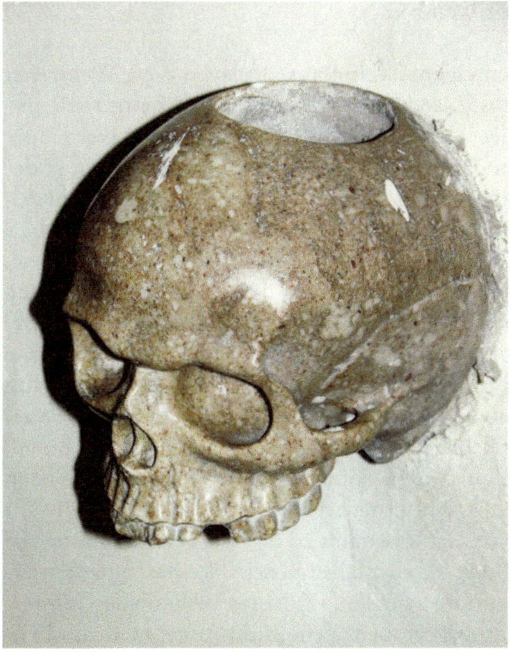

Abb. 104: Das Ende einer Reise durch das Leben – Weihwassergefäß in Form eines Totenschädels aus der Spitalkirche von Eferding, Schifer'sches Erbstift. Dieses Bild war auch das Titelbild unseres Quellenbandes aus 2015; SCHEUTZ–WEISS, Spital als Lebensform (St. Magdalena-Kapelle im nordwestlichen Teil der Spitalkirche) (Foto: Martin Scheutz, 2013).

Die regelmäßig vom Schmied beschlagenen[316] und mit Hafer gefütterten Spitalochsen hatten nicht nur zu pflügen, sondern das ganze Jahr hindurch leere Weinfässer, Dung/Mist, Getreide, Heu, Holz oder etwa Sand zu transportieren[317]. Manche Spitäler besaßen zudem Fischwässer und konnten vor allem für die Fastenzeit Fische daraus beziehen[318].

Die traditionellen Schlachtmonate waren November, Dezember oder Jänner[319]; der „Speckmartin", also der 11. November, stand am Beginn des Winters in der europäischen Ernährungsgeschichte für ein wichtiges Schlachtdatum[320] und einen bedeutenden Zinstag – der Bezug von Saupech und die Ausgaben für Fleischhauer belegen dies anschaulich[321]. Besonders zu den hohen Festen, etwa Weihnachten, wurde vermehrt geschlachtet[322], ausreichend Schlachtvieh hatte deshalb im Haus zu sein[323]. Dennoch musste von den meisten Spitälern über das Jahr hinweg durchgehend Fleisch zugekauft werden, die Fleischhacker erscheinen ausgabenseitig häufig in den Spitalrechnungen[324]. Aus den Schweinen fertigte man neben Schmalz unter anderem Bratwürste, das Schweinefleisch wurde eingesalzen bzw. geselcht als „hamben"[325] haltbar gemacht. Die Schlachtung von Stieren erbrachte eingesalzenes und geselchtes Stierfleisch und Blunzen[326].

316 MOSER, Waidhofen 89.
317 Ebd. 60; GRAMM, Zwettler Bürgerspital 285, 290.
318 WURMBRAND, Wiener Neustädter Bürgerspital 195.
319 MOSER, Waidhofen 60, 125.
320 SONDEREGGER, Landwirtschaftliche Entwicklung 264; SCHEUTZ, Geteilte Mäntel 110–112.
321 WAGNER, Bürgerspital von Langenlois 78.
322 Ebd. 78.
323 Beispielsweise SCHEUTZ–WEISS, Spital als Lebensform 505 [22] (Hofspital Innsbruck 1734).
324 Als Beleg etwa VLASATY, Spital 83.
325 WAGNER, Bürgerspital von Langenlois 74.
326 POLLAK, Erbstift 139.

8.6.4 Weinbau

Viele, aber nicht alle Spitäler besaßen eigene Weingüter, oft lagen diese Weingüter aber in weiter Entfernung vom Haupthaus[327], sodass die Bestellung des Weingartens also durch Mittelsmänner, genannt Weinhauer oder Weinzierle, erfolgen musste. Der Hauer enthielt entweder nach dem Geschäftsmodell des Teilbaues[328] einen gewissen Anteil der geernteten Trauben oder aber sie wurden mit Geld-, Wein- und/oder Nahrungsmitteldeputaten vom sog. Bauherrn, dem Inhaber des Weingutes, entlohnt. Um die Arbeit der Weinzierle zu kontrollieren, entsandten die Spitäler eigene Kontrollorgane, die sog. Übergeher, welche die ordnungs- und sachgemäße Bestellung des Weingutes regelmäßig zu kontrollieren hatten[329]. Die eigentliche Arbeit im Weingarten gliederte sich in drei Stadien: (1) Vorbereitungsarbeiten, (2) Unterhalt der Reben und schließlich (3) die Ernte der Trauben, deren Verarbeitung und der anschließende Transport vom Produktions- zum Konsumationsort im Spital[330]. Unmittelbar nach der Ernte begannen (1) die Vorbereitungsarbeiten mit der Herstellung von Rebstecken[331], die sich, weil schnell im Boden verwitternd und verfaulend, in großer Zahl in den Spitalrechnungen finden[332]. Neben dem Setzen von neuen Stecken mussten Reben erneuert und gegebenenfalls vollständige Neubepflanzungen vorgenommen werden. Ebenfalls zu den Vorbereitungsarbeiten gehörte das Ausbringen von Mist und Dung[333], allenfalls mussten Weinbergmauern erneuert und Steine aus dem Weingarten entfernt werden. (2) Mit dem Ende des Winters sollte der Boden gelockert, gehackt und umgegraben, neue Erde ausgebracht und vor allem der Schnitt des Rebstockes, der das „Verhältnis zwischen Ertrag und Qualität"[334] entscheidend mitbestimmte, vollzogen werden. Im Frühjahr mussten die Weinstecken eingesetzt und die Schoße gebogen werden[335], zudem wurden unnötige, den Rebstock schwächende Triebe geschnitten. Weitere Arbeiten folgten im Sommer, etwa das weitere Aufbinden der Reben, das erneute Umgraben der Erde und vor allem das Jäten von Unkraut. Das „steckhen ziehen, jätten, tragung der tung, graß rauffen und anders mehr"[336] wurde mitunter auch von den Spitalinsassen ausgeführt. Mit September begann dann zu einem bestimmten Zeitpunkt (3) die Ernte der Trauben, wobei es darum ging, die von Weinhütern bewachten Trauben bei möglichstem Reifegrad, aber noch vor dem Frost, einzubringen. Der Spitalmeister reiste zur Kontrolle der Ernte- und Pressvorgänge häufig eigens an[337]. Nach der Lese folgte der Kelterungsvorgang, in diesem Stadium musste eine

---

327 Siehe etwa die Karte bei Wurmbrand, Wiener Neustädter Bürgerspital 401; Pangerl, Ennser Bürgerspital 164–168; Moser, Hall 168–175.

328 Moser, Waidhofen 77; zum Drittelbau Gramm, Zwettler Bürgerspital 286f., 292.

329 Feigl, Grundherrschaft 117–119.

330 Mit einer guten Übersicht Sonderegger, Landwirtschaftliche Entwicklung 310–316.

331 Scheutz–Weiss, Spital als Lebensform 908 [7] (Bürgerspital Wiener Neustadt 16. Jh.).

332 Etwa in Langenlois 1673 im Inventar 1.800 Weinstecken, Wagner, Bürgerspital von Langenlois 31. In diesem Jahr kaufte man noch 12.000 zusätzliche Weinstecken an. Im Jahr darauf nochmals 8.000 Stück; im Jahr 1773/74 erwarb das Langenloiser Bürgerspital 19.000 Weinstecken, ebd. 45f. Als Vergleich Militzer, Markgröninger Heilig-Geist-Spital 62f.

333 Die Organisationsform des Dungausführens konnte unterschiedlich sein, Robotarbeiten standen hier neben Tagelöhnerleistungen, Wagner, Bürgerspital von Langenlois 47; für Perchtoldsdorf Holubec, Spitalrechnungsbücher 17–21.

334 Sonderegger, Landwirtschaftliche Entwicklung 312.

335 Militzer, Markgröninger Heilig-Geist-Spital 64.

336 Gramm, Zwettler Bürgerspital 272.

337 Ebd. 244.

große Anzahl von zusätzlichen Arbeitskräften (Traubenleser, Buttenträger, Weinpresser) eingestellt und entlohnt werden. Der gepresste Traubensaft, die Maische, hatte eingelagert und anschließend an den Verbrauchsort in spitaleigene oder gemietete Keller geliefert zu werden, was beträchtliche Transportkapazitäten erforderte und vom Spital entweder mit eigenen Transportzügen oder mit zugekauften Transportleistungen bewerkstelligt wurde[338]. Zudem hatte das Spital ausreichend hölzerne Gebinde bereitzustellen, die Fässer im Spital mussten deshalb laufend gewartet bzw. erneuert werden.

8.6.5 Haushalt des Spitals

Der Unterhalt des Spitalgebäudes selbst und der angeschlossenen Wirtschaftsgebäude gestaltete sich aufwändig, ständig waren Dinge und verschlissene Gerätschaften zu reparieren[339]. Vor allem das Dach der Spitäler scheint aufgrund der Schindeldeckung ein ständiger Anlass zur Sorge gewesen zu sein – in regelmäßigen Abständen kaufte man in großen Mengen Dachschindel mit den notwendigen Nägeln dazu; die Zimmerleute deckten dann die Dächer[340]. Der Herd in der Küche, aber auch die Öfen[341] in den Stuben oder der allenfalls vorhandene Backofen[342] im Spital boten zudem immer wieder Anlass für Ausbesserungsarbeiten. Die Spitalrechnungen belegen die Kleinteiligkeit und Intensität dieser komplexen Reparaturvorgänge im Haus: Ziegel für die Herdreparatur[343], die Ausbesserung der Türschlösser[344] und Türrahmen oder die Anfertigung von Regenrinnen waren zu veranlassen. Die Zimmerleute hatten verschiedenste Ausbesserungsarbeiten durchzuführen, neue Böden zu legen, die zahlreichen Hütten des Spitals zu decken[345]; die Maurer ummantelten Selchkessel mit Mauerwerk, weißten Stuben und Stall aus[346] und mauerten neue Gewölbe ein[347]. Das Metallgewerbe in Form von Klampferern, Huf- und Kupferschmieden, Schmieden und Schlossern war ausreichend im Spital beschäftigt[348]. Die Hammerschmiede besserten etwa die Wagenräder aus, die Klampferer lieferten neue Bleche für verschiedene Bereiche, die Kupferschmiede lieferten neue Fleisch- und Selchkessel oder befreiten die Kessel vom Grünspan[349]. Das Holzgewerbe mit den Bindern, Tischlern und Wagnern hatte ebenfalls häufiger im Spital zu tun: der Wagner zog neue Felgen und Speichen ein, der Tischler lieferte neue Türen; vor allem die Binder waren mit der vielfältigen Fassherstellung häufige Auftragnehmer im Spital. Die Glaser setzten neue Fenster ein, waren aber auch in der Spitalkapelle immer wieder beschäftigt. Der ortsansässige Riemer hat aus den vom Spital gelieferten Häuten und Fellen Rossgeschirr

---

338 Als Beispiel Gramm, Zwettler Bürgerspital 286.

339 Landolt, Aspekte der Sozialpolitik 274; am Beispiel von Perchtoldsdorf Holubec, Spitalrechnungsbücher 129–156.

340 Ankauf von 2.000 Schindeln Bottanová, „Die armen spitaler" 452; Moser, Waidhofen 81; Pollak, Erbstift 56.

341 Wagner, Bürgerspital von Langenlois 68.

342 „in der pfisterey dem packoffen ausgeflickht", Pollak, Erbstift 79.

343 Bottanová, „Die armen spitaler" 452; Moser, Waidhofen 130.

344 Bottanová, „Die armen spitaler" 452.

345 Wagner, Bürgerspital von Langenlois 67.

346 Ebd. 66.

347 Moser, Waidhofen 79f.

348 Wagner, Bürgerspital von Langenlois 67.

349 Moser, Waidhofen 83f.

und Viehzeug herzustellen[350]. Schließlich musste der Buchbinder die jährlich anfallenden Spitalrechnungen binden, aber auch sonst Papier für die Spitalverwaltung liefern. Eine wichtige, feuerpräventive Arbeit kam den Rauchfangkehrern zu, welche die Kamine schleifen und die Öfen säubern bzw. die Kaminrohre auf ihren Zug prüfen mussten. Daneben kamen auch Leinweber, Seifensieder, Bader und Chirurgen oder finaliter auch der Totengräber im Spitalalltag zum Einsatz[351].

8.7 Wirtschaften im Spital – ein Strukturvergleich der Einnahmen und Ausgaben der vorgestellten Spitäler

Die Spitalrechnungen der Vormoderne wurden weniger deshalb angelegt, gegenwärtigen Historikern das einwandfreie Nachvollziehen der von ihnen untersuchten Spitalbudgets zu erlauben, sondern die Spitalrechnungen dienten eindeutig der „pragmatischen Nachvollziehbarkeit des Handelns der Rechnungsherren“[352]. Einen ordentlichen und einen außerordentlichen Haushalt als Grundvoraussetzung des Budgetierens gab es im Regelfall in den Rechnungen beispielsweise nicht. Überhaupt herrschte trotz aller Schriftlichkeit bei den Spitalrechnungsführern „Tendenzen zur Verschleierung tatsächlicher Kassenbewegungen“[353] vor.

Obwohl die Rubriken der Spitalrechnungen im Regelfall über Jahrzehnte, ja Jahrhunderte hinweg stabil und gleichbleibend angelegt wurden, unterscheiden sich die Buchnungstechniken – bewusst/unbewusst vom jeweiligen Spitalmeister ausgeführt – pragmatisch und situativ angewandt doch beträchtlich. Das im Eigenanbau erwirtschaftete Getreide – generell die Naturaleinnahmen (Holzeinschlag, Milchertrag) – wurde mitunter in die Rechnungsabschlüsse rechnerisch eingebracht, mitunter eben nicht. Die Behandlung von positiven und negativen Rechnungsresten ist nicht immer einsichtig, das Problem der Brutto- und Nettokassen zeigt sich nicht immer eindeutig. Auch der Umstand, dass es neben der Hauptkassa mitunter andere Rechnungsbücher bzw. -kassen gab, oder das Problem der Überträge aus den vergangenen Rechnungsjahren lässt jedem Bearbeiter von Spitalrechnungen graue Haare wachsen[354]. Viele der bisherigen Auswertungen von Spitalrechnungen versuchen deshalb in Nachahmung der historischen Buchungstechniken ihr Heil in einer Gegenüberstellung von Einnahmen und Ausgaben[355] – diesem nicht unproblematischen Beispiel wurde auch hier gefolgt. Die Wirtschaftsführung von Spitälern fand „unter dem Primat von Besitzstandswahrung, Eigenversorgung und Vorratshaltung“[356] statt, wobei sich die wirtschaftlichen Schwerpunkte in der Frühen Neuzeit in vielen Spitälern aufgrund der abgeschwächten Stiftungstätigkeiten nach der Reformation stärker in Richtung Zinswirtschaft verschoben haben dürften. Versucht man die vorgestellten Spitalbeispiele aus dem Donauraum grob zu vergleichen (Tabellen

350 Wagner, Bürgerspital von Langenlois 66.

351 Moser, Waidhofen 86.

352 Zeilinger, Rechnung 279.

353 Fouquet, Finanzverwaltung 84.

354 Dross, Daily Bread 56: „Yet analysis of hospital account books is frustrating and time-consuming for historians“.

355 Militzer, Markgröninger Heilig-Geist-Spital 45–107; Heimpel, Entwicklung 19–92; Reddig, Bürgerspital und Bischofsstadt 295–385; als Vergleich etwa Ebner-Wanker, Leben und Sterben 47–52.

356 Reddig, Bürgerspital und Bischofsstadt 390.

31–32, S. 585, 586), so ergeben sich einnahmenseitig zwei grundsätzliche Typen der Spitalwirtschaft: (1) Spitäler mit großer Eigenwirtschaft (Beispiel Wien, Langenlois)[357] und (2) Spitäler mit einer eher reduzierten Eigenwirtschaft, aber mit wichtigen Einnahmen aus dem Kreditgeschäft (Beispiel Eferding, Waidhofen/Ybbs, Zwettl) und dem Fuhrlohn (Viehwirtschaft). Die Letztentscheidung über die jeweilige Wirtschaftsführung eines Spitals traf die vorgesetzte Behörde (bzw. der Stadtrat), der über den Ausbau bzw. die Reduktion der kostenintensiven Eigenwirtschaft zu entscheiden hatte. Die wirtschaftlichen Rahmenbedingungen, etwa Ackerbau-, Weinbauregion oder Regionen mit Vieh- und Weidewirtschaft, und die „terms of trade" für die vom Spital produzierten Produkte spielten hierbei eine wichtige Rolle. Eine reduzierte Eigenwirtschaft bedeutet generell, dass die von den untertänigen Bauern gelieferten Natural- und Geldabgaben für den lokalen Kapitalmarkt bereitgestellt werden konnten. In den Spitalrechnungen vieler Spitäler lassen sich auch durchlaufende Zahlungen wie Waisen- oder Steuergelder in den Spitalrechnungen nachweisen (Beispiel Eferding), das Spital fungierte mitunter als mittelbarer Verwaltungskörper der Stadträte und Landstände. Aber auch beim zweiten Spitaltyp – Spitäler mit reduzierter Eigenwirtschaft – kam der Viehwirtschaft dennoch eine vergleichsweise wichtige Rolle zu.

Ein Vergleich der Ausgabenstrukturen zeigt, dass Spitäler mit einer starken Eigenwirtschaft naturgemäß auch große Aufwendungen tätigen mussten, um diese Eigenwirtschaft auch angemessen zu bedienen. Nicht nur Tagelöhner und Handwerker mussten hierfür bezahlt werden, sondern auch verschiedene andere Dienstleistungen dafür zugekauft werden. Die Ausgaben für den Ankauf von Waren und Produkten stellten bei allen Spitälern einen wichtigen Posten der Ausgabenstruktur dar, mitunter ist es sogar aufgrund der zeitgenössischen Buchungstechniken möglich, die Aufwendungen für Küche und Verpflegung näher zu spezifizieren. War der Anteil der Eigenwirtschaft groß, musste dementsprechend viel Personal „durchgefüttert" werden. Es bedarf noch weiterer Forschungen, um hier aus einer fundierten wirtschaftshistorischen Sicht verschiedene Typen der Wirtschaftsführung von Spitälern deutlicher zu differenzieren (etwa Verhältnis Personal zu Tagelöhnern, Ertragsbilanz der verschiedenen Felder, Verbrauch an Lebensmitteln pro Person).

Tabelle 31: Einnahmenstruktur der Spitäler Langenlois, Wien, Eferding und Waidhofen/Ybbs nach ihrer durchschnittlichen Positionierung im Untersuchungszeitraum

Langenlois	(1) Eigenwirtschaft/Weinausschank, -verkauf, (2) Einnahmen/Insassen, (3) Steuern, (4) Verkauf/Produkte, (5) Fuhrdienste, (6) Sonstiges
Wien	(1) Eigenwirtschaft, (2) Grundherrschaft, (3) Kapitalverkehr/Zinsen, (4) Verpachtung, (5) Insassen
Eferding	[(1) Steuern und Abgaben, (2) Waisengeld, Protokollgebühren,] (3) Zinsen, (4) Grunddienst, (5) Eigenwirtschaft, Verkauf (Vieh, Getreide), (6) Sonstiges
Waidhofen/Ybbs	(1) Kapitalverkehr/Zinsen, (2) Eigenwirtschaft, (3) Grunddienst, (4) Sonstiges, (5) Fuhrlohn, (6) Milchgeld

357 Als große Ausnahme ist hier das Bürgerspital von Hall anzuführen, das Einnahmen aus der Salzproduktion bezog, zusammenfassend Moser, Hall 81–83.

Tabelle 32: Ausgabenstruktur der Spitäler Langenlois, Wien, Eferding und Waidhofen/Ybbs nach ihrer durchschnittlichen Positionierung im Untersuchungszeitraum

Langenlois	(1) Weinbau/Eigenwirtschaft, (2) Küche/Verpflegung, (3) Einkauf Waren, (4) Handwerker, Personal, Tagelöhner, (5) Steuern, (6) Haushalt, (7) Sonstiges
Wien	(1) Eigenwirtschaft, (2) Küche/Verpflegung, (3) Personal, (4) Dienstleistungen, (5) Einkauf Waren, (6) Grundherrschaft, (7) Ankauf von Besitzungen etc.
Eferding	(1) Sonstiges, (2) Einkauf Waren/Produkte, (3) Personal, (4) Eigenwirtschaft, (5) Hauserhaltung
Waidhofen/Ybbs	(1) Einkauf Waren/Produkte, (2) Eigenwirtschaft, (3) Sonstiges, (4) Hauserhaltung, (5) Personal

9. Spital ohne Medikamente? Die Medizin in den Spitälern

Um im Spital mit Medikamenten behandelt zu werden, musste man offensichtlich krank (im Sinn von „siech") sein und nicht nur an diversen Alltagssymptomen des Alters leiden[1]. Zentrales frühneuzeitliches Kriterium für die Definition von Krankheit im heutigen Sinn waren vor allem körperliche Einschränkungen, die vor der Aufnahme in eine entsprechende Anstalt einer genauen Überprüfung standhalten mussten, und die damit in Zusammenhang stehende Unfähigkeit, die beruflichen und häuslichen Aufgaben weiterhin erfüllen zu können. Kranke ließen sich meist erst dann behandeln, wenn sie starke Schmerzen[2] dazu zwangen. Man könnte vor diesem Hintergrund an einen Schwank des Narren Eulenspiegel denken, der in die Reichsstadt Nürnberg kam und dort verkünden ließ, ein berühmter Arzt sei in der Stadt. Der Hospitalmeister des neuen Spitals ließ ihn daher rufen, um den 200 Kranken seines Hauses medizinische und medikamentöse Behandlung zukommen zu lassen. Der Arzt/Narr erzählte daraufhin jedem Insassen, er müsse den Letzten, der die Anstalt verlassen sollte, zu Pulver verbrennen, um allen anderen helfen zu können. Als der Spitalmeister den Aufruf startete, wer nicht krank sei, möge das Spital verlassen, kam es zu tumultartigen Szenen, da niemand zurückbleiben wollte[3]. Dies bezeugt, dass die (städtische) Gesellschaft den Leidenden mit gewisser Skepsis begegnete. Noch im 17. Jahrhundert lässt sich ein äußerst boshaftes Sprichwort nachweisen: „Wenn das Spital brennt, so siehet man, wie viele Krüppel sind"[4].

Als der Therapie zugänglich erachtete man Störungen im Gleichgewicht der Körpersäfte Blut, Schleim, gelbe und schwarze Galle. Die Vorstellung von der Krankheit bewegte sich in der Theologie und in der Glaubenspraxis zwischen zwei letztendlich widersprüchlichen Polen, einerseits der Auffassung von der Erkrankung als Folge der Sünde, daher als Strafe, und andererseits dem Bild der Krankheit als göttliche Prüfung und damit als Auszeichnung sowie Gnade. Der mittelalterliche bzw. frühneuzeitliche Wortsinn von Krankheit und Siechtum bedarf noch einer definitorischen Erklärung. Nach mittelalterlichem und frühneuzeitlichem Verständnis hat „krank" die Grundbedeutung schwach. Für unser heutiges Wort „krank" wird jedoch bis ins 14. Jahrhundert mittelhochdeutsch „siech" verwendet. In einem langen Übergangszeitraum wurden beide Begriffe beinahe deckungsgleich benutzt. Ein „Siecher" erscheint im Spätmittelalter vor allem dadurch gekennzeichnet, dass er sich nicht auf den eigenen Beinen halten konnte, sondern im Bett liegen musste und unbedingt

---

1 Vgl. zur Thematik 332–337 (Kapitel 4.4.8) und 344–354 (Kapitel 4.4.10).

2 „Over the last decades, dis/ability has come to be perceived as a complex and variable phenomenon that depends on a multitude of personal, situational, social and cultural factors. Recent studies have shown that especially in premodern times, dis/ability affected a great number of people during various phases of their lives, with different durations as well as implications to their daily life and social status"; Frohne, Body in Pain 409–415 (Zitat 409).

3 Dross, Hospital/Krankenhaus 26f.

4 Weiss, Krankenfürsorge 11; Wander, Deutsches Sprichwörter-Lexikon 724.

Pflege benötigte. Viele dieser häufig altersschwachen Personen waren außerdem arm, da sie nicht oder nicht mehr arbeiten konnten, sie verfügten über kein Geld und waren daher nicht in der Lage, eine Spitalpfründe käuflich zu erwerben. Ein *kranker* Spitalinsasse brauchte hingegen in erster Linie menschliche Zuwendung, er war abhängig vom Mitleid und der Barmherzigkeit anderer, also von gelebter Caritas[5]. Diese misericordia, als moralische Kategorie unverzichtbar im christlichen Kanon, fokussierte vornehmlich auf den leidenden Menschen, der soziale, seelische und ärztliche Fürsorge benötigte[6].

Spitäler funktionierten nicht nur als Versorgungsheime für alte, behinderte und mental erkrankte Menschen, sondern auch als „Krankenhäuser" und zwar im Sinne von allgemeinen Spitälern[7] (hospitale pauperum, hospitale infirmorum – pauper und infirmus werden dabei beinahe wortident verwendet), als Sondersiechenspitäler (Leprosen- und Pesthäuser, in späteren Zeiten Blatterhäuser) und als Seelhäuser zur Betreuung von (auch kranken) Fremden. Nicht nur schriftliche Quellen liefern Beweise für diese These, sondern zusätzlich bildliche Darstellungen, wobei die Kranken bevorzugt in einer Halle (z. B. in Brügge) untergebracht waren. Aus hygienischen Gründen siedelten sich größere Spitäler bevorzugt an einem natürlichen oder künstlichen Wasserlauf an, so lag das Bürgerspital in Regensburg direkt an der Donau oder die entsprechende Anstalt in Salzburg an einem Arm des Almkanals. Die wichtigsten Maßnahmen zur Versorgung der Siechen waren in erster Linie hygienischer und diätetischer Art[8]. Die Pflege durch einigermaßen geschultes Personal stand im Spätmittelalter und zu Beginn der Frühen Neuzeit noch im Hintergrund, in kleinen Häusern sorgten ohnedies Mitinsassen für die Kranken. Eine Behandlung im modernen Sinn mit Medikamenten war noch die Ausnahme, lediglich bei Syphilis-Patienten kam das Guajakholz und Quecksilber zum Einsatz[9]. An Heilmittelbedarf lassen sich neben den Holzkrücken sogar für das Jahr 1558 zwei „Augengläser" nachweisen, welche vermutlich der Spitalmeister in Hall/Tirol am dortigen Markt für einen „Patienten" erworben hatte[10].

Mittels der Medikalisierung[11] der sozialkaritativen Anstalten in der Frühen Neuzeit schuf der Rat eine objektivierbare Entscheidungshilfe über die Aufnahme und Abweisung von Hilfesuchenden. Die „Armen" wurden künftig nicht nur beherbergt, sondern erhielten auch eine medizinische Versorgung im Bedarfsfall. Die Kranken sollten geheilt und danach wieder entlassen werden, sofern dies möglich war. Meist gab der Stadtarzt künftig mit seinem Gutachten über die Chancen eines Bewerbers zur Aufnahme in ein Haus wichtige Ratschläge. Dieser Vorgangsweise folgend schuf die Obrigkeit Ordnung in den Spitälern, denn die Kranken wurden bereits nach Kategorien in diverse Anstalten aufgenommen (Lepra, Pest, Syphilis, unheilbar Kranke, Langzeitpatienten etc.) [12].

---

5 Weiss, Krankenfürsorge 9–23, bes. 12; Riha, „krank und siech" 191–193, 197; Hiestand, Kranker König 61f.; Schlenkrich, Sterbestroh 130, 135; Probst, Hospitalwesen 249; Ulshöfer, Spital und Krankenpflege; Kinzelbach, Armut und Kranksein 142 – die Autorin erwähnt auch den Zusammenhang von Armut und Seuchen, ebd. 142.

6 Irsigler, Mitleid 166.

7 Zum Folgenden Ulshöfer, Spital und Krankenpflege 53–56; weiterführend Kinzelbach, Armut und Kranksein 155–157.

8 Vanja, Diätetik; Lobenwein-Weiss, Frühneuzeitliche Hospitalordnungen.

9 Ulshöfer, Spital und Krankenpflege 61–66; Kinzelbach, Armut und Kranksein.

10 Moser, Hall 114.

11 Christoph Friedrich erachtet den Stand der Medikalisierung auch für ländliche Gebiete als weit fortgeschritten; Friedrich, Arzneimittelanwendungen 153.

12 Kinzelbach, Armut und Kranksein 164f.

Wirft man einen Blick auf die Medikamente, die für Frauen, Männer und Kinder verordnet wurden, so fallen aufgrund der überlieferten Kräuterbücher „kalte“ Pflanzen gegen „heiße“ Krankheiten und umgekehrt auf. Kamen teure Heilmittel und extrem aufwändige Rezepturen nur im Ausnahmefall zur Anwendung, so handelte es sich in der Regel um Abführ- und Brechmittel, die den Körper von schädlichen Stoffen reinigen sollten. Überdies nahmen die Patienten Gerb- und Würzstoffe zur Regulierung der Verdauung ein. „Frauenmittel“ sollten die Monatsblutung fördern, doch fanden sich darunter auch wirksame Abtreibungsdrogen (z. B. Petersilie, Raute, Wermut). „Verabreicht wurden die Arzneien [im Mittelalter und in der Frühen Neuzeit] innerlich als Tränke, Pillen, Pulver, Latwergen (musähnliche Zubereitungen), Inhalationen oder Einläufe, äußerlich als Salben, Umschläge oder Badezusätze“[13]. Bekannt war überdies die kräftigende Wirkung von Wein[14], Verwendung fanden auch Bier, Honig und der in Regensburg häufig zur Debatte stehende Karmelitergeist[15]. Bei Wein wurde eine gute Qualität für die alten und kranken Frauen und Männer eingefordert, *da sie sich ohnehin mit sehr geringer kost begnügen müssen, zur eintzigen erquickung und herzstärkung*[16]. Die Versorgung mit Heilmitteln und die Betreuung durch heilkundige Personen erfolgte sehr mannigfaltig, unterschied sich von Spital zu Spital, sodass Generalisierungen unmöglich sind. Zumindest hatten sehr viele, auch kleindimensionierte Häuser bereits eigene Siechen- oder Krankenstuben, in denen die pflegebedürftigen Personen betreut wurden, die erwähnten Medikamente erhielten und vielfach in diesem skizzierten Umfeld sogar verstarben[17].

Verbesserte sich die Versorgung mit Arzneien im Verlauf der Frühen Neuzeit[18], so waren Bader (Medizinalchirurgen) und Ärzte bei Epidemien und seuchenartigem Auftreten von Krankheiten beinahe machtlos. So erkrankten im Frühjahr 1771 in Schloss Sauerbrunn der Verwalter Johann Edler von Klämpfl und elf Pfründner an der sog. hitzigen Krankheit. Obwohl der Bader von Pöls, Johann Georg Wälzl, die Leidenden mit einer eigens hergestellten Mixtur behandelte, starb der Verwalter am 25. Mai d. J. innerhalb von sechs Tagen, sodass seine Witwe, Josepha von Klämpfl zu Rothenturm, die provisorische Hauswirtschaft für mehrere Jahre übernahm. Bereits im März 1771 waren die ersten Patienten verzeichnet worden – insgesamt wurden neun ältere Frauen und Männer Opfer dieser im Spital sich ausbreitenden Erkrankung –, sodass sogar Heilmittel in der Apotheke in Judenburg beschafft werden mussten und der Kreisphysikus Dr. Geyer die Patienten behandelte. Neben der Darreichung von Hausmitteln (Honig, Schwefelblut und Leinöl) mussten die Kranken sich zusätzlich mit Hirschschlitt, vermischt mit Zwiebeln, einschmieren, wobei allerdings jegliche Besserung ausblieb. Der Administrator, der zu Recht um sein Leben fürchtete, berief erneut den Bader von Pöls, der ihn auch zur Ader ließ, wodurch der Körper des Kranken folgewidrig geschwächt wurde. Der Leidende trank überdies alle vier Stunden Kräuterwasser und aß Gerstenschleim, doch die erwähnte *Hitze* konnte nicht mehr besiegt werden. Bader Wälzl orientierte sich nicht vornehmlich an den antiken Autoren und behandelte als Vorsorgemaßnahme auch die gesunden Spi-

---

13 Riha, Artzneyen 333–336; allgemein Schenda, Gut bei Leibe.

14 Weiss, Krankenfürsorge 16.

15 Neumaier, Pfründner 360f.

16 StLA, WStA 5, K. 24, Nr. 783 Punkt 7, Bericht der Landesicherheitshofkommission, Vorschläge zur Verbesserung im Armenhaus Graz, 1754 April 2.

17 Ohngemach, Spitäler 287; Ströbele, Rottenburger Spital 92f.; allgemein Jütte, Ärzte, Heiler und Patienten.

18 Vgl. dazu ausführlich Mendel, Alltagsgeschichte.

taler, um eine Ansteckung zu unterbinden. Die Kosten für die Medikamente des Baders erwiesen sich nach Abklingen der Epidemie als exorbitant, denn Wälzl forderte die hohe Summe von 253 fl. und 23 xr., von denen jedoch nach Rücksprache mit der Grazer Buchhaltung nur 160 fl. ausbezahlt werden durften. Um die Behandlung der Kranken im Spital zu Sauerbrunn zu verbessern, bestallte die Behörde künftig den Bader(-Chirurgen) zu Pöls, der als Lohn jährlich 24 fl. und drei Metzen Korn erhielt[19]. Aufgrund der Größe des Hauses in Sauerbrunn arbeitete eine Pfründnerin als Krankenpflegerin[20] und kontrollierte überdies die Einnahme der verordneten Medikamente. Als diese im Sommer 1779 starb, bemühte sich die Grazer Behörde sofort um die Neuaufnahme einer geeigneten Person, welche am 15. September in Gestalt von Maria Jezin ihren Dienst antreten sollte. Diese konnte allerdings die geforderten 30 fl. als Aufnahmegebühr nicht erlegen, sodass im April 1780 mit Gertraud Numer ein Ersatz gefunden wurde[21].

War es möglich, in Spitälern und frühen Krankenhäusern Apotheken einzurichten[22], so betätigten sich diese auch im Verkauf „über die Gasse“, wovon die städtischen Einwohner profitierten. In der Einrichtung des Grazer Armenhauses betrug der Ertrag aus privaten Verkäufen im Jahr 1752 immerhin 316 fl. 40 xr. Franz Bärtlmee Koßner lieferte Medikamente außerdem an das Waisenhaus, das Bürgerspital, das Zuchthaus, das Kleine Lazarett[23] und an verschiedene Stiftungen. Für die Insassen des Armenhauses wurden im Berichtsjahr 318 fl. 1 xr. ausgegeben, eine relativ kleine Summe, wenn man bedenkt, dass in dieser Anstalt meist mehr als 200 Frauen, Männer und Kinder wohnten und lebten[24]. Im Grazer Bürgerspital hingegen machten die Ausgaben für die Medikamente um 1750 einen beträchtlichen Teil des Anstaltsbudgets aus[25].

Waren die Spitalverwalter und -meister angehalten, für die Insassen günstige Arzneien zu besorgen, z. B. die sog. Bettlersalbe, welche aus Kräutern bestand und sich in einer Klagenfurter Rechnung des Jahres 1775 mit 24 xr. nachweisen lässt (im Gegensatz dazu wurden für den Rauchfangkehrer zehn Gulden ausgegeben)[26], so zeigten sich dennoch

---

19 StLA, WStA 13, K. 69, Nr. 265, Untersuchung durch Kreishauptmann Joseph Freiherr von Jöchlinger im Schloss Sauerbrunn, 1771 Juni 8; ebd. Nr. 275 Baderkosten, 1772 Juni 22; ebd. Nr. 277 Bestallung für das Spital, 1772 Dezember 21.

20 Zum Thema Vanja, Aufwärterinnen; Watzka, Gesundheitsversorgung 195, 197.

21 StLA, WStA 13, K. 71, Nr. 310, Peter Anton Schäbl an das Innerösterreichische Gubernium, 1779 September 8; ebd. Nr. 314, Peter Anton Schäbl an das Innerösterreichische Gubernium, 1780 April 6. In Maria Zell erhielt um 1750 der alte Spitalmeier für seine Krankenwärterdienste zwei Gulden – StLA, RuK, Sach 27 I, K. 400, Spitalrechnung Maria Zell 1751, fol. 512r–519r.

22 Weiss, St.-Johanns-Spital 150. Seit 1753 gab es in dieser Anstalt eine öffentliche Apotheke, die nicht nur der Versorgung der Spitalsbedürfnisse diente, sondern darüber hinaus der Allgemeinheit zugänglich sein sollte.

23 StLA, WStA 26, K. 146, Nr. 87, 1755 April 18.

24 StLA, WStA 5, K. 29, Nr. 1380, Franz Bärtlmee Koßner, Provisor der Armenhausapotheke Graz, an die Hofkommission, undatiert, 1753 Mai; ebd. Nr. 808, Landessicherheitshofkommission an die beiden Hofkommissionsräte Graf von Rosenburg und Herrn von Prunnerstein, 1754 Juni 11.

25 Watzka, Arme, Kranke, Verrückte 77. Zwischen 1708 und 1720 fungierte ein städtischer Apotheker als Spitalmeister des Grazer Bürgerspitals. Man darf davon ausgehen, dass diese Verbindung der beiden Tätigkeiten Auswirkungen für den Zugang der Insassen zu Fachmedizin nach sich zog; ebd.

26 KLA, Ständisches Archiv (AT-KLA 207), C Akten, Abt. 1, Sch. 263, fol. 404r–423v, Rechnung des Bürgerspitals Klagenfurt 1775. Zur Frage der Kosten vgl. Scheutz–Weiss, Spital als Lebensform 956 [2], Instruktion für den Arzt zu St. Marx (Bürgerspital 1707) – *auch dahin sechen, damit die patienten soviel möglich, auß dem fundament curirt werden, damit selbige dem armen hauß nicht zum öfftern über dem halß komben unndt mehrere unkosten verursachen.*

die Verantwortlichen an der Qualität der Medikamente interessiert[27]. Schon die Spitalordnung für das Wiener Hofspital vom 4. Mai 1551 formulierte diesen Anspruch deutlich und klar: *Hieneben wellen wir, das die recept in der pessten apotegkhen einen allhie geschickht werden unnd soll phisicus unnd wundarzt mit hohem vleiß beim apotekher darob sein unnd halten, das die erzney, trannckh unnd annders zu rechter zeit frisch, guet, gerecht, wie es der phisicus unnd wundarzt ordnen, unnd die khrannckhen durch ihren unfleiß oder verzug mit nichten verkhürzt noch aufgezogen werden, wo sy aber in der apoteckhen unfleiß, mangl unnd verzug befinden, den sy nit abstellen khünten, sollen sy daßelb dem superintendenten zeitlich anzaigen, die werden weitter wißen einsehung fürzunemen*[28]. Um Fehler bei der Arzneigabe zu verhindern, sollten diese im Wiener Hofspital auf einer schwarzen Tafel, die in der jeweiligen Stube aushing, verzeichnet werden[29]. *Materialien, pflaster unnd andere medicinen*, die in Wien im Materialiengewölbe oder der Spitalsapotheke besorgt wurden, durften im Bürgerspital nur bei den *armen schadthafften* Verwendung finden, „Fremde" (von außerhalb des Hauses) blieben von einer medikamentösen Behandlung zu Beginn des 18. Jahrhunderts noch ausgeschlossen[30]. Um die Dienstvorschriften für den Apotheker-Provisor nicht in Vergessenheit geraten zu lassen, legte die Behörde im April 1707 eine entsprechende Instruktion vor, die es – zumindest der Norm nach – einzuhalten galt[31]. *Allerhandt plummen und kreitlwerch* züchtete der Bürgerspitalgärtner spätestens seit der zweiten Hälfte des 17. Jahrhunderts im eigenen Garten *yber der schlagpruckhen im untern Wörth*. Diese Maßnahme diente nicht nur der Qualitätskontrolle, sondern vornehmlich der Einsparung von zusätzlichen Kosten[32]. Dieses Oszillieren zwischen Anspruch und wirtschaftlicher Finanzierbarkeit war noch Ende des 18. Jahrhunderts Thema, wobei die *pflegung der kranken* zwar als *das heilsamste institut für die nothleidente menschheit* interpretiert und gesehen wurde, die Bezahlung der Arzneikonten aber oft sehr zögerlich erfolgte[33].

Fragt man nunmehr nach der Grundausstattung der Apotheken, so lässt sich diese Frage hinsichtlich der Grazer Einrichtung, die 1726 ihren Anfang nahm, eindeutig beantworten. Die Jesuiten hatten eine eigene Apotheke geführt und gaben mindestens 18 *kopfkörb* an einschlägigem Inventar, wie etwa Tiegel, Büchsen, Gläser, Schubladen etc., ab, die von im Armenhaus lebenden Frauen transportiert wurden. Weitere 8 *kopfkörb* wurden vom Magister Sanitatis Johann Caspar Sonnreich beigesteuert, deren Inhalt und Wert sich auf insgesamt 34 fl. belief[34].

Die Versorgung mit Arzneien und medizinischer Obsorge dürfte in den Grazer Spitälern im Verlauf des 18. Jahrhunderts nicht reibungslos verlaufen sein. Schwerkranke Patienten – u. a. eine Frau mit einem brandigen Fuß, deren Krankheit tödlich enden sollte – führten im Kleinen Lazarett Klage, dass der zuständige Baderchirurg Johann Kiener, welcher von der Hofkammer mit 40 fl. entlohnt wurde, die Erkrankten ihrem

27 Ebd. 388 [19] (Hofspital Wien 1551).

28 Ebd. 391 [32].

29 Ebd. 392 [37]; Nowotny, Wiener Hofspital 22f.; Weiss, Krankenfürsorge 17.

30 Scheutz–Weiss, Spital als Lebensform 957 [8], 957 [5] (Bürgerspital Wien 1707).

31 Ebd. 968–972, Instruktion für den Bürgerspital-Provisor (Bürgerspital Wien 1707).

32 Ebd. 1003f., Instruktion für den Bürgerspital-Gartner des Bräuhauses (Bürgerspital Wien 1677).

33 Ebd. 773 [11], Instruktion für den Herrschafts-Spitalpfleger (Schiferschen Erbstift Eferding 1793).

34 StLA, WStA 5, K. 23, Nr. 642, Pro Memoria, 1752 April 7; ebd. K. 24, Nr. 793, Pro Memoria, undatiert, vermutlich um 1752. Im 19. Jahrhundert wurden das Armenhaus und das allgemeine Krankenhaus von der Stadtapotheke versorgt; Huber-Reismann, Krankheit 344.

Schicksal überließ: [...] *denen weibern, die sich hirzu gebrauchen lassen, das verbinden alleinig überliesse und aufbürdete; anbey doch aber auch die nöthige instrumenten zu händen gebete, als nemblich ein zängl, darmit die würmer aus dem schaden zu ziehen; eine schäre, das wilde fleisch, und haut hinweg zu schneiden; dann ein lancet, die capai oder fetzen in die wunden hinein zu schieben; verbinde aber wohl er selber niemahlen. Denen wenigen weibspersohnen aber, die sich hierzu gebrauchen lassen, weillen deren nur 3 oder 4 seynd, schon unpässlichkeiten, wegen üblen geruch, zugestossen*[35]. Da nicht nur einige Frauen im Lazarett an Krankheiten litten, sondern auch die Lazarettmutter darniederlag und ebenfalls nicht betreut wurde, übermittelte die Behörde dem Baderchirurgen die Entlassung aus seiner Bestallung[36]. Schon sein Vorgänger im Amt, Joseph Friedl, von der Ausbildung her Barbier, hatte ohne Erlaubnis des Gewerbes, außerhalb des Armenhauses Patienten behandelt. Als maßgeblichen Grund gab er die geringe Entlohnung und die fehlende Möglichkeit an, Ersparnisse anzulegen; die Bitte um ausreichende Besoldung dürfte bei der Behörde dennoch ohne Ergebnis verhallt sein[37]. Im Grazer Armenhaus lassen sich 1745 ebenfalls skandalöse Zustände nachweisen, denn der Apotheker Ignaz Wästl betrank sich regelmäßig außer Haus, sodass er seine Tätigkeit nicht zur Zufriedenheit erledigte. Auch sein Nachfolger Caspar Traxler wurde, wie dies zeitgenössisch hieß, wiederum aus erheblichen Ursachen entlassen[38]. Ob die Bestallung eines studierten Mediziners im Armen- und Zuchthaus, der zwei Mal wöchentlich gegen eine Bezahlung von 50 fl. jährlich die Häuser besuchten musste, zu einer Besserung der Situation beitrug, lässt sich gegenwärtig noch nicht entscheiden[39]. Die jeweiligen Bediensteten mussten bereits zuvor vonseiten eines Arztes geprüft werden[40].

Aufschlüsse über die kleine Apotheke des Grazer Armenhauses liefert ferner das Inventar des Jahres 1740, das neben der Grundausstattung von 1726 u. a. sechs medizinische Schriften aufweist[41]. Im August 1749 stellte der Magister Sanitatis Johann Caspar Sonnreich die Behauptung auf, er hätte im Gründungsjahr 1726 das Corpus medicinae für die Apotheke angeschafft, ohne dafür eine Rechnung vorlegen zu können. Dafür sei ihm eine ordentliche Bestallung versprochen worden, die sich jedoch nicht realisieren ließ. Angeblich hätte er nunmehr das medizinische Werk um 900 fl. an das Dominikanerkloster verkaufen können. Da er keine fixe Bestallung hatte, drohte ihm nach Eigenaussage der Notstand, denn er durfte nur die Totenbeschau in den Spitälern ausüben. Für das erwähnte Werk ersuchte er nun um die Bezahlung von „üppigen" 852 fl.[42].

---

35 StLA, WStA 26, K. 146, Nr. 100, Pro Memoria, undatiert, Jänner 1756; vgl. Aumüller, Die Hohen Hospitäler Hessens 128.

36 StLA, WStA 26, K. 146, Nr. 102, Entlassung des Chirurgen Kiener aus seiner Bestallung, 1756 Mai 7.

37 StLA, WStA 5, K. 24, Nr. 792, Joseph Friedl, Chirurg im Armenhaus, an die Landessicherheitskommission, 1754 Mai 10.

38 StLA, WStA 5, K. 22, Nr. 482, ex Commissione, 1745 Mai 28; ebd. Nr. 497, Entlassung des Apothekers Ignaz Wästl, 1746 Juni; ebd. K. 23, Nr. 531, Indienststellung des Apothekers Johannes Wenceslaus Meisl, 1748 Mai 6.

39 StLA, WStA 5, K. 23, Nr. 541, Bestallungskontrakt für Dr. Gregor Mensurati im Armen- und Zuchthaus, 1749.

40 StLA, WStA 5, K. 22, Nr. 450, Bewerbungen um die Stelle eines Apothekers im Grazer Armenhaus, 1741 August 8.

41 StLA, WStA 5, K. 22, Nr. 435 ½, Inventar des Grazer Armenhauses nach dem Tod des Verpflegskommissars Johann Andree Caesar, 1740 Juli 7.

42 StLA, WStA 5, K. 23, Nr. 548, Vergütung des *Corpus medicinae* für den Magister Sanitatis Johann Caspar Sonnreich, 1749 August.

Trotz des mehrfachen Hinweises auf die geringfügige Bedeutung der Armenhausapotheke beliefen sich die Ausgaben für die zugestellten Materialien und die Bezahlung des Apothekers (je 100 fl. jährlich) von 1746 bis 1749 immerhin auf fast 3.200 fl., der negative Rechnungsrest betrug knapp 190 fl., d. h. es konnte zeitweise nicht ausgeglichen bilanziert werden. Die Misere dürfte das Apothekerehepaar mitausgelöst haben, denn Ignaz Schwarzmayr war meistens bis spät nachts außer Haus, der Apothekergehilfe erledigte den „Job" und die Frau steckte das eingenommene Geld bloß ein, ohne es *in die budl oder in das darzue gehörige lädlein* zu deponieren. Außerdem holte sie sich im Geschäftsgewölbe ungeniert und ohne Bezahlung teure Gewürze, wie etwa Safran oder Muskat. Der Laborant wurde daher ins Spital berufen, um den Wahrheitsgehalt zu bestätigen und er sagte, die Apothekerfamilie koche und speise äußerst delikat[43]. Aufgrund dieser Delikte ist es nachvollziehbar, dass bei der Amtsübernahme die hohe Summe von 500 fl. hinterlegt werden musste, ein Eid abzuleisten war und eine personalisierte Dienstinstruktion, welche die Abwesenheit von der *officin* unterband und eine genaue Journalführung über die Aus- und Einnahmen verlangte, übergeben wurde[44]. Um den Lehrlingen des Apothekerfaches jegliche Bewegungsfreiheit zu nehmen, mussten sie sich zu Treue verpflichten, außerdem waren Kontakte zu Frauen verboten und ein Ausbleiben über Nacht stand nicht zur Debatte[45]. Nach Beendigung der Lehrzeit erhielten sie in der Funktion des Laboranten 36 fl., um damit ein sehr bescheidenes Leben fristen zu können[46]. Im Frühjahr 1756 visitierten der Mediziner Gregor Mensurati und der Apotheker Anton Menrad Fetzer die Armenhausapotheke, wobei sich als Befund ergab, dass viele notwendige Materialien und Medikamente fehlten, denn der „Apothekerjunge" hatte das Geschäft alleine führen müssen. Dieser durfte jedoch keine Einkäufe tätigen oder *composita* zubereiten. Die Empfehlung an Mathias Steinwander lautete daher, Waren im Wert von 400 bis 500 fl. neu anzuschaffen, wofür die Genehmigung am 26. Juni 1756 vorlag[47]. Um die vermehrte Arbeit bewältigen zu können, wurde die Position des zweiten Mitarbeiters aufgewertet und künftig statt eines Lehrlings ein Laborant beschäftigt, der, um diesen Posten attraktiver zu gestalten, auch im Armenhaus verköstigt werden sollte[48].

Obwohl die Grazer Behörden bemüht waren, die Effizienz und die Leistungsfähigkeit der Armenhausapotheke zu steigern, so war der Apotheker bei schweren Erkrankungen

---

[43] StLA, WStA 5, K. 24, Nr. 794, Ausgaben für Medizin aus der Hausapotheke des Armenhauses, 1746–1749. In den Jahren 1755 bis 1758 erwirtschaftete man an Einnahmen 3.407 fl. 8 xr., die Ausgaben beliefen sich hingegen nur auf 2.597 fl. 16 xr., d. h. die Armenhausapotheke war wirtschaftlich saniert worden; ebd. K. 29, Nr. 1420, Erträge und Ausgaben der Armenhausapotheke, 1755–1758.

[44] StLA, WStA 5, K. 25, Nr. 973, Kaution für Matthias Steinwander, 1755 Dezember 12; ebd. K. 26, Nr. 990, Jurament, undatiert, 1755 November – Schaden und Nachteil waren von der Apotheke abzuwenden; ebd. Nr. 993, Dienstinstruktion für Mathias Steinwander, 1756 Jänner 9; Nr. 998 Erlegung von 500 fl. als Provisor der Armenhausapotheke, 1756 Jänner 13.

[45] StLA, WStA 5, K. 26, Nr. 974, Kontrakt zwischen Franz Bartlme Kasser, Provisor der kaiserlich-königlichen Hofkommissionsapotheke im Armenhaus und Johann Kiener, kaiserlicher und landschaftlicher Chirurg in Graz, 1755 Mai 18, § 3 und 16.

[46] StLA, WStA 5, K. 26, Nr. 1011 – der Hausmeister des Armenhauses sollte dem Laboranten künftig die doppelte Portion (in Summe 36 fl.) ausbezahlen, 1756. Bereits ein Jahr später klagte der Apothekerprovisor, dass sein Laborant Georg Fenster mit einer Bezahlung von sechs Kreuzern täglich nicht anständig leben könnte (ca. 36 fl.); ebd. K. 28, Nr. 1262, Johann Sebastian Sebner an die Hofkommission, 1757 September 24.

[47] StLA, WStA 5, K. 26, Nr. 1061, Genehmigung für den Ankauf von Apothekerware in der Höhe von 400 fl., 1756 Juni 25.

[48] StLA, WStA 5, K. 26, Nr. 1107, Extrakt aus dem Gutachten der Landessicherheitshofkommission, 1756 September 3.

der Frauen, Männer und Kinder im Armenhaus mit seinem sprichwörtlichen Latein rasch am Ende. Die 84-jährige „Sektiererin" Barbara Stailbacherin, die im Juli 1756 per Schub in das Armenhaus kam, um dort überwacht und religiös instruiert zu werden, litt im Herbst dieses Jahres an Fieber[49] und war aufgedunsen. Trotz der Behandlung der Patientin mit den regulären Arzneien starb sie gegen Mitternacht des 2. November 1756. Der Benefiziat des Hauses, welcher offenbar die „seelische Erkrankung" als problematischer als das Lebensende ansah, setzte durch, dass die alte Frau nach christ-katholischem Ritus mit den Sterbesakramenten versehen wurde[50]. Wer hingegen ohne dauerhafte Aufenthaltsgenehmigung im Grazer Armenhaus „strandete", wurde auch bei schwerwiegenden gesundheitlichen Problem auf einem Wagen sitzend oder liegend, um überhaupt die Schmerzen physisch aushalten zu können, an seinen Heimatort verschoben. Verpflichtend war jedoch die medizinische „Kontrolle" des Arztes, der zwei Mal pro Woche in die Anstalt kam und gelegentlich einen Feldscher beizog[51], und die Versorgung durch den örtlichen Apotheker[52].

Obwohl das Grazer Armen- und Zuchthaus in seinen Räumen keineswegs die bürgerliche Schicht beherbergte[53], war die medizinische Betreuung und die Versorgung mit Medikamenten im 18. Jahrhundert auffällig gut, ein Befund, der sich für das Bürgerspital in Klagenfurt im Vergleichsraum nicht bestätigen lässt. Der zuständige Mediziner Dr. Johann Michael Waschgiera (tätig bis zu seinem Tod 1753) hatte sich zu Ende seiner Amtszeit von einer Ausnahme abgesehen, da er die Köchin behandeln musste, nie im Haus blicken lassen, wie sich anhand von Aussagen der Spitaler nachweisen lässt. Die Frau des Verwalters pflegte und versorgte gemeinsam mit der Krankenwärterin die Kranken in den Pfründnerstuben und reichte auch Hausmittel sowie Arzneien, doch starben die Hausbewohner ohne jegliche ärztliche Betreuung[54]. Eine Trennung der Gesunden von den Kranken in abgesonderten Zimmern dürfte erst in den 1830er Jahren realisiert worden sein[55]. Im März 1808 kümmerten sich zumindest zwei geeignete Pflegerinnen um die Bedürfnisse der Patienten, die unter anderen auch Franz Weiß, einen bürgerlichen Fleischhauer, zu versorgen hatten. Um seine Wunden zu verbinden und vermutlich Salben aufzutragen, wurden allerdings vier Personen benötigt, *die ihn in lüften halten müssen, denn er ist ganz lam an handen und füßen, und kein theil seines leibes ist wundenfrey, überdies sind bey 16 kranke im spittale, die mit wäsche, kost und allen medikamenten von den krankenwärterinnen verpflegt werden. Wie würde es mit dem spittal oder dessen armen kranken menschen aussehen, wenn eine oder andere dieser 2 tauglichen krankenwärterinnen oder beide zugleich erkranken, alle arzneymittel wieder fruchtloß und die krank darniederliegenden dem traurigsten schicksale überlassen seyen*[56]. Eine ähnliche Problematik lässt sich für das

49 Erläuternd Schlenkrich, Sterbestroh 135.

50 StLA, WStA 5, K. 26, Nr. 1093, *Pro Memoria* an die Armenhauskommission, 1756 Juli 22; K. 27, Nr. 1131, Pro Memoria an die Hofkommission, 1756 November 3. Vgl. Aumüller, Die Hohen Hospitäler Hessens 116.

51 StLA, WStA 5, K. 27, Nr. 1197, Bestallungskontrakt für Dr. Georg Gunzinger, 1757 Mai 6.

52 StLA, WStA 5, K. 27, Nr. 1135, Schreiben an den Kreishauptmann, 1756 November 13.

53 Huber-Reismann, Krankheit 343.

54 KLA, Ständisches Archiv I (AT-KLA 207), C Akten, Abt. Sch. 256, Fasz. 6, Bericht des ehemaligen Spitalmeisters Max Anton von Schurian, vermutlich 1753, fol. 1^r–2^v.

55 KLA, Ständisches Archiv III, Sch. 258, 1836 Nr. 11, Antrag zur Herstellung von zwei Krankenzimmern im Klagenfurter Bürgerspital, 1836 August 24.

56 KLA, Stadtarchiv Klagenfurt I (AT-KLA 207), Akten, Fasz. 982/2 i, Bericht an die Verordnetenstelle, 1808 März 4; Weiss, Unglück 220f.; vgl. für Hall in Tirol Moser, Hall 112.

Bürgerspital in Salzburg nachweisen, wo die Pfründner um 1790 kein Vertrauen in den alten Baderchirurgen und den betagten Arzt hatten, sodass sie häufig den Empfang der (Sterbe-)Sakramente verlangten, wie sogar der zuständige Pfarrer kritisierte. Zumindest stand ein eigenes mit Betten ausgestattetes Zimmer für die Verpflegung der Patienten zur Verfügung, die Medikamente wurden kostenlos abgegeben. Das Krankenzimmer fand allerdings keinen großen Anklang, denn in diesem arbeitete nur eine Person, in den allgemeinen Stuben hatten die jeweiligen Bettnachbarn die Verantwortung. Ansteckende Kranke schob die Leitung möglichst rasch in das nahe gelegene Leprosenhaus ab[57]. Im Bürgerspital Leoben in der Steiermark hingegen lässt sich bereits um 1695 die Trennung zwischen Alten-, Behinderten- und Krankenpflege beobachten, denn relativ früh setzte sich die Spitalleitung für eigenständige Bereiche ein[58].

Traten in der Frühen Neuzeit viele Menschen in das Spital ein, da sie im Alter und in der Krankheit auf Unterstützung und medizinische Betreuung hofften, so erfüllte sich letztere Forderung nicht immer[59]. Häufig kamen günstige, bisweilen durchaus wirksame Hausmittel zur Anwendung, teure Medikamente aus den Stadtapotheken oder aus einer gelegentlich geführten Hausapotheke belasteten rasch das ohnedies knappe Budget der meisten „österreichischen" Spitäler. Dennoch – der vorgelegte Befund bleibt oberflächlich und disparat, denn bisher wurde keine lokale Spitalapotheke in (medizin-)historischer Hinsicht oder Spitalrechnungen systematischer auf diesen Aspekt hin untersucht[60].

---

57 Stadler, Generalvisitation 148, 151, 154, 158.

58 Huber-Reismann, Medizinische Versorgung 47.

59 Mayer, Hilfsbedürftige 191f.; Czeike, Wiener Apotheken 26f.

60 Als Vergleich die Studie für das Hohe Hessische Spital in Haina (1732–1800): Mendel, Alltagsschichte bes. 455–467. Von Interesse ist auch der entsprechende Beitrag zu Merxhausen: Friedrich, Arzneimittel 139–159.

10. Frühneuzeitliche Spitäler im „österreichischen" Raum – Spitaltypen, Insassen, Organisationsformen. Ein Resümee

„Hospital [Lat. für Gastfreundschaft] oder Spital, ist dasjenige mit Vorwissen der Landes-Obrigkeit aufgerichtete und mit schönen Einkünfften versehene Gebäude, in welches diejenigen, welche in tieffer Armuth, hohem Alter, oder sonst mit schwerer Leibes-Kranckheit der Maßen beladen, daß sie nicht mehr arbeiten und dienen können, eingenommen, und soll darinnen auch vornemlich auf die einheimische gesehen werden, wie wohl an Theils Orten verstattet wird, daß gegen ein gewisses Geld sich andere einkauffen können"[1]. Das „Grosse Vollständige Universal-Lexicon Aller Wissenschaften und Künste" von Johann Heinrich Zedler (1705–1751) bietet 1739 eine breite Charakterisierung der jahrhundertealten, in die Antike und das Frühmittelalter zurückreichenden Institution Spital: ein Gebäude, Einkünfte zum Unterhalt des Hauses, Alters-, Armuts- sowie Krankenversorgung und große regionale Unterschiede bei der Auswahl der Insassen werden als begriffskonstitutiv angeführt. Der Landesfürst bzw. die lokale weltliche wie kirchliche Obrigkeit muss zudem um die Gründung bzw. den Erhalt des Spitals genau Bescheid wissen. Diese Definition des 18. Jahrhunderts spiegelt gut die Differenz zur Gegenwart, wo Spitäler (im Sinne von Krankenhäusern) eben keine Alters- oder gar Armutsversorgung mehr sind, sondern Kliniken zur medizinischen Behandlung von akut Kranken darstellen. Spitäler in der Vormoderne lassen sich bei großer Unschärfe im Detail und einem großen regionalen Spektrum allgemein als eine räumlich-bauliche Verortung sozialer Fürsorge verstehen, wobei die Versorgung der Insassen meist längerdauernd war[2].

Die Bandbreite der frühneuzeitlichen Spitäler ist beachtlich, sie reicht mit typologischen Schattierungen von den großen französischen Hôtels-Dieu, dem Pariser Hôtel des Invalides, den nach dem Vorbild des Pariser Hôtel des Invalides eingerichteten Allgemeinen Krankenhäusern der Habsburgermonarchie, den Gebär- und Findelhäusern[3], den Waisenhäusern[4], den schwimmenden Feldspitälern in Ungarn[5] hin zu kümmerlichen kleinstädtischen Armenhäusern, den Leprosorien und den kleinstädtischen Bürgerspitälern. Spitalforschung findet in einem multi- und interdisziplinären Spannungsfeld von Armutsforschung, der Erforschung von Sozialversicherungsmodellen, der Architektur-, der Sozial-, der Rechts-, der Konfessions- und der Stadtgeschichte – um nur die augenfälligsten Berührungspunkte zu anderen wissenschaftlichen Disziplinen zu nennen – statt. Erschwert wird eine zeitgemäße Synthese trotz der erfreulichen Fülle an Einzeluntersu-

---

1 Art. „Hospital", Zedler, Universal-Lexicon 13 Sp. 971.

2 Matheus, Einleitung VIII; Rotzoll–Eckart, Hospital Sp. 651f.

3 Als breitangelegte Fallstudien für Österreich Pawlowsky, Wiener Findelanstalt; Hilber, Institutionalisierte Geburt.

4 Als breiter Überblick für der Heilige Römische Reich Schloms, Institutionelle Waisenfürsorge.

5 Krász, From Home Treatment 458–462.

chungen vor allem durch das Fehlen von komparatistischen Arbeiten[6] und durch den Mangel an übergreifenden Darstellungen zu den europäischen Spitälerlandschaften[7]. Fragen nach regionalen Sonderentwicklungen oder einem gesamteuropäischen Zug der Spitalgeschichte werden erst im letzten Jahrzehnt zwar verstärkt gestellt – viele offene Forschungsfragen und eine unzureichende Vernetzung der Forschung erschweren dem Spitalhistoriker gegenwärtig aber noch das Leben.

Der vorliegende, quellenmäßig vor allem auf Spitalordnungen, Instruktionen, Inventaren, Spitalrechnungen und Spitalakten gründende Band unternimmt eingangs den Versuch, eine Spitaltypologie zu entwerfen, die den österreichischen Verhältnissen in großen Teilen entspricht, wobei allerdings die Kloster- und die Militärspitäler weitgehend ausgeblendet blieben. Angesichts der nahezu hydraartigen Vielgestaltigkeit der multifunktionalen Spitäler in der Vormoderne stellte eine derartige Typologie eine wichtige, wenn auch problembehaftete Näherung an das Thema dar. Folgt man dem vom Soziologen und Historiker Carlos Watzka für die frühneuzeitliche Steiermark entworfenen Modell auf einer Datengrundlage von 80 erfassten Spitälern, so kann man frühneuzeitliche Spitäler typologisch nach ihrer Trägerschaft („Gemeinde“, weltliche/geistliche Grundherrschaft bzw. eine Kombination daraus; Stiftung/Bruderschaft und Landesfürst) und nach ihrer Insassenzahl in verschiedene Typen bzw. Größenklassen einteilen. Bezüglich der Trägerschaft ergab sich, dass rund die Hälfte der meist kleinen, steirischen Spitäler (46 Spitäler) entweder von Markt- und Stadtgemeinden getragen wurden; nur zwölf bzw. zehn wurden von weltlichen bzw. geistlichen Grundherrschaften geleitet[8]. Im Regelfall waren die wenigen landesfürstlichen Spitäler in der Steiermark deutlich größer, besaßen eine relativ komplexe Organisationsstruktur, wiesen eine schriftliche Organisationsnorm auf, besaßen zahlreiches Personal und die Insassenschaft wurde zum Teil durch Zwang (Bettler, Randgruppen etwa im Armenhaus) zusammengetrieben. Das Gros der meist ins Mittelalter zurückreichenden Spitäler wies in der Steiermark eine schlanke Organisationsstruktur auf, die Personalgröße lag im Durchschnitt bei fünf Personen, die versorgte Zielgruppe der Insassen erwies sich als ein „multifunktionales“ Personengemenge aus behinderten Menschen, Alten, Kranken und etwa Waisen. Bezüglich der Insassenzahlen lassen sich nach Watzka „winzige“ (ein bis drei Insassen) von einer größeren Anzahl von „kleinen“ (vier bis acht Insassen) und „mittleren“ Spitälern (neun bis 15 Insassen) trennen. Die „großen“ (16 bis 32 Insassen) und die „sehr großen“ Spitäler (mehr als 33 Insassen) – meist stand der Landesfürst organisatorisch dahinter – waren selten[9]. Während kleine Spitäler vor allem von Dörfern und Märkten betrieben wurden, lassen sich bei den „mittleren“ und „großen“ – wenig überraschend – vor allem Märkte und die größere Zahl an österreichischen Kleinstädte der Frühen Neuzeit ausmachen.

Der für das frühneuzeitliche Erzherzogtum Steiermark von Carlos Watzka gebotene Befund scheint auch bezüglich der deutschen Erblande und des Erzstiftes Salzburg in der Frühen Neuzeit belastbar. Die österreichischen Spitäler versorgten meist weniger als 20 weibliche und männliche Insassen, die meisten Insassen scheinen aus der näheren Um-

6 Als neuere regionalgeschichtliche Beispiele Mandry, Armenfürsorge; Crabus, Fürsorge und Herrschaft oder im überregionalen Vergleich etwa Frank, Heilsame Wortgefechte.

7 Vorbildlich Pauly, Peregrinorum [...] receptaculum, für Leprosorien Uhrmacher, Lepra; Funktions- und Strukturwandel; Sozialgeschichte mittelalterlicher Hospitäler; Europäisches Spitalwesen; Quellen zur europäischen Spitalgeschichte.

8 Watzka, Typologie 346f.

9 Ebd. 350.

gebung gekommen zu sein. Zeitlich lässt sich für den gesamtösterreichischen Untersuchungsraum konstatieren, dass sowohl Bürgerspitäler als auch Leprosenhäuser mit einem feststellbaren Entstehungsdatum ab dem 13. Jahrhundert zu den frühesten Spitaltypen im Untersuchungsraum zählten, dann folgten ab dem 14. Jahrhundert Bruderhäuser, ab dem 16. Jahrhundert verstärkt Herrschaftsspitäler und Waisenhäuser, ab dem 17. Jahrhundert mit den Barmherzigen Brüdern erste „Krankenhäuser" und schließlich im 19. Jahrhundert sog. Versorgungs- und Armenhäuser[10]. Widerborstig zu dieser hier idealtypisch vorgestellten Chronologie an Spitaltypen verhalten sich die ab dem 16. Jahrhundert auftretenden Pestspitäler, die einerseits als Akutspitäler gegründet wurden, andererseits in pestfreien Zeiten als Armenversorgungsanstalten oder als Nebenbetriebe der Bürgerspitäler galten. Im Regelfall bestand also seit dem Hoch- oder Spätmittelalter in vielen Städten/Märkten ein so genanntes, meist im Mittelalter vor der Stadt (seltener in der Stadt) gelegenes „Bürgerspital", das institutionell von einem den akut Erkrankten gewidmeten Sondersiechenhaus und etwa einem „Seelhaus"/„Pilgerhaus" für die Beherbergung von verarmten Dienstboten, Bettlern und Pilgern flankiert wurde. Abhängig von der Größe der dörflichen/städtischen Agglomeration wurde dieses Schema dann abgewandelt. Auffällig erscheint auch, dass die sog. Herrschaftsspitäler, also meist von Adeligen gegründete Spitäler für Dienstboten und „mühselig" gewordene Grunduntertanen, ab dem 16. Jahrhundert zunahmen.

Neben den Bürgerspitälern bildeten sich im Hoch- und Spätmittelalter weitere Typen aus. Allein in der Steiermark stieg beispielsweise die Zahl der Spitäler zwischen 1500 und 1750/55 von 61 auf 97 Spitäler[11] – die Pauperisierung der vor allem im 18. Jahrhundert gewachsenen Bevölkerung, die Gründungswelle der vom Adel etablierten Herrschaftsspitäler und eine Gründungswelle an landesfürstlichen Institutionen schlagen zu Buche. Spitäler waren multifunktional, aber es lassen sich dennoch einige Idealtypen scheiden: Die an Fernstraßen, am Anstieg zu Alpenübergängen oder auf der Passhöhe situierten und häufig von den umliegenden Gemeinden gemeinsam finanzierten Weghospize – die Bezeichnung Hospiz wird regional für unterschiedliche Typen verwendet – dienten der vorübergehenden Unterbringung von Reisenden. Meist betrieben kongregationsähnliche Laiengemeinschaften diese Häuser, ein eigener Priester versah in der zugehörigen Kapelle die Seelsorge der Insassen. Die Weghospize waren zudem wesentlich an der Erschließung von Fernwegen, aber auch an der Bewirtschaftung von Höhenweiden und Waldungen beteiligt[12].

Leprosorien waren mittelalterliche, ursprünglich zur Versorgung von Aussätzigen bestimmte und außerhalb der Siedlung, oft an ungünstigen klimatischen Orten angesiedelte Einrichtungen[13]. Weil die Lepra aber mit Beginn der Neuzeit immer seltener auftrat, mutierten diese abseits gelegenen Spitäler einerseits – im Vergleich zu Bürgerspitälern sozial deutlich tiefer rangierend – zu Armenhäusern, zum anderen verwandelten sich Leprosorien in Sondersiechenhäuser, wo neben den Armen verschiedene Formen ansteckender Krankheiten isoliert behandelt wurden. Anlassbezogen betrieben viele Städte eigene Pesthäuser bzw. -spitäler (mitunter in Umwandlung der alten Leprosorien), wo in Zeiten der

---

10 Siehe die Tabellen 33–36 (607–622), die auf der Grundlage der aktuellen Forschungslage (etwa dem mitunter in seiner Faktizität nicht unproblematischen Österreichischen Städtebuch) erstellt wurden.

11 Watzka, Arme, Kranke, Verrückte 28f.

12 Schneider, Hospitäler im Raum Alt-Tirol 59–99.

13 Majorossy–Szende, Hospitals in Medieval and Early Modern Hungary 308–313.

„Contagion" nach französischen und italienischen Vorbildern hochinfektiöse Personen zwangsweise eingewiesen wurden, eigene Infektionsärzte übernahmen deren Behandlung, an Arme wurden kostenlos Medikamente abgegeben[14]. Räumlich wiesen diese Pestspitäler eine Trennung von Kranken und Rekonvaleszenten auf, das gut bezahlte Personal des Spitals war ebenfalls in diesen Häusern, die – im Fall von Neubauten nach Pestepidemien – große, luftige Räume mit Fenstern und Ventilationslöchern aufwiesen, untergebracht. Ärzte, Wundärzte/Bader, Köchinnen, Wäscherinnen, Priester und Totengräber betrieben die vor der Stadt gelegenen Pestspitäler (und die vorgelagerten „Probierhäuser"), häufig in vorübergehend adaptierten Gebäuden (in Wien sogar auf den Donauinseln oder im Zuchthaus) angesiedelt.

Am Beginn des 16. Jahrhunderts begann sich die Spitallandschaft stärker zu differenzieren: Die Forschung parallelisierte diese Entwicklung der Spitäler in Richtung medizinische Anstalten (Protokliniken) lange mit dem Auftreten der „Syphilis" (auch nach der Herkunft als „morbus gallicus" oder „Franzos" bezeichnet). Mediziner und damit die akademisch gelehrte Ärzteschaft übernahm die Organisation und Kontrolle in diesen „Franzosenhäusern" und in den ursprünglich den an Blattern oder Pocken Erkrankten gewidmeten „Blatterhäusern"[15]. Diese neu auftretende Krankheit erforderte neue Behandlungsmethoden: Nach der „Franzosenschau", der Beschau des Kranken, kamen entweder Quecksilber oder tropische Hölzer wie das Guaiacum (Trink- und Schwitzkur) zur Anwendung.

Die Ausbildung von Versorgungsleistungen nahm im Laufe der Neuzeit zu, besonders im Bereich der Waisen- und Findelhäuser lässt sich eine Gründungswelle in der zweiten Hälfte des 17. Jahrhunderts und im 18. Jahrhundert feststellen. Das 1696 durch August Hermann Francke (1663–1727) gegründete, pietistisch geprägte Waisenhaus („Pädagogicum") in Halle/Saale verhalf einem neuen, auch transatlantisch erfolgreichen, auf intensiver Seelsorge, auf Pädagogik und auf Disziplinierung durch Arbeit basierenden Erziehungskonzept zum Durchbruch. Das Francke'sche Waisenhaus war zudem ökonomisch in einen vielschichtigen Wirtschaftsbetrieb (Bibeldruckanstalt, Bierbrauerei, Apotheke) eingebettet. Viele Waisenhäuser waren aber nur Organisationsbasis für die an Pflegefamilien ausgelagerte Waisenfürsorge – ein Spezifikum der habsburgischen Erbländer war die starke Stellung des Landesfürsten bei der Waisenhausgründung und die Verbindung von Waisenhaus und Manufaktur[16]. Mit den Spitälern der Barmherzigen Brüder (für Männer) und der Elisabethinerinnen (für Frauen) kamen erstmals rein der vorübergehenden Krankenversorgung gewidmete Häuser auf, die sich auch erstmals dezidiert den geistig Behinderten widmeten[17]. Der Orden der Barmherzigen Brüder verfügte beispielsweise um 1700 über eine Kapazität von 6.600 Betten bei 180 Spitälern in ganz Europa, eigene Krankenschulen bereiteten die Brüder und das Spitalspersonal auf den Dienst vor. Arzt- und Isolierzimmer für Schwerkranke, fest angestellte täglich visitierende Ärzte, Chirurgen (Bader) und Apotheker verdeutlichen die im 17. Jahrhundert erreichten Standards in der Krankenversorgung.

Bezüglich der Aufsichtsrechte über die verschiedenen österreichischen Spitaltypen zeigt sich deutlich, dass der Landesfürst als „Oberaufseher" auch der städtischen Spitäler

---

14 Schlenkrich, Pestlazarette in frühneuzeitlichen Städten 343–368.

15 Am Fallbeispiel Augsburg als sehr guter Überblick Stein, Behandlung.

16 Hatje, Institutionen 338–347.

17 Watzka, Arme, Kranke, Verrückte 139–151.

immer mehr hervortritt. Einerseits waren die Bürgerspitäler wichtige Wirtschaftsbetriebe in der zunehmend stark verschuldeten österreichischen Stadtlandschaft, andererseits lenkten die Landesfürsten ihre Aufmerksamkeit mit der einsetzenden katholischen Konfessionalisierung deutlich stärker auf die Spitäler. Die Spitäler hatten bezüglich ihrer im Regelfall lokalen Insassenschaft die altkatholische Rechtgläubigkeit – symbolisiert etwa in der Krankensalbung, Beichte und der „Letzten Ölung“ – herzustellen. Die Spitäler dienten zudem immer stärker nicht nur der Memoria der lokalen Stiftergruppe, sondern auch der Memoria des Hauses Habsburg. Insgesamt fällt die geringe Anzahl der Insassen – im Durchschnitt unter 20 Personen – in der österreichischen Spitallandschaft auf, lediglich die landesfürstlichen Spitäler (darunter die unter Ferdinand I. gegründeten Hofspitäler, später die theresianischen Waisenhäuser) bildeten eine Ausnahme. Aufgrund umfangreicher Quellenforschung[18] lässt sich feststellen, dass die meisten österreichischen Spitäler eigene, in der Regel handschriftlich vorliegende Hausordnungen aufwiesen. Bezüglich der Instruktionen zeigt sich ab der Frühen Neuzeit eine deutlich zunehmende Normierung der Verhaltensmaßregeln für Spitalamtsträger und eine starke Bürokratisierung. Die idealiter jährlich vorzunehmende Rechnungslegung der Spitäler wurde von den vorgesetzten Behörden, und ab dem 18. Jahrhundert vermehrt auch von der landesfürstlichen Administration, kontrolliert. Lediglich die Pestspitäler mit ihrem hohen Personalaufwand und ihrem geringen Formalisierungsgrad bezüglich der Organisationsstruktur fallen auch hier auf. Von den Spitalbetreibern wurde im Regelfall erwartet, dass die Spitäler sich selbst erhielten, aber die Oberbehörden waren sich der Tatsache bewusst, dass gelegentlich Zuschüsse zur Abdeckung von Verlusten erforderlich waren.

Abhängig von der Stadtgröße und den strukturellen Gegebenheiten weisen Spitäler der Vormoderne vor allem ein gemeinsames Merkmal auf – Multifunktionalität. Frühneuzeitliche Spitäler als „gemeinsames“, Personal und Insassen umschließendes Haus verstehen sich als eine Schnittmenge aus Gebäranstalt, „Irrenhaus“, Armen- und Altersheim, Pilgerherberge, Waisen- und Findelhaus unter einem Dach – in der Praxis verlief das Zusammenleben der unterschiedlichen Bedürfnisgruppen wenig friedlich. Die Bürgerspitäler der Frühen Neuzeit bedienten beispielsweise eine höchst unterschiedliche Klientel mit einem doch gemeinsamen Ziel: „Walfahrter vnd Frembdling“ und „krancke vnnd presthaffte Personen“[19] wurden darin versorgt, um Werke der Barmherzigkeit/der Caritas zu tätigen. Die Insassen, so sie etwa unterbürgerlich waren, mussten, konnten und sollten sich ins Spital einkaufen. Es wurde aber seitens der Spitalleitung von der ärmeren, sozial benachteiligten Insassenschaft (etwa Dienstboten) erwartet, dass sie aktiv am operativen „Geschäft“ des Hauses teilnahmen. Generell hatten sich die männlichen und weiblichen Bewohner der österreichischen Spitäler an der Hausarbeit zu beteiligen: an der Reinigung des Hauses (etwa dem umstrittenen Ausleeren der Nachttöpfe), dem Fegen des Spitalhofes, dem Ausräuchern der Zimmer mit Wacholderbeeren, der Bewirtschaftung des Nutzgartens etc. Auch die Pflege der kranken Spitalbewohner wurde zum Teil den „gesünderen“ Spitalbewohnern angelastet – angesichts der geringen Personalausstattung

[18] Scheutz–Weiss, Spital als Lebensform.

[19] Der in Bayern lebende Aegidius Albertinus (1560–1620) thematisiert in seinem auf Mateo Aleman (1547–1613) beruhenden Schelmenroman „Der Landstörtzer Gusmann von Alafarache“ das Spital als „Wirtshaus Christi“: Idealtyp und reale Ausformung werden hier antithetisch gegenübergestellt, der für die Seelsorge angestellte Priester entpuppt sich als „hofferttig/ zart vnd hinlässig/ vnnd hatte ein Abschew ab den Krancken/ derwegen sahe ich vil Krancke trostloß sterben vnnd verderben“, zum Zitat oben Albertinus, Landstörtzer 235.

der Spitäler eine unabdingbare Notwendigkeit. Schwerere Arbeiten, wie etwa das Sägen von Holz, das Scheitern von Brennmaterial oder etwa das Reinigen der Wäsche, wurden, in welcher Form auch immer (Geld, zusätzliche Nahrung) abgegolten. Zudem erwarteten sowohl Spitalmeister als auch -meier die vom Gesundheitszustand der Bewohnerschaft, aber auch von Geschlechterrollen abhängige Mitarbeit der Spitalbewohner bei den Erntearbeiten, beim Mähen der Spitalweiden oder etwa beim Einbringen der geernteten Früchte aus dem Spitalgarten. Die Insassen hatten dafür neben der Unterbringung vor allem Pflege, eine gesicherte Versorgung mit Nahrung und auch Medizin, regelmäßige Erneuerung der Kleidung und ein gesichertes Begräbnis – in den Waisenhäusern auch Unterricht – zu erwarten.

Die Leitungsebene der frühneuzeitlichen Spitäler versteht sich, worauf schon der Spitalhistoriker Siegfried Reicke hinwies, bei größeren Spitälern meist als dreigliedrige, bei kleineren Spitälern aber als zweigliedrige Struktur. Bei Bürgerspitälern stellte der Stadtrat im Regelfall die Spitalobrigkeit, bei adeligen Herrschaftsspitälern dagegen der adelige Grundherr; eine Ebene darunter agierte ein Spitalpfleger/Superintendent und auf der dritten Ebene hatte ein Spitalmeister/Spitalvorsteher das Sagen. Bei kleinen Spitälern gab es meist nur die Spitalobrigkeit und darunter den Spitalmeister, der für die prestigeträchtige Vergabe der Plätze an Insassen, die Besetzung des Personals, die Vermögensverwaltung und die Schlichtung von Streitigkeiten zuständig war. „Nutzen“ und „Frommen“ des Spitals sollten von ihm gefördert und vor allem die störungs- und missbrauchsanfällige Spitalwirtschaft via Rechnungslegung für die Spitalobrigkeit kontrollierbar gemacht werden. Während das (meist mit der Ehegattin im Sinne eines Amtspaares) ausgeübte, bürgerliche Spitalmeisteramt innerhalb des spätmittelalterlichen Amtskursus noch ein prestigeträchtiges „Aufstiegsamt“ auf dem Weg zu Stadtrichter und Bürgermeister darstellte, scheint sich die Wahrnehmung dieses ursprünglich elitären Amtes in der Frühen Neuzeit langsam, aber deutlich gewandelt zu haben. Auch die öffentliche Präsenz des Spitalmeisters – etwa bei Prozessionen – schien lange attraktiv, zudem erwarb man sich durch eine karitative Amtsführung gewissermaßen „Anteilsscheine“ für ein zukünftiges Leben in einer besseren, transzendentalen Welt. Die persönliche Haftung für das Spitalvermögen, das ausgedehnte Geschäftsfeld der Spitäler, die ständig schwelenden Konflikte, die hohe Arbeitsbelastung ließen dieses Amt – traut man den Ratsprotokollen der frühneuzeitlichen Märkte und Städte – zu einem bedrohlichen und schweren Mühlstein werden, der die auch finanziell verantwortlichen Amtsinhaber in den Abgrund zu reißen drohte. Die häufig die Stadträte dominierende Elite aus Händlern und Wirten zog sich allmählich von dem nun zunehmend besoldeten, ursprünglichen Ehren-Amt des Spitalmeisters im Sinne einer Verbeamtung dieser Position zurück, das Amt hatte seinen elitären Charakter in der Frühen Neuzeit verloren und es wurde zu einer ungeliebten Bürde, die von den bürgerlichen Amtsinhabern mehr oder minder geduldig erlitten wurde. Die Spitalobrigkeit bzw. der Stadtrat musste den Amtsinhabern wiederholt mit einigem Druck „empfehlen“, „sich noch ain jahr bei dem spital brauchen lassen“[20] zu wollen – wie das für Wiener Neustadt belegt ist. Die Spitalpfleger/Spitalmeister erhielten Druck von der vorgesetzten Spitalobrigkeit, aber auch von den „stützigen“ Insassen der Spitäler. Die Sauberkeit des Hauses und die hygienisch-schmackhafte Auskochung der täglichen Speisen war einerseits die Visitenkarte der frühneuzeitlichen Spitäler, diente andererseits auch als Lakmus-

20 Wurmbrand, Wiener Neustädter Bürgerspital 125.

test einer instruktionsgemäßen Amtsführung seitens des Spitalmeisters. Der Spitalmeister war im Sinne der positiven, zeitgenössischen Ordnungsbegriffe letztverantwortlich für Gottesfurcht, Ordnung, Respekt, Ruhe, Sanftmut, Sauberkeit, Sittlichkeit, Sorgfalt, Sparsamkeit, Tugend und Zucht zuständig[21]. Zu vermeiden hatte er negative, zeitgenössische Ordnungsbegriffe wie Ärgerlichkeit, Eigennutz, Exzesse, Faulheit, Fluchen, Frevel, Müßiggang, Mutwilligkeit, Saufen, Streit, Übelhausen, Überfluss, Unfleiß, Ungerechtigkeit, Verwahrlosung, Widerspenstigkeit, Zank und Zwietracht[22].

Die Spitäler der Vormoderne verstehen sich als „ganze", sowohl Personal als auch Insassen umfassende Häuser, wobei das Personal bereits über geregelte Arbeitsplatzbeschreibungen im Sinne von verlesenen bzw. schriftlich ausgestellten Instruktionen verfügte. Vor allem der häufig Spitäler umflorende Vorwurf der Misswirtschaft, aber auch die Größe der Spitäler machte eine Ausstellung von detaillierten Instruktionen meist für das gehobene Spitalpersonal notwendig. Abhängig von der Größe des Spitals besaßen große Spitäler wie das Wiener Bürgerspital oder die Hofspitäler schon in der Frühen Neuzeit eine erstaunlich differenzierte Definition von Arbeitszuständigkeiten und von den verschiedenen Funktionsbereichen der Arbeitnehmer. Die Instruktionen des Spitalpersonals legten zudem Hierarchien im Sinne von Über- und Unterordnungen fest und offenbarten eine staunenswerte dichte Form von Schriftlichkeit: *Ausziegl*, Berichte, Bescheinigungen und Beschreibungen oder die allgegenwärtigen „Zettel" (etwa Beicht-, Küchen-, Tag- und Wochenzettel) mussten in regelmäßigen Abständen von den Amtsträgern gelegt werden, buchförmige Archivalien wie Aufschreib-, Gegen-, Grund-, Gewähr-, Medikamenten-, Protokoll-, Pupillar- oder etwa Totenbücher geführt werden[23] – vieles davon findet sich leider als „Tagesschriftgut" nicht mehr in den österreichischen Spitalarchiven der Gegenwart. Grosso modo lassen sich acht verschiedene Tätigkeitsbereiche im Spital unterscheiden: Hauswirtschaft, Vorratswirtschaft, landwirtschaftliche Hausversorgung, Sperrdienst im Haus, Versorgung von Insassen und Personal, Pflegedienst im Haus, Seelsorge, medizinische Pflege. Die Mitarbeit der Spitalbewohner – darunter auch die den jeweiligen Stuben vorstehenden Stubenmütter und -väter – war für die Organisation des „gemeinsamen" Hauses Spital unerlässlich. Die rituelle Tischgemeinschaft bildete dieses sozial und funktional differenzierte Zusammenleben im Spital ab. Der Spitalmeister bildete einen Tisch ebenso um sich wie der Spitalmeier – Personal und Insassen sahen sich beim Essen zu und wussten genau, was der jeweilig andere aß und wofür er zuständig war.

Als Kernziel neben der ausreichenden Versorgung und Pflege der Insassen galt den Spitalleitungen vor allem die reibungslose „Ordnung" im Spital, das in der Frühen Neuzeit noch den Charakter einer von Laien bevölkerten geistlichen Institution besaß. Hausordnungen, Statuten, aber auch Instruktionen sollten diese Ordnung herzustellen helfen. Zu dieser Ordnung zählt nicht nur ein gutes Hausregime, sondern auch das Gebetsregime im Haus – eine Anzahl an bestimmten Gebeten hatte jeden Tag abgearbeitet, die Beichte regelmäßig verrichtet und die Kommunion empfangen zu werden. Nicht nur die Vermeidung von Zank besaß Priorität, sondern auch die Mitwirkung an der Holzarbeit in den spitaleigenen Wäldern und in den Weingärten im Sinne einer Arbeitsverpflichtung der Spitalbewohner findet sich in den Hausordnungen. Um die Ordnung im „Wirtshaus

---

21 Siehe das Register bei Scheutz–Weiss, Spital als Lebensform XXXV–XXXVI.

22 Siehe das Register bei ebd. XXXIII–XXXV.

23 Siehe das Register bei ebd. LI–LIII.

Christi“, wie Spitäler auch genannt wurden, herzustellen, entwickelte sich in den Spitalordnungen zunehmend ein präziser Strafkatalog, der einerseits Essensentzug, andererseits den temporären Einschluss in einer Zelle im Spital und – als schlimmste Strafe – den Verweis aus dem Spital vorsah. Umgekehrt scheinen Streitigkeiten in den Spitälern der Vormoderne häufig vorgekommen zu sein, der explizite Ausschluss von Insassen aus dem Spital scheint aber dennoch selten gewesen zu sein. Für die meist betagten Spitalinsassen endete die Zeit im „Wartesaal des Todes“ wirklich mit einem, von den übrigen Spitalbewohnern begleiteten Begräbnis, das vom Spitalgeistlichen feierlich ausgestaltet wurde.

Die Ernährungssituation der untersuchten österreichischen Spitäler erwies sich nach Ausweis der Speisordnungen als ausreichend, wobei sich aber große Unterschiede zwischen den einzelnen Spitälern abhängig von der Größe der Stadt/Grundherrschaft, von der Eigenwirtschaft der Spitäler und der Stiftungsausstattung zeigen. Vor allem die kleineren, ländlichen Spitäler wiesen einen Brei-Mus-Standard und wenig Fleisch als Essensbestandteil auf. Insgesamt lässt sich in den normativen Quellen die Wichtigkeit von Getreide, Roggenbrot, Fleisch, Milchprodukten und Gemüse für den Speiseplan von Insassen und Personal herausstreichen, Obst reichte man meist in gedörrter Form. Der Fisch als traditionelle Fastenspeise war im binnenländischen Zentraleuropa teuer und wurde häufig durch die Mehlspeise substituiert. Wichtig waren neben den Suppen auch das *koch* (also eine weichgekochte Speise) und die in verschiedenen Zubereitungsvarianten gereichten Nudeln. Die Speisemodalitäten orientierten sich nicht nur am Agrar-, sondern auch am Kirchenjahr – hohe Feiertage bedeuteten in der Regel einen besser gefüllten Magen als die normale „Durchschnittswoche“ oder gar die Fastenwoche. Die österreichischen Spitäler waren gemäß den Speisenormen in der Frühen Neuzeit auf dem Weg von einem Zwei- zu einem sich immer stärker durchsetzenden Dreimahlzeitensystem – mit dieser schleichenden Veränderung verschoben sich auch die Speisezeiten im Spital. Besonders interessant ist der Blick in die Kücheninventare, wo sich metallene Utensilien zum Backen, Braten und Sieden in größerer Anzahl fanden. Blickt man auf die hungrige Schar der Verköstigten, so stellt sich die Ernährung im Spital als stetiger Anlass der Klage dar. Die Qualität der Speise, die unzureichende Nahrhaftigkeit der Speisen, die mangelnde Sauberkeit der Küche und die Zusammensetzung der Mahlzeiten waren ein ständiger, von grimmigem Unterton begleiteter Aushandlungsgegenstand zwischen Köchin, Insassen, Personal, Spitalleitung und Visitatoren.

Vor dem Hintergrund der Gegenwart und einer oft „schwarzen“ Pädagogik der Anstaltsleitungen erscheint die Geschichte vieler europäischer Versorgungseinrichtungen heute als eine Geschichte des Missbrauchs. Ein Blick in die Spitalakten der Vormoderne verlängert leider diese schwerwiegenden Monita in die Vergangenheit. Die Insassen waren keine stummen, Unrecht und Misswirtschaft ertragenden Personengruppen, sondern die männlichen und weiblichen Bewohner der Spitäler reagierten, stellten Petitionen, brachten Beschwerde ein und verschafften ihren Klagen Luft. Umgekehrt waren die Spitalbewohner vom Spitalmeister und dem Rat abhängig, schon die Aufnahme ins Spital wurde seitens der Spitalleitung als eine Art Gnadenakt interpretiert. Es ergaben sich, mitunter in raschem Wechsel, Allianzen und Gegnerschaften von Insassen und Personal zur Spitalleitung bzw. der Spitalleitung mit dem Personal usw. Überschreitungen der Amtsgewalt durch das Personal scheinen häufig gewesen zu sein. Nicht nur die Qualität des Essens, das Amtsverständnis der Stubenmütter und -väter, scheinbar willkürliche Entlassungen aus dem Spital oder häufige Besuche der umliegenden Wirtshäuser wurden von den verschiedenen Akteuren angeprangert. Die „Dankbarkeit“ und „Geduld“ der Insassen und des Personals wurden durch das Agieren der jeweils anderen Seite auf harte Proben gestellt. Das geistliche Hausregime wurde etwa durch Gotteslästerung wiederholt in Frage gestellt, Sexualität unter den Insassen, aber auch zwischen Insassen und Personal gehört zu diesem Katalog der Monita. Vergewaltigungen von mitunter mental und/oder körperlich beeinträchtigten Spitalbewohnerinnern oder etwa von Minderjährigen durch vorgesetztes Spitalpersonal, durch Geistliche oder durch andere Spitalbewohner lassen sich immer wieder belegen – systematische Recherchen in diese Richtung würden hier sicherlich noch deutlich mehr Resultate zeitigen. *Blödsinnig*[e] und *einfältig*[e] Frauen wurden mitunter solange bedrängt, bis *sie es ihme thuen müssen.* Bündelten die Insassen ihre Klagen und herrschte Einigkeit unter den Klagenden im Spital, so hatten Beschwerden aber durchaus Erfolg. Machtverhältnisse im Spital als einem vielschichten Erfahrungsraum wurden im Dreieck von Spitalleitung, Personal und Insassen langwierig und für die Akteure nicht immer in der Entscheidungsfindung klar vorhersehbar ausgehandelt.

Die Spitalwirtschaft musste auf den Feldern und Wiesen, in den Wäldern und Weingärten, im Stall und auf dem Markt so viel erwirtschaften, dass sowohl Insassen als auch Personal ausreichend ernährt und Planbarkeiten in wirtschaftlicher Hinsicht hergestellt werden konnten. Die Frage von Eigen- oder Pachtwirtschaft des Spitals war eine diffizile Entscheidung, Überlegungen zum Einsatz von Ressourcen und zur Risikoabschätzung spielten eine entscheidende Rolle. Pointiert, aber auch analysestark warfen schon zeitgenössische Behörden den lokalen Spitalbetreibern vor: „Was der Pflug gewinnt, frisst das Gesinde“. Eigenwirtschaft mit hohem Anteil an Gesinde und Tagelöhnern konnte im Idealfall Gewinn für das Spital abwerfen und sorgloseres Planen ermöglichen, im schlimmsten Fall aber auch das Gegenteil bedeuten. Verschiedene Typen lassen sich nach einem vorsichtigen Befund für Österreich unterscheiden: (1) Spitäler mit großer Eigenwirtschaft, (2) Spitäler mit reduzierter Eigenwirtschaft, aber Einnahmen aus dem Kreditgeschäft. Spitäler fungierten als lokale Wirtschaftszentren, die nach Art einer Bank Kredite – oft aus Waisenkassen gespeist – vergaben, Arbeitskräfte saisonal aufnahmen, viele Dienstleistungen für das Spital zukauften und etwa als lokale Besamungsanstalt für Kühe wirkten.

Die Geschichte der frühneuzeitlichen Spitäler, welche die beiden Autoren jahrelange „verfolgte“ und die das Resultat dieses Bandes ist, versteht sich als Geschichte der sich entwickelnden institutionellen Kontrolle der Oberbehörden über die verschiedenen Versorgungseinrichtung durch vermehrte Schriftlichkeit. Der institutionelle Rahmen der frühneuzeitlichen Spitäler – „Sonderorte der Moderne“[24] – verdichtete sich durch vermehrte Arbeitsplatzbeschreibungen, zugleich wurden die Spitäler zu wichtigen Agenten der katholischen Konfessionalisierung. Das gemeinsame Haus Spital war durch vielfältige Konflikte der verschiedenen Binnengruppen (Personal, Insassen, Behörden) charakterisiert. Die Insassen waren keineswegs stumme Zuseher des Wirkens der Spitalleitung und des Spitalmeisters, sondern sie wussten ihren Anliegen lautstark Gehör zu verschaffen. Umgekehrt versteht sich die Geschichte des sexuellen/körperlichen Missbrauchs in Anstalten keineswegs als ein nur zeitgenössisches Phänomen, sondern die Spuren dieses Fehlverhaltens von Insassen, lokaler und überlokaler Spitalleitung führen weit zurück in die Vormoderne. Wichtige moderne Entwicklungsstränge der Krankenversorgung, Krankenpflege und der Altersfürsorge resultieren aus den geschilderten, „altmodischen“ Spitälern der Vormoderne: das auf Versorgung gestützte Alters-, Versorgungs- und Seniorenheim,

---

24 Dross, Hospital/Krankenhaus.

die auf Pädagogik, Erziehung und Ausbildung setzenden Waisenhäuser oder etwa die auf Akutmedizin und Heilung spezialisierten, bis heute „ständisch“ durch ihre Klassenmedizin strukturierten Krankenhäuser. Lange Zeit war in den Spitälern der Kampf um die Seele, um ein friedvolles und dankbares Sein wichtiger als die medizinische Versorgung, die man aber dennoch nicht unterschätzen sollte. Erst die Installierung des Krankenhauses im 18. Jahrhundert ließ die alten Armen- und Altersversorgungseinrichtungen mehr und mehr der Vergangenheit angehören, wo die Mediziner, und nicht mehr der Stadtrat, sowohl im Operationssaal als auch vermehrt in der Verwaltung das Sagen hatten. Am Ende der im vorliegenden Band geschilderten Entwicklung steht eine moderne Definition von „Krankenhaus“, die auch, aber eben nicht nur, auf die Spitäler der Frühen Neuzeit passt: „Einzelbau oder Gebäudegruppe zur Aufnahme und ärztlichen Behandlung von Kranken, ohne scharfe Begriffstrennung auch als Klinik, Sanatorium, Hospital, Spital u. ä. bezeichnet“[25]. Die vielgestaltige, chamäleonartig schillernde Institution Spital der Vormoderne schimmert aus dieser Definition – fadenscheinig gleichsam – durch.

---

[25] Brockhaus, Enzyklopädie 10 (1999) 131; als Agenda der Forschung Vanja, Offene Fragen.

Anhang: Chronologische Tabellen der Bürgerspitäler, Leprosenhäuser, Bruderhäuser, Pestspitäler nach Nennungen der Sekundärliteratur

(E = Erstnennung, G = Gründung)

Tabelle 33: Bürgerspitäler im Gebiet des heutigen Österreich (n = 116)

Ort	Gründung (G) /Erstnennung (E)	Ende	Literatur
Wien (Bürgerspital)	1253/1257 (E)	Zerstörung 1529	Pohl-Resl, Rechnen
Bruck/Mur (Stmk)	nach 1265 (G)	1938 Übergabe des Hauses an das Militär	Scheutz–Weiss, Spital als Lebensform 165–171
Korneuburg (NÖ)	ca. 1260, 1300 (Kapelle)	1786 Profanierung	ÖStB NÖ 2 141, Stadtmappe Korneuburg
Klosterneuburg (NÖ)	1283 (E)	1869 Krankenhaus	ÖStB NÖ 2 127
Ybbs an der Donau (NÖ)	1287 (E), 1330 (G)	1859 Neubau	ÖStB NÖ 3 356, Stadtmappe Ybbs
Voitsberg (Stmk)	1287–1343 altes Bürgerspital oder Siechenhaus, ab 1377 neues Bürgerspital	1822 Kapelle profaniert, 1878 Bürgerspital aufgehoben	ÖStB Stmk 4 194
Zwettl (NÖ)	1295 (E), 1438 Verlegung	–	Scheutz–Weiss, Spital als Lebensform 277
Laa an der Thaya (NÖ)	1295 (E)	1908 Bezirksaltersheim	ÖStB NÖ 2 181
Eggenburg (NÖ)	1299 (G)	1896 Übergabe der Stiftung an Bezirksarmenrat	ÖStB NÖ 1 210, Nowotny, Bürgerspitäler 274
Linz (OÖ)	Anfang 14. Jh., 1328 (E)	1787 aufgehoben	Katzinger, Bürgerspitäler 16
Steyr (OÖ)	Ende 12. Jh. (?), Neugründung 1302/05	–	Scheutz–Weiss, Spital als Lebensform 256
Fürstenfeld (Stmk)	1307 (E)	seit dem Ende des 18. Jhs. wurde parallel ein Armenhaus geführt	Schöggl-Ernst, Funktionen 203–205; dies., Versorgung 267–269
Innsbruck (T)	1307 (G)	Neubau 1700/01, 1817 Krankenhaus	ÖStB Tirol 1 110
Lienz (T)	1308 Erwähnung der Kirche	ab 1857 Krankenanstalt, aufgelassen 1930	ÖStB Tirol 1 192

Ort	Gründung (G) /Erstnennung (E)	Ende	Literatur
Murau (Stmk)	1311 (E)	1718 nur mehr Herrschaftsbedienstete	ÖStB Stmk 4 43
Freistadt (OÖ)	1312 (E)	–	Alpi, Freistadt 31, 42f.
Krems an der Donau (NÖ)	1318, 1434 neues Spital (im Ghettoviertel)	1939 und 1957 aufgehoben	ÖStB NÖ 2 164
Enns (OÖ)	1319 (G)	unbekannt	ÖStB OÖ 132
Graz (Stmk)	1320 (E)	1787 Auflassung; Übersiedlung der Insassen 1924	Scheutz–Weiss, Spital als Lebensform 182–185
St. Veit/Glan (K)	1321 oder 1330 (G)	Nach Brand 1829 erneut Instandsetzung, profanierte Spitalkirche 1974/75 restauriert	Frick, Krankenhäuser 127
Wiener Neustadt (NÖ)	1321 (E), Kirche 1321 (E), Verlegung nach 1529	1889 Errichtung eines Krankenhauses	Scheutz–Weiss, Spital als Lebensform 273
Eferding (OÖ)	vor 1325 (G)	1941 Gemeindeeigentum	Weigl–Just, Quellen 286f.
Tulln (NÖ)	1325 (E)	1891/92 (Brand)	ÖStB NÖ 3 194
Salzburg (S)	1327 (G)	Übersiedlung 1898	Scheutz–Weiss, Spital als Lebensform 124–128
Waidhofen/Ybbs (NÖ)	1328 [1274 ist unrichtig] (E)	–	Richter, Siechenhaus 4
Bludenz (V)	1330 (G)	1899 Abbruch	ÖStB Vorarlberg 85
Bruck/Leitha (NÖ)	1331 (G), 1345 (E), Neustiftung 1403	–	ÖStB NÖ 1 143, Stadtmappe Bruck/Leitha
Langenlois (NÖ)	1340/1349 (E)	1961/62 Demolierung des Gebäudes	Scheutz–Weiss, Spital als Lebensform 263f.; ÖStB NÖ 2 198
Weitra (NÖ)	1340/41 (G)	–	ÖStB NÖ 3 252
Rottenmann (Stmk)	1341 (G)	1467–1479 Verlegung von der Vorstadt in die Stadt, ab Ende des 19. Jhs.–1956 Bürgerversorgungshaus	ÖStB Stmk 4 137

Ort	Gründung (G) /Erstnennung (E)	Ende	Literatur
Hall/Tirol (T)	1342 Hausschenkung	1845 Übersiedlung in das ehem. Damenstift, 1912 in das Bezirkskrankenhaus	ÖStB Tirol 1 46
Mistelbach (NÖ)	1342 (G)	–	Nowotny, Bürgerspitäler 274
Gmunden (OÖ)	1343 (Messtiftung, E)	1652 (Zerstörung durch Feuer), 1789 Versorgungsanstalt	Alpi, Freistadt 9
Klagenfurt (K)	1381 (E), 1582–1599 (G)	Mehrfacher Umzug, bis in die 1960er Jahre Altenheim	Scheutz–Weiss, Spital als Lebensform 146–154
Wels (OÖ)	1351 (E)	–	Alpi, Freistadt 8
Retz (NÖ)	1351 (E) (Bau 1467)	1798 Schließung	ÖStB NÖ 3 30
Oberwölz (Stmk)	ca. 1358 (E)	1894 Bürgerspital (Armenhaus) unbewohnbar, 1895 Renovierung	ÖStB Stmk 4 113
Hainburg (NÖ)	1360, 1383 (E)	1856 Krankenanstalt	ÖStB NÖ 2 37, Stadtmappe Hainburg
Radstadt (S)	um 1360, 1465 (E)	1865 Abbruch	Stadtmappe Radstadt
Waidhofen/Thaya (NÖ)	1365 (G), gotischer Chor um 1470	Renovierung im 20. Jh.	Stadtmappe Waidhofen/Th.
Leoben (Stmk)	1371 (E)	1797–1803 erstes Krankenhaus, Abbruch des ehemaligen Spitals 1958	ÖStB Stmk 3 139
Wolfsberg (K)	1374 (G) (oberes Spital)	1887 Abriss (Rathausneubau)	Stadtmappe Wolfsberg
Hallein (S)	1386/1422 (E)	um 1900 noch existent	Stadtmappe Hallein; mit alten Angaben Kanzler, Fonde 5–12
Villach (K)	1394 (E)	Kirche 1777 durch Stadtbrand zerstört, Haus 1945 nach Bombenangriff abgebrochen	Neumann, Bürgerspital 117–175
Horn (NÖ)	1395 (G)	1798–1891 Krankenhaus, 1939 Aufhebung der Stiftung, 1955 Neueinrichtung	Forstreiter, Horner Bürgerspital 44–46

Ort	Gründung (G) /Erstnennung (E)	Ende	Literatur
Völkermarkt (K)	1398 (E)	1924 Ausbau des Hauses für Wohnzwecke, 1939 Auflösung des Bürgerspitalfonds	Tropper, Geschichte des Bürgerspitals 121–132
Hollabrunn (NÖ)	1399 (G)	–	ÖStB NÖ 2 95
Gmünd (K)	15. Jh.	unbekannt	www.stadt-gmuend.at [27. 11. 2018]
Feldkirch (V)	1400 (Stadtspital, zuvor Johanniter)	ab 1876 neues Krankenhaus	ÖStB Vorarlberg 135
Judenburg (Stmk)	1405 (E)	1782 aufgehoben, bis 1807 (Brand) Altenheim	ÖStB Stmk 3 18
Hartberg (Stmk)	1412 (E)	Mitte des 19. Jhs. noch existent, Ende unbekannt	Scheutz–Weiss, Spital als Lebensform 190–192
Kitzbühel (T)	1412 von Bürgerschaft errichtet	1966 (Bau des neuen Krankenhauses)	ÖStB Tirol 1 142
Perchtoldsdorf (NÖ)	1414 (G)	–	Nowotny, Bürgerspitäler 274
Braunau (OÖ)	1417 (G)	1799 Verkauf	ÖStB OÖ 103
Windischgrätz/Sl. Gradec (heute Slowenien)	Herrschafts- oder Bürgerspital? 1419 (G)	–	Scheutz–Weiss, Spital als Lebensform 230–233; Watzka, Arme, Kranke, Verrückte 24
Radkersburg (Stmk)	1421 (E)	zweifache Transferierung des Spitals, bis 1920 Altenheim	Scheutz–Weiss, Spital als Lebensform 208–211
Groß-Enzersdorf (NÖ)	1423 (E)	–	ÖStB NÖ 1 283
Knittelfeld (Stmk)	1429 (E)	1789 Kirche exsekriert und verkauft, Spital im 19. Jh. Armeninstitut	ÖStB Stmk 3 75
Friesach (K)	1435 (E)	unbekannt	Wadl, Friesachs historische Entwicklung 41
Pöchlarn (NÖ)	1436 (E)	1817 Neuerrichtung	ÖStB NÖ 2 328, Stadtmappe Pöchlarn
St. Pölten (NÖ)	1440 (G)	1539 Neugründung	Scheutz–Weiss, Spital als Lebensform 267

Ort	Gründung (G) /Erstnennung (E)	Ende	Literatur
Rattenberg (T)	1441–1446 durch Prior des Augustinerklosters Johann Spies gegründet, seit 1447 städtisch	bis 1969 Altenheim	ÖStB Tirol 1 208
Mödling (NÖ)	1443/1453 (G)	Auflösung 1875	ÖStB NÖ 2 299
Eisenerz (Stmk)	1461 (E)	1526 Verlegung an den Ortsrand, nach dem 1. Weltkrieg Umwidmung in ein Altenheim	Scheutz–Weiss, Spital als Lebensform 172–178
Mondsee (OÖ)	1464 (G), 1492 Bestätigung	–	Scheutz–Weiss, Spital als Lebensform 253
Windischfeistritz/Sl. Bistrica (Slowenien)	1466	–	Watzka, Arme, Kranke, Verrückte 23
Imst (T)	1467 (G) durch Gerichtsleute	1834 Verlegung zu den Barmherzigen Schwestern	ÖStB Tirol 1 65
Hollabrunn (NÖ)	1467 (E)	–	Nowotny, Bürgerspitäler 274
Schärding (OÖ)	1474 (G)	1939 Auflösung	ÖStB OÖ 262
Mühldorf am Inn (heute Bayern)	1477 (E)	ab 1821 auch städtische Krankenanstalt, bis ins 21. Jh. Altenheim, nunmehr Asylantenheim	Scheutz–Weiss, Spital als Lebensform 116–119
Ried im Innkreis (OÖ)	1482 (G)	1783 Aufhebung	ÖStB OÖ 249
Bregenz (V)	1491 (G)	1826 Übersiedlung, 1879 Umzug, 1906 Altenheim	ÖStB Vgb 105
Kapfenberg (Stmk)	ab Beginn des 16. Jhs.	unbekannt	ÖStB Stmk 3 38
Neunkirchen (NÖ)	1507 (E)	Ende 19. Jh.	ÖStB NÖ 2 316
Raabs an der Thaya (NÖ)	1511 (G)	–	ÖStB NÖ 3 13
Herzogenburg (NÖ)	1512 (G)	–	ÖStB NÖ 2 80
Schwaz (T)	1515 (G)	Brand 1809	Stadtmappe Schwaz
Traismauer (NÖ)	vor 1527 (E); 1575–1636 zweites Spital	–	ÖStB NÖ 3 173

Ort	Gründung (G) /Erstnennung (E)	Ende	Literatur
Trofaiach (Stmk)	1530 (E)	1961 Altenheim	ÖStB Stmk 4 177
Drosendorf (NÖ)	1536 (G)	1939 Auflösung, 1956 Wiederherstellung	ÖStB NÖ 1 169f.
Baden (NÖ)	1498 (G), Zerstörung 1529/32: 1542 (G)	1801 „Verpflegungsort armer, fremder Badebedürftiger"	Maurer, Bürgerspital 6–9
Bleiburg (K)	1544 (G)	1907 Übersiedlung der Armen in einen Neubau, 1939 Auflösung der Stiftung	Scheutz–Weiss, Spital als Lebensform 142–145
Grein (OÖ)	1544 (E)	–	ÖStB OÖ 178
Scheibbs (NÖ)	1547 (E), 1605 oberes und unteres Spital	–	ÖStB NÖ 3 72
Gmünd (NÖ)	1552 (G)	–	ÖStB NÖ 1 267
Vöcklabruck (OÖ)	1552 (G) mit Bruderhaus	1819 Neubau; ab 1853 städtisches Versorgungshaus	Stadtmappe Vöcklabruck
Hainfeld (NÖ)	1554 (G)	1777 Armenhaus	ÖStB NÖ 2 48
Mureck (Stmk)	1560 (G)	Ende des 19. Jhs. aufgelassen	ÖStB Stmk 4 63
Melk (NÖ)	1560 (G) [1412]	–	ÖStB NÖ 2 267
Eisenstadt (B)	1560 (im Franziskanerkloster), vor 1739 (G)	–	Scheutz–Weiss, Spital als Lebensform 301f.
Weiz (Stmk)	1564 (G)	bis 1877 Gemeindearmenhaus, dann dem neuerrichteten Krankenhaus angeschlossen, 1959 Gebäude geschliffen	ÖStB Stmk 4 216
Stockerau (NÖ)	vor 1567 (E)	1893 Auflösung	ÖStB NÖ 3 128
Mautern (NÖ)	1571 (G)	1898 Bezirksaltersheim	ÖStB NÖ 2 250
Ebenfurth (NÖ)	1569 (G)	1787 Bürgerspital, 1819 Gemeindespital	ÖStB NÖ 1 193
Asparn/Zaya (NÖ)	1577 (E)	–	Nowotny, Bürgerspitäler 274
Wilhelmsburg (NÖ)	1580 (G)	–	Nowotny, Bürgerspitäler 274

Ort	Gründung (G) /Erstnennung (E)	Ende	Literatur
Stockerau (NÖ)	1590 (E)	–	Nowotny, Bürgerspitäler 274
Kufstein (T)	1591 (G)	1863 nach Errichtung des neuen Krankenhauses aufgelassen	ÖStB Tirol 1 158
Schwanenstadt (OÖ)	1594 (E), 1710 Neuerrichtung	–	ÖStB OÖ 273
Pulkau (NÖ)	1613 (E)	–	ÖStB NÖ 1 321
Grieskirchen (OÖ)	1613 (E), 1710 (E)	–	ÖStB OÖ 190
Laufen (heute Bayern)	1618 (G)	seit 1853 auch Lokalkrankenanstalt, Verkauf des Gebäudes in den 1920er Jahren	Scheutz–Weiss, Spital als Lebensform 112f.
Rust (B)	1614 (G)	–	Stadtmappe Rust
Kindberg (Stmk)	1621 (G)	Verkauf des Gebäudes nach dem 2. Weltkrieg	ÖStB Stmk 3 57f.
Mürzzuschlag (Stmk)	1623 (Umwandlung des Siechenhauses)	bis zum 1. Weltkrieg Armen- und Altersheim im „Bürgerversorgungshaus“	ÖStB Stmk 4 86
Friedberg (Stmk)	vor 1628 (G)	1822 Spital noch existent	Hutz, Friedberg 144–148
Marchegg (NÖ)	1628 (G)	19. Jh.	ÖStB NÖ 2 238
Wolfsberg (K)	Anfang 17. Jh.; vor 1630 („herunteres“ Spital)	1792 durch Feuer zerstört	KLA, Wolfsberg, Stadt (AT-KLA 111) C 67/2
St. Leonhard (K)	2 Bürgerspitäler (Lorenz Schwänzl stiftete eines ca. 1656)	–	KLA, St. Leonhard (AT-KLA 112), Sch. 1
Poysdorf (NÖ)	1657	–	ÖStB NÖ 2 340
Allentsteig (NÖ)	1677 (G)	1805	ÖStB NÖ 1 45
Geras (NÖ)	1688	–	Nowotny, Bürgerspitäler 274
Amstetten (NÖ)	1713	1871	ÖStB NÖ 1 63
Gloggnitz (NÖ)	1728 (E)	1811 (Auflösung)	ÖStB NÖ 1 249
Groß-Sieghart (NÖ)	1736–1763 (E)	–	ÖStB NÖ 1 308
St. Valentin (NÖ)	1823 (E)	–	ÖStB NÖ 1 331

Tabelle 34: Leprosorien und Siechenhäuser im heutigen Österreich (n = 62)

Ort	Gründung (G) /Erstnennung (E)	Ende	Literatur
Wien (St. Johannes in der Siechenals)	1255 Kapelle und 1298 Haus (E)	1784/1857	Czeike, Wien Lexikon 3 364
Linz (OÖ)	1260 „am Berg" bei den Siechen („oberes Siechenhaus")	1765	Katzinger, Fürsorge 11–17; Kreczi, Linz 211f.
Wien (Klagbaum)	1267 (G, Pfarrer)	1786/87	Weigl–Just, Quellen 281; Czeike, Wien Lexikon 3 521
Salzburg (S, Stadt)	nach 1270 (E)	2013	Stiftsurbar St. Peter: Dopsch–Lipburger, Entwicklung 723; Schwarz, Leprosenhäuser 127–199
Wien (St. Lazarus, ab 1370 St. Marx)	1270 (E)	1784/1861	Czeike, Wien Lexikon 5 269f.
Waidhofen/Ybbs (NÖ)	1276/77 Siechenhaus (E); 1602 Siechenhaus für Handwerksgesellen	–	Maier, Waidhofen 35; Richter, Siechenhaus 40–51
Voitsberg (Stmk)	1287–1343 Bürgerspital und Siechenhaus (1443 neue G)	1822/1878	ÖStB Stmk 4 194
Graz (Stmk)	13. Jh. (?)(„1234" Elendsgasse/heute Lazarettgasse); 1570 Lazarett	–	Peinlich, Pest 1 213
Feldkirch (V)	14. Jh. in Levis Sondersiechenhaus mit Magdalena-Kapelle	Ende 18. Jh.	ÖStB Vbg 135
Krems St.-Antons-Kirche in Weinzierl (NÖ)	1312 (E)	18. Jh.	Fohringer, Das soziale Wirken 147 (ohne nähere Angabe); Richter, Spitalwesen 78f.
Innsbruck (T)	1313 (E), 1497 Bruderschaft mit Hall	1789	ÖStB Tirol 1 110
St. Pölten (NÖ)	1324 (E)	1529/1532	Helleiner, Zur Geschichte 10; Richter, Spitalwesen 123–126; 1379: Lampel, Sanct Pölten 215f.

Ort	Gründung (G) /Erstnennung (E)	Ende	Literatur
Enns (OÖ)	1328 (E) bis 1560	–	Katzinger, Brennpunkt 145; ÖStB OÖ 132
St. Veit (K)	1330 (E)	–	Wohlfahrt, Siechenhaus 603
Lienz (T)	1334 Siechenhaus	um 1800 (Verkauf)	Pizzinini, Heiliggeist-Spital 5
Wiener Neustadt (NÖ)	1354 (E)	–	Lechner, Wiener Neustädter Bürgerspital 73
Hall/Tirol (T)	1354 (E) 1497 „confraternitas infirmorum leprosorum extra muros oppidorum Insprugk et Hallis“	Ende 18. Jh.	ÖStB Tirol 1 46f.
Knittelfeld (Stmk)	1356 „Sychenheysl“ (E), 1398 (weitere E)	–	ÖStB Stmk 3 75; [1398 November 10] StLA, Urk. Nr. 3956b; Vlasaty, Spital 55, 136 [1356 Dezember 16]
Bludenz (V)	1359 (E) im Töbele; seit 1558 auch für Bregenzer	1879	ÖStB Vbg 85
Hofgastein (S)	1362 (E)	–	Doppler, Die ältesten Original-Urkunden 189–192; Schwarz, Leprosenhäuser 207
Murau (Stmk)	1366 (E) Jahrtagstiftung für Sondersieche, seit 1392 für Sieche eigenes Spital, 16. Jh. Altes Siechenhaus	–	ÖStB Stmk 4 44
Leoben (Stmk)	Bürgerspital mit Siechenhaus, 1371 (E)	1972 Haus abgebrochen	ÖStB Stmk 3 139
Tulln (NÖ)	1377 (E, St. Sigmund)	–	Kerschbaumer, Tulln 307; Richter, Spitalwesen 132; Ramharter, Profile 247
Hallein (S)	1379 (E)	1847	Greinz, Hallein 111f. (Nr. 58); Schwarz, Leprosenhäuser 82–89

Ort	Gründung (G) /Erstnennung (E)	Ende	Literatur
Kitzbühel (T)	1383 (E); neues Siechenhaus 1551	1828	Kostenzer, Gesundheitswesen in Kitzbühel 407; AT-AES 6.2.U3.CXLVI [1383 Februar 22]; 1551: ebd. 488 (Erzdiö.); ÖStB Tirol 1 142
Steyr (OÖ)	1380 (E)	–	Bacher, Steyrdorf 151; Rolleder, Heimatkunde 189f.
Freistadt (OÖ)	vor 1385 (bei Johanneskapelle)	1790/93 Krankenhaus	Alpi, Freistadt 53f.
Weitra (NÖ)	1389 (E)	–	Pfarrarchiv: 1389 März 27; Regest Wintermayr, Weitra Nr. B/18 (http://www.monasterium.net [18. 10. 2018]); ÖStB NÖ 3 253
Vöcklabruck (OÖ)	1391 im Dörfl (E)	–	ÖStB OÖ 316
Mürzzuschlag (Stmk)	1393 (E)	–	Vlasaty, Spital 55, 155 [1393 März 30]
Mühldorf am Inn (S, heute Bayern)	1398 (E)	1812 Versteigerung	StA Mühldorf am Inn [1398 März 10]; Schwarz, Leprosenhäuser 113–126
(Pfarr-)Werfen (S)	1398 (E)	–	Doppler, Die ältesten Original-Urkunden 299–301 [1398 Juli 22]; Schwarz, Leprosenhäuser 207
Wels (OÖ)	1401 (E) 1459 (Bernhardikirche vollendet)	1785, Verkauf 1788	1401 Aspernig, Urkunden und Regesten 27f. (Nr. 6) [1401 Dezember 17]; ÖStB OÖ 335
Bregenz (V)	Ende 14. Jh. (E, Stadt); 1614 zusätzlich Landsiechenhaus (1835 Erweiterung)	1906 (Stadtsiechenhaus)	Scheutz–Weiss, Spital als Lebensform 96–100; ÖStB Vbg. 105; VLA, Pfarrarchiv Bregenz 1614 Juli 18 (http://www.monasterium.net/ [27. 11. 2018])
Gmunden (OÖ)	vor 1410 (E)	–	ÖStB OÖ 165
Melk (Stadt, NÖ)	1412 (E); 1447 Brand (1560 Neubau)	–	Keiblinger, Melk 2 70; Richter, Spitalwesen 99
Oberwölz (Stmk)	1434 (E)	1715 Lazarett	ÖStB Stmk 4 113

Ort	Gründung (G) /Erstnennung (E)	Ende	Literatur
Villach (K)	1435 (E) Untere Vorstadt	Ende 18. Jh.	NEUMANN, Bürgerspital 121
Mittersill (S)	1440 (E), 1572 Gebäude für St. Sebastiansbruderschaft	1790 Verkauf (?)	DOPPLER, Auszüge 140/123–124 [1440 März 6]; SCHWARZ, Leprosenhäuser 109–113
Villach (K)	1440 (E) vor Oberen Tor	–	NEUMANN, Bürgerspital 121
Bruck/Mur (Stmk)	zwischen 1443 und 1478 Sondersiechenhaus (E)	16. Jh. nicht mehr erwähnt	SCHWEIGHARDT, Entwicklung der Spitäler 93f.
Rattenberg (T)	1454	1798	ÖStB Tirol 1 208
Schwaz (T)	1476/77 im Dorf Schwaz; 1780 als Badhaus für Leprose	–	ÖStB Tirol 1 223
Schärding (OÖ)	1495 (E) (Vorgänger?); 1647/1650 neu errichtet	1844	ÖStB OÖ 262
Schwanenstadt (OÖ)	1495 (18. Jh. Vergrößerung)	–	ÖStB OÖ 273
Tittmoning (heute Bayern)	16. Jh. (E, Rechnungen)	1926 (?)	HÜBNER, Beschreibung 1 72; SCHWARZ, Leprosenhäuser 74f.
Ried im Innkreis (OÖ)	um 1500, 1751 (Brand)	1852	ÖStB OÖ 249
Eferding (OÖ)	1503 (E, Neubau)	–	VOGL, Stiftungswesen 329; [Pfarrarchiv Eferding Hs. 1, pag. 12, Pfarrurbar]
Saalfelden (S)	1540 (E)	1811	TETTINEK, Die Armen-Versorgungs- und Heilanstalten 189; SCHWARZ, Leprosenhäuser 73
Klosterneuburg (NÖ)	1552 (G)	Ende 19. Jh.	ÖStB NÖ 2 127
Tamsweg (S)	1562 (E)	–	Pfarrurbare: HATHEYER, Topographie 163; SCHWARZ, Leprosenhäuser 207
Zwettl (NÖ)	1564 (E)	–	GRAMM, Das Zwettler Bürgerspital 250

Ort	Gründung (G) /Erstnennung (E)	Ende	Literatur
Zell am See (S)	1573 (E)	–	PfA Zell am See, K. 130, Fasz. Bruder- und Leprosenhaus 1573–1796; SCHWARZ, Leprosenhäuser 101–109
Imst (T)	1578 (E)	–	ÖStB Tirol 1 65
St. Johann im Pongau (S)	vor 1584 (E), 1789 neu errichtet	1844	OZLBERGER, Beschreibung 368; SCHWARZ, Leprosenhäuser 90–97
Judenburg (Stmk)	1586–1680 Siechenhaus beim Judenthörl, 1619–1694 „Lazarettheißl“	1782 transloziert	ÖStB Stmk 3 20
Ischl (OÖ)	1586 (E)	1841 Krankenhaus	ÖStB OÖ 87f.
Radstadt (S)	1597 „Neuhaus“ (G; 1360 Katharinenspital)	–	AUFMESSER, Gesundheitswesen 327
Langenlois (NÖ)	Beginn 17. Jh.	–	ÖStB NÖ 2 198
Linz (OÖ)	1602 (Straßfelden) (G)	1757 (Barmherzige Brüder)	KATZINGER, Fürsorgewesen 17f.; KRECZI, Linz 212
Kufstein (T)	1606	1847	ÖStB Tirol 1 158
Teisendorf (S)	1786 (Neubau)	–	WEISS, Providum imperium felix 105

Tabelle 35: Bruderhäuser im heutigen Österreich (n = 36)

Ort	Gründung (G) / Erstnennung (E)	Ende	Literatur
Innsbruck (T)	1350 (G)	1895 abgerissen	ÖStB Tirol 1 110
Radstadt	vor 1364	–	WEISS, Providium imperium felix 104
Enns (OÖ)	14./15. Jh. (G), 1561 vermutlich Neubau	Ende des 18. Jhs.	EBNER, Aufbrüche 184f.
Bischofshofen (S)	vor 1400 (G)	1902 Eröffnung des neuen Armenhauses	VEITS-FALK, Armenfürsorge in Bischofshofen 323–338
Altenmarkt (S)	1408 (E)	1938	BRETTENTHALER, Altenmarkter Chronik 154f.

Ort	Gründung (G) / Erstnennung (E)	Ende	Literatur
Gmunden (OÖ)	1410 (E), 1683 Neubau	ab 1792 Krankenhaus	ÖStB OÖ 165
Schladming (Stmk)	Mittelalter (G) / 1661	1909 Verkauf des Hauses an die Gemeinde Schladming	ÖStB Stmk 4 158
Murau (Stmk)	vor 1479, 16. Jh. (?)	1787 unter Kaiser Joseph II. aufgehoben	ÖStB Stmk 4 43; Watzka, Arme, Kranke, Verrückte 24
Eisenerz (Stmk)	1487	1525 (Verlust des Hauses nach dem Knappenaufstand des Jahres 1526, Einnahme des Bürgerspitals)	Watzka, Arme, Kranke, Verrückte 21, 25; Scheutz–Weiss, Spital als Lebensform 172
Salzburg (S, Stadt)	1496 (G)	1898 aufgegangen im „Versorgungshaus" Nonntal	Kramml, Bruderhaus 111–160
Vöcklabruck (OÖ)	16. Jh., 1819 Neubau	seit 1853 Armenhaus	ÖStB OÖ 316
Schwaz (T)	1509 (E)	1809 abgebrannt, 1829/30 k. k. Tabakfabrik	ÖStB Tirol 1 223
Tittmoning (S, heute Bayern)	1521 (G)	1980	Ruhland, Tittmoning 79f.
Schärding (OÖ)	1521/1537 (2 Bruderhäuser)	1782 Militärspital, im zweiten Bruderhaus wurden noch Ende der 1960er Jahre Wohnungen an arme Familien vermietet	ÖStB OÖ 282
Wels (OÖ)	1524 (E)	1788 Umwandlung in ein Armenhaus	ÖStB OÖ 335
Steyr (OÖ)	1532 Bezeichnung des Siechenhauses (1380 erstmals erwähnt) als Bruderhaus	–	ÖStB OÖ 292
Kitzbühel (T)	1543 (E), 1725 Neubau	1910	ÖStB Tirol 1 142
Linz (OÖ)	1563 (G)	1787 unter Kaiser Joseph II. aufgehoben	ÖStB OÖ 224

Ort	Gründung (G) / Erstnennung (E)	Ende	Literatur
Mühldorf am Inn (S, heute Bayern)	1563 (G)	1849 Übersiedlung ins Heilig-Geist-Spital	Veits-Falk, Armenfürsorge 66–77; Scheutz–Weiss, Spital als Lebensform 114–121
Mauterndorf (S)	vor 1566 (G)	–	Weiss, Providum imperium felix 103
Hall/Tirol (T)	1570 Neubau	um 1780 noch Erwähnung des Bruderhauses	ÖStB Tirol 1 46f.
Laufen (S, heute Bayern)	1570 (G)	1784 Versteigerung der Gebäude	Roth, Soziale Einrichtungen 500f.
Mittersill (S)	1572/1767 (E)	ab 1892 Armenhaus	Lauth, Gesundheitswesen 130f.
Saalfelden (S)	1576 (G)	im Jahr 1811 durch den großen Marktbrand zerstört	Eder, Versorgung 704
Hallein (S)	vor 1581	–	Weiss, Providum imperium felix 106
St. Johann (S)	1583 (G)	im frühen 20. Jh. Umbenennung in Armenhaus	Moser, Stadtbuch St. Johann 115–118
Wartenfels (Thalgau) (S)	Ende 16. Jh./1668	um 1850 Armenhaus	Haas, Thalgauer Heimatbuch 106
Zell im Pinzgau (S)	1607 (G)	1811, 1839 Wiederherstellung (Umbenennung in Armenhaus)	Scheutz–Weiss, Spital als Lebensform 138–141
Werfen (S)	1640	1670	Weiss, Providum imperium felix 104
Scheibbs (NÖ)	1643 (G)	1830 Auflösung des Bruderschaftshauses der Rosenkranzbruderschaft	ÖStB NÖ 3 72
Eferding (OÖ)	1656 (E), 1803/04 Neubau	1825 Wohngebäude (Auflösung)?	Vogl, Stiftungswesen 207–209
Rauris (S)	vor 1673/1741	Versteigerung des Bruderhauses um 1900	Gruber, Raurisertal. Markt 48f.; Weiss, Providum imperium felix 103
Waging (S, heute Bayern)	vor 1707/1712	–	Weiss, Providum imperium felix 107
Golling (S)	1776 (G)	ca. Mitte des 19. Jhdts. Armenhaus	Weiss, Wohlfahrtspflege 496f.

Ort	Gründung (G) / Erstnennung (E)	Ende	Literatur
Kuchl (S)	1786 (G)	–	WEISS, Providum imperium felix 105
Teisendorf (S, heute Bayern)	1786 (Neubau)	–	WEISS, Providum imperium felix 105

Tabelle 36: Pestspitäler/Lazarette/Kontumazhäuser (n = 27)

Ort	Gründung (G)/ Erstnennung (E)	Ende	Literatur
Wien (Spital der Artistenfakultät zu St. Sebastian vor dem Stubentor)	1512	1529	WERFRING, Pestlazarette 152–155
Schwaz (T)	1512 (Pestfriedhof 1528)	–	SCHRETTER, Pest in Tirol 59
Wien (St. Johannes in der Siechenals)	1540	1714/1784	WERFRING, Pestlazarette 95–138
Innsbruck (T)	1541	–	SCHRETTER, Pest in Tirol 157
Salzburg (Lazarett St. Rochus, S)	1541 [Verlegung 1597, Neugründung 1636]	1750	KRAMML–VEITS-FALK, Medizinische Versorgung 135; WEISS–NEFZGER, Lazarett Sankt Rochus 253
Rattenberg (T)	1543	–	SAKOUSCHEGG, Spitalseinrichtungen 121
Steyr (OÖ) (Haus außerhalb der Stadt; später eigenes Lazarett)	1569/1571 (Adaptation); 1607 („armes Lazaretthaus bey der Steyr“, 1679 „Plauzenhof“)	1798 (Kapelle profaniert)	ÖStB OÖ 292; SCHEUTZ–WEISS, Spital als Lebensform 256; OFNER, Sanitätswesen 6
Hall/Tirol (T)	1570/1571	–	SAKOUSCHEGG, Spitalseinrichtungen 206; MOSER, Hall 114
Tulln (NÖ)	1575, 1634/39 (1688 Neubau)	1785 (Abbruch Kirche)	ÖStB NÖ 3 194; RAMHARTER, Profile 246–248
Leoben (Stmk)	Beginn 17. Jh.	–	HUBER-REISMANN, Medizinische Versorgung der Stadt Leoben 121
Hallein (S)	1606	1833	WAGNER, Topographie 19

Wels (OÖ)	1615	–	ÖStB OÖ 335
Graz (Stmk) (Kleines Lazarett bei St. Elisabeth)	1617	1787 bzw. 1811/1813	HAYDINGER, Fürsorge 65; HUBER-REISMANN, Krankheit 342; SCHEUTZ–WEISS, Spital als Lebensform 185f.
Judenburg (Stmk)	1619	1694 (nachweisbar)	ÖStB Stmk 3 22
Bruck/Mur (Stmk)	1634	1808	SCHWEIGHART, Entwicklung der Spitäler 95
Ried im Innkreis (OÖ)	1636	1846 Umwandlung in Krankenhaus	ÖStB OÖ 249
Linz (OÖ) (Spindlerhof)	1645	–	KRECZI, Linz 143; KAMMESBERGER, Einrichtungen
Schärding (OÖ) (Lazarett „Am Sand“)	1649 (E)	1844	ÖStB OÖ 262
Wiener Neustadt (NÖ)	[1561] 1649/50	1786	WURMBRAND, Wiener Neustädter Bürgerspital 272–274, 383
Waidhofen/Thaya (NÖ) (Pestlazarett)	1653	–	ÖStB NÖ 3 213
Wien (Bäckenhäusel)	1656	1868	WERFRING, Pestlazarette 139–150
Schwechat (NÖ)	1679 (1713)	–	ÖStB NÖ 3 112
Kindberg (Stmk) („Contumaz-Anstalt für Cavaliere“ und ein Lazarett)	1679/80	–	ÖStB Stmk 3 58
Ybbs (NÖ) (Kontumazhof)	1679, 1713	–	ÖStB NÖ 3 356
Oberwölz (Stmk)	1715	–	ÖStB Stmk 4 113
Murau (Stmk) (Lazarett „bey Grünfels unterm Teucht“)	1715	–	ÖStB Stmk 4 44
Neunkirchen (NÖ) (Lazarettgarten)	1756	–	ÖStB NÖ 2 317

Quellen- und Literaturverzeichnis

Archiv-, Sammlungs- und archivalienbezogene Siglen, Abkürzungen

A	Abend oder kontextabhängig Achtel
Abt.	Abteilung
AES	Archiv der Erzdiözese Salzburg, Salzburg
ALB	Archiv der Landeshauptstadt Bregenz, Bregenz
AStS	Archiv der Stadt Salzburg, Salzburg
Art.	Artikel
BayHStA	Bayerisches Hauptstaatsarchiv München, München
BDA	Bundesdenkmalamt
BLA	Burgenländisches Landesarchiv, Eisenstadt
Eigenw.	Eigenwirtschaft
F	Frühstück
FA	Familienarchiv
Fasz.	Faszikel
Fleischsu	Fleischsuppe
fol.	folio
fl.	Gulden
fri.	frisch/es
Frischf	Frischfleisch
gesel.	geselcht/es
gr	Gramm
HA	Herrschaftsarchiv
Hauso.	Hausordnung
HHStA	Haus-, Hof- und Staatsarchiv, Wien
hl.	Heilige oder kontextabhängig Hektoliter
Hs.	Handschrift
I. Ö.	Innerösterreichisch/e
Instr.	Instruktion
Inventarnr.	Inventarnummer
K	Küfel oder kontextabhängig Komponenten
K.	Karton
Kalbfl	Kalbfleisch
kg	Kilogramm
KLA	Kärntner Landesarchiv, Klagenfurt
Krautfl	Krautfleisch

l	Liter
lb	Pfund
M	Mittag oder kontextabhängig Metzen
multif.	multifunktional
Nachdr.	Nachdruck
Nahr.	Nahrung
o. Nr.	ohne Nummer
Opf	Oberpfründner
o. S.	ohne Seiten
ÖNB	Österreichische Nationalbibliothek, Wien
pag.	pagina
PfA	Pfarrarchiv
reg.	regierend/amtierend
Rindf	Rindfleisch
RP	Ratsprotokoll
RuK	Repräsentation und Kammer
S.	Seitel
Sch.	Schuber/Schachtel
Schbd.	Schuberband
Schweinef	Schweinefleisch
Selchf	Selchfleisch
SLA	Salzburger Landesarchiv, Salzburg
sog.	sogenannte/r
SpR	Spital(amts)rechnungen
StA	Stadtarchiv
StAZ	Stadtarchiv Zwettl, Zwettl
StiftsA	Stiftsarchiv
StLA	Steiermärkisches Landesarchiv, Graz
Suppenfl	Suppenfleisch
s. v.	sub voce
ß	Schilling
TLA	Tiroler Landesarchiv, Innsbruck
Upf	Unterpfründner
Unt.	Unterkunft
V	Viertel
VLA	Vorarlberger Landesarchiv, Bregenz
WStA	Weltliche Stiftungsakten
WStLA	Wiener Stadt- und Landesarchiv, Wien
xr.	Kreuzer

Zeitschriften- und Literatursiglen

Abh.	Abhandlung
AfKg	*Archiv für Kulturgeschichte*
AGT	*Archiv für vaterländische Geschichte und Topographie*
BDLG	*Blätter für deutsche Landesgeschichte*

Beih.	Beiheft
BF	Burgenländische Forschungen
BlVLkNÖ	*Blätter des Vereines für Landeskunde von Niederösterreich*
BurglHbl	*Burgenländische Heimatblätter*
Dipl.	Diplomarbeit
Diss.	Dissertation
EDG	Enzyklopädie der Geschichte
EdN	*Enzyklopädie der Neuzeit*
Ergbd.	Ergänzungsband
FB	Forschungen und Beiträge zur Wiener Stadtgeschichte
FGLkStmk	Forschungen zur Geschichtlichen Landeskunde der Steiermark
FGOÖ	Forschungen zur Geschichte Oberösterreichs
FLkNÖ	Forschungen zur Landeskunde von Niederösterreich
FRA	Fontes Rerum Austriacarum
FS	Festschrift
GG	*Geschichte und Gesellschaft*
GWU	*Geschichte in Wissenschaft und Unterricht*
HA	*Historische Anthropologie*
hg.	herausgegeben
Historia Hospitalium	*Historia Hospitalium. Jahrbuch der Deutschen Gesellschaft für Krankenhausgeschichte*
HJbGraz	*Historisches Jahrbuch der Stadt Graz*
HJbLinz	*Historisches Jahrbuch der Stadt Linz*
HRG	*Handwörterbuch zur deutschen Rechtsgeschichte*
HZ	*Historische Zeitschrift*
Jb	*Jahrbuch*
JbWels	*Jahrbuch des Musealvereines Wels*
JbGPrÖ	*Jahrbuch für Geschichte des Protestantismus in Österreichh*
JbLkNÖ	*Jahrbuch für Landeskunde von Niederösterreich*
JbOÖMV	*Jahrbuch des Oberösterreichischen Musealvereins*
JbVGStW	*Jahrbuch des Vereins für Geschichte der Stadt Wien*
K	Kärnten
LMA	*Lexikon des Mittelalters*
MA	Masterarbeit
MGG	*Medizin, Gesellschaft und Geschichte*
MGSL	*Mitteilungen der Gesellschaft für Salzburger Landeskunde*
MKStA	*Mitteilungen des Kremser Stadtarchivs*
MIÖG	*Mitteilungen des Instituts für Österreichische Geschichtsforschung*
N. F.	Neue Folge
NÖ	Niederösterreich
N. S.	Neue Serie
ÖAW	Österreichische Akademie der Wissenschaften
ÖGL	*Österreich in Geschichte und Literatur*
ÖKT	Österreichische Kunsttopographie
OÖ	Oberösterreich
OÖHbl	*Oberösterreichische Heimatblätter*

OÖUB	Oberösterreichisches Urkundenbuch
Österreichischer Städteatlas	www.mapire.eu/oesterreicher-staedteatlas
ÖStB NÖ 1	Die Städte Niederösterreichs 1. Teil: A–G, hg. von Friederike GOLDMANN (ÖStB 4/1, Wien 1988).
ÖStB NÖ 2	Die Städte Niederösterreichs 2. Teil: H–P, hg. von Friederike GOLDMANN–Evelin OBERHAMMER–Johanne PRADEL (ÖStB 4/2, Wien 1976).
ÖStB NÖ 3	Die Städte Niederösterreichs 3. Teil: R–Z, hg. von Friederike GOLDMANN (ÖStB 4/3, Wien 1976).
ÖStB OÖ	Die Städte Oberösterreichs, hg. von Herbert KNITTLER (ÖStB 1, Wien 1968).
ÖStB Stmk 3	Die Städte der Steiermark 3. Teil: J–L, hg. von Friederike GOLDMANN–Robert F. HAUSMANN (ÖStB 6/3, Wien 1990).
ÖStB Stmk 4	Die Städte der Steiermark 4. Teil: M–Z, hg. von Friederike GOLDMANN–Nikolaus REISINGER (ÖStB 6/4, Wien 1995).
ÖStB Tirol 1	Die Städte Tirols 1. Teil, hg. von Franz-Heinz HYE (ÖStB 5/1, Wien 1980).
ÖStB Vbg	Die Städte Vorarlbergs, hg. von Franz BALTZAREK–Johanne PRADEL (ÖStB 3, Wien 1973).
ÖStB Wien	Die Stadt Wien, hg. von Peter CSENDES–Ferdinand OPLL (ÖStB 7, Wien 1999).
ÖZG	*Österreichische Zeitschrift für Geschichtswissenschaft*
ÖZKD	*Österreichische Zeitschrift für Kunst und Denkmalpflege*
ÖZS	*Österreichische Zeitschrift für Soziologie*
ÖZV	*Österreichische Zeitschrift für Volkskunde*
QGStW I/2	Quellen zur Geschichte der Stadt Wien 1. Abtheilung Regesten, Bd. 2 (Wien 1896).
QIÖG	Quelleneditionen des Instituts für Österreichische Geschichtsforschung
S	Salzburg
SB	Sitzungsberichte
Sonderbd.	Sonderband
Stadtmappe	Stadtmappe aus dem Österreichischen Städteatlas www.mapire.eu/oesterreicher-staedteatlas mit jeweiligem Stadtnamen
STMBO	*Studien und Mitteilungen zur Geschichte des Benediktiner-Ordens*
Stmk	Steiermark
StuF	Studien und Forschungen aus dem Niederösterreichischen Institut für Landeskunde
T	Tirol
THB	*Tiroler Heimatblätter*
TRE	*Theologische Realenzyklopädie*
UH	*Unsere Heimat. Zeitschrift des Vereins für Landeskunde von Niederösterreich*
V	Vorarlberg
VIÖG	Veröffentlichungen des Instituts für Österreichische Geschichtsforschung

VSWG	*Vierteljahrschrift für Sozial- und Wirtschaftsgeschichte*
VuF	Vorträge und Forschungen
WGBl	*Wiener Geschichtsblätter*
WZGN	*Wiener Zeitschrift zur Geschichte der Neuzeit*
Wv	*Das Waldviertel. Zeitschrift für Heimat- und Regionalkunde des Waldviertels und der Wachau*
ZfG	*Zeitschrift für Geschichtswissenschaft*
ZfO	*Zeitschrift für Ostforschung*
ZHF	*Zeitschrift für Historische Forschung*
ZHVSt	*Zeitschrift des Historischen Vereins für Steiermark*

Quellenverzeichnis der in diesem Band direkt zitierten Archivalien

Archiv der Erzdiözese Salzburg, Salzburg (AES)
AT-AES 1.2 Altbestand – Akten 5/45/4
AT-AES 1.2 Altbestand – Akten 5/47/2
AT-AES 1.2 Altbestand – Akten 5/48/3
AT-AES 1.2 Altbestand – Akten 5/49/14
AT-AES 1.2 Altbestand – Akten 5/49/17
AT-AES 1.2 Altbestand – Akten 5/63/30
AT-AES 1.2 Altbestand – Akten 9/11/9
AT-AES 1.2 Altbestand – Akten 9/18/8
AT-AES 1.2 Altbestand – Akten 11/77
AT-AES 6.2.U3.CXLVI

Archiv der Landeshauptstadt Bregenz (ALB)
Historische Akten 703 o. Nr.

Archiv der Stadt Salzburg (AStS)
Städtisches Stiftungsarchiv, Buchförmige Archivalie 742
Städtisches Stiftungsarchiv, Akten (Abschrift 2. Hälfte des 18. Jahrhunderts), 1610 August 23
Städtische Stiftungsakten, Akten, Bürgerspitals-Generalvisitations-Akt 1795

Bayerisches Hauptstaatsarchiv (BayHStA)
Hochstiftsliteralien Salzburg 989, *Acta, das Spital-, Bruder- und Leprosenhaus zu Mühldorf betr. 1560–1799*

Burgenländisches Landesarchiv (BLA)
FA Esterházy, Repositorum 82, Fasz. C

Haus-, Hof- und Staatsarchiv (HHStA)
HA Grafenegg, K 498, Konv. Nr. 1

Kärntner Landesarchiv (KLA)
Goëss, Familie (AT-KLA 439) a 62

Porcia, Herrschaftsarchiv (AT-KLA 30.2) Sch. 18, Nr. 77 (Hofspital)
Milde Stiftungen, Stiftbriefe und Stiftungsakten (AT-KLA 189), I Sch. 27, Sch. 70–73
Ständisches Archiv I (AT-KLA 207), Sch. 256, 259–260
Klagenfurt Stadt I (AT-KLA 97), Fasz. 201/1, Fasz. 983/2
St. Leonhard (AT-KLA 112), Sch. 1
St. Veit an der Glan, Stadt (AT-KLA 107), Fasz. 201/1
Wolfsberg, Stadt (AT-KLA 111), C 67/2

Oberösterreichisches Landesarchiv (OÖLA)
Schifersches Erbstift: Hs. 17 (1693), Hs. 18 (1694), Hs. 19 (1695), Hs. 29 (1713), Hs. 30 (1714), Hs. 31 (1715), Hs. 63 (1751), Hs. 64 (1752), Hs. 86 (1781), Hs. 87 (1782), Hs. 88 (1783)

Pfarrarchiv (PfA)
Zell am See, K. 130, Fasz. Bruder- und Leprosenhaus 1573–1796 I

Salzburger Landesarchiv (SLA)
Geheime Hofkanzlei LII/1
Regierung, XLVI/B3 (Generalvisitation)

Stadtarchive (StA)
Langenlois: Spitalrechnungen Hs. 44/24 (1673–1674), Hs. 44/90 (1773), Hs. 44/91 (1774)
Scheibbs: Marktgerichtsprotokolle Hs. 3/10 (1695–1718), Hs. 3/11 (1718–1733), Hs. 3/12 (1733–1742), Hs. 3/13 (1742–1751), Hs. 3/14 (1752–1757), Hs. 3/15 (1757–1764), Hs. 3/16 (1764–1776), Hs. 3/17 (1776–1780), Hs. 3/18 (1780–1790), Hs. 3/19 (1790–1795), Hs. 3/20 (1795–1812).
Waidhofen/Ybbs: Spitalrechnungen 1678, 1679, 1680, 1711–1713, 1750–1752, 1790–1791, 1793
Zwettl (StAZ): RP 2/1 (1553–1563), RP 2/2 (1563–1576), RP 2/3 (1588–1590), RP 2/4 (1590–1592), RP 2/5 (1599), RP 2/6 (1600–1608), RP 2/7 (1608–1612), RP 2/8 (1612–1621), RP 2/9 (1622–1642), RP 2/10 (1642–1657), RP 2/11 (1659–1676), RP 2/12 (1676–1705), RP 2/13 (1706–1727), RP 2/14 (1738–1755), RP 2/15 (1756–1773), RP 2/16 (1773–1780), RP 2/17 (1780–1789)

Stiftsarchive (StiftsA)
StiftsA Herzogenburg
    StiftsA Dürnstein 1298 Mai 3
StiftsA Lambach
    Urkundensammlung 1675 März 19
    Schbd. 224, E/IV/1b
    Schbd. 227, Fasz. E/IV/1 g 2

Steiermärkisches Landesarchiv (StLA)
RuK
    Weltliche Stiftungsakten 5, K. 20, K. 24, K. 25, K. 27, K. 28
    Weltliche Stiftungsakten 7, K. 21, K. 23

Weltliche Stiftungsakten 13, K. 20, K. 67, K. 68, K. 69, K. 70
Weltliche Stiftungsakten 14, K. 75, K. 77, K. 79
Weltliche Stiftungsakten 20, K. 114
Weltliche Stiftungsakten 21, K. 121
Weltliche Stiftungsakten 22, K. 118, K. 119, K. 188
Weltliche Stiftungsakten 26, K. 146, K. 148
Weltliche Stiftungsakten 34, K. 135, K. 154, K. 155
Weltliche Stiftungsakten 39, K. 163, K. 164, K. 165
Weltliche Stiftungsakten 43, K. 167
Weltliche Stiftungsakten 59, K. 199
Weltliche Stiftungsakten 61, K. 200
Weltliche Stiftungsakten 67, K. 210
Weltliche Stiftungsakten 68, K 212, K. 213, K 214
Weltliche Stiftungsakten 70, K. 216, K. 217
Weltliche Stiftungsakten 74, K. 223, K. 224, K. 225, K. 226
Weltliche Stiftungsakten 83/Teil 1, K 301; ebd. 83/Teil 2, K. 302

Tiroler Landesarchiv (TLA)
Geheimer Rat (Hofregistratur), Leop. Littera D/T, Nr. 130 (2. Teil), Karton 116

Vorarlberger Landesarchiv (VLA)
StA Bludenz, 1558 Februar 18

Wiener Stadt- und Landesarchiv (WStLA)
Versorgungshaus Alserbach
1.7.4.4a.B1, Resolutionsbuch 1788–1812; Resolutionsbuch 1808–1817; Resolutionsbuch 1818–1825
1.7.4.5.B5, Standesprotokoll 1827–1845
1.7.4.5.B4.1, Normalienbuch 1855

Literaturverzeichnis

Die Reihung der Titel erfolgt nach den im Buch verwendeten Kurzzitaten. Die Kurzzitate reflektieren meist das erste Nomen des Zitats im Nominativ (im Regelfall ohne Artikel und Präposition). Quellenzitate als Kurzzitat stehen unter Anführungszeichen. Die bibliografischen Angaben zu einer Person werden immer gebündelt (es folgen also dort auch Angaben von Koautorenschaften).

Abel, Stufen der Ernährung – Wilhelm Abel, Stufen der Ernährung. Eine historische Skizze (Kleine Vandenhoeck-Reihe 1467, Göttingen 1981).
Abel-Smith, History – Brian Abel-Smith, A History of the Nursing Profession (Kindswood Books on Social History, London 1960).
Abendstein, Leobener Bürgerspital – Martina Abendstein, Die historische Entwicklung des Leobener Bürgerspitals von seiner Gründung bis zum Ende des 17. Jahrhunderts (Dipl. Graz 1990).
Adelwöhrer-Moerisch, Schladminger Bergbau – Claudia Adelwöhrer-Moerisch,

Der Schladminger Bergbau, in: Schladming. Geschichte und Gegenwart, hg. von Günter CERWINKA–Walter STIPPERGER (Schladming 1996) 41–60.

ADERBAUER, Tübinger Spital – Herbert ADERBAUER, Vom Pfründnerheim zur Armen- und Arbeitsanstalt. Das Tübinger Spital und der Wandel seiner sozialen Funktion in der frühen Neuzeit (Beiträge zur Tübinger Geschichte 9, Stuttgart 1997).

ALBERTINUS, Landtstörtzer – Aegidius ALBERTINUS, Der Landstörtzer Gusmann von Alfarche oder Picaro genannt. Mit einem Nachwort von Jürgen MAYER (München 1615/ Nachdr. Hildesheim–New York 1975).

ALBRECHT, Vergangenheit – Karlheinz ALBRECHT, Aus der Vergangenheit des ehemaligen „Siechenhauses", in: Jugendherberge Feldkirch. FS zur Eröffnung der neuen Jugendherberge Feldkirch „Siechenhaus" am Samstag, den 13. April 1985 (Feldkirch 1985) 39–45.

ALPI, Freistadt – Hildegard ALPI, Die Geschichte der Bürgerspitals zu Freistadt, O. Ö., von seinen Anfängen bis zum Ende des sechzehnten Jahrhunderts. Ein Beitrag zur Sozialgeschichte des Landes ob der Enns (Diss. Graz 1951).

ALTENSTRASSER, Waisenfürsorge – Doris ALTENSTRASSER, Die Waisenfürsorge von ihren Anfängen bis zur Mitte des 17. Jahrhunderts mit besonderer Berücksichtigung der Grazer Waisenfürsorge von 1642 bis 1659 (Dipl. Graz 1992).

ALTMANN, Bürgerhospital – Michael ALTMANN, Das Wiener Bürgerhospital. Zur Erinnerung an die Eröffnung des neuen Bürger-Versorgungshauses in der Alservorstadt (Wien 1860).

AMMERER, Zeit der Welt – Gerhard AMMERER, Alle Zeit der Welt? Zeit als Dimension von Bewußtsein, Erfahrung und ökonomischem Kalkül von Nichtseßhaften am Beispiel des Habsburgerreiches im 18. Jahrhundert, in: Zeiten und Räume. Rhythmus und Region, hg. von Dietmar SCHIERSNER (Forum Suevicum. Beiträge zur Geschichte Ostschwabens und der benachbarten Regionen 11, Konstanz–München 2016) 95–109.

AMMERER, Zezi – Gerhard AMMERER, Zezi, Familie, in: DERS.–Rudolph ANGERMÜLLER (Red.), Salzburger Mozart-Lexikon (Bad Honnef 2005) 544.

An der Wende zur Moderne – An der Wende zur Moderne. Die hessischen Hohen Hospitäler im 18. und 19. Jahrhundert. FS zum 475. Stiftungsjahr, hg. von Arnd FRIEDRICH–Irmtraut SAHMLAND–Christina VANJA (Historische Schriftenreihe des Landeswohlfahrtsverbandes Hessen. Quellen und Studien 14, Petersberg 2008).

ANGERMEIER, Mühldorf – Rudolf ANGERMEIER, Mühldorf unter der Herrschaft der Salzburger Bischöfe, in: Reinhard WANKA–Josef STEINBICHLER (Bearb.), Mühldorf am Inn (Mühldorf a. Inn ²1995) 23–114.

ANTALOVSKY, Armenpolitik – Eugen ANTALOVSKY, Armenpolitik in der Habsburgermonarchie. Am Beispiel der Erwachsenenfürsorge im Wien der liberalen und christlichsozialen Ära (Diss. Wien 1985).

ANTENHOFER, Verletzlichkeit – Christina ANTENHOFER, Über die Verletzlichkeit und Entfaltungsmöglichkeit menschlicher Körper, in: Corpus Intra Muros. Eine Kulturgeschichte räumlich gebildeter Körper, hg. von Ulrich LEITNER (Edition Kulturwissenschaft 74, Bielefeld 2017) 527–531.

ANŽIČ, Socialna politika – Sonja ANŽIČ, Socialna politika na Kranjskem od srede 18. stoletja do leta 1918 [Sozialpolitik in Krain vom 18. Jahrhundert bis 1918] (Zgodovinski arhiv Ljubljana, Gradivo in razprave 22, Ljubljana 2002).

ARCANGELI, Freizeit – Alessandro ARCANGELI, Freizeit. *EdN* 3 (2006) Sp. 1215–1221.

Archéologie et architecture hospitalières – Archéologie et architecture hospitalières de l'Antiquité tardive à l'aube des Temps modernes, hg. von François-Oliver Touati (Paris 2004).

Ardelt, Elisabethinen – Rudolf Ardelt, Geschichte des Konvents und Krankenhauses der Elisabethinen zu Linz. *HJbLinz* 1978 (1979) 95–146.

Arlic, Spital Maria am Rain – Gudula Arlic, Das Spital Maria am Rain in Rottenmann (Dipl. Graz 1997).

Armen-Departement, Armenwesen – Armen-Departement des Wiener Magistrates, Das Armenwesen, die Öffentliche Armenpflege in Wien und deren Geschichtliche Entwicklung (Wien 1898).

Armut. Perspektiven in Kunst und Gesellschaft – Armut. Perspektiven in Kunst und Gesellschaft. Begleitband zur Ausstellung in Trier 10. April 2011–31. Juli 2011, hg. von Herbert Uerlings–Nina Trauth–Lukas Clemens (Trier–Darmstadt 2011).

Artner, Krankenhäuser – Hildegard Artner, Allgemeine öffentliche Krankenhäuser im heutigen Niederösterreich in der 2. Hälfte des 19. Jahrhunderts (Diss. Wien 1973).

Aspelmeier, Entwicklung – Jan Aspelmeier, Die innere und äußere Entwicklung des Siegener Hospitals in Spätmittelalter und früher Neuzeit im Spiegel der Hospitalrechnungen. *Scripta Mercaturae* 35 (2001) 91–115.

Aspelmeier, Haushalts- und Wirtschaftsführung – Jan Aspelmeier, Die Haushalts- und Wirtschaftsführung landständischer Hospitäler in Spätmittelalter und früher Neuzeit. Eine Funktionsanalyse zur Rechnungsüberlieferung der Hospitäler in Siegen und Meersburg (Diss. Siegen 2009) [http://dokumentix.ub.uni-siegen.de/opus/volltexte/2009/424/pdf/aspelmeier.pdf] [25. 5. 2018].

Aspelmeier, Norm und Praxis – Jan Aspelmeier, „Das beim haus nutz und kein unnutz geschehe". Norm und Praxis der Wirtschaftsführung in kleinstädtischen Spitälern am Beispiel von Siegen und Meersburg, in: Norm und Praxis der Armenfürsorge 169–190.

Aspernig, Hofspital in Wels – Walter Aspernig, Das ehemalige Freihaus und Kaiserliche Hofspital in Wels, Pfarrgasse 15. *JbWels* 21 (1977/78) 61–76.

Aspernig, Urkunden und Regesten – Walter Aspernig, Urkunden und Regesten aus den Welser Archiven 1400–1450 (Linz 2012).

Atzbach, Elisabeth – Rainer Atzbach, Elisabeth. Das Hospital in Marburg, in: Elisabeth in Marburg 10–65.

Aufmesser, Gesundheitswesen – Max Aufmesser, Die Stadt im Gebirge und ihr Gesundheitswesen, in: Die alte Stadt im Gebirge. 700 Jahre Radstadt, hg. von Friederike Zaisberger–Fritz Koller (Schriftenreihe des Salzburger Landesarchivs 7, Salzburg 1989) 327–333.

Auge, Sakral-religiöse Aspekte – Oliver Auge, „... ne pauperes et debiles in ...domo degentes divinis careant" – Sakral-religiöse Aspekte der mittelalterlichen Hospitalgeschichte, in: Sozialgeschichte mittelalterlicher Hospitäler 77–124.

Aumüller, Aufwärter – Gerhard Aumüller, Die Aufwärter und ihre Aufgaben – Pflegevorschriften und Pflegebedingungen in den Hohen Hospitälern bis zum Ende des 18. Jahrhunderts, in: An der Wende zur Moderne 303–320.

Aumüller, Außensicht – Gerhard Aumüller, Die Außensicht der Innensicht – Spital und Spitalmeister im Kontext von Johann Beers „Der berühmte Narrenspital" (1681) als Spiegel von Narrheit und Ratio im 17. Jahrhundert. *Daphnis* 36 (2007) 593–630.

Aumüller, Die Hohen Hospitäler Hessens – Gerhard Aumüller, Die Hohen Hospitäler Hessens als geordnete christliche Haushalte – Die ökonomischen Grundlagen der

Hospitäler in einer frühen Phase der Medikalisierung, in: Der Dienst am Kranken 113–151.

Aumüller, Obervorsteher – Gerhard Aumüller, Obervorsteher und Küchenmeister – Instanzen der Verwaltung und der Versorgung der Hohen Hospitäler im 17. und 18. Jahrhundert, in: An der Wende zur Moderne. Die hessischen Hohen Hospitäler im 18. und 19. Jahrhundert. FS zum 475. Stiftungsjahr, hg. von Arnd Friedrich–Irmtraut Sahmland–Christina Vanja (Historische Schriftenreihe des Landeswohlfahrtsverbandes Hessen, Quellen und Studien 14, Petersberg 2008) 273–302.

Aumüller–Rumpf-Lehmann, Einblicke – Gerhard Aumüller–Barbara Rumpf-Lehmann, Einblicke in das Krankheitsspektrum und die Verschreibungspraxis im Hospital Haina im 18. Jahrhundert – Die Medizinalrechnungen der Hospitalchirurgen, in: An der Wende zur Moderne 121–138.

Bacher, Steyrdorf – Ernst Bacher (Bearb.), Steyrdorf. Wehrgraben – Wieserfeld. Wohn- und Industriebauten einer historischen Vorstadt von Steyr in Oberösterreich (Arbeitshefte zur ÖKT, Wien 1987).

Bacher, Wandmalereien – Ernst Bacher, Die Wandmalereien der Spitalskirche von Weitra. *ÖZKD* 27 (1973) 176–181.

Barlösius, Köchin und Koch – Eva Barlösius, Köchin und Koch. Familial-häusliche Essenszubereitung und berufliches Kochen, in: Haushalt und Familie in Mittelalter und früher Neuzeit, hg. von Trude Ehlert (Wiesbaden 1997) 207–218.

Bartels–Bingener–Slotta, Schwazer Bergbuch – Christoph Bartels–Andreas Bingener–Rainer Slotta (Red.), „1556 Perkwerch etc.“. Das Schwazer Bergbuch, Bd. 1: Der Bochumer Entwurf von 1554; Bd. 2: Der Bochumer Entwurf und die Endfassung von 1556: Textkritische Edition, hg. von Andreas Bingener (Bochum 2006).

Barth, Alltag – Thomas Barth, Alltag in einem Waisenhaus der Frühen Neuzeit. Das protestantische Waisenhaus von Regensburg im 17. und 18. Jahrhundert (Studien zur Geschichte des Spital-, Wohlfahrts- und Gesundheitswesens 5, Regensburg 2002).

Bartlome–Flückiger, Stadtzerstörung – Niklaus Bartlome–Erika Flückiger, Stadtzerstörungen und Wiederaufbau in der mittelalterlichen und frühneuzeitlichen Schweiz, in: Stadtzerstörung und Wiederaufbau. Bd. 1: Zerstörungen durch Erdbeben, Feuer und Wasser, hg. von Martin Körner (Bern–Stuttgart–Wien 1999) 123–146.

Baryli, Innungen – Andreas Baryli, Die Wiener Innungen und das Allgemeine Krankenhaus. Eine Frühform der sozialen Krankenversicherung in der ersten Hälfte des 19. Jahrhunderts. *JbVGStW* 37 (1981) 88–116.

Bauer, Bauch – Thomas Bauer, Im Bauch der Stadt. Kanalisation und Hygiene in Frankfurt am Main 16.–19. Jahrhundert (Studien zur Frankfurter Geschichte 41, Frankfurt/Main 1998).

Becher, Küche – Ursula A. J. Becher, Die Küche, in: Orte des Alltags. Miniaturen aus der europäischen Kulturgeschichte, hg. von Heinz-Gerhard Haupt (München 1994) 142–149.

Begon, De Iure Hospitalium – Sabine Begon, De Iure Hospitalium. Das Recht des deutschen Spitals im 17. Jahrhundert unter Berücksichtigung der Abhandlung von Ahasver Fritsch und Wolfgang Adam Lauterbach (Marburg 2002).

Behrens, Stifterwillen – Katharina Behrens, „We wille and ordeynge that alle the statutes and ordinaunces be kepte and observed.“ – Zum Stifterwillen in englischen Armenhausstatuten des späten Mittelalters, in: Von der Ordnung zur Norm. Statuten in

Mittelalter und Früher Neuzeit, hg. von Gisela DROSSBACH (Paderborn–München–Wien–Zürich 2010) 281–296.

BEIMROHR, Innsbruck – Wilfried BEIMROHR, Die Geschichte der Verwaltung der Stadt Innsbruck im 17. Jahrhundert (Veröffentlichungen des Innsbrucker Stadtarchivs 22, Innsbruck 1995).

BELKER, Aussätzige – Jürgen BELKER, Aussätzige. „Tückischer Feind" und „Armer Lazarus", in: Randgruppen der spätmittelalterlichen Gesellschaft. Ein Hand- und Studienbuch, hg. von Bernd-Ulrich HERGEMÖLLER (Warendorf 1990) 200–231.

BENEDER–WEISS, „Abstine aut sustine!" – Helmut BENEDER–Alfred Stefan WEISS, „Abstine aut sustine!" Das Salzburger Zucht- und Arbeitshaus 1755–1813, in: Strafe, Disziplin und Besserung 195–224.

BENEDICT, Waisenhäuser – Hans-Jürgen BENEDICT, Waisenhäuser. *TRE* 35 (2003) 379–388.

BERGDOLT, Forschung – Klaus BERGDOLT, Forschung und Barmherzigkeit – Reflexionen zum modernen Krankenhaus, in: FS zur wissenschaftlichen Festsitzung „300 Jahre St. Johanns Spital" (Salzburg 1995) 17–25.

BERGDOLT, Kranke und Gelehrte – Klaus BERGDOLT, Kranke und Gelehrte. Die Ethik der Ärzte in der Frühen Neuzeit, in: Organisierte Barmherzigkeit. Armenfürsorge und Hospitalwesen in Mittelalter und Früher Neuzeit, hg. von Artur DIRMEIER (Studien zur Geschichte des Spital-, Wohlfahrts- und Gesundheitswesens 1, Regensburg 2010) 85–100.

BERGER, Das St.-Georgs-Hospital – Wolfgang BERGER, Das St.-Georgs-Hospital zu Hamburg (Beiträge zur Geschichte Hamburgs 8, Hamburg 1972).

BERGERHAUSEN, Klientel – Hans-Wolfgang BERGERHAUSEN, Die Klientel des Bürgerspitals in Würzburg im konfessionellen Zeitalter. *Bayerisches Jb für Volkskunde* 2016 (2016) 85–99.

BERGERHAUSEN, Quellen – Hans-Wolfgang BERGERHAUSEN, Quellen zur Geschichte des Bürgerspitals Würzburg 1500–1650 (Fontes Herbipolenses. Editionen und Studien aus dem Stadtarchiv Würzburg 8, Würzburg 2014).

BERGERHAUSEN, Werk der Barmherzigkeit – Hans-Wolfgang BERGERHAUSEN, Ein Werk der Barmherzigkeit. Das Bürgerspital Zum Heiligen Geist in Würzburg im Spätmittelalter und in der Frühen Neuzeit. *Jb für fränkische Landesforschung* 75 (2015) 53–72.

BERNDL-FORSTNER, Kirchberg am Walde – Herbert BERNDL-FORSTNER, Die Kirchen von Kirchberg am Walde, Weissenalbern und Süssenbach (Christliche Kunststätten 257, Salzburg 1994).

BERNHARDT, Armenhäuser – Kirsten BERNHARDT, Armenhäuser. Die Stiftungen des münsterländischen Adels (16.–20. Jahrhundert) (Beiträge zur Volkskultur in Norddeutschland 119, Münster–New York–München–Berlin 2012).

BERNHARDT, Stiftungen – Kirsten BERNHARDT, Stiftungen für das Seelenheil? Konfessionelle Entwicklungen im Spiegel münsterländischer Armenhausstiftungen (16. bis 18. Jahrhundert), in: Bekenntnis, soziale Ordnung und rituelle Praxis. Neue Forschungen zu Reformation und Konfessionalisierung in Westfalen, hg. von Werner FREITAG–Christian HELBICH (Westfalen in der Vormoderne 4, Münster 2009) 73–99.

Beschreibung deren sich Anno 1691. in der Stadt Wienn – Beschreibung deren sich Anno 1691. in der Stadt Wienn / und in denen Vorstädten / wie auch an zwey biß drey Orthen auff dem Land / hervorgethanen Casuum contagiosorum, und derentwegen sowohl an den Oesterreichischen Gränitzen gegen Hungarn / als in der Stadt / und denen Vorstädten gemachten Vorseh= und Remedirungs-Anstalten, in: Codex Austriacus 1 (Wien 1704) 551–556.

Besl, Entwicklung – Friedrich R. Besl, Die Entwicklung des handwerklichen Medizinalwesens im Land Salzburg vom 15. bis zum 19. Jahrhundert (Salzburg 1998).

Bianchi, Health and Welfare Institutions – Francesco Bianchi, Health and Welfare Institutions in Renaissance Italy: Selected Sources from the Veneto, in: Quellen zur europäischen Spitalgeschichte 209–242.

Biederman, Katalog – Gottfried Biederman, Katalog Alte Galerie am Landesmuseum Joanneum. Mittelalterliche Kunst. Tafelwerke – Schreinaltäre – Skulpturen (Graz 1982).

Bilgeri, Bregenz – Benedikt Bilgeri, Bregenz. Geschichte der Stadt. Politik – Verfassung – Wirtschaft (Wien–München 1980).

Birkenmeier, Ausstrahlung – Jochen Birkenmeier, Die weltweite Ausstrahlung des Halleschen Waisenhauses, in: Kinder, Krätze, Karitas 101–111.

Birklbauer–Katzenschlager, Weitra – Herwig Birklbauer–Wolfgang Katzenschlager, 800 Jahre Weitra. Mit einem Beitrag von Herbert Knittler (Weitra 1982).

Birngruber, Bürgerspital – Martina Birngruber, Das Bürgerspital und die Spitalkirche in Bad Leonfelden. Spätgotische Architektur im Brennpunkt von Bayern, Böhmen und Österreich (Dipl. Wien 2011).

Blaschko, Mittelalterliche Spitäler – Gertraud Blaschko, Mittelalterliche Spitäler in Österreich (Dipl. Wien 1997).

Bleicher, Gruftkirche – Kurt Bleicher, Die gräflich kuefsteinsche Gruftkirche in Röhrenbach. Ein frühneuzeitlicher Hospitaltypus im nördlichen Waldviertel. Eine baugeschichtliche Untersuchung. *ÖZKD* 60 (2006) 385–401.

Blessing, Amt und Würden – Bettina Blessing, In Amt und Würden. Die Bediensteten der Stadt Regensburg von 1660 bis 1802/10 (Regensburger Studien und Quellen zur Kulturgeschichte 16, Regensburg 2005).

Blickle, Das Alte Europa – Peter Blickle, Das Alte Europa. Vom Hochmittelalter bis zur Moderne (München 2008).

Bodingbauer, Bürgerspital in Steyr – Friederike Bodingbauer, Das Bürgerspital in Steyr von seinen Anfängen bis zum Ende des 16. Jahrhunderts (Diss. Wien 1966).

Böhringer, Beginen – Letha Böhringer, Beginen und Schwestern in der Sorge für Kranke, Sterbende und Verstorbene. Eine Problemskizze, in: Organisierte Barmherzigkeit. Armenfürsorge und Hospitalwesen in Mittelalter und Früher Neuzeit, hg. von Artur Dirmeier (Studien zur Geschichte des Spital-, Wohlfahrts- und Gesundheitswesens 1, Regensburg 2010) 127–155.

Bohn, Inklusion – Cornelia Bohn, Inklusion, Exklusion und die Person (Konstanz 2006).

Bollwerk Forchtenstein – Bollwerk Forchtenstein. Burgenländische Landesausstellung 1993, hg. von Jakob Michael Perschy (BF Sonderbd. 11, Trausdorf 1993).

Bolognese-Leuchtenmüller, Bevölkerungsentwicklung – Birgit Bolognese-Leuchtenmüller, Bevölkerungsentwicklung und Berufsstruktur, Gesundheits- und Fürsorgewesen in Österreich 1750–1918 (Materialien zur Wirtschafts- und Sozialgeschichte 1, Wien 1978).

Borgolte, Kirche – Michael Borgolte, Die mittelalterliche Kirche (EDG 17, München 1992).

Borscheid, Geschichte des Alters – Peter Borscheid, Geschichte des Alters. Vom Spätmittelalter zum 18. Jahrhundert (dtv 4489, München 1989).

Bottanová, „Die armen spitaler" – Andreas Bottanová, „Die armen spitaler" und die „armen siechen". Die Spitäler in Waidhofen an der Ybbs am Beginn des 17. Jahrhunderts – eine Momentaufnahme aus den Spitalrechnungen, in: Stadt – Rat – Macht. 1607. Die Ratsprotokolle von Perchtoldsdorf, Retz, Waidhofen an der Ybbs und Zwettl im Kontext, hg. von Andrea Griesebner–Martin Scheutz–Herwig Weigl (FLkNÖ 33, Wien 2008) 429–454.

Bouvier, Kunstdenkmäler – Friedrich Bouvier, Die Kunstdenkmäler der Stadt Graz. Die Profanbauten des IV. und V. Bezirkes (Lend und Gries) (ÖKT 46, Wien 1984) 160–162.

Brandes, Waisenhaus – Katharina Brandes, Waisenhaus. *EdN* 14 (2011) Sp. 560–563.

Brandstätter, Ratsfamilien – Klaus Brandstätter, Ratsfamilien und Tagelöhner. Die Bewohner von Hall in Tirol im ausgehenden Mittelalter (Tiroler Wirtschaftsstudien 54, Innsbruck 2002).

Bräuer, Armsein – Helmut Bräuer, Armsein in obersächsischen Städten um 1500. Sozialprofile und kommunale Handlungsstrategien vor der Reformation, in: Medizin und Sozialwesen in Mitteldeutschland zur Reformationszeit, hg. von Stefan Oehmig (Schriften der Stiftung Luthergedenkstätten in Sachsen-Anhalt 6, Leipzig 2007) 25–52.

Bräuer, Armut in Mitteleuropa – Helmut Bräuer, Armut in Mitteleuropa 1600 bis 1800, in: Armut in Europa 1500–2000, hg. von Sylvia Hahn–Nadja Lobner–Clemens Sedmak (Querschnitte 25, Innsbruck–Wien–Bozen 2010) 13–34.

Bräuer, Bettler und Bettelwesen – Helmut Bräuer, „... und hat seithero gebetlet". Bettler und Bettelwesen in Wien und Niederösterreich während der Zeit Kaiser Leopolds I. (Wien 1996).

Bräuer, Zwickau – Helmut Bräuer, Zwickau vom Ausgang des Spätmittelalters bis zum Beginn des 17. Jahrhunderts, in: Zwickau 1 (Von den Anfängen bis zum 18. Jahrhundert), hg. vom Kulturamt der Stadt Zwickau (Dresden 2017) 83–119.

Bräuer–Schlenkrich, Tafel – Helmut Bräuer–Elke Schlenkrich, Von der Tafel im „reichen" Spital. Speiseplanung im Zwickauer Spital zu St. Georg und St. Margarethe vom Jahre 1593. *Sächsische Heimatblätter* 3 (2000) 170–179.

Brauer–Edlmayr, Herrenspeise und Knechtwein – Michael Brauer–Simon Edlmayr, Zwischen Herrenspeise und Knechtwein. Ernährungsgegensätze in der spätmittelalterlichen Stadt am Beispiel von Salzburg. *ÖGL* 60 (2016) 278–293.

Braun, Spitalkirchen in Altbayern – Emanuel Braun, Die mittelalterlichen Spitalkirchen in Altbayern. Studien zur Typologie und zum Verhältnis von Bauaufgabe und Architektur (Jb des Vereins für christliche Kunst 13, München 1983).

Braun, Spitalkirchen in Süddeutschland – Emanuel Braun, Spitalkirchen in Süddeutschland und Altbayern, in: Organisierte Barmherzigkeit. Armenpflege und Hospitalwesen in Mittelalter und Früher Neuzeit, hg. von Artur Dirmeier (Studien zur Geschichte des Spital-, Wohlfahrts- und Gesundheitswesens 1, Regensburg 2010) 173–190.

Braun, Onania – Karl Braun, Die Krankheit Onania. Körperangst und die Anfänge moderner Sexualität im 18. Jahrhundert (Historische Studien 16, Frankfurt/Main u. a. 1995).

Braun, Rechnung – Rüdiger Braun, Die älteste Rechnung des Bürgerspitals von 1495 (Schriften des Stadtarchivs Würzburg 15, Würzburg 2005).

Braun, Urkunden – Rüdiger Braun, Frühe Urkunden des Würzburger Spitals vor dem Hauger Tor (Bürgerspital) (Schriften des Stadtarchivs Würzburg 14, Würzburg 2000).

Bretschneider, Gefangene Gesellschaft – Falk Bretschneider, Gefangene Gesellschaft. Eine Geschichte der Einsperrung in Sachsen im 18. und 19. Jahrhundert (Konflikte und Kulturen – Historische Perspektiven 15, Konstanz 2008).

Bretschneider, Haus – Falk Bretschneider, Das „gemeinsame Haus“. Insassen und Personal in den Zuchthäusern der Frühen Neuzeit, in: Personal und Insassen von „Totalen Institutionen“ – zwischen Konfrontation und Verflechtung, hg. von dems.–Martin Scheutz–Alfred Stefan Weiss (Geschlossene Häuser. Historische Studien zu Institutionen und Orten der Separierung, Verwahrung und Bestrafung 3, Leipzig 2011) 157–196.

Bretschneider–Scheutz–Weiss, Machtvolle Bindungen – Falk Bretschneider–Martin Scheutz–Alfred Stefan Weiss, Machtvolle Bindungen – Bindungen voller Macht. Personal und Insassen in neuzeitlichen Orten der Verwahrung zwischen Konfrontation und Verflechtung, in: Personal und Insassen von „Totalen Institutionen“ – zwischen Konfrontation und Verflechtung, hg. von dens. (Geschlossene Häuser. Historische Studien zu Institutionen und Orten der Separierung, Verwahrung und Bestrafung 3, Leipzig 2011) 7–24.

Brettenthaler, Altenmarkter Chronik – Altenmarkter Chronik, hg. von Josef Brettenthaler (Salzburg 1974).

Brettenthaler–Feurstein, St.-Johanns-Spital – Josef Brettenthaler–Volkmar Feurstein, Drei Jahrhunderte St.-Johanns-Spital Landeskrankenhaus Salzburg (Salzburg 1986).

Brockhaus, Enzyklopädie – Brockhaus, Die Enzyklopädie (Mannheim [20]1999).

Brunner, Martinsspital – Ludwig Brunner, Das Martinsspital in Eggenburg. *Tätigkeits-Bericht des Vereines Krahuletz-Gesellschaft in Eggenburg erstattet anläßlich des 25-jährigen Bestandes für die Jahre 1901 bis 1925* (Eggenburg 1926).

Brunner, Das „ganze Haus“ – Otto Brunner, Das „ganze Haus“ und die alteuropäische „Ökonomik“, in: ders., Neue Wege der Sozialgeschichte. Vorträge und Aufsätze (Göttingen 1956) 33–61.

Brunner, Armut – Walter Brunner, Armut und Armenversorgung, in: Geschichte und Topographie des Bezirkes Judenburg 1, hg. von dems. (Graz 2008) 253–264.

Brunner, Murau – Walter Brunner, Murau. Eine Stadt stellt ihre Geschichte vor, Bd. 1 (Von den Anfängen bis 1850) (Murau 1998).

Brunner, Neumarkt – Walter Brunner, Geschichte von Neumarkt in der Steiermark (Neumarkt 1985).

Brunner, Oberwölz – Walter Brunner, Oberwölz. Kleine Stadt – Große Geschichte (Oberwölz 2005).

Brunner, Pöls – Walter Brunner, Geschichte von Pöls (Pöls 1976).

Brunner, Unterpremstätten – Walter Brunner, Unterpremstätten im Wandel der Zeit. Unterpremstätten – Oberpremstätten – Hautzendorf. Geschichte des Lebensraumes und seiner Bewohner (Unterpremstätten 1995).

Brunner–Heberling, Schloß Premstätten – Walter Brunner–Conrad Heberling, Schloß Premstätten. Rittertum – Adelsschloß – Ordenshaus. Hightechcenter (Unterpremstätten 1989).

Bücherwelten – Frühmoderne Bücherwelten. Die Bibliothek des 18. Jahrhunderts und das hallesche Waisenhaus, hg. von Bodo M. Baumunk (Kataloge der Franckeschen Stiftungen 19, Halle 2007).

Buberl, Zwettl – Paul Buberl, Die Denkmale des politischen Bezirkes Zwettl. 1 Teil: Gerichtsbezirk Alltensteig (ÖKT 8, Wien 1911).

Buchholtz, Geschichte der Regierung Ferdinand des Ersten – Franz Bernhard von Buchholtz, Geschichte der Regierung Ferdinand des Ersten. Aus gedruckten und ungedruckten Quellen 1, hg. von Berthold Sutter (Wien 1831/Nachdr. Graz 1971).

Bünz, Menschen im Hospital – Enno Bünz, Menschen im Hospital. Zwei Würzburger Bildzeugnisse des 16. und 18. Jahrhunderts, in: Stadt, Handwerk, Armut. Eine kommentierte Quellensammlung zur Geschichte der Frühen Neuzeit. Helmut Bräuer zum 70. Geburtstag zugeeignet, hg. von Katrin Keller–Gabriele Viertel–Gerald Diesener (Leipzig 2008) 672–685.

Bull, Children – Ida Bull, Children in Orphanage – between Religion and Industriousness. *WZGN* 8/1 (2008) 34–48.

Bulst, Krankheit und Gesellschaft – Neithard Bulst, Krankheit und Gesellschaft in der Vormoderne. Das Beispiel der Pest, in: Maladies et Société (XIIe–XVIIIe siècles). Actes du colloque de Bielefeld, novembre 1986, hg. von dems.–Robert Delort (Paris 1989) 17–47.

Bulst, Vier Jahrhunderte Pest – Neithard Bulst, Vier Jahrhunderte Pest in niedersächsischen Städten – Vom Schwarzen Tod (1349–1351) bis in die erste Hälfte des 18. Jahrhunderts, in: Stadt im Wandel 4, hg. von Cord Meckseper (Stuttgart 1985) 251–270.

Bunners, Wismar – Michael Bunners, Das Heiligen-Geist-Hospital zu Wismar (Peda-Kunstführer 862, Passau 2003).

Burtscher, Sondersieche – Daniela Burtscher, Die Sondersiechen in Bregenz. *Jb des Vorarlberger Landesmuseumsvereins. Freunde der Landeskunde* 148 (2004) 37–77

Buquoy, Armeninstitut – Margarete Buquoy, Das Buquoysche Armeninstitut – Vorläufer der staatlichen Fürsorge. *ZfO* 31 (1982) 255–270.

Buquoy, Die Armen – Margarete Buquoy, Die Armen auf dem Lande im späten 18. und frühen 19. Jahrhundert. *Bohemia* 26 (1985) 37–78.

Bussjäger, Gemeindebuch Nüziders – Peter Bussjäger, Gemeindebuch Nüziders (Nüziders 1994).

Buzanich, Menschen – Stefan René Buzanich, „von matur [!] und geburth müheseelig" – Menschen mit körperlicher und geistiger Behinderung der Herrschaft Litschau in der ersten Hälfte des 18. Jahrhunderts. Ein Beitrag zur „Disability History". *Wv* 67 (2018) 520–526.

Carmichael, Plague and the Poor – Ann G. Carmichael, Plague and the Poor in Renaissance Florence (Cambridge History of Medicine, Cambridge 1986).

Cerwinka, Leobener Bürgerspital – Günter Cerwinka, Das Leobener Bürgerspital im Mittelalter. Die Pierer und ihre Stiftung. *Der Leobener Strauß* 6 (1978) 63–89.

Codex Austriacus – Codex Austriacus, 6 Bde. (Wien 1704, 1748, 1752, 1777).

Cole–Edward, Das 19. Jahrhundert – Thomas R. Cole–Claudia Edward, Das 19. Jahrhundert. Aufbruch in den Wohlfahrtsstaat, in: Das Alter. Eine Kulturgeschichte, hg. von Pat Thane (Darmstadt 2005) 211–261.

Corbin, Pesthauch – Alain Corbin, Pesthauch und Blütenduft. Eine Geschichte des Geruchs (Berlin 1986).

Crabus, Fürsorge und Herrschaft – Mirko Crabus, Fürsorge und Herrschaft. Das spätmittelalterliche Fürsorgesystem der Stadt Münster und die Trägerschaft des Rates (Westfalen in der Vormoderne 15, Münster 2013).

Crabus, Kinderhaus im Mittelalter – Mirko Crabus, Kinderhaus im Mittelalter. Das

Leprosorium der Stadt Münster (Quellen und Forschungen zur Geschichte der Stadt Münster N. F. 25, Münster 2013).
CRAEMER, Hospital – Ulrich CRAEMER, Das Hospital als Bautyp des Mittelalters (Köln 1963).
CSENDES, Rechtsquellen – Peter CSENDES, Die Rechtsquellen der Stadt Wien (FRA III/9, Wien 1986).
CZEIKE, Geschichte der Wiener Apotheken – Felix CZEIKE, Geschichte der Wiener Apotheken. Die Apotheken im heutigen ersten Wiener Gemeindebezirk (FB 50, Innsbruck 2010).
CZEIKE, Kärntner Straße – Felix CZEIKE, Die Kärntner Straße (Wiener Geschichtsbücher 16, Wien 1975).
CZEIKE, Wiener Apotheken – Felix CZEIKE, Geschichte der Wiener Apotheken. Stadtgeschichte im Spiegel eines Berufsstandes (FB 49, Innsbruck 2008).
CZEIKE, Wien Lexikon – Felix CZEIKE, Historisches Lexikon Wien, 6 Bde. (Wien 1992–2004). Diese Lexikon befindet sich online in ständiger Erweiterung: https://www.wien.gv.at/wiki/index.php/Wien_Geschichte_Wiki [25. 5. 2018].

DAHMEN, Kölner Waisenhaus – Stefanie DAHMEN, Das Kölner Waisenhaus im 17. und 18. Jahrhundert. *Jb des Kölnischen Geschichtsvereins* 72 (2001) 53–111.
DAIMER, Handbuch – Josef DAIMER, Handbuch der österreichischen Sanitäts-Gesetze und Verordnungen (Leipzig 1898).
DAMM, Armut – Alfred DAMM, Armut in der Grafschaft Hardegg im 17./18. Jahrhundert – das Spital Weitersfeld als Beispiel für herrschaftliche Armenversorgung, in: Armut und Reichtum in der Geschichte Österreichs, hg. von Ernst BRUCKMÜLLER (Österreich Archiv, Wien 2010) 58–88.
DAMM, Weitersfeld – Alfred DAMM, Das Armenspital zu Weitersfeld (Frankfurt/Main u. a. 2008).
DANAI, Darstellung – DANAI, Die Darstellung des Kranken auf den spätgotischen Bildnissen des Heiligen Martin von Tours (1280–1520) (Studien zur Medizin-, Kunst- und Literaturgeschichte 12, Herzogenrath 1987).
Das Archiv der St. Katharinenspitalstiftung. Das schriftliche Welterbe von Regensburg, hg. von Richard MÜHLMANN (Regensburg 2018).
DEMEL, Generalvisitation – Bernhard DEMEL, Die Generalvisitation der Deutschordenskommende Friesach im Jahre 1720 und ihre Auswirkung bis zum Jahr 1724. *Carinthia* I 162 (1972) 345–374.
DEUER, Wappen – Wilhelm DEUER, Ein landesfürstliches Wappen für das Hofspital in St. Veit an der Glan. *Carinthia* I 190 (2000) 463–465.
Der Dienst am Kranken – Der Dienst am Kranken. Krankenversorgung zwischen Caritas, Medizin und Ökonomie vom Mittelalter bis zur Neuzeit, hg. von Gerhard AUMÜLLER–Kornelia GRUNDMANN–Christina VANJA (Veröffentlichungen der Historischen Kommission für Hessen 68, Marburg 2007).
Die Spitalkirche zu Regensburg. Mausoleum der Zeit. Geschichte – Bauforschung – Inschriften, hg. von Artur DIRMEIER–Wido WITTENZELLNER (Regensburg 2000).
DIETRICH-DAUM, Care – Elisabeth DIETRICH-DAUM, „Care" im „ultimum refugium". Versorgungshäuser als Orte kommunaler Armenpflege und -politik im 19. Jahrhundert, in: Who Cares? Betreuung und Pflege in Österreich. Eine geschlechterkritische

Perspektive, hg. von Erna Appelt–Maria Heidegger–Max Preglau–Maria A. Wolf (Demokratie im 21. Jahrhundert 7, Innsbruck u. a. 2010) 165–176.

Dietrich-Daum, „Wiener Krankheit" – Elisabeth Dietrich-Daum, Die „Wiener Krankheit". Eine Sozialgeschichte der Tuberkulose in Österreich (Sozial- und Wirtschaftsgeschichtliche Studien 32, Wien 2007).

Dinges, Armenfürsorge – Martin Dinges, Frühneuzeitliche Armenfürsorge als Sozialdisziplinierung? Probleme mit einem Konzept. *GG* 17 (1991) 5–29.

Dinges, Neues in der Forschung – Martin Dinges, Neues in der Forschung zur spätmittelalterlichen und frühneuzeitlichen Armut?, in: Von der Barmherzigkeit zur Sozialversicherung. Umbrüche und Kontinuitäten vom Spätmittelalter bis zum 20. Jahrhundert, hg. von Hans-Jörg Gilomen–Sébastien Guex–Brigitte Studer (Schweizerische Gesellschaft für Wirtschafts- und Sozialgeschichte 18, Zürich 2002) 21–43.

Dinges, Süd-Nord-Gefälle – Martin Dinges, Süd-Nord-Gefälle in der Pestbekämpfung. Italien, Deutschland und England im Vergleich, in: Das europäische Gesundheitssystem. Gemeinsamkeiten und Unterschiede in historischer Perspektive, hg. von Wolfgang U. Eckart–Robert Jütte (MGG Beih. 3, Stuttgart 1994) 19–51.

Dirlmeier, Untersuchungen – Ulf Dirlmeier, Untersuchungen zu Einkommensverhältnissen und Lebenshaltungskosten in oberdeutschen Städten des Spätmittelalters (Abhandlungen der Heidelberger Akademie der Wissenschaften, phil.-hist. Klasse Jahrgang 1978 Abh. 1, Heidelberg 1978).

Dirlmeier–Elkar–Fouquet, Steuer- und Abrechnungswesen – Ulf Dirlmeier–Rainer S. Elkar–Gerhard Fouquet, Mittelalterliches und frühneuzeitliches Steuer- und Abrechnungswesen, in: Stadtgeschichte als Zivilisationsgeschichte. Beiträge zum Wandel städtischer Wirtschafts-, Lebens- und Wahrnehmungsweisen, hg. von Jürgen Reulecke (Siegener Studien 47, Essen 1990) 11–22.

Dirlmeier–Fouquet, Ernährungsgewohnheiten – Ulf Dirlmeier–Gerhard Fouquet, Ernährung und Konsumgewohnheiten im spätmittelalterlichen Deutschland. *GWU* 44 (1993) 504–526.

Dirmeier, 800 Jahre St. Katharinenspital – Artur Dirmeier, 800 Jahre St. Katharinenspital in Regensburg – Karitas im Spannungsfeld kirchlicher und weltlicher Herrschaft, in: Leben im Spital 119–139.

Dirmeier, Archiv – Artur Dirmeier, Das Archiv des St. Katharinenspitals zu Regensburg. *Mitteilungen für die Archivpflege in Bayern* 31 (1989) 57–68.

Dirmeier, Hospitalanlagen – Artur Dirmeier, Hospitalanlagen in der Stadt – Bürgerspitäler in Bayern, in: Organisierte Barmherzigkeit. Armenpflege und Hospitalwesen in Mittelalter und Früher Neuzeit, hg. von dems. (Studien zur Geschichte des Spital-, Wohlfahrts- und Gesundheitswesens 1, Regensburg 2010) 37–65.

Dirmeier, Leprosenhaus – Arthur Dirmeier, Leprosenhaus St. Lazarus. Die Stiftung der Zant als Nukleus für Almosenamt und Evangelische Wohltätigkeitsstiftung, in: 700 Jahre Leprosenhaus St. Lazarus. Die Stiftung der Zant als Nukleus für Almosenamt und evangelische Wohltätigkeitsstiftung, hg. von Ulrich Landskron (Regensburg 1996) 9–46.

Dirmeier, Streit – Artur Dirmeier, Streit um die Regensburger Spitalköchin Barbara Rotter (1688–1693). *Blätter des Bayerischen Landesvereins für Familienkunde* 55 (1992) 78–83.

Dis/ability History – Dis/ability History der Vormoderne. Ein Handbuch. Premodern Dis/ability History. A Companion, hg. von Cordula Nolte–Bianca Frohne–Ute Halle–Sonja Kerth (Affalterbach 2017).

Dittscheid, Speise – Hans-Christoph Dittscheid, Von der realen Speise zur Eucharistie – Barmherzigkeit oder Passion als Bildprogramme in Spitälern des Mittelalters und der Frühen Neuzeit, in: Essen und Trinken im Spital 67–96.

Döring-Williams–Esser, Spitalkirche(n) – Marina Döring-Williams–Gerold Esser, Die Spitalkirche(n) in Oberwölz, Steiermark. *ÖZKD* 63 (2004) 13–24.

Domanig, Beitrag – Erwin Domanig, Beitrag zur Geschichte des Salzburger St.-Johanns-Spitals. *Wiener Medizinische Wochenschrift* 126/16–17 (1976) 207–209.

Doppler, Auszüge – Adam Doppler, Auszüge aus den Original-Urkunden (1401–1440). *MGSL* 13 (1873) II/2–162.

Doppler, Die ältesten Original-Urkunden – Adam Doppler, Die ältesten Original-Urkunden des fürsterzbischöflichen Consistorial-Archives zu Salzburg. *MGSL* 12 (1872) 179–349.

Dopsch–Lipburger, Entwicklung – Heinz Dopsch–Michael Lipburger, Die rechtliche und soziale Entwicklung, in: Geschichte Salzburgs. Stadt und Land I/2, hg. von Heinz Dopsch–Hans Spatzenegger (Salzburg 1983) 675–746.

Dreck, Tiroler Volkskunstmuseum – Dreck, Ausstellung Tiroler Volkskunstmuseum Innsbruck (24. Mai bis 3. November 2013), hg. von Wolfgang Meighörner (Innsbruck 2013).

Dross, Aussatzpraktiken – Fritz Dross, „Ich aber will hinauß spatziern, Da ich frisch, frey und sicher bin". Aussatzpraktiken im frühneuzeitlichen Nürnberg, in: Extra Muros. Vorstädtische Räume in Spätmittelalter und früher Neuzeit/Espaces suburbains au bas Moyen Âge et à l'époque moderne, hg. von Guy Thewes–Martin Uhrmacher (Städteforschung 91, Köln–Wien 2019) 299–331.

Dross, Daily Bread – Fritz Dross, Their Daily Bread. Managing Hospital Finances in Early Modern Germany, in: Hospital Life. Theory and Practice from the Medieval to the Modern, hg. von Laurinda Abreu–Sally Sheard (Oxford u. a. 2013) 49–66.

Dross, Hospital/Krankenhaus – Fritz Dross, Hospital/Krankenhaus, in: Leibniz-Institut für Europäische Geschichte (EG): Europäische Geschichte Online, Mainz 2014, http://ieg-ego.eu/de/threads/crossroads/wissensraeume/fritz-dross-hospital-krankenhaus [25. 5. 2018].

Dross, Krankenhaus – Fritz Dross, Krankenhaus und lokale Politik 1770–1850. Das Beispiel Düsseldorf (Düsseldorfer Schriften zur neueren Landesgeschichte und zur Geschichte Nordrhein-Westfalens 67, Essen 2004).

Dross, Normale Praxis – Fritz Dross, Normale Praxis: Von neuen Konzepten in der Armenpflege, angestrengten Bemühungen zweier Medizinalräte und der erfolgreichen Nicht-Gründung eines Krankenhauses, in: Norm und Praxis der Armenfürsorge 219–233.

Dross, Lazarett – Fritz Dross, Lazarett. *EdN* 7 (2008) Sp. 670–673.

Dross, Stadt und Hospital/Krankenhaus – Fritz Dross, Stadt und Hospital/Krankenhaus. *Historia Hospitalium* 27 (2011) 33–41.

Dross, Versorgungsversprechen – Fritz Dross, Das Versorgungsversprechen der vier Nürnberger Leprosorien in Spätmittelalter und in der Frühen Neuzeit. *Virus. Beiträge zur Sozialgeschichte der Medizin* 16 (2017) 13–22.

Drossbach, Hospitalstatuten – Gisela Drossbach, Hospitalstatuten im Spiegel von Norm und Wirklichkeit, in: Hospitäler in Mittelalter und Früher Neuzeit 41–54.

Drossbach, Konflikt – Gisela Drossbach, Konflikt und Konfliktbewältigung im Spital, in: Leben im Spital 231–247.

DROSSBACH–TOUATI–FRANK, Einführung – Gisela DROSSBACH–François Oliver TOUATI–Thomas FRANK, Einführung: Zur Perspektivität und Komplexität des mittelalterlichen Hospitals – Forschungsstand, Arbeitstechniken, Zielsetzungen, in: Hospitäler in Mittelalter und Früher Neuzeit 9–24.

DROSTE, Hospitalverwaltung – Heiko DROSTE, Die Hospitalverwaltung zwischen ständischer Ordnung und moderner Organisation. Zu den Bedingungen von Professionalisierung im 18. Jahrhundert, in: Der Dienst am Kranken 177–199.

DROSTE–SAHMLAND, Die hessischen Hohen Spitäler – Heike DROSTE–Irmtraut SAHMLAND, Die hessischen Hohen Spitäler, in: Quellen zur europäischen Spitalgeschichte 467–505.

DRUZYNSKI VON BOETTICHER, Forschungen – Alexandra DRUZYNSKI VON BOETTICHER, Forschungen zum Nikolaihospital in Bardowick. Die Leproserie St. Nikolai. Ein Beitrag zur Baugeschichte der Stadt Lüneburg im Mittelalter (Quellen und Darstellungen zur Geschichte Niedersachsens 137/1, Hannover 2015).

DRUZYNSKI VON BOETTICHER–SCHMIDT, Die repräsentativen Ansprüche – Alexandra DRUZYNSKI VON BOETTICHER–Ulrike Marie SCHMIDT, Die repräsentativen Ansprüche der mittelalterlichen Stadt Lüneburg an ihre Leproserie, in: Extra Muros. Vorstädtische Räume in Spätmittelalter und früher Neuzeit/Espaces suburbains au bas Moyen Âge et à l'époque moderne, hg. von Guy THEWES–Martin UHRMACHER (Städteforschung 91, Köln–Wien 2019) 273–297.

DÜRIEGL, Rundansicht – Günter DÜRIEGL, Die Rundansicht des Niklas Meldemann zur ersten Belagerung Wiens durch die Türken im Jahr 1529 – Interpretation und Deutung, in: Studien 79/80. Aus dem Historischen Museum der Stadt Wien, hg. von Robert WAISSENBERGER (Wiener Schriften 55, Wien 1980) 91–126.

DÜRLINGER, Pinzgau – Joseph DÜRLINGER, Von Pinzgau (Salzburg 1866).

DURDIK, Bader – Christl DURDIK, Die Bader und Barbiere (Wundärzte) in Wien zur Zeit Maria Theresias (1740–1780) (Diss. der Universität Wien 118, Wien 1975).

EBNER, Aufbrüche – Johannes EBNER, Aufbrüche und Hoffnungen. Das 16. Jahrhundert, in: Geschichte von Enns, hg. von Willibald KATZINGER–Johannes EBNER–Erwin M. RUPRECHTSBERGER (Enns 1996) 149–193.

EBNER-WANKER, Leben und Sterben – Doris EBNER-WANKER, Leben und Sterben. Die Geschichte des St. Barbara-Bürgerspitals in Judenburg von 1405–1839. Ein Beitrag zum Sozial- und Fürsorgewesen (Judenburger Museumsschriften 15, Judenburg 2000).

ECKART, Krankenhaus – Wolfgang Uwe ECKART, Krankenhaus. *EdN* 7 (2008) Sp. 118–121.

ECKART, Medizinalpersonen – Wolfgang Uwe ECKART, Medizinalpersonen. *EdN* 8 (2008) Sp. 287–291.

ECKART, Physikus – Wolfgang Uwe ECKART, Physikus. *EdN* 9 (2009) Sp. 1138–1140.

ECKART–JÜTTE, Medikalisierung – Wolfgang Uwe ECKART–Robert JÜTTE, Medikalisierung. *EdN* 7 (2008) Sp. 243–249.

ECKART–JÜTTE, Medizingeschichte – Wolfgang Uwe ECKART–Robert JÜTTE, Medizingeschichte. Eine Einführung (UTB 2903, Köln 2007).

EDER, Versorgung – Alois EDER, Versorgung der Alten und Kranken im Leprosen- und Bruderhaus zu Saalfelden, in: DERS. (Red.), Chronik Saalfelden 2 (Saalfelden 1992) 703–707.

EDER, Eros – Franz X. EDER, Eros, Wollust, Sünde. Sexualität in Europa von der Antike bis in die Frühe Neuzeit (Frankfurt/Main–New York 2018).

EDER, Glaubensspaltung – Karl EDER, Das Land ob der Enns vor der Glaubensspaltung. Die kirchlichen, religiösen und politischen Verhältnisse in Österreich ob der Enns 1490–1525 (Studien zur Reformationsgeschichte Oberösterreichs 1, Linz 1932).

EGG, Schwaz – Erich EGG, Schwaz von Anfang bis 1850, in: DERS.–Peter STREIN–Hans STERNAD, Stadtbuch Schwaz. Natur – Bergbau – Geschichte (Schwaz 1986) 78–216.

EGG–KIRNBAUER, Bruderhaus – Erich EGG–Franz KIRNBAUER, Das Bruderhaus zu Schwaz (Leobener Grüne Hefte 68, Wien 1963).

EGGER, Ausgrenzen – Gernot EGGER, Ausgrenzen – erfassen – vernichten: Arme und „Irre" in Vorarlberg (Studien zur Geschichte und Gesellschaft Vorarlbergs 7, Bregenz 1990).

Ego-Dokumente – Ego-Dokumente. Annäherung an den Menschen in der Geschichte, hg. von Winfried SCHULZE (Selbstzeugnisse der Neuzeit 2, Berlin 1996).

EIBACH, Das offene Haus – Joachim EIBACH, Das offene Haus. Kommunikative Praxis im sozialen Nahraum der Frühen Neuzeit. *ZHF* 38 (2011) 621–664.

EILENSTEIN, Pagl – Arno EILENSTEIN, Abt Maximilian Pagl von Lambach und sein Tagebuch. *STMBO* 40/N. F. 9 (1919/20) 119–192.

EISTERER, Leprosenhaus – Fritz EISTERER, Das Leprosenhaus in Kufstein. *THB* 6/6–7 (1928) 172–175.

Elisabeth in Marburg – Elisabeth in Marburg. Der Dienst am Kranken. Katalogbuch, hg. von Paul Jürgen WITTSTOCK (Kassel 2007).

ELMADFA–AIGN–MUSKAT–FRITZSCHE, GU Nährwert-Kalorien Tabelle – Ibrahim ELMADFA–Waltraute AIGN–Erich MUSKAT–Doris FRITZSCHE, Die große GU Nährwert-Kalorien Tabelle. Kalorien-, Joule- und Nährstoffgehalte unserer Lebensmittel (München 1998).

Essen und Trinken im Spital – Essen und Trinken im Spital. Ernährungskultur zwischen Festtag und Fasttag, hg. von Artur DIRMEIER (Studien zur Geschichte des Spital-, Wohlfahrts- und Gesundheitswesens 13, Regensburg 2018).

Europäisches Spitalwesen – Europäisches Spitalwesen. Institutionelle Fürsorge in Mittelalter und Früher Neuzeit/Hospitals and Institutional Care in Medieval and Early Modern Europe, hg. von Martin SCHEUTZ–Andrea SOMMERLECHNER–Herwig WEIGL–Alfred Stefan WEISS (MIÖG Ergbd. 51, Wien–München 2008).

FAHRINGER, Mauerbach – Karl FAHRINGER, „Alten und Elenden ihr trauriges Daseyn etwas milder zu machen". Der besondere Fall des Versorgungshauses Mauerbach. *ÖZKD* 53 (1999) 393–410.

FAIGL, Urkunden – Michael FAIGL, Die Urkunden des regulirten Chorherrenstiftes Herzogenburg vom Jahre seiner Übertragung von St. Georgen: 1244 bis 1450 (Wien 1886).

FALK, Bewohner – Beate FALK, Die Bewohner des Spitals: Arme Alte, Kinder, Sieche und Geisteskranke sowie Pfründner, in: SCHMAUDER, Macht 43–57.

FALK, Lebensraum – Beate FALK, Lebensraum, Verpflegung, Alltagskonflikte, in: SCHMAUDER, Macht 72–94.

FALK, Machtfaktor Spital – Beate FALK, Machtfaktor Spital: Herrschaft und Besitz, in: SCHMAUDER, Macht 58–71.

FASSHAUER, Ausstrahlung – Antje FASSHAUER, Die Ausstrahlung des Halleschen Waisenhauses ins Alte Reich, in: Kinder, Krätze, Karitas 88–99.

Feigl, Grundherrschaft – Helmuth Feigl, Die niederösterreichische Grundherrschaft vom ausgehenden Mittelalter bis zu den theresianisch-josephinischen Reformen (FLkNÖ 16, St. Pölten ^{2}1998).

Feldbauer, Kinderelend – Peter Feldbauer, Kinderelend in Wien. Von der Armenkinderpflege zur Jugendfürsorge 17.–19. Jahrhundert (Österreichische Texte zur Gesellschaftskritik 1, Wien 1980).

Felderer, Innsbruck – Hubert Felderer, Die Geschichte der Verwaltung der Stadt Innsbruck von 1700 bis 1784 (Veröffentlichungen des Innsbrucker Stadtarchivs N. F. 23, Innsbruck 1996).

Felhofer, Produktion – Gisela Felhofer, Die Produktion des disziplinierten Menschen (Diss. der Johannes-Kepler-Universität 70, Wien 1987).

Feller, Rechnungsbuch – Claudia Feller, Das Rechnungsbuch Heinrichs von Rottenburg. Ein Zeugnis adeliger Herrschaft und Wirtschaftsführung im spätmittelalterlichen Tirol. Edition und Kommentar (QIÖG 4, Wien 2010).

Felmayer, Hofspital – Johanna Felmayer, Das kaiserliche Hofspital. Mit Beiträgen zur Geschichte der Häuser Schlossergasse Nr. 1 bis 7 und des Kräuterturmes am Pfarrplatz – Aus den historischen Vorarbeiten zur Kunsttopographie von Innsbruck. *THB* 37/1–3 (1962) 1–16.

Felmayer, Spitalskirche Innsbruck – Johanna Felmayer, Spitalskirche Innsbruck (Innsbruck 1998).

Feuerstein, Altern – Christiane Feuerstein, Altern im Stadtquartier. Formen und Räume im Wandel (Wien 2008).

Feuerstein, Altersstruktur – Christiane Feuerstein, Altersstruktur und Stadtgestalt. Funktionswandel des Wohnens gezeigt am Beispiel der Wohnsituation älterer Menschen in Wien von 1850 bis 2005 (Diss. Wien 2005).

Fischer, Charité – Ernst Peter Fischer, Die Charité. Ein Krankenhaus in Berlin 1710 bis heute (Berlin 2009).

Fischer, Gemeine Gesellschaft – Peter Fischer, Die gemeine Gesellschaft der Bergwerke. Bergbau und Bergleute im Tiroler Montanrevier Schwaz zur Zeit des Bauernkrieges (Studien zur Wirtschafts- und Sozialgeschichte 21, St. Katharinen 2001).

Fissneider, Pestbekämpfung – Petra Fissneider, Die Pestbekämpfung im Mittelalter und in der frühen Neuzeit unter besonderer Berücksichtigung der Pesthäuser (Dipl. Innsbruck 2000).

Fohringer, Das soziale Wirken – Karl Fohringer, Das soziale Wirken der katholischen Kirche in der Diözese St. Pölten (Wien 1900).

Forstreiter, Horner Bürgerspital – Erich Forstreiter, Das Horner Bürgerspital, seine Stiftung und rechtsgeschichtliche Entwicklung und sein Archiv. *JbLkNÖ* 31 (1953/1954) 34–79.

Foucault, Geburt der Klinik – Michel Foucault, Die Geburt der Klinik. Eine Archäologie des ärztlichen Blicks (Suhrkamp Taschenbuch 1480, Frankfurt/Main 1988).

Fouquet, Festmahl – Gerhard Fouquet, Das Festmahl in den oberdeutschen Städten des Spätmittelalters. Zu Form, Funktion und Bedeutung öffentlichen Konsums. *AfKg* 74 (1992) 83–123.

Fouquet, Finanzverwaltung – Gerhard Fouquet, Zur öffentlichen Finanzverwaltung im späten Mittelalter, in: Aufbruch im Mittelalter – Innovation in Gesellschaften der Vormoderne. Studien zu Ehren von Rainer C. Schwinges, hg. von Christian Hesse–Klaus Oschema (Ostfildern 2010) 69–86.

Fouquet, Zwölf-Brüder-Häuser – Gerhard Fouquet, Zwölf-Brüder-Häuser und die Vorstellung vom verdienten Ruhestand im Spätmittelalter, in: Sozialgeschichte mittelalterlicher Hospitäler 37–76.

Frank, Heilsame Wortgefechte – Thomas Frank, Heilsame Wortgefechte. Reformen europäischer Hospitäler vom 14. bis 16. Jahrhundert (Berliner Mittelalter- und Frühneuzeitforschung 18, Göttingen 2014).

Frank, Hospitalreformen – Thomas Frank, Hospitalreformen um 1500 am Beispiel Straßburg, in: Topik und Tradition. Prozesse der Neuordnung von Wissensüberlieferungen des 13. bis 17. Jahrhunderts, hg. von dems.–Ursula Kocher–Ulrike Tarnow (Berliner Mittelalter- und Frühneuzeitforschung 1, Göttingen 2007) 105–126.

Frank, Seelenheil – Thomas Frank, Die Sorge um das Seelenheil in italienischen, deutschen und französischen Hospitälern, in: Hospitäler in Mittelalter und Früher Neuzeit 215–224.

Frankl, Bedeutung – Markus Frankl, Zur Bedeutung von Wein und Weinbau für das Bürgerspital und das Juliusspital in Würzburg, in: Essen und Trinken im Spital 259–272.

Fray, Hospitäler – Jean-Luc Fray, Hospitäler, Leprosenhäuser und mittelalterliches Straßennetz in Lothringen (ca. 1200–ca. 1500), in: Auf den Römerstraßen ins Mittelalter. Beiträge zur Verkehrsgeschichte zwischen Maas und Rhein von der Spätantike bis in 19. Jahrhundert, hg. von Friedhelm Burgard–Alfred Haverkamp (Trierer Historische Forschungen 30, Mainz 1997) 407–426.

Fray, Hospitäler in „Zentralfrankreich“ – Jean-Luc Fray, Die Hospitäler in „Zentralfrankreich“ im Mittelalter. Auvergne, Bourbonnais, Velay, in: Funktions- und Strukturwandel 117–128.

Frey, Kunstdenkmäler – Dagobert Frey (Bearb.), Die Kunstdenkmäler des politischen Bezirkes Feldkirch (ÖKT 32, Wien 1958) 296–309.

Frey, Der reinliche Bürger – Manuel Frey, Der reinliche Bürger. Entstehung und Verbreitung bürgerlicher Tugenden in Deutschland, 1760–1860 (Kritische Studien zur Geschichtswissenschaft 119, Göttingen 1997).

Frick, Krankenhäuser – Karl R. H. Frick, Geschichte der Krankenhäuser Kärntens. Mit einer Einführung in die Geschichte des Krankenhauswesens in Österreich (Klagenfurt 1990).

Friedl, Versorgungshäuser – Sylvia Friedl, Die Versorgungshäuser in der Wiener Kommunalpolitik (Gemeinderat, Gemeindeverwaltung 1848–1900) (Dipl. Wien 2013).

Friedrich, „Geld auf Pension ausgetan“ – Arnd Friedrich, „Geld auf Pension ausgetan“. Ein Beitrag zur Finanzwirtschaft des Hospitals Haina, in: Hospital am Beginn der Neuzeit 93–104.

Friedrich, Visitation und Abhörung – Arnd Friedrich, Die Visitation und Abhörung der Jahresrechnungen der Hohen Hospitäler in Hessen und das Hofspital Hofheim, in: „Haltestation Philippshospital“. Ein psychiatrisches Zentrum – Kontinuität und Wandel. 1535–1904–2004. Eine Festschrift zum 500. Geburtstag Philipps von Hessen, hg. von Irmtraut Sahmland–Sabine Trosse–Christina Vanja–Hartmut Berger–Kurt Ernst (Historische Schriftenreihe des Landeswohlfahrtsverbandes Hessen. Quellen und Studien 10, Marburg 2004) 65–78.

Friedrich, Arzneimittelanwendungen – Christoph Friedrich, Arzneimittelanwendungen im Hohen Hospital Merxhausen 1760, in: An der Wende zur Moderne 139–159.

Friess, Geschichte der Stadt Waidhofen – Gottfried Friess, Geschichte der Stadt Waidhofen an der Ybbs von der Zeit ihres Entstehens bis zum Jahre 1820, grösstentheils nach ungedruckten Quellen bearbeitet. *JbLkNÖ* 1 (1867) 1–146.

FROHNE, Body in Pain – Bianca FROHNE, The Body in Pain, in: Dis/ability History 409–415.

FUCHS, Göttweig – Adalbert Fr. FUCHS, Urkunden und Regesten zur Geschichte des Benedictinerstiftes Göttweig (FRA II/51, Wien 1901).

FUHRMANN, Historische Beschreibung – Mathias FUHRMANN, Historische Beschreibung und kurz gefaßte Nachricht von der Römisch-Kaiserl.- und königlichen Residenzstadt Wien und Ihren Vorstädten. Dritter Theil (Wien 1770).

Funktions- und Strukturwandel – Funktions- und Strukturwandel spätmittelalterlicher Hospitäler im europäischen Vergleich, hg. von Michael MATHEUS (Geschichtliche Landeskunde 56, Stuttgart 2005).

FURTTENBACH, Architectura Civilis – Joseph FURTTENBACH, Architectura Civilis: Das ist: Eigentliche Beschreibung, wie mann nach bester Form vnd gerechter Regul / Fürs Erste: Palläst / mit dero Lust: vnd Thiergarten / darbey auch Grotten: So dann Gemeine Bewohnungen: Zum Andern / Kirchen / Capellen / Altär / Gotshäuser: Drittens / Spitäler / Lazareten und Gotsäcker aufführen unnd erbawen soll (Ulm 1628).

FURTTENBACH, Architectura Universalis – Joseph FURTTENBACH, Architectura Universalis (Ulm 1635).

FURTTENBACH, Lebenslauff – Joseph FURTTENBACH, Lebenslauff 1652–1664, hg. von Kaspar VON GREYERZ–Kim SIEBENHÜNER–Roberto ZAUGG (Selbstzeugnisse der Neuzeit 22, Köln 2013).

GAISBERGER, Geschichte – Josef GAISBERGER, Zur Geschichte milder Stiftungen im Lande ob der Enns. II. Lieferung: Ehemalige Waisen-Anstalten in Linz. *JbOÖMV* 20 (1860) 1–71.

GAMERITH, Freskenzyklus – Andreas GAMERITH, „Voca me cum benedictis". Der Freskenzyklus Paul Trogers in der Kuefstein'schen Gruftkapelle in Röhrenbach. *Wv* 50 (2001) 1–28.

GAMERITH, Mehlspeisen – Anni GAMERITH, Bevorzugte Stellung der Mehlspeisen in österreichischen Ländern. *ÖZV* 83/N. S. 34 (1980) 69–99.

GAVITT, Charity – Philip GAVITT, Charity and Children in Renaissance Florence. The Ospedale degli Innocenti, 1410–1536 (Studies in Medieval and Early Modern Civilisation, Ann Arbor 1990).

GEERTZ, Dichte Beschreibung – Clifford GEERTZ, Dichte Beschreibung. Beiträge zum Verstehen kultureller Systeme (Suhrkamp Taschenbuch Wissenschaft 696, Frankfurt/Main 1987).

GERÉNYI, Versorgungsanstalten Oesterreichs – Fedor GERÉNYI, Die Versorgungsanstalten Oesterreichs, in: Oesterreichs Wohlfahrts-Einrichtungen 1848–1898. FS zu Ehren des 50jährigen Regierungs-Jubiläums Seiner k. und k. Apostolischen Majestät des Kaisers Franz Joseph I. 3, hg. von Hans HEGER (Wien 1900) 381–430.

GERHARTL, Wiener Neustadt – Gertrud GERHARTL, Wiener Neustadt: Geschichte, Kunst, Kultur, Wirtschaft (Wien 1978).

Germanische Provinz des Hospitalordens des Hl. Johannes von Gott bis 1780. 2 Teile, hg. von Petr JELÍNEK (Cieszyn 2018).

GESTRICH, Findelhäuser – Andreas GESTRICH, Findelhäuser. *EdN* 3 (2006) Sp. 1004–1006.

Gestrich, Tischgemeinschaft – Andreas Gestrich, Tischgemeinschaft. *EdN* 13 (2011) Sp. 592–595.

Gilomen-Schenkel, Mittelalterliche Spitäler – Elsanne Gilomen-Schenkel, Mittelalterliche Spitäler und Leprosorien im Gebiet der Schweiz, in: Brigitt Sigel (Red.), Stadt- und Landmauern 3: Abgrenzungen – Ausgrenzungen in der Stadt und um die Stadt (Veröffentlichungen des Instituts für Denkmalpflege an der ETH Zürich 15.3, Zürich 1999) 117–124.

Gleba–Petersen, „Int erste" – Gudrun Gleba–Niels Petersen, „Int erste". Zur Einleitung, in: Wirtschafts- und Rechnungsbücher des Mittelalters und der Frühen Neuzeit. Formen und Methoden der Rechnungslegung: Städte, Klöster und Kaufleute, hg. von dens. (Göttingen 2015) 7–11.

Gleixner, Mensch und Kerl – Ulrike Gleixner, „Das Mensch" und „der Kerl". Die Konstruktion von Geschlecht in Unzuchtsverfahren der frühen Neuzeit (1700–1760) (Geschichte und Geschlechter 8, Frankfurt/Main 1994).

Godsey, The Sinews – William D. Godsey, The Sinews of Habsburg Power. Lower Austria in an Fiscal-Military State 1650–1820 (Oxford 2018).

Göckenjan, Kurieren und Staat machen – Gerd Göckenjan, Kurieren und Staat machen. Gesundheit und Medizin in der bürgerlichen Welt (stw 1309, Frankfurt/Main 1985).

Goffman, Merkmale – Erving Goffman, Über die Merkmale totaler Institutionen, in: ders., Asyle. Über die soziale Situation psychiatrischer Patienten und anderer Insassen (Edition Suhrkamp 678, Frankfurt/Main 1972 [1961]) 13–123.

Gollwitzer, Mühldorf – Hans Gollwitzer, Das Heiliggeistspital zu Mühldorf. *Das Mühlrad* 12 (1965/1967) 88–119.

Gottlosigkeit und Eigensinn – Gottlosigkeit und Eigensinn. Religiöse Devianz im konfessionellen Zeitalter, hg. von Eric Piltz–Gerd Schwerhoff (ZHF Beih. 51, Berlin 2015).

Gramm, Zwettler Bürgerspital – Wilfried Gramm, Das Zwettler Bürgerspital in der Frühen Neuzeit, in: Leben und Regulieren in einer kleinen Stadt. Drei Beiträge zu Kommunikation, Fürsorge und Brandgefahr im frühneuzeitlichen Zwettl, NÖ., hg. von Friedel Moll–Martin Scheutz–Herwig Weigl (FLkNÖ 32, St. Pölten 2007) 207–309.

Grass, Studien – Franz Grass, Studien zur Sakralkultur und Kirchlichen Rechtshistorie Österreichs (Forschungen zur Rechts- und Kulturgeschichte 2, Innsbruck–München 1967).

Grass, Medizinische Versorgung – Monika Grass, Medizinische Versorgung in den Herrschaften Forchtenstein, Eisenstadt und Hornstein in der Frühen Neuzeit bis zum Sanitätshauptnormativ von 1770 (BF 94, Eisenstadt 2007).

Greindl, Essgewohnheiten – Gabriele Greindl, Essgewohnheiten und Tischsitten des altbayerischen Adels der Frühen Neuzeit – ein Beitrag zum Konsumverhalten und der Ökonomik des „Ganzen Hauses", in: Regionale Konsumgeschichte vom Mittelalter bis zur Moderne. Referate der Tagung vom 26. bis 28. Februar 2014 im Bildungszentrum Kloster Banz, hg. von Wolfgang Wüst (Franconia. Beih. zum Jb für fränkische Landesforschung 7, Erlangen 2015) 117–137.

Greinz, Das sociale Wirken – Christian Greinz, Das sociale Wirken der katholischen Kirche in Oesterreich 5 (Wien 1898).

Greinz, Gedenkblätter – Christian Greinz, Gedenkblätter zur zweihundertjährigen Jubiläums-Feier des St. Johanns-Spitales und des Ursulinen-Klosters zu Salzburg (1695–1896), in: Personalstand der Säcular- und Regular-Geistlichkeit des Erzbisthums Salzburg auf das Jahr 1895, Beilage [damit ident: Christian GREINZ, Das St. Johanns-Spital zu Salzburg. Eine kurze Geschichte und Beschreibung seiner Gründung und Entwicklung. Zur Erinnerung an die 200jährige Jubelfeier seines Bestandes (Salzburg 1895)].

GREINZ, Hallein – Christian GREINZ, Die Urkunden des Stadtpfarrarchives in Hallein. *MGSL* 52 (1912) 101–160.

GRETZEL, Stadt Zwettl – Doris GRETZEL, Die landesfürstliche Stadt Zwettl im Dreißigjährigen Krieg (Zwettler Zeitzeichen 9, Zwettl 2004).

GRIENBERGER, Erbstift – Karl GRIENBERGER, Das landesfürstliche Baron Schiefer'sche Erbstift oder Das Spital zu Eferding. Eine geschichtliche Darstellung dieser Humanitäts-Anstalt (Linz 1897).

GRÖBL, Dürnstein – Lydia GRÖBL, Das Klarissenkloster in Dürnstein an der Donau 1289–1571 (Diss. Wien 1998).

GROEBNER, Außer Haus – Valentin GROEBNER, Außer Haus. Otto Brunner und die „alteuropäische Ökonomik". *GWU* 46 (1995) 69–80.

GRÖCHENIG, Knittelfeld – Marita GRÖCHENIG, Das Bürgerspital in Knittelfeld (Dipl. Graz 1992).

GROIS, Das Allgemeine Krankenhaus – Bernhard GROIS, Das Allgemeine Krankenhaus in Wien und seine Geschichte (Wien 1965).

GROPPI, Krankenhaus – Angela GROPPI, Das Krankenhaus, in: Orte des Alltags. Miniaturen aus der europäischen Kulturgeschichte, hg. von Heinz-Gerhard HAUPT (München 1994) 260–266.

GRUBER, Raurisertal – Fritz GRUBER, Das Raurisertal. Gold & Silber. Bergbaugeschichte (Rauris 2004).

GRUBER, Raurisertal. Markt – Margit GRUBER, Das Raurisertal. Der Markt. Häusergeschichten (Rauris 2003).

GRÜLL, Bauer, Herr und Landesfürst – Georg GRÜLL, Bauer, Herr und Landesfürst. Sozialrevolutionäre Bestrebungen der oberösterreichischen Bauern von 1650 bis 1848 (FGOÖ 8, Linz 1963).

GRÜN, Hof- und Kaiserspital – Sibylle GRÜN, Das Hof- und Kaiserspital, in: Die Wiener Hofburg. Baugeschichte, Funktion und Etablierung als Kaiserresidenz, hg. von Herbert KARNER (Veröffentlichungen zur Bau- und Funktionsgeschichte der Wiener Hofburg 2/ÖAW phil.-hist. Kl. Denkschriften 444/Veröffentlichungen zur Kunstgeschichte 13, Wien 2014) 241–248.

GRÜNER, Waisenknabenstiftung – Bernhard GRÜNER, Die Waisenknabenstiftung zu Lambach. *Archiv für die Geschichte der Diözese Linz* 1 (1904) 125–144.

GUARINONIUS, Grewel – Hippolytus GUARINONIUS, Die Grewel der Verwüstung Menschlichen Geschlechts, 2 Bde., hg. von Elmar LOCHNER (Ingolstadt 1610/Nachdr. Bozen 1993).

GUDERMANN, Miasmen – Rita GUDERMANN, Miasmen. *EdN* 7 (2008) Sp. 474–481.

GÜNTHER, Italian Hospitals – Hubertus GÜNTHER, Italian Hospitals of the Early Renaissance, in: Public Buildings in Early Modern Europe, hg. von Konrad OTTENHEYN–Krista DE JONGE–Monique CHATENET (Architectura moderna 9, Turnhout 2010) 385–396.

GUGITZ, Wiener Pestepidemie – Gustav GUGITZ, Die Wiener Pestepidemie von 1713 und ihr Ausmaß. Ein statistischer Versuch einer Richtigstellung. *WGBl* 14 (1959) 87–91.

Gurtner, Wels – Josefine Gurtner, Reformation und Gegenreformation in der landesfürstlichen Stadt Wels (Diss. Wien 1972).

Haas, Thalgauer Heimatbuch – Karl Haas, Thalgauer Heimatbuch (Salzburg 1976).

Häberlein, Reis – Mark Häberlein, Reis. *EdN* 10 (2009) Sp. 974–977.

Hähnel–Unterkircher, Verräumlichung – Dagmar Hänel–Alois Unterkircher, Die Verräumlichung des Medikalen. Zur Einführung in den Band, in: Medikale Räume. Zur Interdependenz von Raum, Körper, Krankheit und Gesundheit, hg. von Nicholas Eschenbruch–Dagmar Hänel–Alois Unterkircher (Bielefeld 2010) 7–20.

Hähner-Rombach, Alltag in der Krankenpflege – Sylvelyn Hähner-Rombach, Alltag in der Krankenpflege: Geschichte und Gegenwart/Everyday Nursing Life: Past and Present (MGG 32, Stuttgart 2009).

Härter, Waisenfürsorge – Karl Härter, Waisenfürsorge und Waisenhäuser im Kontext der frühneuzeitlichen Policey: Ordnungsgesetze und obrigkeitliche Maßnahmen, in: Kinder, Krätze, Karitas 49–65.

Hahn, Trends – Philip Hahn, Trends der deutschsprachigen historischen Forschung nach 1945: Vom „ganzen Haus“ zum „offenen Haus“, in: Das Haus in der Geschichte Europas, hg. von Joachim Eibach–Inken Schmidt-Voges (Berlin 2015) 47–63.

Haiden, Waisenhauskirche – Susanna Haiden, Die „Waisenhauskirche“ am Rennweg (Dipl. Wien 2006).

Hainisch, Kunstdenkmäler – Ernst Hainisch, Die Kunstdenkmäler des Gerichtsbezirkes Lambach (ÖKT 34, Wien 1959).

Hajós–Heinz–Oettinger, Kunstdenkmäler – Géza Hajós–Dora Heinz–Ricarda Oettinger, Die Kunstdenkmäler Wiens. Die Kirchen des III. Bezirks (ÖKT 41, Wien 1974).

Hamberger, Heiliggeistspital – Edwin Hamberger, Das Heiliggeistspital Mühldorf a. Inn in der Frühen Neuzeit [Manuskript Stadtarchiv Mühldorf a. Inn] (Mühldorf a. Inn 2010).

Hamberger, Schicksale und Daten – Edwin Hamberger, Schicksale und Daten – Die Überlieferung des Pfründnerwesens in Mühldorf, in: Leben im Spital 71–84.

Hammer-Luza, Grazer Zucht- und Arbeitshaus – Elke Hammer-Luza, „Unruhige, ausschweifende, aller Ordnung und Zucht unempfängliche Menschen“. Das Grazer Zucht- und Arbeitshaus im ausgehenden 18. und beginnenden 19. Jahrhundert, in: Strafe, Disziplin und Besserung 131–166.

Hammer-Luza, Im Arrest – Elke Hammer-Luza, Im Arrest. Zucht-, Arbeits- und Strafhäuser in Graz (1700–1850) (MIÖG Ergbd. 63/Forschungen zur geschichtlichen Landeskunde der Steiermark 85, Wien 2019).

Hammer-Luza, „Keuche“ – Elke Hammer-Luza, „Keuche“, „Daumenstock“ und Urteilsstab. Das Landgericht Oberwildon in der frühen Neuzeit. *Hengist Magazin. Zeitschrift für Archäologie, Geschichte und Kultur der Mittelsteiermark* 2007/2 (2007) 8–14.

Hammer-Luza, Medizinische Versorgung – Elke Hammer-Luza, Medizinische Versorgung und Krankenpflege in Grazer Straf- und Zwangsanstalten von 1750 bis 1850. *Virus. Beiträge zur Sozialgeschichte der Medizin* 16 (2017) 155–168.

Hammer-Luza, „Publico“ – Elke Hammer-Luza, „Dem Publico Überlästig“. Bettlerinnen und Bettler in Graz im 18. Jahrhundert. *HJbGraz* 41 (2011) 189–214.

Harms–Schilling, Sammlung – Wolfgang Harms–Michael Schilling [gem. mit Barbara Bauer–Cornelia Kemp], Die Sammlung der Herzog August Bibliothek in Wolfenbüttel. Kommentierte Ausgabe. Teil 1: Ethica. Physica (Deutsche Illustrierte Flugblätter des 16. und 17. Jahrhunderts 1/1, Tübingen 1985).

Harrington, Child – Joel F. Harrington, The Unwanted Child. The Fate of Foundlings, Orphans and Juvenile Criminals in Early Modern Germany (London 2009).

Hatheyer, Topographie – Valentin Hatheyer, Topographie und Entwicklung des Marktes Tamsweg. *MGSL* 56 (1936) 145–168.

Hatje, Gott zu Ehren – Frank Hatje, „Gott zu Ehren, der Armut zum Besten". Hospital zum Heiligen Geist und Marien-Magdalenen-Kloster in der Geschichte Hamburgs vom Mittelalter bis in die Gegenwart (Hamburg 2002).

Hatje, Institutionen – Frank Hatje, Institutionen der Armen-, Kranken- und Daseinsfürsorge im nördlichen Deutschland 1500–1800, in: Europäisches Spitalwesen 307–350.

Hatje, Leben und Sterben – Frank Hatje, Leben und Sterben im Zeitalter der Pest. Basel im 15. bis 17. Jahrhundert (Basel 1992).

Hatje, Quellen – Frank Hatje, Frühneuzeitliche Quellen zur Institutionalität von Hospitälern in Norddeutschland, in: Quellen zur europäischen Spitalgeschichte 507–540.

Hatje, Wenn die bösen Tage kommen – Frank Hatje, „Wenn die bösen Tage kommen". Einige Bemerkungen zu Alter, Armut und „Selbstbehauptung" in der städtischen Gesellschaft des „langen" 18. Jahrhunderts, in: Zeitenwenden. Herrschaft, Selbstbehauptung und Integration zwischen Reformation und Liberalismus. Festgabe für Arno Herzig zum 65. Geburtstag, hg. von Jörg Deventer–Susanne Rau–Anne Conrad (Geschichte 39, Münster–Hamburg–London 2002) 481–505.

Haug, St. Katharinen-Hospital – Werner Haug, Das St. Katharinen-Hospital der Reichsstadt Esslingen. Geschichte, Organisation und Bedeutung (Esslinger Studien 1, Esslingen 1965).

Haupt, Leidenschaft zum Schönen – Herbert Haupt, Von der Leidenschaft zum Schönen. Fürst Karl Eusebius von Liechtenstein (1611–1684). Quellenband (Quellen und Studien zur Geschichte des Fürstenhauses Liechtenstein 2, Wien 1998).

Hausberger, Waisenhäuser – Karl Hausberger, Die katholischen Waisenhäuser St. Salvator in der Ostnerwacht und St. Peter in Stadtamhof-Steinweg, in: Regensburger Spitäler und Stiftungen. Denkmalpflege, Sammlungstradition, Geschichte und Sozialwesen, hg. von Helmut-Eberhard Paulus (Regensburger Herbstsymposion zur Kunstgeschichte und Denkmalpflege 1, Regensburg 1995) 31–37.

Haydinger, Fürsorge – Herta Haydinger, Fürsorge und Betreuung der Armen, Kranken und Waisen in Grazer Pflegeanstalten bis zum Ende des 18. Jahrhunderts (Diss. Graz 1972).

Hecht, Ehrenämter – Michael Hecht, Ehrenämter und Gemeinwohlorientierung? oder Was bedeutet „bürgerschaftliches Engagement" für die Stadt der Vormoderne, in: Der Bürger und seine Stadt. Bürgerschaftliches Engagement zwischen Mittelalter und Moderne in Halle, hg. von Holger Zaunstöck–Jörn Weinert–Andrea Thiele (Forschungen zur hallischen Stadtgeschichte 17, Halle 2011) 20–41.

Heimpel, Entwicklung – Christian Heimpel, Die Entwicklung der Einnahmen und Ausgaben des Heiliggeistspitals zu Biberach an der Riß von 1500 bis 1630 (Quellen und Forschungen zur Agrargeschichte 15, Stuttgart 1966).

Heinig, Türhüter – Paul Heinig, Die Türhüter und Herolde Kaiser Friedrichs III.

Studien zum Personale des deutschen Herrscherhofs im 15. Jahrhundert, in: Kaiser Friedrich III. in seiner Zeit. Studien anläßlich des 500. Todestages am 19. August 1493/1993, hg. von DEMS. (Forschungen zur Kaiser- und Papstgeschichte des Mittelalters. Beih. zu J. F. Böhmer, Regesta Imperii 12, Köln 1993) 355–376.

HEISS, Erziehung – Gernot HEISS, Erziehung der Waisen zur Manufakturarbeit. Pädagogische Zielvorstellungen und ökonomische Interessen der maria-theresianischen Verwaltung. *MIÖG* 85 (1977) 316–331.

HEILINGSETZER, Humanismus und Aufklärung – Georg HEILINGSETZER, Zwischen Humanismus und Aufklärung. Das Kloster Lambach vom 16. bis zum 18. Jahrhundert, in: Helga LITSCHEL (Red.), 900 Jahre Klosterkirche Lambach. Historischer Teil. Oberösterreichische Landesausstellung 1989 (Linz 1989) 93–122.

HEINISCH–PRODINGER, Gewand und Stand – Reinhard R. HEINISCH–Friederike PRODINGER, Gewand und Stand. Kostüm- und Trachtenbilder aus der Kuenburg-Sammlung (Schriftenreihe des Landespressebüros. Serie Sonderpublikationen 44, Salzburg–Wien 1983).

HEITZMANN, Bürgerspital – Klaus HEITZMANN, Bürgerspital, Siechenhaus und Ruralkrankenhaus. Formen der medizinischen Versorgung in Tamsweg vor 1908, in: Geschichte des Krankenhauses Tamsweg. Von der ländlichen Heilanstalt zur modernen Gesundheitsversorgung, hg. von Christian BLINZER–Anton HEITZMANN–DEMS. (Tamsweg 2008) 24–43.

HELAS, Darstellung – Philine HELAS, Darstellung der Mantelspende des Heiligen Martin vom 12. bis 15. Jahrhundert als Indikator der Veränderungen sozialer Praktiken. *AfKg* 89 (2007) 257–281

HELLEINER, Geschichte – Karl HELLEINER, Zur Geschichte der Kranken- und Armenpflege in St. Pölten, in: Allgemeines Öffentliches Krankenhaus der Stadt St. Pölten in den Jahren 1895–1935 (St. Pölten 1935).

HENDERSON, Medizin – John HENDERSON, Medizin für den Körper und Medizin für die Seele – Hospitäler im Florenz der Renaissance, in: Funktions- und Strukturwandel 29–58.

HENDERSON, The Renaissance Hospital – John HENDERSON, The Renaissance Hospital. Healing the Body and Healing the Soul (New Haven–London 2006).

HENTSCHEL, Stellung der Franckeschen Stiftungen – Britta HENTSCHEL, Die Stellung der Franckeschen Stiftungen zu Halle innerhalb der europäischen Fürsorgearchitektur; in: „Modell“ Waisenhaus? Perspektiven auf die Architektur von Franckes Schulstadt, hg. von Meinrad von ENGELBERG–Thomas EISSING–Sabine HEISER–Johannes SÜSSMANN–Holger ZAUNSTÖCK (Kleine Schriftenreihe der Franckeschen Stiftungen 17, Halle 2018) 311–329.

HERMANN, Luzerner Armenspital – Claudia HERMANN, Das Luzerner Armenspital. Eine Architekturgeschichte mittelalterlicher und frühneuzeitlicher Spitalbauten im eidgenössischen und europäischen Vergleich (Luzerner Historische Veröffentlichungen 39/1–2, Basel 2004).

HERRMANN, Eggenburger Bürgerspital – Kai HERRMANN, Das Eggenburger Bürgerspital im 18. Jahrhundert. Eine Darstellung des Wirtschaftsbetriebes des Spitals zu St. Martin anhand von Rechnungsbüchern (Dipl. Wien 2018).

HERZOG, Bad Leonfelden – Alfred HERZOG, Kulturzentrum „Bürgerspital Bad Leonfelden“. Im Spannungsfeld alter und neuer Architektur (Dipl. Wien 2002).

HETTLAGE–LENZ, Goffman – Robert HETTLAGE–Karl LENZ (Red.), Erving Goffman. Ein soziologischer Klassiker der zweiten Generation (UTB 1509, Bern u. a. 1991).

HIESTAND, Kranker König – Rudolf HIESTAND, Kranker König – kranker Bauer, in: Der kranke Mensch in Mittelalter und Renaissance, hg. von Peter WUNDERLI (Studia humaniora 5, Düsseldorf 1986) 61–77.

HIBLER, Architektur – Norbert HIBLER, Zur Architektur der Krankenhäuser in der Stadt Salzburg 1 (Diss. Salzburg 1988).

HILBER, Institutionalisierte Geburt – Marina HILBER, Institutionalisierte Geburt. Eine Mikrogeschichte des Gebärhauses (Bielefeld 2012).

HILZ, Seelhäuser – Anneliese HILZ, Seelhäuser und Seelfrauen im spätmittelalterlichen Regensburg, in: Organisierte Barmherzigkeit. Armenfürsorge und Hospitalwesen in Mittelalter und Früher Neuzeit, hg. von Artur DIRMEIER (Studien zur Geschichte des Spital-, Wohlfahrts- und Gesundheitswesens 1, Regensburg 2010) 157–172.

HIRSCHFELDER, Brot – Gunter HIRSCHFELDER, Brot. *EdN* 2 (2005) Sp. 443–445.

HIRSCHFELDER, Europäische Esskultur – Gunther HIRSCHFELDER, Europäische Esskultur. Eine Geschichte der Ernährung von der Steinzeit bis heute (Frankfurt/Main 2005).

HIRSCHFELDER, Fleischkonsum – Gunter HIRSCHFELDER, Fleischkonsum. *EdN* 3 (2006) Sp. 1015–1018.

HIRSCHFELDER, Gemüse – Gunther HIRSCHFELDER, Gemüse. *EdN* 4 (2006) Sp. 418–420.

HIRSCHFELDER, Regensburger Spitalbrauerei – Gunther HIRSCHFELDER, Die Regensburger Spitalbrauerei – Spiegel der europäischen Bierlandschaft, in: Essen und Trinken im Spital 97–109.

HIRSCHFELDER, Wassertrinken – Gunther HIRSCHFELDER, Das Wassertrinken. Prolegomena zu einer Kulturgeschichte. *AfKg* 80 (1998) 325–350.

HIRSCHFELDER–TRUMMER, Bier – Gunter HIRSCHFELDER–Matthias TRUMMER, Bier. Eine Geschichte von der Steinzeit bis heute (Darmstadt 2016).

HLAVÁČKOVÁ, Spitalwesen – Ludmila HLAVÁČKOVÁ, Das Spitalwesen in Böhmen und Mähren vom Beginn des Dreißigjährigen Krieges bis zu den Josephinischen Reformen (1620–1780), in: Europäisches Spitalwesen 381–402.

HOERNES–KRAHULETZ, Eggenburg und Geras – Moritz HOERNES–Johann KRAHULETZ (Bearb.), Die Denkmale der Gerichtsbezirke Eggenburg und Geras (ÖKT 5, Wien 1911).

HÖTZEL, Badstube – Till HÖTZEL, Die spätmittelalterliche Badstube. Versuch einer Charakteristik für den Raum Wien, in: Verwaltetes Wasser im Österreich des Spätmittelalters und der Frühen Neuzeit, hg. von Martin SCHEUTZ–Herwig WEIGL (FLkNÖ 37, Wien 2016) 79–106.

HOF, Der soziale Ort – Axel HOF, Der soziale Ort der Gesundheit. Topographische Bibliographie zur Sozialgeschichte des Fürsorge-, Hospital-, Medizinal- und Wohlfahrtswesens (Studien zur Geschichte des Spital-, Wohlfahrts- und Gesundheitswesens 4, Regensburg 2000).

HOFBAUER, Alservorstadt – Carl HOFBAUER, Die Alservorstadt mit den ursprünglichen Besitzungen der Benediktinerabtei Michelbeuern am Wildbache Als (Wien 1861).

HOFER, Weyer/Enns – Hans HOFER, Das Bürgerspital zu Weyer/Enns. *JbOÖMV* 134/1 (1989) 139–160.

HOFER, Archäologische Grabungen – Nikolaus HOFER, Archäologische Grabungen auf dem Areal der Bürgerspitalsstiftung in Zwettl, NÖ – ein vorläufiges Resümee. *Wv* 52 (2003) 401–409.

HOFER, Braunau – Stefan HOFER, Braunau am Inn. Bürgerspitalkirche „Zum Heiligen Geist“ (Wels 2012).

Hofmann, Regeln – Siegfried Hofmann, Die Regeln des Hl.-Geist-Spitals in Ingolstadt von 1580 und 1724/30 – Zeugnisse gegenreformatorischen und barocken Denkens. *Sammelblatt des Historischen Vereins Ingolstadt* 102/103 (1993/1994) 343–368.

Hofmokl, Heilanstalten – Eugen Hofmokl, Heilanstalten in Österreich. Darstellung der baulichen, spitalshygienischen und ärztlich-administrativen Einrichtungen in den Krankenhäusern, Entbindungsanstalten und Irren-Anstalten ausserhalb Wiens (Wien 1913).

Holubar, Spital – Karl Holubar, Das Spital des Stiftes Klosteneuburg (Diss. Wien 1992).

Holubec, Spitalrechnungsbücher – Helga Holubec, Bäuerliches Kulturgut in Perchtoldsdorfer Spital- und Kirchenmeisterrechnungsbüchern 1495–1539 (Diss. Wien 1966).

Horn, Examiniert – Sonia Horn, Examiniert und Approbiert. Die Wiener medizinische Fakultät und nicht-akademische Heilkundige in Spätmittelalter und frühe Neuzeit (Diss. Wien 2001).

Hospital am Beginn der Neuzeit – Das Hospital am Beginn der Neuzeit. Soziale Reform in Hessen im Spiegel europäischer Kulturgeschichte. Zum 500. Geburtstag Landgraf Philipps des Großmütigen, hg. von Arnd Friedrich–Fritz Heinrich–Christina Vanja (Historische Schriftenreihe des Landeswohlfahrtsverbandes Hessen. Quellen und Studien 11, Petersberg 2004).

Hospitäler in Mittelalter und Früher Neuzeit – Hospitäler in Mittelalter und Früher Neuzeit. Frankreich, Deutschland und Italien. Eine vergleichende Geschichte, hg. von Gisela Drossbach (Pariser historische Studien 75, München 2007).

Huber, Kunstdenkmäler – Wolfgang Huber, Die Kunstdenkmäler des Truppenübungsplatzes Allentsteig, in: Der Truppenübungsplatz Allentsteig. Region, Entstehung, Nutzung und Auswirkung. Die Vorträge und Diskussionen des zwölften Symposions des Niederösterreichischen Instituts für Landeskunde Allentsteig, 1.–4. Juli 1991, hg. von Willibald Rosner (StuF 17, Wien 1991) 51–67.

Huber-Reismann, Anfänge – Elfriede Maria Huber-Reismann, Anfänge der staatlichen Armenfürsorge am Beispiel des Grazer Armenhauses am Gries, in: Von den Ärmsten wissen wir nichts 206–211.

Huber-Reismann, Krankheit – Elfriede Maria Huber-Reismann, Krankheit, Gesundheitswesen und Armenfürsorge, in: Geschichte der Stadt Graz 2: Wirtschaft – Gesellschaft – Alltag, hg. von Walter Brunner (Graz 2003) 239–356.

Huber-Reismann, Medizinische Versorgung – Elfriede Maria Huber-Reismann, Die medizinische Versorgung der Stadt Leoben vom 13. bis zum 20. Jahrhundert. Eine sozialhistorische Quellenstudie als Beitrag zur Medizingeschichte sowie zur steirischen Stadtgeschichteforschung (Diss. Graz 2009).

Hübner, Beschreibung 1, 2 – Lorenz Hübner, Beschreibung der hochfürstlich-erzbischöflichen Haupt- und Residenzstadt Salzburg und ihrer Gegenden verbunden mit ihrer ältesten Geschichte 1 (Salzburg 1792/Nachdr. Salzburg 1982), 2 (Salzburg 1793/ Nachdr. Salzburg 1982).

Hübner, Reise – L(orenz) H(übner), Reise durch das Erzstift Salzburg zum Unterricht und Vergnügen (Salzburg Archiv, Bibliophile Reihe 1, Salzburg 1796/Nachdr. Salzburg 2000).

Hundert Jahre „Versorgungshaus" – Hundert Jahre „Versorgungshaus" Nonntal. Zur Geschichte der Alters- und Armenversorgung der Stadt Salzburg, hg. von Erich Marx–

Thomas Weidenholzer (Schriftenreihe des Archivs der Stadt Salzburg 9, Salzburg 1998).

Hundsbichler, Nahrung – Helmut Hundsbichler, Nahrung, in: Alltag im Spätmittelalter, hg. von Harry Kühnel (Graz–Wien–Köln ³1987) 214–231.

Hundsbichler, Reise – Helmut Hundsbichler, Reise, Gastlichkeit und Nahrung in den Reisetagebüchen des Paolo Santonino (1485–1487) (Diss. Wien 1979).

Hunecke, Findelkinder – Volker Hunecke, Die Findelkinder von Mailand. Kindesaussetzung und aussetzende Eltern vom 17. bis zum 19. Jahrhundert (Industrielle Welt 44, Stuttgart 1987).

Hutz, Friedberg – Ferdinand Hutz, 800 Jahre Stadt Friedberg (Friedberg 1994).

Ilzhöfer, Deckung – Hermann Ilzhöfer, Die Deckung des Vitaminbedarfes in früheren Jahrhunderten. *Archiv für Hygiene und Bakteriologie* 127 (1942) 150–178.

„In der Versorgung" – „In der Versorgung". Vom Versorgungshaus Lainz zum Geriatriezentrum „Am Wienerwald", hg. von Ingrid Arias–Sonia Horn–Michael Hubenstorf (Wien 2005).

Institutions of Confinement – Institutions of Confinement: Hospitals, Asylums and Prisons in Western Europe and North America 1500–1950, hg. von Norbert Finzsch–Robert Jütte (Publication of the German Historical Institute, Cambridge 1990).

Irsigler, Mitleid – Franz Irsigler, Mitleid und seine Grenzen. Zum Umgang der mittelalterlichen Gesellschaft mit armen und kranken Menschen, in: Homo debilis. Behinderte – Kranke – Versehrte in der Gesellschaft des Mittelalters, hg. von Cordula Nolte (Studien und Texte zur Geistes- und Sozialgeschichte des Mittelalters 3, Korb 2009) 165–181.

Iseli, Gute Policey – Andrea Iseli, Gute Policey. Öffentliche Ordnung in der frühen Neuzeit (UTB 3271, Stuttgart 2009).

Isenmann, Die deutsche Stadt – Eberhard Isenmann, Die deutsche Stadt im Mittelalter 1150–1550. Stadtgestalt, Recht, Verfassung, Stadtregiment, Kirche, Gesellschaft, Wirtschaft (Wien 2012).

Jäggi, Rechnung des Heilig-Geist-Spitals – Stefan Jäggi, Die Rechnung des Heilig-Geist-Spitals von Luzern für die Jahre 1502–1507. Eine Edition. *Der Geschichtsfreund. Mitteilungen des Historischen Vereins Zentralschweiz* 143 (1990) 5–69.

Jacobi, Charity – Juliane Jacobi, Between Charity and Education: Orphans and Orphanages in Early Modern Times. *Paegogogica Historica* 45/1–2 (2009) 51–66.

Jacobi, Hoffnung – Juliane Jacobi, „Man hatte von ihm gute Hoffnung". Die soziale Kontur der Halleschen Waisenkinder, in: Waisenhäuser in der Frühen Neuzeit 53–69.

Jacobi, Lebensläufe – Juliane Jacobi, Geförderte Lebensläufe? Werdegänge Hallescher Waisenkinder (1695–1730), in: Vormoderne Bildungsgänge. Selbst- und Fremdbeschreibung in der Frühen Neuzeit, hg. von ders.–Jean-Luc Le Cam–Hans-Ulrich Musolff (Beiträge zur historischen Bildungsforschung 41, Wien 2010) 115–129.

Jacobi, Mädchen- und Frauenbildung – Juliane Jacobi, Mädchen- und Frauenbildung in Europa. Von 1500 bis zur Gegenwart (Frankfurt/Main 2013).

Jacobs, Waisenhausstreit – Josef Jacobs, Der Waisenhausstreit. Ein Beitrag zur Geschichte der Pädagogik des 18. und 19. Jahrhunderts (Quakenbrück 1931 [Diss. 1929]).

Jäger, Machtbegriff – Marc-Christian Jäger, Michel Foucaults Machtbegriff. Eine Einführung, in: Das Spiel der Lüste. Sexualität, Identität und Macht bei Michel Foucault, hg. von Marvin Chlada–Marc-Christian Jäger (Aschaffenburg 2008) 11–75.

Jährlicher Bericht 1777 – Jährlicher Bericht von dem Waisenhause Unser lieben Frau am Rennwege zu Wien in Oesterreich, den Stiftern und Gutthätern ausgetheilet bey dem gewöhnlichen Dankfeste (Wien 1777).

Jaksch, Erbauung – August von Jaksch, Die Erbauung des Landeskrankenhauses in Klagenfurt und das Ende des Landeszeughauses. *Carinthia* I 100 (1911) 83–92.

Jankrift, Hospitäler und Leprosorien – Kay Peter Jankrift, Hospitäler und Leprosorien im Nordwesten des mittelalterlichen „Regnum Teutonicum" unter besonderer Berücksichtigung rheinisch-westfälischer Städte, in: Europäisches Spitalwesen 295–305.

Jankrift, Moses – Kay Peter Jankrift, Moses und die Schlangen oder ein Blick auf die Beziehung von Macht und Heilkunde im Zeitalter der „Klostermedizin", in: Der Dienst am Kranken 53–64.

Jankrift, Schlüssel – Kay Peter Jankrift, Die umgekehrten Schlüssel. Gelebte Normen im Alltag rheinischer und westfälischer Leprosorien, in: Gelebte Normen im urbanen Raum? Zur sozial- und kulturgeschichtlichen Analyse rechtlicher Quellen in Städten des Hanseraumes (13. bis 16. Jahrhundert), hg. von Hanno Brand–Sven Rabeler–Harm von Seggern (Groniger Hanze Studies 5, Hilversum 2014) 119–128.

Jaritz, Fasten als Fest – Gerhard Jaritz, Fasten als Fest? Überlegungen zu Speisebeschränkungen im späten Mittelalter, in: Geschichte und ihre Quellen. FS für Friedrich Hausmann zum 70. Geburtstag, hg. von Reinhard Härtel (Graz 1987) 157–168.

Jaritz, Leute – Gerhard Jaritz, Die „armen Leute" im Spital. Zur Aussage der Kremser Spitalmeisterrechnungen aus den Jahren 1459 bis 1461. *MKStA* 21/22 (1982) 21–64.

Jelínek, Konvent – Petr Jelínek, Der Konvent der Barmherzigen Brüder in Feldsberg und seine Krankenprotokolle (1683–1711). *MIÖG* 115 (2007) 369–394.

Jetter, Europäisches Hospital – Dieter Jetter, Das europäische Hospital. Von der Spätantike bis 1800 (DuMont-Dokumente, Köln 1986).

Jetter, Geschichte des Hospitals 1 – Dieter Jetter, Geschichte des Hospitals 1 (Wiesbaden 1966).

Jetter, Grundzüge – Dieter Jetter, Grundzüge der Hospitalgeschichte (Darmstadt 1973).

Jetter, Hospitäler in Salzburg – Dieter Jetter, Hospitäler in Salzburg. *Sudhoffs Archiv. Zeitschrift für Wissenschaftsgeschichte* 64 (1980) 163–186.

Jetter, Hospitalpläne – Dieter Jetter, Die alten Hospitalpläne der Albertina in Wien. *Historia Hospitalium* 13 (1980) 29–45.

Joham, Leoben – Alfred Joham, Leoben – Bauentwicklung und Stadtbefestigung. Eine stadtmorphologische Studie zur Leobener Innenstadt (Schriftenreihe des Instituts für Geschichte 17, Graz 2009).

Joherl, Wildon – Ignaz Heinrich Joherl, Wildon. Einst und Jetzt. Chronik der Burg, des Landesfürstlichen Marktes und der Pfarre St. Magdelene in Wildon (Graz 1891).

Jonach, Kostfreyllen – Michaela Jonach, „Von Kostfreyllen, auswendigen Schuellerinen, Lehramts-Anwärterinnen und Waisenhauszöglingen". Zur Geschichte der Klagenfurter Ursulinen-Mädchenschule (1670–1879), in: Geschichte der Frauenbildung und Mädchenerziehung in Österreich. Ein Überblick, hg. von Ilse Brehmer–Gertrud Simon (Graz 1997) 128–140.

Jütte, Ärzte, Heiler und Patienten – Robert Jütte, Ärzte, Heiler und Patienten. Medizinischer Alltag in der frühen Neuzeit (München–Zürich 1991).

Jütte, Arme, Bettler, Beutelschneider – Robert Jütte, Arme, Bettler, Beutelschneider. Eine Sozialgeschichte der Armut (Weimar 2000).

Jütte, Diets – Robert Jütte, Diets in Welfare Institutions and in Outdoor Poor Relief. *Ethnologia Europaea. Journal of European Ethnology* 16/2 (1987) 117–136.

Jütte, Disziplinierungsmechanismen – Robert Jütte, Disziplinierungsmechanismen in der städtischen Armenfürsorge der Frühneuzeit, in: Soziale Sicherheit und soziale Disziplinierung. Beiträge zu einer historischen Theorie der Sozialpolitik, hg. von Christoph Sachsse–Florian Tennstedt (Edition Suhrkamp 1323, Frankfurt/Main 1986) 101–119.

Jütte, Frau – Robert Jütte, Die Frau, die Kröte und der Spitalmeister. Zur Bedeutung der ethnographischen Methode für eine Sozial- und Kulturgeschichte der Medizin. *HA* 4 (1996) 193–215.

Jütte, Handwerkschirurgen – Robert Jütte, Zur Sozialgeschichte der Handwerkschirurgen im 16. Jahrhundert, in: Paracelsus und Salzburg. Vorträge bei den Internationalen Kongressen in Salzburg und Badgastein anläßlich des Paracelsus-Jahres 1993, hg. von Heinz Dopsch–Peter F. Kramml (MGSL Ergbd. 14, Salzburg 1994) 45–60.

Jütte, Küche der Armen – Robert Jütte, Die „Küche der Armen" in der Frühen Neuzeit am Beispiel von Armenspeisungen in deutschen und westeuropäischen Städten. *Tel Aviver Jb für deutsche Geschichte* 16 (1987) 24–47.

Jütte, Schmalhans – Robert Jütte, Schmalhans als Küchenmeister – frühneuzeitliche Armenspeisung und Spitalverpflegung im Vergleich, in: Essen und Trinken im Spital 231–246.

Jütte, Stationäre Krankenversorgung – Robert Jütte, „... das sie sich in das hospitaell begeben soll". Stationäre Krankenversorgung im frühneuzeitlichen Köln, in: Hospital am Beginn der Neuzeit 225–239.

Jütte, Syphilis – Robert Jütte, Syphilis and Confinement. Hospitals in Early Modern Germany, in: Institutions of Confinement 97–115.

Jütte, Vom Hospital – Robert Jütte, Vom Hospital zum Krankenhaus: 16.–19. Jahrhundert, in: „Einem jeden Kranken in einem Hospitale sein eigenes Bett". Zur Sozialgeschichte des Allgemeinen Krankenhauses im 19. Jahrhundert, hg. von Alfons Labisch–Reinhard Spree (Frankfurt/Main–New York 1996) 31–50.

Jütte, Vom mittelalterlichen Spital – Robert Jütte, Vom mittelalterlichen Spital zum modernen Krankenhaus – oder: „Die Geburt der Klinik" in Deutschland, in: Schmauder, Macht 9–14.

Just, Österreichische Rechnungen – Thomas Just, Österreichische Rechnungen und Rechnungsbücher, in: Quellenkunde der Habsburgermonarchie (16.–18. Jahrhundert). Ein exemplarisches Handbuch, hg. von Josef Pauser–Martin Scheutz–Thomas Winkelbauer (MIÖG Ergbd. 44, Wien 2004) 457–467.

Just, Wiener Pilgerhaus – Thomas Just, Das Wiener Pilgerhaus. Untersuchungen zum Leben, zur Wirtschaftsführung und Bautätigkeit in einem Wiener Spital des 15. Jahrhunderts (Dipl. Wien 1995).

Just–Weigl, Spitäler – Thomas Just–Herwig Weigl, Spitäler im südöstlichen Deutschland und den österreichischen Ländern im Mittelalter, in: Europäisches Spitalwesen 149–184.

Kaiser, Restaurierung – Friedrich Kaiser, Zur Restaurierung der ehemaligen Spitalkirche Hl. Elisabeth in Murau. *ÖZKD* 36 (1982) 58–62.

KAMMESBERGER, Einrichtungen – Maria KAMMESBERGER, Die sozial-caritativen Einrichtungen der Stadt Linz von ihren Anfängen bis zum Tode Maria Theresia (Diss. Wien 1962).

KANZLER, Fonde – G. J. KANZLER, Die Stiftungen und Fonde der Stadt Hallein (Hallein 1901).

Kapitalstand und Ausgaben – Kapitalstand und Ausgaben des St. Johannspitals seit dessen Gründung. *MGSL* 3 (1863) 288.

KAPPELHOF, Hospitäler in den Niederlanden – A. C. M. KAPPELHOF, Hospitäler in den Niederlanden in der frühen Neuzeit (1530–1820). *MIÖG* 115 (2007) 312–342.

KASPAR, Herdstelle – Fred KASPAR, Die Herdstelle als Indikator von Nahrungsgewohnheiten, in: Nahrung und Tischkultur im Hanseraum, hg. von Günter WIEGELMANN–Ruth-Elisabeth MOHRMANN (Beiträge zur Volkskultur in Nordwestdeutschland 91, Münster–New York 1996) 69–94.

KASPAR–KRUG–BELKER, Wandel – Fred KASPAR–Barbara KRUG–Jürgen BELKER, Zum funktionalen Wandel karitativer Einrichtungen. Interdisziplinäre Studien zum Leprosorium in Münster-Kinderhaus, in: Wandel der Volkskulturen in Europa. FS für Günter Wiegelmann 2, hg. von Nils-Arvid BRINGÉUS–Uwe MEINERS–Ruth-E. MOHRMANN–Dietmar SAUERMANN–Hinrich SIUTS (Münster 1988) 669–695.

KATZINGER, Brennpunkt – Willibald KATZINGER, Im Brennpunkt abendländischer Geschichte, in: DERS.–Johannes EBNER–Erwin M. RUPRECHTSBERGER, Geschichte von Enns (Enns 1996) 65–148.

KATZINGER, Bürgerspital – Willibald KATZINGER, Das Bürgerspital. *HJbLinz* 1977 (1978) 1–102.

KATZINGER, Fürsorgewesen – Willibald KATZINGER, Das Fürsorgewesen der Stadt Linz bis zu Kaiser Josef II. *HJbLinz* 1978 (1978) 11–94.

KATZINGER, Problem der Armut – Willibald KATZINGER, Zum Problem der Armut in den Städten Österreichs vom Spätmittelalter bis ins 18. Jahrhundert, in: Aspects of Poverty in Early Modern Europe II. Les réactions des pauvres à la pauvreté. Études d'histoire sociale et urbaine, hg. von Thomas RIIS (Odense University Studies in History and Social Sciences 100, Odense 1986) 31–49.

KATZINGER, Waisenhaus – Willibald KATZINGER, Das theresianische Waisenhaus. Ein Kapitel über Kinderarbeit im Linz des 18. Jahrhunderts. *HJbLinz* 1982 (1984) 75–113.

KATZLER, Rechnungsbücher – Günter KATZLER, Was erzählen Rechnungsbücher von der Stadt? Das Beispiel des Rechnungsbuchs Bischof Bertholds von Freising. *Pro Civitate Austriae* N. F. 13 (2008) 37–61.

KEIBLINGER, Melk – Ignaz Franz KEIBLINGER, Geschichte des Benedictiner-Stiftes Melk in Nieder-Österreich, seiner Besitzungen und Umgebungen 2 (Wien 1869).

KEIL, Aussatz – Gundolf KEIL, Aussatz. *LMA* 1 (1980) Sp. 1252–1257.

KELLNER, Pesthauch – Katharina KELLNER, Pesthauch über Regensburg. Seuchenbekämpfung und Hygiene im 18. Jahrhundert (Studien zur Geschichte des Spital-, Wohlfahrts- und Gesundheitswesens 6, Regensburg 2005).

KERSCHBAUMER, Herzogshof – Anton KERSCHBAUMER, Der Herzogshof zu Krems. *BlVLkNÖ* 19 (1885) 260–266.

KERSCHBAUMER, Krems – Anton KERSCHBAUMER, Geschichte der Stadt Krems (Krems 1885).

KERSCHBAUMER, Tulln – Anton KERSCHBAUMER, Geschichte der Stadt Tulln (Krems ²1902).

KIETAIBL, Waisenbücher – Hans KIETAIBL, Aus den Waisenbüchern des Marktes Purbach am Neusiedler See (1550–1650). *BurglHbl* 36 (1974) 123–142, 169–185.

Kinder, Krätze, Karitas – Kinder, Krätze, Karitas. Waisenhäuser in der Frühen Neuzeit, hg. von Claus Veltmann–Jochen Birkenmeier (Kataloge der Franckeschen Stiftungen 23, Halle 2009).

Kinzelbach, Armut und Kranksein – Annemarie Kinzelbach, Armut und Kranksein in der frühneuzeitlichen Stadt. Oberdeutsche Reichsstädte im Vergleich, in: Armut und Fürsorge in der Frühen Neuzeit, hg. von Konrad Grimm–Dorothee Mussgnug–Theodor Strohm (Oberrheinische Studien 29, Ostfildern 2011) 141–176.

Kinzelbach, Gesundbleiben – Annemarie Kinzelbach, Gesundbleiben, Krankwerden, Armsein in der frühneuzeitlichen Gesellschaft. Gesunde und Kranke in den Reichsstädten Überlingen und Ulm, 1500–1700 (MGG Beih. 8, Stuttgart 1995).

Kirschbaum, Lexikon der Christlichen Ikonographie – Engelbert Kirschbaum (Bearb.), Lexikon der Christlichen Ikonographie, 8 Bde. (Rom u. a. 1968/Nachdr. Darmstadt 2012).

Kisbán, Phasen des Wandels – Eszter Kisbán, Phasen des Wandels der Nahrungsgewohnheiten in Mitteleuropa. Ein Vergleich zwischen Nordwestdeutschland und Ungarn, in: Wandel der Alltagskultur seit dem Mittelalter, hg. von Günther Wiegelmann (Beiträge zur Volkskultur in Nordwestdeutschland 55, Münster 1987) 179–198.

Klammer, Altenbetreuung – Peter Klammer, Altenbetreuung und medizinische Versorgung – vom Bruder- und Siechenhaus zum Dr.-Eugen-Bruning-Haus, in: Mauterndorf. Der königliche Markt, hg. von dems.–Hermann Rumschöttel (Mariapfarr 2017) 583–593, 842f.

Kleiner–Gutwein, Gräflich Schönbornsche Schlösser – Salomon Kleiner–Johann Balthasar Gutwein, Gräflich Schönbornsche Schlösser, Häuser, Gärten und Kirchen (Würzburg um 1740) [Wien Bibliothek D-5737, Eiserne Kassa]

Kleinschmidt, Essen und Trinken – Wolfgang Kleinschmidt, Essen und Trinken in der frühneuzeitlichen Reichsstadt Speyer. Die Rechnungen des Spitals St. Georg (1514–1600) (Münsteraner Schriften zur Volkskunde 17, Münster 2012).

Kleinschmidt, Festgebäcke – Wolfgang Kleinschmidt, Die Festgebäcke in den Rechnungen des Spitals St. Georg zu Speyer als Beispiel für die archivalische Sachvolkskunde, in: Wandel der Volkskultur in Europa. FS für Günter Wiegelmann 1, hg. von Nils-Arvid Bringéus (Beiträge zur Volkskultur in Nordwestdeutschland Heft 60/1, Münster 1988) 389–406.

Klieber, Bruderschaften – Rupert Klieber, Bruderschaften und Liebesbünde nach Trient. Ihr Totendienst, Zuspruch und Stellenwert im kirchlichen und gesellschaftlichen Leben am Beispiel Salzburg 1600–1850 (Frankfurt/Main u. a. 1999).

Klötzer, Kleiden, Speisen, Beherbergen – Ralf Klötzer, Kleiden, Speisen, Beherbergen. Armenfürsorge und soziale Stiftungen in Münster im 16. Jahrhundert (1535–1588) (Studien zur Geschichte der Armenfürsorge und Sozialpolitik in Münster 3/Quellen und Forschungen zur Geschichte der Stadt Münster N. F. 17/3, Münster 1997).

Kloibhofer, Bürgerspital – Sandra Kloibhofer, Das Bürgerspital von Eisenerz (Dipl. Graz 1993).

Klug, Wirtschaft – Peter Klug, Wirtschaft und Aufbau im Laufe der Jahrhunderte, in: Ligister Heimatbuch, hg. von der Ortsgemeinde (Ligist 1964) 33–146.

Knefelkamp, Das städtische Spital – Ulrich Knefelkamp, Das städtische Spital als Ort der Frömmigkeit, in: Stadt und Frömmigkeit. Colloquium zum 70. Geburtstag von Gerd Zimmermann, hg. von dems. (Bamberg 1995) 53–77.

Knefelkamp, Funktionswandel – Ulrich Knefelkamp, Über den Funktionswandel von

Spitälern im 15. und 16. Jahrhundert, aufgezeigt an Beispielen aus Deutschland, England und Italien. *Historia Hospitalium* 22 (2002) 9–34.

Knefelkamp, Heilig-Geist-Spital in Nürnberg – Ulrich Knefelkamp, Das Heilig-Geist-Spital in Nürnberg vom 14.–17. Jahrhundert. Geschichte, Struktur, Alltag (Nürnberger Forschungen 26, Nürnberg 1989).

Knefelkamp, Heilig-Geist-Spitäler – Ulrich Knefelkamp, Die Heilig-Geist-Spitäler in den Reichsstädten, in: Reichsstädte in Franken. Aufsätze 2: Wirtschaft, Gesellschaft und Kultur, hg. von Rainer A. Müller–Brigitte Buberl (Veröffentlichungen zur Bayerischen Geschichte und Kultur 15/2, München 1987) 107–121.

Knefelkamp, Leprosenhäuser – Ulrich Knefelkamp, Leprosenhäuser: http://www.historisches-lexikon-bayerns.de/artikel/artikel_45114#7 [22. 5. 2018].

Knefelkamp, Materielle Kultur – Ulrich Knefelkamp, Materielle Kultur und religiöse Stiftung in Spätmittelalter und Reformationszeit. Das Beispiel des Spitals, in: Materielle Kultur und religiöse Stiftung im Spätmittelalter. Internationales Round-Table-Gespräch Krems an der Donau 26. September 1988, hg. von Gerhard Jaritz (Österreichische Akademie der Wissenschaften Philosophisch-Historische Klasse Sitzungsberichte 554, Wien 1990) 95–108.

Knefelkamp, „Oratio“ – Ulrich Knefelkamp, „Oratio und cura infirmorum“. Vom Tagesablauf in einem spätmittelalterlichen Spital, in: Rhythmus und Saisonalität. Kongreßakten des 5. Symposions des Mediävistenverbandes in Göttingen 1993, hg. von Peter Dilg–Gundolf Keil–Dietz-Rüdiger Moser (Göttingen 1993) 101–116.

Knefelkamp, Pflege – Ulrich Knefelkamp, Über die Pflege und medizinische Behandlung von Kranken in Spitälern vom 14. bis 16. Jahrhundert, in: Funktions- und Strukturwandel 175–194.

Knefelkamp, Stadt und Spital – Ulrich Knefelkamp, Stadt und Spital im späten Mittelalter. Ein struktureller Überblick zu Bürgerspitälern süddeutscher Städte, in: Städtisches Gesundheits- und Fürsorgewesen vor 1800 19–40.

Knittler, Nutzen, Renten, Erträge – Herbert Knittler, Nutzen, Renten, Erträge. Struktur und Entwicklung frühneuzeitlicher Feudaleinkommen in Niederösterreich (Sozial- und wirtschaftshistorische Studien 19, Wien 1989).

Knolz, Darstellung der Humanitäts- und Heilanstalten – Joseph Johann Knolz, Darstellung der Humanitäts- und Heilanstalten im Erzherzogthume Oesterreich unter der Enns, als Staatsanstalten und Privatwerke, nach ihrer dermaligen Verfassung und Einrichtung (Wien 1840).

Köck, Schlüsselamt – Elfriede Köck, Das Schlüsselamt Krems von den Anfängen bis zum Jahre 1700 (Diss. Wien 1965).

Körbl, Hofkammer – Hansdieter Körbl, Die Hofkammer und ihr ungetreuer Präsident. Eine Finanzbehörde zur Zeit Leopolds I. (VIÖG 54, Wien 2009).

Kogler, Geschlossene Armenpflege – Kathrine E. Kogler, Die geschlossene Armenpflege in Wien vor [dem] Bau des Lainzer Versorgungsheimes, in: „In der Versorgung“ 11–26.

Kolb, Aufsicht über die Landspitäler – Peter Kolb, Die Aufsicht über die Landspitäler. Ein Kompetenzstreit in der fürstbischöflichen Regierung des 18. Jahrhunderts. *Mainfränkisches Jb für Geschichte und Kunst* 37 (1985) 103–128.

Kolling, Sorge – Hubert Kolling, „Die Sorge für die Kranken steht vor und über allen anderen Pflichten“ – die mittelalterlichen Wurzeln der Krankenpflege, in: Der Dienst am Kranken 65–85.

KOMELJ, Geschichtliche Lage – Milček KOMELJ, Geschichtliche Lage und Ergebnisse der slowenischen Kunst, in: Die Grundlagen der slowenischen Kultur. Bericht über die Konferenz der Kommission für interdisziplinäre Südosteuropa-Forschung im September 2002 in Göttingen, hg. von France BERNIK–Reinhard LAUER (Abhandlungen der Akademie der Wissenschaften zu Göttingen N. F. 6, Berlin–New York 2010) 245–267.

KONERSMANN, Extraposition – Frank KONERSMANN, Gesellschaftliche Extraposition und anthropologische Grenzerfahrung. Das Waisenhaus von 1759 im Herzogtum Pfalz-Zweibrücken und die Blödenanstalt Eben-Ezer von 1871 in der Grafschaft Lippe, in: Armut und Fürsorge in der Frühen Neuzeit, hg. von Konrad KRIMM–Dorothee MUSSGNUG–Theodor STROHM (Oberrheinische Studien 29, Ostfildern 2011) 259–293.

KOSTENZER, Gesundheitswesen in Kitzbühel – Otto KOSTENZER, Gesundheitswesen in Kitzbühel, in: Stadtbuch Kitzbühel 4: Von der Vergangenheit bis zur Gegenwart, hg. von Eduard WIDMOSER (Kitzbühel 1971) 391–472.

KRACKOWIZER, Stadt Gmunden 1 – Ferdinand KRAKOWIZER, Geschichte der Stadt Gmunden in Ober-Oesterreich 1 (Gmunden 1898).

KRAMER, Aspekte – Ferdinand KRAMER, Aspekte der Forschung zur Geschichte der Spitäler in Bayern, in: Organisierte Barmherzigkeit. Armenpflege und Hospitalwesen in Mittelalter und Früher Neuzeit, hg. von Artur DIRMEIER (Studien zur Geschichte des Spital-, Wohlfahrts- und Gesundheitswesens 1, Regensburg 2010) 13–22.

KRAMML, Bruderhaus an der Linzer Gasse – Peter F. KRAMML, Das Bruderhaus an der Linzer Gasse mit dem „Irrenhaus", in: „Die Flammen lodern wütend". Der große Stadtbrand in Salzburg 1818, hg. von Erich MARX–Peter HUSTY–DEMS. (Schriftenreihe des Archivs der Stadt Salzburg 49/Salzburg Studien. Forschungen zu Geschichte, Kunst und Kultur 17, Salzburg 2018) 277–295.

KRAMML, Bruderhaus zu St. Sebastian – Peter F. KRAMML, Das Bruderhaus zu St. Sebastian. Vom spätmittelalterlichen Armenhaus und Hospital zum Versorgungs- und Altenheim des 19. Jahrhunderts, in: Hundert Jahre „Versorgungshaus" 111–160.

KRAMML–VEITS-FALK, Medizinische Versorgung – Peter KRAMML–Sabine VEITS-FALK, Die medizinische Versorgung in der Stadt Salzburg am Ausgang des Mittelalters und zu Beginn der frühen Neuzeit: Ärzte, Apotheker, Bader und Wundärzte sowie Hebammen – Spitäler und Lazarette, in: Medizinische Ausbildung und Versorgung zur Zeit des Paracelsus. 54. Paracelsustag 2005, hg. von Heinz DOPSCH (Salzburg 2006) 85–137.

Krankenhausgeschichte heute – Krankenhausgeschichte heute. Was heißt und zu welchem Ende studiert man Hospital und Krankenhausgeschichte?, hg. von Gunnar STOLLBERG–Christina VANJA–Ernst KRAAS (Historia Hospitalium. Jahrbuch der Deutschen Gesellschaft für Krankenhausgeschichte 28, Berlin 2011).

KRÁSZ, From Home Treatment – Lilla KRÁSZ, From Home Treatment to Hospitalisation. General Trends in the Development of Hungary's Hospital Network, in: Europäisches Spitalwesen 455–475.

KRATOCHWILL, Armenpflege – Anton Rudolf KRATOCHWILL, Die Armenpflege der k. k. Haupt- und Residenzstadt Wien, verbunden mit einer besonderen Abhandlung über die Zuständigkeit oder das Heimathsrecht (Wien 1846).

KRAUER–SONDEREGGER, Quellen des Heiliggeist-Spitals – Rezia KRAUER–Stefan SONDEREGGER, Die Quellen des Heiliggeist-Spitals St. Gallen im Spätmittelalter, in: Quellen zur europäischen Spitalgeschichte 423–441.

KRECZI, Linz – Hanns KRECZI, Linz. Stadt an der Donau (Linz 1951).

KRÖGER, Armenfürsorge – Silke KRÖGER, Armenfürsorge und Wohlfahrtspflege im frühneuzeitlichen Regensburg (Studien zur Geschichte des Spital-, Wohlfahrts- und Gesundheitswesens 7, Regensburg 2006).

KROEL, Entwicklung – Franz L. KROEL, Die Entwicklung der Waisenhäuser in Deutschland seit der Reformation (Diss. Heidelberg 1921).

KROENER, Bellona – Bernhard R. KROENER, Bellona und Caritas. Das Königlich-Potsdamische Große Militär-Waisenhaus. Lebensbedingungen der Militärbevölkerung in Preußen im 18. Jahrhundert, in: Potsdam. Staat, Armee, Residenz in der preußisch-deutschen Militärgeschichte, hg. von DEMS.–Heiger OSTERTAG (Berlin 1993) 231–252.

KRÜNITZ, Oekonomische Encyklopädie – Johann Georg KRÜNITZ, Oekonomische Encyklopädie, oder Allgemeines System der Staats-, Stadt-, Haus- u. Landwirthschaft in alphabetischer Ordnung, 262 Bde. (Berlin 1773–1858): http://www.kruenitz1.uni-trier.de/ [25. 5. 2018].

KRUG-RICHTER, Alltag und Fest – Barbara KRUG-RICHTER, Alltag und Fest. Nahrungsgewohnheiten im Magdalenenhospital in Münster 1558–1635, in: Haushalt und Familie in Mittelalter und früher Neuzeit. Vorträge eines interdisziplinären Symposions vom 6.–9. Juni 1990 an der Rheinischen Friedrich-Wilhelms-Universität Bonn, hg. von Trude EHLERT (Sigmaringen 1991) 71–90.

KRUG-RICHTER, Armenspeise – Barbara KRUG-RICHTER, Armenspeise. *EdN* 1 (2005) Sp. 663–665.

KRUG-RICHTER, Fasten und Festmahl – Barbara KRUG-RICHTER, Zwischen Fasten und Festmahl. Hospitalverpflegung in Münster 1540 bis 1650 (Studien zur Geschichte des Alltags 11, Stuttgart 1994).

KRUG-RICHTER, Gemeinschaftsverpflegung – Barbara KRUG-RICHTER, Gemeinschaftsverpflegung. *EdN* 4 (2006) Sp. 406–409.

KRUG-RICHTER, Hafergrütze und Hirsebrei – Barbara KRUG-RICHTER, Zwischen Hafergrütze und Hirsebrei? Regionale, soziale und funktionale Differenzierungen in der Hospitalverpflegung Nordwestdeutschlands in der frühen Neuzeit, in: Nahrung und Tischkultur im Hanseraum, hg. von Günter WIEGELMANN (Beiträge zur Volkskultur in Nordwestdeutschland 91, Münster 1996) 179–210.

KRUG-RICHTER, Küche – Barbara KRUG-RICHTER, Küche. *EdN* 7 (2008) Sp. 250–253.

KRUG-RICHTER, Mahlzeit – Barbara KRUG-RICHTER, Mahlzeit. *EdN* 7 (2008) Sp. 1113–1116.

KRUG-RICHTER, Nahrung und Ernährung – Barbara KRUG-RICHTER, Nahrung und Ernährung im frühneuzeitlichen Nordwestdeutschland: Münster in Westfalen im 16. und 17. Jahrhundert. *Alimentazione e Nutrizione Secc. XIII–XVIII* 28 (1997) 187–216.

KRUG-RICHTER–ZIMMERMANN, Ernährung – Barbara KRUG-RICHTER–Clemens ZIMMERMANN, Ernährung. *EdN* 3 (2006) Sp. 463–485.

KUEFSTEIN, Studien zur Familiengeschichte – Karl Graf KUEFSTEIN, Studien zur Familiengeschichte in Verbindung mit der Landes- und Kulturgeschichte 4: 18. und Beginn des 19. Jahrhunderts (Wien–Leipzig 1928).

KÜHNE, Essen und Trinken – Andreas KÜHNE, Essen und Trinken in Süddeutschland. Das Regensburger St. Katharinenspital in der Frühen Neuzeit (Studien zur Geschichte des Spital-, Wohlfahrts- und Gesundheitswesens 8, Regensburg 2006).

KÜHNE, Regensburger Speisepläne – Andreas KÜHNE, Regensburger Speisepläne im Wandel – Spitalkost zwischen Konfessionalisierung und Rationalisierung im 17. und 18. Jahrhundert, in: Essen und Trinken im Spital 213–229.

Kühne, Verpflegung – Andreas Kühne, Verpflegung und Versorgungsstruktur im Spital. Das Regensburger St. Katharinenspital in der Frühen Neuzeit (1650–1800), in: Organisierte Barmherzigkeit. Armenfürsorge und Hospitalwesen in Mittelalter und Frühe Neuzeit, hg. von Artur Dirmeier (Studien zur Geschichte des Spital-, Wohlfahrts- und Gesundheitswesens 1, Regensburg 2010) 111–125.

Küppers-Braun, Erzieh- und Exulantenkinder – Ute Küppers-Braun, Erzieh- und Exulantenkinder im Regensburger Waisenhaus für die „Armen Kinder" 1725–1779. *Verhandlungen des Historischen Vereins für Oberpfalz und Regensburg* 144 (2004) 173–193.

Kürsinger, Ober-Pinzgau – Ignaz von Kürsinger, Ober-Pinzgau oder: Der Bezirk Mittersill. Eine geschichtlich, topographisch, statistisch, naturhistorische Skizze (Salzburg 1841).

Kuhn, Krankenhäuser – Oswald Kuhn, Krankenhäuser, in: Handbuch der Architektur 4. Teil/5. Halbbd.: Gebäude für Heil- und sonstige Wohlfahrts-Anstalten (Stuttgart 1897).

Kustatscher, Städte – Erika Kustatscher, Die Städte des Hochstiftes Brixen im Spätmittelalter. Verfassungs- und Sozialgeschichte von Brixen, Bruneck und Klausen im Spiegel der Personengeschichte (1200–1550) (Veröffentlichungen des Südtiroler Landesarchivs 25, Innsbruck 2007).

Labisch, Homo Hygienicus – Alfons Labisch, Homo Hygienicus. Gesundheit und Medizin in der Neuzeit (Frankfurt/Main 1992).

Labisch–Vögele, Stadt und Gesundheit – Alfons Labisch–Jörg Vögele, Stadt und Gesundheit. Anmerkungen zur neueren sozial- und medizinhistorischen Diskussion in Deutschland. *Archiv für Sozialgeschichte* 37 (1997) 396–424.

Labouvie, Beistand – Eva Labouvie, Beistand in Kindsnöten. Hebammen und weibliche Kultur auf dem Land (1550–1910) (Geschichte und Geschlechter 29, Frankfurt/Main–New York 1999).

Labouvie, Hebamme – Eva Labouvie, Hebamme. *EdN* 5 (2007) Sp. 263–266.

Lahnsteiner, Unterpinzgau – Josef Lahnsteiner, Unterpinzgau. Zell am See, Taxenbach, Rauris (Hollersbach/Pinzgau 1960).

Laienadel und Armenfürsorge im Mittelalter, hg. von Lukas Clemens–Katrin Dort–Felix Schumacher (Trierer historische Forschungen 71, Trier 2015).

Lambacher, Memmingen – Hannes Lambacher, Das Spital der Reichsstadt Memmingen. Geschichte einer Fürsorgeanstalt, eines Herrschaftsträgers und wirtschaftlichen Großbetriebes und dessen Beitrag zur Entwicklung von Stadt und Umland (Memminger Forschungen 1, Kempten 1991).

Lampel, Sanct Pölten – Josef Lampel, Urkundenbuch des aufgehobenen Chorherrnstiftes Sanct Pölten (Wien 1901).

Landesapotheke am St.-Johanns-Spital Salzburg – 250 Jahre Landesapotheke am St.-Johanns-Spital Salzburg (Salzburg 2004).

Landolt, Aspekte der Sozialpolitik – Oliver Landolt, Finanzielle und wirtschaftliche Aspekte der Sozialpolitik spätmittelalterlicher Spitäler, in: Sozialgeschichte mittelalterlicher Spitäler 273–299.

Landsteiner, Trübselige Zeiten – Erich Landsteiner, Trübselige Zeiten? Auf der Suche nach den wirtschaftlichen und sozialen Dimensionen des Klimawandels im späten 16. Jahrhundert. *ÖZG* 12/2 (2001) 79–116.

Landsteiner, Weinbau und Alkoholproduktion – Erich Landsteiner, Weinbau und Alkoholproduktion im südöstlichen Mitteleuropa. Eine langfristige Perspektive (16.–19. Jahrhundert). *ÖGL* 48 (2004) 266–284.

Landsteiner, Wenig Brot und saurer Wein – Erich Landsteiner, Wenig Brot und saurer Wein. Kontinuität und Wandel in der zentraleuropäischen Ernährungskultur im letzten Drittel des 16. Jahrhunderts, in: Kulturelle Konsequenzen der „Kleinen Eiszeit", hg. von Wolfgang Behringer–Hartmut Lehmann–Christian Pfister (Veröffentlichungen des Max-Planck-Instituts für Geschichte 212, Göttingen 2005) 87–147.

Landwehr, Absolutismus – Achim Landwehr, Absolutismus oder „Gute Policey"? Anmerkungen zu einem Epochenkonzept, in: Absolutismus, ein unersetzliches Forschungskonzept. Eine deutsch-französische Bilanz, hg. von Lothar Schilling (Pariser historische Studien 79, München 2008) 204–228.

Landwehr, „Normdurchsetzung" – Achim Landwehr, „Normdurchsetzung" in der Frühen Neuzeit? Kritik eines Begriffs. *ZfG* 48 (2000) 146–162.

Lange, Schulbau und Schulverfassung – Hermann Lange, Schulbau und Schulverfassung der frühen Neuzeit. Zur Entstehung und Problematik des modernen Schulwesens (Hamburg 1967).

Langguth, Mathematiker – Erich Langguth, Mathematiker, Geometer, Kartograph: Bernhardt Cantzler, Spitalmeister. Der Verfasser der Wertheimer Grafschaftskarte 1603. *Wertheimer Jb* (2008/09) 125–148.

Lauth, Gesundheitswesen – Gerbert Lauth, Gesundheitswesen in früherer Zeit, in: Michael Forcher (Red.), Mittersill in Geschichte und Gegenwart (Mittersill 1985) 129–131.

Leben im Spital – Leben im Spital. Pfründner und ihr Alltag 1500–1800, hg. von Artur Dirmeier (Studien zur Geschichte des Spital-, Wohlfahrts- und Gesundheitswesens 12, Regensburg 2018).

Lechner, Wiener Neustädter Bürgerspital – Anneliese Lechner, Das Wiener Neustädter Bürgerspital während des Mittelalters und der Frühen Neuzeit (14., 15. und 16. Jahrhundert) (Diss. Wien 1965).

Ledebur, Armut und Alter – Sophie Ledebur, Armut und Alter. Eine überblicksartige Darstellung der Wiener Armenpflege, in: „In der Versorgung" 27–40.

Leicht-Eckardt, Ausstattungsvarianten – Elisabeth Leicht-Eckardt, Ausstattungsvarianten und Nutzungsformen von Küchen vom 18. Jahrhundert bis heute, in: Die Küche. Zur Geschichte eines architektonischen, sozialen und imaginativen Raum, hg. von Elfie Miklautz–Herbert Lachmayer–Reinhard Eisendle (Wien 1999) 161–206.

Leistikow, Bauformen – Dankwart Leistikow, Bauformen der Leprosorien im Abendland, in: Aussatz, Lepra, Hansen-Krankheit. Ein Menschheitsproblem im Wandel. Teil II: Aufsätze, hg. von Jörn Henning Wolf (Würzburg 1986) 103–149.

Leistikow, Hospitalbauten – Dankwart Leistikow, Hospitalbauten in Europa aus zehn Jahrhunderten. Ein Beitrag zur Geschichte des Krankenhausbaues (Ingelheim am Rhein 1967).

Lerche, Alltag und Lebenswelt – Eva-Maria Lerche, Alltag und Lebenswelt von heimatlosen Armen. Eine Mikrostudie über die Insassinnen und Insassen des westfälischen Landarmenhauses Benninghausen (1844–1891) (Beiträge zur Volkskultur in Nordwestdeutschland 113, Münster 2009).

Leuprecht, Beiträge – Alfons Leuprecht, Beiträge zur Geschichte des Sondersiechenhauses im Töbele zwischen Bludenz und Nüziders. *Archiv für Geschichte und Landeskunde Vorarlbergs* Nr. 1 (1905) 1–8, Nr. 2 (1905) 1–7, Nr. 3 (1905) 21–23, Nr. 4

(1905) 28–31, Nr. 5 (1905) 45–47, Nr. 6 (1906) 54–56, Nr. 8 (1906) 60–64, Nr. 9 (1906) 70–72, Nr. 10 (1906) 71–84.

Leuprecht, Krankenpflege – Alfons Leuprecht, Armen- und Krankenpflege in Bludenz (1500–1700). *Bludenzer Geschichtsblätter* 21/22 (1995) 25–54 [Nachdr.].

Liebau, Halle – Heike Liebau, Von Halle nach Madras: Pietistische Waisenhauspädagogik und englische Appropiationen in Indien. *Comparativ* 15/1 (2005) 31–57.

Lindgren, Verwaltung – Uta Lindgren, Die Verwaltung der Waisenfürsorge in Barcelonas Hospitälern (ca. 1370–1500). *Historia Hospitalium* 15 (1984) 189–211.

Lindgren, Waisenhaus – Uta Lindgren, Waisenhaus. *LMA* 7 (2007) Sp. 1934–1936.

Linsberger, Kommunales Armenwesen – Ingrid Linsberger, Kommunales Armenwesen und Armenfürsorge im 19. Jahrhundert mit besonderer Berücksichtigung der Ortsgemeinde Krems an der Donau von 1849 bis 1900 (Dipl. Wien 2007).

Lobenwein, Institutionelle Fürsorge – Elisabeth Lobenwein, Institutionelle Fürsorge im frühneuzeitlichen Klagenfurt – das Bürgerspital, in: Klagenfurt 1518. Eine Stadt im Aufbruch, hg. von Werner Drobesch–Wilhelm Wadl (Archiv für vaterländische Geschichte und Topographie 110, Klagenfurt 2018) 343–368.

Lobenwein–Weiss, Frühneuzeitliche Hospitalordnungen – Elisabeth Lobenwein–Alfred Stefan Weiss, Frühneuzeitliche Hospitalordnungen und deren Regelung des alltäglichen Lebens. Eine Annäherung anhand österreichischer Quellen. *Historia Hospitalium* 31 (2019) (im Druck).

Loetz, Vom Kranken zum Patienten – Francisca Loetz, Vom Kranken zum Patienten. „Medikalisierung" und medizinische Vergesellschaftung am Beispiel Baden 1750–1850 (MGG Beih. 2, Stuttgart 1993).

Löw, Raumsoziologie – Martina Löw, Raumsoziologie (Frankfurt/Main 2001).

Löwy, Die öffentliche Armenpflege – Wilhelm Löwy, Die öffentliche Armenpflege und die private Wohlthätigkeit in Wien in den Jahren 1848 bis 1898, in: Oesterreichs Wohlfahrts-Einrichtungen 1848–1898 1, hg. von Hans Heger (Wien 1899) 195–365.

Lorenz, Innsbrucker Stadtspital – Natalie Lorenz, Das Innsbrucker Stadtspital zum Heiligen Geist. Eine soziale und wirtschaftliche Institution. *Zeit – Raum – Innsbruck* 13 (2014) 5–21.

Loserth, Neumarkt, Knittelfeld – Johann Loserth, Zur Geschichte der Gegenreformation in Neumarkt, Knittelfeld, Groß- und Kleinlobming. *ZHVSt* 14 (1916) 112–124.

Lüdtke, Einleitung – Alf Lüdtke, Einleitung: Herrschaft als soziale Praxis, in: Herrschaft als soziale Praxis. Historische und sozial-anthropologische Studien, hg. von dems. (Veröffentlichungen des Max-Planck-Instituts für Geschichte 91, Göttingen 1991) 9–63.

Luhmann, Soziologische Aufklärung – Niklas Luhmann, Soziologische Aufklärung 6. Die Soziologie und der Mensch (Opladen 1995).

Luhmann, Inklusion und Exklusion – Niklas Luhmann, Inklusion und Exklusion, in: Nationales Bewußtsein und kollektive Identität. Studien zur Entwicklung des kollektiven Bewußtseins in der Neuzeit 2, hg. von Helmut Berding (stw 1154, Frankfurt/Main 1994) 15–45.

Machilek, Frömmigkeitsformen – Franz Machilek, Frömmigkeitsformen des spätmittelalterlichen Adels am Beispiel Frankens, in: Laienfrömmigkeit im späten Mittelalter, hg. von Klaus Schreiner (Schriften des Historischen Kollegs. Kolloquien 20, München 1992) 157–190.

Machträume der frühneuzeitlichen Stadt – Machträume der frühneuzeitlichen Stadt, hg.

von Christian Hochmuth–Susanne Rau (Konflikt und Kultur – Historische Perspektiven 13, Konstanz 2006).

Maehnert, Metzger – Carsten Maehnert, Metzger, in: Lexikon des alten Handwerks vom späten Mittelalters bis ins 20. Jahrhundert, hg. von Reinhold Reith (München 1990) 158–163.

Maier, Waidhofen – Peter Maier, Waidhofen a. d. Ybbs. Spuren der Geschichte von den Anfängen bis zur Gegenwart (Waidhofen 2006).

Mänd, Hospitals – Anu Mänd, Hospitals and Tables for the Poor in Medieval Livonia. *MIÖG* 115 (2007) 234–270.

Mahl und Repräsentation – Mahl und Repräsentation. Der Kult ums Essen. Beiträge des internationalen Symposions in Salzburg, 29. April bis 1. Mai 1999, hg. von Lothar Kolmer–Christian Rohr (Paderborn 2000).

Majorossy–Szende, Hospitals in Medieval and Early Modern Hungary – Judit Majorossy–Katalin Szende, Hospitals in Medieval and Early Modern Hungary, in: Europäisches Spitalwesen 275–320.

Mak, Alltag – Stefan Mak, „...damit ich nicht, wie ein armes Viech, auf der Gaßen verderben müsse ...“. Alltag im Klagenfurter Bürgerspital des 18. Jahrhunderts – rekonstruiert anhand von Supplikationen und Spitalsinstruktionen (Dipl. Salzburg 2012).

Mandry, Armenfürsorge – Julia Mandry, Armenfürsorge, Hospitäler und Bettel in Thüringen in Spätmittelalter und Reformation (1300–1600) (Quellen und Forschungen zu Thüringen im Zeitalter der Reformation 10, Wien–Köln–Weimar 2018).

Mannagetta [de Sorbait], Pest=Ordnung – Johann Wilhelm Mannagetta [und Paul de Sorbait], Pest=Ordnung / Oder der gantzen Gemein Nutzlicher Bericht und Gutacht / Von der Eigenschafft und Ursachen / der Pestilentz in Genere [...] (Wien 1680).

Marr-Bierger, Slowenien – Lore Marr-Bierger, Slowenien (Erlangen ^{4}2014).

Martin, Kranken- und Versorgungs-Anstalten – Anselm Martin, Die Kranken- und Versorgungs-Anstalten zu Wien, Baaden, Linz und Salzburg in medizinisch-administrativer Hinsicht (München 1832).

Maschke, Brücke im Mittelalter – Erich Maschke, Die Brücke im Mittelalter, in: Die Stadt am Fluß, hg. von Erich Maschke–Jürgen Sydow (Stadt in der Geschichte 4, Sigmaringen 1978) 9–39.

Matheus, Einleitung – Michael Matheus, Einleitung. Funktions- und Strukturwandel spätmittelalterlicher Hospitäler im europäischen Vergleich, in: Funktions- und Strukturwandel VII–XI.

Maurer, Bürgerspital – Rudolf Maurer, Das Bürgerspital (Katalogblätter des Rolletmuseums Baden 8, Baden 2013).

Mayer, Hilfsbedürftige – Marcel Mayer, Hilfsbedürftige und Delinquenten. Die Anstaltsinsassen der Stadt St. Gallen 1750–1798 (St. Galler Kultur und Geschichte 17, St. Gallen 1987).

Mayr, Zwei Reformatoren – Josef Karl Mayr, Zwei Reformatoren der Wiener Armenfürsorge. Eine sozialgeschichtliche Studie. *JbVGStW* 8 (1949/1950) 110–135; 9 (1951) 151–186.

Mayrhofer, Loreto- und Gruftkapelle – Maria Antonia Mayrhofer, Loreto- und Gruftkapelle der Familie Schönborn in Göllersdorf in Niederösterreich – Ein Werk von Johann Lucas von Hildebrandt (Dipl. Wien 2008).

Mayrhofer–Katzinger, Linz 1 – Fritz Mayrhofer–Willibald Katzinger, Geschichte der Stadt Linz 1 (Linz 1990).

MECENSEFFY, Freistadt – Grete MECENSEFFY, Das evangelische Freistadt. *JbGPrÖ* 68/69 (1953) 145–204.

MEHLHAUSEN, Hungrigen – Joachim MEHLHAUSEN, Hungrigen zu essen geben, in: Die Werke der Barmherzigkeit, hg. von Fritz MYBES (Dienst am Wort. Die Reihe für Gottesdienst und Gemeindearbeit 81, Göttingen 1998) 20–40.

MEISSNER, Spitalsstiftung – Monika MEISSNER, Valentin Engelhardt und seine Spitalsstiftung in Geldersheim. *Mainfränkisches Jb für Geschichte und Kunst* 20 (1968) 1–190.

MELICHAR, Krankenanstalten – N. MELICHAR, Krankenanstalten, in: Österreichisches Staatswörterbuch. Handbuch des gesamten österreichischen öffentliches Rechtes 3, hg. von Ernst MISCHLER–Josef ULBRICH (Wien 1907) 245–250.

MELINZ, Armutspolitik – Gerhard MELINZ, Armutspolitik und Sozialversicherungsstaat. Entwicklungsmuster in Österreich (1860 bis zur Gegenwart). *ÖGL* 47 (2003) 136–161.

MENDEL, Alltagsgeschichte – Andreas Martin MENDEL, Zur Alltagsgeschichte der Arzneimittelversorgung im 18. Jahrhundert. Die Arzneimitteltherapie im Hohen Hospital Haina zwischen 1732 und 1800 (Quellen und Studien zur Geschichte der Pharmazie 101, Stuttgart 2013).

MERSIOWSKY, Anfänge – Mark MERSIOWSKY, Die Anfänge territorialer Rechnungslegung im Deutschen Nordwesten. Spätmittelalterliche Rechnungen, Verwaltungspraxis, Hof und Territorium (Residenzforschung 9, Stuttgart 2000).

MEUMANN, Findelkinder – Markus MEUMANN, Findelkinder, Waisenhäuser, Kindsmord. Unversorgte Kinder in der frühneuzeitlichen Gesellschaft (Ancien Régime, Aufklärung und Revolution 29, München 1995).

MEUMANN, Unversorgte Kinder – Markus MEUMANN, Unversorgte Kinder, Armenfürsorge und Waisenhausgründungen im 17. und 18. Jahrhundert. Eine sozialgeschichtliche Einführung, in: Waisenhäuser in der Frühen Neuzeit 1–22.

MEYER, Geschichte Spittals – Therese MEYER, Die Geschichte Spittals von den Anfängen bis 1918, in: Chronik 800 Jahre Spittal 1191–1991. Spittal an der Drau – Kärnten – Austria, hg. von der Stadtgemeinde Spittal an der Drau (Spittal an der Drau 1991) 7–154, 507–551.

MICHL–SONNEMANN, Siech(en)häuser – Eike MICHL–Till SONNEMANN, Siech(en)häuser des Spätmittelalter und der Frühen Neuzeit. Eine Spurensuche in der historischen Kulturlandschaft Mainfrankens. *Jb für Fränkische Landesforschung* 76 (2016) 67–100.

MILETITSCH, Waisenhaus – Helmut MILETITSCH, Das Kaiserlich-königliche Waisenhaus in Wien (Hausarbeit Universität Wien 1967).

MILITZER, Markgröninger Heilig-Geist-Spital – Klaus MILITZER, Das Markgröninger Heilig-Geist-Spital im Mittelalter. Ein Beitrag zur Wirtschaftsgeschichte des 15. Jahrhundert (VuF Sonderbd. 19, Sigmaringen 1975).

MILLER, Orphans – Timothy S. MILLER, The Orphans of Byzantium: Child Welfare in the Christian Empire (Washington, DC 2003).

MISCHLEWSKI, Alltag – Adalbert MISCHLEWSKI, Alltag im Spital zu Beginn des 16. Jahrhunderts, in: Alltag im 16. Jahrhundert. Studien zu Lebensformen in mitteleuropäischen Städten, hg. von Alfred KOHLER–Heinrich LUTZ (Wiener Beiträge zur Geschichte der Neuzeit 14, Wien 1987) 152–173.

MOLL–FRÖHLICH, Zwettler Stadtgeschichte(n) – Friedel MOLL–Werner FRÖHLICH, Zwettler Stadtgeschichte(n). Alltagsleben in vergangener Zeit, 2 Bde. (Budapest 2000/2002).

Monumenta boica, hg. von der Academia Scientiarum Boica 29/2 (Augsburg 1831) [auch unter https://babel.hathitrust.org/cgi/pt?id=mdp.39015011940254;view=1up;seq=6] [25. 5. 2018].

Morsbach, St. Oswald-Kirche – Peter Morsbach, Evang.-Luth. St. Oswald-Kirche Regensburg (Regensburg 2007).

Moser, Hall – Heinz Moser, Vom Heilig-Geist-Spital zum Bezirkskrankenhaus Hall in Tirol (Hall/Tirol 1997).

Moser, Rechnungsbücher – Stefanie Moser, Die Rechnungsbücher des Bürgerspitals Waidhofen/Ybbs in der Frühen Neuzeit. Ein Einblick in das Innenleben einer frühneuzeitlichen Versorgungseinrichtung. *UH* 82 (2011) 159–180.

Moser, Waidhofen – Stefanie Moser, Das Spital Waidhofen an der Ybbs in der Frühen Neuzeit. Rekonstruktion des Spitalalltags anhand von Rechnungsbüchern (Dipl. Wien 2011).

Moser†–Scheutz–Weber, Annalen – Josef Moser†–Martin Scheutz–Barbara Weber, Waidhofen an der Ybbs und Steyr im Blick. Die „Annalen" (1590–1622) des Schulmeisters Wolfgang Lindner in deutscher Übersetzung (FLkNÖ 35, St. Pölten 2012).

Mühling, Bürgerspitäler – Friedrich Mühling, Die Bürgerspitäler in Niederösterreich. Bautypologie und Möglichkeiten einer Revitalisierung am Beispiel des Bürgerspitals in Laa an der Thaya (Dipl. Wien 1985).

Müller, Bürger von Linz – Albert J. A. Müller, Die Bürger von Linz bis zur Mitte des 16. Jahrhunderts. Prosopographie und soziale Strukturierungen (Diss. Graz 1987).

Müller, Machtpositionen – Albert J. A. Müller, Machtpositionen und Ordnungen. Zwei oder drei Bausteine zu einer Sozialgeschichte von Wiener Neustadt im Spätmittelalter, in: „Die Wienerische Neustadt". Handwerk, Handel und Militär in der Steinfeldstadt, hg. von Sylvia Hahn–Karl Flanner (Wien–Köln–Weimar 1994) 425–470, 532–542.

Müller, Lepra – Christian Müller, Lepra in der Schweiz (Zürich 2007).

Müller-Bahlke, Verwaltungsstrukturen – Thomas Müller-Bahlke, Die frühen Verwaltungsstrukturen der Franckeschen Stiftungen, in: Waisenhäuser in der Frühen Neuzeit 41–52.

Müllner, Entweihte Heimat – Johannes Müllner, Die entweihte Heimat. Ein Stück Österreich, das nur wenige kennen (Allentsteig ²1998).

Münch, Jahrhundert – Paul Münch, Das Jahrhundert des Zwiespalts. Deutsche Geschichte 1600–1700 (Stuttgart 1999).

Münch, Lebensformen – Paul Münch, Lebensformen in der Frühen Neuzeit 1500 bis 1800 (Frankfurt/Main 1996).

Mummendorf, Findel- und Waisenhaus zu Nürnberg – Ernst Mummenhoff, Das Findel- und Waisenhaus zu Nürnberg: orts-, kultur- und wirtschaftsgeschichtlich. *Mitteilungen des Vereins für Geschichte der Stadt Nürnberg* 21 (1915) 59–336.

Murken, Armenhospital – Axel Hinrich Murken, Vom Armenhospital zum Großklinikum. Die Geschichte des Krankenhauses vom 18. Jahrhundert bis zur Gegenwart (Köln ³1995).

Murken, Bauliche Entwicklung – Axel Hinrich Murken, Die bauliche Entwicklung des deutschen Allgemeinen Krankenhauses im 19. Jahrhundert (Studien zur Medizingeschichte des 19. Jahrhunderts 9, Göttingen 1979).

Murken, Krankenpflege – Axel Hinrich Murken, Die Krankenpflege und ihre Räume am Beginn der Neuzeit. Bildnisse der Heiligen Elisabeth mit Szenen aus dem Hospital, in: Hospital am Beginn der Neuzeit 287–300.

MURPHY, Rationalisierung – Raymond MURPHY, Die Rationalisierung von Exklusion und Monopolisierung, in: Die Theorie sozialer Schließung. Tradition, Analysen, Perspektiven, hg. von Jürgen MACKERT (Wiesbaden 2004) 111–130.

MUTSCHLECHNER, Kitzbüheler Bergbaugeschichte – Georg MUTSCHLECHNER, Kitzbüheler Bergbaugeschichte, in: Eduard WIDMOSER (Red.), Stadtbuch Kitzbühel 2 (Vorgeschichte und Bergbau) (Kitzbühel 1968) 137–225.

N. N., Ausweis über die sämtliche Stiftungen – N. N., Ausweis über die sämtliche, in Wien und auf den hochfürstlichen Gütern bestehenden, bis zum Tode weiland Seiner Durchlaucht des Fürsten Alois II. von und zu Liechtenstein (12. November 1858) errichteten Stiftungen jeder Art (o. O. [1858?]) [gedrucktes Exemplar im Liechtenstein'schen Hausarchiv Wien].

N. N., Spitäler und sanitäre Fürsorge – N. N., Spitäler und sanitäre Fürsorge, in: Münzbach – Land und Leute – Gestern und Heute, hg. von der Marktgemeinde Münzbach (Ried 2010) 112–116.

Nachrichtliche Erinnerung – Nachrichtliche Erinnerung, Wie das offentliche Betteln alhier in der Kaiserl. Residentz=Stadt Wien / Und Ertz-Herzogthum Oesterreich Landes unter der Ennß abzustellen / Hingegen Die Arme zu versorgen / Oder Mit einer gemessenen Arbeit / zur Hindanhaltung des Müssiggangs zu versehen / geordnet worden seye (Wien 1724 [Drucker: Johann Peter van Ghelen]).

NAGLIS, Elisabethspital – Sibylle Michaela NAGLIS, Das St. Elisabethspital in Murau. Die Geschichte eines steirischen Spitals und seiner Kirche (Dipl. Graz 1994).

NAUPP, Geistlicher Beistand – Thomas NAUPP, Geistlicher Beistand im Schwazer Knappenspital. *Heimatblätter. Schwazer Kulturzeitschrift* 49 (Dezember 2002) 30–41.

NEUMAIER, Pfründner – Rudolf NEUMAIER, Pfründner. Die Klientel des Regensburger St. Katharinenspitals und ihr Alltag (1649–1809) (Studien zur Geschichte des Spital-, Wohlfahrts- und Gesundheitswesens 10, Regensburg 2011).

NEUMANN, Waisenhausstreit – Josef N. NEUMANN, Der Waisenhausstreit, in: Waisenhäuser in der Frühen Neuzeit 155–167.

NEUMANN, Bürgerspital – Wilhelm NEUMANN, Das Heiliggeist-Bürgerspital in Villach. *Neues aus Alt-Villach* 33 (1996) 117–175.

NEUMANN, Wohltäter – Wilhelm NEUMANN, Wohltäter, Nutznießer und Pfründner des Bürgerspitals vom 15. bis zum 18. Jahrhundert. *Neues aus Alt-Villach* 36 (1999) 53–87.

NIEDERDORFER, Das bürgerliche Krankenhaus – Romana NIEDERDORFER, Das bürgerliche Krankenhaus im Lerchental [1763–1807]. Eine Stiftung des Ennser Dechanten Graf Engl von Wacheren. *Mitteilungen des Museumvereines Lauriacum Enns* N. F. 25 (1987) 41–44.

NOLDE, Blinde Flecken – Dorothea NOLDE, Blinde Flecken im Wandel. Sexuelle Gewalt gegen Kinder in historischer Perspektive. *ÖZG* 28/3 (2017) 5–48.

NOLL, Arbeit – Natascha NOLL, Die Arbeit von Hospitalitinnen im Hospital Merxhausen (1764–1810), in: An der Wende zur Moderne 199–225.

NOLL, Medizin – Natascha NOLL, Medizin und der Dienst am Kranken im Mittelalter, in: Elisabeth in Marburg 74–93.

NOLL, Pflege – Natascha NOLL, Pflege im Hospital. Die Aufwärter und Aufwärterinnen von Merxhausen (16.–Anfang 19. Jh.) (Beiträge zur Wissenschafts- und Medizingeschichte. Marburger Schriftenreihe 2, Frankfurt/Main u. a. 2015).

Nolte, Todkrank – Karen Nolte, Todkrank. Sterbebegleitung im 19. Jahrhundert: Medizin, Krankenpflege und Religion (Göttingen 2016).

Norm und Praxis der Armenfürsorge – Norm und Praxis der Armenfürsorge in Spätmittelalter und früher Neuzeit, hg. von Sebastian Schmidt–Jens Aspelmeier (VSWG Beih. 189, Stuttgart 2006).

Nowotny, Bürgerspitäler – Ernst Nowotny, Die ehemaligen Bürgerspitäler Niederösterreichs und ihre Kirchen. *UH* 56 (1985) 267–281.

Nowotny, Heilig-Geist-Spital – Ernst Nowotny, Das Heilig-Geist-Spital in Bad Aussee. Geschichte eines steirischen Spitals und seiner Kirche (ZVHStmk Sonderbd. 21, Graz 1979).

Nowotny, Wiener Hofspital – Ernst Nowotny, Geschichte des Wiener Hofspitals. Mit Beiträgen zur Geschichte der inkorporierten Herrschaft Wolkersdorf (FLkNÖ 23, Wien 1978).

Oberschelp, Waisenhaus – Axel Oberschelp, Das Hallesche Waisenhaus und seine Lehrer im 18. Jahrhundert. Lernen und Lehren im Kontext einer frühneuzeitlichen Bildungskonzeption (Hallesche Forschungen 19, Halle 2006).

Obersteiner, „Canzlei" – Gernot Peter Obersteiner, „Gemainen Markhts Canzlei". Eine Geschichte des Alten Rathauses von Wildon. *Hengist Magazin. Zeitschrift für Archäologie, Geschichte und Kultur der Mittelsteiermark* 2007/1 (2007) 8–13.

Obersteiner, Geschichte des alten Rathauses – Gernot Peter Obersteiner, Die Geschichte des alten Rathauses und Bezirksgerichtes zu Wildon, in: Walter Baldauf–Dieter Pupnik (Red.), Gerichtsgebäude in neuem Glanz. Fassadenrenovierungen aus Mitteln des Stadterneuerungsfonds in Graz, Irdning, Stainz und Wildon (Eine Information des Amtes der Steiermärkischen Landesregierung, Landesbauamt 12, Graz 1989) 26–32.

Obersteiner, Verwaltungsreformen – Gernot Peter Obersteiner, Theresianische Verwaltungsreformen im Herzogtum Steiermark. Die Repräsentation und Kammer (1749–1763) als neue Landesbehörde des aufgeklärten Absolutismus (FGLkStmk 37, Graz 1993).

Ofner, Sanitätswesen – Josef Ofner, Zur Geschichte des Steyrer Sanitätswesens im 16. Jahrhundert. *Veröffentlichungen des Kulturamtes der Stadt Steyr* 1 (1950) 6.

Ogris, Waisen – Werner Ogris, Waisen. *HRG* 5 (Berlin 1998) Sp. 1100–1103.

Ohngemach, Spitäler – Ludwig Ohngemach, Spitäler in Oberdeutschland, Vorderösterreich und der Schweiz in der Frühen Neuzeit, in: Europäisches Spitalwesen 255–294.

Olbort, Pest – Ferdinand Olbort, Die Pest in Niederösterreich von 1653 bis 1683 (Diss. Wien 1973).

Olexinski, Armen- und Krankenpflege – Helga Olexinski, Die Geschichte der Armen- und Krankenpflege in Kärnten, unter besonderer Berücksichtigung der Klagenfurter Versorgungsanstalten (Diss. Wien 1969).

Olexinski, Waisenhauskaserne – Helga Olexinski, Aus der Geschichte der „Waisenhauskaserne" in Klagenfurt, in: Die Landeshauptstadt Klagenfurt. Aus ihrer Vergangenheit und Gegenwart 1, hg. von Gotbert Moro (Klagenfurt 1970) 434–445.

Opitz, Neue Wege – Claudia Opitz, Neue Wege der Sozialgeschichte? Ein kritischer Blick auf Otto Brunners Konzept des „ganzen Hauses". *GG* 20 (1994) 88–98.

Opll, Nachrichten – Ferdinand Opll, Nachrichten aus dem mittelalterlichen Wien. Zeitgenossen berichten (Wien 1995).

Opll, Scharlachrennen – Ferdinand Opll, Das Wiener Scharlachrennen. Ein Pferderennen als Event in der mittelalterlichen Stadt. *JbVGW* 72/73 (2016/17) 109–154.

Opll–Rudolf, Spanien und Wien – Ferdinand Opll–Karl Rudolf, Spanien und Wien (WGBl Beih. 1991/3, Wien 1991).

Opll–Scheutz, Transformation – Ferdinand Opll–Martin Scheutz, Die Transformation des Wiener Stadtbildes um 1700. Die Vogelschau des Bernhard Georg Andermüller von 1703 und der Stadtplan des Michel Herstal de la Tache von 1695/97 (MIÖG Ergbd. 61, Wien 2018).

Oppeker, Joachim Graf von und zu Windhag – Walpurga Oppeker, Joachim Graf von und zu Windhag (1600–1678). Reformationskommissär, Großgrundbesitzer und Stifter im Viertel ob dem Manhartsberg, in: Waldviertel Biographien 2, hg. von Harald Hitz–Franz Pöttscher–Erich Rabl–Thomas Winkelbauer (Waidhofen/Thaya 2004) 53–88.

Oppeker, Geschichte – Walpurga Oppeker, Zur wechselvollen Geschichte der Bibliotheca Windhagiana. *JbVGW* 69/71 (2013/2015) 169–305.

Ottner, Verwalten – Christine Ottner, „Dem gemeinen wesen zum besten". Verwalten von Krankheit und Gesundheit in Krems an der Donau und Österreich unter der Enns (StuF 37, St. Pölten 2003).

Ozlberger, Beschreibung – Carl Ozlberger, Physisch-medicinische Beschreibung des Herzogthumes Salzburg. *Medicinische Jahrbücher des kais. Königl. Österreichischen Staates* 46 (1844) 102–112, 221–226, 350–358; 47 (1844) 97–102, 236–239, 363f.; 48 (1844) 110f., 240–246, 361–372; 49/50 (1844) 117f., 227–246, 356–364.

Ozlberger, Stiftungen – Carl Ozlberger, Die Landesfürstlichen Stiftungen zu Salzburg. Nach urkundlichen und amtlichen Quellen (Salzburg 1861).

Packheiser, Böttcher – Michael Packheiser, Böttcher, in: Lexikon des Alten Handwerks vom späten Mittelalter bis ins 20. Jahrhundert, hg. von Reinhold Reith (München 1990) 34–38.

Palme-Comploy, Pfarrkirche St. Nikolaus – Waltraud Palme-Comploy, Pfarrkirche St. Nikolaus und Friedhof, in: Brigitte Ascherl–Martha Fingernagel-Grüll–Ulrike Steiner (Bearb.), Die sakralen Kunstdenkmäler der Stadt Innsbruck. Teil 1: Innere Stadtteile (ÖKT 52, Wien 1995) 103–134.

Pammer, Glaubensabfall – Michael Pammer, Glaubensabfall und Wahre Andacht. Barockreligiosität, Reformkatholizismus und Laizismus in Oberösterreich 1700–1820 (Sozial- und wirtschaftshistorische Studien 21, Wien–München 1994).

Pangerl, Ennser Bürgerspital – Kriemhild Pangerl, Das Ennser Bürgerspital als Grundherrschaft von seinen Anfängen bis zur Mitte des 16. Jahrhunderts. *JbOÖMV* 120 (1975) 139–190.

Part, Mauerbach – Florian Benjamin Part, Das Versorgungshaus Mauerbach – eine Armenversorgungsinstitution im 19. Jahrhundert. „Die Versorgten haben daher den ihnen vorgesetzten Beamten, den Hausärzten und dem Benefiziaten mit der gebührenden Achtung zu begegnen" (Diss. Wien 2006).

Part, Versorgungshaus Mauerbach – Florian Benjamin Part, Das Versorgungshaus Mauerbach im 19. Jahrhundert – zwischen Sozialeinrichtung und „Totaler Institution". *WZGN* 8/1 (2008) 49–67.

Pauly, Fremdenherberge – Michel Pauly, Von der Fremdenherberge zum Seniorenheim: Funktionswandel in mittelalterlichen Hospitälern an ausgewählten Beispielen aus dem Maas-Mosel-Rhein-Raum, in: Funktions- und Strukturwandel 101–116.

PAULY, Hospitäler im Grenzraum – Michel PAULY, Hospitäler im Grenzraum zwischen Germania und Romania, in: Quellen zur europäischen Spitalgeschichte 133–163.

PAULY, Hospitäler im Mittelalter – Michel PAULY, Hospitäler im Mittelalter – wann und wo gehörte das Hospital zur Stadt?, in: Was machte im Mittelalter zur Stadt? Selbstverständnis, Außensicht und Erscheinungsbilder mittelalterlicher Städte. Vorträge des gleichnamigen Symposiums vom 30. März bis 2. April 2006 in Heilbronn, hg. von Kurt Ulrich JÄSCHKE (Quellen und Forschungen zur Geschichte der Stadt Heilbronn 18, Heilbronn 2007) 245–270.

PAULY, Hospitäler im Rheintal – Michel PAULY, Hospitäler im Rheintal zwischen Elsass und Köln in räumlicher Perspektive. *Rheinische Vierteljahresblätter* 79 (2015) 43–67.

PAULY, Peregrinorum [...] receptaculum – Michel PAULY, Peregrinorum, pauperum ac aliorum receptaculum. Hospitäler zwischen Maas und Rhein im Mittelalter (VSWG Beih. 190, Stuttgart 2007).

PAUSER, Verfassung – Josef PAUSER, Verfassung und Verwaltung der Stadt Wien, in: Wien. Geschichte einer Stadt 2: Die frühneuzeitliche Residenz (16. bis 18. Jahrhundert), hg. von Karl VOCELKA–Anita TRANINGER (Wien–Köln–Weimar 2003) 47–90.

PAYER, Gestank von Wien – Peter PAYER, Der Gestank von Wien. Über Kanalgase, Totendünste und andere üble Geruchskulissen (Wien 1997).

PAWLOWSKY, Mutter ledig – Verena PAWLOWSKY, Mutter ledig – Vater Staat. Das Gebär- und Findelhaus in Wien 1784–1910 (Wien 2001).

PAWLOWSKY, Wiener Findelanstalt – Verena PAWLOWSKY, Das „Aussetzen überlästiger und nachtheiliger Kinder“. Die Wiener Findelanstalt 1784–1910, in: Die Kinder des Staates/Children of the State, hg. von Reinhard SIEDER–Michaela RALSER. [*ÖZG* 25/1] (2014) 18–40.

PEINLICH, Pest – Richard PEINLICH, Geschichte der Pest in Steiermark 1 (Graz 1877).

PELZER-REITH, Lebensmittelkonsum – Birgit PELZER-REITH, „Für 28 £ Kölbernes samt dem Kräh“. Lebensmittelkonsum und Ernährung, in: Haushalt und Konsumieren. Die Ausgabenbücher der Salzburger Kaufmannsfamilie Spängler von 1733 bis 1785, hg. Reinhold REITH–Luisa PICHLER-BAUMGARTNER–Georg STÖGER–Andreas ZECHNER (Schriftenreihe des Archivs der Stadt Salzburg 46, Salzburg 2016) 179–201.

PEMMER, Siechenhaus – Hans PEMMER, Das Siechenhaus zu St. Marx, in: Hans Pemmer. Schriften zur Heimatkunde Wiens. Festgabe zum 80. Geburtstag, hg. von Hubert KAUT–Ludwig SACKMAUER (Wien 1969) 50–55.

PEMMER, Waisenhaus – Hans PEMMER, Das Parhamersche Waisenhaus auf dem Rennweg. *WGBl* 28 (1973) 33–38.

PERGER, St. Martinsspital – Richard PERGER, Das St. Martinsspital vor dem Widmertor zu Wien (1339–1529). *JbVGStW* 44/45 (1988/89) 7–26.

PERGER–BRAUNEIS, Die mittelalterlichen Kirchen – Richard PERGER–Walther BRAUNEIS, Die Mittelalterlichen Kirchen und Klöster Wiens (Wiener Geschichtsbücher 19/20, Wien 1977).

Personal und Insassen – Personal und Insassen von „Totalen Institutionen“ – zwischen Konfrontation und Verflechtung, hg. von Falk BRETSCHNEIDER–Martin SCHEUTZ–Alfred Stefan WEISS (Geschlossene Häuser. Historische Studien zu Institutionen und Orten der Separierung, Verwahrung und Bestrafung 3, Leipzig 2011).

PEVSNER, A History of Building Types – Nikolaus PEVSNER, A History of Building Types (Princeton 1976).

Pfaffl, Maria Geburt – Johann Pfaffl, Maria Geburt. Waisenhauskirche. Wien (Christliche Kunststätten Österreich 397, Salzburg 2003).

Pichlkastner, Bier, Wein, Kapitalien – Sarah Pichlkastner, Bier, Wein, Kapitalien – aber Insassinnen und Insassen? Das Wiener Bürgerspital zwischen wirtschaftlichem „Großunternehmen" und karitativer Versorgungseinrichtung in der Frühen Neuzeit. *Historia Hospitalium* 30 (2017) 305–318.

Pichlkastner, Insassen, Personal – Sarah Pichlkastner, Insassen, Personal und innere Organisation des Wiener Bürgerspitals in der Frühen Neuzeit. Eine Projektskizze. *MIÖG* 123 (2015) 117–132.

Pichlkastner, Stadt in der Stadt – Sarah Pichlkastner, Eine Stadt in der Stadt. InsassInnen und Personal des frühneuzeitlichen Wiener Bürgerspitals – eine Studie anhand exemplarischer Untersuchungszeiträume (Diss. Wien 2019).

Pichlkastner, Stadtzeichnerbuch – Sarah Pichlkastner, Das Wiener Stadtzeichnerbuch 1678–1685. Ein Bettlerverzeichnis aus einer frühneuzeitlichen Stadt (QIÖG 12, Wien 2014).

Pichlkastner, Vom Physikus – Sarah Pichlkastner, Vom Physikus über die Hebamme bis zur Kindsdirne. Medizinisch-pflegerisches Personal im Wiener Bürgerspital und seinen Filialen in der Frühen Neuzeit. *Virus. Beiträge zur Sozialgeschichte der Medizin* 16 (2017) 43–64.

Pichlkastner, Zusammenfassung – Sarah Pichlkastner, Zusammenfassung und Ausblick: Institutionelle Räume der Pflege und des Alter(n)s im diachronen und interdisziplinären Vergleich. *Virus. Beiträge zur Sozialgeschichte der Medizin* 16 (2017) 293–302.

Pichlkastner–Swatek, Fürsorge und Ökonomie – Sarah Pichlkastner–Manuel Swatek, Fürsorge und Ökonomie. Das Wiener Bürgerspital um 1775 (Veröffentlichungen des Wiener Stadt- und Landesarchivs B/Heft 97, Wien 2017)

Pichlkastner–Matschinegg, Nahrung – Sarah Pichlkastner–Ingrid Matschinegg, Zwischen gesicherter Nahrung und *gar zu klain gemachten knedlen*. Die Ernährungssituation in Fürsorgeeinrichtungen im (Erz-)Herzogtum Österreich unter der Enns vom 14. bis zum 17. Jahrhundert – eine Projektskizze. *Medium Aevum Quotidianum* 73 (2016) 56–87.

Pinczolits, 100 Jahre Krankenhaus – Franz Pinczolits, 100 Jahre Krankenhaus der Stadt Wiener Neustadt. Vom Bürgerspital zum Schwerpunktkrankenhaus, in: 100 Jahre Krankenhaus der Stadt Wiener Neustadt, hg. von dems. (Wiener Neustadt 1989).

Pirchegger, Häuser- und Gassenbuch – Hans Pirchegger, Häuser- und Gassenbuch der Vorstädte am rechten Murufer, in: Fritz Popelka, Geschichte der Stadt Graz 2 (Graz 1960).

Pitscheider, „Besserung" – Sabine Pitscheider, „Bis zur Besserung" – Die Praxis von Einweisung, Anhaltung und Entlassung im Provinzialzwangsarbeitshaus Schwaz/Innsbruck 1825 bis 1860, in: Orte der Verwahrung. Die innnere Organisation von Gefängnissen, Hospitälern und Klöstern seit dem Spätmittelalter, hg. von Gerhard Ammerer–Arthur Brunhart–Martin Scheutz–Alfred Stefan Weiss (Geschlossene Häuser 1, Leipzig 2010) 131–148.

Pizzinini, Heiliggeist-Spital – Meinrad Pizzinini, Das Heiliggeist-Spital, Bader und Ärzte in der Stadt Lienz. *Osttiroler Heimatblätter* 9 (2006) 3–8.

Plass, Stiftung – Konrad Plass, Die Stiftung des Johann Adam Pruner in Linz. *HJbLinz* 1970 (1970) 33–97.

PLASSER, Erhardspital – Gerhard PLASSER, Das Erhardspital in Nonntal. Zur höheren Ehre des Domkapitels, in: Hundert Jahre „Versorgungshaus" 161–190.

PLASSMANN, Spitalrechnung – Max PLASSMANN, Eine unterfränkische Spitalrechnung aus dem Jahre 1628 in der Universitäts- und Landesbibliothek Düsseldorf. *Würzburger Diözesangeschichtsblätter* 66 (2004) 401–405.

PLESSER, Topographie der verödeten Kirchen – Alois PLESSER, Zur Topographie der verödeten Kirchen und Kapellen im Viertel ober dem Manhartsberg. *BlVLkNÖ* 34 (1900) 448–523.

PÖSCHL, Forchtenstein – Johann PÖSCHL, Die Herrschaft Forchtenstein unter den Esterházy 1622–1848 (Diss. Wien 1963).

POHL-RESL, Rechnen – Brigitte POHL-RESL, Rechnen mit der Ewigkeit. Das Wiener Bürgerspital im Mittelalter (MIÖG Ergbd. 33, Wien–München 1996).

POLLAK, Erbstift – Romana POLLAK, Das Schifersche Erbstift in Eferding und dessen Spitalrechnungen in der Frühen Neuzeit. Versuch einer Auswertung (Dipl. Wien 2011).

POPITZ, Phänomene – Heinrich POPITZ, Phänomene der Macht (Tübingen ^{2}1992).

POPITZ, Prozesse der Machtbildung – Heinrich POPITZ, Prozesse der Machtbildung (Recht und Staat in Geschichte und Gegenwart. Eine Sammlung von Vorträgen und Schriften aus dem Gebiet der gesamten Staatswissenschaften 362/363, Tübingen ^{2}1969).

POPP, Jugendgeschichte – Adelheid POPP, Jugendgeschichte einer Arbeiterin, von ihr selbst erzählt (München 1909).

POSCH, Landeskrankenhaus Klagenfurt – Paul POSCH, Landeskrankenhaus Klagenfurt. Geschichte der Kranken-, Heil- und Pflegeanstalten des Landes Kärnten in Klagenfurt und der Klagenfurter Spitäler (Klagenfurt 1987).

PRASCHINGER, Wiener Krankenanstalten – Andrea PRASCHINGER, Wiener Krankenanstalten ab 1900. Kontinuität und Wandel bei der stationären, medizinischen Versorgung, 2 Bde. (Diss. Wien 2006).

PŘIBRAM, Materialien – Alfred Francis PŘIBRAM, Materialien zur Geschichte der Preise und Löhne in Österreich 1 (Wien 1938).

PRICKLER, Spital Forchtenau – Harald PRICKLER, Das fürstlich esterházysche Spital Forchtenau im Jahre 1779. *BurglHbl* 59 (1997) 142–144.

PROBST, Hospitalwesen – Christian PROBST, Das Hospitalwesen im hohen und späten Mittelalter und die geistliche und gesellschaftliche Stellung des Kranken. *Sudhoffs Archiv. Vierteljahrschrift für Geschichte der Medizin und der Naturwissenschaften, der Pharmazie und der Mathematik* 50 (1966) 246–258.

PRODINGER, Kuenburg-Sammlung – Friederike PRODINGER, Die Geschichte der Kuenburg-Sammlung, in: Reinhard R. HEINISCH–DIES., Gewand und Stand. Kostüm- und Trachtenbilder aus der Kuenburg-Sammlung (Schriftenreihe des Landespressebüros Serie Sonderpublikationen 44, Salzburg–Wien 1983) 19–55.

PRODINGER–HEINISCH, Gewand und Stand – Friederike PRODINGER–Reinhard R. HEINISCH, Gewand und Stand. Kostüm- und Trachtenbilder der Kuenburg-Sammlung (Salzburg–Wien 1983).

PUCHER, 300 Jahre St. Johannes-Kirche – Alfred PUCHER (Red.), 1704–2004. FS 300 Jahre St. Johannes-Kirche am Landeskrankenhaus Salzburg (Salzburg 2004).

PÜHRINGER, Contributionale – Andrea PÜHRINGER, Contributionale, Oeconomicum und Politicum. Die Finanzen der landesfürstlichen Städte Nieder- und Oberösterreichs in der Frühneuzeit (Sozial- und wirtschaftshistorische Studien 27, Wien 2002).

Pühringer, Rechnungen – Andrea Pühringer, Die Rechnungen der Finanzverwaltung in den österreichischen Städten, in: Quellenkunde der Habsburgermonarchie (16.–18. Jahrhundert). Ein exemplarisches Handbuch, hg. von Josef Pauser–Martin Scheutz–Thomas Winkelbauer (MIÖG Ergbd. 44, Wien 2004) 611–624.

Puffer, Versorgungshaus in Urfahr – Emil Puffer, Das Versorgungshaus in Urfahr. *HJbLinz* 1981 (1982) 109–147.

Quellen zur europäischen Spitalgeschichte – Quellen zur europäischen Spitalgeschichte in Mittelalter und Früher Neuzeit. Sources for the History of Hospitals in Medieval and Early Modern Europe, hg. von Martin Scheutz–Andrea Sommerlechner–Herwig Weigl–Alfred Stefan Weiss (QIÖG 5, Wien–München 2010).

Raabe–Müller-Bahlke, Waisenhaus – Paul Raabe–Thomas J. Müller-Bahlke, Das historische Waisenhaus. Das Hauptgebäude der Franckeschen Stiftungen zu Halle (Kataloge der Franckeschen Stiftungen 1, Halle ²2005).

Rabl, 600 Jahre Bürgerspital – Erich Rabl, 600 Jahre Bürgerspital in Horn. Historische Streiflichter zur jüngeren Entwicklung, in: 600 Jahre Stiftung „Bürgerspital zu Horn“, hg. von der Stiftung Bürgerspital zu Horn (Horn 1995) 25–60.

Rachholz, Armenfürsorge – Elisabeth Rachholz, Zur Armenfürsorge der Stadt Wien von 1740 bis 1904. Von der privaten zur städtischen Fürsorge (Diss. Wien 1970).

Raith, Inschriften – Oskar Raith, Die Inschriften der Spitalkirche, in: Die Spitalkirche zu Regensburg. Mausoleum der Zant. Geschichte – Bauforschung – Inschriften, hg. von Artur Dirmeier–Wido Wittenzellner (Regensburg 2000) 127–145.

Ramharter, Profile – Johannes Ramharter, Profile einer landesfürstlichen Stadt. Die Stadt Tulln in der frühen Neuzeit (1517–1679) (FLkNÖ 36, St. Pölten 2013).

Ramharter, Profile [Fontes Iuris] – Johannes Ramharter, Profile einer landesfürstlichen Stadt. Aus den Ratsprotokollen der Stadt Tulln 1517–1679 (FRA III/23, Wien 2013).

Raphael, Armut – Lutz Raphael, Armut zwischen Ausschluss und Solidarität. Europäische Traditionen und Tendenzen seit der Spätantike, in: Armut. Perspektiven in Kunst und Gesellschaft 23–31.

Raths, Materialität des Alltags – Daniel Raths, Materialität des Alltags. Die Bedeutung der Gattung Rechnungsbuch für die Rekonstruktion von Alltagsgeschichte am Beispiel immobiler Sachkultur des ehemaligen Trierer St. Jakobshospitals, in: Wirtschafts- und Rechnungsbücher des Mittelalters und der Frühen Neuzeit. Formen und Methoden der Rechnungslegung: Städte, Klöster und Kaufleute, hg. von Gudrun Gleba–Niels Petersen (Göttingen 2015) 137–152.

Rau, Räume – Susanne Rau, Räume. Konzepte, Wahrnehmungen, Nutzungen (Historische Einführungen 14, Frankfurt/Main–New York 2013).

Rau–Schwerhoff, Öffentliche Räume – Susanne Rau–Gerd Schwerhoff, Öffentliche Räume in der Frühen Neuzeit. Überlegungen zu Leitbegriffen und Themen eines Forschungsfeldes, in: Zwischen Gotteshaus und Taverne. Öffentliche Räume in Spätmittelalter und Früher Neuzeit, hg. von dens. (Norm und Struktur 21, Köln–Weimar–Wien 2004) 11–52.

Rausch, Rechnungswesen – Wilhelm Rausch, Das Rechnungswesen der österreichischen Städte im ausgehenden Mittelalter unter besonderer Berücksichtigung der Städte in den österreichischen Stammlanden Nieder- und Oberösterreich, in: Centre Pro Civitate (Red.), Finances et comptabilité urbaines du XIIIe au XVIe siècle. Actes (Pro Civitate, Collection histoire 7, Bruxelles 1963) 180–204.

Reddig, Bürgerspital und Bischofsstadt – Wolfgang F. Reddig, Bürgerspital und Bischofsstadt. Das St. Katharinen- und das St. Elisabethenspital in Bamberg vom 13.–18. Jahrhundert. Vergleichende Studie zu Struktur, Besitz und Wirtschaft (Spektrum Kulturwissenschaften 2, Bamberg, Frankfurt/Oder 1998).

Rehberger–Wunschheim, Topographia Florianensis – Karl Rehberger–Christiane Wunschheim (Bearb.), Topographia Florianensis (1743) [Autor Johann Ev. Pachl] (Linz 2009).

Reichmann, Siechenhauskirchen – Elisabeth Reichmann, Abgekommene mittelalterliche Spitals- und Siechenhauskirchen Wiens im Lichte der allgemeinen Entwicklung des Hospitalbaus und seiner Beziehung zum Sakralraum (Dipl. Wien 2005).

Reicke, Das deutsche Spital I, II – Siegfried Reicke, Das deutsche Spital und sein Recht im Mittelalter. Erster Teil: Das deutsche Spital. Geschichte und Gestalt; Zweiter Teil: Das deutsche Spitalrecht (Kirchenrechtliche Abhandlungen 111/112–113/114, Stuttgart 1932/Nachdr. Amsterdam 1961).

Reil, Wanderer – Franz Xaver Reil, Der Wanderer im Waldviertel. Ein Tagebuch für Freunde österreichischer Gegenden (Brünn 1823).

Reingrabner, Reformation – Gustav Reingrabner, Die Reformation in Horn. *JbGPrÖ* 85 (1968) 20–95.

Reingrabner, Verhältnis – Gustav Reingrabner, Zum Verhältnis von Kirche und Spital in Österreich und dem Burgenland vor allem in der Zeit der Konfessionalisierung, in: Hospital am Beginn der Neuzeit 121–136.

Reininghaus, Gewerbe – Winfried Reininghaus, Gewerbe in der Frühen Neuzeit (EDG 3, München 1990).

Reismann–Mittermüller, Stadtlexikon – Bernhard A. Reismann–Franz Mittermüller, Stadtlexikon (Geschichte der Stadt Graz 4, Graz 2003).

Reiter, Gelegenheitsreden – [Matthäus Reiter,] Gelegenheitsreden für das Landvolk. Bey verschiedenen Feyerlichkeiten und öffentlichen Angelegenheiten. Zwölfte und letzte Sammlung (Salzburg 1817) 1–21.

Reith, Abort – Reinhold Reith, Abort. *EdN* 15 (2012) Sp. 671–675.

Reso, Fetzkacheln – Evelyn Reso, Fetzkacheln, Soachrinnen, Raggelknechte. Kleine Tiroler Klogeschichte, in: Dreck, Ausstellung Tiroler Volkskunstmuseum Innsbruck (24. Mai bis 3. November 2013), hg. von Wolfgang Meighörner (Innsbruck 2013) 83–91.

Rexroth, Armenhäuser – Franz Rexroth, Armenhäuser – eine neue Institution der sozialen Fürsorge im Mittelalter, in: Funktions- und Strukturwandel 1–14.

Richter, „Freitag Kreuzer" – Friedrich Richter, „Freitag Kreuzer", „Freitag Bettel" (Die Armenfürsorge im 16. und 17. Jh.). *Waidhofner Heimatblätter* 15 (1989) 18–33.

Richter, Siechenhaus – Friedrich Richter, Vom Siechenhaus zum Allgemeinen öffentlichen Krankenhaus der Stadt Waidhofen an der Ybbs (1277–1935). *Waidhofner Heimatblätter* Sondernummer (1988).

Richter, Spitalwesen – Jürgen Richter, Das Spitalwesen Niederösterreichs und Wiens im Mittelalter (Diss. Wien 1964).

Rieder, Parhamer – Georg Rieder, Ignaz Parhamer's und Franz Anton Marxers Leben und Wirken (Wien 1873).

Riegler, Aflenz – Joseph Riegler, Aflenz. Geschichte eines obersteirischen Marktes und Kurortes (Aflenz Kurort 1990).

RIHA, Artzneyen – Ortrun RIHA, „Hab so fil Artzneyen braucht“: Therapien und medizinische Maßnahmen, in: Dis/ability History 333–348.

RIHA, „krank und siech“ – Ortrun RIHA, „krank und siech“. Zur Geschichte des Krankheitsbegriffs, in: Hospital am Beginn der Neuzeit 191–201.

RIPPMANN, Spitäler in der Schweiz – Dorothee RIPPMANN, Spitäler in der Schweiz im Mittelalter und an der Wende zur Frühen Neuzeit, in: Hospital am Beginn der Neuzeit 107–120.

RIPPMANN–SIMON-MUSCHEID, Quellen – Dorothee RIPPMANN–Katharina SIMON-MUSCHEID, Quellen aus dem Basler Heilig-Geist-Spital, in: Quellen zur europäischen Spitalgeschichte 351–422.

RISSE, Mending Bodies – Guenter B. RISSE, Mending Bodies, Saving Souls. A History of Hospitals (New York–Oxford 1999).

RITZMANN, Erregte Gemüter – Iris RITZMANN, Erregte Gemüter. Der Umgang mit Sexualität in einem Waisenhaus des ausgehenden 18. Jahrhunderts. *Virus. Beiträge zur Sozialgeschichte der Medizin* 15 (2016) 73–86.

RITZMANN, „Jaunerkinder“ – Iris RITZMANN, Aus „Jaunerkindern“ nützliche Bürger machen – Das Waisenhaus als aufgeklärte Erziehungsinstitution, in: Child Care. Kulturen, Konzepte und Politiken der Fremdbetreuung von Kindern, hg. von Maria A. WOLF–Elisabeth DIETRICH-DAUM–Eva FLEISCHER–Maria HEIDEGGER (Weinheim–Basel 2013) 245–259.

RITZMANN, Gesundheit – Iris RITZMANN, Welchen Wert hat die Gesundheit von Kindern? Ein Interessenkonflikt im Ludwigsburger Waisenhaus Ende des 18. Jahrhunderts, in: Waisenhäuser in der Frühen Neuzeit 135–154.

RITZMANN, Moral – Iris RITZMANN, Zwischen bürgerlicher Moral und wirtschaftlichem Kalkül – Zum Stellenwert der kindlichen Gesundheit in Waisenhäusern des ausgehenden 18. Jahrhunderts. *Historia Hospitalium* 30 (2017) 319–330.

RITZMANN, Sorgenkinder – Iris RITZMANN, Sorgenkinder. Kranke und behinderte Mädchen und Jungen im 18. Jahrhundert (Köln–Weimar–Wien 2008).

RIZZI, Johann Lucas von Hildebrandt – Wilhelm Georg RIZZI, Johann Lucas von Hildebrandt. Ergänzende Forschungen zu seinem Werk (Diss. Wien 1975).

RODENWALDT, Pest in Venedig – Ernst RODENWALDT, Pest in Venedig 1575–1577. Ein Beitrag zur Frage der Infektketten bei den Pestepidemien West-Europas (SB der Heidelberger Akademie der Wissenschaften math.-naturwissenschaftliche Klasse 1952, 2. Abhandlung, Heidelberg 1953).

RÖDEL, Obrigkeit und Pest – Walter RÖDEL, Die Obrigkeit und die Pest. Abwehrmaßnahmen in der frühen Neuzeit – dargestellt an Beispielen aus dem süddeutschen und Schweizer Raum, in: Maladies et Société (XIIe–XVIIIe siècles). Actes du colloque de Bielefeld, novembre 1986, hg. von Neithard BULST–Robert DELORT (Paris 1989) 187–205.

RÖPER, Kind – Friedrich Franz RÖPER, Das verwaiste Kind in Anstalt und Heim. Ein Beitrag zur historischen Entwicklung der Fremderziehung (Göttingen 1976).

RÖSSLER, Raum – Mechthild RÖSSLER, Raum, in: Von der Arbeit des Historikers. Ein Wörterbuch zu Theorie und Praxis der Geschichtswissenschaft, hg. von Anne KWASCHIK–Mario WIMMER (Histoire 19, Bielefeld 2010) 165–168.

ROHR, Naturereignisse – Christian ROHR, Extreme Naturereignisse im Ostalpenraum. Naturerfahrung im Spätmittelalter und am Beginn der Neuzeit (Umwelthistorische Forschungen 4, Köln–Weimar–Wien 2007).

ROLLEDER, Heimatkunde – Anton ROLLEDER, Heimatkunde von Steyr. Historisch-topographische Schilderung der politischen Bezirke Steyr Stadt und Land. Unter Mitwirkung der Lehrerschaft beider Bezirke verfasst (Steyr 1894/Nachdr. Steyr 1975 [1993]).

ROSNER, Schrift des Paracelsus – Edwin ROSNER, Die Schrift des Paracelsus über die Erkrankungen im Bergbau und ihre Bedeutung in der Geschichte der Medizin, in: Paracelsus und Salzburg. Vorträge bei den Internationalen Kongressen in Salzburg und Badgastein anläßlich des Paracelsus-Jahres 1993, hg. von Heinz DOPSCH–Peter F. KRAMML (MGSL-Ergbd. 14, Salzburg 1994) 445–460.

ROSSKOPF, Lepra – Katharina Christine ROSSKOPF, Die Lepra und ihre medizinische Behandlung im Mittelalter am Beispiel des Leprosenhauses Mülln bei Salzburg (Dipl. Salzburg 2006).

ROTH, Dom im Gebirge – Benno ROTH, Seckau. Der Dom im Gebirge. Kunsttopographie vom 12. bis zum 20. Jahrhundert (Graz u. a. [1984]).

ROTH, Dompropst Johannes Dürnberger – Benno ROTH, Dompropst Johannes Dürnberger. Ein Kunstmäzen im ausgehenden Mittelalter (Seckauer Geschichtliche Studien 10, Seckau 1951).

ROTH, Seckau – Benno ROTH, Seckau. Geschichte und Kultur 1164–1964. Zur 800-Jahr-Feier der Weihe der Basilika (Wien–München 1964).

ROTH, Seckauer Spital – Benno ROTH, Das Seckauer Spital und die St. Luziakapelle (Seckauer Geschichtliche Studien 23, Seckau 1969).

ROTH, Pfarrer der Ainringer Pfarreien – Hans ROTH, Die Pfarrer der Ainringer Pfarreien, in: Ernst AICHER (Red.), Ainring. Heimatbuch (Ainring 1990) 126–135.

ROTH, Soziale Einrichtungen – Hans ROTH, Soziale Einrichtungen und Armenwesen, in: Laufen und Oberndorf. 1250 Jahre Geschichte, Wirtschaft und Kultur an beiden Ufern der Salzach, hg. von Heinz DOPSCH–Hans ROTH (Laufen–Oberndorf 1998) 496–503, 623f.

ROTZETTER, Vom Landarmengut – Hans ROTZETTER, Vom Landarmengut zur heutigen Spitalorganisation, in: Gesund und krank, hg. von Michèle M. SALMONY (Baselbieter Heimatbuch 19, Liestag 1993) 59–70.

ROTZOLL–ECKART, Hospital – Maike ROTZOLL–Wolfgang ECKART, Hospital. *EdN* 5 (2007) Sp. 651–655.

RUF, Suppe – Fritz RUF, Die Suppe in der Geschichte der Ernährung, in: Essen und Trinken in Mittelalter und Neuzeit. Vorträge eines interdisziplinären Symposions vom 10.–13. Juni 1987 an der Justus-Liebig-Universität Gießen, hg. von Irmgard BITSCH–Trude EHLERT–Xenja VON ERTZDORFF (Sigmaringen 1987) 165–181.

RUHLAND, Tittmoning – Richard RUHLAND (Red.), Burg, Stadt, Vorstadt. Tittmoning. Stadtgeschichte um 1800, (Tittmoning 2000).

RUISINGER, Flöhe – Marion Maria RUISINGER, Flöhe im Museum (Kataloge des Deutschen Medizinhistorischen Museums Ingolstadt 42, Ingolstadt 2015).

SAFLEY, Kinder – Thomas Max SAFLEY, Kinder, Karitas und Kapital. Studien zur Wirtschafts- und Sozialgeschichte des frühmodernen Augsburg, 2 Bde. (Veröffentlichungen der Schwäbischen Forschungsgemeinschaft bei der Kommission für Bayerische Landesgeschichte 1, Augsburg 2009).

SAHMLAND, Fürsorge – Irmtraut SAHMLAND, Fürsorge zwischen Ordnung, Ökonomie und Moral: Ausweisungen von Hospitalitinnen aus Merxhausen im 18. Jahrhundert, in: Der Dienst am Kranken 201–225.

SAHMLAND, Hospital Haina – Irmtraut SAHMLAND, Das Hessische Hohe Hospital Haina in der frühen Neuzeit, in: Elisabeth in Marburg 94–133.

SAHMLAND, Hospital – Irmtraut SAHMLAND, Das Hospital der Frühen Neuzeit aus der Sicht zweier Stadtärzte, in: Hospital am Beginn der Neuzeit 203–224.

SAHMLAND, Überlegungen – Irmtraut SAHMLAND, Überlegungen zu Perspektiven der Hospital- und Krankenhausgeschichte, ausgehend von Forschungen über die Hessischen Hohen Hospitäler. *Historia Hospitalium* 27 (2011) 53–61.

SAHMLAND, Verordnete Körperspende – Irmtraut SAHMLAND, Verordnete Körperspende – Das Hospital Haina als Bezugsquelle für Anatomieleichen (1786–1855), in: An der Wende zur Moderne 65–105.

SAHMLAND, Zwischen Pflege und Heilung – Irmtraut SAHMLAND, Zwischen Pflege und Heilung – Hospitalmedizin in Haina um 1800, in: An der Wende zur Moderne 15–48.

SAILER, Bierbrau- und Schankmonopol – Leopold SAILER, Bierbrau- und Schankmonopol des Wiener Bürgerspitals. *Mitteilungen des Vereins für Geschichte der Stadt Wien* 6 (1926) 1–35.

SAKOUSCHEGG, Spitalseinrichtungen – Ilse Renate SAKOUSCHEGG, Spitalseinrichtungen der Städte Nordtirols (Innsbruck, Rattenberg, Kitzbühel, Hall und Kufstein) vor 1600 (Diss. Innsbruck 1965).

SANDER, Bader – Sabine SANDER, Bader. *EdN* 1 (2005) Sp. 916–921.

SANDER, Bader und Barbiere – Sabine SANDER, Bader und Barbiere, in: Lexikon des Alten Handwerks vom späten Mittelalter bis ins 20. Jahrhundert, hg. von Reinhold REITH (München 1990) 17–22.

SANDER, Handwerkschirurgen – Sabine SANDER, Handwerkschirurgen. Sozialgeschichte einer verdrängten Berufsgruppe (Kritische Studien zur Geschichtswissenschaft 83, Göttingen 1989).

SANDGRUBER, Konsumgesellschaft – Roman SANDGRUBER, Die Anfänge der Konsumgesellschaft. Konsumgüterverbrauch, Lebensstandard und Alltagskultur in Österreich im 18. und 19. Jahrhundert (Sozial- und wirtschaftshistorische Studien 15, Wien 1982).

SANDGRUBER, Zeit – Roman SANDGRUBER, Zeit der Mahlzeit. Veränderungen in Tagesablauf und Mahlzeiteneinteilung in Österreich im 18. und 19. Jahrhundert, in: Wandel der Volkskultur in Europa 1, hg. von Nils Arvid BRINGÉUS (Münster 1988) 459–472.

SCHACHINGER, Reformen in Niederösterreich – Johann SCHACHINGER, Reformen in Niederösterreich in den Jahren 1745 bis 1747 im Lichte der Staatsreform von 1749. Eine Untersuchung der Gaisruck'schen Instruktionen für die Weinbaumärkte Gumpoldskirchen, Mödling und Perchtdolsdorf (Diss. Wien 1998).

SCHALLER–SCHOLZE, Bautzener Torhüter – Doreen SCHALLER–Sybille SCHOLZE, „Ich schwöre zu Gott einen Eid". Gelöbnisse der Bautzener Torhüter (1532/1726), in: Eide, Statuten und Prozesse. Ein Quellen- und Lesebuch zur Stadtgeschichte von Bautzen (14.–19. Jahrhundert), hg. von Gerd SCHWERHOFF (Bautzen 2002) 90–95.

SCHAPER, Krankenwartung – Hans-Peter SCHAPER, Krankenwartung und Krankenpflege. Tendenzen der Verberuflichung in der ersten Hälfte des 19. Jahrhunderts (Sozialwissenschaftliche Studien 22, Opladen 1987).

SCHATTNER, Zwischen „Raserey" und „Feuers Noth" – Angela SCHATTNER, Zwischen „Raserey" und „Feuers Noth" – Fallsüchtige Patienten in Haina und Merxhausen im 18. und beginnenden 19. Jahrhundert im Spiegel ihrer Bittgesuche, in: An der Wende zur Moderne 173–197.

SCHAUZ, Strafen – Désirée SCHAUZ, Strafen als moralische Besserung. Eine Geschichte der Straffälligenfürsorge 1777–1933 (Ordnungssysteme. Studien zur Ideengeschichte der Neuzeit 27, München 2008).

SCHEIBLIN, Reformation – Anton SCHEIBLIN, Reformation und Gegenreformation in St. Pölten. *JbGPrÖ* 62 (1911) 5–32.

SCHENDA, Gut bei Leibe – Rudolf SCHENDA, Gut bei Leibe. Hundert wahre Geschichten vom menschlichen Körper (München 1998).

SCHEUTZ, Argusaugen – Martin SCHEUTZ, Bürgerliche Argusaugen auf städtische Ämter und Bedienstete in der Frühen Neuzeit, in: Ordnung durch Tinte und Feder? Genese und Wirkung von Instruktionen im zeitlichen Längsschnitt, hg. von Anita HIPFINGER–Josef LÖFFLER–Jan Paul NIEDERKORN–DEMS.–Thomas WINKELBAUER–Jakob WÜHRER (VIÖG 60, Wien 2012) 299–335.

SCHEUTZ, Ausdifferenzierungsprozess – Martin SCHEUTZ, Ein langsamer Ausdifferenzierungsprozess von der Hausordnung über die Dienstinstruktion zur Anstaltsordnung – Insassen als Personal in österreichischen Spitälern der Frühen Neuzeit, in: Personal und Insassen von „Totalen Institutionen" – zwischen Konfrontation und Verflechtung, hg. von Falk BRETSCHNEIDER–DEMS.–Alfred Stefan WEISS (Geschlossene Häuser. Historische Studien zu Institutionen und Orten der Separierung, Verwahrung und Bestrafung 3, Leipzig 2011) 121–153.

SCHEUTZ, Austrian Hospitals – Martin SCHEUTZ, Austrian Hospitals in the Early Modern Times. Inmates – Authorities – Organisational System. *Historia Hospitalium* 28 (2013) 191–197.

SCHEUTZ, Bienennester – Martin SCHEUTZ, Summende Bienennester. Auseinandersetzungen um Ehre sowie Kriminalität in Städten um 1700, in: Jakob Prandtauer. Leben im Barock, hg. von Elisabeth VAVRA (St. Pölten 2011) 68–73.

SCHEUTZ, Bürger und Bürgerrecht – Martin SCHEUTZ, Bürger und Bürgerrecht. Rechte, Pflichten und soziale Felder der mittelalterlichen und neuzeitlichen Bürger im Heiligen Römischen Reich, in: Städte im lateinischen Westen und im griechischen Osten. Topographie – Recht – Religion, hg. von Elisabeth GRUBER–Mihailo POPOVIC–DEMS.–Herwig WEIGL (MIÖG Ergbd. 66, Wien 2015) 123–148.

SCHEUTZ, Chronos – Martin SCHEUTZ, Der unerbittliche Chronos versus Abgeklärtheit, Armut, Erfahrung, Wissen und drittes Alter? Das hohe Alter in der Neuzeit – Annäherung an ein zukunftsweisendes Thema, in: Alter(n) hat Zukunft. Alterskonzepte, hg. von Ursula KLINGENBÖCK–Meta NIEDERKORN–DEMS. (Querschnitte 26, Wien 2009) 76–113.

SCHEUTZ, Demand and Charitable Supply – Martin SCHEUTZ, Demand and Charitable Supply: Poverty and Poor Relief in Austria in the 18th and 19th Centuries, in: Health Care and Poor Relief in 18th and 19th Century Southern Europe, hg. von Ole Peter GRELL–Andrew CUNNINGHAM–Bernd ROECK (Aldershot 2005) 52–95.

SCHEUTZ, „Der blaue Herrgott" – Martin SCHEUTZ, „Der blaue Herrgott". Das nichtbürgerliche Versorgungshaus „Alserbach" als Zentralanstalt der Wiener Versorgungshäuser im 19. Jahrhundert, in: Orte der Verwahrung. Die innere Organisation von Gefängnissen, Hospitälern und Klöstern seit dem Spätmittelalter, hg. von Gerhard AMMERER–Arthur BRUNHART–DEMS.–Alfred Stefan WEISS (Geschlossene Häuser. Historische Studien zu Institutionen und Orten der Separierung, Verwahrung und Bestrafung 1, Leipzig 2010) 269–293.

SCHEUTZ, „Der vermenschte Heiland" – Martin SCHEUTZ, Der „vermenschte Heiland".

Armenspeisung und Gründonnerstags-Fußwaschung am Wiener Kaiserhof, in: Ein zweigeteilter Ort. Hof und Stadt in der Frühen Neuzeit, hg. von Susanne C. Pils–Jan Paul Niederkorn (FB 44, Wien 2005) 177–241

Scheutz, „Die herrn seint zu Wien" – Martin Scheutz, „Die herrn seint zu Wien, die nahren zu hauß". Stadtregiment und Bürger in österreichischen Kleinstädten der Frühen Neuzeit, in: Die Städte und Märkte Niederösterreichs im Mittelalter und in der frühen Neuzeit. Die Vorträge des 20. Symposions des NÖ Instituts für Landeskunde Zwettl, 3. bis 6. Juli 2000, und Das Bild der Kleinstadt. Ansichten, Veränderungen, Identitäten und der 1. Kurztagung des NÖ Instituts für Landeskunde und der NÖ Landesbibliothek, St. Pölten, 23. Mai 2000, hg. von Willibald Rosner–Reinelde Motz-Linhart (StuF 36, St. Pölten 2005) 204–246.

Scheutz, Disciplinarium – Martin Scheutz, „Hoc disciplinarium … erexit". Das Wiener Zucht-, Arbeits- und Strafhaus um 1800 – eine Spurensuche, in: Strafe, Disziplin und Besserung 63–95.

Scheutz, Elite der hochadeligen Elite – Martin Scheutz, Die Elite der hochadeligen Elite. Sozialgeschichtliche Rahmenbedingungen der obersten Hofämter am Wiener Kaiserhof im 18. Jahrhundert, in: Adel im 18. Jahrhundert. Umrisse einer sozialen Gruppe in der Krise, hg. von Gerhard Ammerer–Elisabeth Lobenwein–dems. (Querschnitte 28, Innsbruck 2015) 141–194.

Scheutz, Fleischhackerknecht – Martin Scheutz, Kaiser und Fleischhackerknecht. Städtische Fronleichnamsprozessionen und öffentlicher Raum in Österreich während der Frühen Neuzeit, in: Aspekte der Religiosität in der Frühen Neuzeit, hg. von Thomas Aigner (Beiträge zur Kirchengeschichte 10, St. Pölten 2003) 62–125.

Scheutz, Formen der Öffentlichkeit – Martin Scheutz, Formen der Öffentlichkeit in einem grundherrschaftlichen Markt des 18. Jahrhunderts. Die Scheibbser Taidinge als Versammlungsort der Bürger. *MIÖG* 109 (2001) 382–422.

Scheutz, Fronleichnamsprozessionen – Martin Scheutz, „… hinter Ihrer Käyserlichen Majestät der Päbstliche Nuncius, Königl. Spanischer und Venetianischer Abgesandter". Fronleichnamsprozessionen im frühneuzeitlichen Wien, in: Kaiserhof – Papsthof (16.–18. Jahrhundert), hg. von Richard Bösel–Grete Klingenstein–Alexander Koller (Publikationen des Historischen Instituts beim Österreichischen Kulturforum in Rom, Abhandlungen 12, Rom–Wien 2006) 173–204.

Scheutz, Geteilte Mäntel – Martin Scheutz, Geteilte Mäntel, ein Hauch von Fasching und ein neuer Martinskult. Die Verehrung des Martin in der Frühen Neuzeit. *AfKg* 98 (2016) 95–133.

Scheutz, Große Hoffnung – Martin Scheutz, Die große Hoffnung, die Abstiegsangst und die Magie. Schatzgräber und -beter in den österreichischen Erbländern der Frühen Neuzeit, in: Religion und Magie in Ostmitteleuropa. Spielräume theologischer Normierungsprozesse in Spätmittelalter und Früher Neuzeit, hg. von Thomas Wünsch (Religions- und Kulturgeschichte in Ostmittel- und Südosteuropa 8, Berlin 2004) 31–62

Scheutz, Hôpital – Martin Scheutz, Hôpital et règlement en Autriche à l'èpoche moderne, in: Enfermements II: Règles et dérèglements en milieux clos (IVe–XIXe siècle), hg. von Isabelle Heullant-Donat–Julie Claustre–Élisabeth Lusset–Falk Bretschneider (Publications de la Sorbonne, Série homme et société 49, Paris 2015) 131–152.

Scheutz, Injurien, Rebellion – Martin Scheutz, Injurien, Rebellion und doch auch das feuchtfröhliche Vorzimmer der Macht. Wirtshäuser als Orte der Kommunikation in der Frühen Neuzeit, in: Die Stadt als Kommunikationsraum. Reden, Schreiben und Schauen in Großstädten des Mittelalters und der Neuzeit, hg. von Irmgard Becker (Stadt in der Geschichte 36, Ostfildern 2011) 159–190.

Scheutz, Kindergeneral – Martin Scheutz, Pater Kindergeneral und Janitscharenmusik? Österreichische Waisenhäuser der Frühen Neuzeit im Spannungsfeld von Arbeit, Erziehung und Religion, in: Die Kinder des Staates/Children of the State, hg. von Reinhard Sieder–Michaela Ralser. [*ÖZG* 25/1] (2014) 41–81.

Scheutz, Kriminalität und Alltag – Martin Scheutz, Alltag und Kriminalität. Disziplinierungsversuche im steirisch-österreichischen Grenzgebiet im 18. Jahrhundert (MIÖG Erbgd. 38, Wien 2001).

Scheutz, Magistratsreform – Martin Scheutz, Der Bürgermeister in der österreichischen Stadt vom Spätmittelalter bis zur Josephinischen Magistratsreform: Konturen einer wichtigen städtischen Funktion. *Pro Civitate Austriae* 16 [Ratsbücher] (2011) 71–103.

Scheutz, Mikrogeschichte – Martin Scheutz, „...irgendwie Geschichte ist es doch". Mikrogeschichte in der österreichischen Frühneuzeitforschung, in: Was heißt „österreichische" Geschichte? 73–92.

Scheutz, Persistenz – Martin Scheutz, Die Persistenz schlechter Luft und der Charme der Peripherie. Krankenhäuser in der österreichischen Stadt der Neuzeit, in: Orte der Stadt im Wandel vom Mittelalter bis zur Gegenwart, hg. von Lukas Morscher–Walter Schuster–dems. (Beiträge zur Geschichte der Städte Mitteleuropas 24, Innsbruck 2013) 473–508.

Scheutz, Spitalmeister – Martin Scheutz, Spitalmeister in der Frühen Neuzeit – zur sozialen Verortung eines bürgerlichen Spitzenamtes am Beispiel der landesfürstlichen Stadt Zwettl. *Wv* 64 (2015) 339–360.

Scheutz, Spital und Verwaltungsorganisation – Martin Scheutz, Spital und Verwaltungsorganisation. Das Bodenpersonal der Versorgung von Insassen in frühmodernen österreichischen Spitälern. *Virus. Beiträge zur Sozialgeschichte der Medizin* 16 (2017) 23–42.

Scheutz, Stadtrichter – Martin Scheutz, Stadtherr, Richterwahl, Zepter und Eliten. Österreichische Stadtrichter in der Vormoderne, in: RichterInnen in Geschichte, Gegenwart und Zukunft. Auswahl, Ausbildung, Fortbildung und Berufslaufbahn, hg. von Gerald Kohl–Ilse Reiter-Zatloukal (Wien 2014) 1–29.

Scheutz, Städtische Eliten – Martin Scheutz, Städtische Eliten des Mittelalters und der Frühen Neuzeit als Problem der Stadtgeschichtsforschung, in: Krakau, Nürnberg, Prag. Die Eliten der Städte im Mittelalter und in der Frühen Neuzeit. Herkunft, Nationalität, Mobilität, Mentalität, hg. von Olga Fejtová–Zdzisław Noga (Documenta Pragensia 33/1, Praha 2016) 9–30.

Scheutz, Supplikationen – Martin Scheutz, Supplikationen an den „ersamen" Rat um Aufnahme ins Bürgerspital. Inklusions- und Exklusionsprozesse am Beispiel der Spitäler von Zwettl und Scheibbs, in: Arme und ihre Lebensperspektiven in der Frühen Neuzeit, hg. von Sebastian Schmidt (Inklusion/Exklusion 10, Frankfurt/Main 2008) 157–205.

Scheutz, Temporäre Krisenbewältigung – Martin Scheutz, Temporäre Krisenbewältigung und Versuch der Einrichtung von Akutspitälern. *Historia Hospitalium* 30 (2017) 255–276.

Scheutz, „Totale Institionen" – Martin Scheutz (Red.), „Totale Institutionen" – missgeleiteter Bruder oder notwendiger Begleiter der Moderne? Eine Einführung. *WZGN* 8/1 (2008) 3–19.

Scheutz, Verwahr- und Versorgungsanstalten – Martin Scheutz, Verwahr- und Versorgungsanstalten. Funktionelle Ausdifferenzierung der Anstalten und Binnendifferenzierung von Personal und Insassen. *ÖGL* 53/4 (2009) 338f.

Scheutz, Zentralanstalt – Martin Scheutz, Zentralanstalt und Verschubbahnhof – das nicht-bürgerliche Versorgungshaus „Alserbach" im 19. Jahrhundert. *JbVGStW* 66 (2010) 181–222.

Scheutz, Zwietracht – Martin Scheutz, Zwietracht hinter schönem Schein. Organisation und Verwaltung von Städten um 1700, in: Jakob Prandtauer. Leben im Barock, hg. von Elisabeth Vavra (St. Pölten 2011) 22–31.

Scheutz–Weigl, Ratsprotokolle – Martin Scheutz–Herwig Weigl, Ratsprotokolle österreichischer Städte in der Frühen Neuzeit, in: Quellenkunde der Habsburgermonarchie (16.–18. Jahrhundert). Ein exemplarisches Handbuch, hg. von Josef Pauser–Martin Scheutz–Thomas Winkelbauer (MIÖG Ergbd. 44, Wien 2004) 590–610.

Scheutz–Weiss, Gebet – Martin Scheutz–Alfred Stefan Weiss, Gebet, Fürsorge, Sicherheit und Disziplinierung. Das städtische Hospital als Lebens- und Wohnort in der Frühen Neuzeit. *ÖGL* 53 (2009) 340–355.

Scheutz–Weiss, Ort der Armut – Martin Scheutz–Alfred Stefan Weiss, Kein Ort der Armut? Frühneuzeitliche Spitalseinrichtungen und die Armenversorgung, in: Armut in Europa 1500–2000, hg. von Sylvia Hahn–Nadja Lobner–Clemens Sedmak (Querschnitte 25, Innsbruck–Wien–Bozen 2010) 177–199.

Scheutz–Weiss, Rosenkranz – Martin Scheutz–Alfred Stefan Weiss, Vom Rosenkranz zum Skalpell in einer sich auflösenden Ständegesellschaft. Die Entstehungsphase der Krankenhäuser im späten 18. und 19. Jahrhundert in Österreich. *Historia Hospitalium* 27 (2011) 23–32.

Scheutz–Weiss, Speisepläne – Martin Scheutz–Alfred Stefan Weiss, Speisepläne frühneuzeitlicher, österreichischer Spitäler in Fest- und Fastenzeiten und die Kritik an der Ernährungssituation im Spital, in: Essen und Trinken im Spital 111–211.

Scheutz–Weiss, Spital als Lebensform 1–2 – Martin Scheutz–Alfred Stefan Weiss, Spital als Lebensform. Österreichische Spitalordnungen und Spitalinstruktionen der Neuzeit, 2 Bde. (QIÖG 15/1–2, Wien–Köln–Weimar 2015).

Scheutz–Weiss, Spitäler – Martin Scheutz–Alfred Stefan Weiss, Spitäler im bayerischen und österreichischen Raum in der Frühen Neuzeit (bis 1800), in: Europäisches Spitalwesen 185–229.

Scheutz–Weiss, Spitalordnung – Martin Scheutz–Alfred Stefan Weiss, Die Spitalordnung für die österreichischen Hofspitäler im 16. Jahrhundert, in: Quellen zur europäischen Spitalgeschichte 299–349.

Scheutz–Weiss, Spitalordnungen als essentielle Grundlage – Martin Scheutz–Alfred Stefan Weiss, Spitalordnungen als essentielle Grundlage der Organisation der Spitäler in der Frühen Neuzeit – eine Leerstelle der komparatistischen Spitalforschung. *Historia Hospitalium* 28 (2013) 151–189.

Scheutz–Weiss, Unbekannte Brüder – Martin Scheutz–Alfred Stefan Weiss, Unbekannte Brüder der Bürgerspitäler? Leprosorien und Sondersiechenhäuser in Österreich. *ÖGL* 60 (2016) 355–383.

Scheutz–Weiss, Woche – Martin Scheutz–Alfred Stefan Weiss, Eine Woche im reglementierten Leben eines frühneuzeitlichen Pfründners? Gebet, Essen, Arbeit und Freizeit, in: Leben im Spital 141–166.

Scheutz–Wührer, Dienst, Pflicht, Ordnung – Martin Scheutz–Jakob Wührer, Dienst, Pflicht, Ordnung und „gute policey". Instruktionsbücher am Wiener Hof im 17. und 18. Jahrhundert, in: Der Wiener Hof im Spiegel der Zeremonialprotokolle (1652–1800), hg. von Irmgard Pangerl–Martin Scheutz–Thomas Winkelbauer (FB 47, Wien 2007) 15–228.

Schilling, Ziegelöfen – Peter Schilling, Ziegelöfen als Pestlazarette und Quarantänehäuser. *UH* 62 (1991) 33–46.

Schilling, Scharfrichtersohn – Ruth Schilling, Johann Friedrich Glaser (1707–1789). Scharfrichtersohn und Stadtphysikus in Suhl (Veröffentlichungen der Historischen Kommission für Thüringen Kleine Reihe 40, Weimar–Wien 2015).

Schlenkrich, Gevatter Tod – Elke Schlenkrich, Gevatter Tod. Pestzeiten im 17. und 18. Jahrhundert im sächsisch-böhmischen Vergleich (Quellen und Forschungen zur sächsischen Geschichte 36, Stuttgart 2013).

Schlenkrich, Pestlazarette in frühneuzeitlichen Städten – Elke Schlenkrich, Pestlazarette in frühneuzeitlichen Städten Sachsens, Schlesiens und Böhmens. *MIÖG* 115 (2007) 343–368.

Schlenkrich, Sterbestroh – Elke Schlenkrich, Von Leuten auf dem Sterbestroh. Sozialgeschichte obersächsischer Lazarette in der frühen Neuzeit (Schriften der Rudolf-Kötzschke-Gesellschaft 8, Leipzig 2002).

Schlenkrich, Weg – Elke Schlenkrich, Leipziger „geschlossene" Armen- und Krankenfürsorgeeinrichtungen auf dem Weg zur spezialisierten medizinisch-pflegerischen Versorgungslandschaft. *Virus. Beiträge zur Sozialgeschichte der Medizin* 16 (2017) 127–139.

Schlieper, Ernährung – Edith Schlieper, Die Ernährung in den Hohen Hospitälern Hessen 1549–1850 mit einigen kulturgeschichtlichen Beobachtungen, in: 450 Jahre Psychiatrie in Hessen, hg. von Walter Heinemeyer–Tilman Pünder (Veröffentlichungen der Historischen Kommission für Hessen 47, Marburg 1983) 211–265.

Schloms, Institutionelle Waisenfürsorge – Antje Schloms, Institutionelle Waisenfürsorge im Alten Reich 1648–1806. Statistische Analyse und Fallbeispiele (Beiträge zur Wirtschafts- und Sozialgeschichte 129, Stuttgart 2017).

Schmauder, Macht – Andreas Schmauder (Bearb.), Macht der Barmherzigkeit. Lebenswelt Spital. Begleitband zur Ausstellung (Historische Stadt Ravensburg 1, Konstanz 2000).

Schmauder, Medizinische Versorgung – Andreas Schmauder, Medizinische Versorgung in der Reichsstadt Ravensburg: Ärzte, Bader und Apotheker, in: Schmauder, Macht 95–119.

Schmauder, Seelsorge – Andreas Schmauder, Seelsorge im Spital, in: Schmauder, Macht 36–42.

Schmeller, Bayerisches Wörterbuch – Johann Andreas Schmeller, Bayerisches Wörterbuch, 2 Bde. (München 1872/1877/Nachdr. München 2008).

Schmeller-Kitt–Benesch–Holzschuh-Hofer–Packpfeifer, Kunstdenkmäler – Adelheid Schmeller-Kitt–Evelyn Benesch–Renate Holzschuh-Hofer–Katharina Packpfeifer (Bearb.), Die Kunstdenkmäler des politischen Bezirkes Mattersburg (ÖKT 49, Wien 1993).

Schmidt, Arm in Saus und Braus – Ulrike Marie Schmidt, Arm in Saus und Braus. Die

Sozial- und Architekturgeschichte der mittelalterlichen Leproserie der Stadt Lüneburg, in: Seuche und Mensch. Herausforderung in den Jahrhunderten, hg. von Carl Christian WAHRMANN–Martin BUCHSTEINER–Antje STRAHL (Historische Forschungen 95, Berlin 2012) 247–268.

SCHMIDT, „De provende" – Ulrike Marie SCHMIDT, „De provende to sunte Nicolawes geliik andern luden". Die Pfründner der mittelalterlichen Leprosorie der Stadt Lüneburg (1251–1530). *Niedersächsisches Jb für Landesgeschichte* 85 (2013) 229–259.

SCHMIDT, Regesten zum Nikolaihospital – Marie Ulrike SCHMIDT, Regesten zum Nikolaihospital. Die Urkunden aus dem Stadtarchiv Lüneburg (1251–1530). Forschungen zum Nikolaihospital in Bardowick 2 (Quellen und Darstellungen zur Geschichte Niedersachsens 137/1, Hannover 2015).

SCHMIDT, Armut und Arme – Sebastian SCHMIDT, Armut und Arme in Stadt und Territorium der Frühen Neuzeit, in: Armut. Perspektiven in Kunst und Gesellschaft 120–129.

SCHMIDT, Gemeinsamkeiten – Sebastian SCHMIDT, „Gott wohlgefällig und den Menschen nutzlich". Zu Gemeinsamkeiten und konfessionsspezifischen Unterschieden frühneuzeitlicher Armenfürsorge, in: Norm und Praxis der Armenfürsorge 61–90.

SCHMIDT-VOGES, Haus in der Vormoderne – Inka SCHMIDT-VOGES, Das Haus in der Vormoderne, in: Das Haus in der Geschichte Europas, hg. von Joachim EIBACH–Inken SCHMIDT-VOGES (Berlin 2015) 1–18.

SCHNEIDER, Barmherzigkeit – Bernhard SCHNEIDER, Barmherzigkeit, in: Armut. Perspektiven in Kunst und Gesellschaft 42f.

SCHNEIDER, Kloster – Christine SCHNEIDER, Kloster als Lebensform. Der Wiener Ursulinenkonvent in der zweiten Hälfte des 18. Jahrhunderts (1740–1790) (L'Homme-Schriften 11, Wien 2005).

SCHNEIDER, Hospitäler im Raum Alt-Tirol – Walter SCHNEIDER, Die Hospitäler im Raum Alt-Tirol. Probleme einer Pass- und Übergangsregion, in: Funktions- und Strukturwandel 59–100.

SCHNEIDER, Sondersiechenhaus – Walter SCHNEIDER, Eine soziale Aufgabe der Pfarrkirche Bozen im Mittelalter und in der frühen Neuzeit: das Sondersiechenhaus. *Der Schlern* 69 (1995) 483–491.

SCHOBER, Mauerbach – Michaela SCHOBER, Die soziale Situation im Versorgungshaus Mauerbach unter Berücksichtigung baulicher Aspekte. *UH* 59 (1988) 28–35.

SCHÖFFLER, Urkundenbuch – Ekhard SCHÖFFLER (Red.), Urkundenbuch des Bürgerspitals Würzburg 1300–1499 (Fontes Herbipolenses 7, Würzburg 1994).

SCHREINER, Grätz – Gustav SCHREINER, Grätz. Ein naturhistorisch-statistisch-topographisches Gemälde dieser Stadt und ihrer Umgebungen (Graz 1843).

SCHREINER, „Adelskloster" – Klaus SCHREINER, Vom „Adelskloster" zum „Spital des Adels". Soziale Verflechtungen des oberschwäbischen Benediktinertums im hohen Mittelalter und in der frühen Neuzeit. *Rottenburger Jb für Kirchengeschichte* 9 (1990) 27–54.

SCHREINER, „Spital des Adels" – Klaus SCHREINER, „Spital des Adels". Die Fürstabtei Kempten in der Frühen Neuzeit. Adliges Standesdenken und benediktinisches Reformstreben im Widerstreit, in: Adel im Wandel: Oberschwaben von der Frühen Neuzeit bis zur Gegenwart 2, hg. von Mark HENGERER–Elmar L. KUHN (Ostfildern 2006) 497–514.

SCHRETTER, Pest in Tirol – Bernhard SCHRETTER, Die Pest in Tirol. Ein Beitrag zur Medizin-, Kultur- und Wirtschaftsgeschichte der Stadt Innsbruck und der übrigen Gerichte Tirols (Veröffentlichungen des Innsbrucker Stadtarchivs N. F. 12/13, Innsbruck 1982).

SCHÖGGL-ERNST, Funktionen – Elisabeth SCHÖGGL-ERNST, Rechtliche und soziale Funktionen, in: Fürstenfeld. Die Stadtgeschichte, hg. von Gerhard PFERSCHY (Fürstenfeld 2000) 184–208.

SCHÖGGL-ERNST, Versorgung – Elisabeth SCHÖGGL-ERNST, Soziale und medizinische Versorgung, in: Fürstenfeld. Die Stadtgeschichte, hg. von Gerhard PFERSCHY (Fürstenfeld 2000) 267–280.

SCHÜLEIN, „Asyle" – Johann August SCHÜLEIN, „Asyle" – Über Goffmans Analyse und Kritik sozialer Ausgrenzung und Kontrolle. *ÖZS* 32/2 (2007) 32–52.

SCHUBERT, Essen und Trinken – Ernst SCHUBERT, Essen und Trinken im Mittelalter (Darmstadt [2]2010).

SCHÜRMANN, Milch – Thomas SCHÜRMANN, Milch – zur Geschichte eines Nahrungsmittels, in: Die Milch. Geschichte und Zukunft eines Lebensmittels, hg. von Helmut OTTENJANN–Karl-Heinz ZIESSOW (Arbeit und Leben auf dem Lande 4, Cloppenburg 1996) 19–51.

SCHULER, Nachrichten – Heinz SCHULER, Nachrichten über Salzburger Ärzte, Bader und Apotheker des 18. Jahrhunderts. *Jb der Heraldisch-Genealogischen Gesellschaft „Adler"* 13/3 (1986) 161–173.

SCHULZ, Grundsteinfund – Karl SCHULZ, Ein Grundsteinfund am Ballhausplatz in Wien. *Mitteilungen der Österreichischen Numismatischen Gesellschaft* XXIV/6 (1984) 93–97.

SCHWARZ, Leprosenhäuser – Robert SCHWARZ, Die Leprosenhäuser im Erzstift Salzburg. Eine Bestandsaufnahme zur institutionellen Leprosenfürsorge in Salzburg. Spätmittelalterliche Stiftungen und das 18. Jahrhundert unter besonderer Berücksichtigung des Leprosenhauses Salzburg-Mülln (Dipl. Salzburg 2014).

SCHWEIGHART, Entwicklung der Spitäler – Karin SCHWEIGHART, Die Entwicklung der Spitäler und anderer sozialer Einrichtungen in Bruck/Mur (Dipl. Graz 1988).

SCHWENDINGER, Zu Gast – Nora SCHWENDINGER, Zu Gast im Stift Lambach – Weinrechnungen aus dem 18. Jahrhundert (MA Wien 2015).

SCHWERDEL-SCHMIDT, Les Invalides – Heike SCHWERDEL-SCHMIDT, Les Invalides in Salzburg. Fischer von Erlachs St. Johannsspital und die Genese des barocken Anstaltsbaus in Österreich und Deutschland. *Salzburg Archiv* 28 (2002) 61–84.

SEDLACZEK, Armenpflege – Stephan SEDLACZEK, Die Armenpflege im Wiener Armenbezirk (Wien 1888).

„Sei sauber …!" Eine Geschichte der Hygiene und öffentlichen Gesundheitsvorsorge in Europa. Katalog der Ausstellung im Musée d'Histoire de la Ville de Luxemburg 2004, hg. von Marie-Laule JUNGBLUT (Köln 2004).

SELTER, Förster – Bernward SELTER, Förster. *EdN* 3 (2006) Sp. 1073–1076.

SENONER, Hofspital – Anton SENONER, Das kaiserliche Hofspital zu Innsbruck (Diss. Innsbruck 1976).

SHERIFF, Ämter – Elfriede SHERIFF Die Ämter der Stadt Wien von 1783–1848 in verwaltungsgeschichtlicher und personeller Hinsicht (Diss. Wien 1977).

SIMON, Gerechtigkeitsbilder – Karl SIMON, Abendländische Gerechtigkeitsbilder (Frankfurt/Main 1948).

SIMON-MUSCHEID, Spitäler in Oberdeutschland – Katharina SIMON-MUSCHEID, Spitäler in Oberdeutschland, Vorderösterreich und der Schweiz im Mittelalter, in: Europäisches Spitalwesen 231–253.

Šimůnek, Spitäler: Robert Šimůnek, Spitäler in böhmischen Residenzstädten in Mittelalter und Früher Neuzeit, in: Social Functions of Urban Spaces Through the Ages/Soziale Funktionen städtischer Räume in Wandel, hg. von Gerhard Fouquet–Ferdinand Opll–Sven Rabeler–Martin Scheutz (Residenzforschung N. F.: Stadt und Hof 5, Ostfildern 2018) 47–62.

Six–Ofner–Thürr–Benesch, Armenhaus und Melkerhof – Johann Six–Günter Ofner–Josef Thürr–Alfred Benesch (Red.), Armenhaus und Melkerhof in Wullersdorf (Aus De[r]n [Alt-]Wullersdorfer Geschichte[n] 26, Wullersdorf 2013).

Skopec, Historischer Funktionswandel – Manfred Skopec, Historischer Funktionswandel des Krankenhauses, in: Kunst des Heilens. Aus der Geschichte der Medizin und Pharmazie, hg. von Gottfried Stangler u. a. (Wien 1991) 318–321.

Skuk, Pfarre Windischgraz – Johann Skuk, Die Geschichte der Pfarre Windischgraz (Diss. Graz 1964).

Slotta–Bartels, Meisterwerke bergbaulicher Kunst – Rainer Slotta–Christoph Bartels, Meisterwerke bergbaulicher Kunst vom 13. bis 19. Jahrhundert (Bochum 1990).

Sokoll, Selbstverständliche Armut – Thomas Sokoll, Selbstverständliche Armut. Armenbriefe in England 1750–1834, in: Ego-Dokumente. Annäherung an den Menschen in der Geschichte, hg. von Winfried Schulze (Selbstzeugnisse der Neuzeit 2, Berlin 1996) 227–271.

Sommerlechner, Quellen – Andrea Sommerlechner, Quellen zu oberitalienischen Spitälern vom 11. bis zum Beginn des 14. Jahrhunderts, in: Quellen zur europäischen Spitalgeschichte 165–208.

Sommerlechner, Spitäler in Nord- und Mittelitalien – Andrea Sommerlechner, Spitäler in Nord- und Mittelitalien vom 11. bis zum Beginn des 14. Jahrhunderts, in: Europäisches Spitalwesen 105–134.

Somweber, Spital – Erich Somweber, Vom alten Spital und Pfründhaus in Feldkirch 1218–1875. *Montfort* 24 (1972) 431–462.

Sonderegger, Ernährung – Stefan Sonderegger, Ernährung im Heiliggeist-Spital St. Gallen. *Medium Aevum Quotidianum* 34 (1996) 9–24.

Sonderegger, Financing Strategy – Stefan Sonderegger, The Financing Strategy of a Major Urban Hospital in the Late Middle Ages (St. Gallen 15th Century), in: Assistenza e solidarietà in Europa Secc. XIII–XVIII/Social Assistance and Solidarity in Europe from the 13th to the 18th Centuries, atti della „Quarantaquattresima Settimana di Studi", 22–26 aprile 2012, hg. von Francesco Ammannati (Atti delle Settimane di Studi e altri Convegni 44, Firenze 2013) 209–226.

Sondereggger, Heiliggeist-Spital St. Gallen – Stefan Sonderegger, Das Heiliggeist-Spital St. Gallen als wirtschaftliche Institution im Spätmittelalter, in: Vom Heiliggeist-Spital zum Bürgerspital, hg. von Ernst Ziegler (St. Gallen 1995) 61–102.

Sonderegger, Landwirtschaftliche Entwicklung – Stefan Sonderegger, Landwirtschaftliche Entwicklung in der spätmittelalterlichen Nordostschweiz. Eine Untersuchung ausgehend von den wirtschaftlichen Aktivitäten des Heiliggeist-Spitals St. Gallen (St. Galler Kultur und Geschichte, St. Gallen 1994).

Sonderegger, Wirtschaft mit sozialem Auftrag – Stefan Sonderegger, Wirtschaft mit sozialem Auftrag. Zur Wirtschaftsführung des Heiliggeistspital St. Gallen im 15. Jahrhundert, in: Orte der Verwahrung. Die innere Organisation von Gefängnissen, Hospitälern und Klöstern seit dem Spätmittelalter, hg. von Gerhard Ammerer–Arthur Brunhart–Martin Scheutz–Alfred Stefan Weiss (Geschlossene Häuser. Historische Studien zu Institutionen und Orten der Separierung, Verwahrung und Bestrafung 1, Leipzig 2010) 191–215.

Sonnlechner, Überlegungen – Christoph Sonnlechner, Überlegungen zur Nutzung von Wiener Bürgerspitalwäldern im Mittelalter. *JbVGStW* 64 (2010) 223–255.

Sozialgeschichte mittelalterlicher Hospitäler – Sozialgeschichte mittelalterlicher Hospitäler, hg. von Neithard Bulst–Karl Heinz Spiess (VuF 65, Ostfildern 2007).

Spiess, Liturgische Memoria – Karl-Heinz Spiess, Liturgische Memoria und Herrschaftsrepräsentation im nichtfürstlichen Hochadel des Spätmittelalters, in: Adelige und bürgerliche Erinnerungskulturen des Spätmittelalters und der Frühen Neuzeit, hg. von Werner Rösener (Formen der Erinnerung 8, Göttingen 2000) 97–124.

Spitäler in Regensburg. Krankheit, Not und Alter im Spiegel der Fürsorgeeinrichtungen und Krankenhäuser einer Reichsstadt, hg. von Artur Dirmeier–Peter Morsbach (Regensburg 1994).

Spode, Alkoholkonsum – Hasso Spode, Alkoholkonsum. *EdN* 1 (2005) Sp. 197–201.

Spoerer, Brot und Preise – Mark Spoerer, Brot und Preise – Rechnungsbücher und Speisepläne als Quellen für den historischen Lebensstandard, in: Essen und Trinken im Spital 247–258.

Spreitzer, Mistelbacher Spital – Hans Spreitzer, Vom Mistelbacher Spital (Armen- und Siechenhaus in Alt-Mistelbach), in: Mistelbach Geschichte 1, hg. von Herbert Mitscha-Märheim (Mistelbach 1974) 145–159.

Stacher, Wiener Spitäler – Alois Stacher, Wiener Spitäler im Wandel der Zeit (Wien 1986).

Stadler, Armee-Spital – Gerhard A. Stadler, Vom Armee-Spital zum modernen Krankenhaus. Ein Abriß der Baugeschichte des Allgemeinen Öffentlichen Krankenhauses in Linz. *HJbLinz* 1989 (1990) 85–102.

Stadler, Das Alte Salzburger Bürgerspital – Georg Stadler, Das Alte Salzburger Bürgerspital, Teil 1: Von der Gründung 1327 bis zur Zeit der Aufklärung. *Jahresschrift Salzburger Museum Carolino Augusteum* 25/26 1979/80 (1981) 1–142.

Stadler, Bürgerspital in Salzburg – Georg Stadler, Das Bürgerspital zu Salzburg (Salzburg 1985).

Stadler, Generalvisitation – Georg Stadler, Die Generalvisitation des Salzburger Bürgerspitals St. Blasius unter Fürsterzbischof Hieronymus Graf Colloredo 1795. Ein kultur- und sozialgeschichtlicher Beitrag. *MGSL* 131 (1991) 137–161.

Stadtbuch St. Johann – Das Stadtbuch St. Johann im Pongau, hg. von Gerhard Moser (St. Johann 2005).

Stadt und Gesundheitspflege – Stadt und Gesundheitspflege, hg. von Bernhard Kirchgässner–Jürgen Sydow (Stadt in der Geschichte 9, Sigmaringen 1982).

Städtisches Gesundheits- und Fürsorgewesen vor 1800 – Städtisches Gesundheits- und Fürsorgewesen vor 1800, hg. von Peter Johanek (Städteforschung A/50, Köln 2000).

Stanislaw-Kemenah, Aufnahme – Alexandra-Kathrin Stanislaw-Kemenah, „An die nechsterledigte Stelle darauff hiebeuor keiner vertröstung erlangt aus Gnaden einnehmen zu lassen bewilliget“ – Die Aufnahme in das Dresdener Jakobsspital anhand von Supplikationen des 16. und 17. Jahrhunderts, in: Leben im Spital 85–103.

Stanislaw-Kemenah, Hand Gottes – Alexandra-Kathrin Stanislaw-Kemenah, Von der

Hand Gottes berührt?! Krankheit, Alter und Armut im Spiegel von Bittgesuchen zur Aufnahme in Dresdner Hospitäler, in: Homo debilis. Behinderte – Kranke – Versehrte in der Gesellschaft des Mittelalters, hg. von Cordula Nolte (Studien und Texte zur Geistes- und Sozialgeschichte des Mittelalters 3, Korb 2009) 225–244.

Stanislaw-Kemenah, Spitäler in Dresden – Alexandra-Kathrin Stanislaw-Kemenah, Spitäler in Dresden. Vom Wandel einer Institution (13. bis 16. Jahrhundert) (Schriften zur sächsischen Geschichte und Volkskunde 24, Leipzig 2008).

Stanislaw-Kemenah, Zwischen Anspruch und Wirklichkeit – Alexandra-Kathrin Stanislaw-Kemenah, Zwischen Anspruch und Wirklichkeit. Supplikationen des 16. und 17. Jahrhunderts zur Aufnahme in das Dresdner Jakobsspital – eine linguistische Analyse, in: Patientendokumente. Krankheit in Selbstzeugnissen, hg. von Philipp Osten (Medizin, Gesellschaft und Geschichte Beih. 35, Stuttgart 2010) 81–97.

Starzer, Klosterneuburg – Adalbert Starzer, Geschichte der landesfürstlichen Stadt Klosterneuburg. Aus Anlass des 600 jährigen Jubelfestes der Stadt Klosterneuburg (Klosterneuburg 1900).

Statuta oder Satzungen für das Hochfürstliche St. Johanns Spital – Statuta oder Satzungen für das Hochfürstliche St. Johanns Spital zu Mühln allhier in Salzburg (Salzburg [1777]).

Stein, Augsburger Blatterhäuser – Claudia Stein, Die Augsburger Blatterhäuser als frühmoderne Kliniken?, in: Der Dienst am Kranken 101–112.

Stein, Behandlung – Claudia Stein, Die Behandlung der Franzosenkrankheit in der Frühen Neuzeit am Beispiel Augsburgs (MGG Beih. 19, Stuttgart 2003).

Steiner–Wutschnig, Bürgerspital – Konrad Steiner–Hans Wutschnig, Das Bürgerspital zum Heiligen Geist in Graz und seine Kirche. *ZHVSt* 31 (1938) 1–137.

Steinert, Schließung und Ausschließung – Heinz Steinert, Schließung und Ausschließung. Eine Typologie der Schließungen und ihrer Folgen, in: Die Theorie sozialer Schließung. Tradition, Analysen, Perspektiven, hg. von Jürgen Mackert (Wiesbaden 2004) 193–212.

Steinegger, Neues – Fritz Steinegger, Neues zur Geschichte des Bruderhauses und der Dreifaltigkeitskirche in Schwaz der Bergwerksgesellschaft am Falkenstein und Ringenwechsel und das Verhältnis Kirche und Bergbau, in: Bergbau und Religion. Schwazer Silber. 6. Internationaler Montanhistorischer Kongress Schwaz 2007, hg. von Wolfgang Ingenhaeff–Johann Bair (Innsbruck–Wien 2008) 305–322.

Stekl, Vorformen geschlossener Altenhilfe – Hannes Stekl, Vorformen geschlossener Altenhilfe in Österreich, in: Der Alte Mensch in der Geschichte, hg. von Helmut Konrad (Österreichische Texte zur Gesellschaftskritik 11, Wien 1982) 122–147.

Stekl, Zucht- und Arbeitshäuser – Hannes Stekl, Österreichs Zucht- und Arbeitshäuser 1671–1920. Institution zwischen Fürsorge und Strafvollzug (Sozial- und Wirtschaftshistorische Studien 12, Wien 1978).

Stelzmüller, Spital – Lambert F. Stelzmüller, Das Spital in Zell bei Zellhof. *Heimatgaue* 9/4 (1928) 209–218.

Stenitzer, Deutschordensprovinz – Peter Stenitzer, Die Deutschordensprovinz Österreich unter der Führung des Komturs und Balleioberen Johann Joseph Philipp Graf Harrach (1678–1764). Studien zur grundherrschaftlichen, kirchlich-seelsorglichen und karitativen Aufgabenstellung des Deutschen Ordens in Nieder- und Oberösterreich, Kärnten, Steiermark und Krain 1712–1764 (Diss. Wien 1992).

Stichweh, Inklusion und Exklusion – Rudolf Stichweh, Inklusion und Exklusion. Studien zur Gesellschaftstheorie (Bielefeld 2005).

Stier, Fürsorge – Bernhard Stier, Fürsorge und Disziplinierung im Zeitalter des Absolutismus. Das Pforzheimer Zucht- und Waisenhaus und die badische Sozialpolitik im 18. Jahrhundert (Quellen und Studien zur Geschichte der Stadt Pforzheim 1, Sigmaringen 1988).

Stipperger, Knappenfürsorge – Walter Stipperger, Von der Knappenfürsorge zum Stadtmuseum. *Heimatkundliche Blätter von Schladming* 13 (November 1989) o. S.

Stolberg, Homo patiens – Michael Stolberg, Homo patiens. Krankheits- und Körpererfahrung in der Frühen Neuzeit (Köln–Weimar–Wien 2003).

Stollberg, Herausbildung – Gunnar Stollberg, Die Herausbildung des modernen Krankenhauses, in: Der Dienst am Kranken 227–242.

Strafe, Disziplin und Besserung – Strafe, Disziplin und Besserung. Österreichs Zucht- und Arbeitshäuser von 1750 bis 1850, hg. von Gerhard Ammerer–Alfred Stefan Weiss (Frankfurt/Main u. a. 2006).

Sträter, Waisenhaus – Udo Sträter, Das Waisenhaus zu Glaucha vor Halle, in: Kinder, Krätze, Karitas 77–87.

Streinz, Darstellung – Wenzel Streinz, Darstellung der Heilanstalten im Erzherzogthume Österreich ob der Enns und im Herzogthume Salzburg. *Medicinische Jahrbücher des kais. königl. österreichischen Staates* 48 (1844) 82–84, 212–216, 335–339; 49/50 (1844) 85–92, 201–207, 304–307.

Strobl, Das Allgemeine Krankenhaus – Josef Strobl, Das Allgemeine Krankenhaus und seine Geschichte, in: Bad Ischl. Ein Heimatbuch, hg. von Franz Stüger (Ischl 1966) 570–573.

Ströbele, Rottenburger Spital – Ute Ströbele, „Ein reich Spittal, den Armen zguet". Das Rottenburger Spital als städtische Fürsorgeeinrichtung im 16. und 17. Jahrhundert, in: Florilegium Suevicum. Beiträge zur südwestdeutschen Landesgeschichte. FS für Franz Quarthal zum 65. Geburtstag, hg. von Gerhard Fritz–Daniel Kirn (Stuttgarter historische Studien zur Landes- und Wirtschaftsgeschichte 12, Ostfildern 2008) 79–96.

Stunz, Hospitäler im deutschsprachigen Raum – Holger R. Stunz, Hospitäler im deutschsprachigen Raum im Spätmittelalter als Unternehmer für die *caritas*. Typen und Phasen der Finanzierung und Strukturwandel spätmittelalterlicher Hospitäler, in: Funktions- und Strukturwandel 129–159.

Sturmberger, Hospital – Hans Sturmberger, Vom „Hospital" zum „Krankenhaus". Zur Geschichte des Krankenhauswesens in Oberösterreich bis zum 1. Weltkrieg. *MOÖLA* 11 (1974) 229–247.

Sutter, „Arme Sieche" – Pascale Sutter, „Arme Sieche". Das St. Galler Siechenhaus Linsebühl im Spätmittelalter und in der frühen Neuzeit. *St. Galler Kultur und Geschichte* 26 (1996) 5–267.

Sutter, Ernährung – Pascale Sutter, Die Ernährung der Leprösen des St. Galler Siechenhauses Linsebühl im Spätmittelalter und in der frühen Neuzeit. *Medium Aevum Quotidianum* 34 (1996) 25–47.

Sztatecsny–Schmölzer–Dorn, Kunstdenkmäler – Amélie Sztatecsny–Elisabeth Schmölzer–Inge Dorn, Die Kunstdenkmäler der Stadt Graz. Die Profanbauten des IV. und V. Bezirkes (Lend und Gries) (ÖKT 46, Wien 1984).

Terzioğlu, Hofspitäler – Arslan Terzioğlu, Die Hofspitäler und andere Gesundheitseinrichtungen der osmanischen Palastbauten unter Berücksichtigung der Ursprungsfrage sowie ihre Beziehungen zu den abendländischen Hofspitälern (Beiträge zur Kenntnis Südosteuropas und des Nahen Orients 30, München 1979).

Tettinek, Armen-, Versorgungs- und Heilanstalten – Johann Ernest Tettinek, Die Armen-Versorgungs- und Heilanstalten im Herzogthume Salzburg (Salzburg 1850).

Teufl, Bürgerspital – Ehrenfried Teufl, Das Bürgerspital, in: Zwettl – Niederösterreich 1, hg. von Walter Pongratz–Hans Hakala (Zwettl 1980) 476–496.

Teuteberg, Studien zur Volksernährung – Hans J. Teuteberg, Studien zur Volksernährung unter sozial- und wirtschaftsgeschichtlichen Aspekten, in: ders.–Günter Wiegelmann, Der Wandel der Nahrungsgewohnheiten unter dem Einfluß der Industrialisierung (Studien zum Wandel der Gesellschaft und Bildung im Neunzehnten Jahrhundert 3, Göttingen 1972) 13–221.

Teuteberg–Wiegelmann, Unsere tägliche Kost – Hans J. Teuteberg–Günter Wiegelmann, Unsere tägliche Kost. Geschichte und regionale Prägung (Studien zur Geschichte des Alltags 6, Münster 1986).

Thaler, Gesunde Kunst – Barbara Thaler, Gesunde Kunst – Kontrollierte Sauberkeit. Eine kleine Geschichte der medizinischen Hygiene, in: Dreck, Ausstellung Tiroler Volkskunstmuseum Innsbruck (24. Mai bis 3. November 2013), hg. von Wolfgang Meighörner (Innsbruck 2013) 93–101.

Thaler–Steiner, Bau- und Kunstdenkmäler – Herfried Thaler–Ulrike Steiner (Bearb.), Die profanen Bau- und Kunstdenkmäler der Stadt Linz. Die Landstraße – obere und untere Vorstadt (ÖKT 50/2, Wien 1986).

Thoms, Anstaltskost – Ulrike Thoms, Anstaltskost im Rationalisierungsprozess. Die Ernährung in Krankenhäusern und Gefängnissen im 18. und 19. Jahrhundert (MGG Beih. 23, Stuttgart 2005).

tief verwurzelt – hoch hinaus – tief verwurzelt – hoch hinaus/strong roots – inspiring vision. Die Baukunst der Franckeschen Stiftungen als Sozial- und Bildungsarchitektur des protestantischen Barock/The Francke Foundations as Social and Educational Architecture in the Protestant Baroque, hg. von den Franckesche Stiftungen zu Halle (Leipzig 2015).

Tietze, Denkmale – Hans Tietze (Bearb.), Die Denkmale der Gerichtsbezirke Eggenburg und Geras (ÖKT 5, Wien 1911).

Tobler, Die fürstlich Esterházyschen „Spitäler" – Felix Tobler, Die fürstlich Esterházyschen „Spitäler" in Neckenmarkt und Forchtenau anhand der Beschreibungen aus den Jahren 1776–1778. Zur grundherrschaftlichen Armen- und Altersversorgung des burgenländisch-westungarischen Raumes am Ende der 70er-Jahre des 18. Jahrhunderts, in: Gesundheit und Hygiene im pannonischen Raum vom ausgehenden Mittelalter bis in 20. Jahrhundert, hg. von Sonia Horn–Rudolf Kropf (Wissenschaftliche Arbeiten aus dem Burgenland 120, Eisenstadt 2007) 417–425.

Tolksdorf, Nahrungsforschung – Ulrich Tolksdorf, Nahrungsforschung, in: Grundriß der Volkskunde. Einführung in die Forschungsfelder der europäischen Ethnologie, hg. von Rolf Wilhelm Brednich (Berlin [3]2001) 239–254.

Topographia Windhagiana – Topographia Windhagiana, Das ist: Aygentliche Delineation, oder Contrafaitur, Perspectiv, Auffzüg / Grund: vnd Abriß auff underschiedliche Prospecten vnd Formen / mit beygesetzter kurtzer Historischer Beschreibung beyder Herrschafften / Windhaag vnd Reichenau (Frankfurt/Main 1656).

Totale Institutionen – Totale Institutionen, hg. von Martin Scheutz (Wiener Zeitschrift zur Geschichte der Neuzeit 8, Innsbruck 2008).

Touati, Archives – François-Olivier Touati, Archives de la lèpre. Atlas des léproseries entre Loire et Marne au Moyen Âge (Mémoires et documents d'histoire médiévale et de philologie 7, Paris 1996).

Touati, Maladie et société – François-Olivier Touati, Maladie et société au Moyen Âge. La lèpre, les lépreux et les léproseries dans la province ecclésistique de Sens jusqu'au milieu du XIVe siècle (Bibliotèque du Moyen Age 11, Paris 1998).

Touati, Problèmes d'histoire – François-Oliver Touati, Problèmes d'histoire, d'architecture et d'archéologie hospitalière dans l'Europe medievale, in: Archéologie et architecture hospitalières 7–23.

Tränkle, Geschichte des Herdes – Margret Tränkle, Zur Geschichte des Herdes. Vom offenen Feuer zur Mikrowelle, in: Oikos. Von der Feuerstelle zur Mikrowelle. Hauhalt und Wohnen im Wandel, hg. von Michael Andritzky (Gießen 1992) 37–53.

Treiber–Steinert, Fabrikation – Hubert Treiber–Heinz Steinert, Die Fabrikation des zuverlässigen Menschen. Über die „Wahlverwandtschaft" von Kloster- und Fabrikdisziplin (Düsseldorf [2]2005).

Tropper, Geschichte des Bürgerspitals – Christine Tropper, Zur Geschichte des Bürgerspitals St. Jakob, in: 750 Jahre Stadt Völkermarkt. Beiträge zu Geschichte und Gegenwart Völkermarkts, hg. von Günther Körner (Völkermarkt 2001) 121–132.

Trossbach, Das „ganze Haus" – Werner Trossbach, Das „ganze Haus" – Basiskategorie für das Verständnis der ländlichen Gesellschaft deutscher Territorien in der Frühen Neuzeit? *BDLG* 129 (1993) 277–314.

Türk, Ortsgeschichte – Franz Türk, Zur Ortsgeschichte von Spittal an der Drau. *Carinthia* I (1952) 396–420.

Uhrmacher, Lepra – Martin Uhrmacher, Lepra und Leprosorien im rheinischen Raum vom 12. bis zum 18. Jahrhundert (Beiträge zur Landes- und Kulturgeschichte 8, Trier 2011).

Uhrmacher, Selbstinszenierung – Martin Uhrmacher, Kommunale Selbstinszenierung im vorstädtischen Raum. Ein neuer Blick auf Leprosorien des Spätmittelalters und der frühen Neuzeit, in: Kommunale Selbstinszenierung. Städtische Konstellationen zwischen Mittelalter und Neuzeit, hg. von Martina Stercken–Christian Hesse (Medienwandel – Medienwechsel – Medienwissen 40, Zürich 2018) 277–298.

Ulbricht, Mikrogeschichte – Otto Ulbricht, Mikrogeschichte. Menschen und Konflikte in der Frühen Neuzeit (Frankfurt/Main–New York 2009).

Ulbricht, Pesthospitäler – Otto Ulbricht, Pesthospitäler in deutschsprachigen Gebieten in der Frühen Neuzeit. Gründung, Wirkung und Wahrnehmung, in: Die leidige Seuche. Pest-Fälle in der Frühen Neuzeit, hg. von dems. (Köln–Weimar–Wien 2004) 96–132.

Ulshöfer, Spital und Krankenpflege – Kuno Ulshöfer, Spital und Krankenpflege im späten Mittelalter. *Württembergisch Franken. Jahrbuch des Historischen Vereins für Württembergisch Franken* 62 (1978) 49–68.

Unterburger, Ursprünge des Fastens – Klaus Unterburger, Die religiösen Ursprünge des Fastens, in: Essen und Trinken im Spital 55–65.

Unterkircher, Lepra, Almosen – Hannes Unterkircher, Zwischen Lepra, Almosen und Geldverleih. Das Sondersiechenhaus St. Nikolaus zu Innsbruck im Spätmittelalter und in der Frühen Neuzeit (MA Innsbruck 2015).

VALENTINITSCH, Armenfürsorge – Helfried VALENTINITSCH, Armenfürsorge im Herzogtum Steiermark im 18. Jahrhundert. *ZHVSt* 73 (1982) 93–114.

VALENTINITSCH, Großunternehmer – Helfried VALENTINITSCH, Großunternehmer und Heereslieferanten in der Steiermark und an der Windischen Grenze. Zur Geschichte des Tuchhandels im 17. Jahrhunderts. *ZHVSt* 66 (1975) 141–165.

VAN DÜLMEN, Fest der Liebe – Richard VAN DÜLMEN, Fest der Liebe. Heirat und Ehe in der Frühen Neuzeit, in: Gesellschaft der Frühen Neuzeit. Kulturelles Handeln und sozialer Prozeß, Beiträge zur historischen Kulturgeschichte, hg. von DEMS. (Kulturstudien. Bibliothek der Kulturgeschichte 28, Wien–Köln–Weimar 1993) 194–235.

VANJA, Alte Menschen – Christina VANJA, Alte Menschen in den hessischen Hohen Hospitälern der Frühen Neuzeit. *Virus. Beiträge zur Sozialgeschichte der Medizin* 16 (2017) 111–125.

VANJA, Amtsfrauen in Hospitälern – Christina VANJA, Amtsfrauen in den Hospitälern des Mittelalters und der Frühen Neuzeit, in: Vergessene Frauen an der Ruhr. Von Herrscherinnen und Hörigen, Hausfrauen und Hexen 800–1800, hg. von Bea LUNDT (Köln 1992) 195–209.

VANJA, Arm und krank – Christina VANJA, Arm und krank. Patientenbiographien im Spiegel frühneuzeitlicher Bittschriften. *BIOS. Zeitschrift für Biographieforschung, Oral History und Lebensverlaufsanalysen* 19/1 (2006) 26–35.

VANJA, Auf Geheiß der Vögtin – Christina VANJA, Auf Geheiß der Vögtin. Amtsfrauen in hessischen Hospitälern der Frühen Neuzeit, in: Weiber, Menscher, Frauenzimmer. Frauen in der ländlichen Gesellschaft 1500–1800, hg. Heide WUNDER–DIES. (Göttingen 1996) 76–95.

VANJA, Aufwärterinnen – Christina VANJA, Aufwärterinnen, Narrenmägde und Siechenmütter – Frauen in der Krankenpflege der Frühen Neuzeit. *MGG* 1 (1992) 9–24.

VANJA, Diätetik – Christina VANJA, Diätetik in frühneuzeitlichen Hospitälern – Überlegungen zum „sozialen Ort der Gesundheit", in: Essen und Trinken im Spital 23–54.

VANJA, Gärten – Christina VANJA, Gärten als Orte kranker Menschen – Vom Hospitalinnenhof zu Parkanlagen von Krankenhäusern und Heilanstalten, in: Gärten und Parks als Lebensraum. Funktions- und nutzungsgeschichtliche Aspekte der Gartenkunst in Früher Neuzeit und Moderne, hg. von Stefan SCHWEIZER (Worms 2008) 109–124.

VANJA, Heilanstalten – Christina VANJA, Heilanstalten, in: Der Dienst am Kranken 243–270.

VANJA, Die Hessischen Hohen Hospitäler – Christina VANJA, Die Hessischen Hohen Hospitäler, in: Dis/ability History 367–369.

VANJA, Kasseler Accouchier- und Findelhaus – Christina VANJA, Das Kasseler Accouchier- und Findelhaus 1763 bis 1787. Ziele und Grenzen „vernünftigen Mitleidens" mit Gebärenden und Kindern, in: Die Entstehung der Geburtsklinik in Deutschland 1751–1850. Göttingen, Kassel, Braunschweig, hg. von Jürgen SCHLUMBOHM–Claudia WIESEMANN (Göttingen 2004) 96–126.

VANJA, Krankenhaus – Christina VANJA, Das Krankenhaus im 18. bis 20. Jahrhundert, in: Elisabeth in Marburg 134–173.

VANJA, Krankheit im Dorf – Christina VANJA, Krankheit im Dorf – ländliche Wege des „coping with sickness", in: Armut auf dem Lande. Mitteleuropa vom Spätmittelalter bis zur Mitte des 19. Jahrhunderts, hg. von Gerhard AMMERER–Elke SCHLENKRICH–Sabine VEITS-FALK–Alfred Stefan WEISS (Wien–Köln–Weimar 2010) 159–174.

VANJA, Nachwirken – Christina VANJA, Das Nachwirken der antiken Diätetik in frühneuzeitlichen Hospitälern. *Historia Hospitalium* 24 (2005) 11–23.

VANJA, Neuordnung – Christina VANJA, Die Neuordnung der Armen- und Krankenfürsorge in Hessen, in: Reformation und Landesherrschaft. Vorträge des Kongresses anlässlich des 500. Geburtstages des Landgrafen Philipp des Großmütigen von Hessen vom 10. bis 13. November 2004 in Marburg, hg. von Inge AUERBAUER (Veröffentlichungen der Historischen Kommission für Hessen 24/9, Marburg 2005) 137–147.

VANJA, Offene Fragen – Christina VANJA, Offene Fragen und Perspektiven der Hospitalgeschichte, in: Europäisches Spitalwesen 19–40.

VANJA, Orte der Verwahrung – Christina VANJA, Orte der Verwahrung – Metaphern und soziale Wirklichkeit, in: Orte der Verwahrung. Die innere Organisation von Gefängnissen, Hospitälern und Klöstern seit dem Spätmittelalter, hg. von Gerhard AMMERER–Arthur BRUNHART–Martin SCHEUTZ–Alfred Stefan WEISS (Geschlossene Häuser. Historische Studien zu Institutionen und Orten der Separierung, Verwahrung und Bestrafung 1, Leipzig 2010) 31–58.

VANJA, Plädoyer – Christina VANJA, Plädoyer für eine Geschichte der Heilanstalten. *Historia Hospitalium* 27 (2011) 95–104.

VANJA, Stiftung – Christina VANJA, Die Stiftung der Hohen Hospitäler zwischen Mittelalter und Neuzeit, in: Hospital am Beginn der Neuzeit 17–32.

VANJA, Stiftung der Hohen Spitäler – Christina VANJA, Die Stiftung der Hohen Hospitäler als neue „caritas", in: Landgraf Philipp von Hessen und seine Residenzstadt Kassel, hg. von Heide WUNDER–DERS.–Berthold HINZ (Veröffentlichungen der Historischen Kommission für Hessen 24/8, Marburg 2004) 207–220.

VANJA, Supplikationen – Christina VANJA, Supplikationen als Quelle der Patientengeschichte, in: An der Wende zur Moderne 163–172.

VANJA, „Trade in Lunacy" – Christina VANJA, Ein hessischer „Trade in Lunacy"? – Hospitaliten und Hospitalitinnen von Stande in den Hohen Hospitälern, in: An der Wende zur Moderne 227–243.

VANJA, Versorgung – Christina VANJA, Die Versorgung von Kindern und Jugendlichen in den hessischen Hohen Spitälern der Frühen Neuzeit, in: Waisenhäuser in der Frühen Neuzeit 23–40.

VANJA, Vom Hospital zum betreuten Wohnen – Christina VANJA, Vom Hospital zum betreuten Wohnen – die institutionelle Versorgung behinderter Menschen seit dem Mittelalter, in: Leben und Arbeiten unter erschwerten Bedingungen. Menschen mit Behinderungen im Netz der Institutionen, hg. von Günter CLOERKES–Jörg Michael KASTL (Materialien zur Soziologie der Behinderten 3, Heidelberg 2007) 79–100.

VANJA, Waisenhäuser der Aufklärung – Christina VANJA, Waisenhäuser der Aufklärung und der Waisenhausstreit, in: Kinder, Krätze, Karitas 113–125.

VASOLD, Hunger, Rauchen, Ungeziefer – Manfred VASOLD, Hunger, Rauchen, Ungeziefer. Eine Sozialgeschichte des Alltags in der Neuzeit (Stuttgart 2016).

VEITS-FALK, Armenfürsorge – Sabine VEITS-FALK, Armenfürsorge in Mühldorf, in: Edwin HAMBERGER (Red.), Mühldorf a. Inn. Salzburg in Bayern. 935 – 1802 – 2002 (Mühldorf a. Inn 2002) 66–77, 305–307.

VEITS-FALK, Armenfürsorge in Bischofshofen – Sabine VEITS-FALK, Öffentliche Armenfürsorge in Bischofshofen. Von den Anfängen bis zum Beginn des 20. Jahrhunderts, in: Chronik Bischofshofen. Vom urzeitlichen Kupfererzabbau über die Maximilianszelle bis zur Eisenbahn 1, hg. von Fritz HÖRMANN (Bischofshofen 2001) 323–338.

VIDA, Lepra – Maria VIDA, Lepra und Leprosorien in Ungarn, in: Europa in der Frühen Neuzeit. FS für Günter Mühlpfordt 3: Aufbruch zur Moderne, hg. von Erich DONNERT (Weimar–Köln–Wien 1997) 597–602.

VIERTHALER, Wanderungen – Franz Michael VIERTHALER, Meine Wanderungen durch Salzburg, Berchtesgaden und Österreich 1 (Wien 1816/Nachdr. Salzburg 1983).

VIGARELLO, Wasser – Georges VIGARELLO, Wasser und Seife, Puder und Parfüm. Geschichte der Körperhygiene seit dem Mittelalter (Reihe Campus 1057, Frankfurt/Main–New York 1992).

VLASATY, Spital – Friedrich VLASATY, Das Spital in der steirischen Geschichte von seinen Anfängen bis zum Ausgang des 17. Jahrhunderts (Diss. Graz 1950).

VÖGELE, Sozialgeschichte – Jörg VÖGELE, Sozialgeschichte städtischer Gesundheitsverhältnisse während der Urbanisierung (Schriften zur Wirtschafts- und Sozialgeschichte 69, Berlin 2001).

VOGL, Stiftungswesen – Peter Michael Franz VOGL, Das Stiftungswesen in der Stadt Eferding vom Mittelalter bis in die josephinische Zeit. Unter besonderer Berücksichtigung der ökonomischen Grundlagen (Diss. Salzburg 2014).

VOLAUCNIK, Bregenzer Armenfürsorge – Christoph VOLAUCNIK, Aspekte der Bregenzer Armenfürsorge vom 15. bis 19. Jahrhundert. *Montfort* 40 (1988) 247–265.

Vollkommener Bericht 1774 – Vollkommener Bericht von der Beschaffenheit des Waisenhauses Unser lieben Frau auf dem Rennwege Zu Wien in Oesterreich (Wien 1774).

Vollkommener Bericht 1776 – Vollkommener Bericht von der Beschaffenheit des Waisenhauses Unser lieben Frau auf dem Rennwege zu Wien in Oesterreich (Wien 1776).

VOLTMER, Konzepte – Rita VOLTMER, Zwischen polit-theologischen Konzepten, obrigkeitlichen Normsetzungen und städtischem Alltag. Die Vorschläge des Straßburger Münsterpredigers Johannes Geiler von Kaysersberg zur Reform des städtischen Armenwesens, in: Norm und Praxis der Armenfürsorge 91–135.

VOLTMER, Wächter – Rita VOLTMER, Wie der Wächter auf dem Turm. Ein Prediger und seine Stadt. Johannes Geiler von Kaysersberg und Straßburg (Beiträge zur Landes- und Kulturgeschichte 4, Trier 2005).

Von den Ärmsten wissen wir nichts – Von den Ärmsten wissen wir nichts … Zur Geschichte der Armut in der Steiermark, hg. von Meinhard BRUNNER–Elke HAMMER-LUZA (FGLkStmk 74, Wien–Graz–Klagenfurt 2015).

VON THIESSEN, Normenkonkurrenz – Hillard VON THIESSEN, Normenkonkurrenz. Handlungsspielräume, Rollen, normativer Wandel und normative Kontinuität vom späten Mittelalter bis zum Übergang zur Moderne, in: Normenkonkurrenz in historischer Perspektive, hg. von Arne KARSTEN–DEMS. (Zeitschrift für Historische Forschung Beih. 50, Berlin 2015) 241–286.

WADAUER, Betteln – Sigrid WADAUER, Betteln – Arbeit – Arbeitsscheu (Wien 1918–1938), in: Bettler in der europäischen Stadt der Moderne. Zwischen Barmherzigkeit, Repression und Sozialreform, hg. von Beate ALTHAMMER (Inklusion/Exklusion. Studien zu Fremdheit und Armut von der Antike bis zur Gegenwart 4, Frankfurt/Main u. a. 2007) 257–299.

WADL, Friesachs historische Entwicklung – Wilhelm WADL, Friesachs historische Entwicklung, in: Barbara KIENZL–Gerhard SEEBACH–Ulrike STEINER (Bearb.), Die profanen Bau- und Kunstdenkmäler der Stadt Friesach (ÖKT LI, Wien 1991) 1–71.

WAGNER, Armenfürsorge – Alexander WAGNER, Armenfürsorge in (Rechts-)Theorie und

Rechtsordnungen der frühen Neuzeit, in: Norm und Praxis der Armenfürsorge 21–59.

WAGNER, Topographie – Hermann Friedrich WAGNER, Topographie von Alt-Hallein. *MGSL* 55 (1915) 1–44.

WAGNER, Bürgerspital von Langenlois – Nikolaus WAGNER, „doch in andere weeg ohne nachthaill und schaden" – Das Bürgerspital von Langenlois in der Frühen Neuzeit im Spiegel seiner Geschäftsbücher (MA Wien 2017).

WAGNER, Heilig-Geist-Spital – Rudolf WAGNER, Das Heilig-Geist-Spital. Gründung, Spitalleben und Grundbesitz bis zum Dreißigjährigen Krieg, in: Aichach im Mittelalter, hg. von Wilhelm LIEBHART–DERS. (Aichach 1985) 131–158.

Das Hallesche Waisenhaus – Das Hallesche Waisenhaus. Die Francke'schen Stiftungen mit ihren Sehenswürdigkeiten, hg. von Thomas MÜLLER-BAHLKE (Kataloge der Franckeschen Stiftungen 1, Halle [3]2015).

Waisenhäuser in der Frühen Neuzeit – Waisenhäuser in der Frühen Neuzeit, hg. von Udo STRÄTER–Josef N. NEUMANN (Hallesche Forschungen 10, Tübingen 2003).

WAITZBAUER, Dienst der Menschlichkeit – Harald WAITZBAUER, Im Dienst der Menschlichkeit. Die Tradition der Medizinischen Lehre und Forschung in Salzburg (Schriftenreihe des Landespressebüros. Sonderpublikationen 166, Salzburg 2000).

WALTER, Pflege – Ilsemarie WALTER, Pflege als Beruf oder aus Nächstenliebe? Die Wärterinnen und Wärter in Österreichs Krankenhäusern im „langen" 19. Jahrhundert (Mabuse-Verlag Wissenschaft 77, Frankfurt/Main 2004).

WALTL, Braunau am Inn – Artur WALTL, Braunau am Inn. Ein Denkmal mittelalterlichen Stadtbaues (Wels 1948).

WANDER, Deutsches Sprichwörter-Lexikon – Karl Friedrich Wilhelm WANDER (Bearb.), Deutsches Sprichwörter-Lexikon. Ein Hausschatz für das deutsche Volk Bd. 4 (Darmstadt 1977/Nachdr. Leipzig 1876).

WANNER, Medizin in Vorarlberg – Gerhard WANNER (Bearb.), Medizin in Vorarlberg. Katalog der Ausstellung (Feldkirch 1972).

Was heißt „österreichische" Geschichte? – Was heißt „österreichische" Geschichte? Probleme, Perspektiven und Räume der Neuzeitforschung, hg. von Martin SCHEUTZ–Arno STROHMEYER (Wiener Schriften zur Geschichte der Neuzeit 6, Innsbruck–Wien–Bozen 2008).

WATTEK, Pest in Salzburg – Nora WATTEK, Die Pest in Salzburg. *MGSL* 123 (1983) 191–210.

WATZKA, Arme, Kranke, Verrückte – Carlos WATZKA, Arme, Kranke, Verrückte. Hospitäler und Krankenhäuser in der Steiermark vom 16. bis zum 18. Jahrhundert und ihre Bedeutung für den Umgang mit psychisch Kranken (Veröffentlichungen des Steiermärkischen Landesarchivs 36, Graz 2007).

WATZKA, Armut – Carlos WATZKA, Armut – Produktionen, Definitionen, Reaktionen. Ein „universalhistorischer" Abriss im Hinblick auf eine Historische Soziologie der Macht, in: Von den Ärmsten wissen wir Nichts 11–68.

WATZKA, Gesundheitsversorgung – Carlos WATZKA, Gesundheitsversorgung im Hospital, ca. 1500–1800 – Eine Übersicht in typologisierender Absicht, in: Leben im Spital 181–203.

WATZKA, Hospital – Carlos WATZKA, Vom Hospital zum Krankenhaus. Zum Umgang mit psychisch und somatisch Kranken im frühneuzeitlichen Europa (Menschen und Kulturen 1, Köln 2005).

WATZKA, Interdependenz – Carlos WATZKA, Zur Interdependenz von Personal und Insassen in „Totalen Institutionen". Probleme und Potentiale von Erving Goffmans „Asyle", in: Personal und Insassen von „Totalen Institutionen" – zwischen Konfrontationen und Verflechtung, hg. von Falk Bretschneider–Martin Scheutz–Alfred Stefan Weiss (Geschlossene Häuser. Historische Studien zu Institutionen und Orten der Separierung, Verwahrung und Bestrafung 3, Leipzig 2011) 25–53.

Watzka, Sozialgeschichte – Carlos Watzka, Zur Sozialgeschichte des Hospitals/Krankenhauses. *Historia Hospitalium* 27 (2011) 5–15.

Watzka, Totale Institutionen – Carlos Watzka, Totale Institutionen und/oder „Disziplinar-Anstalten" in der Frühen Neuzeit? Das Problem der sozialen Kontrolle in Hospitälern und deren Funktionen der „Verwahrung" und „Versorgung" am Beispiel des Herzogtums Steiermark, in: Orte der Verwahrung. Die innere Organisation von Gefängnissen, Hospitälern und Klöstern seit dem Spätmittelalter, hg. von Gerhard Ammerer–Arthur Brunhart–Martin Scheutz–Alfred Stefan Weiss (Geschlossene Häuser. Historische Studien zu Institutionen und Orten der Separierung, Verwahrung und Bestrafung 1, Leipzig 2010) 235–254.

Watzka, Typologie – Carlos Watzka, Zur Typologie des frühneuzeitlichen Hospitals – Eine Übersicht über mögliche Vergleichsdimensionen und Anwendungsbeispiele betreffend die Hospitäler im Herzogtum Steiermark (ca. 1500–1750). *Historia Hospitalium* 30 (2017) 317–337.

Watzka–Jelínek, Krankenhäuser in Mitteleuropa – Carlos Watzka–Petr Jelínek, Krankenhäuser in Mitteleuropa vor der Aufklärung. Das Beispiel des Ordenshospitals der Barmherzigen Brüder in Feldsberg/Veltice und seiner Patienten 1630–1660. *Medizinhistorisches Journal* 44 (2009) 235–273.

Weber, Wirtschaft – Max Weber, Wirtschaft und Gesellschaft. Grundriß der verstehenden Soziologie, hg. von Johannes Winckelmann (Tübingen [5]1980).

Webernig, Landeshauptmann – Evelyne Webernig, Der Landeshauptmann von Kärnten. Ein historisch-politischer Überblick (Klagenfurt 1987).

Webernig, Waisenhaus – Evelyne Webernig, Die Einrichtung des Waisenhauses in Klagenfurt und die Waisenstiftung des Sigmund Ludwig Freiherrn von Deutenhofen, in: Archivwissen schafft Geschichte. FS für Wilhelm Wadl zum 60. Geburtstag, hg. von Barbara Felsner–Christine Tropper–Thomas Zeloth (AGT 106, Klagenfurt 2014) 423–443.

Wedell, Marginalität und Raumsemantik – Moritz Wedell, Marginalität und Raumsemantik. Zur Einleitung. *Das Mittelalter* 16 (2011) 8–16.

Weigl, Städte und Spitäler – Herwig Weigl, Städte und Spitäler, Arme und Almosen. Beobachtungen aus dem späten Mittelalter, in: Orte der Stadt im Wandel vom Mittelalter zur Gegenwart. Treffpunkte, Verkehr und Fürsorge, hg. von Lukas Morscher–Martin Scheutz–Walter Schuster (Beiträge zur Geschichte der Städte Mitteleuropas 24, Innsbruck–Wien–Bozen 2013) 407–445.

Weigl–Just, Quellen – Herwig Weigl–Thomas Just, Quellen zur mittelalterlichen Spitalgeschichte aus dem bayerisch-österreichischen Raum, in: Quellen zur europäischen Spitalgeschichte 243–297.

Weilmeyr, Salzburg – Franz Xaver Weilmeyr, Salzburg, die Hauptstadt des Salzach-Kreises. Ein Hand- und Addreß-Buch für Jedermann (Salzburg 1813).

Weinberger, Radkersburg – Ute Weinberger, Armenversorgung der Stadt Radkersburg vom Beginn der Neuzeit bis zur Mitte des 19. Jahrhunderts. Unter besonderer Berücksichtigung des Bürgerspitals Graz (Dipl. Graz 1993).

WEISS, Alltag – Alfred Stefan WEISS, „... ein zankend, rachgierig und neydvolles, mithin gottloses leben führen". Der Alltag in frühneuzeitlichen Kärntner Hospitälern im Widerspiel von Norm und Realität, in: Archivwissen schafft Geschichte. FS für Wilhelm Wadl zum 60. Geburtstag, hg. von Barbara FELSNER–Christine TROPPER–Thomas ZELOTH (AGT 106, Klagenfurt 2014) 411–422.

WEISS, Almosen – Alfred Stefan WEISS, „Almosen geben ist leichter als von Almosen leben." Ausdrucksformen der Armut an der Wende vom Spätmittelalter zur Frühen Neuzeit, in: Ein Thema – zwei Perspektiven. Juden und Christen in Mittelalter und Frühneuzeit, hg. von Eveline BRUGGER–Birgit WIEDL (Innsbruck–Wien–Bozen 2007) 90–121.

WEISS, Bürgerspital – Alfred Stefan WEISS, Das Bürgerspital, in: Rathaus, Kirche, Wirt. Öffentliche Räume in der Stadt Salzburg, hg. von Gerhard AMMERER–Thomas WEIDENHOLZER (Schriftenreihe des Archivs der Stadt Salzburg 26, Salzburg 2009) 133–142.

WEISS, House Rules – Alfred Stefan WEISS, House Rules and Instructions of Austrian Hospitals in the Early Modern Times. *Historia Hospitalium* 28 (2013) 209–214.

WEISS, Hübner – Alfred Stefan WEISS, Hübner, Lorenz, in: Gerhard AMMERER–Rudolph ANGERMÜLLER (Red.), Salzburger Mozart-Lexikon (Bad Honnef 2005) 190f.

WEISS, Hund – Alfred Stefan WEISS, „... schlechter als ein Hund verpflogen ...". Organisation, Alltag und Leben. Kleinstädtische und ländliche Hospitäler der Frühen Neuzeit in den Herzogtümern Kärnten und Steiermark, in: Armut auf dem Lande. Mitteleuropa vom Spätmittelalter bis zur Mitte des 19. Jahrhunderts. Helmut Bräuer gewidmet, hg. von Gerhard AMMERER–Elke SCHLENKRICH–Sabine VEITS-FALK–DEMS. (Wien–Köln–Weimar 2010) 175–201.

WEISS, Inmates – Alfred Stefan WEISS, Inmates as Actors or Chess Pieces in Early Modern Hospital Orders? The Example of Austria. *Historia Hospitalium* 30 (2017) 205–209.

WEISS, Karbatsch-Streiche – Alfred Stefan WEISS, „Karbatsch-Streiche zur künftigen Besserung". Das Klagenfurter Zucht-, Arbeits- und Strafhaus 1754–1822, in: Strafe, Disziplin und Besserung 167–194.

WEISS, Karitativer Stadtraum – Alfred Stefan WEISS, Karitativer Stadtraum oder jeder Stadt ihr Hospital – Anmerkungen zur frühneuzeitlichen institutionellen Armenversorgung in österreichischen Städten und Märkten, in: Orte der Stadt im Wandel vom Mittelalter zur Gegenwart. Treffpunkte, Verkehr und Fürsorge, hg. von Lukas MORSCHER–Martin SCHEUTZ–Walter SCHUSTER (Beiträge zur Geschichte der Städte Mitteleuropas 24, Innsbruck–Wien–Bozen 2013) 447–472.

WEISS, Krankenfürsorge – Alfred Stefan WEISS, Krankenfürsorge in Hospitälern der Frühen Neuzeit am Beispiel Österreich – Annäherung an ein Thema. *Virus. Beiträge zur Sozialgeschichte der Medizin* 6 (2007) 9–23.

WEISS, Österreichische Hospitäler – Alfred Stefan WEISS, Österreichische Hospitäler in der Frühen Neuzeit als „kasernierter Raum"? Norm und Praxis, in: Orte der Verwahrung. Die innere Organisation von Gefängnissen, Hospitälern und Klöstern seit dem Spätmittelalter, hg. von Gerhard AMMERER–Arthur BRUNHART–Martin SCHEUTZ–DERS. (Geschlossene Häuser. Historische Studien zu Institutionen und Orten der Separierung, Verwahrung und Bestrafung 1, Leipzig 2010) 217–234.

WEISS, Providum imperium felix – Alfred Stefan WEISS, „Providum imperium felix." Glücklich ist eine voraussehende Regierung. Aspekte der Armen- und Gesundheitsfürsorge im Zeitalter der Aufklärung, dargestellt anhand Salzburger Quellen ca. 1770–

1803 (Kulturgeschichte der namenlosen Mehrheit 1, Wien 1997).

WEISS, Reiseberichte – Alfred Stefan WEISS, Reiseberichte – der Blick auf Mittelstädte, in: Quellenkunde der Habsburgermonarchie (16.–18. Jahrhundert). Ein exemplarisches Handbuch, hg. von Josef PAUSER–Martin SCHEUTZ–Thomas WINKELBAUER (MIÖG Ergbd. 44, Wien–München 2004) 741–752.

WEISS, Rumfordsuppe – Alfred Stefan WEISS, Das Projekt der Rumfordsuppe in Salzburg. Ein Beitrag zur Geschichte der „naturalen" Armenversorgung. *MGSL* 134 (1994) 399–408.

WEISS, Salzburger Medizin – Alfred Stefan WEISS, Salzburger Medizin um 1800 – Der Arzt Dr. Johann Jakob Hartenkeil (1761–1808), sein Leben und Wirken in der Stadt Salzburg. *MGSL* 148 (2008) 105–146.

WEISS, Sankt Johanns-Spital – Alfred Stefan WEISS, Sankt Johanns-Spital, in: Gerhard AMMERER–Rudolph ANGERMÜLLER (Red.), Salzburger Mozart-Lexikon (Bad Honnef 2005) 412f.

WEISS, Spitalgeistlicher – Alfred Stefan WEISS, Der Spitalgeistliche und seine (normierte) „Beziehung" zu den Insassen in der Frühen Neuzeit, in: Personal und Insassen von „Totalen Institutionen" – zwischen Konfrontation und Verflechtung, hg. von Falk BRETSCHNEIDER–Martin SCHEUTZ–DEMS. (Geschlossene Häuser. Historische Studien zu Institutionen und Orten der Separierung, Verwahrung und Bestrafung 3, Leipzig 2011) 223–243.

WEISS, „Spittall in gröster gefahr" – Alfred Stefan WEISS, „Spittall in gröster gefahr". Das Hospital als zentrale Institution der geschlossenen Armenfürsorge (1500–1850), in: Von den Ärmsten wissen wir nichts 178–205.

WEISS, Stilles Örtchen – Alfred Stefan WEISS, Das „stille Örtchen" in Hospitälern und Zuchthäusern – der Ruf nach Hygiene in der Frühen Neuzeit. Beispiele aus Österreich, in: Aborte im Mittelalter und der Frühen Neuzeit. Bauforschung, Archäologie, Kulturgeschichte, hg. von Olaf WAGENER (Studien zur internationalen Architektur- und Kunstgeschichte 117, Petersberg 2014) 228–237.

WEISS, St.-Johanns-Spital – Alfred Stefan WEISS: Das St.-Johanns-Spital. Salzburgs erstes öffentliches Krankenhaus an der Schwelle zur Moderne?, in: Rathaus, Kirche, Wirt. Öffentliche Räume in der Stadt Salzburg, hg. von Gerhard AMMERER–Thomas WEIDENHOLZER (Schriftenreihe des Archivs der Stadt Salzburg 26, Salzburg 2009) 143–155.

WEISS, Unglück – Alfred Stefan WEISS, „Aus Unglück arm geworden". Lebensbedingungen in Bürgerspitälern während der Frühen Neuzeit (mit einem Ausblick ins 19. Jahrhundert) – Beispiele aus Kärnten und Salzburg, in: Arme ohne Chance? Protokoll der Internationalen Tagung „Kommunale Armut und Armutsbekämpfung vom Spätmittelalter bis zur Gegenwart" vom 23. bis zum 25. Oktober 2003 in Leipzig, hg. von Helmut BRÄUER (Leipzig 2004) 191–221.

WEISS, Verbotene Sexualität – Alfred Stefan WEISS, Verbotene Sexualität in frühneuzeitlichen Hospitälern. *Beiträge zur Rechtsgeschichte Österreichs* 9 (2019) 115–130.

WEISS, Waisenhaus – Alfred Stefan WEISS, Waisenhaus, in: Gerhard AMMERER–Rudolph ANGERMÜLLER (Red.), Salzburger Mozart-Lexikon (Bad Honnef 2005) 524f.

WEISS, Wohlfahrtspflege – Alfred Stefan WEISS, „Wer aber ein Herz hat …". Geschichte und Organisation der Wohlfahrtspflege in Golling, in: Golling. Geschichte einer Salzburger Marktgemeinde, hg. von Robert HOFFMANN–Erich URBANEK (Golling 1991) 495–509.

WEISS–GIGLER, „Thrännen" – Alfred Stefan WEISS–Christine GIGLER, „Auf die thrännen dieser unglücklichen einen midleidsvollen blik werfen". Das St. Josephsspital als Einrichtung des Stiftes Lambach – ein Ort der Caritas?, in: Stift Lambach in der Frühen Neuzeit. Frömmigkeit, Wissenschaft, Kunst und Verwaltung am Fluss. Tagungsband zum Symposion im November 2009, hg. von Klaus LANDA–Christoph STÖTTINGER–Jakob WÜHRER (Linz 2012) 429–453.

WEISS–KRAMML, Bürgerspital – Alfred Stefan WEISS–Peter F. KRAMML, Das Bürgerspital. Lebensbedingungen in einem bürgerlichen Versorgungshaus und „Altenheim", in: Hundert Jahre „Versorgungshaus" 67–110.

WEISS–LOBENWEIN, Frühneuzeitliche Hospitalordnungen – Alfred WEISS–Elisabeth LOBENWEIN, Frühneuzeitliche Hospitalordnungen und deren Regelungen des alltäglichen Lebens. Eine Annäherung anhand österreichischern Quellen, in: Georg LILIENTHAL–Irmtraud SAHMLAND–Alfred Stefan WEISS (Red.), Spiegel der Zeit. Leben in sozialen Einrichtungen von der Reformation bis zur Moderne (Historia Hospitalium 31/Jahrbuch der Deutschen Gesellschaft für Krankenhausgeschichte 31, Münster 2019).

WEISS–NEFZGER, Lazarett Sankt Rochus – Alfred WEISS–Ulrich NEFZGER, Lazarett Sankt Rochus, in: Gerhard AMMERER–Rudolph ANGERMÜLLER (Red.), Salzburger Mozart-Lexikon (Bad Honnef 2005) 253.

WEISS, Urkunden – Johann Nepomuk WEISS, Urkunden des Cistercienser-Stiftes Heiligenkreuz im Wiener Walde (FRA II/16, Wien 1859).

WEISS, Geschichte der öffentlichen Anstalten – Karl WEISS, Geschichte der öffentlichen Anstalten, Fonde und Stiftungen (Wien 1867).

WEISS, Den Kranken zum Heile – Norbert WEISS, „Den Kranken zum Heile". Geschichte des Landeskrankenhauses Leoben (Leoben 2003).

WEISS, Otto Brunner – Stefan WEISS, Otto Brunner und das Ganze Haus, oder: Die zwei Arten der Wirtschaftsgeschichte. *HZ* 273 (2001) 335–369.

WEISSENBACH, Eröffnung – Aloys WEISSENBACH, Die Eröffnung des St. Johanns-Spitals in Salzburg im Jahre 1696 durch seinen Stifter und Begründer, den Fürst Erzbischof Johann Ernest, Grafen von Thun etc. (Salzburg 1818) o. S.

WENDEHORST, Juliusspital – Alfred WENDEHORST, Das Juliusspital in Würzburg 1 (Kulturgeschichte) (Würzburg 1976).

WERFRING, Pestlazarette – Hans WERFRING, Europäische Pestlazarette und deren Personal. Mit besonderer Berücksichtigung der Wiener Verhältnisse (Diss. Wien 1999).

WICHNER, Heilwesen – Jakob WICHNER, Beiträge zu einer Geschichte des Heilwesens, der Volksmedicin, der Bäder und Heilquellen in Steiermark bis incl. Jahr 1700. *Mittheilungen des Historischen Vereines für Steiermark* 33 (1885) 3–123.

WIEDEMANN, Geschichte 2 – Theodor WIEDEMANN, Geschichte der Reformation und der Gegenreformation im Lande unter der Enns 2 (Prag 1880) 623.

WIEGELMANN, Alltags- und Festspeisen – Günter WIEGELMANN, Alltags- und Festspeisen in Mitteleuropa. Innovationen, Strukturen und Regionen vom späten Mittelalter bis zum 20. Jahrhundert (Münsteraner Schriften zur Volkskunde, Europäische Ethnologie 11, Münster u. a. ^{2}2006).

WIEGELMANN, Volkskundliche Studien – Günter WIEGELMANN, Volkskundliche Studien zum Wandel der Speisen und Mahlzeiten, in: Hans J. TEUTEBERG–DERS., Der Wandel der Nahrungsgewohnheiten unter dem Einfluß der Industrialisierung (Studien zum

Wandel der Gesellschaft und Bildung im Neunzehnten Jahrhundert 3, Göttingen 1972) 223–368.

Wild, Archivbestände – Joachim Wild, Hospitäler in Bayern und ihre Archivbestände, in: Organisierte Barmherzigkeit. Armenpflege und Hospitalwesen in Mittelalter und Früher Neuzeit, hg. von Artur Dirmeier (Studien zur Geschichte des Spital-, Wohlfahrts- und Gesundheitswesens 1, Regensburg 2010) 23–35.

Winckelmann, Fürsorgewesen – Otto Winckelmann, Das Fürsorgewesen der Stadt Straßburg vor und nach der Reformation bis zum Ausgang des 16. Jahrhunderts. Ein Beitrag zur deutschen Kultur- und Wirtschaftsgeschichte (Quellen und Forschungen zur Reformationsgeschichte 5, Leipzig 1922/Nachdr. New York–London 1971).

Windemuth, Hospital – Marie-Luise Windemuth, Das Hospital als Träger der Armenfürsorge im Mittelalter (Sudhoffs Archiv. Zeitschrift für Wissenschaftsgeschichte Beih. 36, Stuttgart 1995).

Winkelbauer, Fürst und Fürstendiener – Thomas Winkelbauer, Fürst und Fürstendiener. Gundaker von Liechtenstein, ein österreichischer Aristokrat des konfessionellen Zeitalters (MIÖG Ergbd. 34, Wien 1999).

Winkelbauer, Gundaker von Liechtenstein als Grundherr – Thomas Winkelbauer, Gundaker von Liechtenstein als Grundherr in Niederösterreich und Mähren. Normative Quellen zur Verwaltung und Bewirtschaftung eines Herrschaftskomplexes und zur Reglementierung des Lebens der Untertanen durch einen adeligen Grundherrn sowie zur Organisation des Hofstaates und der Kanzlei eines „Neufürsten" in der ersten Hälfte des 17. Jahrhunderts (FRA III/19, Wien–Köln–Weimar 2008).

Winkelbauer, Robot und Steuer – Thomas Winkelbauer, Robot und Steuer. Die Untertanen der Waldviertler Grundherrschaften Gföhl und Altpölla zwischen feudaler Herrschaft und absolutistischem Staat (vom 16. Jahrhundert bis zum Vormärz) (FLkNÖ 25, Wien 1986).

Winner, Lilienfeld – Gerhard Winner, Die Urkunden des Zisterzienserstiftes Lilienfeld 1111–1892 (FRA II/81, Wien 1974).

Winner–Grazl, Säusenstein – Gerhard Winner–Peter Grazl, Urkunden von Säusenstein: http://www.mom-ca.uni-koeln.de/mom/SaeuOCist/collection [25. 5. 2018].

Winner–Herold, Melk – Gerhard Winner–Paul Herold, Die Urkunden des Benediktinerstiftes Melk (vor 1075)–1912 in Regestenform (Wien 2001).

Wintermayr, Weitra – Felix Wintermayr, Weitra. Archiv-Verzeichnis (Weitra 1952).

Winzer, Pestkrankenhäuser – Ulrich Winzer, „to troeste armer ellendiger verlaten lude, de in pestilence befallen" – Zu den Pestkrankenhäusern der Stadt Münster in der Frühen Neuzeit, in: Stiftungen und Armenfürsorge in Münster vor 1800, hg. von Franz-Josef Jakob–Hannes Lambacher–Jens Metzdorf–dems. (Studien zur Geschichte der Armenfürsorge und der Sozialpolitik in Münster 1, Münster 1996) 240–298.

Wissgrill, Schauplatz – Franz Karl Wissgrill, Schauplatz des niederösterreichischen landsässigen Adels vom Herren- und Ritterstande vom IX. bis zum Ende des XVIII. Jahrhunderts. *Jb der k.k. heraldischen Gesellschaft „Adler" zu Wien* (1889–1890) 153–211.

Wiswe, Obst und Gemüse – Mechthild Wiswe, Obst und Gemüse in den Speisegewohnheiten im Braunschweigischen vom ausgehenden 16. Jahrhundert bis zur Mitte des 19. Jahrhundert, in: „... uns gesambten Gärntner vor hiersiger Stadt ...". Geschichte(n) eines Wolfenbütteler Berufsstandes, hg. von Marion Sippel-Boland (Wolfenbüttel 1997) 197–213.

WITTELSHÖFER, Heil- und Humanitätsanstalten – Leopold WITTELSHÖFER, Wien's Heil- und Humanitätsanstalten, ihre Geschichte, Organisation und Statistik (Wien 1856).

WITTELSHÖFER, Versorgungshäuser – Leopold WITTELSHÖFER, Die Versorgungshäuser der Stadt Wien (Wien 1862).

WOHLFAHRT, Siechenhaus – Walter WOHLFAHRT, Das Siechenhaus in der Herzogstadt St. Veit. *Carinthia* I 196 (2006) 603–607.

Wohlthätigkeits-Stiftungen und Fonde – Die Wohlthätigkeits-Stiftungen und Fonde im Herzogthume Salzburg (Salzburg 1882).

WOLFF–WOLFF, Krankenpflege – Horst-Peter WOLFF–Jutta WOLFF, Krankenpflege. Einführung in das Studium ihrer Geschichte (Frankfurt/Main 2008).

WOLKERSTORFER, Aufnahmeprotokolle – Herbert WOLKERSTORFER, Die Aufnahmeprotokolle des Spitals der Elisabethinen zu Linz von 1791 bis 1850. *OÖHbl* 52 (1998) 166–177.

WÜHRER–SCHEUTZ, Zu Diensten – Jakob WÜHRER–Martin SCHEUTZ, Zu Diensten Ihrer Majestät. Hofordnungen und Instruktionsbücher am frühneuzeitlichen Wiener Hof (QIÖG 6, Wien 2011).

WÜRGLER, Voices – Andreas Würgler, Voices from the „Silent Masses“: Humble Petitions and Social Conflicts in Early Modern Central Europe, in: Petitions in Social History, hg. von Lex HERRMA VAN VOSS (Cambridge 2001) 11–34.

WUNDER, „Er ist die Sonn'“ – Heide WUNDER, „Er ist die Sonn', sie ist der Mond“. Frauen der Frühen Neuzeit (München 1992).

WURMBRAND, Wiener Neustädter Bürgerspital – Klaus WURMBRAND, Das Wiener Neustädter Bürgerspital im 17. und 18. Jahrhundert (Diss. Wien 1972).

ZACHER, Passau – Franz Xaver ZACHER, 200 Jahre Waisenstift Passau 1751–1951 (Passau 1951).

ZADACH-BUCHMEIER, Anstalten – Frank ZADACH-BUCHMEIER, Anstalten, Heime und Asyle: Wohnen im institutionellen Kontext, in: Geschichte des Wohnens 1800–1918: Das bürgerliche Zeitalter, hg. von Heinrich REULECKE (Stuttgart 1997) 637–743.

Zähmen – Zähmen und Bewahren. Die Anfänge bürgerlicher Sozialpolitik, hg. von Christian MARZAHN–Hans-Günther RITZ (Bielefeld 1984).

ZEDLER, Universal-Lexicon – Johann Heinrich Zedler, Großes vollständiges Universal-Lexicon aller Wissenschaften und Künste: online: http://www.zedler-lexikon.de/index.html [25. 5. 2018].

ZEILINGER, Rechnung – Gabriel ZEILINGER, Rechnung – Schrift – Serie. Der Überlieferungsbeginn der Windsheimer Stadtrechnung 1393/94 und Möglichkeiten der Analyse, in: Reichsstadt und Geld, hg. von Helge WITTMANN–Thomas LAU (Studien zur Reichsstadtgeschichte 5, Petersberg 2018) 269–280.

ZEIRINGER, Nahrung und Speisen – Johann ZEIRINGER, Nahrung und Speisen im Cistercienserstift Neuburg/Mürz. Eine volkskundliche Untersuchung anhand der Küchenrechnungen des 17. und 18. Jahrhunderts (Diss. Graz 1991).

ZELLER, Lindau – Bernhard ZELLER, Das Heilig-Geist-Spital zu Lindau im Bodensee von seinen Anfängen bis zum Ausgang des 16. Jahrhunderts (Schwäbische Geschichtsquellen und Forschungen 4, Lindau 1952).

ZILLINGER, Vögte – Waldemar ZILLINGER, Die Vögte von Merxhausen. Aufgaben und Probleme während des 18. Jahrhunderts, in: 450 Jahre Psychiatrie in Hessen, hg. von

Walter HEINEMEYER–Tilman PÜNDER (Veröffentlichungen der Historischen Kommission für Hessen 47, Marburg 1983) 267–280.

ZIMMERMANN, Testament Maximilians – Edmund ZIMMERMANN, Das Testament Maximilians I. (Diss. Graz 1949).

ZIMMERMANN, Spitalsarzt – Erich ZIMMERMANN, Spitalsarzt im Wiener Bürgerspital im 15. Jahrhundert. *WGBl* 54 (1996) 235–242.

ZINSLER, Bürgerspitalsgebäude – Erich ZINSLER, Das Bürgerspitalsgebäude von Kirchberg am Walde und seine Zwillingswendeltreppe. *Wv* 53 (2004) 138–147.

ŽIVKOVIČ, Entwicklung – Gorazd ŽIVKOVIČ, Zur Entwicklung der Chor- und Westturmkirchen in Österreich. *Beiträge zur Mittelalterarchäologie* 21 (2005) 261–278.

ZOTTI, Abgekommene Kirchen – Wilhelm ZOTTI, Abgekommene Kirchen, Kapellen und Karner im Waldviertel (Geschichtliche Beilagen zum St. Pöltner Diözesanblatt 22, St. Pölten 2000).

Verzeichnis der Tabellen

Verzeichnis der Grafiken

Verzeichnis der Abbildungen

Orts- und Personenregister

Namen auch in den Fußnoten (aber keine Autoren, Literatur- oder Archivangaben) werden berücksichtigt, „Österreich" dagegen als Stichwort nicht. Folgende Abkürzungen werden verwendet: „B" für Burgenland, „K" für Kärnten, „OÖ" für Oberösterreich, „NÖ" für Niederösterreich, „S" für Salzburg, „T" für Tirol, „St" für Steiermark, „V" für Vorarlberg, W" für Wien; daneben „Bel" für Belgien, „CH" für Schweiz, „D" für Deutschland, „Dän" für Dänemark, „Est" für Estland, „F" für Frankreich, „GB" für Großbritannien, „Hung" für Ungarn, „I" für Italien, „Nl" für Niederlande, „Pl" für Polen, „Slo" für Slowenien, „Sp" für Spanien, „Tsch" für Tschechien; „Bad" ist nachgestellt, also beispielsweise „Aussee (Bad)", „Sankt" unter „St." eingereiht.